U0303081

中文翻译版

早期药物开发

将候选药物推向临床

Early Drug Development
Bringing a Preclinical Candidate to the Clinic

著　者　〔意〕法布里齐奥·乔达内托
　　　　（Fabrizio Giordanetto）

主　译　白仁仁

主　审　谢　恬

科 学 出 版 社

北 京

图字：01-2021-1779 号

内 容 简 介

　　本书从原料药、药物产品、药代动力学与药效学、毒理学及知识产权五个方面详尽阐述了早期药物开发所涉及的各个方面，具体内容包括原料药工艺放大、杂质及质量控制、药代动力学、GLP 毒理学研究，以及候选药物溶解度、晶型、盐形和制剂等诸多关键要素。此外，本书还详细论述了药物合作研究、知识产权和专利保护的经验及策略。本书作者大多具有大型跨国制药公司的多年工作经验，编写中除了阐述原理，分享经验外，还辅以生动形象的研究实例。

　　本书知识体系完备，内容通俗易懂，可作为医药院校师生、药物研发领域从业者及投资者的参考书和实用指南。

图书在版编目（CIP）数据

早期药物开发：将候选药物推向临床 /（意）法布里齐奥·乔达内托著；白仁仁主译 . —北京：科学出版社，2022.6

书名原文：Early Drug Development: Bringing a Preclinical Candidate to the Clinic

ISBN 978-7-03-072493-9

Ⅰ . ①早⋯ Ⅱ . ①法⋯ ②白⋯ Ⅲ . ①药品 – 开发 – 研究 Ⅳ . ① R97

中国版本图书馆 CIP 数据核字 (2022) 第 100764 号

责任编辑：马晓伟 / 责任校对：张小霞
责任印制：霍　兵 / 封面设计：龙　岩

Title: Early Drug Development: Bringing a Preclinical Candidate to the Clinic by Fabrizio Giordanetto, ISBN: 978-3-527-34149-8

Copyright © 2018 Wiley-VCH Verlag GmbH & Co.KGaA, Boschstr 12,69469 Weinheim,Germany

All Rights Reserved. This translation published under license. Authorized translation from the English language edition, Published by John Wiley & Sons. No part of this book may be reproduced in any form without the written permission of the original copyrights holder.

科学出版社 出版
北京东黄城根北街 16 号
邮政编码：100717
http://www.sciencep.com
北京汇瑞嘉合文化发展有限公司 印刷
科学出版社发行　各地新华书店经销
*
2022 年 6 月第 一 版　开本：787×1092　1/16
2023 年 12 月第二次印刷　印张：38 1/2
字数：823 000
定价：298.00 元
（如有印装质量问题，我社负责调换）

翻 译 人 员

主　译　白仁仁

主　审　谢　恬

译　者　白仁仁　杭州师范大学

李达翙　沈阳药科大学

王　鹏　中国药科大学

侯　卫　浙江工业大学

尹贻贞　山东大学

唐春兰　宁波大学

郭子立　浙江工业大学

张智敏　杭州中美华东制药有限公司

韩　通　黑龙江八一农垦大学

姜昕鹏　浙江工业大学

续繁星　沈阳药科大学

袁　雷　沈阳药科大学

吴　波　武汉大学

叶向阳　杭州师范大学

王丽薇　杭州师范大学

邓子新序

　　研发一种有效治疗疾病的小分子药物是一项庞大而复杂的工程，涉及多个关键环节。其中从发现候选化合物到开展人体临床试验是早期新药开发至关重要的阶段，直接影响到该候选药物能否顺利推进至人体临床试验。早期开发工作失败，可能会错失本应进入临床试验的候选分子，使药物发现人员的努力化为泡影，也可能会错误地将理应被淘汰的分子推向临床，使数亿元的资金投入灰飞烟灭。此外，不得不面对的现实情况是，医药企业的可用资源往往较为有限，必须全力提高药物开发的成功率，以维持企业的运转、发展和持续创新。因此，必须对药物早期开发过程给予足够的重视，充分了解临床前研究阶段的特点和经验，在重点保证临床研究安全性的前提下，迅速、高质量地完成临床前各项研究工作，并顺利过渡至人体试验，为后续临床研究及商业化打下坚实基础。

　　我国的新药研发正处在由"Me too, Me better"向"Fast follow"，再向"First-in-class"的历史性转变道路上，目前还比较缺乏创新药物临床前研究的实践经验。长久以来积累下的基于仿制药的研究经验存在过度开发等短板，难以满足创新药物快速推进的需求，也造成了资源的浪费。由于我国自主研发的创新药物数量有限，因此由新化学实体向药物产品的转化经验相对匮乏。

　　由白仁仁教授主译、谢恬教授主审的《早期药物开发》详尽阐述了早期药物开发所涉及的方方面面，包括原料药的工艺放大、杂质及质量管控、药代动力学、药物非临床研究质量管理规范（GLP）毒理学研究，以及候选药物溶解度、晶型、盐型和制剂等诸多关键要素。此外，该书还详细论述了药物合作研究、知识产权和专利保护的经验策略。与其他相关著作不同，该书的作者大多具有大型跨国制药公司的多年工作经验，在全书行文过程中除了阐述原理，分享经验外，还辅以生动形象的研究实例。该书知识体系完备，内容通俗易懂，不失为一本药物研发领域难得的参考书和实用指南。

该书特别适用于从事药物发现与开发的医药院校师生、制药企业科研工作者、临床注册人员和专利代理人。相信该书的出版一定会为药学工作者提供新颖的思路和方法，推动他们的研究工作，并为加速推进我国创新药物开发发挥积极作用。

中国科学院院士

2022 年 4 月

王 广 基 序

从一致性评价的提出到新《药品注册管理办法》的出台，从传统医药企业的发展转型到国家宏观政策的精准导向，从海外医药人才的归国潮到新药研发初创公司创业潮的兴起，中国的新药研发和医药产业正处于前所未有的时代。国内新药研发的春天已然到来，而每一位医药人都是这一黄金时代战略机遇的见证者。

然而，新药研发周期长、投入大、风险高，其中之艰辛、磨难，不仅行业外人士难以体会，甚至业内很多未完整经历药物研发过程的科研人员都未必可以深刻理解。新药研发中品种的确定，是对研究者经验、智慧、远见的巨大综合考验，而耗资最大的药物开发阶段，动则涉及数百乃至数千例受试者，历时数月甚至数年的临床试验需要消耗大量的人力、物力和财力。据统计，每9个开展临床试验的候选药物中仅有1个能取得成功并顺利上市，足见其中的艰难和复杂，这也使得创新药物的研发似乎成为了"家大业大"的"勇敢者"的"游戏"！

正因如此，学习药物研究和开发，特别是早期药物、临床前药物研发，成药性研究相关的专业知识和成功经验，为即将进行正式临床试验的候选药物把好关、铺好路，就变得极为关键。国外的新药开发起步早、经验多、系统性强，有许多值得借鉴之处。

由白仁仁教授主译、谢恬教授主审的《早期药物开发》一书，是一本对制药行业具有重要指导和借鉴意义的药学专著。该书内容完备，框架系统，从原料药、药物产品、药代动力学与药效学、毒理学，以及知识产权五个部分详细阐述了早期药物开发的相关原理、基本方法、实用经验和需要关注的核心问题。值得强调的是，该书的作者来自世界各地的知名制药企业和相关机构，他们根据自身的业务专长对早期药物开发的全过程进行了深入而精准的阐述，列举了丰富的研究案例，分享了大量的成功经验。原著内容丰富，篇幅大，翻译工作也非常繁重，我很高兴看到该书主审、主译和各位译者对其进行了准确而专业的翻译，为读者生动呈现了原著的内涵，出色地完成了这一项极有意义的工作。

　　相信该书一定会为医药院校师生和企业新药研发人员提供专业的指导和参考，成为他们科研工作的"利器"，并有力推动中国新时代蓬勃发展的医药产业。

中国工程院院士

2022 年 4 月

译 者 序

坦率而言，新药研发人员似乎总是更加关注于药物发现，而对药物开发可能没有那么重视。诚然，在寻找和发现候选药物的过程中，可以运用很多"酷炫、吸睛"的策略方法，如生物电子等排、前药设计、定量构效关系、药效团融合、骨架跃迁、分子对接、虚拟高通量筛选，甚至是人工智能。这一阶段也为研究人员提供了更为广阔的空间来发挥自身的专长，也更容易获得成就感。当然，药物发现科研人员的努力和成绩是不容怀疑的，因为没有候选药物，其他一切将沦为空谈。

反观药物开发，往往被看作一种"服务性"的存在，只是在按部就班地完成对候选药物的安全性和药效评估。实则不然，当对药物开发过程非常熟悉，或身体力行后，就会发现其复杂程度和技术含量被严重低估，只不过"此复杂非彼复杂"而已。

药物开发绝不仅仅是人体临床试验，而且在候选药物发现之后和正式人体试验之前，还存在一个至关重要的过渡阶段，直接关乎临床试验的成败，这就是早期药物开发阶段。在早期药物开发过程中，需要开展候选药物的毒理学研究，确定放大合成的工艺路线、药物的晶型、用于试验的剂型，以及人体试验剂量等一系列复杂而繁琐的工作。更为艰巨的是，在药物发现阶段已消耗了活性化合物专利的大量有效期，所以在药物开发阶段必须全力加快进度，为药物上市争取时间，以更快更好地治疗病患，并收回研发成本。假设推迟上市半年，不仅影响病人的治疗，而且造成的经济损失可能高达十几亿，甚至数十亿。虽然早期开发阶段的工作繁重而艰巨，但留给这一过程的时间却非常有限，必须缜密统筹、通力协作。正因如此，系统学习早期药物开发的基本知识、理论、技能和经验，对于新药研发的重要性无需赘言。

遗憾的是，国内目前还没有全面、系统介绍早期药物开发的专著。而本书是一本介绍早期药物开发全过程的难得的药学专著，我在第一次阅读英文原著后就对其爱不释手。为了能让这本书惠及更多的读者和有此需求的医药研发人员，我们精心组建了翻译团队，完成了本书的翻译。最具挑战的是，原著总计 27 章，近 700 页，翻译工作异常繁重，也是我近年来的译著中篇幅最长的一本。团队全体成员历时一年多完成译文初稿后，我又用时近半年对其校对修改，每日伏案工作数小时。正式交稿后又经过三轮的校对修改，最终定稿。如今见其付梓，也卸下了心头重担。

除我本人外，参与本书翻译的老师和同仁还包括：李达翃（沈阳药科大学）、王鹏（中国药科大学）、侯卫（浙江工业大学）、尹贻贞（山东大学）、唐春兰（宁波大学）、郭子立（浙江工业大学）、张智敏（杭州中美华东制药有限公司）、韩通（黑龙江八一农垦大学）、姜昕鹏（浙江工业大学）、续繁星（沈阳药科大学）、袁雷（沈阳药科大学）、吴波（武汉大学）、叶向阳（杭州师范大学）和王丽薇（杭州师范大学）。十分感谢大家的辛劳、严谨和细心！

本书邀请杭州师范大学谢恬教授担任主审。谢恬教授不仅高屋建瓴地给予了诸多宏观指导，而且细致入微地提出了许多具体建议。本书的顺利出版，离不开谢恬教授的全力帮助和支持。

感谢科学出版社编辑团队，感谢他们一直以来的支持和帮助！为他们的专业、耐心、细致和付出点赞！

感谢我的研究生们在校对工作中的付出和努力！

尽管主审、主译和各位译者已尽了自己最大的努力，但书中仍难免有不当之处，敬请大家包容。

白仁仁

renrenbai@126.com

2022 年 5 月于杭州

序　言

药物发现与开发（drug discovery and development，DDD）的现代研究主要基于系统生物学策略，在分子水平上理解疾病的潜在机制并开发先进的方法学工具，目前已取得了巨大的进步。但遗憾的是，这一进展并未推动新化学实体（new chemical entity，NCE）成功批准率的显著提高。目前的现实甚至连差强人意都谈不上，每5000～10 000个NCE中往往仅1个能够获批，而每9个进入临床开发的化合物中仅1个能顺利上市。

为了应对这一情况并降低临床候选药物开发后期的失败率，当前的药物研究应致力于加强对DDD中特定步骤的关注。早期或临床前药物开发步骤，涵盖了所有基于监管指南的药理学和毒理学特征考量及药物非临床研究质量管理规范（GLP）、药品生产质量管理规范（GMP）相关工作，旨在将充分优化后的候选药物推进至人体试验阶段，并在药物发现的早期阶段以最佳的方式过滤掉"有害"化合物，有效提高成功率。

在本书第一章中，法布里齐奥·乔达内托（Fabrizio Giordanetto）博士概述了一般早期药物开发（drug development，DD）的工作流程。在后续四个部分中，详细介绍了早期药物开发的顺序、步骤，重点阐述了基于GMP的药物可用性和固相表征，前期制剂研究后的药物可用性，药代动力学/药效学（PK/PD）预测，以及计算机、体外和体内药物安全性预测。本书所有部分均包括丰富的案例研究，以进一步说明早期药物开发的各项步骤。第五部分讨论了药物开发中的知识产权问题。

药物物质（drug substance，也可称为原料药）：指在疾病的诊断、治愈、缓解、治疗或预防中发挥药理活性或其他直接作用，或影响人体结构及任何功能的活性成分，但不包括用于合成该药物的中间体。第一部分涉及化学工艺，包括路线开发和工艺放大的环境因素，如绿色化学和商品成本。

药物产品（drug product）：指最终剂型，通常包含活性药物物质和制备特定药物剂型所需的非活性成分，以使药物发挥合适的ADME（吸收、分布、代谢和排泄）性质。药物制剂及其在人体内的递送代表了 DDD 过程的核心部分。制剂因素可能会影响先导化合物的设计，以及非临床和临床评估。

通过将药物物质制备成药物产品，可达到优化口服药物的稳定性、吸收性，以及全身给药药物的溶解度等目的。许多 DDD 程序都在寻找市售药物和开发中药物的新型制剂方法，以改善其 PK 特性，从而增强安全性和功效，或改善给药方案。

PK/PD 特性的评估或预测：确定候选药物的 PK/PD 特性是 DDD 工作流程的另一个关键部分。以往，这些特性是 DDD 期间损耗或药物撤市的主要原因。如今，新技术有助于在早期发现阶段淘汰溶解性差或类药物性不佳的 NCE。

项目规划中的关键问题是确定哪些研究应该尽早进行，哪些应稍后开展。毋庸置疑，需要在早期体外试验中评估候选药物的代谢稳定性和 CYP450 介导的酶抑制作用，以及动物的口服生物利用度。由于大多数药物都将经历生物转化过程，因此需要计划好在此阶段应开展哪些代谢研究，以克服可能的代谢缺陷。

临床前药物安全性：如果选定了合适的 NCE 并进行进一步开发，则可在体外和体内评估其急性和慢性毒性，主要的目标是确定 NCE 靶向的器官及其致畸和致癌作用。需要在 GLP 指导下进行临床前安全性评估。安全性评估是应用于 NCE 的首次开发研究项目之一，并将在临床开发过程中继续进行。临床前体内研究将持续数周至数月，具体取决于计划在人体中使用的期限。相关研究主要在啮齿类和非啮齿类动物中进行，与人体情况最为接近是实验动物种选择的基础。

毒理基因组学研究可作为动物毒理学研究的替代方法。这些基于细胞的测试可能在速度和减少动物用量方面表现出重要优势。但是，尚不清楚这种体外模型是否可以替代动物实验。最好在早期筛查中将毒理基因组学研究作为毒理学研究的预测工具，以在药物发现阶段淘汰具有潜在毒性的 NCE。目前，甚至在不久的将来，基于啮齿类和非啮齿类动物毒性测试的经典方法仍将是该领域的金标准。本部分将详细讨论上述内容。

感谢本书主编法布里齐奥·乔达内托对本书的整理工作，感谢各位出色的作者。最后，感谢威利（Wiley-VCH）出版社弗兰克·温赖希（Frank Weinreich）和沃尔特劳德·伍斯特（Waltraud Wüst）对这一项目的宝贵贡献。

雷蒙德·曼霍尔德（Raimund Mannhold）
赫尔穆特·布希曼（Helmut Buschmann）
约格·霍伦茨（Jörg Holenz）
2017 年 10 月

前　言

作为一名药物化学工作者，在将新药研发项目推进至早期临床开发阶段时，我总是心潮澎湃，满怀期待。完成从先导化合物选择、概念验证向人体临床试验候选药物确定的飞跃是令人振奋的，但也是一项艰巨的挑战，因为几乎所有项目范式都在不断变化之中。化合物合成、实验筛选、数据分析、决策、不同人员间的互动、财务风险和战略承诺都将突然提升至一个全新的高度和水平。无论我做出多少努力、准备和计划，跨越发生的那一刻都会让我倍感珍惜，而且不同的项目总会给人带来不同的惊喜。

成功运作药物的早期临床开发需要专业的知识、丰富的经验、敏感的直觉和坚强的毅力，并且讲求实用价值。这一过程需要将不同业务职能人员和不同领域专家的思维相融合，实现相辅相成，以应对建设性的挑战。作为一个多元而又团结的团队，其需要在日益严格的要求下共同努力，逐步实现"首次人体试验"的中期目标，这也是药物发现科学家的奋斗目标。

然而，想要在早期药物开发这一"旅程"中顺利航行，并解决项目计划和日程安排中复杂的科学难题，需要面对日益激烈的竞争和挑战。对于首次面对早期药物开发的研究人员而言，对其感到畏惧也不奇怪，因为相关领域的图书、文献和研究案例都很少。而且即便具有特定项目的开发经验，相关经验的适用性也可能较为有限。

期望本书能为药物发现研究人员提供相关且急需的早期药物开发知识体系。本书剖析了重要的贡献学科，并指出了它们之间的关系和依赖性，同时大量借鉴真实的项目研究案例，以突显潜在的早期药物开发策略及其要求、风险、优势和局限性。更重要的是，每一章都以项目中药物的相关特性为基础展开介绍，学习相关项目科学计划和决策工具的意义不仅仅限于早期药物开发的范畴。随着项目特异性和所开发药品应用目标的不同，项目所需的技术及其战略和实施需要跨越不同的领域和经验。本书好比早期药物开发中的一个指南针，相信一定会使读者受益匪浅。

对于年轻的"猎药人"，会经常面对早期临床开发环境中复杂的一面和吸引人的一面，思维方式的转变与完善对其职业和个人发展而言都是一笔财富。我相信，本书将为来自工业界和学术界的研究人员提供丰富的早期药物开发专业知识，并成为他们的坚实后盾。

我个人衷心希望本书能够激发年轻科学家们打破限制自己走出"舒适圈"的束缚，主动建立起不同领域交叉融合的"桥梁"，并保持热情、细致和求真的信念，这是他们取得早期药物开发胜利的前提。

法布里齐奥·乔达内托（Fabrizio Giordanetto）

2017 年 11 月

目　　录

第三部分　药代动力学与药效学

第四部分 毒 理 学

第 1 章
早期药物开发：将候选化合物推向临床

药物发现与开发是一段引人入胜的历程，也是一个极具挑战和多学科融合的过程。这一过程基于治疗性干预的理念，经过合理的设计、评估和医学转化，最终可研发出造福整个社会的药物。顾名思义，药物发现与开发主要由两个阶段组成：初始的药物发现阶段和后期的药物开发阶段。这两个阶段在研究领域、所面临挑战和研究方法等方面截然不同。举例而言，药物发现通常是在实验室中采用分离或近似的系统（如重组蛋白、细胞、动物）而开展的，而药物开发则是在涉及人类受试者及其全部病理、生理学复杂性的医院中开展临床试验。尽管有所区别，但药物发现与开发必须集成到一个连贯的有机整体之中，才能保证药物的成功研发。因此，研究人员需投入大量的精力，不断进行思考和优化，以确保这一整合过程的科学性、逻辑性和组织性[1-4]。

过去，药物发现部门仅负责药物的发现过程，通过借助早期的观察和实验发现一个"临床前候选化合物"（preclinical candidate）。至此，药物发现研究人员的工作已经完成。随后，他们将化合物"丢给"负责药物临床开发的部门进行后续开发。虽然这一情形并不是遥远的记忆，但值得庆幸的是，这已成为历史。将药物发现阶段相关的研究目标和结果与药物开发阶段和商业可行性相关的临床药物相匹配，并非总是那么轻而易举，尤其是对于药物研究的新领域而言，新的治疗假说只是推测性的，并未经过临床验证。然而，对实践应用的共同理解和相关的知识产权对于研究团队和组织机构而言是至关重要的，对于成功的药物研发也是必不可少的。

目前，已经开发了相关的概念性工具用于支撑药物发现和开发流程的原始定义。而且，随着药物研发计划的发展，这一流程会不断得到强化，并提供实用的框架结构[5,6]。毋庸置疑，早期的药物开发往往是通过选择一个或多个能满足初始定义特征的化合物，以实现药物发现和临床要求之间的一致性，并将药物研发逐步推向临床研究阶段。

在先导化合物的优化过程中，所谓目标产品特性（target product profile，TPP）[7]的定义会对研发过程产生至关重要的影响。例如，通过化合物的合理设计满足 TPP 的既定标准，以及设计合适的筛选级联以最大限度地提高基于 TPP 关键参数的循环测试次数。对于 TPP 的某些关键特性，如毒理学风险、预测的人体用药剂量及药物特性，一般都是在早期药物开发阶段首次进行有效且实用的评估。因此，TPP 的定义和合理性在整个药物

发现 - 开发价值链中具有极为重要的影响，其决定了首先合成哪些化合物，选择哪些化合物用于临床开发，以及最终哪些化合物能获得成功。

本书主要围绕 TPP 展开介绍，以突出其作为早期药物开发"指南针"的重要性。本书将候选化合物（其中某一个可能成为新药）的相关内容设置在开篇位置，因为与 TPP 相关的实验（无论使用何种测试模型和筛选技术）都是围绕化合物本身的固有性质展开的，而这些性质其实在化合物最初设计时已成定局。本书希望从以下三个主要方面对读者有所启示：①在临床前研究和期望的临床结果之间获得清晰的"视野"；②理解相关研究所得数据的可变性、不确定性、适用范围及其使用策略和方法；③对不同的数据和学科进行合理的整合。作为 TPP 定义和实现过程的一部分，早期药物开发科学家需要不断地思考和讨论这三个要素。以上三个要素提供了一种基于证据的方法来定义和精炼 TPP，对选择满足 TPP 要求且最具前景的化合物提供有力的帮助。

构成 TPP 的参数本身往往比 TPP 参数的特定目标数值更为重要。为了强调这一概念，**表 1.1** 列举了一个具体的 TPP 示例。从定义上而言，TPP 是根据项目和时间而定的，应将其视为一个动态的文档。项目团队应努力尽可能早地定义 TPP。随着获得的实验数据逐渐丰富，需要对 TPP 进行重新定义以对其进行不断完善。通常是在确定了药理学有效性或早期毒性信号后，或需要应对外部因素（如竞争对手或临床试验的研究结果）时，对 TPP 进行定义。同样，即使在同一个项目中，候选化合物的 TPP 也很可能与"临床先行者"的 TPP 有所不同。在先导化合物优化、早期药物开发和临床开发过程中收集到的其他关键信息和相关性质也应被纳入修订后的 TPP 中。

表 1.1　以 TPP 作为早期药物开发必需工具示例

	描述	目标数值	比较 / 标准	研究计划	FDA 的 TPP 模板部分[8]
研究目标	说明该药物用于治疗、预防、缓解或诊断临床疾病或病症的特定适应证，或与主要治疗方式联合使用的说明				指示与用途
原料药	理化性质（如结晶度、热力学性质、吸湿性）				
	合成和纯化风险				
	产品成本估算				
药物产品	给药方式				剂量与给药
	建议的常规剂量（最大吸收剂量）				
	安全、有效的剂量范围				
	给药间隔或剂量爬坡时间表				
	非长期治疗的通常疗程				
	剂型				剂型与强度
	剂量强度				
	特殊的处置和储存条件；制剂的化学稳定性				供应、存储和处置的方法

续表

	描述	目标数值	比较 / 标准	研究 计划	FDA 的 TPP 模板部分 [8]
药代动力学 和药效学	作用机制：在人体各个层面（如膜受体、组织、器官、全身）的既定作用机制总结				临床药理学
	药代动力学：描述一种药物或活性代谢产物在临床上重要的药代动力学性质（相关的吸收、分布、代谢和排泄参数）。药物与预期作用量级及作用持续时间的相容性（如确定缺乏活性条件下的药代动力学研究结果、相关的人体研究和体外数据）				
	药效学：对该药物或与该药物的临床作用、不良反应和毒性相关的活性代谢物的任何生化、生理及药理作用的描述。有关暴露 - 反应关系和药效学反应时间过程的数据				
毒理学	基于确定物种的长期致癌性研究结果				非临床毒理学
	致突变结果				
	生殖毒性研究结果				
	对临床上明显不良反应和潜在安全隐患的描述，以及出于安全性考虑的使用限制。这些已确定或怀疑的问题的合理证据主要来自安全性药理学和药物非临床研究质量管理规范（GLP）毒理学研究				警告和注意事项
	根据可用的安全性数据库（如安全性药理学、GLP毒理学研究）描述药物的总体不良反应概况。如果适用的话，列举出与该药物，以及与具有相同药理活性和化学相关性类别的药物发生的不良反应。不良反应应按人体系统、反应严重程度或频率降低的顺序进行分类，且在一个类别中，不良反应应按照程度降序排列				不良反应
	描述观察或预测到的具有临床意义的药物相互作用（即与其他处方药或非处方药，一类药物或诸如葡萄柚汁或膳食补充剂等食物的相互作用）；关于如何预防药物相互作用的实用建议（描述研究结果或综合安全性总结中的观察结果）；实验室测试的药物相互作用结果（已知药物对实验室测试结果的干扰）				药物相互作用
知识产权	专利状态和计划				
	分析结果执行的自由度				

当考量 TPP 对早期药物开发的重要性时，研究人员会惊讶地发现，其所有参数充其量不过是临床治疗的替代数据，每个参数都是基于所使用的基础数据和方法，具有明显的不确定性和可变性。尽管在基于动物数据预测人体药代动力学性质方面已取得了重要的进

展，但由于人体吸收、代谢和排泄的内在变异性，特别是对于那些低中度生物利用度化合物，Ⅰ期临床试验的药代动力学研究存在很大的可变空间[9]。

在预测药理学效能和毒性时，当前所能获得的临床统计数据甚至难以差强人意，失败的主要原因值得研究人员反思。尽管我们可以使用经过人体验证的生物标志物，且既定目标的遗传学证据也有助于降低相关风险，但我们可预测的临床结果仍十分有限[10-12]。此外，不能孤立地处理各项 TPP 参数，而应将其紧密地联系在一起。TPP 参数的有机整合可以提供有临床价值的评估数值，如起始剂量、给药频率和治疗窗（therapeutic window），但这种整合也在药物开发的早期阶段增加了问题的复杂性和不确定性。在此前提下，早期药物开发是药物发现与开发过程中多学科交叉影响最大的阶段。为了成功整合来自药物化学、化学工艺、药理学、毒理学和药剂学等学科的科学数据，要求学科专家以团队的形式无缝协作，了解彼此的领域，有能力质疑并相互支持。预测和解决 TPP 相关问题，掌握 TPP 参数之间的相互依赖性，以及制定可行计划和时间表的能力，对于成功获得高质量的科学数据和治疗试验的有效性十分重要。

本书第一部分介绍了有关制备足量化合物的实际考虑，以根据 TPP 指南对其进行评估。第 1 章至第 3 章介绍了放大和生产足够原料药的关键策略、财务、计划和组织方面的相关内容，以保证基于 TPP 的选择过程和初始临床开发活动的有序进行。第 4 章讨论了如何整合新的化学方法和技术，以缩短与原料药供给相关的时间线，以及如何提高化合物结构的复杂性，以满足对原料药分化的持续驱动，并最大限度地降低制造过程对环境的影响。最后两章描述了使原料药的化学合成和生产工作能够满足早期药物开发目标的真实案例，这些案例巧妙地整合了先前讨论的各种要素。

尽管原料药与 TPP 有关的大多数特性是其化学结构所固有的，但是在将原料药设计成给定药物的过程中，仍可以显著优化或改善化合物的某些性质。本书第二部分详细介绍了符合 TPP 和可开发性标准的药品的制备、评估和选择。溶解度和渗透性是原料药的两个基本参数，可根据生物药剂学分类系统（biopharmaceutics classification system，BCS）框架对原料药进行分类[13]。这两个参数对化合物的药效和毒理学研究，以及关键早期药物开发实验中的暴露量具有重大的影响。将原料药工程化为药物产品涉及多种技术，而其中的大多数技术都旨在对溶解度和渗透性这两个基本参数进行合理地调整。本书该部分分别介绍了固态性质的实验表征、（共）晶和盐型的选择，以及如何借助传统的制剂方法成功开发药品。此外，该部分还讨论了物理状态操作（如粒径和纳米分散）的优势，同时列举了有关晚期先导化合物优化和早期药物开发项目的具体实例，以说明某些特例（ad hoc）药物研发的灵活性。

本书第三部分介绍了早期药物开发的两大基石：药代动力学（pharmacokinetics，PK）和药效学（pharmacodynamics，PD）研究。此部分并没有分列两个章来逐一展开介绍，而是将 PK/PD 架构的相关内容整合，并对相关指导原则进行总体介绍。这些指南不仅包括基本的 PK/PD 原则和策略，还涉及其有效实施所必需的整体思维和跨学科实践。该部分还设立专门的一章全面介绍人体 PK/PD 关系的预测，并着眼于满足 TPP 和临床参数，以及与所采用方法和可用数据相关的重要适用性、不确定性和转化医学风险要素。所列举的案例研究进一步证实了 PK/PD 范例的实用性，并阐述了 PK/PD 研究设计、化合物选择及合成、TPP 定义，以及对照化合物基准测试中的一些实际应用。

本书第四部分介绍了毒理学的相关内容，这也是早期药物开发过程中需要解决的关键问题。作为 TPP 的关键内容，该部分首先讨论了与当前合理、有效的工业标准一致的策略和方法。与之前的 PK/PD 章节保持一致，该部分还提出了相关的定量和综合方法，以评估整个早期药物开发过程中的毒理学风险。此外，该部分还讨论了各种方法的优势和局限性。安全药理学研究是一种补充性研究，并且依赖于基于有效性的研究，以便通过毒物动力学（toxicokinetic）/毒效学（toxicodynamic）（TK/TD）方法界定药物的安全界限。对于可预测毒理学性质的计算机预测方法，需根据其适用范围和预测能力开展调查和研究。由于毒理学终点的精确预测较为困难，该部分列举了一些真实的风险评估和改善的实例，以突出所选择方法的多样性。

本书第五部分通过对知识产权（intellectual property，IP）事项和要求的介绍，完善了本书以 TPP 为中心的主题。在对与早期药物开发有关的专利法进行综述之后，本书讨论了专利保护的策略及其对充分保护特定发明的影响和意义。随后，该部分提出了与药物发现和开发环境最新变化一致的另外两种观点。首先，详细介绍了与仿制药开发相关的知识产权挑战和机遇，以及开发首创（first-in-class）或同类最佳（best-in-class）药物对公司的影响。同时，详细阐述了仿制药公司的驱动因素和知识产权策略，以帮助创新机构评估其自身的知识产权战略。其次，讨论了药物研发的企业合作。药物开发的协作已越来越普遍，这也给知识产权的复杂性及相关后果带来了更多的挑战，因此必须评估相关的注意事项。

早期药物开发中需要考量的另一个重要因素是项目运营所处的监管环境。尽管本书未对监管机构和相关实践展开详细讨论，但在每一部分和每一章节中均尽可能介绍了在特定过程中需要考虑的基本监管原则。监管原则对于基于毒理学的评估尤为重要，因为每种新药都可能会给患者带来安全隐患，必须经过严格的监管。因此，本书第四部分各章节列举了国际协调会议（International Conference on Harmonisation，ICH）的相关指南，并提供原始资料链接，以帮助读者了解和解决相关法规问题。该部分特别强调的是法规讨论的框架，而不是需要提供的数据清单。每个开发项目都必须获得一个支持其开发目的的数据包（与标准化程序相对），以便与监管机构进行讨论、谈判和达成协议。需要特别指出的是，这与监管机构的早期讨论至关重要，因为彼此间可以相互明确其中可接受和不可接受的风险，同时帮助监管机构熟悉新的科学方法和治疗方法，并帮助项目团队集中资源和精力来解决就监管角度而言最为关键的问题。

本书介绍的许多原则和研究工作的整合与统一，是成功进行早期药物开发的前提。每个项目都面临着达到竞争性要求的挑战，同时还要考虑到相关的数据可变性、风险性和不确定性。因此，早期药物开发科学家需要设计出可有效降低风险的最佳可行研究方案。也只有对既定计划所特有的优势和局限性达成共识，才能行之有效地执行，并基于研究结果进行灵活的应对和调整。在医疗需求未得到满足、临床研究花费越来越大，且患者安全性问题日益严峻的大背景下，早期药物开发已成为通向成功最关键的大门。

（白仁仁 译）

作者信息

法布里齐奥·乔达内托（Fabrizio Giordanetto）

美国肖·D. E. 研究（D. E. Shaw Research）公司，药物化学部

参考文献

1 Kennedy, T. (1997). Managing the drug discovery/development interface. *Drug Discov. Today* **2**: 436-444.

2 Nikitenko, A.A. (2006). Compound scale-up at the discovery-development interface. *Curr. Opin. Drug Discov. Devel.* **9**: 729-740.

3 Gassmann, P.D.O., Reepmeyer, G., and von Zedtwitz, P.D.M. (2004). Management answers to pharmaceutical R&D challenges. In: *Leading Pharmaceutical Innovation*, 117-138. Springer Berlin Heidelberg.

4 Smith, P.J.A. (2004). *Organizational Design: the Integration of Pharmaceutical Discovery and Development*. Massachusetts Institute of Technology.

5 Morgan, P., Van Der Graaf, P.H., Arrowsmith, J. et al. (2012). Can the flow of medicines be improved? Fundamental pharmacokinetic and pharmacological principles toward improving Phase II survival. *Drug Discov. Today* **17**:419-424.

6 Cook, D., Brown, D., Alexander, R. et al. (2014). Lessons learned from the fate of AstraZeneca's drug pipeline: a five-dimensional framework. *Nat. Rev. Drug Discov.* **13**: 419-431.

7 Guidance for industry - ucm080593.pdf. https://www.fda.gov/downloads/drugs/guidancecomplianceregulatoryinformation/guidances/ucm080593.pdf (accessed 13 July 2017).

8 Target product profile. https://neuroscienceblueprint.nih.gov/resources/targetproduct-profile.htm (accessed 13 July 2017).

9 Zou, P., Yu, Y., Zheng, N. et al. (2012). Applications of human pharmacokinetic prediction in first-in-human dose estimation. *AAPS J.* **14**: 262-281.

10 Harrison, R.K. (2016). Phase II and phase III failures: 2013-2015. *Nat. Rev. Drug Discov.* **15**: 817-818.

11 Plenge, R.M., Scolnick, E.M., and Altshuler, D. (2013). Validating therapeutic targets through human genetics. *Nat. Rev. Drug Discov.* **12**: 581-594.

12 Nelson, M.R., Tipney, H., Painter, J.L. et al. (2015). The support of human genetic evidence for approved drug indications. *Nat. Genet.* **47**: 856-860.

13 The Biopharmaceutics Classification System (BCS) Guidance for industry-ucm070246.pdf. https://www.fda.gov/downloads/Drugs/GuidanceComplianceRegulatoryInformation/Guidances/UCM070246.pdf (accessed 22 January 2018).

第一部分　原　料　药

第一篇 材料

2.1　引言

为了适应不断变化的商业和监管环境，活性药物成分（active pharmaceutical ingredient，API，也称为原料药）的工艺开发也在不断地发展和改进。大型制药公司（pharmaceutical company，Pharma）一直面临着研发成本的压力，所以不断推动新型模式的工艺开发，从而以更少的资源维持项目的开展[1, 2]。这与药物的早期开发尤其相关，而与晚期开发相比，早期开发的风险更高，但其资金投入相对较低。新兴市场的合同研究机构（contract research organization，CRO）和合同制造机构（contract manufacturing organization，CMO）及其内部承包商越来越多，这也促进了更复杂的外部和内部开发能力的整合。此外，制药公司本身就是非常复杂的组织，往往具有专业的能力和技术，而这些能力和技术有利于实现开发速度和效率的提高、工艺开发质量的控制，以及总体成本的降低。制药公司不仅要适应新的资源限制和运营模式，还必须响应全球多个监管机构对化学、制造和控制（chemistry，manufacturing and control，CMC）方面的调整[1]。

本章概述了 API 早期的工艺开发及当前的一些工艺开发模式和组织架构。此外，还介绍了早期工艺开发的主要驱动因素和制约因素，从药物发现到工艺开发的过渡，以及 API 工艺开发的功能化组织架构及其涉及的设备。当读者阅读完这一章，会了解到所有工艺开发组织都是不同的，其确切的组成和相互作用也有所不同。

2.2　API 工艺开发概述

2.2.1　早期工艺开发

在本书中，早期工艺开发的时间范围是指从为符合药物非临床研究质量管理规范

1　例如，相对较新的人用药品注册技术要求国际协调会（International Council for Harmonization，ICH）协调指导原则中关于元素杂质的指导原则（ICH Q3D）和关于遗传毒性杂质的指导原则［ICH M7（R1）］分别于 2014 年 12 月和 2017 年 5 月发布。有关 ICH 指导原则的完整列表，请参阅：http：//www.ich.org/ products/guidelines.html（2017 年 9 月 13 日访问）。

（Good Laboratory Practice，GLP）的实验室提供足量的 API 以开展毒理学研究（通常指的是常规毒理学，也称为 Reg-Tox 研究），到交付大量 API 以支持 I 期临床试验为止（图 2.1）。早期工艺开发的重点是提供首个能够合成一定规模 API 的工艺流程，使其满足 GLP 毒理学和首次人体（first-in-human，FIH）试验的供应需求和质量标准。通常，考虑到 Reg-Tox 和 FIH 研究可能需要千克级的 API，工艺开发需要从实验室的玻璃设备过渡到千克级实验（Kilo Lab）设备，而用于实验室规模的合成工艺在更大制备规模上可能是不可行的。

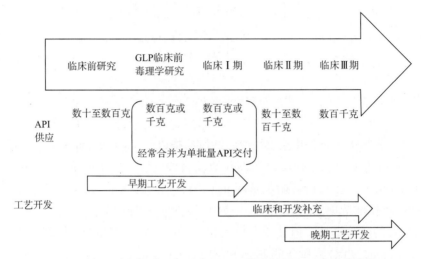

图 2.1　标准药物申请途径的典型 API 供应数量和工艺开发阶段

在 FIH 试验之后，工艺开发将继续为临床和研发供应所需的 API，最终过渡到后期工艺开发阶段。足够的临床数据将启动商业生产的工艺开发并确保在监管部门批准后可立即供应药物。这些工作的目的和时间线与早期工艺开发有所不同，不在本书的讨论范围之内。

2.2.2　早期工艺开发的驱动因素和制约因素

在工艺开发过程的所有阶段中，由于根本目标是进行 API 的临床研究，所以其质量至关重要，患者的安全性不能妥协于 API 的质量。相关研究中使用的 API 纯度必须足够高，同时需要对生产工艺进行质量把控（如控制工艺杂质和起始原料中存在的杂质）。因此，在 API 首个批次制备中开发出规模化的纯化策略以满足所需的高纯度标准是早期工艺开发中重要的组成部分。色谱法是工艺开发时常用的纯化策略。一些工艺开发机构会选择色谱法分离后期的中间体，甚至最终的 API，以达到高质量标准。但是，这种方法成本高、效率低，难以和结晶的纯化方法媲美。

早期药物开发的第二个重要因素是速度。速度是影响所有项目决策的永恒驱动力之一。早期开发阶段尤其需要快速、灵活，其中的原因有很多。制药行业是一个竞争激烈的行业，许多公司都在致力于开展相同或相似治疗目标的药物研发。鉴于首推产品带来的可观经济效益，有效且快速完成药物开发对于保持市场竞争力至关重要[3, 4]。药物开发的这个阶段是项目的高动力和兴奋时期。早期的临床研究提供了一个可以预先了解候选药物的机会（如选择性、药代动力学和药效学），从而提高了药物研发成功的可能性（即使已经耗费了多年的努力，但能够成功获批的临床候选药物的比例仍不到 10%）[5]。研究的目标是在尽可能缩短整个周期的同时，最大限度地减少对单个候选药物的投入，从而加快药物开发的速度并最大程度地利用资源。也是在项目的这一阶段，API 的供应量会直接影响将候选药物推向市场的速度。在完成 GLP 毒理学研究之后方可开始 I 期临床试验，而在获得足够的API 之前，这些研究和试验都无法开启 [2]。

成本既是早期工艺开发的重要驱动力，也是其约束力。通常，首先考虑的是通过平衡部署到项目中的资源（人员和设备）和单个 API 的实际每千克合成成本（费用预算）来使项目的执行最大化。因此，与后期开发团队相比，早期工艺开发团队的规模相对较小，可能仅由 1 ～ 2 名化学研究员组成，并且很少有 API 开发组织中其他部门的支持。从药物发现团队过渡后，工艺开发团队要理解早期研究中使用的合成路线。药物发现团队使用的合成工艺是出于不同目的而研发的，这些方法的重点是以小剂量底物合成大量化合物。因此，对于进入到工艺开发阶段的单个候选药物，其前期的合成路线可能不是最有效的路线。是维持当前的合成路线还是重新规划新的路线由多种因素决定，如当前技术规模化存在的风险，新合成路线的效率（如减少步骤将有助于减少时间损失），以及可以提供足够的 API的规模化运作。新的决定将影响推进候选药物开发的时间和成本。

2.3　从药物发现到工艺开发的过渡

药物发现的结束和工艺开发的开启取决于组织架构和商业战略 [3]。当需要对 API 合成工艺进行特定优化以实现大规模批量制备时，工艺开发正式开始。这种情况经常发生在药物发现团队，以支持需要数百克 API 的 GLP 毒理学预实验研究。但是，总体而言，工艺开发代表着从专注于发现和鉴定潜在候选药物的团队向另一团队的过渡，后者的任务是开发新的工艺以为后续研究提供大量的 API，并且这些工艺将被包含在最终的新药申报文件中。这就需要对工艺和产品进行分析审查，以确保在开发阶段就杂质给出适当的解决策略。基于典型的开发时间表（图 2.2），大多数大型制药公司以首次为 GLP 毒理学研究供应 API 的时间点作为药物发现和工艺开发间的过渡点。这也是一个合理的过渡点，因为这意味着 API 制备量级的重大转变，即将从支持 GLP 预实验研究的百克量级过渡到支

2　一般而言，用于 GLP 毒性研究的 API 数量代表了对 API 的最大需求，并且大大超过了实际 FIH 研究所需的API 数量。这也是实现 GLP 毒性研究目标，即确定最大无毒性反应剂量（no observed adverse effect level，NOAEL，也称为未观察到毒性反应的剂量）所必需的。但以下情况例外：①计划进行 I 期临床研究的开放标签研究（如肿瘤学FIP 研究）；②计划进行大量的药物开发研究。

3　制药公司有时会错误地使用“研究”（research）一词来表示团队支持药物分子靶点的发现和鉴定以促进临床试验的通过。这是一个误导性的术语，因为在发现阶段和开发阶段都进行了研究，这一点已被大量文献和来自开发团队的新技术所证明。

持 GLP 毒理学研究的千克量级。此外，GLP 毒理学研究中的 API 杂质情况必须具有代表性，可代表将用于 FIH 研究的 API，以确保患者的安全。为了使 API 产生的杂质和潜在暴露风险的差异降至最低，通常使用同一批次 API 进行 GLP 毒理学和 FIH 研究。这从逻辑上是合理的，因为在大多数情况下，GLP 毒理学研究所需的 API 数量远远超过了 I 期临床研究的需求量。在这一情况下，API 必须按照现行药品生产质量管理规范（current Good Manufacturing Practices，cGMP）进行生产，而这需要另一级别的过程管控，以确保药物的安全性不受 API 工艺的影响。但在药物发现阶段并没有支持 cGMP 合成所需的基础设施和相关资料。

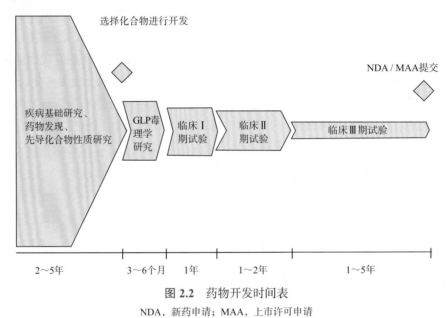

图 2.2　药物开发时间表

NDA，新药申请；MAA，上市许可申请

一些机构选择在完成概念验证（proof of concept，POC）或在产品获得市场认可后，将临床 II 期研究所需的 API 外包[6]，但工艺开发仍通过 CMO 网络进行，通常是短期的并侧重于近期的产品。只要 API 质量符合规范，降低成本就会成为工艺优化的主要驱动力。

部分机构选择将工艺开发进一步转移到药物发现阶段。这种方法很简单，即由工艺开发化学家担任药物发现化学家的顾问。也就是说，由发现化学家和工艺开发组织组成的团队共同负责平稳的 API 供应，以用于 FIH 和 II 期临床试验。

辉瑞公司（Pfizer）将工艺开发[4]和药物发现[5]组织联合起来，为每个项目建立了一个有组织的合成管理团队（synthesis management team，SMT）[6]，这个团队是一个多学科团队，由两个部门的成员共同运行。在这些团队的支持下，针对特定靶点进行多个系列的研究。该团队负责开发出一种可快速规模化的合成工艺，以提供足够支持临床前安全性评估和启动 FIH 临床研究的 API，并快速地证明靶点的作用机制。为了实现这些目标，该团队共同

4　化学研究与开发（Chemical Research and Development，CRD）。

5　全球药物化学合成（Worldwide Medicinal Chemistry Synthesis）。

6　发现团队负责为特定的分子靶点提供一个或多个潜在的候选先导物。

定义每条生产线中的工作单元，一旦确定合成路线，将迅速扩大 API 的制备规模。这可能包括合成路线的批量重组，但通常涉及有针对性的变化（如高能试剂的使用、改善催化过程的技术筛选，或明显有利于 API 早期交付的可连续工艺）来解决规模扩大后带来的风险[7]。这种策略的优点是改进了早期工艺设计，从而缩短了 FIH 的时间表，其缺点是在高损耗率的阶段需要投入大量的资源。

2.4　工艺开发的组织架构

2.4.1　核心部门

一个功能完备的工艺开发组织一般由许多部分组成，包括具备不同技能的人员，以及能够用于开发和在一定规模下开展工艺研究的设备（图 2.3）。

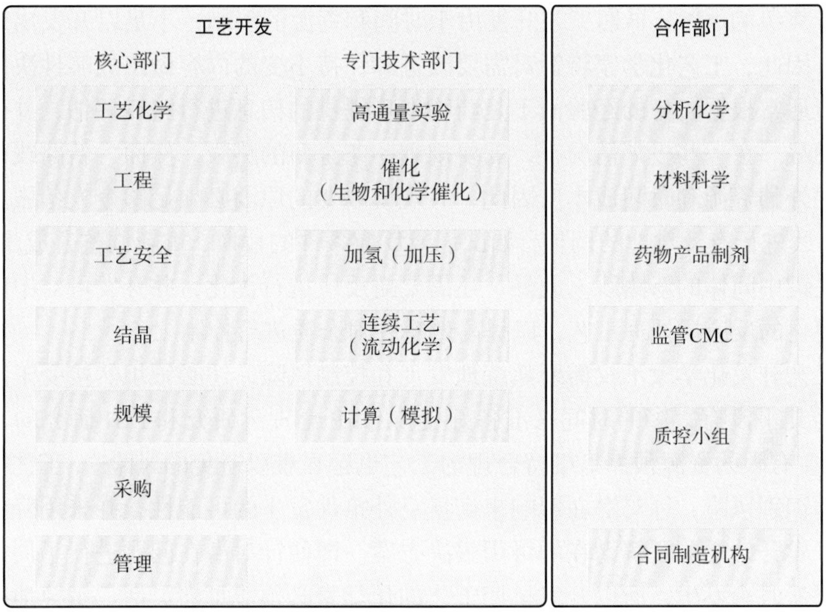

工艺开发		合作部门
核心部门	专门技术部门	
工艺化学	高通量实验	分析化学
工程	催化 （生物和化学催化）	材料科学
工艺安全	加氢（加压）	药物产品制剂
结晶	连续工艺 （流动化学）	监管CMC
规模	计算（模拟）	质控小组
采购		
管理		合同制造机构

图 2.3　工艺开发组织架构和合作伙伴职能

在早期开发中，开发可行的大量合成 API 的方法决定了有机合成化学家成为早期 API 工艺开发项目的核心。这些化学家通常被称为工艺化学家，具备专业技能、知识和经验[8]。

药物发现化学家和工艺化学家都必须掌握全面而先进的合成方法相关知识。但是，药物发现化学家的目标是制备少量但多种用于测试的分子，通常是采用可实现这一目标的必要方法进行合成，而工艺化学家则关注可以稳定且按比例扩大规模的合成方法。后者需要了解规模化的可靠性、底物和试剂的市场可获得性及成本、安全隐患，以及对 API 质量的潜在影响。虽然并非总是如此，但药物发现时的一些常规合成方法将被可规模化或具有产品质量优势的方法所取代。例如，钯催化的铃木（Suzuki-Miyaura）交叉偶联反应是药物发现中常用的合成方法，在大部分底物合成中都具有很高的成功率，并且反应采用的硼酸试剂使用方便、获取容易且性质稳定，因此是构建药物发现化合物库的重要合成方法。但是，与总转化率相同的铁催化的熊田（Kumada）反应相比，其在规模化工艺上的优势较弱。钯本身就是一种毒性杂质，必须将其含量减少至百万分之几才能确保患者的安全。另外，无论是由实验室还是供应商提供，硼酸及其衍生物的制备通常需要至少一个额外的合成步骤，并且其是潜在的遗传毒性杂质 [9, 10]［ICH M7（R1）[11] 定义的 2 类或 3 类杂质 ］。如果相关硼酸衍生物是实际或潜在的遗传毒性杂质，可能需要开发一种特定的分析方法将其含量降低到毒性阈值（threshold of toxicological concern，TTC）以下，通常在 API 中以百万分之一为单位进行测定 7。相比之下，使用由相同硼酸前体原位制备的格氏试剂（Grignard reagent），并以铁催化的熊田反应是更好的选择，其使用的试剂和金属均无毒性，并且该过程至少减少了 API 的一个合成步骤 8。

早期开发中的工艺化学家需要具备足够的规模化放大的知识和经验，才能在路线开发上针对在何处投入及投入多少做出关键的战略性决策。药物发现提供的合成工艺不太可能用于制备千克级的 API。早期工艺开发由于时间和资源的限制，不足以开发出理想的商业合成路线。因此，工艺化学家将针对需要改进和保持不变的内容做出战略性决策。为此，工艺化学家通常根据自身的经验而不是药物发现提供的信息进行路线评估，并确定扩大规模带来的挑战。在一些极端情况下，需要规划一条全新的路线。然而，新路线的开发总是需要增加额外的资源和时间成本。因此，大规模改变的原因必须足够令人信服。更为常见的是，对路线进行有针对性的调整，如试剂或反应条件的替换、重新调整合成步骤的顺序，以及开发关键中间体的新路线。此外，还需要对反应进行优化，并开发可对中间体进行分离的可规模化的反应后处理工艺，以提高效率并对杂质进行控制。

早期工艺开发化学家不仅需要熟练地发现和控制风险，还必须坦然接受工艺中存在的风险，因为几乎没有太多的时间来准备好支持 GLP 毒理学研究和 FIH 研究的首个千克级 API，而且在有限的资源预算下维持合理的工艺也存在难以避免的风险 9。工艺化学家必须能够熟练地识别风险，针对潜在影响来衡量意外事件发生的可能性，并采用降低风险的策略，并在开发开始之前了解潜在的可用解决方案。即便针对潜在问题进行了周密的计划，意外事件仍然时有发生，所以开发早期工艺的化学家必须能足够灵活、敏捷地应对意外事件，以确保批量 API 的成功制备。例如，在早期开发过程中一个非常常见的风险源自起始原料或下游工艺规模化出现的新杂质，或在实验室开发过程中已观察到的杂质含量增高。在后期工艺开发中，原材料中的杂质和反应参数空间都与杂质完全相关，最初的千克级 API 的制备方法是基于同一个批次起始原料进行的少量实验获得的。用于首次制备千克级

---

7 实际 TTC 取决于研究或治疗的剂量和持续时间。

8 钯催化的反应在药物发现和工艺化学中仍是最普遍的，因为对替代催化剂（如以铁或镍催化）的交叉偶联反应的开发较少。但是，在制药公司内部已经证实，非贵金属催化的某些转化优于钯催化。

9 一旦确定了 Reg-Tox 的目标，API 的供应就会受到合成速率的限制。因此，确定购买原材料（高级中间体）的途径是当务之急，同时需要为临床研究制定时间表。

API 的原料可能包含新的或预期之外水平的已知杂质，因为制造中间体的供应商也可能遇到类似的问题，即在扩大规模之前几乎没有任何该工艺相关的经验，并且可能是第一次将特定原材料扩大规模使用。由于原材料通常是在放大规模试验之前送达的，因此化学家必须迅速决定是否需要进一步对原材料进行纯化，或者是否可在下游工艺中除去杂质。两种方法都需要设计可快速执行的关键实验，以确定进一步的工艺路径。扩大规模的工艺流程通常安排得十分紧凑，任何增加时间的额外试验不仅会影响工艺的最终交付使用日期，而且会影响需要使用此设施的其他工艺的计划和时间安排[10]。早期工艺开发化学家充分了解这些常见问题，通常会将杂质纯化的结晶点纳入规模放大的风险解决策略之中。

　　工程师是早期工艺开发组织的重要组成人员。从实验室玻璃器皿过渡到大规模生产设备后，传热和传质发生了巨大变化，可能导致反应时间和纯度的不同。工程师旨在了解规模化对当前工艺的影响并给出解决方案。但是，早期开发项目的时间表通常不允许进行广泛的工程分析。因此，许多简单的工程原理需要被纳入工艺化学部门的培训内容。化学家容易识别的常见规模放大问题包括：快速反应的总体混合灵敏度（通过高、低水平搅拌实验确定），多相反应的固体悬浮（通过不间断的搅拌实验确定），高放热反应的传热问题（在高于目标温度 5 ~ 10℃的温度下进行实验确定），过滤性差（测定分离的中间体和 API 的近似 k 值）等。如果这些简单的实验挖掘出了潜在的问题，则有必要引入工程技术，以更好地明确故障的解决方案。鉴于开发时间很短，对于工程师而言，采用适合的方法以使扩大工艺的风险尽可能降至可接受的水平至关重要。适当使用计算机建模工具也可大大加快对所需工艺流程的开发进展[12-14]。

　　在任何化学反应扩大规模之前，对进行反应的人员及周围实验室和社区的安全考察都是非常重要的。因此，确保工艺安全是早期工艺开发组织的核心内容。必须仔细考量每个规模下（即实验室、千克级实验室、中试工厂和商业生产）潜在的危害。在实验室规模层面，重点是试剂的危害和兼容性，并建立用于评估产物和副产物的平衡方程，以及对特定高能官能团的评估。差示扫描量热法（differential scanning calorimetry，DSC）是一个简单的实验，可提供重要的安全性信息。随着规模的扩大，需要收集更多的安全信息并了解放热、失控反应和脱气的可能性，如采用热检测装置（thermal screening unit，TSU）或对反应热量进行测试。根据需求，可以在专门的工艺安全实验室中进行额外的测试，以确保工艺的安全性，并在必要时进行重新设计。

　　结晶是 API 工艺开发中最重要的纯化技术之一。除了纯化中间体外，需要了解结晶原理及其应用以设计合理的结晶工艺，从而生产特定形式和质量的合格 API。大多数大型制药工艺研发机构都会设置一个结晶部门，该部门人员具备结晶基本原理和应用方面的专业知识。结晶部门有专门的设备来支持溶解度和粒径测量，并采用显微镜来表征晶体，以及其他工具来研究结晶动力学和亚稳区。但是，结晶部门通常专注于后期项目中 API 的结晶，而工艺化学家在早期开发中也需要结晶部门提供指导和实验支持，从而开发中间体和 API

　　10　色谱法是一种在药物发现中可行的、广泛使用和强有力的纯化方法，但由于以下多种原因导致其并不是首选方法，如开发和完成规模化过程所需的时间、缺乏规模化能力、高昂的外部运行成本，最重要的是，对于色谱法所能实现的纯度效果，在后续的大规模制备中，采用其他纯化方法很难重现。

的结晶工艺。因此，工艺化学家也需要具备结晶方面的专业知识，这也可作为他们的核心竞争力之一。

用于非临床研究（包括 GLP 毒理学研究）的 API 无需使用 cGMP 要求的程序和设备进行制备。可以使用实验室设备制备少量（几百克）的产品，可能包括在标准实验室通风橱中使用的 10～20 L 的反应釜。制备支持 GLP 毒理学研究的千克级 API 通常需要使用专门设计的更大型设备。临床研究使用的 API 则必须按照 cGMP 的标准制备。因此，大多数从事 API 制备工作的公司都设置了专门的规模化设施，并由经过 cGMP 培训的人员管理。在某些机构中，批量 API 是通过 CMO 在外部制备，这些 CMO 提供相关基础设施和受过培训的人员来完成非 GMP（non-GMP）和 cGMP 的大规模生产。

外部采购部门通过建立第三方供应商群组来提供制备 API 所需的大量化学药品。外包化学品可分为三大类：常规化学品、特定中间体和 API。常规化学品是供应商目录中提供的化学品。常规化学品的合成途径通常是未知的，因为供应商通常将其作为商业秘密，以维护其在市场上的竞争力。如果在工艺开发后期由于同一生产过程中合成工艺发生了意料之外的改变，或者由于供应商改变而引入了新的杂质，那么此时缺少常规化学品合成方法的相关信息可能带来新的问题。特定合成化学品是指合成 API 的中间体，并不在商品目录中。这些特定的中间体可能仅需一个步骤就能从原料（常规化学品）合成，也可能需要多个复杂的步骤才能合成。特定中间体通常是用于早期开发产品的 cGMP 起始原料，因此不受 cGMP 指导文件的限制（即属于 pre-GMP），这有助于加快研发速度并降低开发和生产成本[15]。但是，必须保证这些中间体的质量，以免对最终 API 的质量造成负面影响。由于这些属于非目录项，并且通常是专门针对单个 API 而设计的，因此工艺开发组织或 CMO 必须开发可用于批量制备中间体的合成技术包，这可能会大大推迟首批 API 的交付时间。此外，还需要花费一定时间购买和接收用于制备特定中间体的日常原材料。API 本身也是另一类外包化学品。除了由常规化学品制备的特定中间体的合成外，还包括将这些中间体转化为最终 API 的 cGMP 合成步骤。这些 cGMP 步骤中需要更多基础设施、资源和人员培训。因此，承包给供应商费用会更高。

在当前全球生态系统中，亚洲的低成本供应商发挥着重要作用。与 10～20 年前相比，采购 pre-GMP 的中间体或符合 cGMP 的 API 更为普遍。采购部门对于选择合适的第三方 CMO 来按时交付所需量、质量合格的中间体或 API 至关重要。在药物开发的早期阶段，提供给潜在供应商的技术软件包通常很少涉及有关工艺的详细信息，并且某些机构可能依赖供应商来提供并研究中间体的相关工艺。因此，存在物料延迟、到货数量不足或达不到目标规格的风险。相关机构必须做出响应，解决问题，并尽其所能使计划按步骤进行。

除了科研人员和规模化工作人员，所有组织都应具备出色的管理能力，并进行合理的资源分配、预算管理，并全力支持工作人员的开发工作，从而不断提高自身的开发能力并与大公司保持战略一致。

2.4.2　专业技术部门

专业技术部门在大型制药工艺开发机构中变得越来越普遍，也代表着一些行业内最具创新性的变化。建立这些部门所投入的资本和人员投资可以在开发的各个阶段产生丰厚的回报，因为其拥有的知识技能和基础设施能在短期成效和长期商业化工艺中发挥重大作用。

能够快速确定反应工艺的最有影响力的技术之一是近期使用的自动化（或半自动化）、高通量筛选（high-throughput screening，HTS）或广义上的高通量实验（high-throughput experimentation，HTE）。尽管曾被认为是用于先导化合物筛选的技术，现代 HTE 平台的应用可以在非常小规模（如某些应用中，每次实验量仅为 1 ~ 2 mg）的单次运行中筛选数百种试剂和条件。如果设计得当，与传统的手动筛选相比，HTE 平台的性能至少要高 1 ~ 2 个数量级。由少量底物获得大量决策数据集使得这些平台在底物和时间最受限制的早期开发中特别具有价值。然而，要有效操作这些平台需要具备工作流程设计方面的技能，从而提高效率并按照实验流程得到稳定的高质量结果，最终成功进行规模化扩大。这些部门中比较优秀的人员往往擅长自动化技术；能操作一系列复杂的软件和操作界面；能开发和解释统计设计的相关实验；能将复杂的化学过程转化为小规模试验并可进行反向转化；可以持续对质量和细节进行把控，从而验证工艺并检测潜在的偏差；同时能将重点放在快速开发可规模化工艺这一主要目标上。

催化反应在开发的早期和晚期都受到高度重视。许多部门发现，催化反应最好在一个具有快速、可广泛筛选催化剂库的部门进行，并且可以在可规模化催化工艺的开发中获得深入的见解和经验，这些知识在未来将给项目带来丰厚的回报。催化反应主要包括加氢和加压、生物催化、有机催化和有机金属催化。催化工艺要么在内部开发，要么委托开发。由于两个学科的协同性质，催化专家通常被安排在 HTS/THE 团队中。在确定催化反应的主要成分（如金属、配体和溶剂）时，HTS 是合乎逻辑的第一步，随后是旨在更详细了解反应的实验。这些可作为有针对性的实验（如动力学模型或催化循环中关键中间体的识别）或通过筛选平台方法［如催化剂负载研究和实验设计（design of experiments，DOE）］进行。

在加压下采用气相试剂进行的反应需要专业的设备和培训以确保安全执行。最常见的是使用氢气和金属催化剂进行的加氢反应，也包括加氢甲酰化、羰基化，以及与其他挥发性小分子（如氨或乙炔）的高温反应[16]。大多数工艺开发团队都有专业设备和受过专业培训的研究人员，以便有效解决安全性问题，同时积累经验以便在未来的项目中发挥作用。

生物催化在许多方面已经成为非常成熟的技术领域，其转化范围和底物范围在不断扩大，特别是其具有通过基因工程改善底物适用范围和酶性能的能力。该方法既安全又经济，以至于对某些转化而言，生物催化基本上已经取代了化学催化方法，成为大规模合成的首选方式[17, 18]。因此，许多工艺开发团队与该领域的专家一起投资建立了生物催化部门。在早期工艺开发中，生物催化的应用范围比较有限，因为某些酶无法在短时间内大量获得，并且在早期开发阶段无法进行基因工程研究。因此，早期开发的重点是使用成熟、可快速扩大规模、可购买的酶，如脂肪酶、酮还原酶和转氨酶等。

流动化学（flow chemistry）、连续工艺在 API 工艺开发中已变得越来越普遍[11]。从没有应用空间到出现完全致力于将连续生产商业化的公司，连续工艺在制药公司中的应用仍然存在很大差异。在早期工艺开发中，流动化学的价值是促使无法按比例缩放的化学反应变为可能，特别是当该化学方法是工艺的关键步骤时，该工艺的步骤将大大减少。此外，流动化学的应用消除了开发替代路线时的资源和时间消耗。其另一个优点是降低了规模扩大的风险。当首个批次的工艺大规模运行时，通常会将整个批次纳入到一个工艺中进行，如果发生偏差，则整个工艺都会受到影响。在流动化学工艺中，实施过程控制（in-process control，IPC）测试和过程分析技术（process analytical technology，PAT）更容易在过程中识别问题，并可通过中止操作或对受影响的一小部分进行批量重定向，将影响最小化。因此，一些 API 工艺开发团队聘用了具备流动化学专业知识的人员或内部开发人员，同时配备相关设备[12]。第三方 CMO 中也出现了类似的趋势，这些组织正在建设支持 pre-GMP 和 cGMP 连续工艺的设施[19, 20]。在早期开发中应用流动化学工艺仍存在一定挑战。与批处理工艺相比，开发流动工艺通常需要更多的实验和材料。相应地，CMO 通常会收取额外的费用来开发流动工艺，早期开发中可能没有足够数量的材料来支持流动工艺的开发。

配备可以快速提供合成路线建议的工具并能够预测哪些路线可能成功，在早期开发中具有重要的价值。在此阶段，时间和资源（包括关键中间体的可得性）十分有限，以至于无法制定和试验测试所有的建议。为了实现这些目标，计算化学和逆向合成软件对工艺开发的影响越来越大[21]。当考虑几种合成方法时，可以使用计算工具通过计算跃迁状态、HOMO 和 LUMO 轨道能量及系数、分子构象、pK_a、杂合和自由基强度，以及其他计算方法来预测合成途径成功的可能性。此外，还有一些使用大量原始文献数据库来生成合成路线的逆向合成工具[22, 23]。逆向合成工具所面临的挑战在于从工具输出的大量结果中找出真正有用的信息。所有计算机模拟（*in silico*）方法的准确性和精密度都有所不同，在解释结果时必须考虑这些因素。尽管计算工具变得越来越便利，但组织通常需要具备计算机专业知识的科研人员才能有效地使用它们。

2.4.3 合作部门

分析化学是工艺开发中不可或缺的部分。鉴于必须将 API 中的杂质控制在非常低的水平，通常远低于 1%，对于某些金属（如钯等过渡金属）和遗传毒性杂质（如具有遗传毒性的芳基硼酸），必须控制在百万分之几的浓度范围内，因此高质量的分析方法对评估合成路线相关的中间体和产品至关重要。此外，副产物和杂质的快速鉴定可以帮助化学家明确什么条件下能够减少其生成。通常借助分析方法来了解中间体结晶的杂质去除能力，这

---

11 流动化学通常仅指反应过程，而连续工艺是反映连续过程的所有应用（包括反应及后处理单元操作）的更准确的术语。

12 由于这些工艺在其他行业中也普遍应用，所以大多数化学工程师都接受过连续工艺方面的培训，这也是标准大学课程的一部分。相比之下，工艺化学不是化学专业课程的一部分，并且大多数化学家都被教导要从化学的批处理角度进行思考。这种情况一直在发生变化，但仍远未达到标准。

可能会影响路线策略以确保纳入最有效的结晶。分析化学家还负责执行和解释 PAT 的专业知识，如原位红外光谱（*in situ* infrared，IR）、拉曼光谱，以及流体核磁共振。研究人员通常借助于分析化学手段来开发针对某些难分析物质的特定方法，如不具有紫外发色团的挥发性化合物。

从药物发现到工艺开发，都可能涉及首次晶型的鉴定工作。而材料科学团队会筛选和表征候选药物的多晶型物、溶剂化物和共晶体，从而得到最稳定的药学上可接受的形式。在某些组织中，相关工作在结晶部门内开展。

组织内部应设置一个独立的职能部门用于支持药品剂型的开发。在早期开发中，这种关系主要是基于临床研究的 API 供应需求，其中某些项目可能需要大量额外的 API 以支持高级剂型的研发，如局部制剂和根据 Ⅱ 期临床数据提交新药申请的加速程序。药品的粒径分布可能是影响药品性能的重要因素，所以 API 部门将与药品部门一起确定 API 最合适的粒径分布。

另一个重要的部门需要与监管部门进行协调，它们负责协调法规文件 CMC 部分的准备工作并提供指导，包括新药研究（investigational new drug，IND）文件、医药产品研究档案（investigational medicinal product dossier，IMPD）和问题解答。

质量部门是生产用于临床的 API 的关键部门。质量部门是一个独立的部门，其与制造团队一起建立质量体系，并确保产品按照质量体系标准进行生产。在制药行业中，质量体系是指一系列程序、培训和设施要求，以实现适当的工艺性能和控制措施，确保获得达到质量要求的产品，同时进行改进，不断扩展其知识体系[24]。此外，质量部门还负责发布用于临床研究的 API。

第三方 CMO 通常被视为"合作伙伴机构"，因为它们通常被整合到早期开发策略中。一方面，小型公司和一些大型制药公司选择将 API 的所有早期开发外包。而更常见的是，CMO 可以为药物研发组织扩容，主要开展项目中风险较低的工作，如制备特定的中间体、代谢产物和标准品，以及用于 GLP 毒理学和 FIH 研究的 API 特定中间体的制备。成功地维系这些关系需要各个机构的大量努力，不仅要通过采购部门建立业务合同，还要督促批量产品的成功交付。成功的合作往往需要内部工艺化学家和 CMO 化学家之间定期开展对话，以提供指导并解决出现的问题。通常很难维持一种平衡，一方面保证内部资源不至于负担过重，另一方面又能支持 CMO 按合同交付产品。

2.5　工艺研发设备

2.5.1　实验室设备

工艺化学家的目标是开发能够在实际制造环境中尽快有效应用的技术。近年来，工艺化学实验室有了重大发展，可以最大程度地利用从各个实验中获得的信息[25]。

尽管圆底烧瓶和旋转蒸发仪这些传统工具仍可用于早期实验，但已经被自动化夹套反应器所取代，其可改善温度控制和塔顶搅拌，从而更好地模拟大规模的混合和热分布（图 2.4）。新反应器的优点是可以在精确控制的速度下添加试剂，并且可以使用 PAT 对化学反应（拉曼光谱和 IR 光谱）和颗粒信息 [聚焦光束反射测量（focused beam reflectance measurement，FBRM）] 的反应进程进行实时监控。另外，对于扩展到制造领域的重要参数，可对其进行独立的研究，进而提高团队成功实现规模化的信心。

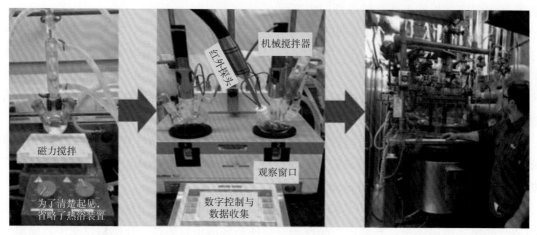

图 2.4　工艺化学设备的演变

　　许多早期的开发工作都集中在确定各种反应的可行性和效率上。为进行评估，必须随时提供合适的分析工具，以快速确定物质的结构和纯度。对于日常使用的实验室工具，如核磁共振（nuclear magnetic resonance，NMR）光谱和超高效液相色谱 - 串联质谱检测（ultra-high performance liquid chromatography coupled with mass spectroscopy detection，UPLC/MS），快速周转至关重要，所以这些设备需设置在与工艺开发实验室很近的位置（如果不在实验室里）。UPLC 可用于定量低含量的杂质，有利于设计适当的控制策略，从而为临床研究提供高质量的 API。质谱检测可用于鉴定已生产的杂质，为智能开发合成工艺提供重要信息。NMR 提供了一种可与 UPLC 进行正交的分析技术，有助于确定杂质的结构。

　　工艺化学与药物化学的差异之一是工艺化学的重点在于开发具有更高时空容量的工艺，这归因于对容器尺寸的要求和 API 所需批次数量的影响。为此，制备色谱分离的物质通常以结晶法作为主要纯化手段。在生产高质量 API 的控制策略中，结晶中间体通常发挥关键作用。API 本身通常以物理属性确定的单晶形式提供。为了确保这些结晶中间体和 API 的稳定性，工艺化学家必须使用表征固体形式的分析工具，如粉末 X 射线衍射（powder X-ray diffraction，PXRD）、偏光显微镜，以及开发结晶工艺的工具（如 FBRM）。这些设备通常放置于工艺开发机构内的结晶部门中进行管理。

2.5.2　实验室放大设备

　　在早期工艺开发阶段，许多研究都需要使用 API（如早期的体内毒理学研究、制剂开发和稳定性评估）。API 的需求量可以从标准品或进一步的生物学表征研究所需的几克，增加到体内毒理学研究所需的数百克。API 的量也高度依赖于化合物的效力。因此，工艺化学家需要使用各种尺寸的设备以提供所需数量的 API。在理想情况下，无论需要何种制造规模，该工艺均应在带有适当仪器的搅拌反应器中进行，从而对处理条件进行适当控制，并收集数据以最大程度地了解大规模的生产工艺。

设备和设施的另一个考虑因素是适当控制科学家暴露于所合成的活性化合物的水平。通常，这些化合物的效力可能很强，因此必须将空气中化合物的浓度控制在 1 μg/m³ 以下，这就需要常规实验室通风橱以外的特殊防护设备[26]。

2.5.3　cGMP 制造设备

在美国，药物生产的 cGMP 要求已纳入 21 号联邦法规第 211 部分中。cGMP 法规包含了用于生产药物的设施、方法和管控的最低要求，以确保产品供人体使用的安全性。ICH 是来自世界各地的监管机构与制药行业的合作组织，负责讨论药物注册的技术和科学方面的问题，以期实现更大范围的全球统一，确保以有效的方式开发安全、有效的药物。ICH 已针对 ICH Q7 中 API 的 cGMP 生产要求制定了指南。该指南涵盖了药物开发和商业化的所有阶段，具体涵盖临床 API 的部分是第 19 节。该指南认为，在临床试验期间，API 的制造工艺水平在不断提高，并且在早期阶段无法获得关于商用产品的所有信息。"在制造用于临床试验的 API 时所使用的控制工艺，应与包含该 API 药物产品的开发阶段的工艺保持一致"。FDA 还发布了有关遵循 ICH 指南的"操作指南"[27]。

不同早期临床研究所需 API 的数量显著不同，这取决于诸多因素，如治疗领域、临床和毒理学研究中所要研究的剂量等。这意味着需要有各种各样与 cGMP 兼容的制造设备（从大型实验室到试验工厂）。常用扩大规模的设备包括固定容器和可变温度的间歇式反应器，其可用于许多操作，包括反应、萃取、结晶和蒸馏。结晶过程需要过滤器和干燥器（或组合式过滤干燥器）。大型制备色谱设备可以在早期开发中提供有效的纯化方法，但其中时间和材料的限制可能导致无法开发出更有效的替代品。色谱还可提供快速、可规模化的解决方案，以解决可能源自原材料、定制中间体或由未预期的放大效应引起的纯度变化。但是，随着项目进展，色谱法通常会限制产量且规模化成本非常高，这也推动了更有效的替代方法（如结晶法）的开发。

大规模连续工艺设备在早期开发中也很实用，因为其通常可提供分批反应器中无法提供的条件，可以进行无风险的规模扩大。连续工艺设备的类型和配置很多，在早期开发中最常见的设备包括活塞流连续反应器（plug flow reactor，PFR）和连续搅拌釜反应器（continuous stirred tank reactor，CSTR）。

API 的研制对合成工艺的继续研究发挥着重要作用，因为这是首次观察大规模合成工艺的机会。为了确保研究的有效性，制造过程应该使用许多与实验室开发过程相同的分析工具。鉴于时间紧迫且工艺经验有限，这些工具可为未按计划扩大规模的工艺提供宝贵的经验。

2.6 总结

早期工艺开发是药物开发中一个非常活跃的阶段，可提供足量的 API 支持毒理学研究和首次临床试验。对于大多数项目而言，这是至关重要的一步。加快工艺开发的速度，在有限的资源下提供高质量的 API 是早期工艺开发组织面临的主要挑战。可以通过协作开发和信息共享来加快药物的工艺开发进程。一个完整的工艺开发组织应包括核心部门、专业技术部门和合作部门，以及训练有素的多技能研究人员和技术基础架构，以尽可能在节省资源的方式下尽快提供大量的高质量 API。

（唐春兰　白仁仁　译）

作者信息

J. 克里斯托弗·麦克威廉斯（J. Christopher McWilliams）
　美国辉瑞公司全球研发（Pfizer Worldwide Research & Development），化学研发部
马克·吉恩（Mark Guinn）
　美国辉瑞公司全球研发，化学研发部

缩略语表

缩写	英文全称	中文全称
API	active pharmaceutical ingredient	活性药物成分 / 原料药
cGMP	current Good Manufacturing Practices	现行药品生产质量管理规范
CMC	chemistry，manufacturing and control	化学、制造和控制
CMO	contract manufacturing organization	合同制造机构
CRD	chemical research and development	化学研究与开发
CRO	contract research organization	合同研究机构
CSTR	continuous stirred tank reactor	连续搅拌釜反应器
DOE	design of experiments	实验设计
DSC	differential scanning calorimetry	差示扫描量热法
FBRM	focused beam reflectance measurement	聚焦光束反射测量
FIH	first-in-human	首次人体
GLP	Good Laboratory Practice	药物非临床研究质量管理规范
HTE	high-throughput experimentation	高通量实验

缩写	英文全称	中文全称
HTS	high-throughput screening	高通量筛选
ICH	International Conference on Harmonization	人用药品注册技术要求国际协调会
IMPD	investigational medicinal product dossier	医药产品研究档案
IND	investigational new drug	新药研究
IPC	in-process control	过程控制
IR	*in situ* infrared	原位红外光谱
NMR	nuclear magnetic resonance	核磁共振
NOAEL	no observed adverse effect level	最大无毒性反应剂量
PAT	process analytical technology	过程分析技术
PFR	plug flow reactor	活塞流连续反应器
POC	proof of concept	概念验证
PXRD	powder X-ray diffraction	粉末 X 射线衍射
SMT	synthesis management team	合成管理团队
TSU	thermal screening unit	热检测装置
UPLC/MS	ultra-high performance liquid chromatography coupled with mass spectroscopy de-tection	超高效液相色谱 - 串联质谱检测

参考文献

1 Falço, C. A revolutionary paradigm shift in Big Pharma's Organisational Development. ttps://www.pharma-iq. com/logistics/columns/a-revolutionaryparadigm-shift-in-big-pharmas. (accessed 27 August 2017).

2 LaMatinna, J. Pharma R&D cuts hurting U.S. competitive standing. https://www.forbes.com/sites/johnlamattina/2014/01/03/pharma-rd-cuts-hurting-u-scompetitive-standing/#75c84e8b1f66 (accessed 27 August 2017).

3 Cha, M. and Yu, F. Pharma's first-to-market advantage. http://www.mckinsey.com/industries/pharmaceuticals-and-medical-products/our-insights/pharmasfirst-to-market-advantage (accessed 27 August 2017).

4 Regnier, S.A. and Ridley, D.B. (2015). Market watch: forecasting market share in the US pharmaceutical market. *Nat. Rev. Drug Discov.* **14**: 594-595.

5 Biopharmaceutical Research & Development. The process behind new medicines. http://phrma-docs.phrma.org/sites/default/files/pdf/rd_brochure_022307.pdf (accessed 27 August 2017).

6 Thomas, D.W., Rurns, J., Audette, J., et al. Clinical development success rates 2006-2015. https://www.bio.org/sites/default/files/Clinical%20Development %20Success%20Rates%202006-2015%20-%20BIO,%20 Biomedtracker, %20Amplion%202016.pdf (accessed 27 August 2017).

7 For an example of continuous processing applied to an early phase project, see:Li, B., Widlicka, D., Boucher, S. et al. (2012). Telescoped flow process for the syntheses of *N*-aryl pyrazoles. *Org. Process. Res. Dev.* **16**: 2031-2035.

8 For a related discussion of the roles and responsibilities of process chemists, see:Caron, S. (2006). *Fundamentals of Early Clinical Drug Development*, 101-112. Hoboken, NJ: Wiley.

9 O'Donovan, M.R., Mee, C.D., Fenner, S. et al. (2011). Boronic acids-a novel class of bacterial mutagen. *Mutat. Res.* **724** (1-2): 1-6.

10 Hansen, M.M., Jolly, R.A., and Linder, R.J. (2015). Boronic acids and derivatives-probing the structure-activity relationships for mutagenicity. *Org. Process Res. Dev.* **19** (11): 1507-1516.

11 ICH Harmonized Guideline. Assessment and control of DNA reactive (mutagenic) impurities in pharmaceuticals to limit carcinogenic risk M7(R1). http://www.ich.org/fileadmin/Public_Web_Site/ICH_Products/Guidelines/Multidisciplinary/M7/M7_R1_Addendum_Step_4_31Mar2017.pdf (accessed 27 August 2017).

12 Cordi, E.M. (2011). *Chemical Engineering in the Pharmaceutical Industry: R&D to Manufacturing*, 183-212. New York: Wiley.

13 Murugesan, S., Sharma, P.K., and Tabora, J.E. (2011). *Chemical Engineering in the Pharmaceutical Industry: R&D to Manufacturing*, 315-345. New York: Wiley.

14 am Ende, D., Birch, M., Brenek, S.J., and Maloney, M.T. (2013). Development and application of laboratory tools to predict particle properties upon scale-up in agitated filter-dryers. *Org. Process. Res. Dev.* **17**: 1345-1358.

15 Good manufacturing practice guide for active pharmaceutical ingredients ICH Q7. http://www.ich.org/fileadmin/Public_Web_Site/ICH_Products/Guidelines/Quality/Q7/Step4/Q7_Guideline.pdf (accessed 27 August 2017).

16 Berliner, M.A., Cordi, E.M., Dunetz, J.R., and Price, K.E. (2010). Sonogashira reactions with propyne: facile synthesis of 4-hydroxy-2-methylbenzofurans from iodoresorcinols. *Org. Process. Res. Dev.* **14**: 180-187.

17 Martinez, C.A., Hu, S., Dumond, Y. et al. (2008). Development of a chemoenzymatic manufacturing process for pregabalin. *Org. Process Res. Dev.* **12**: 392-398.

18 Janey, J. (2013). *Development of a Sitagliptin Transaminase, Sustainable Catalysis: Challenges and Practices for the Pharmaceutical and Fine Chemical Industries*, 75-87. New York: Wiley.

19 American Pharmaceutical ReviewTM. Continuous processing: meeting the need for new manufacturing strategies. http://www.americanpharmaceuticalreview .com/Featured-Articles/182975-Continuous-Processing-Meeting-the-Needfor-New-Manufacturing-Strategies/ (accessed 27 August 2017).

20 Muir, I. Continuous manufacturing: to be continued… https://www.pharmasal manac.com/articles/continuous-manufacturing-to-be-continued (accessed 27 August 2017).

21 Neudert, R. (2015). Database-driven retrosynthesis tool. Predictions from the database. *G.I.T. Lab. J., Europe* **19**: 24-26.

22 Hadadi, N. and Hatzimanikatis, V. (2015). Design of computational retrobiosynthesis tools for the design of de novo synthetic pathways. *Curr. Opin.Chem. Biol.* **28**: 99-104.

23 Cook, A., Johnson, A.P., Law, J. et al. (2012). Computer-aided synthesis design: 40 years on. *Wiley Interdiscip. Rev. Comput. Mol. Sci.* **2** (1): 79-107.

24 Guidance for Industry. ICH Q10 pharmaceutical quality system. Section 3.1.3 commercial manufacturing. https://www.fda.gov/downloads/Drugs/.../Guidances/ucm073517.pdf (accessed 27 August 2017).

25 Caron, S. and Thomson, N.M. (2015). Pharmaceutical process chemistry: evolution of a contemporary data-rich laboratory environment. *J. Org. Chem.* **80**: 2943-2958.

26 Naumann, B.D., Sargent, E.V., Starkman, B.S. et al. (1996). Performance-based exposure control limits for pharmaceutical active ingredients. *Am. Ind. Hyg. Assoc. J.* **57**: 33-42.

27 GMPs for APIs: "How to do" Document. Interpretation of the ICH Q7a Guide. http://www.fda.gov/ohrms/dockets/dockets/04n0133/04N-0133-ec00001-02-T2371-Attach-1.pdf (accessed 27 August 2017).

3.1 引言

本章关注的核心问题是如何在药物开发过程中最大限度地缩短从化合物首次合成（first synthesis，FS）到首次人体给药（first dose in man，FIM）的时间（FS-to-FIM）。这一问题的顺利解决将在药物开发过程中发挥重要的竞争优势。下文将详细介绍百时美施贵宝（Bristol-Myers Squibb，BMS）公司在 20 世纪 90 年代中期缩减 FS-to-FIM 时间的策略实例。即便在今天，这一策略仍在 BMS、小型生物技术公司，以及合同制造机构（contract manufacturing organization，CMO）和合同研究机构（contract research organization，CRO）中广泛应用，可见其对药物开发具有重要意义。

3.2 1980 年以前药物发现向药物开发的过渡

为了了解现在、展望未来，常常需要思考过去。本章作者之一于 1969 年以博士后身份进入 BMS 公司。在药物发现方面，施贵宝医学研究所（Squibb Institute for Medical Research）有机化学部所奉行的两种策略在其药物化学部和天然产物部中均有明确的体现。

在药物化学部，化学家将杂环化合物作为潜在的动物保健、中枢神经系统（central nervous system，CNS）、抗炎和抗高血压药物。虽然部分杂环化合物的开发思路源于天然产物，但此类分子大多数是基于 "me-too" 策略开发的，如 β-受体阻断剂、非甾体抗炎药等。在多数情况下，化学家们更愿意选择熟悉的结构类型进行开发。在一次面试中，一家公司的项目组长重点强调了这一点。他透露其所在团队最感兴趣的是环丙基甲基/环丁基/烯丙基阳离子体系的构建，如果加入他们团队，将从事含有上述核心片段相关分子的制备。然而，以如今新药开发的标准和惯例来看，这让人难以置信。因为在面试过程中，这位组长丝毫没有提及所合成分子的确切生物作用。

另一方面，天然产物部的工作主要涉及天然产物的结构修饰，如以类固醇作为局部抗炎药，β-内酰胺作为抗菌药，以及多肽作为心血管治疗药物等。虽然作者加入的是药物化学部的心血管组，但其第一个项目却是将与原藜芦生物碱相关的分子开发为抗高血压药物[1]。

尽管这两种方法不尽相同，但其生物活性测试方法却基本相似。其中，体内活性筛选是最为典型的例子，如测试抗生素在感染小鼠模型中的作用；在原发性高血压大鼠（spontaneously hypertensive rat，SHR）模型中测试降压药的药效；在卡拉胶水肿小鼠模型中测试抗炎药的潜在治疗作用；在女性受试者背部的血管收缩模型中测试局部类固醇的作用等[2]。此外，BMS 的药物化学部可通过 rat Q 和 Q 模型对合成的化合物进行快速活性筛选，测试过程主要是对口服化合物后的大鼠进行密切的定量和定性观察。而止痛药或抗炎药的药效则主要通过大鼠在热板上停留的时间进行判别。

无论测试和评分系统如何，通过上述模型筛选可以确定口服给药的化合物在体内是否具有生物活性。鉴于可将受试化合物与已获批用于相关适应证的药物进行直接比较，一种化合物早期的活性评价信息可为其后续的快速开发提供巨大的推动力。

由于已经证实这些化合物在体内具有与阳性对照药相似或更优的生物活性，因此详细了解其吸收、分布、代谢和排泄（absorption，distribution，metabolism，and excretion，ADME）性质是药物开发的另一重要环节。此时，成药性并非关注的重点。处于此阶段的活性化合物的分子量相对较低（< 500 Da），至少含有一个碱性胺基，且始终以水溶性盐的形式存在。

纳多洛尔（nadolol）的开发就是一个典型的例子。该药的开发源于弗兰克·韦森伯恩（Frank Weisenborn）博士（有机化学系主任）的一项预测：含有 1, 4- 二氢芳环片段的分子与含有其对应芳香族结构的分子具有相似的生物活性[3]。这一预测在依比西林（epicillin）和头孢拉定（cephradine）作为氨苄青霉素（ampicillin）和头孢氨苄（cephalexin）的 1, 4- 二氢芳香体系类似物的合成和快速开发中得到了证实。虽然 5, 8- 二氢普萘洛尔（5, 8-dihydropropranolol）的作用弱于其先导化合物，但其双键羟化后却带来了有趣的性质。顺式双羟基化合物在体外被证实是一种有效的 β- 受体阻断剂，其口服给药后在 SHR 模型中也显示出明确的作用。基于这些发现，该化合物以四种非对映体的混合物形式被进一步开发，最终以商品名康加尔多（Corgard®）上市（图 3.1）。

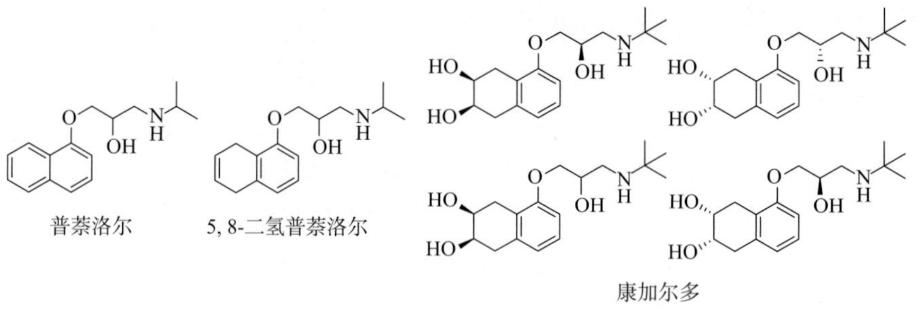

图 3.1 普萘洛尔、5, 8- 二氢普萘洛尔和康加尔多的化学结构

3.2.1　药物发现向药物开发的进阶

从发现到开发的过渡是药物开发过程的正常程序。以往，仅通过几种体外和体内疾病模型构效关系（structure-activity relationship，SAR）的研究结果，即可将相关化合物推进至开发阶段，这一过程就像将化合物"扔过墙"一样。但从 20 世纪 70 年代到 80 年代初，这一模式悄然改变。事实上，施贵宝在 1972 ～ 1973 年建造了一套全新的办公室和实验室，在药物开发阶段功能保持不变的情况下，进一步凸显了药物发现阶段的作用。药物发现和开发工作被进一步细化，两个阶段分工明确。发现阶段主要关注化合物构效关系的建立，而开发阶段则将重点集中于化合物的 ADME、药学和毒理学特性。

3.3　20 世纪 80 年代药物发现向药物开发的过渡

施贵宝上述范式几乎没有例外。其中一个实例是 20 世纪 80 年代早期第二代血管紧张素转换酶抑制剂（angiotensin converting enzyme inhibitor，ACEI）从发现到开发的过渡。在静脉给药（intravenous administration，i.v.）后，含有次膦酸片段、具有锌离子结合能力的抑制剂在体内外表现出非常强的生物活性。然而，其先导化合物的二元酸却未表现出足够的口服活性。经过多次前药研究，将其膦酸片段前药转化为酰氧基甲基酯。研究表明，未取代酯的酶解速度较慢，而双取代酯在胃中不稳定，酯键很容易被酸水解。倒置的大鼠肠模型研究表明单烷基酯表现出了理想结果[4]。幸运的是，一位药学部的同事在研究生阶段参与过相关的训练并能够熟练进行生物测试，因此能够保证数据的可信度。经过深入研究后，选择了膦酸的 α- 异丙基丙烯酰胺基甲酯作为最终的前药形式。该酯在胃中稳定，可被吸收，并且可在肠黏膜酯酶作用下水解为活性原药。随后发现，利用动物降压模型在高活性（体外抗 ACE）和低口服利用度的类似物之间舍取是不可行的。

事实证明，20 世纪 80 年代是制药行业的辉煌时期。单组分药物每年 10 亿美元的销售额成为现实。随之而来的是 R&D 投资的大幅增加，药物发现和开发研究部门的规模和能力也有所增长。虽然 R&D 是一个被普遍接受和理解的术语，但其在药物发现和开发的过渡中并没有很好地发挥作用。药物发现部门在选择候选药物时要时刻关注开发的必要性，而开发小组在进行相关研究时需要进行大量的研究。

3.4　20 世纪 90 年代药物发现向药物开发的过渡

20 世纪 90 年代初，几起公司间的并购也已完成，如葛兰素威康（Glaxo Wellcome）和 BMS 的并购。这些合并公司的新药发现和开发组合规模庞大，投入巨大。此外，在此阶段新药作用靶点的数量急剧增加，并首次将一种新的治疗方式引入到开发过程，实际上这可能延长了开发的时间，尤其是临床开发时间。许多新靶点缺乏临床验证，甚至没有合适的动物模型来评价其体内作用。在某些情况下，一些同源性较高或密切关联的靶点迫使化学家和生物学家通过十几种甚至几十种相关研究来探究 SAR 的差异，以便筛选出具有理想选择性和安全性的药物。最终，即使是巨额回报（如年销售额达数十亿美元的畅销药物）也不足以维持研发的"照常营业"。

面对这一现实，许多公司制定并公开宣布缩短开发时间及提高发现 - 开发效率的宏伟目标。1994 年，赫斯特（Hoechst）表示"……将上市时间缩短 30% ～ 40%"。葛兰素史克（GlaxoSmithKline，GSK）则进一步将开发时间缩短至"5 ～ 7 年而不是当时的 9 ～ 12 年"。而诺和诺德（Novo Nordisk）1995 年的目标是"……将其开发时间减半"。1996 年，GSK 的目标是"到 2000 年，每年研发出三个重要新药"。而赫斯特的目标是"每年开发两个重要的新化学实体（new chemical entity，NCE）"。两年后，这些公司经历了进一步的合并。GSK 设定了每年开发 6 个 NCE 的新目标，安万特（Aventis）则设定了每年开发 4 个 NCE 的新目标。

然而，要想实现这样的目标，所需研发投资的规模将十分巨大，因为当时进入 I 期临床研究的化合物的投资成功率最多在 10%[5]。缩小投资规模可以通过如下两种策略实现：提高总体成功率和缩短总体开发时间。下文将聚焦于药物发现后期和开发早期阶段，在此阶段优化后期开发和监管计划可能会带来同等或更大的回报。

3.4.1 开发时间

此时，一项塔夫茨基准研究（Tufts benchmarking study）[1]（表 3.1）报道了活性分子从首次进行药理试验到首次进行人体研究的时间（以月为单位）。显而易见，20 世纪 80 年代至 90 年代的平均时长为 32.5 个月，比 1960 ～ 1970 年的平均时长长了 10 个月。如前所述，新的靶点、不太有效的治疗方式、更严格的监管制度，以及进入开发阶段分子实体更为复杂等因素均造成了开发时间的延长。

表 3.1　首次人体给药时间

年代	时间（月）
20 世纪 60 年代	18
20 世纪 70 年代	27
20 世纪 80 年代	34
20 世纪 90 年代	31

1　遗憾的是，未能查阅到本章中描述 A. D. 利特尔和 KMR 基准研究的原始参考文献。不过参考文献 [5] 和 1998 年 KMR 基准发现报告（Discovery Benchmark Presentation，芝加哥，1998 年 8 月 4 日）中的数据，与本章正文中描述的情况没有太大变化。例如，在 1998 年的 KMR 报告中，12 家公司的临床前开发时间为 8.0 ～ 29.8 个月。

另一项同时进行的针对 96 个项目的 A. D. 利特尔基准研究［A. D. Little benchmarking study］（另见脚注 1）报道了化合物 FS-to-FIM 的时间间隔，结论与上一项研究相似。

通过对新上市药物在美国市场的独占期进行分析（**表 3.2**），可以从一个适当的角度看待缩短开发时间的问题。BMS 的卡托普利（captopril）是第一个上市的抗高血压和抗充血性心力衰竭的 ACEI，享有 4.7 年的市场独占期。与之形成鲜明对比的是，到 20 世纪 90 年代末，第一种用于抗流感病毒感染的神经氨酸酶（neuraminidase）抑制剂仅有几个月的独占期。由于此类药物将用于下一个美国流感季，因此基本上不存在独占期。

表 3.2　独占期

时间间隔	第一个进入美国市场的品种	第二个进入美国市场的品种	独占期
1976 ~ 1981 年	西咪替丁	雷尼替丁	5.8 年
1981 ~ 1986 年	卡托普利	依那普利	4.7 年
1987 ~ 1990 年	洛伐他汀	普伐他汀	2.8 年
1990 年	塞来昔布	万络 [Vioxx®，罗非昔布]	0.5 年
1999 年	瑞乐砂 [Relenza®，扎那米韦]	达菲 [Tamiflu®，奥司他韦]	2 个月

考虑到 A. D. 利特尔基准研究（＞ 2 年）中最快和最慢项目之间的差异，通过将早期开发时间最小化可获得显著的竞争优势。

3.4.2　BMS IND 方案

20 世纪 90 年代，与各大公司一样，BMS 也在追逐提高产出率的方法。在 1989 年合并后的几年间，BMS 启动了一项公司范围内提高产出率的方案，在开发、制造和销售等方面均确定了雄心勃勃的目标。作为对此的回应，研发管理层对两个项目给予了特权，即 PLP-to-IND 计划及 IND-to-NDA 计划（PLP，临床前先导特性；IND，新药研究；NDA，新药申请）。当时，BMS 的药物发现部门准备了一份 PLP 文件并提交给了高级管理层。该文件的批准标志着药物开发的正式开启。有趣且幸运的是，高级管理层没有为这些举措提供一套明确的目标，他们的原则是审时度势并加以改进。

其中一位项目组员自愿领导 PLP-to-IND 计划。大家一直相信，早期开发计划的成功取决于更早期受试化合物的供给。上文提到的 A. D. 利特尔基准研究也支持这一观点，该研究总结了造成项目延迟的因素（**表 3.3**，另见脚注 1）。

表 3.3　造成早期开发延迟的因素

延迟因素	占总延期的比例（%）（96 个项目）
投资优先级	23
化合物供给	22
方案准备	12

最初发现各个公司的开发并非始于同一时间，每个公司都有自己的药物发现 - 开发过渡要求，并且都或多或少有一个正式的审批途径，这使得可用的基准数据少之又少。虽然不同公司开发的起始时间不同，但选定化合物的 FS 日期是明确的。

虽然 IND 的提交日期明确且容易知晓，但其不像受试对象或病人的 FIM 日期那么重要。在美国，FIM 给药可在提交 IND 后的 30 天内进行。但是，在至少 30 天后的数周或数月内，可能任何公司都无法为 FIM 剂量做好充分的准备。出于这一原因，研究人员决定扩大团队的初始职权范围：在最初的 PLP-to-IND 期间，选择查看 FS-to-FIM 的日期。如上所见，这一决定使研究人员能够找到合适的基准数据，这也能反映出团队的关键发现并提出最终的建议。

我们首先关注了 BMS 最近主动加速的项目。表 3.4 列举了五个项目的数据，这些项目 FS-to-FIM 的平均周期为 12.8 个月。有趣的是，在这些项目中，卡托普利具有最少的合成步骤，从市售的原料开始仅需 4 步即可得到目标产物，这也满足了 FIM 的剂量要求。而氨曲南（aztreonam）和福辛普利（fosinopril）的合成则更为复杂，合成步骤分别为 15 步和 13 步。

随后尝试将结果与 1995 年从 A. D. 利特尔和 KMR 获得的最新基准数据进行比较（参见脚注 1），但相关药物开发日期并不是 KMR 当时收集的基准数据的一部分。尽管如此，我们还是收集了相关参数：首次药理试验日期。BMS 的首次药理测试一般是在 FS 之后的几天内进行。最终，研究人员决定将公司化合物注册系统的登记日期与首次药理测试和 FS 日期设定为同一天。

表 3.4　FS-to-FIM 的时间

项目	FS-to-FIM 的时间（月）
卡托普利	12.4
氨曲南	10.2
福辛普利	15.2
奈法唑酮	8.3
钆特醇	17.8

将这 5 个项目的 FS-to-FIM 平均时间（12.66 个月）与 A. D. 利特尔和 KMR 中的平均时间（FS-to-FIM 时间为 31 个月）进行了比较，可以发现这 5 个项目的速度要快得多。进一步分析这些项目 FS-to-FIM 时间如此短的原因，发现这些快速进展的项目具有以下四个特点：

（1）开发活动在正式的发现 - 开发转化之前即已开始。

（2）问题一经发现就得到立即处理。

（3）对于出现的问题立即群策群力加以解决，以防其成为开发障碍。

（4）充满热情的团队合作。

团队最终提出了 100 多条详细建议，可大致分为三个重要的类别：并行活动、整合和优化。下文将分别对其举例说明。

3.4.2.1　并行活动

在上述三个可能导致项目延期的主要原因中，最可能通过开展并行活动来缩短的是化合物的供给时间。药物发现研究人员通过化学合成方法获得化合物，此过程所获得的最重要的数据就是化合物结构与生物活性之间的关系（即 SAR）。所设计的合成方案通常是基于高级中间体制备多种类似物，而这些类似物有时是通过机械方法进行制备和提纯。用于合成和色谱纯化的方案，虽然很适用于药物发现的需要，但往往不太适合用于制备 FIM 研究所需的更大剂量的化合物。

认识到这一点，研究小组建议，在药物发现后期应更加注重工艺研究（我们称之为前瞻性工艺研究策略）。在药物发现的某个时间点（通常是先导化合物开发或优化阶段），药物开发化学家将对药物发现的既定合成路线进行评估，并在必要时对其进行优化，使其能够为限速的药物非临床研究质量管理规范（GLP）毒理学研究快速提供受试化合物。20世纪 90 年代末，BMS 的长期目标是在化合物进入开发阶段时即准备好用于毒理学研究的化合物。为了做到这一点，药物发现与药物开发人员间保持密切联系，并在最终化合物选择日期的前 6 个月开始对实验室合成路线进行评估。

其中一个项目的 FS-to-FIM 经历了远远超过两年的时间，这是由于化学合成人员提供的药物盐型不适合最初设计的给药途径。基于此问题，该团队建议应在先导化合物优化阶段组建一个"确定我们的原材料"（finalize our raw material，FORM）的团队。该团队的任务是跟踪 SAR 的进展，以确保选择用于开发的盐型或多晶型物适合于药物发现、开发和销售的目的。上述小组一般由制药部门的成员领导。

3.4.2.2　整合

在发现后期的化合物优化阶段，第二个团队应运而生，即开发协调团队（development coordination team，DCT）。该团队的核心成员来自化学、制造和控制（chemistry, manufacturing and control，CMC）学科部门，并且配备了 ADME、药物安全评估（drug safety evaluation，DSE），以及监管和临床供给成员。DCT 的目标是尽可能缩短 FS-to-FIM 的时间。DCT 通常由 CMC 学科的科学家领导，该学科在先导化合物最终的优化过程中面临着最大的挑战。BMS 也为有志于成为 DCT 领导者的员工提供了正规培训，在某些情况下，鉴于他们在 DCT 项目中的优秀表现，某些人甚至被选为项目团队的领导。

开发协调小组的章程和任务：DCT 是一个由一线科研人员组成的多学科团队[2]，不受管理层和相关制度的束缚。他们崇尚新技术和新工艺，旨在根据既定的计划积极管理开发时间线，同时优化开发资源的使用。针对个别项目（特别是与 CMC 相关的项目），DCT 负责规划、协调和沟通与之相关的部分职能部门之间的活动。制定开发计划是 DCT 工作的起点，特别是在需要修改项目时间线的情况下，该团队将制定和沟通综合计划来充实已

2　DCT 章程、任务说明和培训议程均由普斯帕·D. 辛格（Pushpa D. Singh）博士提供，她与 BMS 药物开发战略运营部门的同事共同编纂了这些材料。

批准的开发方案，并监控和汇报实施进度。DCT 将在可供选择的战略和战术中做出决策，其双重目标是最小化整个开发的时间线，并优化 CMC、DSE 和 MAP 功能区域内的资源利用。该小组将确保后续功能区的规划得到整合，并充分支持开发战略。以下为 DCT 领导培训的两天议程（2000 年左右），以展示类似小组的职权范围。

第 1 天

（1）开发团队业务流程。

（2）矩阵团队。

（3）FIH 方法。

（4）基因毒性杂质。

（5）同位素标记合成和 ADME 测试样品供给。

（6）案例研究会议。

第 2 天

（1）技术转让流程。

（2）团队领导。

（3）有效会议。

（4）开发团队模拟。

（5）开发团队挑战圆桌会议。

3.4.2.3 优化

BMS 和许多通过并购组建的制药公司一样，在所有的职能领域都有多个部门，有些部门是按国家和国界划分的。BMS 的 DSE 部门共有四个工作地点，通常执行 IND 授权的 GLP 研究。当从原料药可获得性的角度评价安全性研究的时间线时，研究人员注意到一个试验点比其他地点的时间线慢了数周。进一步追溯其实施方案发现，在原料药到达工作场地前，该试验点未提前订购进行 GLP 毒理学研究的动物。其他三个部门则密切协调给药动物的可用性与原料药的预计可用性。增加这一风险评估因素后，可将 FS-to-FIM 时间缩短 2 周。

3.4.2.4 团队合作

上述两个新团队的创建对于药物开发的成功至关重要。这些团队快速将自身确立为 BMS 开发管理的重要部分。当新的方案最终形成完善的建议时，也预测了对三个项目属性（质量、资源和时间）的影响。预计在不增加资源的情况下，项目质量将会提高。重要的是，研究人员预计在 5 个月内，FS-to-FIM 的时间将缩减。在第一年里，研究人员惊讶地发现其低估了本项建议的作用。

在 BMS 方案启动之前，药物发现和开发被视为基本独立的研发活动。药物发现职能部门负责确定 PLP 候选，开发职能部门负责将其推进至 FIM。平均而言，一个发现项目会在 FS 后的 15 个月获得正式 PLP 批准，而 IND 会在 20 个月后提交，总计平均时间为 35 个月。

在该计划之后，FS-to-FIM 的时间被视为公司责任。在第一年内，时间明显缩短，其主要原因涉及具体参与的人员，项目团队的同一批成员成为第一批 DCT 和 FORM 团队的负责人。当这个提议还在进行的时候，他们就开始在其工作的项目中实施了这些计划。不足两年的 FS-to-FIM 时间变得普遍，其中最顺利的项目在 367 天内即完成。

3.4.2.5　热情

热情并不是指针对开发中的每个环节都能提出多个建议，而是指积极主动的工作态度。工作人员渴望用他们所推荐的方法和热情从事新的项目。在药物发现和开发团队之间，化学、分析化学研究人员和药师之间的交流和友情都得到了极大的改善，这培养了一种真正的主人翁意识和对项目的热情。直到今天，在成员的办公室和家中都还摆放着刻有名字的镇纸、笔等一些小而有意义的纪念品，来庆祝和纪念他们的成功。

从早期单环 β- 内酰胺项目到氨曲南的项目[3]（大约在 1980 年），一位业务开发部门的同事制作了几百颗用红心制成的白色纽扣，上面简单地写着："我喜欢单环菌素。"在公司内看到这些纽扣，对参与该项目的团队成员而言，为他们解决科学挑战和实现目标时提供了极大的鼓励。

3.5　目前在 BMS 的实践

过去十年间，在 PLP-to-IND 计划的基础上，BMS 的药物开发始终保持着进取的姿态，以便尽早开启 IND 毒理学和 I 期临床研究。

持续提高临床前和 I 期临床研究速度面临着诸多挑战，包括日益严格的监管要求（如在基因毒性杂质控制领域，第 3.5 节中的讨论），以及候选分子持续提高的分子复杂程度及结构多样性等。

面对这些挑战，通过认真关注关键工作流程，可使临床研究的尽早启动成为可能。在化学开发领域，这些举措包括重视构建和发展一个由高级人才组成的部门，以迅速明确对复杂化学问题基于首要原则的解决方案，包括非常迅速地识别和开发针对早期候选药物的创新合成方法。与此同时，药物开发团队也需增进与外部的合作，并与各种高层次的机构结成伙伴关系。

值得注意的是，大多数候选分子在 IND 阶段无需进行全面的合成方法调整，而 IND 研究所需的大多数原料药基本上可以通过发现阶段的合成方法进行制备。

但是，从投资管理的角度而言，采用非常冗长的合成方法或一开始就需要付出巨大的努力，通常不是一个可取的策略，因为相关的资源需求可能会损害已进入或即将进入开发阶段的其他项目。这一决定（即采用发现路线或研发新的合成技术）是对新项目做出的第一个战略性决策，也是实现快速启动 I 期临床试验的关键（本节最后简短描述了将 BMS 方法应用于在早期就需调整合成路线的一个项目）。通常需要在向开发阶段过渡前的 6 ～ 9 个月内做出决策，而确切的时间通常取决于对新兴生物学、药代动力学（pharmacokinetics，PK）和毒理学数据的评估，以及研究项目的优先级别。这些变量在本质上代表了向开发过渡的可能性，并且与合成和制备目标原料药，以及相关员工和资本投入的预期困难密切相关。启动进一步化学开发的决定要在全方位考量上述所有因素后做出。

研究人员为所有 IND 毒理学研究制定了 2 ～ 3 kg 的原料药输出目标，这也足以满足早期制剂开发的需要。虽然毒理学研究样品实际上的要求通常较低，但这种标准方法允许启动早期的远景规划和规模化制备，而不必等待药物安全机构提出正式材料要求，并且通常还可缓解在化学开发早期阶段遇到的产量波动问题。研究人员也欣然接受了如下的理念，即向同一项目中的多个候选药物提供资源承诺是具有风险的，因为必须要接受的是通常只有一个化合物可过渡至开发阶段。为了确保 I 期临床试验尽早启动，研究人员开始有风险地启动了 I 期临床试验原料药交付目标的后续活动，并在交付后 3 ～ 6 个月内提供 IND 毒理学研究所需的原料药，其确切时间将由临床开发计划确定。

人才与最新技术的整合也至关重要，同时 BMS 药物研发部继续增加了对高通量筛选能力（如化学反应及结晶筛选）的投资。此外，为早期毒理学和临床制剂提供资金支持的靶向制剂平台也受到越来越多的重视，并成为快速启动开发计划的重要组成部分。

3.5.1 化学多样性的作用

理解化学多样性的概念和含义非常重要，因为复杂性与合成和开发候选药物的难度之间往往存在着直接的关系。了解多样性趋势也有助于预测将来的项目人员需求和招聘需求。

尽管多年来不同实验室已经开发了多种复杂度的模型，但对 BMS 样品进行测试时，并未充分阐明和预测与化学开发实际影响相关的复杂性现象（见参考文献 [6] 和其中的文献）。因此，几年前，BMS 化学开发部门着手开发一个新型定量模型，以探索从药物发现直至获得候选药物这一过程的复杂性。这一努力催生了一个新的模型，其基于分子本身的复杂性（即结构）和外部复杂性，即在给定时间点基于现有化学技术合成化合物的难度，通过数学模型对化学复杂性进行预测 [6]。换言之，该模型将复杂性视为依赖于时间的动态现象，而不是一个静态概念。当应用于 BMS 项目时，发现该模型与候选药物的复杂性密切相关。在这一点上，工艺化学小组的关键角色之一是在开发过程中解决外部复杂性，并降低给定项目的整体复杂性。

原料药复杂性的增加可能导致原料药中间体的复杂性不断增加［明显的例外是完美的汇聚合成（convergent synthesis），其中非常简单的构建模块被迅速组装成一个更复杂的结构实体］。在当今日益依赖于外部原料药供应链的情况下，优先确定能力强、可信赖的 CMO 合作伙伴变得越来越重要。

这种复杂性模型已被用于阐明化学品开发部门所面临的挑战，以及预测部门员工的需求。当然，这种复杂性增加的原因尚待讨论。有研究认为，关键因素包括更复杂的生物学知识和测试范例，从而导致更具挑战性的分子靶标阵列大大扩展（多样性和复杂性）。此外，当今化学家可用的化学工具正在不断丰富，这在很大程度上是由正在进行的催化化学革命所推动的。同时，制剂科学的进步及喷雾干燥分散技术使用的增加，使得新的、高度不溶的分子实体的开发成为可能，曾几何时，这些分子实体被认为是无法进行开发的。

3.5.2 早期前瞻性化学开发示例

最近关于 BMS 化学开发前景的一个有价值的例子是 JAK2 抑制剂 BMS-911543 的开发（图 3.2）[7]。

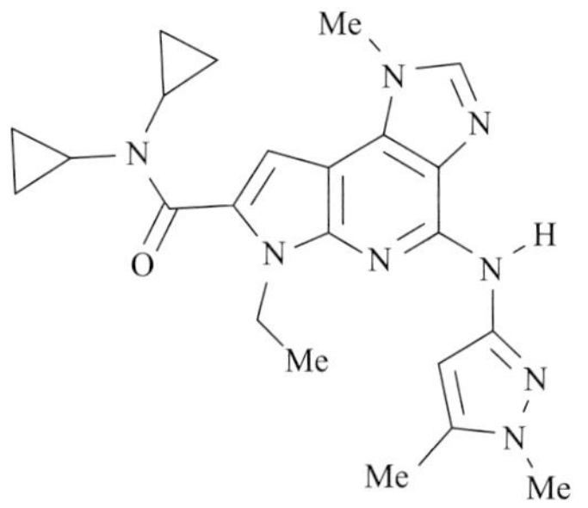

在 2009 年成功完成早期毒理学和动物体内药效研究后，BMS 发现部门的目标是在 2010 年初将该项课题过渡到开发阶段，因此启动了前瞻性的化学开发工作。药物化学团队使用的合成方法包括从 2, 6- 二氯吡啶开始的 19 步线性合成方法，这虽然适合于候选药物的筛选，但开发这种步骤长且效率低下的合成方法会消耗大量的资源，进而对其他项目的开发产生负面影响[8]。

图 3.2 BMS-911543 的化学结构[7]

因此，研究人员决定组建一个化学小组，以快速提出和评估替代合成路线。如果这些努力未能迅速取得进展，将不得不重新考虑使用药物发现阶段的合成方法。小组成员提出了两条新路线，两者均使用常见的市售原料。在最初的路线筛选中，在存在风险的情况下订购足够的原料，以便扩大早期步骤的规模。

幸运的是，在几个月的时间内，这两种新方法的设计思路均获得了验证，每种方法都有明显的潜力，均可显著缩短最初的合成时间，并可在 2010 年初交付用于 IND 毒理学研究的原料药。为了进一步缩短开发时间，最终选择的合成路线如图 3.3 所示。改进的路线具有简洁、更好的长期开发前景和较少工艺安全问题等多方面的优势[8, 9]。

总体而言，在 7 个月内制备完成了配合开展 IND 研究的原料药，同步实现了 BMS-911543 向开发阶段的过渡，这得益于快速确定并开发的一条全新的 10 步合成路线，此方法的总收率为 11%。全新或改进的方法几乎影响了开发链中的每一次转化，并极大地加速了终产品的交付。在交付启用 IND 研究的原料药后不久，又交付了 I 期临床试验所需的原料药。从提出概念到 I 期临床试验的原料药交付，仅仅经历 1 年的时间（图 3.4）。

需再次强调的是，上述成果的取得与如下因素密不可分，即采纳了首要原则开发方法和掌握新合成技术（即催化剂或新化学反应）的高级别人才的全力投入，以及保持与高质量外部合作伙伴的持续合作关系。如下所述，在如今的商业环境下，这种类型的整合对于新型快速合成方法的建立和开发的各个方面都是至关重要的。

1. NBS
2. EtONa, EtOH
3. EtI, K2CO3
步骤1～3
Pd(OAc)2
PCy3HBF4
B2Pin2
TMA OAc
步骤4
Pd(OAc)2
PPh3
K2CO3
步骤5
NH2OH
步骤6
PRICAT
Piv2O
HOAc Tol/AcOH
步骤7
CuI
DMEDA
步骤8
IPA
NaOH
步骤9
–HCl
DMC
DIPEA
步骤10
BMS-911543

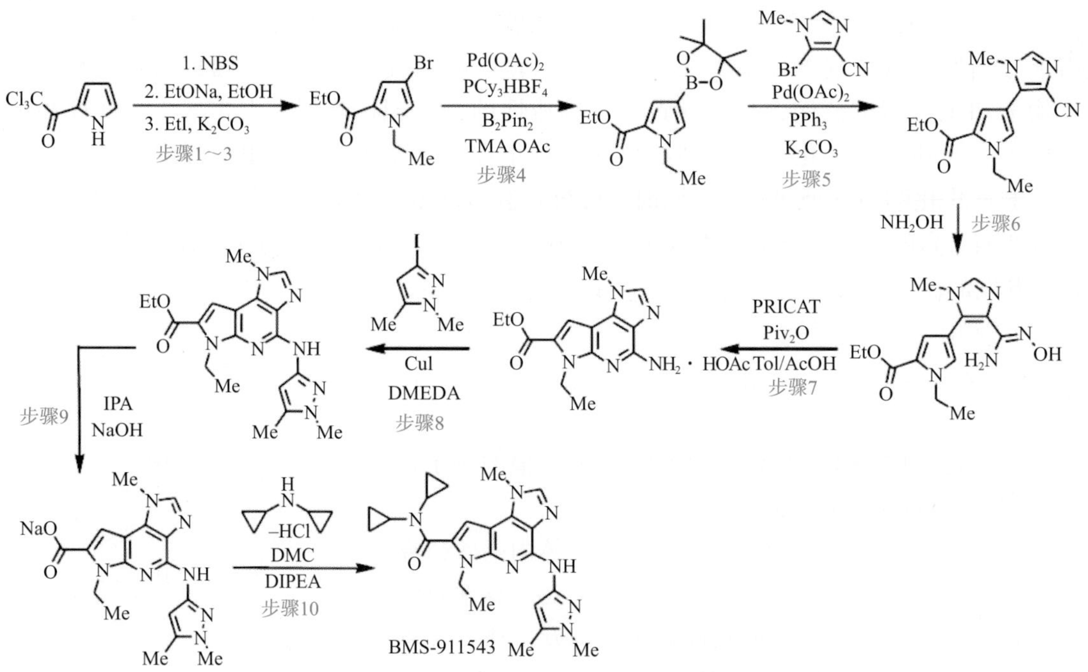

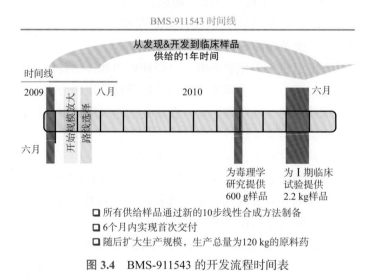

图 3.3 BMS-911543 开发阶段的合成路线 [8]

BMS-911543 时间线
从发现&开发到临床样品
供给的1年时间
时间线
2009
六月
开始规模放大
路线选择
八月
2010
六月
为毒理学
研究提供
600 g样品
为 I 期临床
试验提供
2.2 kg样品
所有供给样品通过新的10步线性合成方法制备
6个月内实现首次交付
随后扩大生产规模，生产总量为120 kg的原料药

图 3.4 BMS-911543 的开发流程时间表

3.6 在小型生物技术公司中的应用

制药行业的根本变化之一是小型生物技术公司的增加，其中许多公司都是虚拟的，有的是完全虚拟，有的是指在许多学科领域的虚拟，而这些学科是完整药物发现与开发程序所必需的。而 CRO 可以为这些公司虚拟地提供所有缺失的学科。上述一些生物技术公司的经验表明，即使在这个新的虚拟世界中，并行活动和前瞻性过程研究的概念也可以应用其中。

例如，某项目与一家小型生物技术公司开展合作，优化含有 ABCDE 结构片段分子的合成路线。A ～ E 中每个片段包含两个或多个受到极大关注的实例。在 CRO 中组装的最终分子的典型收率远低于 10%。研究人员基于对该项目合成方法的分析提出了以下工作计划：

（1）由上述 CRO 公司制备千克级的两个 C 片段。

（2）由上述 CRO 公司制备最可能的 AB 片段。

（3）从第二家 CRO 转移部分 FTE，以研究该方案中两个存在问题的领域：

1）使用三个 B 片段之一；

2）替代低收率的 ABC + D + E 合成方法。

最终选择使用现有的两个 C 片段的制备方法，其虽然冗长且效率低下，但却是一定能够实现的方法，并且能够生产千克级的产品。所有工作都是在最终的先导化合物的优化阶段完成的，并得到了图 3.5 中所示的优化后的合成路线。

最初的发现路线（总收率4.6%；在最后五步中需色谱分离）

$$A + B \xrightarrow{S_NAr} AB \xrightarrow{PhSO_2Cl} AB(prot) \xrightarrow{S_NAr} ABC(prot)_2$$

$$\xrightarrow[\text{1. 路易斯酸；2. 碱}]{\text{脱保护}} ABC \xrightarrow{\text{酰化}} ABCDE$$

开发工作中的优化路线（总收率43%；无需色谱分离）

$$A + B \xrightarrow{S_NAr} AB \xrightarrow{PhSO_2Cl} AB(prot) \xrightarrow{S_NAr} ABC(prot)_2$$

$$\xrightarrow[\text{1. 质子酸；2. 碱}]{\text{脱保护}} ABC \xrightarrow{\text{酰化}} ABCDE' \xrightarrow{HWE} ABCDE$$

图 3.5　早期发现阶段的合成路线和开发阶段优化后的合成路线

完成了先导化合物优化的最后阶段，确定了最终的化合物后，便可立即开始 GLP 毒理学研究。同时，还完成了原料药最终晶型的确定。目前，第一家 CRO 已开始准备初期临床研究所需的 cGMP 材料，而第二家 CRO 公司正在同时为原料药开发合适的结晶方案。

3.7　在 CRO 中的应用

通常许多 CRO 都强调，其在早期开发计划中具备快速有效交付客户化合物的功能。下面简要讨论几个实例，以突出 CRO 在当今药物研发生态链中的重要性。

万神殿（Patheon，www.patheon.com）是一家在四大洲提供技术服务的 CRO 公司。该公司的 RES COM Unit 位于德国雷根斯堡，以前是 BMS 的一部分。其实验室和中试工厂可以迅速扩大化学生产规模，以支持初步的毒理学和临床研究。当 BMS 出售雷根斯堡的工厂时，该公司并入 DSM，最近又加入了 Patheon。据报道，该公司保留了及时有效扩大化学生产规模的能力。如上所述，快速扩大生产 GLP 毒理学研究所需原料药，是缩短 FS-to-FIM 时间的关键之一。

康泰伦特公司（Catalent Pharma Solutions，www.catalent.com）举办了一个网络研讨会，主题是"通过独特的制剂技术加快您的早期药物开发。"

阿维斯塔制药公司（Avista Pharma Solutions，http：//www.avistapharma.com/）是一家由风险投资公司于 2015 年成立的 CRO，具有开展支持药物发现和提交 IND 所需的所有 CMC 药物开发活动的能力。

3.7.1　CMC 活动的集中服务

幸运的是，在 BMS 设立了两个部门进行候选药物制备、GLP 毒理学研究、制剂开发，并为 cGMP 提供临床样品。这样即便需要在两个 BMS 地点之间转送化合物，也能高效地完成工作任务。FS-to-FIM 时间线短的另一个原因是，所开发的候选药物并没有在运送货车或海关上花费多余的时间。最近，道尔顿公司（Dalton，www.dalton.com）通过电子邮件传达了以下信息："我们可以在同一位置完成剂型开发、工艺优化和放大，以及原料药和无菌或固体剂型生产，以加快贵公司的药物开发项目。"

Translational Pharmaceutics® 是由 Quotient Clinical（www.quotientclinical.com）开发的平台。该平台集合了药物制剂开发、分析设备、cGMP 生产套件和临床单元等诸多方面[10]。这种配置允许在几天内生产出 GMP 临床试验样品，从而提供了足够的时间来分析和制备药物产品。该模型的主要优势是，对支持 FIM 研究的闲置时间要求显著降低，从而缩短了生成提交监管数据包的时间线。

在最近描述的一个实例中（Quotient Clinical 的 K. Crowley，私人交流），研究人员选择了一种基于脂质溶液的口服胶囊剂作为研究对象，生成了包含短期（21 天）稳定性数据的监管数据包，该数据包括 5 ~ 200 mg 的单位剂量范围。Translational Pharmaceutics® 支持在给药前实时生产所有药品，该平台由适应性临床协议支持，可根据最新数据实时确定剂量和分组数量。这一实例显示了如何实时制造药物产品，并在试验范围内创造了剂量强度的灵活性，减轻了 FIH 研究之前制造多剂量药物产品的需要。

对于小型虚拟生物技术公司，只要从 BMS 大幅缩减 FS-to-FIM 时间的战略和战术中选择一种或多种策略，即可能达到 BMS 和其他大型公司的成绩和能力，而不再需要数十亿美元的投资。生物技术公司应将加速早期药物开发的能力纳入其对合作 CRO 的评估中，而找到一个给定项目最佳 CRO 的战略重要性无需赘言。

3.8　总结

上述关键概念是在 20 世纪 90 年代中期大型制药公司的背景下发展起来的，对于今天的生物技术、中小型和大型制药公司，以及 CRO 和 CMO 都有意义。并行活动、整合及优化策略适用于大小不限的创新公司。制药行业整合之后，CRO 和为其提供支持的 CMO 也进行了类似的整合。我们坚信，采用上述策略在今天仍能为制药公司带来丰厚的利润。

（袁　雷　叶向阳 译）

作者信息

克里斯托弗·M. 西玛鲁斯蒂（Christopher M. Cimarusti）
　　美国化学、制造和控制开发（Chemistry，Manufacturing and Controls Development，CMC Development）公司
戴维·R. 科隆塔尔（David R. Kronenthal）
　　美国化学、制造和控制开发公司

缩略语表

缩写	英文全称	中文全称
ACE	angiotensin converting enzyme	血管紧张素转换酶
ADME	absorption，distribution，metabolism，and excretion	吸收、分布、代谢和排泄
BMS	Bristol-Myers Squibb	百时美施贵宝
CMC	chemistry，manufacturing and control	化学、制造和控制
CMO	contract manufacturing organization	合同制造机构
CRO	contract research organization	合同研究机构
FIH	first-in-human	首次人体
FIM	first dose in man	首次人体给药
FS	first synthesis	首次合成
GLP	good laboratory practice	药物非临床研究质量管理规范
i.v.	intravenous administration	静脉给药
IND	investigational new drug	新药研究
NDA	new drug application	新药申请
PLP	preclinical lead profile	临床前先导特性
SAR	structure-activity relationships	构效关系
SHR	spontaneously hypertensive rat	原发性高血压大鼠

参考文献

1　Nash, H. A., and Brooker, R. M. (1953). Hypotensive Alkaloids from Veratrum album Protoveratrine A, Protoveratrine B and Germitetrine B1a. *J. Am. Chem. Soc.* **75** (8): 1942-1948.

2　Guin, J. D., Wallis, M.,Walls, R. et al. (1993). Quantitative vasoconstrictor assay for topical corticosteroids: the puzzling case of fluocinolone acetonide. *J. Am. Acad. Dermatol.* **29** (2): 197-202.

3　Cimarusti, C. M. (ed. D. Lednicer) (1993). Chronicles of Drug Discovery. *Washington, DC: American Chemical Society*. **3**: 239-297

4　Alam, M. A., Al-Jenoobi, F. I., and Al-mohizea, A. M. (2012). Everted gut sac model as a tool in pharmaceutical research: limitations and applications. *J. Pharm. Pharmacol.* **64** (3): 326-336.

5　Thayer, A. M. (2016). Clinical trials by the numbers. *Chem. Eng. News* **94** (27): 26-27.

6　Li, J. and Eastgate, M. D. (2015). Current complexity: a tool for assessing the complexity of organic molecules. *Org. Biomol. Chem.* **13** (26): 7164-7176.

7　Honghe, W., Schroeder, G. M., Hart, A. C., Inghrim, J., Grebinski, J., Tokarski, J. S., Lorenzi, M. V., You, D., Mcdevitt, T., Penhallow, B., Vuppugalla, R., Zhang, Y., Gu, X., Ramaswamy, I., Lombardo, L. J, Trainor, G., Ruepp, S., Lippy, J., Blat, Y., Sack, J. S., Khan, J. A., Stefanski, K., Sleczka, B., Mathur, A., Sun, J-H., Wong, M. K., Wu, D-R., Li, P., Gupta, A., Arunachalam, P. N., Pragalathan, B., Narayanan, S., Nanjundaswamy, K. C., Kuppuswamy, P., and *Purandare, A. V. (2015). Discovery of a highly selective JAK2 inhibitor, BMS-911543, for the treatment of myeloproliferative neoplasms. *ACS Med. Chem. Lett.* **6** (8): 850-855.

8　Fitzgerald, M. A., Soltani, O., Wei, C., Skliar, D., Zheng, B., Li, J., Albrecht, J., Schmidt, M., Mahoney, M., Fox, R. J., Tran, K., Zhu, K., *Eastgate, M. D. (2015). Ni-Catalyzed C–H Functionalization in the Formation of a Complex Heterocycle: Synthesis of the Potent JAK2 Inhibitor BMS-911543. *J. Org. Chem.* **80** (12): 6001-6011.

9　Eastgate, M., Schmidt, M., Fandrick, K. R. (2017). On the design of complex drug candidate syntheses in the pharmaceutical industry. *Nat. Rev. Chem.* **1** (2): 0016. doi: 10.1038/s41570-017-0016.

10　Webinar Presentation (2016). Quotient clinical. See also the website https: //www.quotientsciences.com/ (accessed 28 December 2017).

第 4 章
原料药成本：从药物发现到早期开发

4.1 引言

随着潜在候选药物从药物发现中的先导化合物优化阶段、临床前开发阶段向临床开发阶段的不断推进，有许多短期产品成本（cost of goods，CoG）因素需要考虑。这里所说的短期成本主要是指生产一批预期目标化合物所需的成本。具体的产品成本包括原材料、单元操作和生产相关的成本。一般而言，在药物研发的早期阶段，速度和时间周期是非常重要的。但是，产品成本也会对临床前和临床开发计划产生重大影响。从商业化流程来看，成本因素在药物开发的最后阶段至关重要。本章所涉及的产品成本主要包括：

（1）原料药（API）初期制备成本，是指初期制备 API 的所有步骤的成本或每千克 API（或关键中间体）的成本。这一成本的控制有助于推动改进 API 的制备步骤，以及规划关键的临床前和临床研究里程碑战略。

（2）实现关键里程碑的 API 生产成本，是指穿插于一个或多个阶段的共同成本。此时 API 的制备路线通常既不是完全优化的路线，也不是最终的生产路线。该阶段的产品成本评估有利于项目规划，并提供原始成本的相关信息。

（3）生产阶段的 API 成本，是指每千克 API（或关键中间体）的实际或预计成本。该阶段的成本评估有助于生产路线的制定，并可用于路线选择、净现值预测、供应商选择和各种成本计算等。

本章讨论的主题主要是小分子新化学实体（new chemical entity，NCE）。小分子 NCE 的许多原则也适用于其他情形，如单克隆抗体偶联药物。仿制药、生物催化剂[1]、生物仿制药、疫苗和单克隆抗体[2] 则不在本章讨论的范围之内。

4.2 研究阶段

小分子 NCE 在早期上游开发阶段的损耗率普遍高于后期下游开发阶段[3]。因此，在早期临床前或临床研究阶段，与研发速度相比，CoG 可能尚未引起重视。虽然如此，明智的财务管理应该被设定为一个核心要素，并贯彻到研究的所有方面。本章将对药物分子在药物发现、临床前研究和临床开发阶段对产品成本的直接和间接考虑展开讨论。

一般而言，在生物制药研究的各个阶段，用于生产 API 的合成路线都有不同的目的（图 4.1）[4]。这些阶段对 API 的需求从毫克级到吨级不等。通过这一过程的推进，要逐步优化合成路线，降低产品成本。

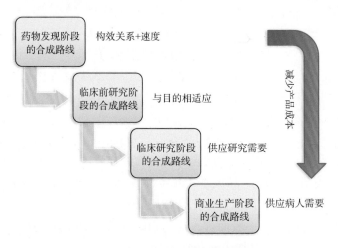

图 4.1　不同阶段合成路线的关注点

随着候选药物分子进入不同的研发阶段，一个关键的考量因素是确定哪些临床前或临床数据可作为推进/终止（GO/NO GO）未来候选药物研发的决策节点[5]。上述内容是 API 供应链的一个关键点。与此同时，需要面对两个直接问题：

（1）项目到达每个 GO/NO GO 节点需要多少 API（数量）？

（2）现有合成路线的知识基础是什么（路线信息）？

如图 4.2 所示，这两个问题直接进入下一级的属性考虑。该图提供了在计划将分子推进至临床开发时财务方面应该考虑的一系列讨论点，而这些讨论点通常不受内、外部人员能力和 API 生产能力的影响。本章将逐一讨论这些问题。

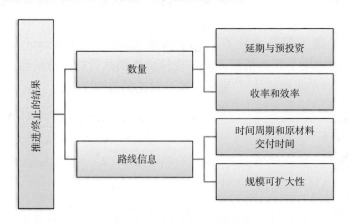

图 4.2　API 的成本属性

4.3　合成路线转化和扩展的策略

显然，API 的生产成本与支持 GO/NO GO 决策所需的 API 数量直接相关（图 4.2）。项目开发策略对于确定 API 的交货数量至关重要。第一个控制产品成本的策略是将资源有效集中，只生产获得决策 GO/NO GO 所需数据而必需的 API 生产量，无疑是一种节省资源的投资策略。如果某个分子满足临床前或临床 GO 的标准，并且希望将该分子推进至下一开发阶段，通常理论上只需生产给定 GO/NO GO 达标线所需的最小数量的 API。但实际情况并非总是如此，为了保证项目成功推进的后续研究，有时会提前生产更多的 API 以备用，这将需要额外的生产工作，需要耗费更多的成本和精力。也可以在关键决策点之前再生产第二批次的 API，这可能是受到临床前或临床相关数据分析的鼓舞，也可能只是对项目或方案进行预先投资的战略决策。无论如何，这种穿插进行的方法可以平衡产品成本和 API 再供给能力之间的矛盾。另一种策略则是合成过量的中间体，并且只将其中的一部分转化为 API，剩下的中间体将用于可能的再补给生产，或化合物类似物的合成。最后的两个决策可以使项目以中等速率推进，即使最终结果为 NO GO，也只会损失部分已投入的产品成本。

第二个控制产品成本的策略是提高生产目标化合物的收率和效率（图 4.2）。简单而言，生产效率越低的合成路线，成本越高。一个常见的决策问题在于，是否将现有的合成路线用于大规模生产，而不是先对其进行优化或改进。这可能是一个成本效益较高的决策，但需要考虑到合成步骤或化学操作不可重复性的风险，以及要满足对环境、健康和安全（environmental，health and safety，EHS）因素的最低要求。总体而言，研究的目标是生产获得 98% 以上纯度的 NCE 或 API，并且随着项目的商业化，所需的数量也会随之增加。因此，即使在定制（fit-for-purpose，FFP）生产中，也可能需要一些必要的研发工作，以便在 API 集中生产之前或生产中更好地了解路线的工艺安全性问题。如果研发工作是在 API 实际生产期之外进行的，这部分的投资将不会计入生产成本之中。衡算生产成本的另一个重要方面是对总体收率的预估。应考虑到是否有可能在生产期间进行工艺改进，或者整个生产的收率是否能反映现有的收率，这会极大地影响每个集中生产或给定目标的 API 的产品成本。必须注意，不要过于追求生产的收率，而应对既定生产活动的产量不足的风险进行评估。

第三个控制产品成本的策略是了解现有生产的时间周期、原料可用性和其他路线成本动因与预计生产成本之间的关系。有些材料可能很容易进行小规模生产，但随着生产的推进，会出现原料价格昂贵或供应有限等问题，与这一变动直接相关的是整个集中生产的时间周期。此外，人力资源也是 API 生产成本的重要驱动因素，通常减少生产所需的步骤和操作将对降低产品成本产生积极的影响；而当任何替换的操作或化学试剂具有显著的成本动因时，就会带来消极的影响。

第四个控制产品成本的策略是实现所需 API 的安全可靠生产（图 4.2）。从某种意义上而言，是否预先投资 API 的研发以推动化合物通过预期的 GO/NO GO 决策点，也可能是影响产品成本的因素之一。有一些研发成本或其他相关成本与生产成本密切关联。这些相关成本可能包括测试和监测成本、特殊的资本资产和废弃物管理成本。其中一些研发成本可能与生产成本密切相关，因此需要包含在产品成本计算之中。出于这些考虑，在完成集中生产指标之前，可能不需要对路线进行改进。改进可能包括关键单元操作优化、溶剂更换、反应浓度调整、反应后处理优化、结晶优化和直接将中间体粗品用于后续步骤。

4.4 原料因素

在推动化合物从药物发现进入到临床供应链的过程中，其他关键成本因素是所选择的试剂和原材料，主要包括：起始原料在药物发现研究中可能随时可用，但在支持临床前和临床 API 供给阶段，其供应可能是受限的。如果发生这种情况，并且化学家无法及时或经济高效地采购所需的试剂，则必须进行额外的工作，这将导致该项目产品成本的增加。可能需要自行合成起始原料，这将增加生产成本，或者必须迅速研发出一条改进的路线，这也将增加研发成本。

催化剂是影响集中生产成本的重要因素。在将目标分子从发现阶段过渡到临床开发阶段时，应谨慎考虑是否可以降低催化剂的用量。在这一因素中，一个简单的实验投入就可能大大降低产品的成本。但另一方面，从产品成本和及时的集中生产的时效性角度而言，效率最高的催化剂可能并不总是最佳选择。例如，如果催化剂 A 可实现 100% 的收率和 100% 的选择性，它将迅速成为药物化学项目中的首选试剂，并最终用于早期开发阶段的实验中。随着临床前和临床开发活动中所需催化剂 A 的量不断增加，其价格可能会昂贵到令人望而却步，并且需要很长的采购周期。

了解其他催化剂的信息对于工艺化学家而言是一个明智的选择。在上述实例中，如果催化剂 A 提供了所需的产品数量和绝对的选择性，但无法大规模使用，而催化剂 B 能够达到 97% 的收率和 97% 的选择性，且很容易获得或价格低，则其实际上可能符合所需求催化剂的条件。此外，可能还需要开展一些额外的研发以确保产品的性能达到下游加工的要求，这就能保证很容易去除杂质，提高产品纯度。如果杂质很容易去除并且目标分子的收率没有损失，且催化剂价格非常便宜（如催化剂 C），那么稍微偏低的收率也是可以接受的。

4.5 包括制备色谱法在内的替代路线和技术的持续评估

在 NCE 或 API 开发过程中，工艺化学家和工程师会对化合物的制备方法提出建议。通常，工艺化学家会立即重新排列药物发现所用路线中的步骤顺序，以制备先导化合物。这些改变可能是出于安全的考虑，将多片段和多步合成合并为一步完成的汇聚合成，在最终产物合成前减少棘手的杂质，以及其他原因。在后续的开发过程中，工艺化学家和工程师也会考虑替代技术来实现放大生产，如使用膜技术以去除难以除去的残留溶剂。另一个例子是出于安全性、质量、生产量和经济性的考量，以连续流操作代替批处理操作[6]。模拟移动床（simulated moving bed，SMB）色谱法纯化，也称为多柱连续（multi-column continuous，MCC）色谱法[7]，是另一种无法通过结晶纯化时的备选技术（见下文）。改变路线和引入新技术可降低运营成本并提高效益。

对 SMB 的进一步讨论是有意义的，因为其可作为经典对映体拆分和制备色谱的一种实用方法。经典手性拆分是将手性化合物成盐后加入目标化合物和其对映异构体的混合物中，再结晶分离出所需的成盐化合物。如果所需对映体回收率约为 45%（质量分数，不含成盐材料），则可能会放弃从母液中回收额外产物的其他尝试 1。SMB 可作为一种高成本效益的替代方法，取代传统的分离方法。与所有色谱法一样，如果只从所需产品中分离出一种杂质，纯化是最简单的方法。因此，通过手性固定相色谱法分离对映体是一种合理的方法，前提是必须不存在其他杂质。在 API 的生产中，SMB 是一种既经济又实用的方法[7-11]，已被应用于多种 API 的分离纯化，包括依他普仑（escitalopram）[12]和舍曲林（sertraline）[13]。在这两个例子中，SMB 被用于解决早期合成路线中关键中间体的分离。在大规模的连续生产中，超过 99% 的溶剂都可被回收以重复利用，基本消除了产品成本中的溶剂成本[9]。只要确保输入流的质量得到控制，并且手性固定相可以被重复使用，那么手性固定相的成本就可以被分年摊销。如果只存在一种杂质，那么 SMB 纯化手性异构体的成本可以低至 100 ~ 200 美元/千克。

SMB 也可以代替制备柱色谱。制备柱色谱纯化法是劳动密集型的，可能需要大量溶剂，进而推高了产品成本。制备型 HPLC 色谱柱的可用性[14, 15]和大规模药物开发实用分离技术的细节问题已经得到广泛讨论[16]。基于经济角度考虑，制备色谱法是可用的，特别是当分离生产力超过 1kkd（每千克固定相每天分离出产品的千克数）时[17]。尽管最终的纯化可能会更倾向于选择制备型 HPLC，但是仍然有一些其他纯化方法可供选择，如使用高速逆流色谱法纯化油性脂质[18]。固相萃取（solid phase extraction，SPE）在生物化学实验室案例中已被证明是有效的[19]，并且已发布了 SPE 指南[20]。因此，在大规模纯化方面吸附纯化策略是可行的。超临界流体色谱（supercritical fluid chromatography，SFC）可以快速分离杂质，特别是不需要的对映异构体[21]。在这一方法中，流动相具有较低的黏度，因此使用更小的颗粒会增加表面积并提高分离度。但是，由于这一方法成本较高且需要在 100 ~ 250 bar（1 bar=10^5Pa）的高压力下进行，大规模生产操作存在固有风险，通常不会大规模使用[10]。综上，SMB 已经成为纯化复杂分子的另一种选择，包括青蒿素[22]和单克隆抗体[23]。此外，SMB 还可与连续酶催化过程联用[24]。

预测色谱法纯化的规模成本是非常困难的。在产品成本估算时，将 SMB 纯化中间体的成本设定为每千克 1000 美元是合理的，这比 SMB 在常规分离中的成本高出 5 倍[10]。如果医药合同定制研发生产机构（contract development and manufacturing organization，

1　质量百分数是产物相对于初始重量的比率。在产物分离中，收率为 45% 的质量分数表明回收了 90% 的所需对映体。

CDMO），有时也称为合同研究机构/合同制造机构（CRO/CMO），要检验目标分子的色谱分离效果，可以设定一个更加实际的成本价格。为了估计可在哪一步获得最佳的色谱分离效果，可能有必要在路线的几个关键点进行 SMB 纯化。在合成路线中越早分离对映异构体，分离方法的成本效益就越高[25]。此外，杂质对映异构体的外消旋化将显著降低产品成本；考虑到专用生产设备的成本，使用该设备进行更大量的产品生产时，产品成本也会下降。

4.6 初始产品成本预测

无论是在内部生产还是做出外包决策，通常都会针对中间体或 API 进行产品成本预测（图 4.3）。整体成本驱动因素中的很大一部分就是原材料，这一点很容易被注意到。原材料的价格分析可以依据当前的实验流程，进行一个大致的产品成本预测。当然，这只是在当前节点进行的简单书面计算。只要稍微熟悉生产中的化学合成，就可以做出更准确的产品成本预测。根据化学合成的阶段或化学工艺放大计划，关键步骤的顺序可能会发生变化。例如，在评估过程中可能需要预先考虑一些工艺安全因素（图 4.4）。产品成本分析不需要严格形式化地进行，如果将 API 或中间体外包，则可以从采购订单成本中简单地获得相关信息。

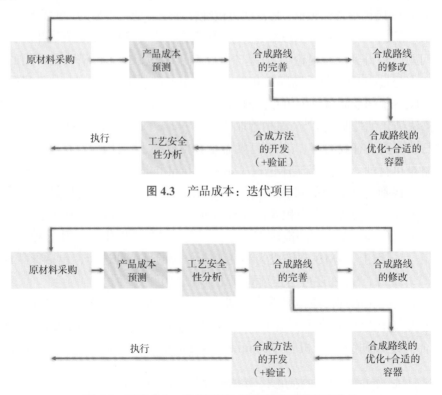

图 4.3 产品成本：迭代项目

图 4.4 产品成本：迭代项目 - 预先验证工艺的安全性

4.7　产品成本与集中生产时间周期

如前所述，药物发现阶段的研究重点主要在于化合物的合成速度及其结构多样性。一条可以满足药物发现阶段要求的合成路线有可能很快变得无效，而又需要新的改进路线以满足临床前或临床需求。

图 4.5 是有关产品成本和时间周期的象限图。显然，在临床和临床前研发的所有阶段，都希望能够找到一条与象限 C 相吻合的路线，这将会转化为一条按需研发的 API 供应链。然而，在实际情况中，许多小分子 NCE 项目在开发的早期阶段都达不到 C 的要求，并且通常都会表现出不太理想的 A、B 或 D 的特征。这三种情况给项目资源预算带来了更具挑战性的决策过程。

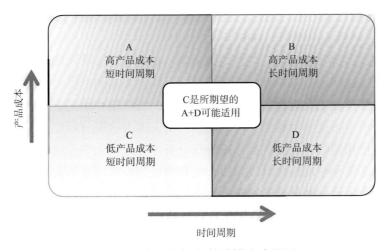

图 4.5　产品成本对时间周期的象限图

最常见的 A 类项目是已有一条非常简单的合成路线，但其原料非常昂贵。其中的负面因素主要是试剂和原材料供给无法达到所需的量，这可能是由于所需试剂在数量上的绝对缺乏；同样也可能存在以下情况，如所需试剂的产量规模虽能达到所需的量，但是可能在 API 的生产时间范围内难以获得或受到限制；也可能由于所需试剂在地理范围上的运输限制引起；或者由于公司规定限制在特定设施内对某些试剂的使用。因此，虽然运行成本可能比较低，但是从启动 API 的集中生产到获得 API 的实际时间却很长。由于项目在某些情况下可能被禁止，因此会转变成一个不受欢迎的 B 类项目。因此，研发投资需要找到一种方法来缩短因合成路线、操作周期或实际交付周期太长而导致的过长的整体时间周期。

4.8　合成路线的转化和放大：策略选择

交付 API 的路线可能具有较低的产品成本，但不一定能转化成具有竞争力的产品成本以用于商业供应。导致这一情况的原因可能包括：

（1）中间体来自于先前相同或相关的 API 生产中的剩余。

（2）中间体可以通过降解或化学转化以前的中间体或 API 获得。

（3）中间体可以从另外一个正在生产的相关但不同的目标分子中获得。

如果目标分子可以通过一个已经制备但项目不再需要的中间体获得，那么短期的产品成本可能会大幅度下降。当一个中间体在另一个项目中有所剩余或者消耗量小于预期量时，这一中间体就可以用于当前这一项目。中间体剩余的原因可能包括：中间体的实际合成表现优于预期；项目延期或终止；确定了另外一条可替代的路线，使得其他项目不再需要该中间体。使用结构类似分子的常用中间体也可以有效降低产品成本，前提是可以一次性大量购买同一中间体，而不是多次购买小量的中间体；购买的时机必须与所考虑的生产时间相协调。另外一种可能性是：一种相关的分子可以很容易地转化为所需的中间产物，比如酯可以转化成相对应的酰胺。当然，这些特殊情况可能无法用于长期的生产和产品成本衡算。

在生产规模放大的各个阶段，应该了解试剂、化学转化、单元操作或中间体是否会引起环境、健康、安全问题。如果存在这些问题，可能会影响到产品成本，因为需要额外的研发投入来保证生产在安全操作范围内进行。然而，当将这种情况下的合成路线用于后续生产时，这部分成本可能不会转化到下游的生产中，因为这部分研发投入已经算入生产成本之中。当必须使用独特、冗长的操作或特殊设备才能放大化学合成规模时，也会出现例外的情况。在临床前和早期临床开发阶段，废弃物处理成本通常不会是一个特别大的成本因素，但是在开发项目后期其会迅速转化为项目的成本驱动因素。

为了以最有效的方式合成 API，生产的每一步都将在一个批次中进行，这是最经济快捷的方式。在其他条件不变的情况下，多批次同时进行生产会增加产品成本。但也有例外的情况，尤其是将一个合成过程转移到新的设施时。比如在实验室中进行两个通风橱级别的小量批次实验确实会比一个千克级的实验要快。此外，在临床前和早期临床开发中，可能会因为一些理由而将某些反应转化为多批次处理。一般进行多批次处理的原因有三点：①为了增加特定步骤或单元操作的数据和信息；②对合成工艺流程缺乏了解，或者合成路线中的关键性步骤缺乏可重复性；③多批次处理是一种保守的供应链风险态势，这主要是考虑到如果在操作过程中某一个批次产生负面结果，不会影响到起始材料、试剂和底物的整体库存。前面提及的工具差异通常不适用于上述情况。因此，多批次处理通常会增加产品成本并延长生产时间。

4.9 准备产品成本估算

最初的产品成本通常不会考虑中间体和 API 的制备及分离成本，尽管它们对于保证产品质量和生产效率至关重要。虽然工艺化学家通常认为可以开发出简单可靠的合成工艺，但是中间体或产品的物理状态可能造成工艺实现困难，并会促使替代合成路线的开发。

制药工业的工艺化学家更倾向于分离固相而不是油相和液体相。蒸馏液体非常耗时，并且许多中间体和 API 会在高温下分解[26]。虽然在低于 50℃的情况下获得高复原的熔融产物比较困难，但结晶体可以通过重结晶获得，以提高中间体和 API 的质量。在室温下，油状化合物可能很难纯化。如前所述，在这些情况下 SMB 是一个有效的替代方案。

产品成本电子表格中可以使用许多变量来得到产品成本的估价，并且可以绘制成多维响应面。变量变化的影响可以通过改变表格中的参数值来判断。

由于产品成本估计依赖于许多变量，因此清楚地定义变量和任何假设对获得有意义的估计至关重要。重要的变量包括单个反应的收率、起始原料成本，以及在每个反应中投入试剂的当量数量。可以将批量采购的任何关键组件的成本和批量所需的原料估算成本作为成本的一部分。如前所述，任何纯化操作，如制备色谱，都可以纳入到产品成本中。此外，人工费率和人工成本也应计入产品成本中。如果一家公司有足够的闲置产能，那么可以忽略劳动力成本。但是 CDMO 会将劳动力成本计入产品成本中，因为设备的占用会影响其他可能产生收益的生产流程。在大多数扩大规模的操作中都可以看到规模经济，因为更大的生产批量将会提高生产工艺的生产率（kg/h），并降低劳动力成本在产品成本中的比重。一种 API 的生产通常需要对每种中间体进行几个批次的生产，这样的生产工作需要利用现有的设备来进行。生产还分散了一个批次产品生产失败时无法实现生产目标的风险，多批次的权衡对规模经济造成的影响较小。根据试剂是否可被回收利用，溶剂和无机试剂的成本可能会被计入最终的产品成本中。另一方面，产品成本的参数可能包括质量控制（quality control，QC）成本、废弃物处理成本，以及为了在意外情况发生时生产出满足所需数量或质量的产品而准备额外材料的成本。如果目标分子是由 CDMO 制造，那么在生产前购买超额的原料是有益的。

图 4.6 所示为 NCE GSK1292263A[27] 的三步合成和重结晶的产品成本估值。在这个产品成本估算中，只需要两步反应就能制备噁二唑（**5**）[28]，并且可被外包生产，因此其被假定为可以直接采购。根据所提供的实验数据，可以估算所需操作次数的人工成本[2]。

电子表格程序是建立产品成本估算的一个实用方法，它可以将页面链接在一起以方便计算，并且可以分离不同的部分以便于思考。以下分析采用四个表格进行估算，第一个表格详细说明了各种变量，并且展示了所计算的产品成本。在理想状况下，在产品成本估算期间，可以对表格中的所有参数进行多次更改，并可通过第一个表格中的链接来定向到第二和第三个表格中所需要的关键值。第二个表格计算了原材料和色谱纯化的成本，这些成本被认为是在放大生产规模时不会改变的因素。与第一个表格相链接的第三个表格展示了既定状况下的人工成本。第四个表格是可选的，其展示了不同变量改变后的结果，清楚地显示了产品成本的变化是非线性的。

2　在参考文献 [27] 提供的实验细节中，制备化合物 **6** 需要 16 h，然后在 20 ℃下反应 1 h 生成 GSK1292263A。制备化合物 **3** 的 Suzuki 偶联估计需要 5 h。在特定情况下还需要算入冷却混悬液的时间。对于这种规模的生产，还需要纳入其他处理时间，如加料、加热、冷却、萃取和浓缩溶剂的时间。

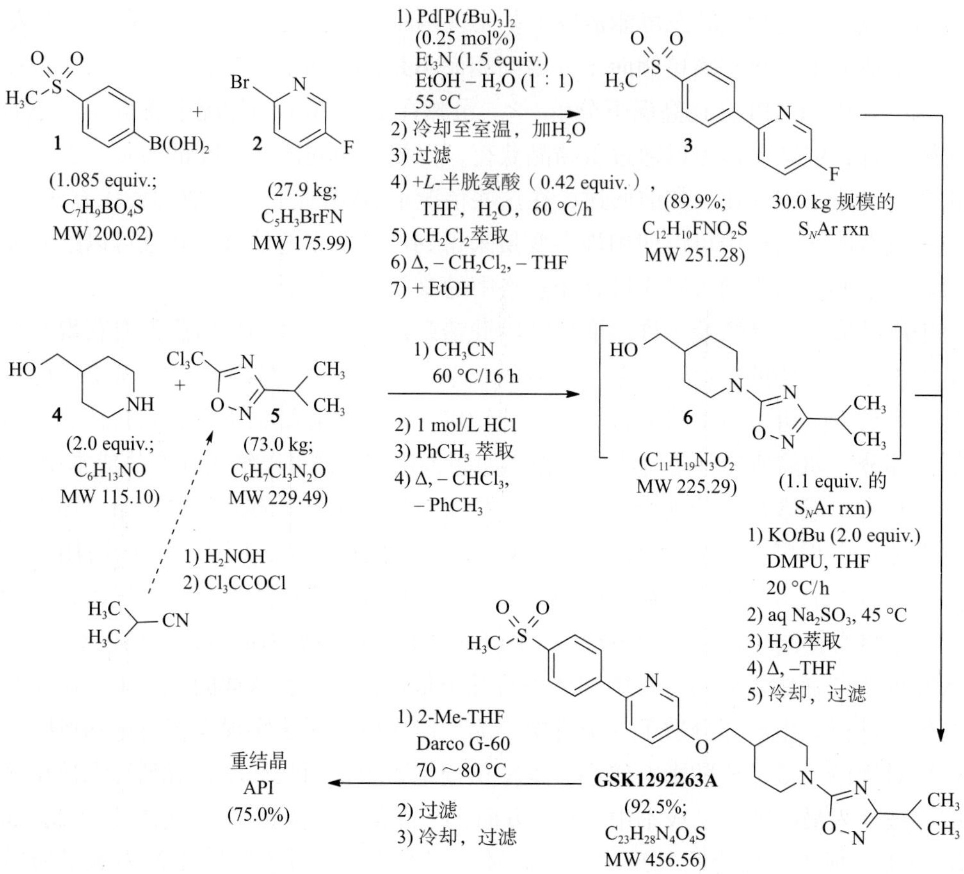

图 4.6 GSK1292263A 的制备路线

表 4.1 详细说明了产品成本估算中所使用和假设的数值，显示了假设的范围，并且指出了哪些值是必须输入的。为了清楚起见，该表还列出了所采用的其他任何假设，这些假设可能会导致某些参数被忽略。

表 4.1 包含变量的产品成本计算

	A	B	C	D	E	F
		范围	选择	花费		
1						
2	GSK1292263A 待制备的总量 / 批次		200		千克 / 批	在 C2 中输入数值
3	原材料大批量成本占最低目录成本的百分比	2.5%～25%	10%			在 C3 中输入数值
4	每千克噁二唑中间体 5 的价格	$200～500	$400			在 C4 中输入数值
5	纯化每千克原料所需的成本			$5 651	/kg 的纯化产品	来自表 4.2
6	原料成本 / 批次			$1 130 223	/批	
7	人工费率	$200～750/h	$250		/h	在 C7 中输入数值
8	所需工时（来自"人工成本"表）		144		h	
9	劳动力成本			$35 982	/批	

续表

	A	B	C	D	E	F
10	制备目标量的总成本（不含色谱法）			$1 166 205	/ 批	
11	GSK1292263A 不含色谱法的成本			$5 831	/kg	
12	色谱纯化总次数		0		/ 路线	
13	纯化每千克中间体或 API 的色谱纯化成本	$200～5 000/kg	$1 000		/kg	在 C13 中输入数值
14	色谱纯化总成本			$0	/批次 GSK1292263A	
15	GSK1292263A 的成本（包括色谱法）			$5 831	/kg	
16	质量控制附加费系数	0～30%	0			在 C16 中输入数值
17	质量控制附加成本			$0	/kg	
18	意外附加费用	0～25%	0	$0		在 C18 中输入数值
19	废弃物处理附加费用	原材料的 10%，或最高 500 美元 / 桶	0	$0		
20	质量控制费用、意外附加费用、废弃物处理小计			$0	/kg	
21	GSK1292263A 的成本，包括色谱分析、质量控制、意外事件和废弃物处理			$5 831	/kg	
22	待制备中间体总重量			485	kg	
23	假设和变量					
24	每放大 10 倍，处理时间增加 2 倍（从数学上而言，wt/wt 放大系数提高到 0.3 次方）					
25	假设所有中间产物都一步转化为下一个中间产物，集中生产降低了风险，但增加了劳动力成本					
26	规模经济：更大的批量，通过等比减少劳动力成本以降低产品成本					
27	如果需要大量使用色谱制备分离，规模经济可能不适用					
28	反应和操作所需溶剂和水的成本包括：是 / 否		否			
29	用于改进的低价试剂成本是否包括：是 / 否		否			

表 4.2 中的条目忽略了用于合成的溶剂和试剂的成本，这在化合物的早期开发过程中可能是合适的。溶剂批发成本可以根据甲醇和其他溶剂的乘数进行估算[25]。表 4.2 清楚地表明硼酸（1）和溴吡啶（2）是产品成本的主要部分。竞争性投标可以找到这些中间体较便宜的供应商[29]。

表 4.2 中的一个重要项目是昂贵的 $Pd[P(tBu)_3]_2$，但其对均方根总费用的贡献较低。这一催化剂替代了以前使用的 $Pd[PPh_3]_4$。通过使用较小的摩尔剂量使得这一试剂在总成本中的占比非常小。然而，有必要控制生产中输入流的质量，以防止催化剂中毒而需要增加额外量的催化剂。

表 4.2 原材料和色谱纯化的成本

每生产 1 kg API 所需的原材料和色谱纯化成本

产物	反应收率	起始（原）材料	原料分子量	目录价格	密度（kg/l）	预估的大批量价格	原料：每单位反应当量	原料（mol）	所需量（kg）	原料或色谱成本	对总原料成本的贡献占比
芳基氟化物（步骤 1）		硼酸	200.02	$274.50/5g		$5490/kg	1.09	3.18	0.64	$3487	61.7%
		溴吡啶	175.99	$101.00/5g		$2020/kg	1.00	2.93	0.52	$1040	18.4%
		$Pd[P(^nBu)_3]_2$	511.06	$264.00/1g		$26400/kg	0.0025	0.007	0.004	$99	1.7%
		Et_3N	101.19	$441.50/18L	0.726	$3/kg	1.50	4.39			
		EtOH									
		L-半胱氨酸	121.16	187.50/500g		$38/kg	0.42	1.23	0.15		
		THF									
		CH_2Cl_2									
		MeOH									
伯醇（步骤 2）		4-哌啶甲醇	115.10	$285.00/25g		$1140/kg	2.00	5.79	0.67	$759	13.4%
		三氯噁二唑	229.49			$400/kg	1.00	2.89	0.66	$266	4.7%
		CH_3CN									
		1mol/L HCl									
		$PhCH_3$									
使用制备色谱纯化上述步骤中的中间体/产物：是=1，否=0						0			0.00	0	0.0
GSK1292263A（粗产物）（步骤 3）	92.5%	芳基氟化物	251.28				1.00	2.63	0.66		
		伯醇	225.29	$82.60/500g		$17/kg	1.10	2.89	0.65		
		KO^tBu	112.21				2.00	5.26	0.59		
		DMPU									
		THF									
		Na_2SO_3									
使用制备色谱纯化上述步骤中的中间体/产物：是=1，否=0						0			0.00	0	0.0
GSK1292263A（重结晶）（步骤 4）	90.0%	GSK1292263A	456.56				1.00	2.43	1.11		
		2-Me-THF									
		Darco G-60									
所需的 GSK1292263A（摩尔量）			456.6					2.19	1.00		
	74.8%	总体收率（最长线性步骤）									
制备 1 kg GSK1292263A 所需中间体的总重量									2.42		
制备 1 kg GSK1292263A 原材料总成本										$5651	100%
每 1 kg 批次 GSK1292263A 色谱纯化次数						0					
制备 1 kg GSK1292263A 的色谱成本										0	0.0
制备 1 kg GSK1292263A 的原料 + 制备色谱法总成本										$5651	

为了计算人工成本（表 4.3），图 4.6 反应式中所示四个步骤的处理时间是根据 GSK 研究人员所提供的时间进行估算的。不同于所描述的规模，为了推断操作所需的时间，这里使用了一个放大因子。一般情况下，放大 10 倍的生产规模所需要的处理时间是原时间的 2 倍。虽然这一批量操作的时间经验规律是根据反应器外部夹套的产热能力来计算的，但其基本适用于大多数批量操作的产量放大 [30]。为了计算电子表格中批量操作的时间因子，规模扩大的质量倍数（wt/wt）所需要的时间会提高到原本的 0.3 次方倍，即放大 10 倍的生产量量需要的时间是原本的 $10^{0.3}$ 倍（1.995 倍）[3]。但需要注意的是，这一规律不适用于连续操作。

表 4.3　劳动力成本

需要制备的 API 总量		200 kg（来自产品成本表单）				规模扩大造成的操作时间的乘数（系数提高至 0.3 次方）	生产 X kg API 的所有操作的大约时间（h）
产品	操作规模	引用规模，起始物料（kg）	所有操作在当前规模下的大约时间（h）	wt/wt 放大因子	倍数		
芳基氟化物（步骤 1）	16 h 反应，提取，加热，冷却；浓缩；进入下一步	73	30	103.0	1.4	1.11	33
伯醇（步骤 2）	Suzuki 反应 5 h，过滤产物，去除 Pd，相分离，浓缩，分离	27.9	36	132.8	4.8	1.60	57
GSK1292263A（粗产物）（步骤 4）	1.5 h 反应，淬灭，分相，浓缩，分离	30	19	132.2	4.4	1.56	30
GSK1292263A（重结晶后的）（步骤 4）	热溶液精细过滤，浓缩，产生晶种，冷却，分离	30	12.9	222.2	7.4	1.82	24
	所有操作的总时间						144

表 4.4 显示了在三种不同输出下的四种情况。更大批量的生产显然会具有更大的规模经济性。另一方面，提高最后一步（重结晶）的收率和降低起始原料的成本都会对最终的收率造成巨大的影响（情况 4）。这是早期产品成本的估算，因为其不包含用于反应溶剂和试剂的成本、应对突发情况所准备的额外材料的成本，以及质量控制和废弃物处理的附加成本。

3　这一计算采用多用途间歇式球形反应器模型，主要是基于球体的体积和表面积之比。球体的体积与半径的立方成正比，表面积与半径的平方成正比。因此，随着反应器体积的增加，需要更多的时间将热量传递到外部的流体，或者是从流体的外部向中间传递。除了这一模型中的时间增加，常规操作（如反应组分装料及萃取操作中的相分离）也会需要更多的时间。

表 4.4 不同场景下的产品成本

	场景 1	场景 2	场景 3	场景 4
原材料在目录成本中的百分比（%）	10	10	5	5
步骤 1 收率（%）	90	90	90	90
步骤 2 收率（%）	93	93	93	93
步骤 3 收率（%）	100	100	100	100
步骤 4 收率（%）	75	90	75	90
色谱纯化次数	0	0	0	0
产品成本 /kg，生产 50 kg API 的批次，包括劳动力费用（$）	7283	6126	4052	3433
产品成本 /kg，生产 100 kg API 的批次，包括劳动力费用（$）	7090	5943	3859	3251
产品成本 /kg，生产 200 kg API 的批次，包括劳动力费用（$）	6971	5831	3740	3138

4.10　附加花费

一些额外的成本因素可能也会影响到产品成本，主要包括一次性费用和持续花费。

4.10.1　分析方面

稳定的过程控制（in-process control，IPC）和分析方法对于一个可靠和可重复的工艺而言是必不可少的，但通常在开发的初期无法确定。如何表达相关数据就是一个例子。数据可以显示为面积百分数（AUC 表示曲线下面积，GCAP 表示气相色谱的面积百分数，LCAP 表示高效液相色谱的面积百分数）或质量百分数（GCWP/LCWP 表示气相色谱质量分数 / 高效液相色谱质量分数）。在尚未建立 GCAP/LCAP 时，则可能需要根据液相色谱 - 质谱（liquid chromatography-mass spectrometry，LCMS），甚至是薄层色谱（thin-layer chromatography，TLC）来补充数据。如果将数据表示为 GCWP/LCWP，则会产生更多的费用，开发可靠的过程控制和分析方法会增加初始的产品成本，也可以推迟到开发后期再进行相关开发，否则方法的开发和验证费用可能没有被计入产品成本。

4.10.2　多晶型筛选和盐型筛选

中间体和 API 可能会意外出现多晶型物（polymorph），并且化合物的物理状态可能会对生产过程产生不利影响，故而尽早筛选可以避免意外的发生。多晶型筛选通常只适用于 API，可能不包括在产品成本中，并且通常不会在工艺开发的早期进行。高优先级的项目可能会出现例外的情况，如会明显推迟或引起 API 下游阶段变化的 NCE（如吸入剂项目）、需要早期广泛知识产权保护的重要项目，或者生物利用度至关重要的项目。

API 的盐型筛选与多晶型筛选类似，本书第 10 章将对其进行详细介绍。在实际操作中，如果在早期发现过程中发现化合物的 pK_a 和 pK_b 较为合适，就会进行一定程度的盐型筛选，即在药物发现阶段确定合适的相位，包括晶型、盐型、水合物 / 溶剂化物。这些属性应具有最大暴露特性以支持早期毒理学研究，并具有适当的稳定性以支持早期临床研究。与此相关的成本通常不计算在产品成本中。

4.10.3　动态药品生产质量管理规范附加费用

一些 CDMO 通常在现行药品生产质量管理规范（current Good Manufacturing Practice，cGMP）下执行所有操作，而其他 CDMO 可能会对在 cGMP 条件下进行的操作收取附加费用。执行 cGMP 而增加的附加费用自然会推高产品成本，在合同谈判期间就应该考虑到此类附加费用的影响。cGMP 下进行的所有操作步骤都要符合 cGMP 对合成工艺的管理规范要求，即所有用于下游加工的中间体都可被认为是监管性起始物料（regulatory starting material，RSM）。NCE 的所有人将会选择和申报 RSM。没有必要为 RSM 之前的中间体支付 cGMP 费用，否则会导致给定交付产品成本的增加。积极推进 RSM 向 API 的转变，可以最大限度地减少 cGMP 的处理要求，但也可能产生后续的重大后果。由于监管机构通常在研发后期才对 RSM 的决定做出评价，因此在准备好用于人体剂量的 API 后，监管机构可能会对 RSM 提出质疑。在这种情况下，如果只有 RSM 的下游步骤是在 cGMP 条件下执行的，那么这个项目可能使用了非 cGMP 的 API 进行 cGMP 临床研究。平衡这些风险的方法之一是确保在标定的 RSM 之前的一个或两个步骤在 cGMP 条件下进行。在任何情况下，cGMP 的工作成本都是明确要纳入产品成本计算的考虑因素。

4.10.4　工艺小组和药物研发小组推进 API 开发能力的评价

图 4.7 列举了影响产品成本的一些附加因素。随着 NCE 从发现阶段向临床阶段的不断推进，这些因素将变得愈加重要，但其对给定交付的重要性会因项目、交付目的和财务资源的不同而不同。图 4.7 中菱形指示点在药物化学规模放大一端和工艺化学规模放大一端的位置，表明了不同属性对一般项目的相对重要性。图 4.7 所列因素并不包含所有可能的因素，也没有区分 API 是由内部生产还是通过 CDMO 生产。API 通常处在早期发现和早期临床开发的关键位置。因此，质量和数量都可以接受的 API 的生产速度就是一个常见的驱动因素。一些药物化学放大小组可能只有有限的资源来标记、评估和解决合成步骤、过程或单元操作的安全问题。这一属性可能是从药物化学放大研究小组快速过渡到工艺化学放大研究小组的驱动因素。IPC 在工艺化学放大小组中的定义也更为严格，最终中间体或 API 的分析证明证书（certificates of analysis，COA）也是如此。

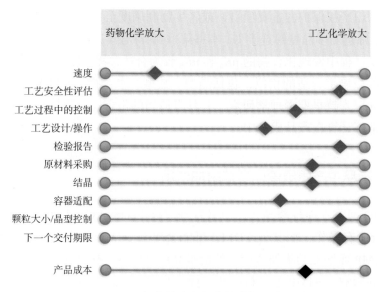

图 4.7 与产品成本相关的附加因素

通常，与药物化学小组相比，工艺化学放大小组对可交付的产品会有更加详细和定量的理解和分析。工艺化学放大小组更善于工艺和操作设计。支持工艺化学放大小组的采购团队通常比药物化学放大小组的团队更加先进，更专注于规模的可放大性、可靠性和经济性。工艺化学放大小组更倾向于开发通过结晶来纯化中间体和 API 的工艺，这在任何化学工艺中都是至关重要的，其也提供了在物理化学属性上的再现性，是一项去除不需要杂质并提高化合物分离纯度的重要操作。而色谱纯化操作通常被开发中的叠缩工艺（telescoping process）或结晶操作所取代。

随着化合物研究的推进，需要考虑使用合适尺寸的反应容器。例如，如果最大批量需要使用 100 L 的反应器，那么应该考虑使用与该反应器相匹配的工艺组，而药物化学的规模放大可能会限制在比较小的反应体积，最终需要多批次处理。同样，在集中生产之前，了解所用的容器有时会有所帮助。例如，如果所有的操作步骤所需的最大容量都小于容器的最大容量，那么就需要考虑为什么放大小组选用了比所需容量更大的容器。另一方面，如果更大的容器是可选或是必需的，那么可以通过将容器的装量调整至最大来获得更多的 API 和中间体。如果生产成本大大超过原材料的成本，那么这么做就有助于提高经济效益。如果原料成本相对于生产成本不是一个重要因素，那么这一操作可能并不明智。最大处理量 / 起始物料量（V_{max}）这一比值也可以添加到产品成本的电子表格中以指导生产规模的放大。

正如本章前面所讨论的，API 的理化属性是理解和实行规模扩大的重要标准。在第 11 章和 13 章中，还可能包括粒径的控制或减小，甚至提供无定形的 API。许多药物化学放大小组无法实现这些目标，所以如果这些属性非常重要，那么交由工艺化学放大小组来负责是更加合适的选择。最后，在任何交付过程中都会积累大量的经验知识，这对以后的化学工艺设计、开发和优化非常实用。对于后续交付而言，这种第一手的知识和实践经验是非常有益的。

综上所述，随着 NCE 进入开发阶段，开发工作应该交由药物开发化学家进行，任何一个属性的工作量都会因交付和项目的不同而不同。每个因素都会影响 API 或中间体集中生产的产品成本。为了有效开发 NCE，必须在推进 NCE 的公司内部或外部选择合适的工艺化学放大小组来支持集中生产规模的放大。

4.11　长期考虑

关键操作所需要的技术可能会促进替代路线的开发。例如，一个内部没有大型哈氏合金反应釜（Hastelloy reactor）的机构不会开发设计在 −70 ℃温度下批量运行的项目。类似地，没有大规模高压氢化反应器的机构会开发相应的代替路线。

许多因素在选择 CDMO 时非常重要，并且会因此影响到产品成本。应当建设好一个具备工艺研究、工艺开发和制造能力的团队，以便与 CDMO 进行更加便捷的技术转让。如果 CDMO 没有完全掌握所需要的技术，那么就需要额外开展研究并消耗额外的花费。与 CDMO 签订合同时，重要的是描述所需的材料数量、生产时间表和产品质量，如 LCAP 或 LCWP。生产批次的时间线很关键，由于研究很少能按计划进行，因此 CDMO 通常需要一定的灵活性。涉及大量资金的合同一般也需要代理人的参与。

选择 CDMO 时需要考虑一些"柔性"的因素，这些因素会极大地影响项目的成功及产品成本。将 CDMO 作为合作伙伴可能需要投入很多精力来协助工艺研发和产品生产，通常需要与 CDMO 的人员进行面对面的交流。

在生产 API 时，确定操作的可重复性是十分重要的，可重复操作是 API 质量控制的前提，进而保证药品的安全性。同样，可重复操作也是常规生产规模的保证。虽然工艺开发化学家和工程师了解操作中的难点，但是在 NCE 开发初期很难将相关数值应用至实际的可重复工艺生产。在常规生产操作中，可以通过不合规格的批次数量及每个批次的循环时间来判断。对于可接受范围（proven acceptable range，PAR）较宽但生产率较低的工艺，如果具有较好的重复性也是可以接受的。

下面的示例概述了这一点。如果某工艺的一个步骤在放大到 1 kg 级别的实验前，在普通的实验室规模上运行了 5 次，并且分离或分析的收率分别为 51%、53%、50%、51% 和 53%，虽然收率不高，但是这个反应是"可控的"。当计划放大的是可控反应时，就会有更高的置信度，因为与不可控反应相比，可控反应的收率（排除操作错误）显著偏离实验室操作的风险较低。与之相对应的一个例子是一个收率分别为 51%、53%、50%、51% 和 83% 的实验室规模反应，其中一个反应的收率显著高于其他反应，在不了解某一批次生产产品的收率明显更高的原因的情况下，可能会出现某一次的收率低于 50% 的情况。第一个实例的应对计划会相对简单，但不可控的工艺可能会从两方面造成更高的产品成本。第一，需要额外的时间和资源开发一个"可控的"工艺，这将相应增加给定集中生产的产品成本，但这项投入的回报可能是巨大的。在上面的例子中，通过设计时间、严格的工艺研究和对反应机理的理解，最终可能会达到 83% 甚至更高的收率。第二，可以谨慎地假设，在放大"不可控的"工艺时会得到低于 50% 的收率。在这种情况下，降低了达不到目标可交付量的风险，但是增加了原料和其他所需试剂的负担，这同样会导致更高的集中生产产品成本。

4.12 总结

产品成本估算是 API 开发的一项重要研究内容，可以在早期药物开发中为关键战略需要提供服务。必须多方面考虑产品成本，如路线选择、操作和新兴技术[31]。在编制产品成本估算时，必须确定变量和假设。在药物开发的多个阶段，产品成本估算均可用于指导高成本效益的工艺开发，以及中间体或 API 不同路线和制备工艺的评估。

（王 鹏 译）

作者信息

尼尔·G. 安德森（Neal G. Anderson）
　　美国安德森工艺研究有限责任公司（Anderson's Process Solutions LLC.）；美国捷星研究（J-STAR Research）公司
托德·D. 尼尔森（Todd D. Nelson）
　　美国安德森工艺研究有限责任公司；美国捷星研究公司

缩略语表

缩写	英文全称	中文全称
API	active pharmaceutical ingredient	药物活性成分 / 原料药
CDMO	contract development and manufacturing organization	合同定制研发生产机构
cGMP	current Good Manufacturing Practice	现行药品生产质量管理规范
CMO	contract manufacturing organization	合同生产机构
CoG	cost of goods	产品成本
CRO	contract research organization	合同研究机构
EHS	environmental，health and safety	环境、健康和安全

缩写	英文全称	中文全称
IPC	in-process control	过程控制
MCC	multi-column continuous	多柱连续
NCE	new chemical entity	新化学实体
QC	quality control	质量控制
RSM	regulatory starting material	监管性起始物料
SFC	supercritical fluid chromatography	超临界流体色谱
SMB	simulated moving bed	模拟移动床
SPE	solid phase extraction	固相萃取

参考文献

1　Tufvesson, P., Lima-Ramos, J., Nordblad, M., and Woodley, J. M. (2011). Guidelines and cost analysis for catalyst production in biocatalytic processes. *Org. Process. Res. Dev.* **15**: 266-274.

2　Broly, H., Mitchell-Logean, C., Costioli, M., and Guillemot-Potelle, C. (2010). Cost of goods modeling and quality by design for developing cost-effective processes. *BioPharm Int.* **23** (6): 26-35.

3　Smietana, K., Siatkowski, M., and Møller, M. (2016). Trends in clinical success rates. *Nat. Rev. Drug Discov.* **15**: 379-380.

4　Cayen, M. N. ed. (2010). *Early Drug Development Strategies and Routes to First-in-Human Trials*. Hoboken, NJ: Wiley.

5　Grabowski, E. J. J. (2006). Reflections on process research II. In: *Fundamentals of Early Clinical Drug Development* (ed. A. F. Abdel-Magid and S. Caron), 1-19. Hoboken NJ: Wiley.

6　Anderson, N. G. (2012). Using continuous processes to increase production. *Org. Process. Res. Dev.* **16**: 852-869.

7　Mihlbachler, K. (2015). The future is NOW for continuous manufacturing-Part 3-multi-column continuous (MCC) chromatography. http://www. ispeboston. org/files/mihlbachler_presentation_for_printing. pdf (accessed 23 January 2018).

8　Cox, G. (2005). Introduction to preparative chromatography. In: *Preparative Enantioselective Chromatography* (ed. G. B. Cox), 19-47. Blackwell Publishing Ltd.

9　Dapremont, O. (2005). Contract manufacturing and outsourcing considerations. In: *Preparative Enantioselective Chromatography* (ed. G. B. Cox), 277-302. Blackwell Publishing Ltd.

10　Mihlbachler, K. and Dapremont, O. (2012). Preparative chromatography. In: *Green Techniques for Organic Synthesis and Medicinal Chemistry* (ed. W. Zhang and B. W. Cue), 589-611. Chichester, UK: Wiley.

11　Perrin, S. R., Hauck, W., Ndzie, E. et al. (2007). Purification of difluoromethylornithine by global process optimization: coupling of chemistry and chromatography with enantioselective crystallization. *Org. Process. Res. Dev.* **11** (5): 817-824.

12　McCoy, M. (2000). SMB emerges as chiral technique. *Chem. Eng. News* **78** (25): 17-19.

13　(a) Hawkins, J. M. and Watson, T. J. N. (2004). Asymmetric catalysis in the pharmaceutical industry. *Angew. Chem. Int. Ed. Engl.* **43**: 3224-3228. (b) Colberg, J. C. (2011). *Practical Synthetic Organic Chemistry: Reactions, Principles, and Techniques* (ed. S. Caron), 698-699. Wiley.

14　Majors, R. E. (2004). The role of the column in preparative HPLC. *LCGC Europe* **17** (10): 512-520.

15 Brandt, A. and Kueppers, S. (2002). Practical aspects of preparative HPLC in pharmaceutical and development production. *LCGC North America* **20** (1): pp. 14, 16, 20, 22.

16 Maddula, S. R., Kharkar, M., Manudhane, K. et al. (2009). Preparative chromatography technique in the removal of isostructural genotoxic impurity in Rizatriptan: use of physicochemical descriptors of solute and adsorbent. *Org. Process. Res. Dev.* **13**: 683-689.

17 Caille, S., Boni, J., Cox, G. B. et al. (2010). *Org. Process Res. Dev.* **14**: 133-141.

18 Jiménez-Sánchez, C., Lozano-Sánchez, J., Brüggemann, M. et al. Application and comparison of high-speed countercurrent chromatography and high-performance liquid chromatography in semi-preparative separation of decarboxymethyl oleuropein aglycone (3,4-DHPEA-EDA), a bioactive secoiridoid from extra-virgin olive oil. *Eur. J. Lipid Sci. Technol.* . doi: 10. 1002/ejlt. 201500532.

19 Flurkey, W. H. (2005). Use of solid phase extraction in the biochemistry laboratory to separate different lipids. *Biochem. Mol. Biol. Educ.* **33** (5): 357-360.

20 In general, SPE is used to prepare samples for analyses. Guide to solid phase extraction: Bulletin 910, 1998. http://www. sigmaaldrich. com/Graphics/Supelco/objects/4600/4538. pdf (accessed 22 March 2018).

21 de Mas, N., Natalie, K. J. Jr., Quiroz, F. et al. (2016). A partial classical resolution/preparative chiral supercritical fluid chromatography method for the rapid preparation of the pivotal intermediate in the synthesis of two nonsteroidal glucocorticoid receptor modulators. *Org. Process. Res. Dev.* **20**: 934-939.

22 Horváth, Z., Horosanskaia, E., Lee, J. W. et al. (2015). Recovery of artemisinin from a complex reaction mixture using continuous chromatography and crystallization. *Org. Process. Res. Dev.* **19**: 624-634.

23 Girard, V., Hilbold, N. -J., Ng, C. K. S. et al. (2015). Large-scale monoclonal antibody purification by continuous chromatography, from process design to scale-up. *J. Biotechnol.* **213**: 65-73.

24 Wagner, N., Fuereder, M., Bosshart, A. et al. (2011). Practical aspects of integrated operation of biotransformation and SMB separation for fine chemical synthesis. *Org. Process. Res. Dev.* **16**: 323-330.

25 Anderson, N. G. (2012). *Practical Process Research & Development-A Guide for Organic Chemists*, 2e, 139. San Diego, CA: Academic Press.

26 Continuous wiped film evaporators can be preferred over distillation or concentration under conventional batch operations. For an example, see Kopach, M. E., Murray, M. M., Braden, T. M. et al. (2009). Improved synthesis of 1-(azidomethyl)-3,5-bis-(trifluoromethyl)benzene: development of batch and microflow azide processes. *Org. Process. Res. Dev.* **13**: 152-160.

27 Matsuoka, R. T., Boros, E. E., Brown, A. D. et al. (2016). Development of large-scale routes to potent GPR119 receptor agonists. *Org. Process. Res. Dev.* **20**: 1469-1475.

28 Fang, J., Tang, J., Carpenter, A. J., et al. (2012). US Patent 2012/0077812 A1.

29 Bray, B. (2003). Large-scale manufacture of peptide therapeutics by chemical synthesis. *Nat. Rev. Drug Discov.* **2** (7): 587-593.

30 Anderson, N. G. (2004). Assessing the benefits of direct isolation processes. *Org. Process. Res. Dev.* **8**: 260-265.

31 Corsi, C. and Lamberth, C. (2015). New paradigms in crop protection research: registrability and cost of goods. In: *Discovery and Synthesis of Crop Protection Products, ACS Symposium Series*, vol. **1204** (ed. P. Maienfisch and T. M. Stevenson), 25-37. Washington, DC: American Chemical Society.

第 5 章
工艺开发新技术

5.1 引言

制药行业在不断推出新药的同时也经历着快速升级。花费更少费用治疗更多病人的需求对药物成本控制提出了更高的要求，其破解之道包括：寻找成药可能性更大的分子实体以降低研发失败的风险；探寻更高效的药物开发方法，特别是临床试验阶段在确保数据可靠的前提下减少受试者的数量；以更低的成本合成药物。由此可见，探寻更经济、可持续的合成方法在工艺开发中起到越来越重要的作用。

在小分子原料药（API）工艺优化过程中，进一步改进 20 世纪沿用至今的传统合成技术的难度不断增加，因此需要采用一些新技术。本章将主要介绍合成生物化学、化学催化和连续化学（continuous chemistry）等目前在工业界备受关注的领域，其中诸多技术已在药物的早期临床研究供给和随后的开发、生产阶段发挥巨大作用。

发酵法通常按照自然的生化途径获得天然产物或类似物，而代谢工程通过敲除通路中不必要的基因，使正常的生化途径在特定环节提前终止，之后分离纯化即可得到相应的产物。与此相比，生物催化的应用则更为广泛。凭借分子生物学的发展和酶种类及其相关知识的不断积累，生物催化法在合成领域迅速崛起。目前在线定制蛋白的基因已经成为一个产业，定制服务通常将需要的基因转染至载体（一般是质粒）之上，经过常规的表达和分离即可获得目标蛋白（酶）。该过程简单、高效，可以快速获得足量的酶以用于项目开发，并不断降低项目研发费用。

在生物催化中，酶的角色发生了根本转变：原先酶是"主角"，需要通过更改工艺路线迎合种类有限却并不非常理想的酶，才能完成相应的转化。随着酶工程的发展，酶的活性、稳定性、立体或对映选择性的提升速度越来越快，现在已经可以做到为特定工艺路线"量身定制"相关的酶。

合成生物化学在小分子化合物高效制备领域拥有巨大潜力，但目前的应用依然需要些许"运气"。研究人员根据已有的有机化学知识几乎可以设计任何小分子的合成路线。但要达到这一目标，合成生物化学还有很长的路要走。尽管如此，随着这一新兴应用学科中研究工具和手段的快速发展，合成生物化学仍很可能成为将来备受青睐的合成手段。

在传统的玻璃仪器（实验室中的烧瓶或中试工厂的玻璃反应器）中，生物催化剂（游离或固定化酶）的使用已经非常普遍。尽管酶的专一性可以实现对许多反应的精准控制，但是酶促反应仍然存在间歇式反应的共性问题：①需要确保起始原料与反应试剂、（生物）催化剂和溶剂的充分混合；②需要依靠搅拌使反应顺利发生；③需要通过繁琐的后处理将中间体/产物与其他组分分离。流动化学（flow chemistry）或连续化学就是能解决这些问题的新技术。

连续化学和生物催化一样，已成功在各种化学工业应用了数十年，但其在制药领域的应用却进展缓慢。连续化学的优势在于无需分离中间体，同时限制了副反应的发生，从而可以更大程度地控制反应的进行。这种技术能完成一些在间歇模式下存在重大安全隐患的反应（如大规模的高温反应等），有效拓宽了化学家的备选反应类型。到达稳定状态后，连续化学模式还能对反应进行精细化控制，并维持产品质量控制的稳定（如杂质分布）。

绝大多数化学家都愿意使用化学催化技术，这也逐渐成为合成路线创新的手段。目前有大量的催化剂可供选用，其中一些已经在现有工艺路线中得到了应用。学术界一直热衷于设计新颖的配体以赋予金属催化剂不同的反应活性，这也扩展了催化剂在多种反应类型，特别是在氢化反应和偶联反应［如铃木反应（Suzuki reaction）］中的应用。

这些新技术如今都在不断发展，越来越强调自动化、可靠、易于操作的自动化系统的引入为众多科学家的工作打开了新的维度。目前负责工艺开发的化学家对实验设计和"质量源于设计"的理念已经耳熟能详。从监管层面来看，不断调整的规定说明生产中各种操作的工艺参数范围必须明确，这对理解收率、产品质量波动的原因至关重要。新药投放市场前需要确定这些参数范围，并在相关监管文件中做出合理解释。将统计思想融入实验设计，可从有限的实验中提取出尽可能多的数据，最终发现影响中间体和API质量的关键因素，这在制药行业有广泛的应用。另一大变化是以自动化设备代替人工，尽量减少因操作导致的实验误差，从而获得更多可靠的数据。自动化长期以来是许多制造过程的核心，目前自动化的核心作用已延伸到了工艺开发阶段，被广泛用于反应条件的筛选、分析和优化。

"可持续制造"已经不再无关紧要。API的新合成路线设计需要充分考虑和体现阿纳斯塔斯（Anastas）和沃纳（Warner）两人提出的"绿色化学"（green chemistry）理念。上文提到的三种技术（合成生物化学、化学催化和流动化学）都属于绿色化学技术的范畴。生物催化通常在水相中以温和条件进行，具有安全、节能、有机废弃物少等优点；化学催化可以提高反应的选择性和收率，催化剂往往还可以重复使用；连续化学能降低间歇式反应的风险，有效控制反应产生的杂质量，因此可以避免部分中间体的纯化操作。

从"可持续"的角度而言，这些新技术带来了更多的机会，不仅能简化反应步骤，还能使反应更加安全、高效，进而全面提升从药物发现到药物开发的水平。

5.2　合成生物化学

合成生物化学（synthetic biochemistry）是葛兰素史克公司（GlaxoSmithKline，GSK）使用的一个概括性术语，是指使用生物催化方法促进化学合成，包括在单步反应中使用单一酶、部分纯化的酶、游离酶或固定化的酶作为催化剂；通过发酵的方法从廉价的原料制得天然产物及其类似物等。本节仅介绍在单步和多步反应中使用生物催化剂的实例，这些催化剂可以是全细胞、部分纯化的酶或固定化的酶，使用时很容易操作，且在标准化的反应设备中即可完成。

近几十年来，生物催化因其高选择性、相对安全的反应条件，以及酶的可再生性等优势而备受关注。在制药工业中，生物催化已成功用于一系列主流药物的生产，详情可参考相关综述[2-4]。这些应用中几个比较著名的案例包括：①利用全细胞催化的类固醇脱羟基反应生产甾体类抗哮喘药物前体；②利用固定化酶技术半合成制备 β-内酰胺类抗生素；③通过双酶级联反应获得有抗病毒活性的核苷类似物；④利用酶促串联反应生产他汀类药物（图 5.1）。这些产品如果采用传统化学方法生产会面临成本、质量和安全性等难题。

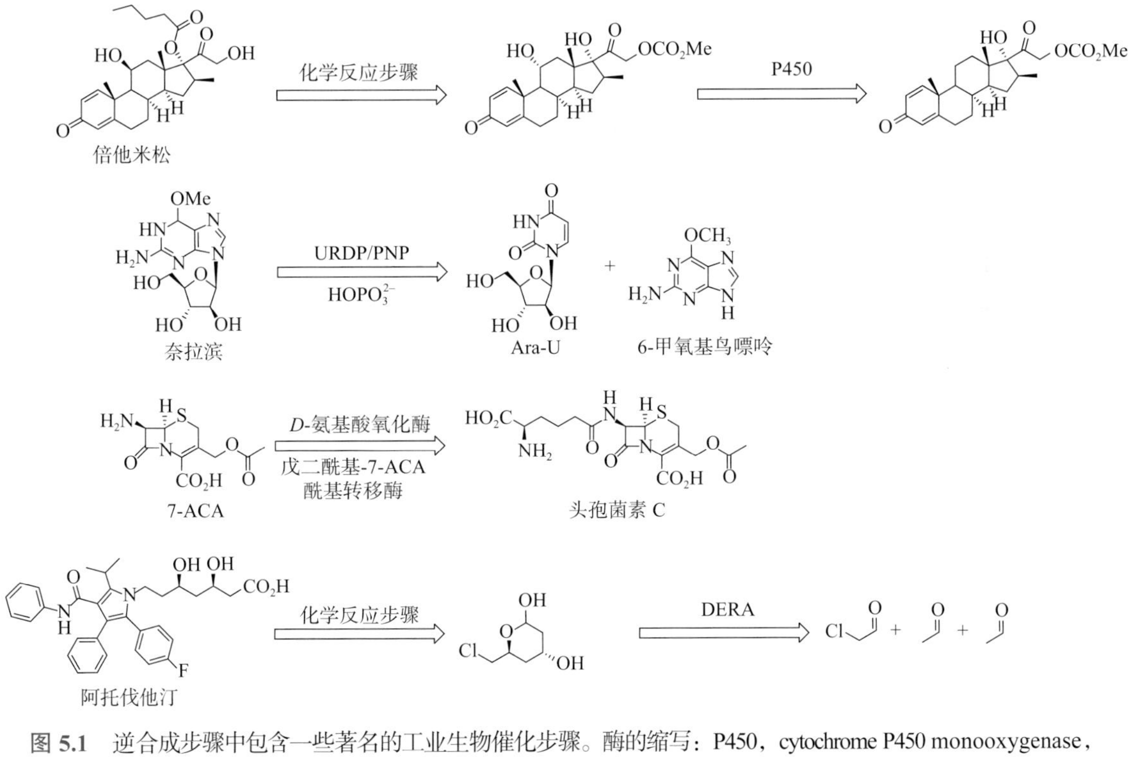

图 5.1　逆合成步骤中包含一些著名的工业生物催化步骤。酶的缩写：P450，cytochrome P450 monooxygenase，细胞色素 P450 单氧酶；URDP，uridine phosphorylase，尿苷磷酸化酶；PNP，purine nucleoside phosphorylase，嘌呤核苷磷酸化酶；DERA，2-deoxyribose-5-phosphate aldolase，2- 脱氧核糖 -5- 磷酸醛缩酶

发酵技术已成为高效合成复杂结构骨架的重要方法。据报道，2007 年精细化学品领域中 35% 的手性砌块是由生物催化技术实现的[5]。随着生物催化工艺的进一步发展，这

一比例还在不断上升[6]。尽管取得了如此大的进步，生物催化在制药领域却并未被药物化学家和化学工艺学家们广泛用于药物分子的合成。主要原因如下：

（1）生物催化剂的种类少且底物普适性窄。

（2）生物催化工艺的开发周期长。

（3）生物催化剂的批间差异大，生产成本高，在药物开发早期的千克级制备过程中尤为明显。

（4）生物催化需要专门的技术和技巧。

（5）生产过程中优化生物催化过程的成本很高。

这些限制问题的解决为制药工业创造了新的机会。本章将讨论可解决上述问题的最新生物催化技术，并总结这些技术的局限性和未来需求。

5.2.1　生物催化现状

图 **5.2** 对 2013 年三大制药公司生产的药物所涉及的反应进行了分类［本工作获得了创新药物倡议联合事业项目 CHEM21 的资助，赠款协议编号为 115360。包括欧盟第七框架计划（FP7/2007-2013）的财政捐款和 EFPIA 公司的实物资助］。其结果和凯里（Carey）等 2005 年的统计数据大致一致（当时还发现药物的手性中心主要依靠手性砌块直接引入）[7]。施奈德（Schneider）等通过数据挖掘技术分析了 1976 ～ 2015 年申请和授权的美国专利中的反应，也得出了类似的结果 [8]。

过去几十年间，由于缺少微生物学和分子生物学方面的支持，化学工作者只能基于几种水解酶的筛选结果，将生物催化用于有限的几种反应类型（如酯化、酰胺化、氨基的甲酸酯保护和脱保护）。早期生物催化反应往往用于动力学拆分或外消旋化等工艺，大多是各种常规合成手段都不适用时的无奈之举。和利用化学试剂轻松实现高于 95% 的转化率相比，这些水解酶的转化率普遍较低，因此应用受很大限制。况且，许多商品化的酶都是为更大的市场服务的（如洗涤剂行业），项目中原本适合的酶可能会因为各种原因突然断供，而其他供应商的酶的专一性可能不如原先的好，这会迫使研发团队更换工艺甚至放弃整个研究项目。此外，为了规避可传染性海绵状脑病（transmissible spongiform encephalopathy，TSE）的风险，应该尽量避免选用源于哺乳动物的酶[9]。

常规生化途径或全细胞的生物转化中已经发现了许多类型的反应，如 N—、O—或 C—原子上的烷基化反应，C—C 键的形成反应、卤化反应，以及各种氧化和还原反应。许多化学家在设计合成路线时，也会试图采用这些生物转化方法，但是结果往往不尽如人意。很多时候他们买不到特定的酶，如果选用名称相近的酶却没有预期的催化活性，酶的使用还会受工艺条件的限制，有时甚至没有充足的货源。

随着计算机性能、生物信息学、分子生物学、廉价基因合成技术、高通量技术（high-throughput）和酶工程技术的迅猛发展，高通量基因组测序技术和宏基因组学技术（能获取微生物群落的总 DNA 信息）彻底扭转了这一困境。以往需要查阅微生物的商业来源，网上订购之后还要花费几周时间在特定宿主中进行转化和表达，而现在已能对海量的酶和

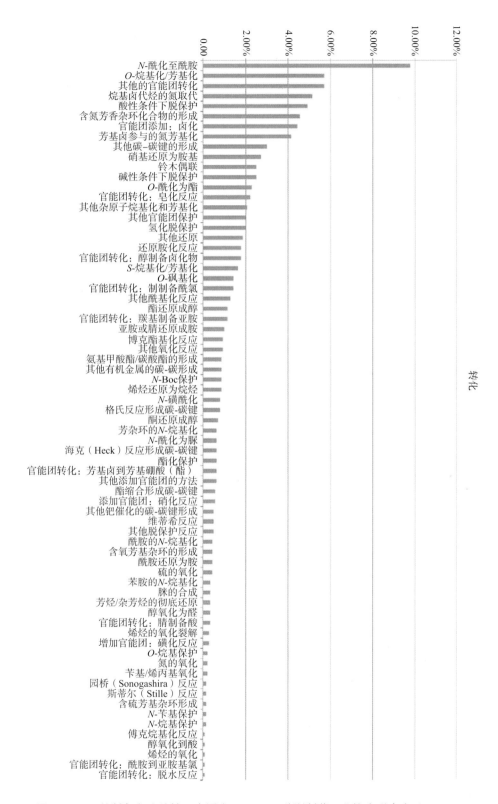

图 5.2　API 的制备方法总结。本图由 CHEM21 欧洲制药工业协会联合会（European Federation of Pharmaceutical Industry Associations，EFPIA）成员编制

基因组序列进行快速在线挖掘[10]，可快速实现酶数量的扩增，产生能覆盖更大底物范围的酶平台，其中包含高选择性的野生型和变异酶（通常是对映体互补的），可以满足过去对"对映体"酶的需求[11]。此外，一些哺乳动物来源的酶也能以重组形式获得，通过在微生物宿主中表达合成基因序列来避免 TSE 的风险[12]。随着可获得的酶不断增加，可供研究的酶的类别也显著增加，该领域学术界和工业界的研究团队数量也在不断扩大[13]。

如今，许多试剂供应商都能生产各类囊括成熟酶产品的酶盒或酶板套装，而这些套装已成为生物催化研究的重要工具（图 5.3）[14]。罗泽尔（Rozzell）最近也编制了一份供货商清单[15]。有了这些酶供应商的资源，就可以通过生物催化完成许多重要反应，其中一些在美国化学会绿色化学研究所的药物圆桌会议（American Chemical Society Green Chemistry Institute Pharmaceutical Roundtable，ACS GCIPR）上被指明需使用更可持续的合成方法替代[16]，研究人员在为底物匹配特定活性和选择性的酶时也能更有信心。产品的单一采购风险可通过以下方法规避：①为同一产品选择多家供应商；②直接购买基因，然后自行或委托第三方生产相应的酶；③提前和供应商达成是否能自行停产的协议。

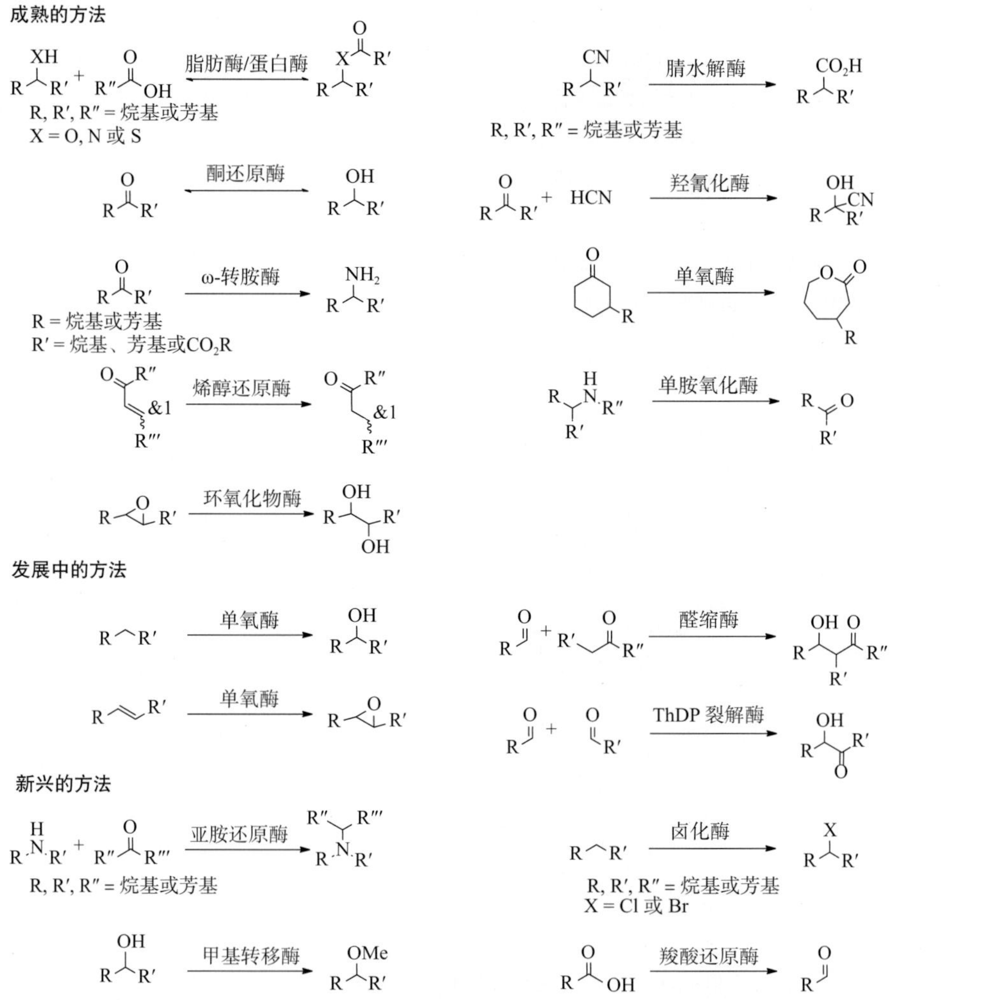

图 5.3 各类生物转化的现状（部分）

供应商会根据客户的筛选要求提供适当的酶盒或酶板，甚至提供筛选服务，并能对选中的酶进行千克级的制备。通过大量的底物筛选试验，可剔除选择性不高、底物普适性不广的酶，实现这些组合产品的不断升级。

许多化学家认为酶只能在稀释的水溶液中使用，而且不耐高温。其实，现已发现许多野生型酶可用于纯有机相反应。嗜热微生物已被证实是耐高温和耐溶剂酶的良好来源[17, 18]。目前生物催化中的最高反应温度的记录是由牛血清白蛋白（bovine serum albumin，BSA）保持的，该蛋白能在 160 ℃水解棕榈酸对硝基苯酚酯[19]。因此，利用包含野生型（或天然）酶的试剂盒和酶板，虽然不一定能筛选出适合工业化生产极端条件的酶，但是能在此基础上得到适用于克级或千克级反应的酶[20]。之后可以通过定向进化或酶工程等成熟方法对其进一步修饰，使这些酶满足企业的生产需求[21-23]。克迪科思(Codexis)公司和默克(Merck)公司的合作就是这一领域的成功典范，他们通过 11 轮定向进化，开发了高度工程化的 ω- 转氨酶（ω-transaminase，ω-ATA），最终完成了西格列汀（sitagliptin）的不对称合成（图 5.4）[24]。该项目在初期并没有对目标底物显示出活性的酶，只能先基于模型底物筛选，之后逐步过渡到目标底物，最终才得到耐受有机相 / 水相环境且具有高活性和对映选择性的酶。11 轮定向进化大致需要 9 个月才能完成，但是如果对蛋白结构中特定残基做几轮突变，通常几周就能得到改良的酶。

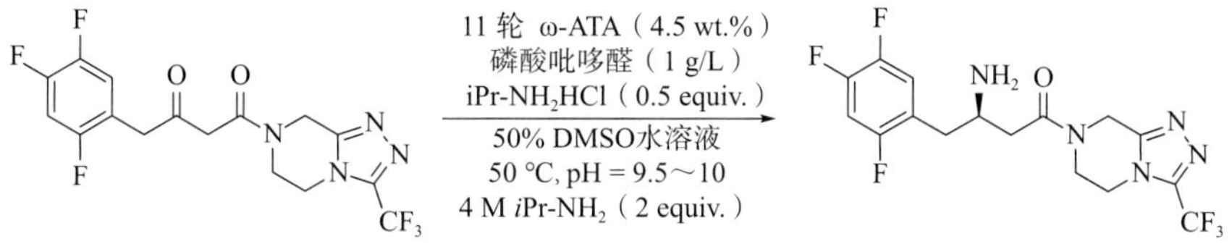

图 5.4　转氨酶催化的西他列汀制备

充足的酶源使化学家在工艺开发过程中能像选用化学催化剂一样选用不同的酶，进而提升反应收率和生产效率，同时稳定产品质量并降低成本。当然，这期间也会遇到一些普遍问题，如许多酶在萃取过程中会引起乳化，会使产物分离变得困难。此外，考虑到酶的过敏原性质，开发合适的分析方法以确保产品不被这些蛋白污染也同样重要。如果生物转化被应用于 API 合成的最后化学阶段，就更需要注意这些问题[9]。为尽量减少和避免乳化现象的发生，通常可以将酶沉淀(向水相中加入和水互溶的有机溶剂或改变水相的 pH 值），然后将其滤除，再蒸除有机溶剂，最后从残余的水相中提取产物。研究人员还在开发突变转相等更有效的方法代替过滤或离心操作[25]。此外，酶固定化也常用于解决产品的回收问题，可最大程度地减少蛋白污染。当酶的回收和再循环是决定成本的关键因素时（特别是对不需要辅因子的酶而言），酶固定化还能起到降低成本的重要作用[26-28]。固定化辅酶因子离实际应用仍有一段距离 [尽管现在已经有 ω-ATA[29] 和酮还原酶（ketoreductase，KRED）[30] 的例子]，直接利用氧气进行催化反应的酶的应用更少。随着定向进化和酶工程方法的不断完善，最佳的解决方案是生产出更高活性的酶，使其在极低的量下即可完成催化反应，且不干扰产物的萃取。例如，尤利安（Ulijn）等设计了一个对映体选择性高且耐用的酮还原酶，并用于孟鲁斯特（montelukast）中间体的生产[31]，仅经过几轮筛选就找到了满足要求的酶变异体，并使产物更容易分离。

5.2.2 单步反应的新型生物催化

尽管可用酶的种类和结构优化方法正在迅猛发展，但已有的生物催化方法和现实需求仍存在巨大差距。不同类型酶的研发进度也不尽相同，研究人员正在努力弥补这些差距。下面将介绍一些近期的典型案例。

仲胺和叔胺广泛存在于大量药物中，可通过传统的 N-烷基化 / 芳基化或还原胺化反应合成。这些方法普遍面临反应选择性或安全性问题。三仓（Mitsukura）等发现了链霉菌种中亚胺还原酶（imine reductase，IRED）对环亚胺 2-甲基 -1-吡咯啉的活性，得到一系列烟酰胺腺嘌呤二核苷酸磷酸（nicotinamide adenine dinucleotide phosphate，NADPH）依赖的环状 IRED。这些酶对多种亚胺均显示出还原活性，能选择性制备（ R ）- 和（ S ）- 型产物，相关成果可参考格罗根（Grogan）和特纳（Turner）等的综述[32]。更有趣的是，其中一些 IRED 还显示出了还原胺化活性。韦茨尔（Wetzl）等近期基于环状 / 非环状酮及伯胺底物，筛选了 28 个 IRED，考察了这些酶的还原胺化活性、非对映选择性和对映选择性[33]。研究发现，尽管每个酶的收率和选择性各不相同，但至少有一种酶能生成所有预期的产物。在小量制备试验中，24 mg 负载的筑波链霉菌（ $Streptomyces$ $tsukubaensis$ ）粗制 IRED，在 pH 值为 9.3 的甲胺水溶液 [5 equiv.，1 mol/L，同时含有葡萄糖脱氢酶辅酶（glucose dehydrogenase，GDH）因子回收系统和催化量的 NADPH] 加入 100 mmol/L 己二酮（400 mg）溶液，能以中等收率、96% 的 ee 值得到（ R ）- 型胺化产物（图 5.5 ）。在相似条件下（ R ）-3-甲基 - 环己酮能以 50% 的收率、94% 的 de 值得到顺式还原胺化产物。

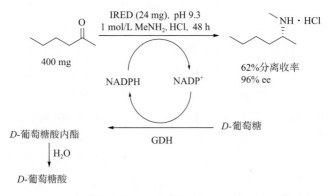

图 5.5 亚胺还原酶（IRED）催化的 2-己酮还原胺化反应

在图 5.1 所示的药物反应库中，氧化反应比重不高。这是因为目前仍然缺乏高效且环保的氧化剂，所以在设计合成路线时通常会避免使用氧化反应。本章后文会涉及化学催化的氧化反应研究进展，生物催化氧化反应也有相关的综述报道[34]。在现有的生物催化方法中，细胞色素 P450 酶（CYP）催化的惰性 C—H 键的羟基化反应备受关注。但是这类反应也存在诸如酶活性低、稳定性差、解偶联困难（由于需要额外氧气和电子源导致的操作复杂）等问题，应用潜力尚未充分发挥[35]。然而，正如罗班（Roiban）和里兹（Reetz）最近的综述，在过去几年中，定向进化技术使该领域迅猛发展，前景看好[36]。

帝斯曼公司（DSM）的卡卢兹纳（Kaluzna）等最近使用来自巨型芽孢杆菌（*Bacillus megaterium*）的野生型 P450 酶（P450$_{BM3}$）成功进行了首次大规模的体外羟基化反应[37]。优化后，使用含有共表达的 P450$_{BM3}$ 酶和 GDH 的冻 / 融全细胞作为催化剂（这是为了最大程度地减少催化反应的传质过程，促进各组分的协同催化效率，增加酶的稳定性和辅酶的循环效率），加入过量葡萄糖和外源 NADP，在一定 pH 范围内反应 10 h，即可将 100 L 浓度为 10 g/L 的亲酯性底物 α-异佛尔酮经转化为（*R*）-4- 羟基异佛尔酮（图 5.6）。该反应重现性很好，转化率超过 80%，最终能以大于 50% 的分离收率和 94% 的区域选择性制备得到 ee 值大于 99% 的目标产物。该工艺成功的关键是反应中需要使用纯氧，这不仅能提供更多的氧气（比同体积空气多近 4 倍），还能避免空气产生的大量泡沫和酶变性等问题。然而纯氧的使用非常危险，需要仔细监控反应液和反应器顶部空间中的氧气含量。通过设置氧气流量确保反应器中的氧含量低于 5%，并且通过氮气吹扫将反应液上方的氧气含量控制在 20% 以内。

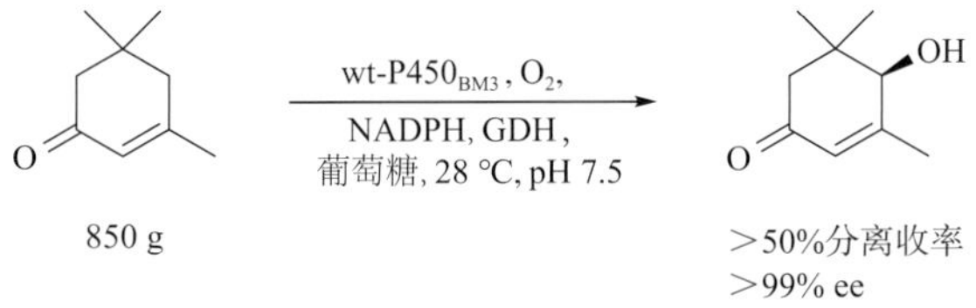

图 5.6　wt-P450$_{BM3}$ 催化的 α-异佛尔酮的体外不对称羟基化反应

莉泽（Liese）等发表了一种非常类似的方法，以 P450$_{BM3}$ 三重突变体的无细胞粗提取物和 GDH 辅因子组成的循环系统，催化 α- 紫罗兰酮的氧化反应[38]。他们利用表面活性剂和少量的助溶剂降低底物溶解度，使用充气搅拌釜反应器提供的纯氧提升反应的速率。但是 P450 酶的稳定性会制约该反应，酶的周转数（turnover number，TON）始终无法突破 5000 次，这限制了该方法在其他更有价值的合成工艺中的应用。

继乌尔里奇（Ullrich）等发现茶树菇非特异性过氧化酶（*Agrocybe aegerita* unspecific peroxygenases，A*ae*UPO）并开发其合成应用后[39]，UPO 作为 P450 的潜在替代品引起了广泛关注。这些酶能催化的反应和 P450 相同，但没有气体传质问题（以过氧化氢为氧化剂），不需要辅因子，UPO 即使是在纯有机溶剂中也能稳定存在且具有催化活性，因此成为理想、方便的工具，适用于对先导化合物的官能团化反应。博尔曼（Bormann）等最近对 UPO 的研究进展进行了综述[40]。有趣的是，著名的来自棒状烟霉菌（*Caldariomyces fumago*）的氯过氧化酶（C*fu*CPO）也属于此类，其虽然表现出优异的对映选择性，但活性较差。尽管 A*ae*UPO 比 C*fu*CPO 具有更高的活性和稳定性，但前者需要异源表达，阻碍了其更广泛的应用。最近开发的酿酒酵母（*Saccharomyces cerevisiae*）过氧化酶变体（平衡了酶的溶解性、活性和稳定性），可以达到预期目标[41]。

许多酶除了能催化与其生物学功能有关的反应，还能促进其他类型反应的发生。P450

酶就是一个典型的实例，其能催化的反应类型包括羟基化反应、环氧化反应和脱烷基反应等。阿尔诺德（Arnold）等尝试了水相中 P450 酶催化的环丙烷化反应，该反应和环氧化反应类似，但是由于缺少卡宾（carbene），自然条件下无法发生[42]。以金属催化的苯乙烯和重氮乙酸乙酯反应生成 2- 苯基环丙烷 -1- 羧酸乙酯为模板反应，加入大多数含血红素的酶后，反应转化率、选择性和氯化血红素（一种化学催化剂）催化一样都不高。然而野生型 P450$_{BM3}$ 酶催化的反应转化率虽低，但非对映体选择性和对映体选择性却与 P450s 酶有所不同。当研究人员测试了实验室内已有的 92 种 P450$_{BM3}$ 酶变体后，发现不同的酶能以中等的收率得到 2- 位为 S 构型的顺式或反式产物，反应进行的两小时内酶循环超过 200 次（图 5.7）。在改造 P450$_{BM3}$ 酶制备难以合成的顺式产物时，发现突变后的 P450$_{BM3}$T268A 酶可以使产物构型翻转，进而高选择性地得到反式产物。值得一提的是，该反应需要在惰性气体下进行，因为氧气会抑制反应的发生。此外，还需要还原剂将反应后的催化剂再生为具有催化作用的 Fe（Ⅱ）化合物。该酶促反应的底物普适性较广，不仅适用于对位吸电子或供电子基取代的底物，甚至是支链的苯乙烯衍生物都能发生反应。阿尔诺德课题组最近对 P450 催化的卡宾反应，包括 SH、NH 和氮宾的插入反应，以及叠氮化反应进行了综述[43]。

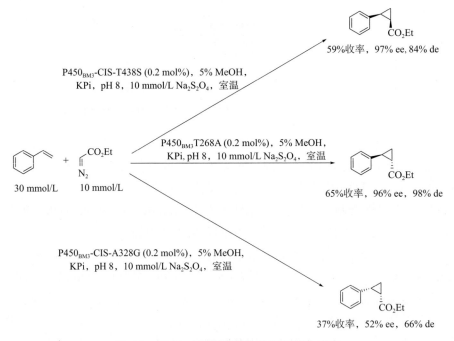

图 5.7   P450$_{BM3}$ 裂解酶催化的环丙烷化反应

基于这些研究成果，药物合成反应中能通过生物方法实现的反应占比从十年前的 25% 提升至现在的 40%，未来甚至有望达到 65%（GSK 未发表的数据）。随着酶盒和酶板覆盖率的不断提高，生物转化的可行性会不断提升，当然具体到某个反应，还需要结合其他技术因素进行综合考量。

5.2.3　级联生物转化

　　与化学方法相比，在某些反应中使用分离的酶进行单步生物转化的优势明显。然而，全细胞工艺能同时使用更多类型的酶，这些酶有些不易分离或需要细胞器提供底物或辅因子（体外制备可能成本太高或是难以高效循环利用），因此反应需要在活细胞中进行。但是正如前文所述，与化学合成相比，这些工艺通常需要更大体积（是前者的 100 余倍而不是十几倍）的专用设备、更特殊的发酵试剂盒和更高水平的专业技能，并且需要进行复杂的后处理操作。这些因素都会增加生产成本，也和制药工程或精细化工领域选用多功能套件的理念格格不入，因此只有这种方法较其他方法更具优势时才会被选用。通过多个酶的协同催化完成一系列串联反应，又称酶级联反应（enzyme cascade reaction）[44]，可以充分发挥各个酶的选择性优势，优化每步反应，弥补与发酵反应类似的不足。除此之外，因为精简了分离纯化步骤，节省了每步反应后处理和清洗过程中的溶剂消耗（通常比反应溶剂的用量更大），酶级联反应还能极大地减少人工和间接费用（这部分开支往往占到产品总成本的一半以上）。酶级联方法还可以通过合理安排各步反应的顺序，控制平衡向逆反应方向移动，促进辅因子的再生，甚至能实现那些不稳定或有毒中间体的原位生成和反应。最近发表了几篇有关这一迅速扩展的领域的综述，涵盖了在异源宿主细胞中人工途径或精简后途径的重建，使用游离酶、固定化酶甚至是人造酶在体内和体外环境中开发新的人工途径等多种不同的级联方法[45-47]。酶级联反应的适用领域不断扩展，下面仅介绍几个利用此类方法解决合成化学中经典难题的实例。

　　醛类化合物的稳定性差、有毒性，制备时通常需要使用危险试剂，化学合成并不容易。文献报道[48, 49]，羧酸还原酶（carboxylic acid reductase，CAR）经磷酸泛酰巯基乙胺基转移酶（phosphopantetheinyl transferase，PPTase）活化后可实现这一转化。然而，转化所需的 ATP 价格昂贵，且难以回收套用，因此反应只能在活细胞中进行。但是由于醛类产物本身活性高，可能被细胞中其他内源性酶进一步还原，其毒性也会造成宿主细胞死亡，所以只能以低转化率 / 产物浓度的方式生产。为此，需要有效的原位产物回收（in situ product recovery，ISPR）方法或通过使用酶级联反应将其进一步转化为更稳定的高附加值产品。最近报道了许多将羧酸还原酶嵌入酶级联反应中发挥作用的方法。法郎士（France）等以逆合成分析手段，设计和开发了高效的 CAR/ATA/IRED 级联反应，合成了一系列单官能化和双官能化的吡咯烷和哌啶类化合物[50]。该方法的亮点在于，一锅法反应集成了生物催化的许多关键优势，如高化学选择性、对映体选择性和非对映体选择性等。以高转化率、高立体选择性制备一系列 2-芳基取代哌啶的反应为例（图 5.8）：湿菌体（75 mg/mL）中的海洋分枝杆菌（*Mycobacterium marinum*）含有 mCAR，在被枯草芽孢杆菌（*Bacillus subtilis*）的 PPTase 激活后，可在 pH 值为 7 的缓冲液中将 5 mmol/L 的酮酸还原成醛酮中间体。在转氨酶的催化下，以 250 mmol/L 外消旋丙氨酸作为胺供体可以将醛酮中间体高选择性地原位转化为氨基酮 [译者注：该化合物可分子内环化脱水得到环状亚胺]。随后，环状亚胺在湿菌体（50 mg/mL）链霉菌（*Streptomyces sp.*）R- 型（GF3587）或 S- 型（GF3546）IRED 的催化下发生立体选择性还原，得到相应光学活性的 2- 取代哌啶。

双取代哌啶的合成则更为复杂，还要考虑底物被 IRED 还原后的非对映异构体选择性。

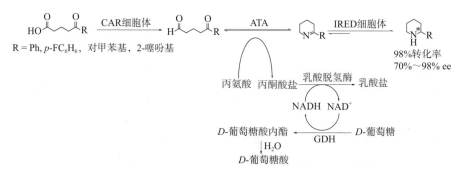

图 5.8　CAR/ATA/IRED 级联反应制备手性 2- 芳基哌啶类化合物

除了共表达 PPtase 之外，串联 CAR 反应的关键还包括葡萄糖脱氢酶（glucose dehydrogenase，GDH）/ 乳酸脱氢酶循环体系的构建，以确保从丙氨酸到醛的转氨反应能高化学选择性发生。如果没有该体系，宿主中的内源性酶会将醛进一步还原。最后，该团队将反应放大并以高收率获得了大于 50 mg 的产品。

酰胺化是制药行业中最重要的反应之一，广泛用于片段的拼接，但常用到危险的试剂或复杂的偶联剂。戈斯瓦米（Goswami）和范·拉恩（Van Lanen）等最近对酶促进的酯 / 酸合成酰胺的高效催化反应（非核糖体方法）进行了综述，这些反应能与其他酶发生协同作用以促进级联反应[51]。化学法合成酰胺通常要在偶联之前将酯基水解，而酶促酯合成酰胺反应则简化了这一过程，利用脂肪酶或蛋白酶在纯有机溶剂中即可催化反应。其难点在于：一方面需要控制水量，减少水解副反应的发生；另一方面又要保持一定水分，确保酶的催化活性。

一些酰基转移酶能水解氨基酸以外的其他底物。例如，耻垢分枝杆菌酰基转移酶（acyltransferase from *Mycobacterium Smegmatis*，*Ms*AcT）[52]、青霉素 G 酰化酶[53] 和卡普拉霉素生物合成途径产生的 CapW 酶[54] 等。伯格伦德（Berglund）及其同事最近将 *Ms*AcT（一种较新的多功能 GDSL 酯酶 / 脂肪酶[55]）与 ω-ATA 联用于水溶液中，研究了将醛转化为酰胺的级联反应。他们发现酰胺化反应的最佳 pH 值为 11，因此在级联反应中选择了来源于博美氏杆菌（*Silicibacter pomeroyi*）的 ω-ATA（其最佳 pH 值为 9.5）。优化反应条件后，将 20 mmol/L 的苯甲醛、2%v/v 的甲基甲氧基乙酸酯（10 equiv.）和浓度为 0.5 mol/L 的 1- 丙氨酸溶解于 0.4 mol/L 的 CHES 缓冲液（pH 值为 10）中，使用过量 2 倍的 ω-ATA 酶（和 *Ms*AcT 相比）可以最大限度地提高水解率，最终 12 h 即可以 97% 的转化率合成酰胺（图 5.9）。如果不添加 *Ms*AcT，反应转化率仅为 40%，这说明酰基转移酶具有推动平衡正向移动的作用。如果优化了磷酸吡哆醛（pyridoxal-5′-phosphate，PLP）辅因子的含量，则可能需要过量的丙氨酸来提高氨基转移反应的速度。

利用该体系，直链脂肪醛也可以生成酰胺，只是收率偏低。除了甲氧基乙酸甲酯以外，研究人员还尝试以乙酸甲酯作为酰基供体，虽然提高了反应速率，但是反应的最大转化率却降低了。可以利用酶工程进一步拓宽该反应的底物范围。

由于在活细胞中可能发生酯水解，因此通过 ATP 依赖的酰胺连接酶将酸转化为酰胺可能会是一种更通用的方法[44]。

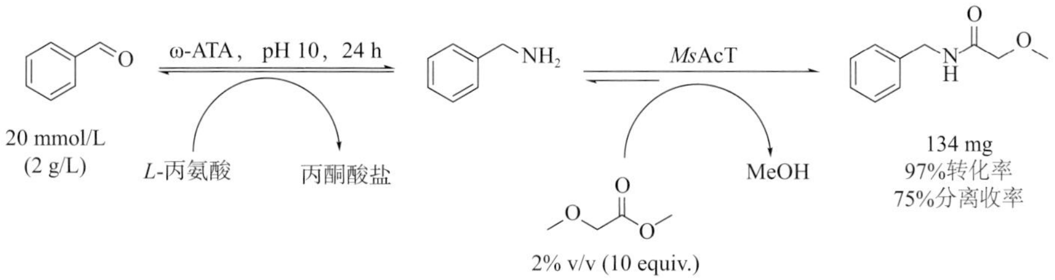

图 5.9　ω-转氨酶 / 乙酰转移酶级联反应实现醛转化为酰胺的反应

5.2.4　合成生物化学的未来

2012 年，来自制药、精细化工和专业生物催化领域的 15 家公司发布了一个清单，上面例举了推动生物催化与合成生物化学在工业中应用所面临的关键问题[13]。现有的生物转化反应迫切需要高质量的转氨酶、高性能的单氧酶，以及"高品质"的水解酶，来改善现有水解 / 酰化筛选酶板的底物普适性。

生物催化的亚胺还原，C—C/C—N 键构建反应［如克脑文格尔（Knoevenagel）、铃木（Suzuki）、赫克（Heck）、斯特雷克（Strecker）和曼尼希（Mannich）等反应］的报道较少，有的反应目前甚至还是空白。此外，酰胺和腈基的还原反应也很重要，这些反应的研究一旦有所突破将对工业界具有重大意义。上文提到的生物催化的亚胺还原反应已经取得了显著成效，此外还发现了一些有趣的 C—C 键构建方法。例如，由硫胺二磷酸依赖性裂解酶催化的不对称史泰特（Stetter）反应[56]，以及 4- 草酸巴豆酸酯互变异构酶（4-oxalocrotonate tautomerase，4-OT）催化的硝基烯烃和乙醛的不对称迈克尔加成反应（Michael addition reaction）[57]。但总体而言，这些反应中还有许多未能实现生物催化。弥补这种差距的方法之一是开发具有与天然酶发生级联反应可能性的人造酶。最近瓦尔德（Ward）先后与波尔迪亚（Pordea）[58]、海尼施（Heinisch）[59]合作发表了相关综述。瓦尔德等还首次报道了一个非天然金属酶催化剂的体内定向进化、组装和催化活性研究，促进烯烃复分解反应[60]。蛋白配体的定向进化是替代传统化学催化合成的有效手段。在体外对比实验中，最佳的金属酶催化剂与市售的烯烃复分解催化剂的使用效果不相上下。

随着生物催化方法的迅速增多，新型级联反应也不断涌现，如化学催化剂和酶的级联反应（GSK 未发表的数据），以及生物催化在流动化学中的应用[61]。但是，生物催化领域尚有突出问题亟待解决，如缺乏标准且可靠的表达系统、酶催化剂的宿主问题、分析代谢途径的方法，以及如何利用机器模拟和后处理来充分发挥技术优势，这些问题都会在不断扩大的合成生物化学领域得到越来越多的关注。这些方法旨在于细胞内构建合成路线，因此需要更合理的逆向合成分析和设计。正如特纳（Turner）和奥赖利（O'Reilly）建议的那样，应将生物催化、生物合成和传统化学一起列为大学化学的学位课程[62]。

5.3 化学催化

催化剂能降低反应能垒，加快反应速度，提升反应效率，减少能量消耗。因此，催化反应被列入绿色化学 12 条原则之一[1, 63]。此外，催化反应还能增加反应的收率和选择性，减少"三废"的生成，其中的不对称催化反应还能避免繁琐的手性拆分工艺。催化反应策略还能精简反应步骤，降低产品的原料成本和生产总成本。这些优势使催化技术在制药行业中发挥越来越重要的作用[64]。

图 5.2 例举了制药行业最常见的反应类型，其中就包括许多催化反应。比如，芳杂环化合物的芳基化反应通常是以铜或钯催化的偶联反应实现的[65, 66]。铜催化的芳基氯化物的偶联反应提升了该反应的价值[67]。胺的烷基化反应可以先将胺和醛缩合制备亚胺，之后通过钯和铂催化氢化实现。在特殊情况下，如图 5.10 中辉瑞公司的例子，杂原子的烷基化反应可以经过体系内的"借氢"过程实现[68, 69]。这些方法能避免具有基因毒性且需要严格控制残留量的烷基化试剂的使用[70]。

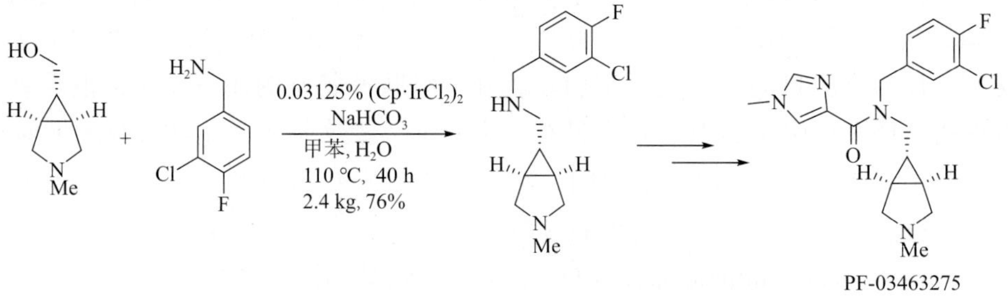

图 5.10　借氢反应在药物合成中的应用实例

近期还有关于催化酰基化反应的报道[71]。如图 5.11 所示，在洛曲非班（lotrafiban）的合成中，钯催化的"插羰"反应将芳基卤化物转化成酰胺或酯[72]。

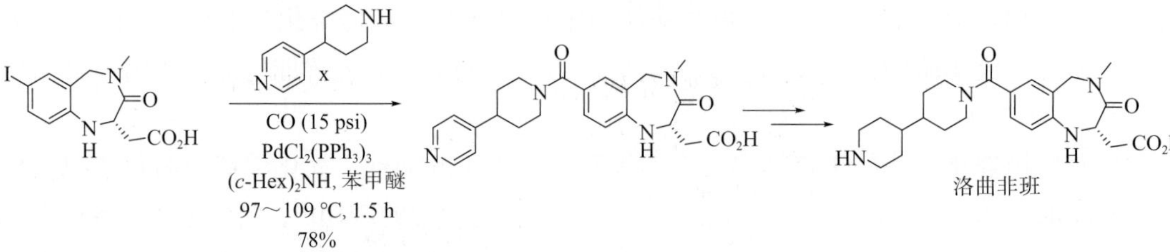

图 5.11　洛曲非班的合成中利用插羰反应构建酰胺键

如图 5.12 所示，钯催化的偶联反应可以实现许多 C—C 键的构架。铃木反应的原料硼试剂（硼酸和硼酸酯等）稳定、易得，甚至可以原位生成并直接偶联，是最常用的合成方法之一^[73, 74]。

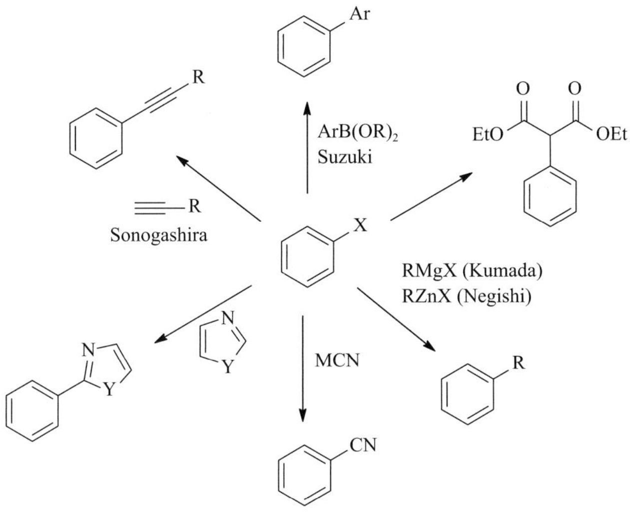

图 5.12 经典的过渡金属催化的 C—C 键构建反应

大量的偶联反应，如铃木（Suzuki）反应、熊田（Kumada）反应和根岸（Negishi）反应等，需要含有特定官能团的底物（如芳基卤化物等）。目前已有基于 C—H 键官能团化的构建 C—C 键的报道^[75, 76]。铃木偶联通常被用于实现 sp^2 碳原子之间的偶联反应，而对 sp^2-sp^3 碳原子间的偶联^[77, 78]、铁催化的格氏试剂偶联等其他反应可能取得更好的效果^[79, 80]。图 5.13 显示了中试规模的铁催化格氏试剂偶联反应的实例，其中的格氏试剂是原位生成的^[81]。

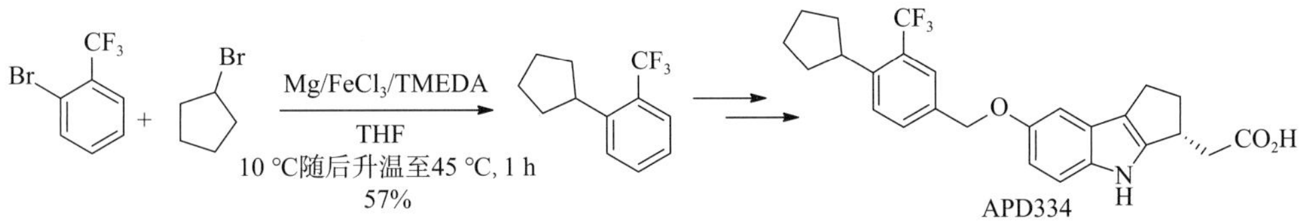

图 5.13 芳基与烷基溴化物的还原偶联

其他 C—C 键构建反应还包括金属复分解反应^[82]、不对称的 Hayashi 反应^[83] 或路易斯酸介导的共轭加成^[84]、有机小分子催化的反应^[85]，以及手性相转移催化剂促进的不对称烷基化反应（图 5.14）^[86]。

凯里（Carey）等统计发现，脱保护反应中脱苄基反应约占 20%，通常是用钯碳催化的还原氢化实现的。还原反应还包括许多过渡金属催化的氢化反应，如硝基、亚胺、氰基、烯 / 炔，以及芳杂环化合物的还原^[87]。其中一些可以用均相催化剂实现不对称还原^[88-91]。在图 5.15 中，默克公司开发的钌催化不对称氢化反应，可以实现动态动力学拆分（dynamic kinetic resolution，DKR）^[92]。此外，还能以氢化反应实现酰胺和酯的还原。与需要当量使用的化学还原剂相比，尽管催化氢化很多时候需要加压，但能大量减少废物的排放^[93, 94]。

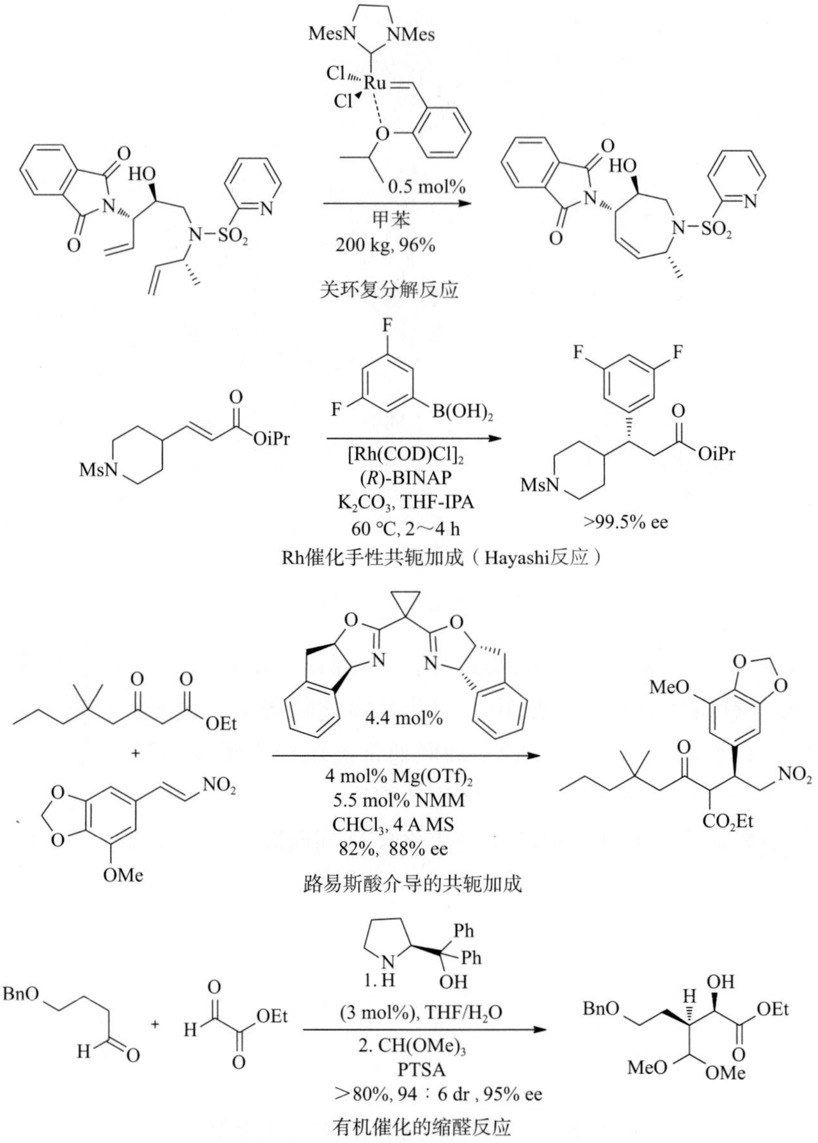

关环复分解反应

Rh 催化手性共轭加成（Hayashi 反应）

路易斯酸介导的共轭加成

有机催化的缩醛反应

图 5.14　C—C 键催化构建反应在药物合成中的应用

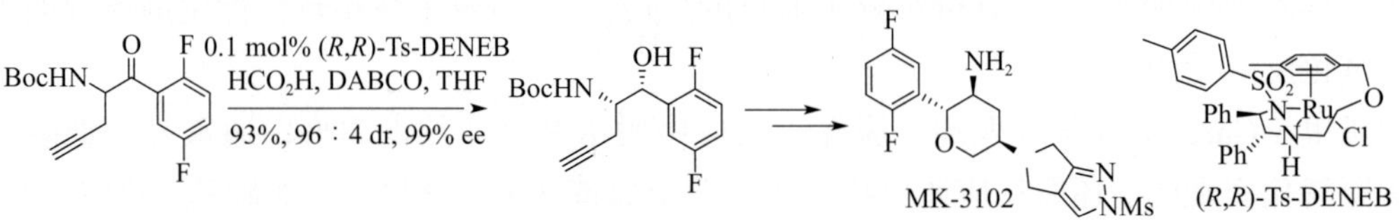

图 5.15　不对称氢化和动态动力学拆分（DKR）在 MK-3102 合成中的应用

催化氧化反应种类也很繁多，包括醇氧化成醛、酮、酸、烯烃，双羟化，环氧化，以及杂原子的氧化反应。目前已有在制药业中大规模醇氧化反应的综述[95]。其中最受关注的反应之一是以"漂白剂"为氧化剂实现的相转移催化醇的氧化反应[96]。此外，空气氧化，特别是斯特尔（Stahl）课题组利用铜和 TEMPO 或 ABNO 协同催化实现了醇的间歇式和连续化的氧化反应[97, 98]。如图 **5.16** 所示，该反应可在 NMP 中 60 ℃下，实现 10 mmol 规模瑞舒伐他汀（rosuvastatin）的合成。

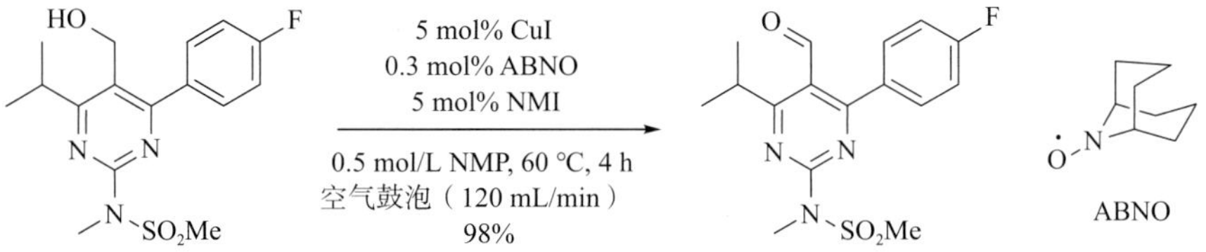

图 **5.16**　催化氧化反应合成瑞舒伐他汀前体

由于该反应需要在空气氛围中进行，反应温度应控制在 25 ℃（NMP 在常压下的闪点）以下，以确保安全。其替代方案包括在反应液上方吹扫惰性气体，控制溶剂蒸气中的氧含量，以降低着火风险[99]；或利用连续化反应器，使反应液充满管路或保持足够的压力，限制溶剂蒸气浓度。

另一引人注目的反应是 Chem-Lam 偶联反应[100, 101]，这是一种含胺基或羟基化合物与硼酸发生的 C—杂原子偶联反应。该反应需要在氧气氛围中进行，放大过程比较复杂，近期百时美施贵宝的穆德里克（Mudryk）和郑（Zheng）等在氮气中充入 5% 的氧气，实现了该反应 100 g 级规模放大（**图 5.17**）[102]。

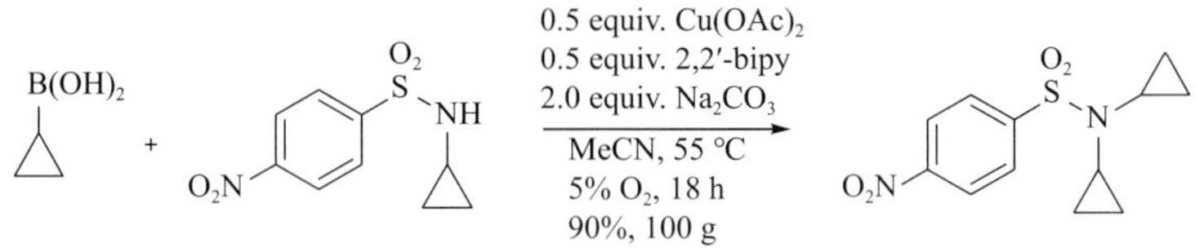

图 **5.17**　100 g 级 Chan-Lam 偶联反应的应用

5.3.1　工艺放大过程中的注意事项

在合成路线中催化反应的数量取决于项目所处的阶段和时间。在药物发现阶段，需要尽快发现临床候选药物，因此必须选择成功率高的合成路线。此外，早期研究路线需要方便修饰分子的各个位点，以快速发现最优结构[103, 104]。一旦确定了候选药物的结构，化合物的合成方法就成了重点。在早期开发阶段，制备工艺的安全性和该工艺能否"保质保量"地提供产品是关键。所选路线可能是原始路线，也可能进行了部分改进。随着对候选药物研发的不断深入，研究人员通常会在临床Ⅲ期试验前完成药物合成工艺的优化。在此期间，需要评估许多不同的合成策略，并找出最佳的路线。为了全面评估这些策略，在早期还需要进行高效的反应条件筛选。研究人员会采用诸如基于统计学的设计[105]、高通量筛选试验[106]（最近默克公司开发了纳摩尔级的条件筛选技术[107]）等手段。前沿的催化技术在实际应用中会遇到底物兼容性问题，药物中的杂原子、杂环、羧酸等官能团需要耐受相应的反应条件。然而，由于文献报道中经常会出现作者"报喜不报忧"、有意回避不适用底物的情况，使得研究人员对新方法到底能否成功没有十足把握，很多时候只能对这些新方法"敬而远之"。诚然，高影响因子的期刊往往只愿意接收那些研究结果非常出色的论文，但实际上新反应的适用范围（特别是哪些底物不适用）才是最关键的。这些信息将有助于研究人员针对特定转化选择合适的方法和催化剂。当然，这并不是要求所有的新反应都能在精细化学或制药行业中应用，但如果新方法在分子合成的某一步转化中具有明显优势，则很有可能会被应用。目前，已经报道了许多筛选方法可用于评估官能团在特定反应条件下的耐受性[108-110]，结合上述高通量筛选技术，可快速判断某个新型反应能否用于特定分子的合成。

确定合成路线后，需要进行大量的工艺优化工作，包括试剂的最佳组合和一系列反应参数的最优化设定（确保产物的纯度）等，具体涉及化学、工程、分析、结晶、过程安全、物理特性、材料采购，以及中试车间和工厂等相关部门的一项复杂的多学科工作。放大过程中还需要关注反应如何在生产环境中顺利运行，从反应器的选型（通常是标准尺寸的反应釜）到试剂的加料方式都需要考虑。任何催化剂在称重和加料时都必须稳定，必要时可以设置特定的方式。此外，试剂的添加顺序和升温速率等也非常重要，因为大规模反应需要更长的加热时间，可能导致在低温状态下发生竞争性副反应。在催化反应中，还要了解活性催化剂的形成和导致催化剂失活的潜在原因[111]，确保催化剂在反应中正常工作。勃林格殷格翰（Boehringer Ingelheim）公司的达赫（Dach）等[20]将优秀合成工艺的关键因素归纳为 SELECT 准则[112]，包括：

（1）安全性（safety）。任何涉及安全的因素都必须可控，包括毒性、可燃性、活性中间体等。使用压缩气体时尤其要注意，当反应体系需要氧气/空气时，最好使用流动化学的方法。如果反应中需要空气，则必须使反应温度低于溶剂的闪点，这对氧化工艺的安全放大至关重要，也是这类反应在工业上较难应用的原因。同样，使用氢气和一氧化碳时也要非常小心，并且要配备复杂的检测系统。和那些常规的安全注意事项相比，这些防范措施在工艺放大中更为重要。此外，向反应体系中加入或过滤易燃（有毒）的催化剂时，也要采取相应的防护措施。

（2）环保（environmental）。环保是指满足当前和将来预期的环境法规，包括避免使用可能即将被禁止使用的原材料（如二氯甲烷），以及将工艺产生的废物和生产所需的能耗降至最低。因为废物需要额外的运输和处理成本，最好能进行回收或重新利用。例如，精制含铂族金属的废物，回收使用过的溶剂都能挽回一定的成本损失。

（3）法律（legal）。必须在项目的早期阶段就考虑相关的知识产权，特别是要了解并评估使用受专利保护的配体和合成技术的成本。例如，和付费专利技术相比，只要简单许可就能使用的技术更容易被采纳。

（4）经济（economy）。经济的路线应具有最精简的合成步骤并满足长期的成本目标。

（5）控制（control）。每步反应都应该重现，并且允许工艺参数在限定的范围内变化。药品生产受到严格监管，药物产品质量被相关法规严格约束，这是监管最严格的商业领域之一。"质量源于设计"的理念意味着产品质量控制是基于对生产过程的透彻理解而实现的，其中包括对过程边界和反应机理的深入研究，以及对杂质来源及其控制方法的了解。一般而言，任何杂质（包括区域和立体异构体、中间体、副产物、残留的配体、反应物和试剂等）在 API 中都必须少于 0.15% w/w。对于可能具有基因毒性的杂质，如烷基化试剂，标准会提高至 ppm 级别。许多用作催化剂的金属也属于此类，如铂族元素（Pd、Pt、Ir、Rh 和 Ru）的含量上限通常为 10 ppm，镍的上限为 20 ppm，铜的上限为 300 pm[113]。十万分之一（10 ppm）的残留量是非常严格的指标，如果金属催化应用在 API 合成的后期，则可能会因此导致合成工序复杂化。除此之外，配体也是需要除去的杂质。因此，严格的质量要求是工艺研究中要尽可能降低催化剂和配体用量的一个深层次原因。

（6）产能（throughput）。所有工艺均应具有高产能，这包括生产的耗时和原材料的来源：不宜采用那些步骤冗长、反应耗时、起始原料稀少的合成路线。

5.3.2 近期在工业生产中应用催化反应的研发实例

阿斯利康（AstraZeneca）的研究人员最近报道了一种使用不对称氢化链烯酸制备 AZD2716 的方法（图 5.18）[114]。该项目要求在有限时间内制备数百克药品用于毒性研究。合成路线绝大部分沿用了药物发现时的原始路线。但由于其中的手性拆分会损失过半收率，所以研究人员投入大量精力开发不对称氢化的合成方法。前人报道的反应配体无法直接购买，同时不适用于 α- 甲基肉桂醛类底物的还原。因此，研究人员针对铑和钌催化剂筛选了一系列手性配体，最终发现乔西福斯（Josiphos）配体和铑催化剂结合能够以 75% 的收率和 90% 的 ee 值得到目标产物。将该产物和（R）-1- 苯乙胺成盐后再重结晶，能将 API 的 ee 值提高至大于 98%。如果没有高通量的条件筛选，则很难在规定时间完成上述任务。

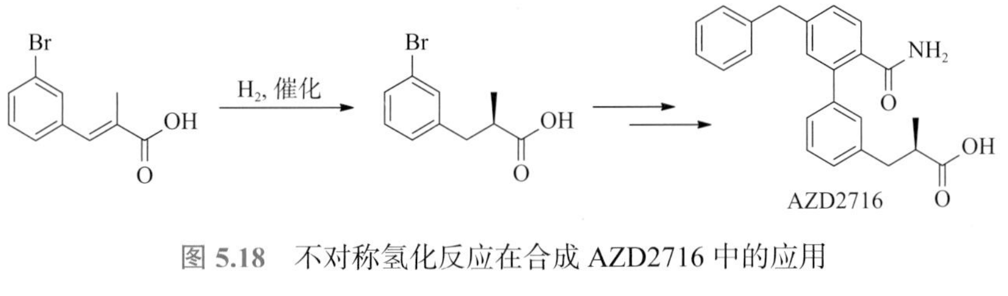

图 5.18　不对称氢化反应在合成 AZD2716 中的应用

最近，还有许多在药物合成中使用碳氢键官能团化反应的报道，无需预官能团化，可以精简合成路线。下面主要介绍 2015 年以来的几个实例。

第一个实例是日本住友制药（Sumitomo Dainippon Pharma）的黑田（Kuroda）等在 PDE4 抑制剂的合成中使用了钯铜共催化的 C—H/C—Br 偶联反应（图 5.19）[115]。该策略不仅减少了合成步骤，还避免了原始路线中致突变的邻胺基苯酚的使用。值得注意的是，缪拉（Miura）等[116] 提出的醋酸钯、三苯基膦和碳酸铯的反应条件只能以 73% 的液相收率得到目标产物，加入铜盐后新路线的液相收率可提高至 87%。

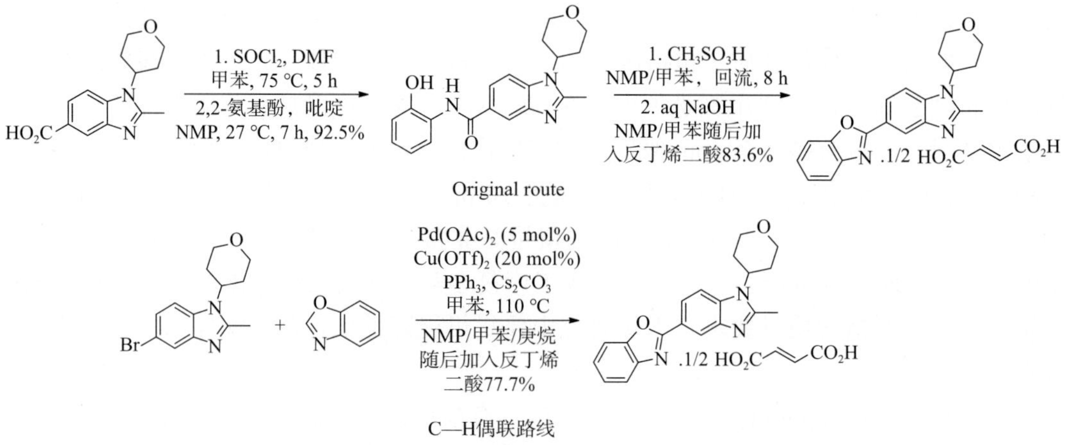

图 5.19　PDE4 抑制剂的原始合成路线和改进后的合成路线

第二个实例是百时美施贵宝的伊斯特盖特（Eastgate）等对 JAK2 抑制剂 **4**（BMS-911543）的合成（图 5.20）[117]。研究人员利用电环化反应实现了分子内的 C—H 键官能团化，可将化合物 **1** 转化为 **2**。在项目原计划中，化合物 **3** 的环化并不成功，随后研究人员考虑采用自由基策略活化羟胺官能团，并筛选了一系列引发剂。

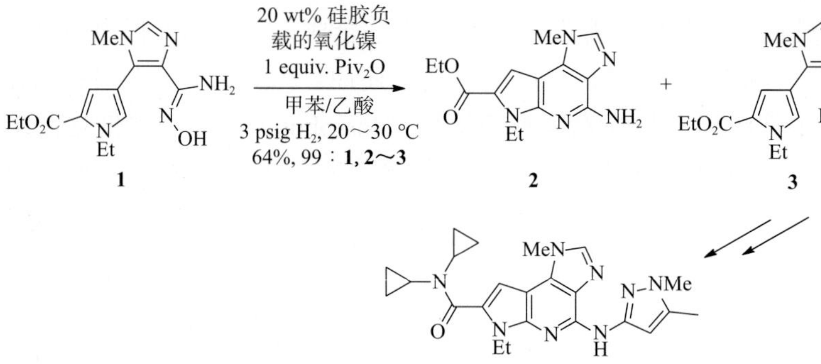

图 5.20　分子内 C—H 键官能团化在 BMS-911543 合成中的应用

首轮筛选发现雷尼镍（Raney nickel）的效果最好，随后的研究证实氢气和原料 **1** 中的羟基酰化很重要，可避免 N—O 键断裂生成化合物 **3** 等副产物。进一步筛选镍源发现硅胶负载的氧化镍（PRICAT）特别有效，继续优化反应参数后得到图 5.20 中所示的反应条件。这项工作的另一个亮点在于图 5.21 中化合物 **1** 的合成，需要依次经过宫浦（Miyaura）硼化反应和铃木偶联反应制备化合物 **6**。首轮筛选发现醋酸钾/醋酸钯/三环己基膦在甲苯中能以高收率得到硼化产物（硼化产物：脱溴产物 = 99 : 1），但当该反应放大至克级时，脱溴产物会增至 50%。深入研究该催化体系发现，催化剂在活化过程中，有两条路径会形成未配位的零价钯化合物，都会导致脱卤反应发生[118]。该反应的加料顺序也会影响催化复合物的性质，并导致反应结果的改变。这一实例展示了对反应机理的理解在催化反应放大过程中的重要性。

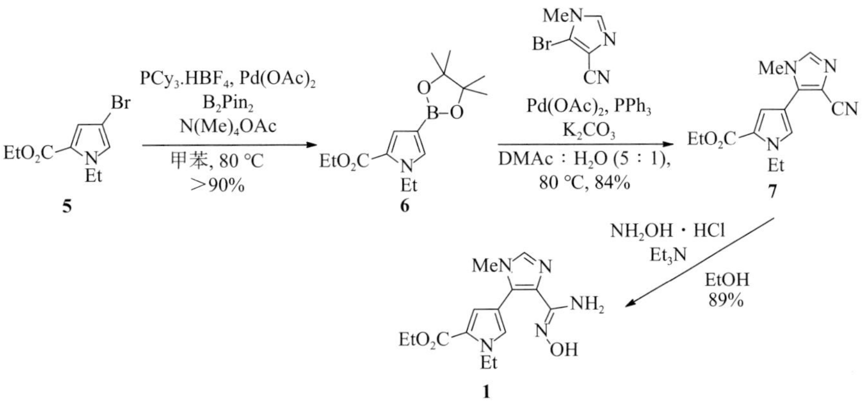

图 5.21　中间体 1 的合成

该团队还报道过直接利用 C—H 键偶联反应合成另一个类似的分子（图 5.22）[119]。筛选发现双齿配体 Xantphos 的催化效果最佳，但这似乎和法诺（Fagnou）提出的协同金属化 - 去质子化机理（concerted metalation-deprotonation mechanism，CMD）不一致，该理论认为双齿配体为钯配位留的空间有限，所以在这类反应中效果通常不好。斯克里普斯（Scripps）研究所的 Blackmond 等进一步研究后发现，双齿配体发生单氧化后形成的同时，具有强配位和弱配位能力的半不稳定双齿配体（hemilabile bidentate ligand）才是偶联反应中真正起作用的配体（图 5.23）。

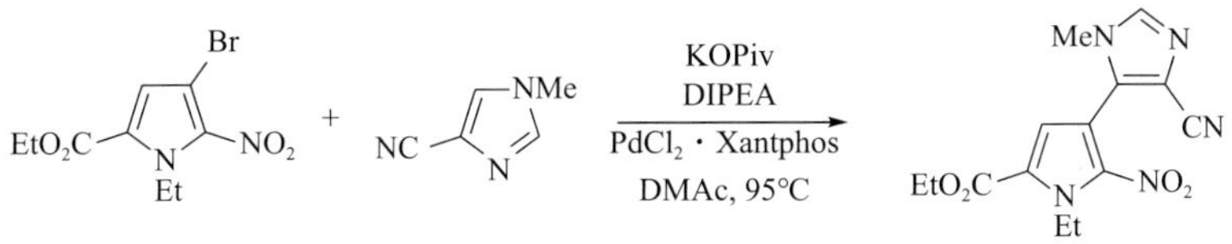

图 5.22　以 Xantphos 为配体的直接 C—H 键活化

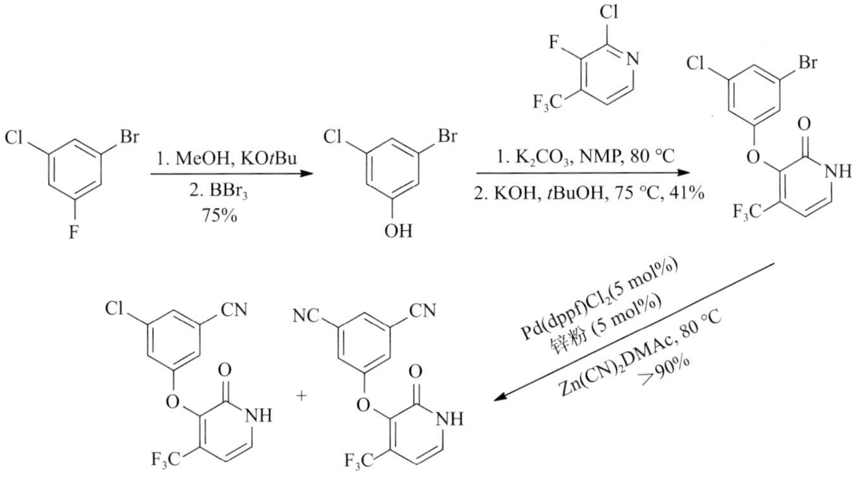

图 5.23　多拉维林氰基中间体的合成

第三个实例是默克公司的康波（Campeau）等利用 C—H 键官能团化合成多拉维林（Doravirine）[120]。其原始合成路线如图 5.23 所示。

原始路线会受到起始原料 1, 3, 5- 卤代苯来源的制约，而且在氰化反应中还会生成双氰化副产物，若在后续的合成中不将其去除，会产生小于 1% 的单杂。虽然通过条件筛选，可以在手套箱少量制备时将二腈含量控制在 1% 以内，但是在手套箱外相同条件下，二腈的液相含量会高于 1%。研究人员将原料改为碘化物，使氰化反应条件更加温和。当以市售的 3- 氯 -5- 碘 - 苯酚为原料时，氰化亚铜可以专一地将底物转化为相应的单腈产物，避免二腈副产物的生成。该反应中以碘化物而非更廉价的溴 / 氯化物为起始原料，是因为铜催化这些底物反应时需要更苛刻的条件，还会有包括二腈在内的许多副产物生成。确保产品质量能达标是原料选择时的必要条件。为了解决原料来源问题，研究人员又开发了量产酚类原料的合成方法，依次采用铱催化的 C—H 键硼化和氧化反应，每批次可生产 85 kg 卤代酚（图 5.24）。

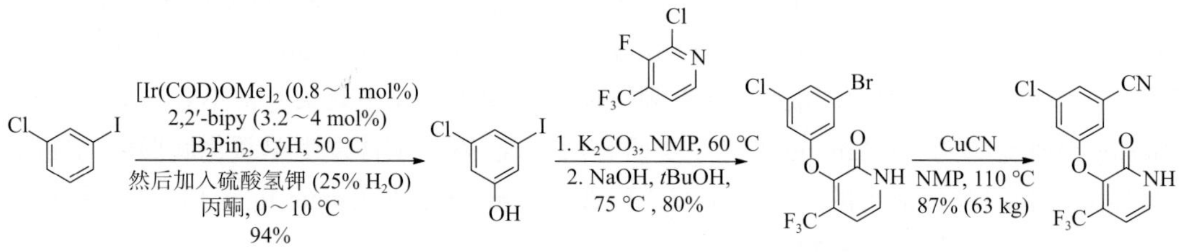

图 5.24　多拉维林含氰基中间体的合成方法

最后的实例是默克公司抗丙型肝炎药物艾尔巴韦（elbasvir，HCV NS5a 拮抗剂）的合成（图 5.25）[121]。亚胺 8 经过不对称氢化和铜催化的分子内 C—N 键偶联环化得到二氢吲哚 10。化合物 10 与苯甲醛缩合、重结晶后得到高非对映异构体选择性的中间体 11。最后，经高锰酸钾氧化，得到大于 99% ee 的吲哚产物。在其他反应条件中，即便是使用催化量的锰都会使产物显著外消旋化。

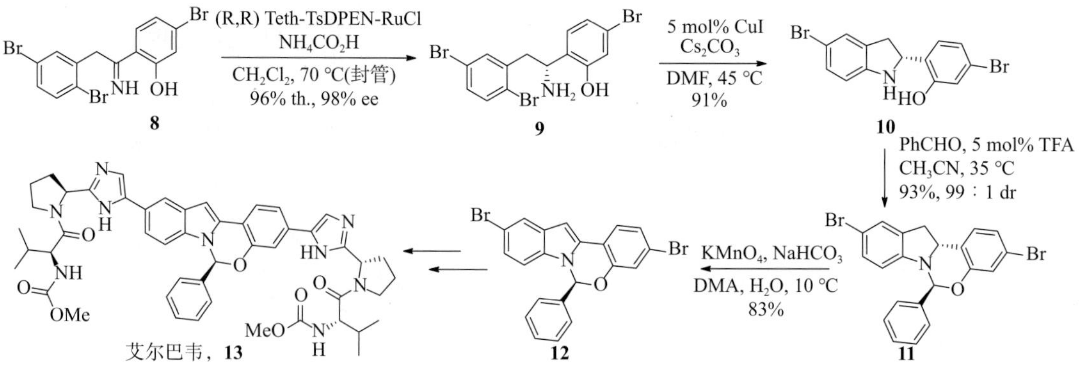

图 5.25　艾尔巴韦的合成路线

这一步氧化反应的副产物二氧化锰属于含金属固废，会使分离变得复杂，对反应的可持续性产生负面影响。因此，研究人员与普林斯顿大学的诺尔斯（Knowles）课题组合作采用可见光催化的反应替代原有路线[122]。高通量筛选结果表明，含铱的光催化剂［Ir（dF-CF$_3$-ppy）$_2$（dtbpy）］（PF$_6$）与过氧乙酸叔丁酯联用可以实现高效氧化，且不会削弱反应的对映体选择性。放大试验在简易的流动反应器中进行，因为增大的溶液表面积可以增加光通量，从而加快反应速率。进一步的实验表明，使用过氧苯甲酸叔丁酯可以缩短反应时间，从而能减少因停留时间过长导致的对映选择性下降，取得比过氧乙酸酯更好的效果。该反应在实验室规模下 5 h 内制备了 100 g 的产品，分离收率为 85%，ee 值为 99.8%（图 5.26）。研究人员对这类化学催化方法在未来工业级应用中的潜力充满信心。

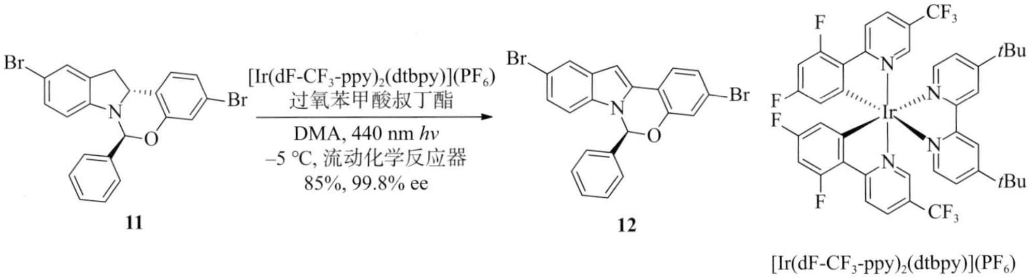

图 5.26 光催化的二氢吲哚衍生物脱氢合成中间体 12

5.3.3 化学催化的未来

为了减少药物研发过程中的"内耗"，需要设计及合成更多极性大的分子[123, 124]，特别是当分子中有大量杂原子和手性中心时，能高选择性制备绝对构型单一的产物尤其重要。高通量实验和统计设计方法的使用能评估大量反应变量，给出指定反应的最佳条件，并能针对有潜力的药物分子结构进行新的转化。

新反应可优先用于药物合成路线的前端，用于基于片段的筛选、药物类似物库的构建。当对这些反应的底物普适性和反应局限性的理解逐步加深后，再将其用到复杂化合物合成路线的后端。例如，sp^2 碳原子之间的偶联反应很常见，但是其与 sp^3 碳原子间交叉偶联时却会由于 β-氢消除变得很复杂。此时，图 5.13 中新方法的重要性就突显出来了，非铂族金属催化这类反应的例子较少，其优势在于无需预制金属络合物，极大地缩短了反应步骤。在不对称氢化反应中，廉价金属的利用率也有所增加，它们可以通过单点结合起作用[125-127]。这些催化剂还能与具有氧化还原活性的配体协同作用，催化一些有趣的化学反应[128-130]。廉价金属化学的这些特色与成本优势叠加，今后会更受关注。值得注意的是，除非配体选择三苯基膦或简单的氨基酸，否则这些配体通常比金属催化剂更贵。除此之外，最近研究比较多的光催化反应也能完成这类转化[131, 132]。将来有多少新方法能用于复杂分子的制备和大规模合成，让我们拭目以待。目前，直接 C—H 键偶联和借氢反应的实际应用仍然受限。随着体系的不断优化，这些反应的适用范围会越来越广，特别是能耐受空气的催化体系将有更广泛的应用。自从斯特尔等发现铜催化的醇氧化反应可以安全地大规模进行后，氧化反应将有更多的应用机会[94, 95, 99]。工业界和学术界人士之间的合作能加速新反应的开发，而这些反应能用前文介绍的筛选方法及其改进方法进行检验[133]。

5.4　连续化学

长期以来，连续化工艺在大宗化学品、石化行业和许多其他制造业中都有广泛使用，但在制药工业中仍属于尚未被推广的新技术。过去十年间，制药公司和学术团体对该技术的兴趣与日俱增，他们逐步意识到连续化工艺在制药领域中的优势，对此的理解和应用也在不断增加。

连续化过程在工艺开发中可以大致分为两大类：单步连续化和多步连续化。单步连续化工艺主要是从技术上解决一些间歇式反应难以克服的放大问题，为药物的早期供给提供切实可行的放大路线，或是进行一些间歇状态无法发生的反应，为药物合成提供更高效的途径。

多步连续化工艺是将若干个化学反应耦合起来，有时还要在各步之间串联后处理操作。从制造的角度而言，该工艺具有许多优势，包括可减少工厂的占地面积、减少新建工厂的开销、缩短生产周期、降低能源需求和人工成本，还能使产品质量更加稳定。下文将进一步阐述单步和多步连续化工艺的关键优势，并结合实例进行说明。

5.4.1　单步连续化工艺

增大间歇式反应器的尺寸会减少其表面积/体积比，延长物料的混合时间，使吸、放热速率下降（加热和冷却的速率都减慢）。如果反应对混合过程要求苛刻，放大过程还会改变反应结果。有时放大效应只会延长反应时间，但如果关键参数受到影响，则会导致反应的收率或产品的质量下降。此外，反应器尺寸扩大后，更多的物料也会使相应的危险增加。

光化学和电化学反应不能在常规反应器中进行，量产时也会像间歇式反应一样，受到放大效应的影响。下面将讨论如何使用连续化工艺解决一些放大产生的难题。

5.4.2　包含不稳定中间体的快反应

部分间歇式反应在放大过程中会因为加料和混合的时间延长、传热能力下降等原因失败。如果能在流动化学中快速形成、淬灭活性中间体，反应就有可能成功放大。流动化学甚至能进行由于中间体过于活泼而无法间歇生产的反应。如图 **5.27** 所示，吉田（Yoshida）课题组[134] 发现芳基碘化物可以在酮的存在下和三甲基锂发生快速的锂卤交换，得到不稳定的芳基锂中间体。只要这个中间体能在极端的时间内（＜ 0.003 s）被醛基淬灭，就能以81% 的收率得到目标产物。但如果该芳基锂化合物在体系中存在时间过长，则会增加二聚体等副产物。所以，该活泼中间体的形成和后续反应都只能用流动化学的方式进行，通过一个定制的微反应器达到快速混合与控制停留时间的目的。

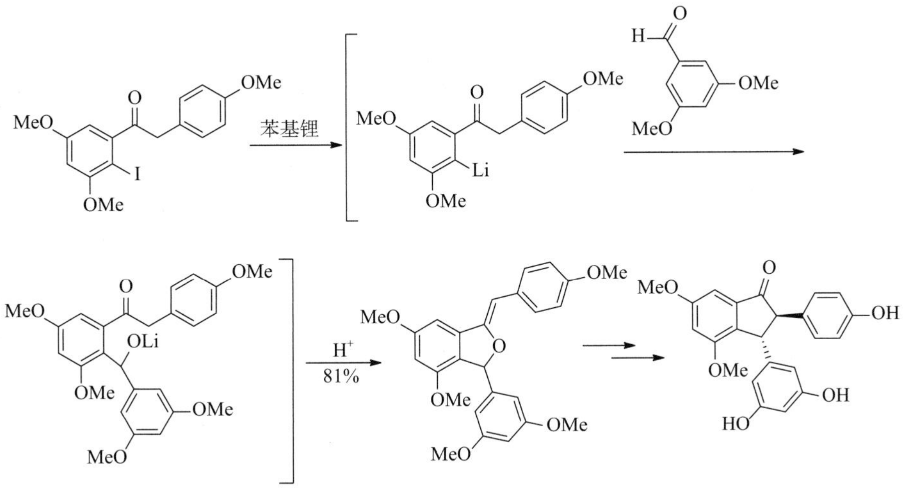

图 5.27　利用微反应器合成不稳定芳基锂化合物

5.4.3　高温与高压

流动化学反应器的体积比间歇式反应器小，在进行高温和高压反应时也更简便安全，更好的传热还能使反应液加热和冷却的速度更快。放大反应时可以用加热模拟实验室微波装置中的温度和压力条件，取得与之相似的效果。如图 5.28 所示，卡佩（Kappe）课题组[135]报道了丙烯腈和 2, 3- 二甲基丁二烯在 250 ℃、60 bar 压力下，以流动化学模拟微波条件下的狄尔斯 - 阿尔德（Diels-Alder，DA）反应的条件，并取得了良好的效果。

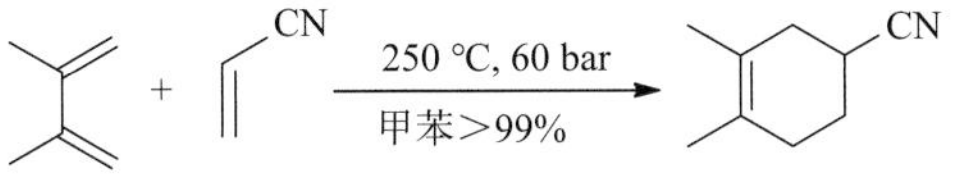

图 5.28　高温下的流动化学狄尔斯 - 阿尔德反应

间歇式反应中的易挥发组分容易逃逸到反应液上方，导致其在料液中的浓度下降。在某些流动化学反应中，当反应液充满管道且保持一定的压力时，会将体系中的易挥发组分限制在液相中，因此可以获得比间歇式反应更高的收率和选择性。这在贾米森（Jamison）和詹森（Jensen）[136]利用微反应器对环氧化物胺化反应的动力学和放大研究中有所阐述。

5.4.4　两相反应

两相反应的速率与相界面间的传质相关，因此放大反应可能会影响传质。高效可控的混合是流动化学的特色，所以这类反应器往往具有优异的传质特性，能确保传质过程的可控和可重复。一些强化的混合过程甚至能消除两相间的传质限制。詹森等报道了两相体系中以锌作为催化剂取代聚氧钨酸盐，以过氧化氢为氧化剂将醇氧化成醛的反应。通过选择恰当的流动反应器可以消除体系中的传质限制，进而获得比间歇式反应更高的生产效率

（图 5.29）[137]。

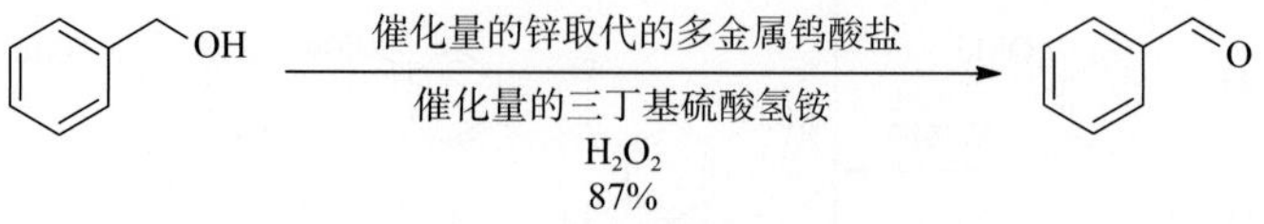

图 5.29　流动化学在醇氧化两相反应中的应用

气液两相反应的传质问题同样也能用流动反应器解决。比如，礼来（Eli Lilly）公司发现选择性的氢甲酰化反应会受到二氧化碳溶入反应液这一传质过程的影响（图 5.30）。使用精心设计的流动反应器保障传质过程，就能将取代芳烯的氢甲酰化反应放大，最终实现（S）- 萘普生（naproxen）的高效合成[138]。

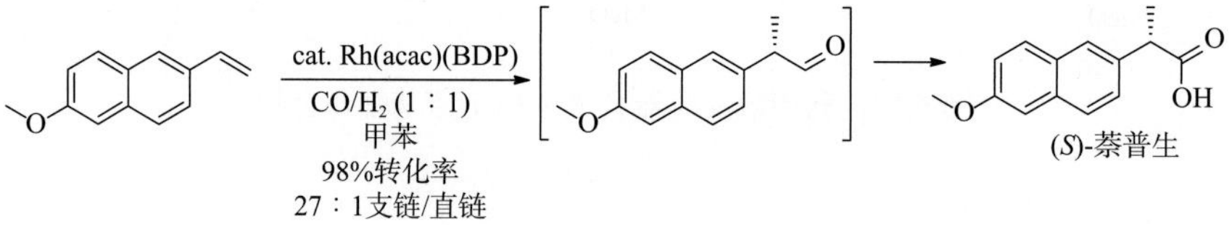

图 5.30　氢甲酰化制备（S）- 萘普生中间体的反应

5.4.5　安全性

连续反应器的尺寸小但处理量大，适合于用间歇式反应器放大非常危险的场合。值得注意的是，这类反应即使是在流动反应器中也依然非常危险，在操作前必须要进行反应安全评估，同时还要提供相应的控制手段确保反应安全。如图 5.31[139] 所示，与间歇式反应器相比，管式连续反应器中进行苄氯和叠氮化钠取代反应的核心优势在于管路被反应液完全充满，因此不会凝结出危险的叠氮酸。此外，狭小的管道内体积和更少的反应试剂也使该反应更加安全。

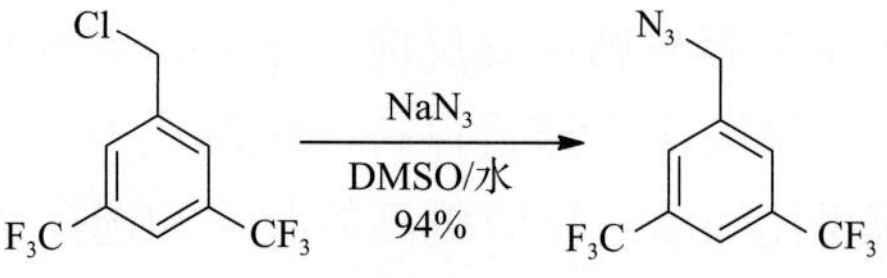

图 5.31　叠氮化钠在流动化学中的使用

5.4.6　光化学

光化学需要光线射入反应液中。在间歇式反应器中，表面积 / 体积比随着反应的放大而减小，会延长反应时间并引起副反应。此外，光照产生的大量热量可能会将易燃的溶剂等物质点燃。流动反应器体积较小，在反应安全性方面有一定的优势。在光催化的螺桨烷官能团化制备二酮产物的例子中（图 5.32）[140]，研究人员出于安全性考量，以流动化学反应器代替间歇式反应器，降低了这种含能材料大量聚积带来的风险。泽贝格尔（Seeberger）等应用连续光化学方法产生单线态氧进行 ene 反应，最终合成抗疟疾药物青蒿素（artemisinin）（图 5.33）[141]。

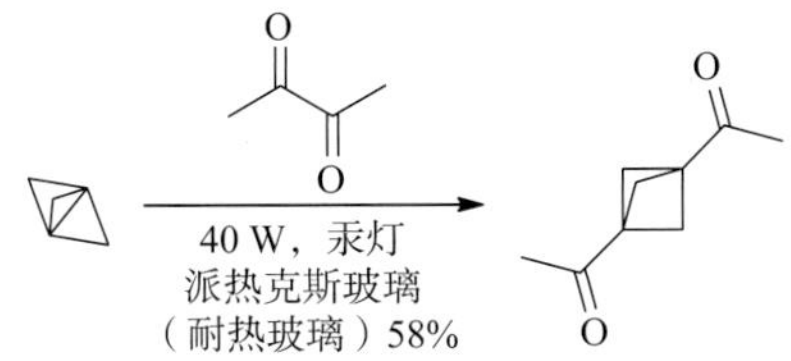

图 5.32　螺桨烷的光化学开环反应

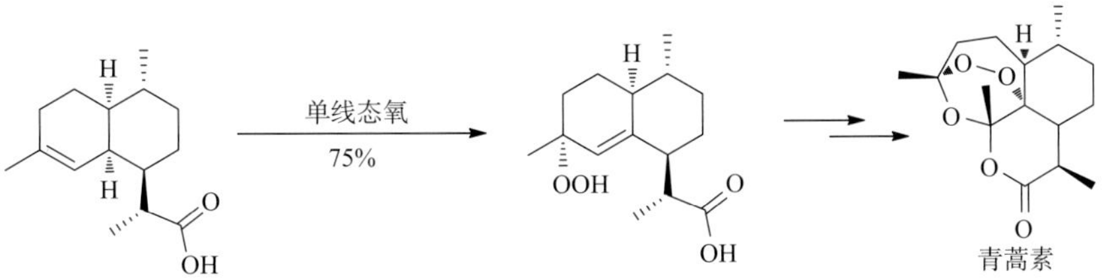

图 5.33　连续光反应器中产生单线态氧并用于制备青蒿素中间体

另一个备受关注的领域是可见光催化。反应中利用可见光将催化剂激发到高能量状态，使其催化后续的氧化还原反应。这些反应的速率是由装置的光通量决定的，因此流动反应器更大的表面积 / 体积比是这些反应成功放大的关键。

以图 5.26 艾尔巴韦（elbasvir）合成中吲哚啉的脱氢反应为例，在制备艾尔巴韦关键中间体的过程中，使用流动化学反应器放大光催化的氧化反应，既保持了半胺缩醛的手性，又避免了使用氧化剂高锰酸钾[122]。

5.4.7　电化学

随着流动电化学装置不断升级，放大电化学反应会更加容易。越来越多的研究团队开始利用其进行氧化还原反应，以避免传统当量氧化剂的使用。瓦尔德福格尔（Waldvogel）和诺华公司合作，利用电化学手段开发了偕二溴环丙烷的还原反应工艺（图 5.34）[142]。伯奇还原（Birch reduction）或钯催化的氢化反应会使环丙烷开环，而在铅青铜阴极上发生的还原脱溴反应则能避免开环反应的发生。该反应最初是在间歇式电化学装置中进行的，但是只能做到几升的规模。进一步放大时，使用了分隔的流动电化学设备以增加电极表面积和反应体积的比例，达到提升反应控温水平和连续化控制的目的，最终实现反应放大。

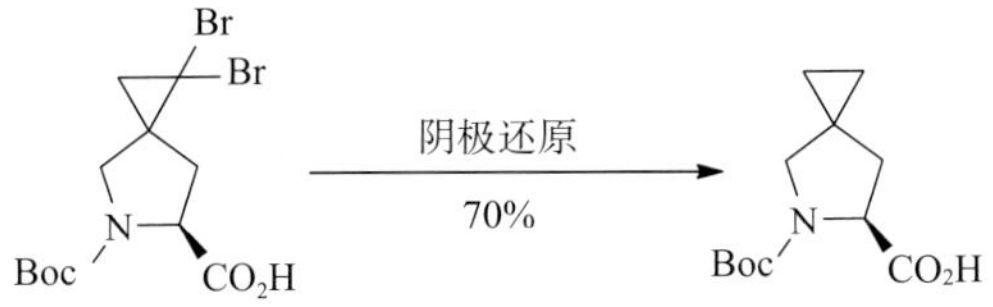

图 5.34　偕二溴环丙烷在分隔的流动电化学装置中发生脱溴反应

除了阴极之外，阳极上也能发生电化学反应。如图5.35所示，布朗（Brown）报道了流动电化学反应器中阳极上布雷斯洛（Breslow）中间体的氧化反应，从醛直接合成酰胺[143]，以及 *N*-甲酰基吡咯发生甲氧基化反应（图5.36）[144]。

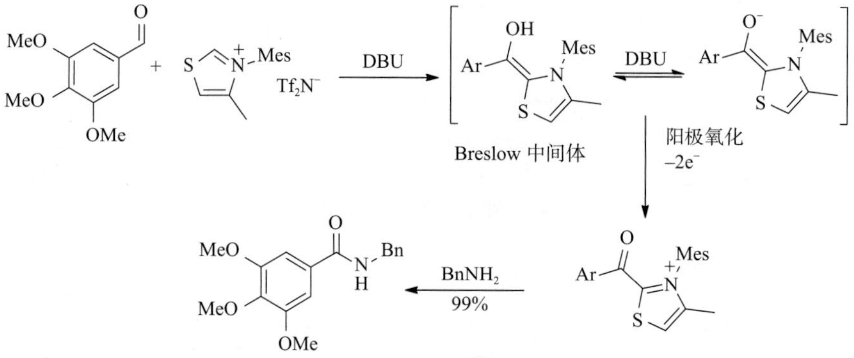

图5.35　通过阳极氧化将醛转化为酰胺

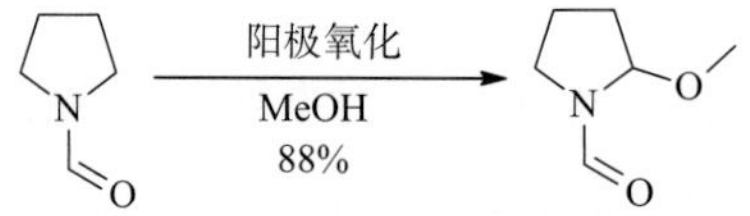

图5.36　在微流动电化学装置中实现 *N*- 二氢吡咯的甲氧基化

5.4.8　多步连续化过程

与传统的间歇式生产相比，多步连续反应可将若干个连续反应串联，同时整合后处理和分离纯化操作，达到过程强化和增加过程稳健性的目的。其优点包括减少设备占地面积，降低建筑成本、资金成本和能源消耗，甚至还能做一些间歇式状态无法实现的反应（如前文中单步连续化过程所述）。此外，更高的自动化水平的系统性能连续监控，以及在线分析技术的应用可以使系统更加稳定、可靠。下文中的实例促使全球领先的监管机构（如美国FDA）通过了"二十一世纪药物质量计划"（the Pharmaceutical Quality for the twenty-first century Initiative）（https：//www.fda.gov/downloads/drugs/developmentapprovalprocess/manufacturing/questionsandanswersoncurrentgoodmanufacturingpracticescgmpfordrugs/ucm176374.pdf），鼓励制药公司对药物的生产方式进行现代化改造，将间歇式生产转变为连续式生产，以保证更安全、更一致地供应药品。由于这些原因，来自学术界和工业界的多步连续化工艺的成功实例正在迅速增加。

泽贝格尔等报道的可组装化学反应系统，只需选用恰当的原料和试剂并按适当的顺序整合五个反应模块（氧化、烯化、迈克尔加成、氢化和水解），就可以制备五个不同的API，即咯利普兰（rolipram）、普瑞巴林（pregabalin）、菲尼布特（phenibut）、巴氯芬（baclofen）和加巴喷丁（gabapentin）（图5.37）[145]。

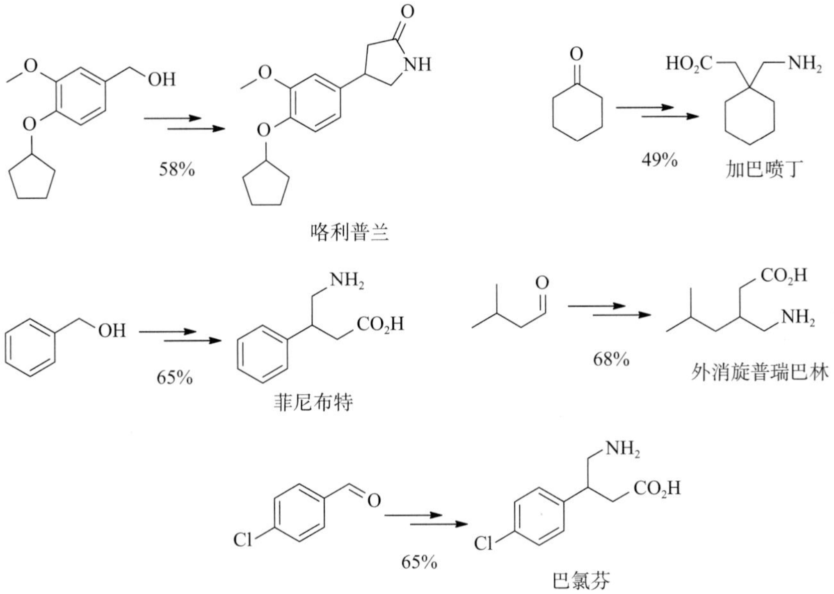

图 5.37　可组装化学反应系统合成五种不同的原料药

詹生（Jensen）也使用了这一概念[146]，将可重组的反应模块用于四种 API［盐酸苯海拉明（diphenhydramine hydrochloride）、盐酸利多卡因（lidocaine hydrochloride）、地西泮（diazepam）和盐酸氟西汀（fluoxetine hydrochloride）］的连续化生产（图 5.38），甚至还将这些固体药物溶解在同一系统中制备口服液体和局部给药剂型。

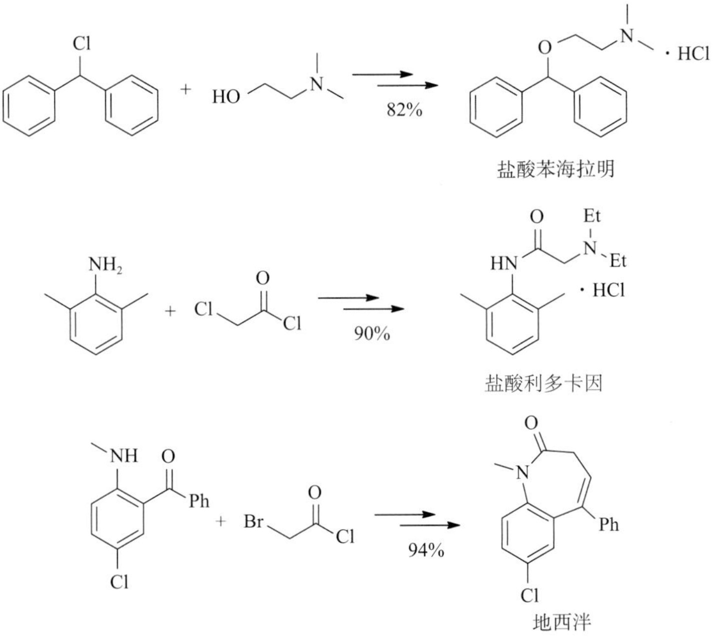

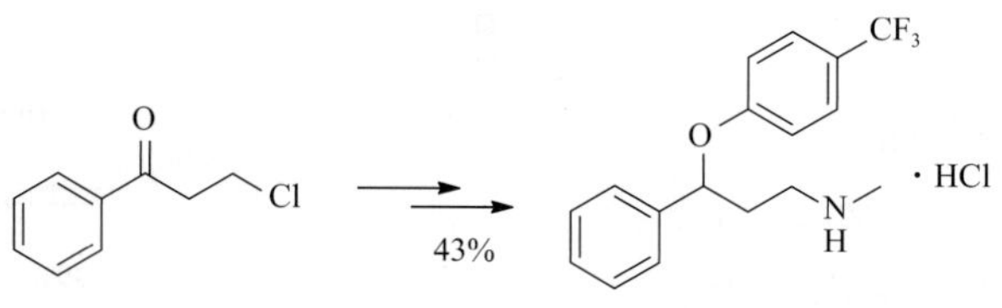

盐酸氟西汀

图 5.38 可组装化学反应系统合成四种不同的原料药

麻省理工学院与诺华公司合作，报道了阿利吉仑半富马酸盐（aliskiren hemifumarate）的连续化生产（**图 5.39**）[147]。该过程集成了三步化学反应，并通过连续的反应、后处理和分离操作生产 API。在随后的连续制剂过程中，API 与赋形剂混合并通过热熔挤出工艺直接生产片剂。从原料到片剂的总时间为 48 h，比间歇式工艺更加节省时间和空间（后者需要超过 300 h）。

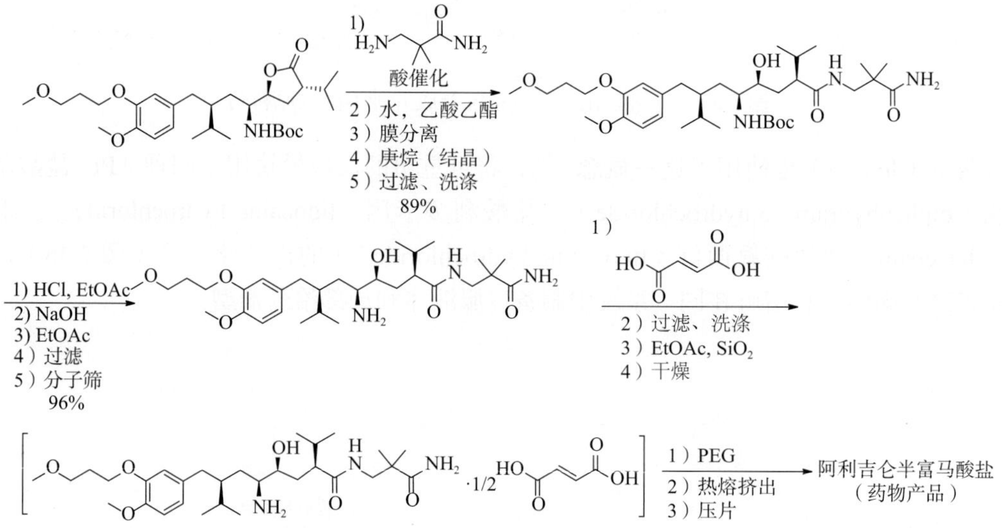

阿利吉仑半富马酸盐（API）

图 5.39 阿利吉仑半富马酸盐的连续合成

5.4.9 连续流化学的未来

尽管在制药行业具有诸多优势，但是与间歇式工艺相比，连续化工艺在许多制药公司和 CMO 中的普及率仍然很低。然而，随着开发连续化过程中人员的技能、经验和知识不断增加，以及各种大型设备的涌现，都会降低工业化过程中使用连续化设备代替间歇式设备的门槛。由于更多反应能连续进行，简单而强大的后处理手段不断被开发，以及自动化技术和在线分析技术的持续发展，会使越来越多的分子能以连续的方式合成。这将充分发挥连续化工艺的优势，最终会像其他大多数制造业那样，把连续化生产变为制药业默认的生产模式。

5.5　总结

合成生物化学提供了一系列高度可控的合成方法，包括 P450 酶催化的远端羟基化、二级醇高对映体选择性的卤化和胺化等。随着酶的种类不断增加（如 ERED 和 IRED 等），越来越多难以依靠传统合成手段，甚至无法实现的转化将成为现实。

化学催化和合成生物化学一样，都能为改变小分子的合成路线提供方法。关环复分解（ring closing metathesis，RCM）反应可以高收率地合成中环化合物。Heck 和 Suzuki 等偶联反应已经被广泛用于药物前期开发到工艺放大、药物生产中的各个环节。随着研究的不断深入，借氢反应的用途越来越广，当其用于 N- 烷基化反应时可以替代具有潜在基因毒性的卤代烃。

连续化学适用于那些间歇式反应器不适用、存在不稳定中间体，或是在高温、高压条件下物料存在极高安全风险的情况。这种策略能增强对产品的质量控制，使杂质分布一致。此外，连续化学还适合光化学和电化学反应，也为这些尚未充分开发的合成方法提供了新的机会。

为了保持在业内的竞争优势，制药公司必须引进更多的小分子合成方法。本章探讨的新技术正逐步融入制药公司对小分子 API 合成工艺改进的战略工作流程之中。制药公司基于原始路线不断开发更安全、可持续的合成方法，这反过来又进一步推动了新技术在制药领域的不断普及。

致谢

感谢格奥尔格·多鲁·罗班（Gheorghe-Doru Roiban）博士和格林·D. 威廉姆斯（Glynn D. Williams）博士在本章校对方面的帮助。

（姜昕鹏 译）

作者信息

彼得·W. 萨顿（Peter W. Sutton）
　　英国葛兰素史克（GlaxoSmithKline），合成化学部
　　西班牙巴塞罗那自治大学（Universitat Autònoma de Barcelona），工程学院，化学工程系
约瑟夫·P. 亚当斯（Joseph P. Adams）
　　英国葛兰素史克，合成化学部

查尔斯·韦德（Charles Wade）
　英国葛兰素史克，合成化学部
凯瑟琳·韦尔豪斯（Katherine Wheelhouse）
　英国葛兰素史克，合成化学部

缩略语表

缩写	英文全称	中文全称
4-OT	4-oxalocrotonate tautomerase	4-草酸巴豆酸酯互变异构酶
BSA	bovine serum albumin	牛血清白蛋白
CAR	carboxylic acid reductase	羧酸还原酶
DKR	dynamic kinetic resolution	动态动力学拆分
GDH	glucose dehydrogenase	葡萄糖脱氢酶辅酶
IRED	imine reductase	亚胺还原酶
ISPR	*in situ* product recovery	原位产物回收
NADPH	nicotinamide adenine dinucleotide phosphate	烟酰胺腺嘌呤二核苷酸磷酸
PPTase	phosphopantetheinyl transferase	磷酸泛酰巯基乙胺基转移酶
TSE	transmissible spongiform encephalopathy	传染性海绵状脑病
ω-ATA	ω-transaminase	ω-转氨酶

参考文献

1　Anastas, P. T. and Warner, J. C. (1998). *Green Chemistry: Theory and Practice*. New York: Oxford University Press.

2　Adams, J. P., Collis, A. J., Henderson, R. K., and Sutton, P. W. (2010). Biotransformations in small molecule pharmaceutical development. In: *Practical Methods for Biocatalysis and Biotransformations* (ed. J. Whittall and P. W. Sutton), 1-82. Wiley.

3　Patel, R. N. ed. (2006). *Biocatalysis in the Pharmaceutical and Biotechnology Industries*. CRC Press.

4　Liang, Y., Zhang, M. M., Ang, E. L., and Zhao, H. (2016). Biocatalysis for drug discovery and development. In: *Green Biocatalysis* (ed. R. N. Patel), 421-455. Wiley.

5　Pollard, D. J. and Woodley, J. M. (2007). Biocatalysis for pharmaceutical intermediates: the future is now. *Trends Biotechnol.* **25**: 66-73.

6　Liese, A., Seelbach, K., and Wandrey, C. (2006). *Industrial Biotransformations*, 147-513. Weinheim: Wiley-VCH.

7　Carey, J. S., Laffan, D., Thomson, C., and Williams, M. T. (2006). Analysis of the reactions used for the preparation of drug candidate molecules. *Org. Biomol. Chem.* **4**: 2337-2347.

8　Schneider, N., Lowe, D. M., Sayle, R. A. et al. (2016). Big data from pharmaceutical patents: a computational analysis of medicinal chemists' bread and butter. *J. Med. Chem.* **59**: 4385-4402.

9 Wells, A. S., Finch, G. L., Michels, P. C., and Wong, J. W. (2012). Use of enzymes in the manufacture of active pharmaceutical ingredients-a science and safety-based approach to ensure patient safety and drug quality. *Org. Process. Res. Dev.* **16**: 1986-1993.

10 McClean, K. H. (2010). Biocatalyst identification and scale-up: molecular biology for chemists. In: *Practical Methods for Biocatalysis and Biotransformations* (ed. J. Whittall and P. W. Sutton), 83-115. Wiley.

11 Mugford, P. F., Wagner, U. G., Jiang, Y. et al. (2008). Enantiocomplementary enzymes: classification, molecular basis for their enantiopreference, and prospects for mirror-image biotransformations. *Angew. Chem. Int. Ed.* **47**: 8782-8793.

12 Musidlowska, A., Lange, S., and Bornscheuer, U. T. (2001). Overexpression in the yeast *Pichia pastoris* to enhanced enantioselectivity: new aspects in the application of pig liver esterase. *Angew. Chem. Int. Ed.* **40**: 2851-2853.

13 Sutton, P. W., Adams, J. P., Archer, I. et al. (2012). Biocatalysis in the fine chemical and pharmaceutical industries. In: *Practical Methods for Biocatalysis and Biotransformations*, vol. **2** (ed. J. Whittall and P. W. Sutton), 1-59. Wiley.

14 Faber, K., Fessner, W. -D., and Turner, N. J. ed. (2015). *Biocatalysis in Organic Synthesis*, Science of Synthesis, vol. **1-3**. Stuttgart; NewYork: Georg Thieme Verlag KG.

15 Rozzell, D. (2012). Tabular survey of available enzymes in enzyme catalysis. In: *Organic Synthesis*, 3e (ed. K. Drauz, H. Gröger and O. May), 1847-1938. Wiley-VCH.

16 Constable, D. J. C., Dunn, P. J., Hayler, J. D. et al. (2007). Key green chemistry research areas - a perspective from pharmaceutical manufacturers. *Green Chem.* **9**: 411-420.

17 Corkrey, R., McMeekin, T. A., Bowman, J. P. et al. (2014). Protein thermodynamics can be predicted directly from biological growth rates. *PLoS ONE* **9**: e96100.

18 Liszka, M. J., Clark, M. E., Schneider, E., and Clark, D. E. (2012). Nature versus nurture: developing enzymes that function under extreme conditions. *Annu. Rev. Chem. Biomol. Eng.* **3**: 77-102.

19 Córdova, J., Ryan, J. D., Boonyaratanakornkit, B. B., and Clark, D. S. (2008). Esterase activity of bovine serum albumin up to 160 ℃ : a new benchmark for biocatalysis. *Enzym. Microb. Technol.* **42**: 278-283.

20 Dach, R., Song, J. J., Roschangar, F. et al. (2012). The eight criteria defining a good chemical manufacturing process. *Org. Process. Res. Dev.* **16**: 1697-1706.

21 Reetz, M. T. (2016). *Directed Evolution of Selective Enzymes: Catalysts for Organic Chemistry and Biotechnology*. Wiley.

22 Reetz, M. T. (2011). Laboratory evolution of stereoselective enzymes: a prolific source of catalysts for asymmetric reactions. *Angew. Chem. Int. Ed.* **50**: 138-174.

23 Behrens, G. A., Hummel, A., Padhi, S. K. et al. (2011). Discovery and protein engineering of biocatalysts for organic synthesis. *Adv. Synth. Catal.* **353**: 2191-2215.

24 Savile, C. K., Janey, J. M., Mundorff, E. C. et al. (2010). Biocatalytic asymmetric synthesis of chiral amines from ketones applied to sitagliptin manufacture. *Science* **329**: 305-309.

25 Glonke, S. and Sadowski, G. Brandenbusch. C. *J. Ind. Microbiol. Biotechnol.* doi: 10. 1007/s10295-016-1837-4.

26 Sheldon, R. A. and van Pelt, S. (2013). Enzyme immobilisation in biocatalysis: why, what and how. *Chem. Soc. Rev.* **42**: 6223-6235.

27 Hanefeld, U., Gardossi, L., and Magner, E. (2009). Understanding enzyme immobilisation. *Chem. Soc. Rev.* **38**: 453-468.

28 Khan, A. A. and Alzohairy, M. A. (2010). Recent advances and applications of immobilized enzyme technologies: a review. *Res. J. Biol. Sci.* **5**: 565-575.

29 Koszelewski, D., Müller, N., Schrittwieser, J. H. et al. (2010). Immobilization of ω-transaminases by encapsulation in a sol-gel/celite matrix. *J. Mol. Catal. B* **63**: 39-44.

30 Li, H., Moncecchi, J., and Truppo, M. D. (2015). Development of an immobilized ketoreductase for enzymatic (R)-1-(3, 5-bis (trifluoromethyl) phenyl) ethanol production. *Org. Process. Res. Dev.* **19**: 695-700.

31 Ulijn, R. V., De Martin, L., Gardossi, L., and Halling, P. J. (2003). Biocatalysis in reaction mixtures with undissolved solid substrates and products. *Curr. Org. Chem.* **7**: 1333-1346.

32 Grogan, G. and Turner, N. J. (2016). InspIRED by nature: NADPH-dependent imine reductases (IREDs) as catalysts for the preparation of chiral amines. *Chem. Eur. J.* **22**: 1900-1907.

33 Wetzl, D., Gand, M., Ross, A. et al. (2016). Asymmetric reductive amination of ketones catalyzed by imine reductases. *ChemCatChem* **8**: 2023-2026.

34 Hollmann, F., Arends, I. W. C. E., Buehler, K. et al. (2011). Enzyme-mediated oxidations for the chemist. *Green Chem.* **13**: 226-265.

35 O'Reilly, E., Köhler, V., Flitsch, S. L., and Turner, N. J. (2011). Cytochromes P450 as useful biocatalysts: addressing the limitations. *Chem. Commun.* **47**: 2490-2501.

36 Roiban, G. -D. and Reetz, M. T. (2015). Expanding the toolbox of organic chemists: directed evolution of P450 monooxygenases as catalysts in regio-and stereoselective oxidative hydroxylation. *Chem. Commun.* **51**: 2208-2224.

37 Kaluzna, I., Schmitges, T., Straatman, H. et al. (2016). Enabling selective and sustainable P450 oxygenation technology. Production of 4-hydroxy-α-isophorone on kilogram scale. *Org. Process. Res. Dev.* **20**: 814-819.

38 Brummund, V., Müller, M., Schmitges, T. et al. (2016). Process development for oxidations of hydrophobic compounds applying cytochrome P450 monooxygenases in-vitro. *J. Biotechnol.* **233**: 143-150.

39 Ullrich, R., Nüske, J., Scheibner, K. et al. (2004). Novel haloperoxidase from the agaric basidiomycete *Agrocybe aegerita* oxidizes aryl alcohols and aldehydes. *Appl. Environ. Microbiol.* **70**: 4575-4581.

40 Bormann, S., Gomez Baraibar, A., Ni, Y. et al. (2015). Specific oxyfunctionalisations catalysed by peroxygenases: opportunities, challenges and solutions. *Cat. Sci. Technol.* **5**: 2038-2052.

41 Molina-Espeja, P., Garcia-Ruiz, E., Gonzalez-Perez, D. et al. (2014). Directed evolution of unspecific peroxygenase from Agrocybe aegerita. *Appl. Environ. Microbiol.* **80**: 3496-3507.

42 Coelho, P. S., Brustad, E. M., Kannan, A., and Frances Arnold, F. H. (2013). Olefin cyclopropanation via carbene transfer catalyzed by engineered cytochrome P450 enzymes. *Science* **339**: 307-310.

43 Prier, C. K. and Arnold, F. H. (2015). Chemomimetic biocatalysis: exploiting the synthetic potential of cofactor-dependent enzymes to create new catalysts. *J. Am. Chem. Soc.* **137**: 13992-14006.

44 García-Junceda, E., Lavandera, I., Rother, D., and Schrittwieser, J. H. (2015). (Chemo) enzymatic cascades - nature's synthetic strategy transferred to the laboratory. *J. Mol. Catal. B* **114**: 1-6.

45 Köhler, V. and Turner, N. J. (2015). Artificial concurrent catalytic processes involving enzymes. *Chem. Commun.* **51**: 450-464.

46 Ji, Q., Wang, B., Tan, J. et al. (2016). Immobilized multienzymatic systems for catalysis of cascade reactions. *Process Biochem.* **51**: 1193-1203.

47 Oraz-Guinea, I., Fernández-Lucas, J., Hormigo, D., and García-Junceda, E. (2015). Designed enzymatic cascades. In: *Biocatalysis in Organic Synthesis*, Science of Synthesis, vol. **3** (ed. K. Faber, W. -D. Fessner and N. J. Turner), 443-489. Stuttgart; NewYork: Georg Thieme Verlag KG.

48 Lamm, A. S., Venkitasubramanian, P., and Rosazza, J. P. N. (2015). Carboxylic acid reductase. In: *Organic Synthesis*, Science of Synthesis, vol. **2** (ed. K. Faber, W. -D. Fessner and N. J. Turner). Stuttgart, Germany: Georg Thieme Verlag KG.

49 Napora-Wijata, K., Strohmeier, G. A., and Winkler, M. (2014). Biocatalytic reduction of carboxylic acids. *Biotechnol. J.* **9**: 822-843.

50 France, S. P., Hussain, S., Hill, A. M. et al. (2016). One-pot cascade synthesis of mono- and disubstituted piperidines and pyrrolidines using carboxylic acid reductase (CAR), ω-transaminase (ω-TA), and imine reductase (IRED) biocatalysts. *ACS Catal.* **6**: 3753-3759.

51 Goswami, A. and Van Lanen, S. G. (2015). Enzymatic strategies and biocatalysts for amide bond formation: tricks of the trade outside of the ribosome. *Mol. BioSyst.* **11**: 338-353.

52 Mathews, I., Michael Soltis, M., Saldajeno, M. et al. (2007). Structure of a novel enzyme that catalyzes acyl transfer to alcohols in aqueous conditions. *Biochemist* **46**: 8969-8979.

53 Guranda, D. T., van Langen, L. M., van Rantwijk, F. et al. (2001). Highly efficient and enantioselective enzymatic acylation of amines in aqueous medium. *Tetrahedron* **12**: 1645-1650.

54 Liu, X., Jin, Y., Cai, W. et al. (2016). A biocatalytic approach to capuramycin analogues by exploiting a substrate permissive N-transacylase CapW. *Org. Biomol. Chem.* **14**: 3956-3962.

55 Akoh, C. C., Lee, G. -C., Liaw, Y. -C. et al. (2004). GDSL family of serine esterases/lipases. *Prog. Lipid Res.* **43**: 534-552.

56 Dresen, C., Richter, M., Pohl, M. et al. (2010). The enzymatic asymmetric conjugate umpolung reaction. *Angew. Chem. Int. Ed.* **49**: 6600-6603.

57 Narancic, T., Radivojevic, J., Jovanovic, P. et al. (2013). Highly efficient Michael-type addition of acetaldehyde to β-nitrostyrenes by whole resting cells of *Escherichia coli* expressing 4-oxalocrotonate tautomerase. *Bioresour. Technol.* **142**: 462-468.

58 Pordea, A. and Thomas Ward, T. R. (2009). Artificial metalloenzymes: combining the best features of homogeneous and enzymatic catalysis. *Synlett* (20): 3225-3236.

59 Heinisch, T. and Ward, T. R. (2010). Design strategies for the creation of artificial metalloenzymes. *Curr. Opin. Chem. Biol.* **14**: 184-199.

60 Jeschek, M., Reuter, R., Heinisch, T. et al. (2016). Directed evolution of artificial metalloenzymes for in vivo metathesis. *Nature* . doi: 10. 1038/nature19114.

61 For a recent review, see Nagaraj Rao, N. N., Lütz, S., Würges, K., and Mino, D. (2009). Continuous biocatalytic processes. *Org. Process. Res. Dev.* **13**: 607-616.

62 Turner, N. J. and O'Reilly, E. (2013). Biocatalytic retrosynthesis. *Nat. Chem. Biol.* **9**: 285-288.

63 Sheldon, R. A. (2007). The E factor: fifteen years on. *Green Chem.* **9**: 1273-1283.

64 Busacca, C. A., Fandrick, D. R., Song, J. J., and Senanayake, C. H. (2011). The growing impact of catalysis in the pharmaceutical industry. *Adv. Synth. Catal.* **353**: 1825-1864.

65 Sambiagio, C., Marsden, S. P., Blacker, A. J., and McGowan, P. C. (2014). Copper catalysed Ullmann type chemistry: from mechanistic aspects to modern development. *Chem. Soc. Rev.* **43**: 3525-3550.

66 Surry, D. S. and Buchwald, S. L. (2011). Dialkylbiaryl phosphines in Pd-catalyzed amination: a user's guide. *Chem. Sci.* **2**: 27-50.

67 Zhou, W., Fan, M., Yin, J. et al. (2015). CuI/oxalic diamide catalyzed coupling reaction of (hetero) aryl chlorides and amines. *J. Am. Chem. Soc.* **137**: 11942-11945.

68 Leonard, J., Blacker, A. J., Marsden, S. P. et al. (2015). A survey of the borrowing hydrogen approach to the synthesis of some pharmaceutically relevant intermediates. *Org. Process. Res. Dev.* **19**: 1400-1410.

69 Berliner, M. A., Dubant, S. P. A., Makowski, T. et al. (2011). Use of an iridium-catalyzed redox-neutral alcohol-amine coupling on kilogram scale for the synthesis of a GlyT1 inhibitor. *Org. Process. Res. Dev.* **15**: 1052-1062.

70 Robinson, D. I. (2010). Control of genotoxic impurities in active pharmaceutical ingredients: a review and perspective. *Org. Process. Res. Dev.* **14**: 946-959.

71 Lundberg, H., Tinnis, F., Selander, N., and Adolfson, H. (2014). Catalytic amide formation from non-activated carboxylic acids and amines. *Chem. Soc. Rev.* **43**: 2714-2742.

72 Atkins, R. J., Banks, A., Bellingham, R. K. et al. (2003). The development of a manufacturing route for the GPIIb/IIIa receptor antagonist SB-214857-A. Part 2: conversion of the key intermediate SB-235349 to SB-214857-A. *Org. Process. Res. Dev.* **7**: 663-675.

73 Magano, J. and Dunetz, J. (2011). Large-scale applications of transition metal-catalyzed couplings for the

synthesis of pharmaceuticals. *Chem. Rev.* **111**: 2177-2250.

74 Magano, J. and Dunetz, J. R. ed. (2013). *Transition Metal-Catalyzed Couplings in Process Chemistry*. Wiley-VCH.

75 For recent review, see Cernak, T., Dykstra, K. D., Tyagarajan, S. et al. (2016). The medicinal chemist's toolbox for late stage functionalization of drug-like molecules. *Chem. Soc. Rev.* **45**: 546-576.

76 For recent review, see Gensch, T., Hopkinson, M. N., Glorius, F., and Wencel-Delord, J. (2016). Mild metal-catalyzed C-H activation: examples and concepts. *Chem. Soc. Rev.* **45**: 2900-2936.

77 Dreher, S. D., Lim, S. -E., Sandrock, D. L., and Molander, G. A. (2009). Suzuki-Miyaura cross-coupling reactions of primary alkyltrifluoroborates with aryl chlorides. *J. Org. Chem.* **74**: 3626-3631.

78 Dreher, S. D., Dormer, P. G., Sandrock, D. L., and Molander, G. A. (2008). Efficient cross-coupling of secondary alkyltrifluoroborates with aryl chlorides - reaction discovery using parallel microscale experimentation. *J. Am. Chem. Soc.* **130**: 9257-9259.

79 Malhotra, S., Seng, P. S., Koenig, S. G. et al. (2013). Chemoselective sp^2-sp^3 cross-couplings: Iron-catalyzed alkyl transfer to dihaloaromatics. *Org. Lett.* **15**: 3698-3701.

80 Mako, T. L. and Byers, J. A. (2016). Recent advances in iron-catalysed cross coupling reactions and their mechanistic underpinning. *Inorg. Chem. Front.* **3**: 766-790.

81 Sengupta, D., Gharbaoui, T., Krishnan, A. et al. (2015). An efficient scale-up process for the preparation of the APD334 precursor 4-chloromethyl-1-cyclopentyl-2-(trifluoromethyl) benzene. *Org. Process. Res. Dev.* **19**: 618-623.

82 Wang, H., Matsuhashi, H., Doan, B. D. et al. (2009). Large-scale synthesis of SB-462795, a cathepsin K inhibitor: the RCM-based approaches. *Tetrahedron* **65**: 6291-6303.

83 Brock, S., Hose, R. J., Moseley, J. D. et al. (2008). Development of an enantioselective, kilogram-scale, rhodium-catalysed 1,4-addition. *Org. Process. Res. Dev.* **12**: 496-502.

84 Barnes, D. M., Ji, J., Fickes, M. G. et al. (2002). Development of a catalytic enantioselective conjugate addition of 1,3-dicarbonyl compounds to nitroalkenes for the synthesis of endothelin-A antagonist ABT-546. *J. Am. Chem. Soc.* **124**: 13097-13105.

85 Hayashi, Y., Aikawa, T., Shimasaki, Y. et al. (2016). Research and development of an efficient synthesis of a key building block for anti-AIDS drugs by diphenylprolinol-catalyzed enantio- and diastereoselective direct cross aldol reaction. *Org. Process. Res. Dev.* **20**: 1615-1620.

86 Tan, J. and Yasuda, N. (2015). Contemporary asymmetric phase transfer catalysis: large-scale industrial applications. *Org. Process. Res. Dev.* **19**: 1731-1746.

87 See, for example, JM. Johnson Matthey Catalytic Reaction Guide (CRG). http://www. jmfinechemicals. com/catalytic-reaction-guide (accessed 7 August 2016).

88 For heterocycle reduction, see for exampleWang, D. -S., Chen, Q. -A., Lu, S. -M., and Zhou, Y. -G. (2012). Asymmetric hydrogenation of heteroarenes and arenes. *Chem. Rev.* **112**: 2557-2590.

89 For Noyori reduction, see for exampleNoyori, R. and Ohkuma, T. (2001). Asymmetric catalysis by architectural and functional molecular engineering: practical chemo-and stereoselective hydrogenation of ketones. *Angew. Chem. Int. Ed.* **40**: 40-73.

90 For transfer hydrogenations, see Gladiali, S. and Alberico, E. (2006). Asymmetric transfer hydrogenation: chiral ligands and applications. *Chem. Soc. Rev.* **35**: 226-236.

91 For transfer hydrogenations, see Wang, D. and Astruc, D. (2015). The golden age of transfer hydrogenation. *Chem. Rev.* **115**: 6621-6686.

92 Chung, J. Y. L., Scott, J. P., Anderson, C. et al. (2015). Evolution of a manufacturing route to omarigliptin, a long-acting DPP-4 inhibitor for the treatment of type 2 diabetes. *Org. Process. Res. Dev.* **19**: 1760-1768.

93 Werkmeister, S., Junge, K., and Beller, M. (2014). Catalytic hydrogenation of carboxylic acid esters, amides, and nitriles with homogeneous catalysts. *Org. Process. Res. Dev.* **18**: 289-302.

94 Pritchard, J., Filonenko, G. A., Van Putten, R. et al. (2015). Heterogeneous and homogeneous catalysis for the hydrogenation of carboxylic acid derivatives: history, advances and future directions. *Chem. Soc. Rev.* **44**: 3808-3833.

95 Caron, S., Dugger, R. W., Gut Ruggeri, S. et al. (2006). Large-scale oxidations in the pharmaceutical industry. *Chem. Rev.* **106**: 2943-2989.

96 See for exampleZhang, Y., Born, S. C., and Jensen, K. F. (2014). Scale-up investigation of the continuous phase-transfer-catalyzed hypochlorite oxidation of alcohols and aldehydes. *Org. Process. Res. Dev.* **18**: 1476-1481.

97 Hoover, J. M., Steves, J. E., and Stahl, S. S. (2012). Copper (I)/TEMPOcatalyzed aerobic oxidation of primary alcohols to aldehydes with ambient air. *Nat. Protoc.* **7**: 1161-1167.

98 Steves, J. E., Preger, Y., Martinelli, J. R. et al. (2015). Process development of CuI/ABNO/NMI-catalyzed aerobic alcohol oxidation. *Org. Process. Res. Dev.* **19**: 1548-1553.

99 For LOCs for a range of solvents at representative T and P, see Osterberg, P. M., Niemeier, J. K., Welch, C. J. et al. (2015). Experimental limiting oxygen concentrations for nine organic solvents at temperatures and pressures relevant to aerobic oxidations in the pharmaceutical industry. *Org. Process. Res. Dev.* **19**: 1537-1543.

100 For a recent review, see Qiao, J. X. and Lam, P. Y. S. (2011). Copper-promoted carbon-heteroatom bond cross-coupling with boronic acids and derivatives. *Synthesis* 829-856.

101 Rao, K. S. and Wu, T. -S. (2012). Chan-Lam coupling reactions: synthesis of heterocycles. *Tetrahedron* **68**: 7735-7754.

102 Mudryk, B., Zheng, B., Chen, K., and Eastgate, M. D. (2014). Development of a robust process for the preparation of high-quality dicyclopropylamine hydrochloride. *Org. Process. Res. Dev.* **18**: 520-527.

103 Cooper, T. W. J., Cambpell, I. B., and Macdonald, S. J. F. (2010). Factors determining the selection of organic reactions by medicinal chemists and the use of these reactions in arrays (small focused libraries). *Angew. Chem. Int. Ed.* **49**: 8082-8091.

104 Nadin, A., Hattotuwagama, C., and Churcher, I. (2012). Lead-oriented synthesis: a new opportunity for synthetic chemistry. *Angew. Chem. Int. Ed.* **51**: 1114-1122.

105 Murray, P. N., Tyler, S. N. G., and Moseley, J. D. (2013). Beyond the numbers: Charting chemical reaction space. *Org. Process. Res. Dev.* **17**: 40-46.

106 Monfette, S., Blacquiere, J. M., and Fogg, D. E. (2011). The future, faster: roles for high-throughput experimentation in accelerating discovery in organometallic chemistry and catalysis. *Organometallics* **30**: 36-42.

107 Buitrago Santanilla, A., Regalado, E. L., Pereira, T. et al. (2015). Nanomole-scale high-throughput chemistry for the synthesis of complex molecules. *Science* **347**: 49-53.

108 Collins, K. D. and Glorius, F. (2015). Intermolecular reaction screening as a tool for reaction evaluation. *Acc. Chem. Res.* **48**: 619-627.

109 Collins, K. D. and Glorius, F. (2013). A robustness screen for the rapid assessment of chemical reactions. *Nat. Chem.* **5**: 597-601.

110 Kutchukian, P. S., Dropinski, J. F., Dykstra, K. D. et al. (2016). Chemistry informer libraries: a chemoinformatics enabled approach to evaluate and advance synthetic methods. *Chem. Sci.* **7**: 2604-2613.

111 Crabtree, R. H. (2015). Deactivation in homogeneous transition metal catalysis: causes, avoidance, and cure. *Chem. Rev.* **115**: 127-150.

112 CHEM21. Foundation: introduction to process chemistry in the pharmaceutical industry. learning. chem21. eu/foundation/introduction-to-processchemistry/issues (accessed 18 September 2016).

113 ICH. International conference on harmonisation of technical requirements for registration of pharmaceuticals for human use: ICH harmonised guideline for elemental impurities, Q3D. http://www. ich. org/fileadmin/

Public_Web_Site/ICH_Products/Guidelines/Quality/Q3D/Q3D_Step_4. pdf (accessed 8 January 2018).

114 Karlsson, S., Sörensen, H., Andersen, S. et al. (2016). An enantioselective hydrogenation of an alkenoic acid as a key step in the synthesis of AZD2716. *Org. Process. Res. Dev.* **20**: 262-269.

115 Kuroda, K., Tsuyumine, S., and Kodama, T. (2016). Direct synthesis of a PDE 4 inhibitor by using Pd-Cu-catalyzed CH/C-Br coupling of benzoxazole with a heteroaryl bromide. *Org. Process. Res. Dev.* **20**: 1053-1058.

116 Pivsa-Art, S., Satoh, T., Kawamura, Y. et al. (1998). Palladium-catalyzed arylation of azole compounds with aryl halides in the presence of alkali metal carbonates and the use of copper iodide in the reaction. *Bull. Chem. Soc. Jpn.* **71**: 467-473.

117 Fitzgerald, M. A., Soltani, O., Wei, C. et al. (2015). Ni-catalyzed C-H functionalization in the formation of a complex heterocycle: synthesis of the potent JAK2 inhibitor BMS-911543. *J. Org. Chem.* **80**: 6001-6011.

118 More detailed report of the study inWei, C. S., Davies, G. H. M., Soltani, O. et al. (2013). The impact of palladium (II) reduction pathways on the structure and activity of palladium (0) catalysts. *Angew. Chem. Int. Ed.* **52**: 5822-5826.

119 Ji, Y., Plata, R. E., Regens, C. S. et al. (2015). Mono-oxidation of bidentate bis-phosphines in catalyst activation: kinetic and mechanistic studies of a Pd/Xantphos-catalyzed C-H functionalization. *J. Am. Chem. Soc.* **137**: 13272-13281.

120 Campeau, L. -C., Chen, Q., Gauvreau, D. et al. (2016). A robust kilo-scale synthesis of doravirine. *Org. Process. Res. Dev.* **20**: 1476-1481.

121 Mangion, I. K., Chen, C. -Y., Li, H. et al. (2014). Enantioselective synthesis of an HCV NS5a antagonist. *Org. Lett.* **16**: 2310-2313.

122 Yayla, H. G., Peng, F., Mangion, I. K. et al. (2016). Discovery and mechanistic study of a photocatalytic indoline dehydrogenation for the synthesis of elbasvir. *Chem. Sci.* **7**: 2066-2073.

123 Lovering, F., Bikker, J., and Humblet, C. (2009). Escape from flatland: increasing saturation as an approach to improving clinical success. *J. Med. Chem.* **52**: 6752-6756.

124 Lovering, F. (2013). Escape from flatland 2: complexity and promiscuity. *Med. Chem. Commun.* **4**: 515-519.

125 For example, see, Guo, S., Yang, P., and Zhou, J. (2015). Nickel-catalyzed asymmetric transfer hydrogenation of conjugated olefins. *Chem. Commun.* 12115-12117.

126 For another example, see Shevlin, M., Friedfeld, M. R., Sheng, H. et al. (2016). Nickel-catalyzed asymmetric alkene hydrogenation of α,β-unsaturated esters: high-throughput experimentation-enabled reaction discovery, optimization, and mechanistic elucidation. *J. Am. Chem. Soc.* **138**: 3562-3569.

127 For another example, see Friedfeld, M. R., Shevlin, M., Margulieux, G. W. et al. (2016). Cobalt-catalyzed enantioselective hydrogenation of minimally functionalized alkenes: isotopic labeling provides insight into the origin of stereoselectivity and alkene insertion preferences. *J. Am. Chem. Soc.* **138**: 3314-3324.

128 Broere, D. L. J., Plessius, R., and van der Vlugt, J. I. (2015). New avenues for ligand-mediated processes-expanding metal reactivity by the use of redox-active catechol, o-aminophenol and o-phenylenediamine ligands. *Chem. Soc. Rev.* **44**: 6886-6915.

129 Holland, P. L. (2015). Distinctive reaction pathways at base metals in high-spin organometallic catalysts. *Acc. Chem. Res.* **48**: 1696-1702.

130 Luca, O. R. and Crabtree, R. H. (2013). Redox-active ligands in catalysis. *Chem. Soc. Rev.* **42**: 1440-1459.

131 Douglas, J. J., Sevrin, M. J., and Stephenson, C. R. (2016). Visible light photocatalysis: applications and new disconnections in the synthesis of pharmaceutical agents. *J. Org. Process Res. Dev.* **20**: 1134-1147.

132 Cornella, J., Edwards, J. T., Qin, T. et al. (2016). Practical Ni-catalyzed aryl-alkyl cross-coupling of secondary redox-active esters. *J. Am. Chem. Soc.* **138**: 2174-2177.

133 Michaudel, Q., Ishihara, Y., and Baran, P. S. (2015). Academia-industry symbiosis in organic chemistry. *Acc. Chem. Res.* **48**: 712-721.

134 Yoshida, J. -I., Takahashi, Y., and Nagaki, A. J. (2013). Flash chemistry: flow chemistry that cannot be done in batch. *Chem. Commun.* 9896-9904.

135 Razzaq, T., Glasnov, T. N., and Kappe, C. O. (2009). Continuous-flow microreactor chemistry under high-temperature/pressure conditions. *Eur. J. Org. Chem.* 1321-1325.

136 Zaborenko, N., Bedore, M. W., Jamison, T. F., and Jensen, K. F. (2011). Kinetic and scale-up investigations of epoxide aminolysis in microreactors at high temperatures and pressures. *Org. Process. Res. Dev.* **15**: 131-139.

137 Peer, M., Weeranoppanant, N., Adamo, A. et al. (2016). Biphasic catalytic hydrogen peroxide oxidation of alcohols in flow: scale-up and extraction. *Org. Process. Res. Dev.* **20**: 1677-1685.

138 Abrams, M. L., Buser, J. Y., Calvin, J. R. et al. (2016). Continuous liquid vapor reactions. Part 2: asymmetric hydroformylation with rhodium-bisdiazaphos catalysts in a vertical pipes-in-series reactor. *Org. Process. Res. Dev.* **20**: 901-910.

139 Kopach, M. E., Murray, M. M., Braden, T. M. et al. (2009). Improved synthesis of 1-(azidomethyl)-3,5-bis-(trifluoromethyl)benzene: development of batch and microflow azide processes. *Org. Process. Res. Dev.* **13**: 152-160.

140 Elliott, L. D., Knowles, J. P., Koovits, P. J. et al. (2014). Batch versus flow photochemistry: a revealing comparison of yield and productivity. *Chem. Eur. J.* **20**: 15226-15232.

141 Lévesque, F. and Seeberger, P. H. (2012). Continuous-flow synthesis of the anti-malaria drug artemisinin. *Angew. Chem. Int. Ed.* **51**: 1706-1709.

142 Gütz, C., Bänziger, M., Bucher, C. et al. (2015). Development and scale-up of the electrochemical dehalogenation for the synthesis of a key intermediate for NS5A inhibitors. *Org. Process. Res. Dev.* **19**: 1428-1433.

143 Green, R. A., Pletcher, D., Leach, S. G., and Brown, R. C. D. (2016). N-heterocyclic carbene-mediated microfluidic oxidative electrosynthesis of amides from aldehydes. *Org. Lett.* **18**: 1198-1201.

144 Green, R. A., Brown, R. C. D., and Pletcher, D. (2015). Understanding the performance of a microfluidic electrolysis cell for routine organic electrosynthesis. *J. Flow Chem.* **5**: 31-36.

145 Ghislieri, D., Gilmore, K., and Seeberger, P. H. (2015). Chemical assembly systems: Layered control for divergent, continuous, multistep syntheses of active pharmaceutical ingredients. *Angew. Chem. Int. Ed.* **54**: 678-682.

146 Adamo, A., Beingessner, R. L., Behnam, M. et al. (2016). On-demand continuous-flow production of pharmaceuticals in a compact, reconfigurable system. *Science* **352**: 61-67.

147 Mascia, S., Heider, P. L., Zhang, H. et al. (2013). End-to-end continuous manufacturing of pharmaceuticals: integrated synthesis, purification, and final dosage formation. *Angew. Chem. Int. Ed.* **52**: 12359-12363.

第 6 章
有关沃替西汀和早期药物研发层面的思考

6.1　引言

　　沃替西汀 {vortioxetine，**1**，Lu AA21004，1-[2-（2，4- 二甲苯硫）苯基]，**图 6.1**} 哌嗪，是一种多模式血清素能抗抑郁药物，于 2013 年被美国食品药品管理局（Food and Drug Administration，FDA）和欧洲药品管理局（European Medicines Agency，EMA）批准用于治疗重度抑郁症（major depressive disorder，MDD），并于 2014 年 1 月率先在美国上市。截至 2016 年，沃替西汀已在全球 60 多个国家注册销售，商品名为 Brintellix[®] 和 Trintellix[®]。该药物通过抑制 5- 羟色胺（也称为血清素，5-HT）转运体（serotonin transporter，SERT）来抑制 5- 羟色胺的再摄取，同时也是 5-HT$_{1A}$ 受体的激动剂，5-HT$_{1B}$ 受体的部分激动剂，以及 5-HT$_3$、5-HT$_{1D}$ 和 5-HT$_7$ 受体的拮抗剂[1, 2]，也是目前市场上唯一具有这种多重药效活性的抗抑郁药物。

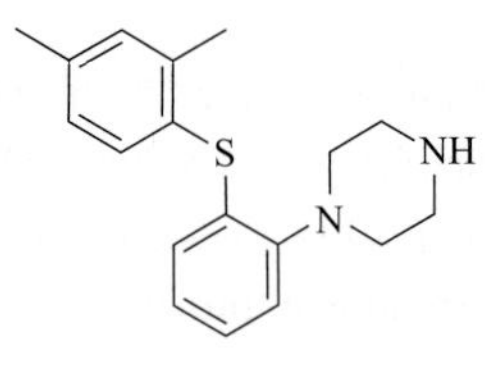

1

图 6.1　沃替西汀（vortioxetine，1，Lu AA21004）的结构

　　沃替西汀由丹麦灵北制药（H. Lundbeck A/S）的研究人员发现，并与武田制药（Takeda）合作开发。该研究项目开始于 2001 年 1 月，研究目的是发现一种快速起效的抗抑郁药。经过大量观察和持续的临床前及临床研究工作，研究人员发现沃替西汀不仅可用于改善情绪症状，而且有潜力治疗 MDD 的认知功能障碍[3]。迄今为止，包括欧洲在内的超过 50 个司法管辖区的监管机构都已认定沃替西汀可用于改善 MDD 认知功能障碍。

　　2003 年，即该项目启动两年后，沃替西汀被首次应用于人体。由于药物化学和化学工艺领域研究人员之间的密切合作，在项目早期就可以提供足量且高质量的活性药物成分 / 原料药（API）来支持该项目，确保了从发现到开发的平稳过渡。本章综述了沃替西汀、其同位素、盐及可能代谢产物的不同合成路线，以及对代谢产物鉴定的重要性，并强调了跨领域和机构紧密合作的重要性，以确保将候选药物顺利推进至临床研究。

6.2　沃替西汀的合成

　　项目研究阶段采用了多种方法来合成沃替西汀，同时合成和研究了其许多结构类似物。项目开发期间，药物化学团队继续开展了合成方法学的开发，具体合成策略如图 6.2 所示。

　　（1）铁介导路线。合成二氯苯铁加合物 **2** 是铁介导合成方法的关键，通过两个连续的铁介导反应，其中一个氯原子可被聚合物负载的哌嗪 **3** 取代，随后 **4** 中剩余的氯原子与苯硫酚 **5** 反应即可制备得到聚合物结合和保护的化合物 **6**。铁的脱离及从载体的解离可最终完成目标化合物的合成。该路线是研究体外构效关系（structure-activity relationship，SAR）的极好方法。然而，由于当时的合成产量无法达到毫克级，不足以进行体内研究。

　　（2）芥子气路线。由于铁介导的合成路线不能用于合成中心苯环非对称取代的类似物，研究人员决定开发一种新型路线来解决这一问题。该路线以苯硫酚 **5** 和 2-氟 - 硝基苯 **7** 之间的亲核性芳香取代反应制得硫醚 **8**，再经还原反应制得相应的苯胺 **9**，然后通过芥子气试剂 **10** 一步环化反应或经环酰亚胺 **12** 及额外还原和去保护步骤制得哌嗪环，通过总计 3 或 5 步化学反应最终获得目标化合物及其化合物库。这些路线可应用于制备克级单一受试化合物和平行的化学应用，但对于更广泛的 SAR 探索是次优选择。

　　（3）钯介导路线。随后两个钯催化的芳香族碳 - 杂原子键的形成为第三条用于药物化学研究的路线奠定了基础。该化学方法可将目标分子的合成分解为单保护的哌嗪 **14**、邻二卤代苯 **16** 和苯硫酚 **5** 三个砌块。这种砌块化策略较为灵活。重要的是，与铁辅助的原始合成不同，该方法可用于合成具有非对称取代中心芳环结构的类似物，既适用于单一化合物的合成，也适用于平行的化学应用。在沃替西汀被指定用于早期开发之后，化学工艺研究团队在研究芥子气路线过程中已平行地研究并优化了该技术路线，使之易于实现规模化制备。

　　（4）放射性配体的合成。采用铃木 - 宫浦交叉偶联反应（Suzuki-Miyaura cross-coupling reaction）可成功制备沃替西汀的放射性衍生物，用作 PET 配体及氚代原料。在适量钯催化剂存在下，化合物 **18** 可分别与两种不同的放射性碘甲烷衍生物反应生成所需的目标化合物。

6.2.1　铁介导的合成路线

　　沃替西汀类药物源于灵北制药以单胺能受体（monoaminergic receptor）和转运体为靶点的新型抗抑郁药物的开发研究。

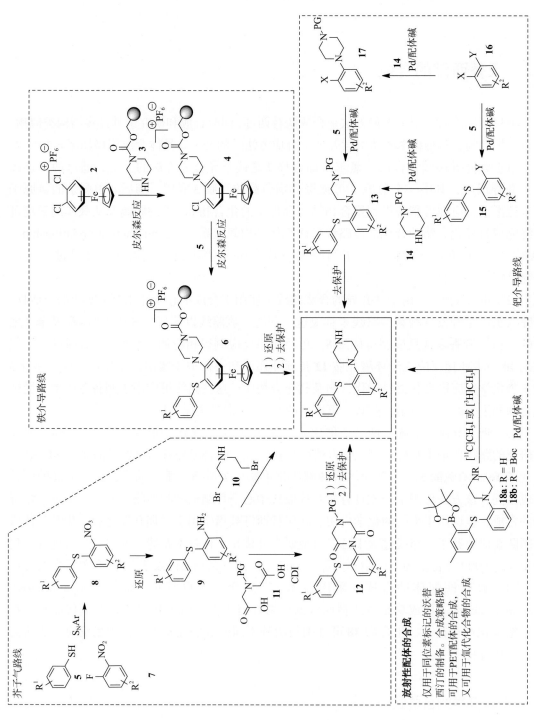

图 6.2 药物化学研究中用于合成沃替西汀的三种主要合成策略

　　由于需要一种快速和通用的方法来开展广泛的 SAR 研究，研究人员开发了一种能够并行合成此类化合物、用于构建化合物库的方法。为此，铁催化的亲核性芳香取代反应（相关综述见参考文献 [4]）似乎是合成此类化合物的一个有前景的策略 [5]。依据前期研究发现，即复合物 **19** 中氯的反应活性与 1- 氯 -2,4- 二硝基苯相当（详细讨论见参考文献 [6]），推断这三种可能的中间产物 **20**（其中之一是 **2**）可先后进行后续的亲核取代反应而制得图 6.3 中的最终产物。该策略启发于已发表的相应间位 [7] 和对位 [8] 二氯苯配合物与有关亲核试剂的反应。

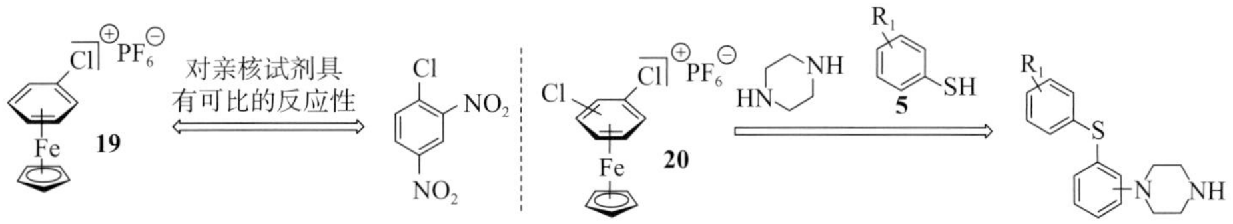

图 6.3　铁介导合成路线的基础

　　但是，该化学反应存在两个主要的问题：①最终产物的铁的光解反应是一个较为不利且有时较为混乱的转化过程；②使用两种不同的亲核试剂也是一个主要问题，因为在文献报道的大多数合成中，通过该方式采用标准液相反应合成不对称双取代苯不能获得令人满意的收率 [9]。解决这些问题的方法是使用一个亲核试剂的固相变体，将另一个反应性氯从固相亲核试剂中分离出来。首先，这避免了不需要的对称双取代产物的形成；其次，可以对光解步骤之后的混合物进行简单的过滤以去除有机金属副产物。

　　图 6.2 中概述的策略和图 6.4 中举例的合成方法涉及通过氨基甲酸酯将哌嗪亲核试剂固定在梅里菲尔德（Merrifield）树脂上。这两个芳香亲核取代反应可于 60 ～ 70 ℃ 下，在二甲基甲酰胺（dimethyl formamide，DMF）、四氢呋喃（tetrahydrofuran，THF）或其混合物中进行。在紫外光照射和 1, 10- 邻二氮杂菲存在下，以配体 - 配体交换形式发生光解反应。由于生成了红色的邻二氮杂菲 - 铁复合物 **21**，反应的进程可以通过肉眼进行观察。随后固相上的切除反应和哌嗪去保护可在二氯甲烷（dichloromethane，DCM）中以三氟乙酸（trifluoroacetic acid，TFA）实现。起始原料铁 -1, 2- 二氯苯复合物 **2** 可通过之前已报道的方法进行制备 [10]。

　　这一化学策略具有广泛的应用价值，可以采用一系列含硫、氧、氮、磷和硒亲核试剂合成大约 2000 个化合物。使用不同保护基策略的部分结果已经发表 [11]。有关沃替西汀项目的全部实验细节已在专利中公开 [10]。

　　正如图 6.4 中沃替西汀的合成路线所示，关键的固相试剂 **4** 可被量产以用于后续的组合化学反应。在优化之后，该反应可被用于多种化合物的合成，并且在制备毫克级受试化合物方面是有效的。

　　总之，铁介导的合成方法有效地解决了早期由苗头化合物到先导化合物（hit-to-lead）的反应需求，并在该项目中发挥了关键性作用。这也是沃替西汀的首个制备方法。然而，该合成策略的主要问题包括：化合物的制备量较少，不足以支撑体内药理学研究。此外，该策略的另一个关键限制是无法制备中心苯环取代的类似物。但是，化学工艺研究团队在后期的研究中验证了铁介导的化学反应可以进行规模化放大，因此有可能制备更多的预期

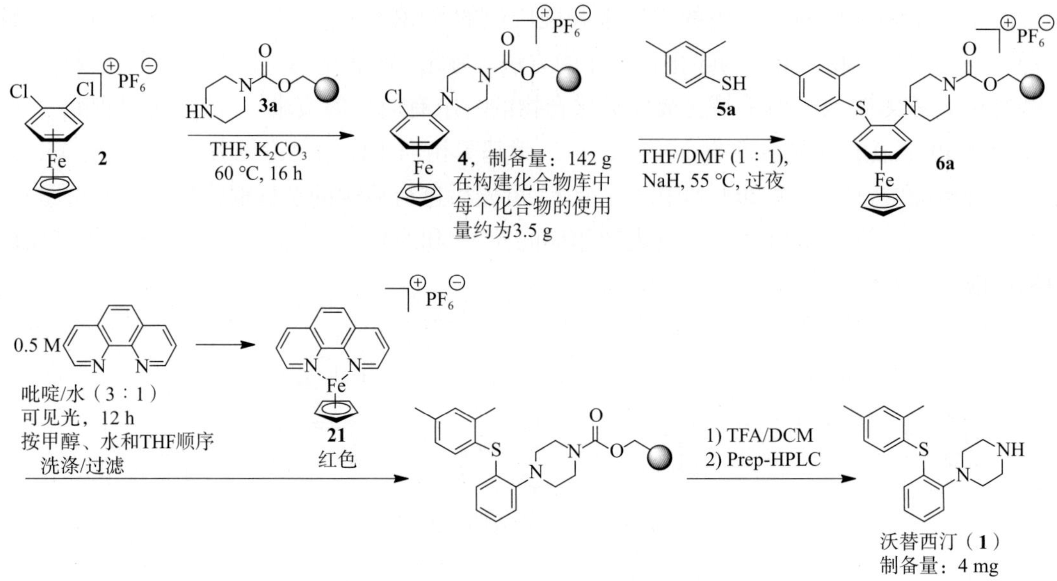

图 6.4 沃替西汀的固相铁介导合成路线

混合物，并可在后处理过程中进行分离提取。然而，这些类似物的合成最好使用芥子气路线或钯介导的合成路线。

6.2.2 芥子气合成路线

由于需要平行合成更多的原料来支撑更详细的药理学测试，特别是体内活性研究，这也促进了一种新型合成方法的开发。最初，研究人员应用平行化学制备得到一个含 12 个化合物的小型化合物库。此项工作是通过优化整条路线的每一步反应来实现的。例如，化合物 **1a** 的合成（**图 6.5**）。

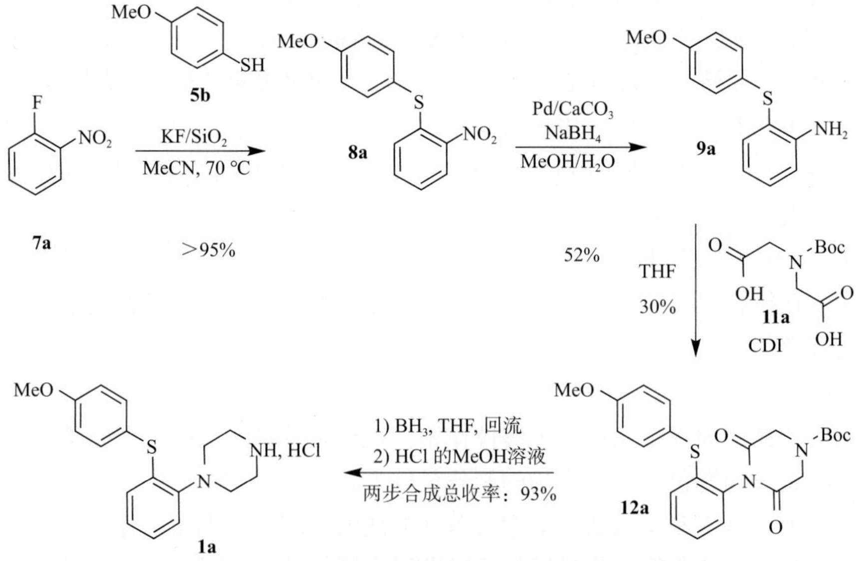

图 6.5 采用平行化学策略合成沃替西汀类似物 **1a**

第一步反应的收率几乎是定量的，而目标化合物的纯化使用二氧化硅负载的氟化钾，仅通过过滤便可实现。同时，对第一个化合物库中其他的反应条件也进行了优化，特别是将 **8a** 中的硝基还原为相应的苯胺 **9a**，以及随后环化合成 **12a**，都是具有挑战性的步骤。研究人员评价了铁粉 / 醋酸和锡合金 / 浓盐酸等经典条件，但两者都产生了复杂的混合物。而采用催化量 Pd/CaCO₃ 和硼氢化钠为最终的还原剂则更为有效。还原反应并不总是进行完全，比如需要进行两轮来产生最终的化合物。此外，环化步骤常常无法进行完全，反应通常在酰胺中间体处停止，而没有生成酰亚胺 **12**。

化合物 **1a** 也可使用图 **6.6** 中的方法合成。以碳酸钾为碱，THF 为溶剂，4-甲氧基苯乙硫醇 **5b** 首先与 2-氟硝基苯 **7a** 发生亲核性芳香取代反应，以几乎定量的收率制备得到产物 **8a**。随后的硝基还原反应可以采用金属锌和氯化铵在甲醇中完成。制得的苯胺 **9a** 可与芥子气试剂 **10a** 反应，以氢溴酸盐的形式制得最终产物 **1a**。最后两步反应的总收率为 35%。最终化合物的提纯采用沉淀的方式，并未试图从滤液中分离出更多的化合物。

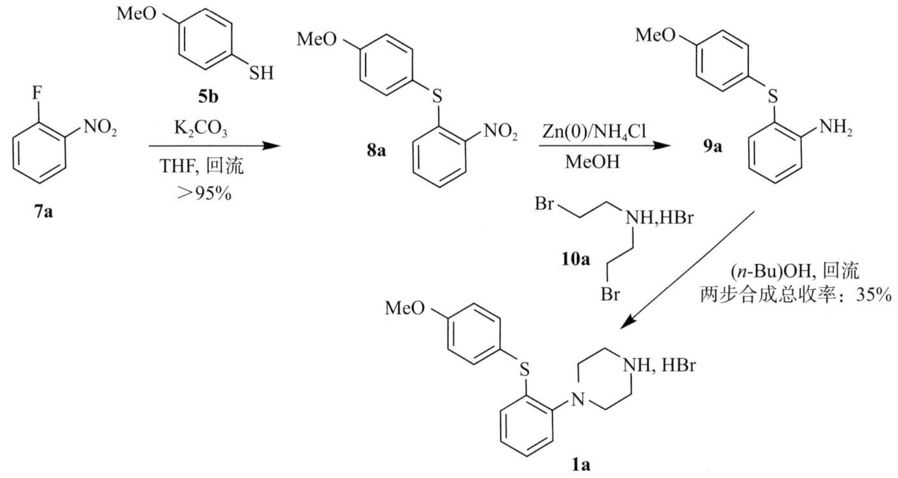

图 6.6　采用改进的芥子气路线制备沃替西汀类似物 **1a** 的合成方法

芥子气合成策略是基于经典的化学反应，无论是用于化合物库的构建还是单一合物的合成，都非常有效。因此，相对于铁介导的合成路线，该方法满足了规模化生产的需求。

6.2.3　钯介导的合成路线

通过铁介导的化学反应来支持体内药理学研究是不现实的，而芥子气路线也受到一些问题的困扰，如硝基的还原较为困难及制备哌嗪环的收率较低。因此，研究人员决定开发一种新型合成方法，以实现可规模化制备并能获得中心苯环具有更复杂取代基的目标化合物。哈特维（Hartwig）和路易（Louie）[12]，以及布赫瓦尔德（Buchwald）等[13] 报道了通过钯催化的硫醇或胺与芳基卤化物偶联来实现芳香碳-杂键的构建。如图 6.7 所述，基本思路是从某一"端"（如从 **5+16** 或从 **22+23**）中构建化合物 **15** 中的硫醚键，然后再通过随后的芳基胺化反应在中心苯环上引入哌嗪 **14** 制得化合物 **13**。

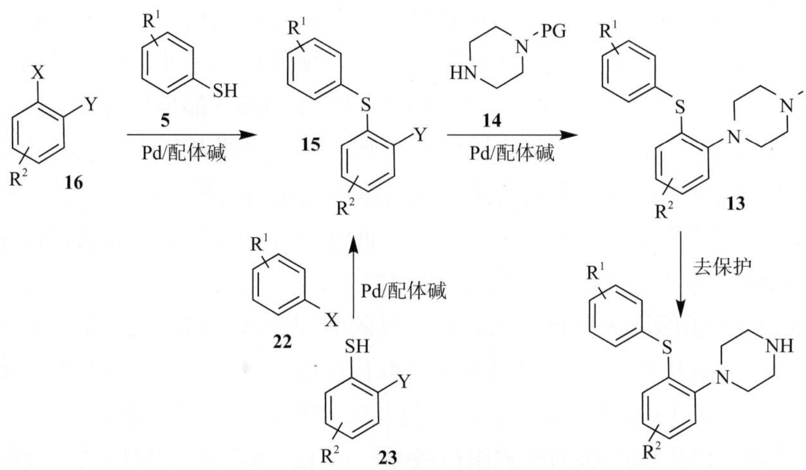

图 6.7 钯介导合成策略的最初路线

在这一策略的实验工作开始时，根据肖普弗（Schopfer）和施拉普巴赫（Schlapbach）报告的方案[14]，研究人员已经对溴代二芳基硫化物 **15**（Y=Br）的合成积累了丰富的经验；这些芳基溴代化合物可被用作溴 - 锂交换化学反应的底物，进而用于沃替西汀结构类似物四氢吡啶和哌啶衍生物的合成[15, 16]。基于该方法，研究人员从 **5a** 和 **16a** 制备了 **15a**。如乌尔夫（Wolfe）和布赫瓦尔德[17] 所报道的条件，在催化量 Pd_2dba_3 的催化下，以外消旋 2, 2'- 双二苯膦基 -1, 1'- 联萘（BINAP）作为配体，中间体 **15a** 可与 Boc 保护的哌嗪 **14a** 以几乎定量的收率反应（图 **6.8**）。

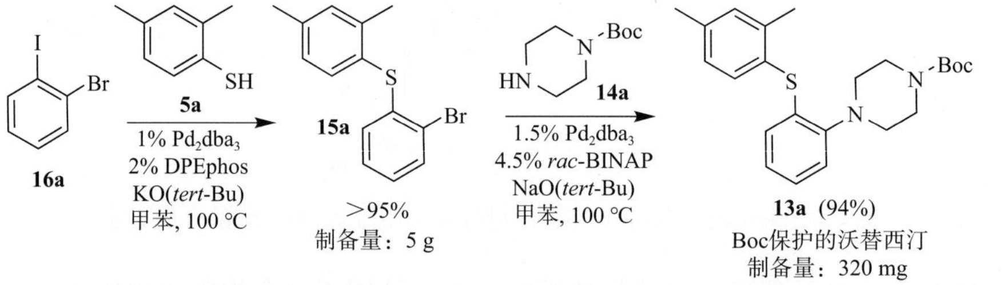

图 6.8 首次通过钯介导策略制备 Boc 保护的沃替西汀的合成路线

尽管化学工艺团队已经使用优化后的芥子气路线制备了超过 1 kg 的 API，但图 **6.8** 中的结果依旧促使工艺团队关注这一新的技术路线。这些努力的结果将在本章后文详细讨论。在项目这一研究阶段，两个化学小组之间展开了密切和持续的合作交流。在完成图 **6.8** 中路线大约 1 个月后，工艺小组就用这一方法制备了近 100 g API。今天，这个项目已成为灵北制药的一个典型案例，突显了两个化学研发团队应该如何相互合作、配合，以便及时、高效地提供 API，从而满足人体首次研究对 API 的需求。

在确定芳香 C—N 和 C—S 键都可以通过钯催化构建后，该团队接下来关注的是钯介导合成路线的延伸，即先形成目标化合物的苯基哌嗪连接，然后再以中间体 **17a** 形成二芳基硫醚键来合成不同的化合物以进行 SAR 研究（图 **6.9**）。这些结构砌块可用于合成一些之前未能制备的中心苯环取代的目标化合物，来围绕沃替西汀进行 SAR 研究。在大多数情况下，由于把重心放在 SAR 研究上，未尝试获得最高分离收率。钯介导合成路线在药物化学中的应用在相关文献中有详细的阐述[1]。

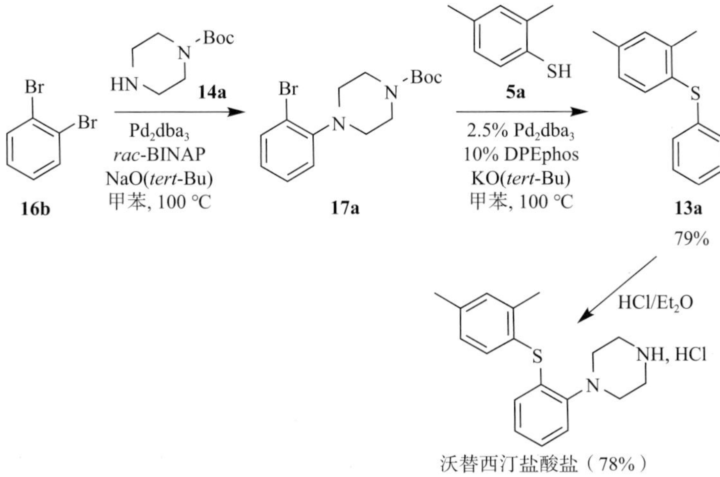

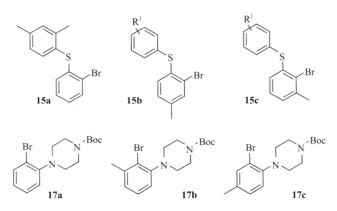

图 6.9　通过"反向"钯介导的合成路线制备沃替西汀

关键合成砌块，如 **15a-c**（图 6.10），很容易实现克级的合成。研究人员进一步探讨了对称二溴苯的单胺化和非对称二溴苯的选择性单胺化条件，以制备克级的 **17a-c** 等中间体[18]。如图 6.8 和图 6.9 所示，研究人员进一步针对制备小规模化合物库到大规模单一受试化合物开展研究，以支撑更深入广泛的药理学研究。这种化学反应很容易进行，不需要使用手套箱或无水无氧系统［"希莱克技术"（Schlenk techniques）］。所有试剂均可在空气中称量，并在未蒸馏的甲苯中进行反应。

图 6.10　钯介导合成策略的关键构建砌块

随着沃替西汀通过临床前研究并在早期临床研究中取得进展，化学工艺和药物化学团队继续在 API 工艺开发和生产方面进行合作。最初的研究重心集中在芥子气路线上，以支撑进入临床 I 期研究所需的安全性和毒理学研究。最主要的问题之一是，芥子气试剂 **10** 及其 N-苄基衍生物等相关化合物都是催泪剂，需要采取预防措施才能安全处理。另一个问题是，研究所用的试剂 **10a** 本身是由相应的二醇经浓氢溴酸处理得到的，而这一过程产生了不同量的氢溴酸吗啉副产物。

化学工艺团队发现，在单反应瓶转化中，使用单一催化剂可以同时制备芳香碳 - 杂原子键，但 API 粗品会受到钯杂质的污染，同时由于卤素重原子的影响引入无机物碘化钠和溴化钠的问题。但这两个问题最终均通过优化的纯化方案得以解决。沃替西汀氢溴酸盐的异丙醇溶剂化在这种情况下是特别重要的，有助于化合物的纯化。这提供了一种快速有效的生产方法，只需一步即可获得 84% 收率的沃替西汀。通过使用这种溶剂化纯化工艺，可以减少或去除问题杂质及钯的残留。

6.2.4 放射性配体的合成

沃替西汀的 [11]C 标记物可以用作正电子发射断层扫描（positron emission tomography，PET）的配体[19]。采用铃木 - 宫浦交叉偶联反应，以未保护的硼酸酯 **18a** 为底物与 [^{11}C] 碘甲烷反应制备放射性配体（图 6.11）。利用相似条件，也可将这种化学反应扩展到氚化沃替西汀的制备。这种放射性配体已被用于探测沃替西汀的 SERT 结合位点[20]。

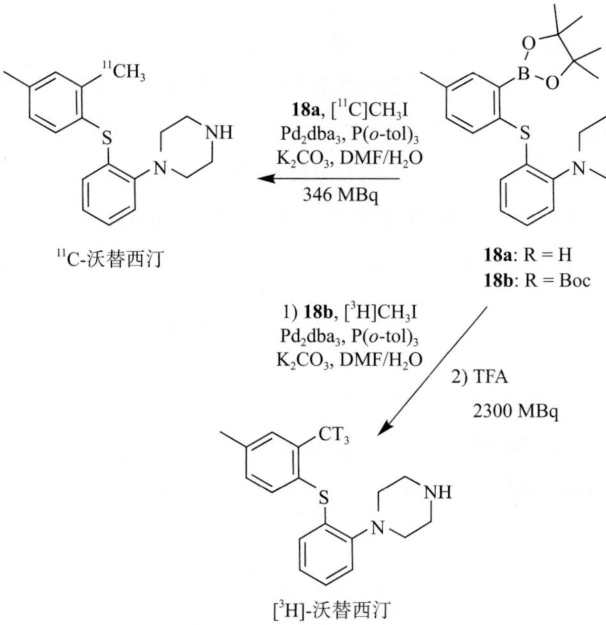

图 6.11 [11]C- 和 ^{3}H/ 氚（T）标记的沃替西汀的合成

6.3 沃替西汀的代谢产物

沃替西汀的主要代谢途径如图 6.12 所示。其代谢主要包括仲胺基的 N- 氧化、中心苯环上哌嗪环对位的氧化、末端苯环对位甲基基团的氧化，以及随后的葡糖醛酸结合（图 6.12）。而硫原子仅有很小程度的氧化[21]。

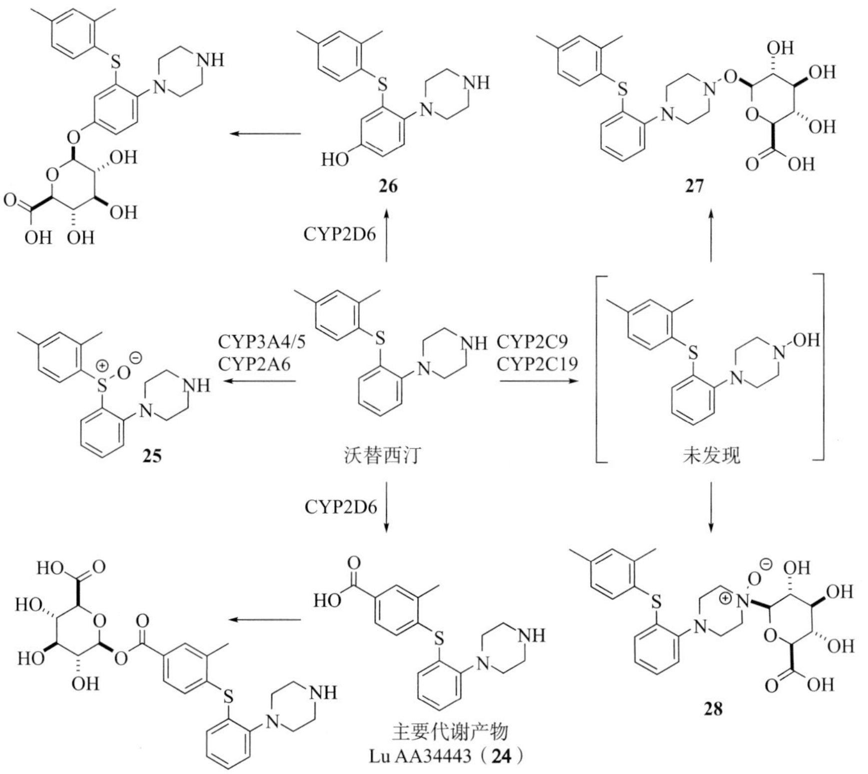

图 6.12　沃替西汀的代谢途径

在人体内共发现了 7 种代谢产物，所有代谢产物也都在动物研究中得到了鉴定。对位甲基氧化的羧酸衍生物 Lu AA34443（24）是所有受试化合物的主要代谢产物，而邻位甲基未见任何代谢修饰[21]。

获得候选药物假定代谢产物的真实样品对新药开发至关重要。代谢产物可能很难制备，有关其化学结构的经验知识往往局限于一般的结构信息，如"分子左侧的单羟基化"。因此，化学家通常会准备几种潜在的代谢产物，以确认实验观察到的代谢产物。在沃替西汀的例子中，从大鼠尿液中获取足够的样品有助于指导主要代谢产物的合成。化合物 29 的结构最初是根据核磁共振（nuclear magnetic resonance，NMR）数据确定的（图 6.13）。

药物化学小组迅速制备了 29 及其区域异构体。因此，研究决定依靠一个容易裂解的酚羟基保护基团，并使用钯介导的合成路线。区域选择性的锂化反应可制得苯胺 30[22]，而随后的重氮化反应等可制备碘 - 溴苯甲醚 31。化学选择性硫芳基化反应很容易发生，但同时也造成了二甲基叔丁基硅基保护基的脱除。而后可采用更稳定的二苯叔丁基硅基保护酚羟基，经芳基胺化反应后可制得 32，但三步反应的总收率较低。两步脱保护反应后，经沉淀制备得到化合物 29，但收率也较低。令人失望的是，NMR 研究显示 29 并不是所分离的代谢产物。因此，研究人员重点研究了区域异构体 33 的合成，其合成路线如图 6.14 所示。

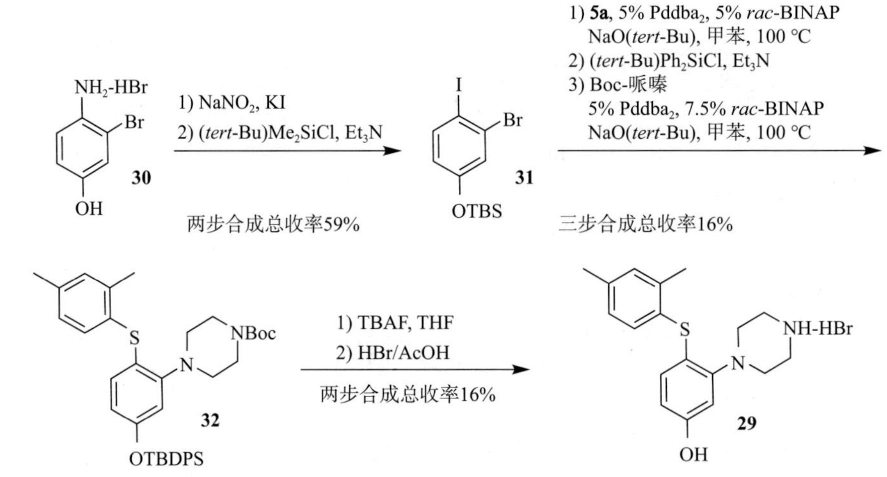

图 6.13 推测的单羟基化沃替西汀代谢产物 **29** 的合成

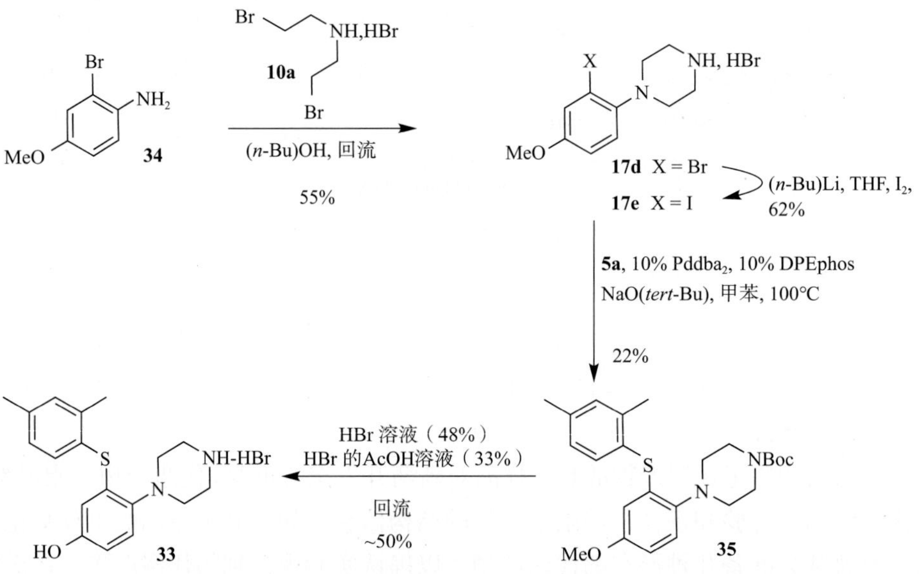

图 6.14 实际的单羟基化沃替西汀代谢产物 **33** 的合成

假定的区域异构体代谢产物 **33** 的合成以苯胺 **34** 为起始原料。与芥子气试剂 **10a** 反应制得哌嗪 **17d**。与本项目中其他芳基溴化物不同的是，使用常规应用的钯催化剂系统，**17d** 并不与苯硫酚 **5a** 反应。因此，研究进一步采用活性更强的碘化物 **17e**。最终以较低收率制得足量的偶合产物 **35**，去保护后制得假定代谢产物 **33**。

除了葡糖苷酸 **24** 和 **26** 外，所有代谢产物（图 6.12）均被成功合成。以羧酸 **36** 为原料经 4 步反应可制得代谢产物 **24**（Lu AA34443）（图 6.15）。以 Boc 酸酐为叔丁醇源，DMAP 为催化剂，羧酸可转化为叔丁基酯进行保护。使用 Pd$_2$dba$_3$ 和 DPEphos，叔丁基酯 **37** 与邻溴苯硫酚 **5c** 偶联获得二苯基硫醚 **15d**。随后，采用钯催化的 C—N 偶联制得 Boc 保护的哌嗪 **13b**，再以氢溴酸的醋酸溶液对其进行 Boc 去保护，最终得到期望的代谢产物 **24**

（Lu AA34443）。

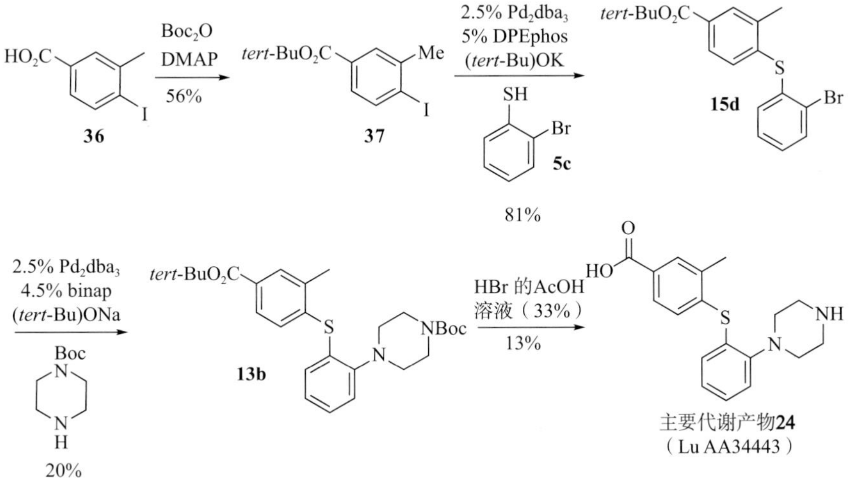

图 6.15　沃替西汀主要代谢产物 **24**（Lu AA34443）的合成

亚砜代谢产物 **25** 的合成是通过将沃替西汀富马酸盐暴露在加入了高氯酸钠的水/甲醇混合溶液中实现的，收率为 94%（图 6.16）。以富马酸沉淀，可以以 21% 的收率制得 1.5 ∶ 1 盐形式的化合物 **25**。

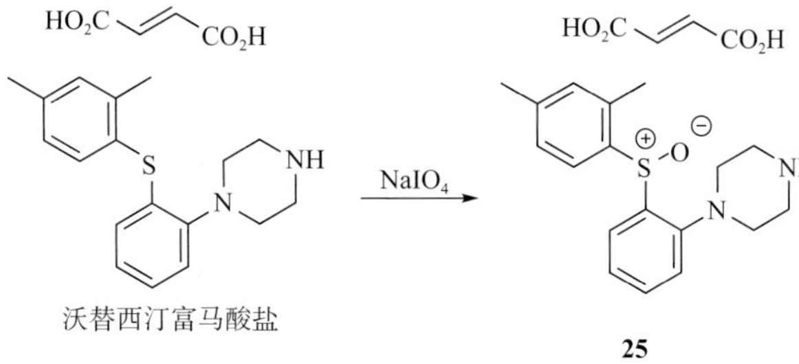

图 6.16　沃替西汀代谢产物 **25** 的合成

对于哌嗪或其他含氮杂环化合物，在体内很少观察到仲胺氧化形成相应的羟胺中间体。有报道说这种中间体非常不稳定[23-26]，尽管已观察到稳定的杂环羟胺[27-30]。因此，文献中关于杂环羟胺与葡萄糖醛酸偶联的实例很有限[31-33]，这些代谢产物的结构大部分是通过质谱和 ^{1}H NMR 分析推导而来的。

研究人员发现在口服沃替西汀后有两种不太常见的代谢产物，后被证实为羟胺葡糖苷酸 **27** 和 N- 氧化物 N- 葡糖苷酸 **28**。这两种代谢产物的结构解析和鉴定具有很大的挑战性，研究人员为此投入了很大的精力。N- 氧化物 N- 葡糖苷酸 **28** 的有机合成未获成功，但在体外通过人肝脏微粒体生物合成和 HPLC-MS 半制备分离，获得了大约 10 mg 代谢产物。使用过氧化氢对沃替西汀进行 N 和 S 的氧化，再以三苯基膦和碘对亚砜进行选择性还原可制得 **38**，但与亲电的葡萄糖醛酸衍生物 **39** 反应的结果却令人失望（图 6.17）。经过大量的实验，以一种新的合成方法制备了代谢产物 **27**（图 6.18），并进行了各种 NMR 测试来进行结构鉴定。

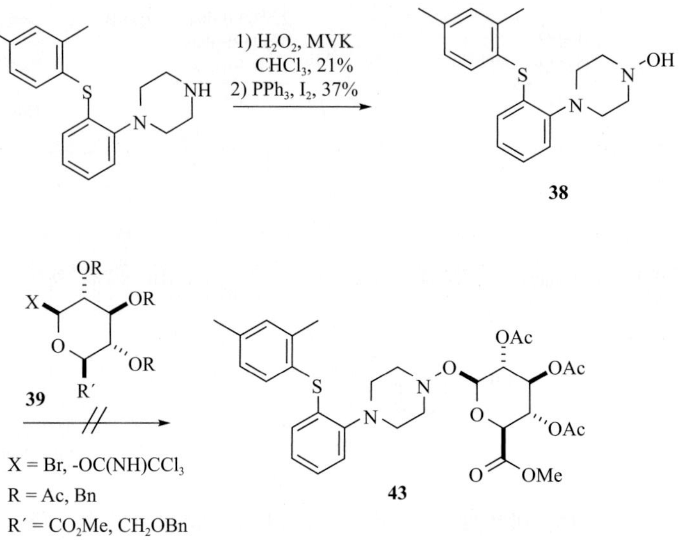

图 6.17　通过直接偶联羟胺 38 合成羟胺葡糖苷酸 27 的失败路线

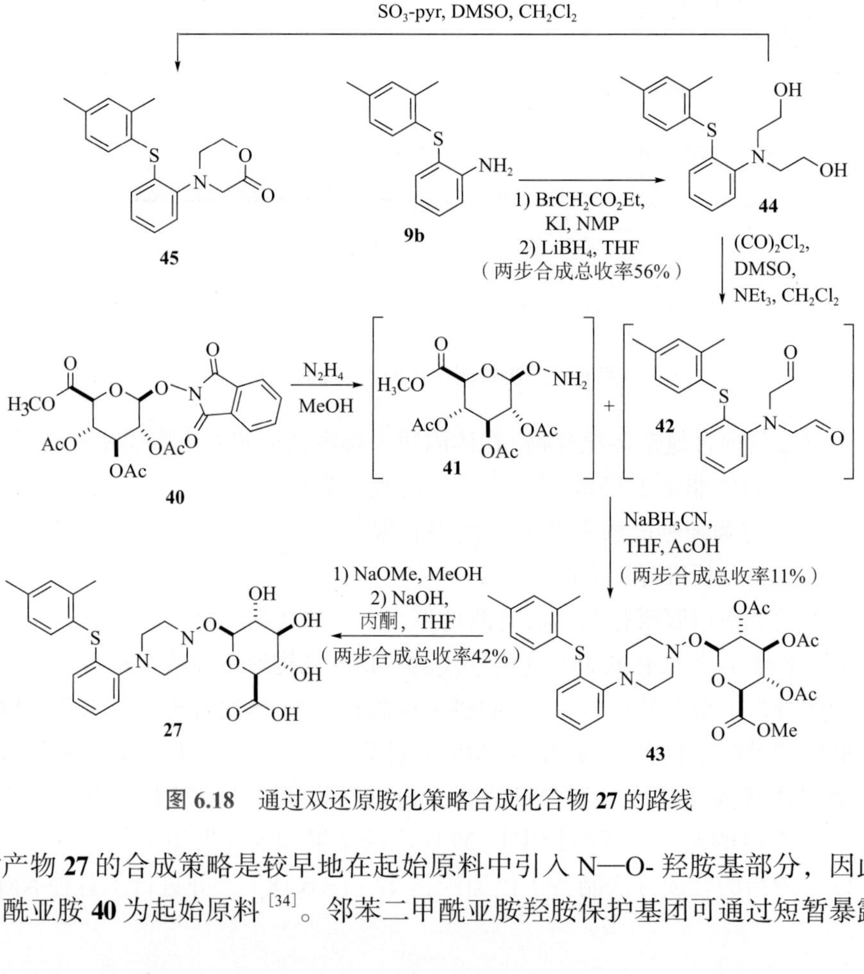

图 6.18　通过双还原胺化策略合成化合物 27 的路线

　　代谢产物 27 的合成策略是较早地在起始原料中引入 N—O- 羟胺基部分，因此选择以邻苯二甲酰亚胺 40 为起始原料[34]。邻苯二甲酰亚胺羟胺保护基团可通过短暂暴露于肼的甲醇溶液进行脱除。研究发现，生成的羟胺在该反应条件下具有内在的不稳定性。对游离羟胺 **41** 使用氰基硼氢化钠进行两次还原胺化，再与二醛 **42** 偶联得到 **43**。有趣的是，在使用帕里克 - 多林（Parikh-Doering）条件（如 $SO_3 \cdot Pyr$、DMSO、DIPEA）[35]氧化二醇 **44**（可由 **9b** 制备）生成 **42** 的过程中，研究人员观察到内酯 **45** 的产生，而不是期望的双醛 **42**。在筛选了几种条件后，证实采用斯文氧化反应（Swern Oxidation）可将二醇 **44** 氧化为相应的二醛 **42** [36]。可以想象，在微酸性条件下进行还原胺化的过程中，可能会发生异头碳的消旋。但由于邻近乙酰基的辅助作用，更倾向于形成 β- 异构体。偶联产物 **43** 随后经两步去保护，制得 N—O- 葡糖苷酸 **27**。该合成明确了代谢产物 **27** 的结构，并间接鉴定了代谢产物 **28**。

6.4　总结

沃替西汀是由丹麦灵北制药发现的多模式血清素能抗抑郁药物。最初，研究开发了铁介导的合成路线，并使用该路线合成了大约 2000 个毫克级化合物。在沃替西汀药物开发过程中，为了对关键化合物进行规模化合成，特别是在中心苯环处具有不同取代基的目标化合物，研究人员进一步开发了两条新路线，即芥子气路线和钯介导路线。对于沃替西汀本身，API 的供应一直不是问题，因为药物化学家和化学工艺研究人员很早就已开始合作，以一种相互协作的方式开发和扩大了这一化学工艺。为此，化学工艺研究人员最终根据项目需求优化了三条合成路线，使其能够交付足量的 API。同样，假定的代谢产物和实际代谢产物在早期主要是由药物化学家合成的，在随后更有挑战性的情况下则由化学工艺研究人员合成。该实例突显了跨领域和机构紧密合作的重要性，以确保顺利将候选药物推进至临床研究。

（尹贻贞　译）

作者信息

莫滕・约根森（Morten Jørgensen）
　　丹麦发现化学 & DMPK（Discovery Chemistry & DMPK）公司
金・克里斯滕森（Kim Christensen）
　　丹麦过程化学研发（Process Chemistry R&D）公司
马丁・朱尔（Martin Juhl）
　　丹麦过程化学研发公司

本尼·邦·安德森（Benny Bang-Andersen）

丹麦发现化学 & DMPK 公司

缩略语表

缩写	英文全称	中文全称
5-HT	serotonin	5-羟色胺（血清素）
AcOH	acetic acid	醋酸
ADME	absorption，distribution，metabolism，and excretion	吸收、分布、代谢和排泄
API	active pharmaceutical ingredient	活性药物成分 / 原料药
Boc	*tert*-butyl-oxy-carbonyl	叔丁基 - 氧 - 羰基
dba	dibenzylideneacetone	二甲氨基苄丙酮
DCM	dichloromethane	二氯甲烷
DMAP	4-dimethylaminopyridine	4-二甲基氨基吡啶
DMF	dimethylformamide	二甲基甲酰胺
DMSO	dimethylsulfoxide	二甲基亚砜
DPEphos	bis［（2-diphenylphosphino）phenyl]ether	双 [2- 苯膦苯基] 醚
EMA	European Medicines Agency	欧洲药品管理局
FDA	Food and Drug Administration	美国食品药品管理局
MDD	major depressive disorder	重度抑郁症
NMP	*N*-methylpyrrolidine	*N*-甲基吡咯烷
NMR	nuclear magnetic resonance	核磁共振
PET	positron emission tomography	正电子发射断层扫描
Pyr	pyridine	吡啶
rac-BINAP	（±）-2,2′-bis(diphenylphosphino)-1, 1′-binaphthalene	（±）2, 2′- 双二苯膦基 -1, 1′- 联萘
SAR	structure-activity relationship	构效关系
SERT	serotonin transporter	5-羟色胺转运体
TFA	trifluoroacetic acid	三氟乙酸
THF	tetrahydrofuran	四氢呋喃

参考文献

1 Bang-Andersen, B., Ruhland, T., Jørgensen, M. et al. (2011). Discovery of 1-[2-(2,4-dimethylphenylsulfan yl)phenyl]piperazine (Lu AA21004): a novel multimodal compound for the treatment of major depressive disorder. *J. Med. Chem.* **54**: 3206-3221.

2 Sanchez, C., Asin, K. E., and Artigas, F. (2015). Vortioxetine, a novel antidepressant with multimodal activity: review of preclinical and clinical data. *Pharmacol. Ther.* **145**: 43-57.

3 Bang-Andersen, B., Olsen, C. K., and Sanchez, C. (2016). The discovery of the antidepressant vortioxetine and the research that uncovered its potential to treat the cognitive dysfunction associated with depression. In: *Successful drug discovery II* (ed. J. Fischer and W. E. Childers), 191-214. Weinheim: Wiley-VCH.

4 Astruc, D. (1992). The use of π-organoiron sandwiches in aromatic chemistry. *Top. Curr. Chem.* **160**: 47-95.

5 Ruhland, T. (2012). New tools for high throughput organic synthesis. Doctor technices (Dr. Tech.) thesis. Technical University of Denmark.

6 Astruc, D. (1983). Organo-iron complexes of aromatic compounds. Applications in synthesis. *Tetrahedron* **39**: 4027-4097.

7 Pearson, A. J., Park, J. G., and Zhu, P. Y. (1992). Studies on selective nucleophilic substitution reactions of [(cyclopentadienyl)(1,3-dichlorobenzene)M]+ PF6−complexes (M=iron, ruthenium). *J. Org. Chem.* **57**: 3583-3589.

8 Pearson, A. J., Gelormini, A. M., Fox, M. A., and Watkins, D. (1996). Preparation of functionalized *p*-phenylenediamine derivatives using arene-iron chemistry. *J. Org. Chem.* **61**: 1297-1305.

9 Pearson, A. J. and Gelormini, A. M. (1994). Studies on selective nucleophilic substitution reactions of [(cyclopentadienyl)(1,3- and 1,4-dichlorobenzene)Fe]+PF6-complexes: applications to the synthesis of polymer monomers. *J. Org. Chem.* **59**: 4561-4570.

10 Ruhland, T., Smith, G. P., Bang-Andersen, B., et al. (2003). Phenyl-piperazine derivatives as serotonin reuptake inhibitors. H. Lundbeck A/S. WO 03/029232 A1. Denmark.

11 Ruhland, T., Bang, K. S., and Andersen, K. (2002). Iron-assisted nucleophilic aromatic substitution on solid phase. *J. Org. Chem.* **67**: 5257-5268.

12 Louie, J. and Hartwig, J. F. (1995). Palladium-catalyzed synthesis of arylamines from aryl halides. Mechanistic studies lead to coupling in the absence of tin reagents. *Tetrahedron Lett.* **36**: 3609-3612.

13 Guram, A. S., Rennels, R. A., and Buchwald, S. L. (1995). A simple catalytic method for the conversion of aryl bromides to arylamines. *Angew. Chem. Int. Ed. Engl.* **34**: 1348-1350.

14 Schopfer, U. and Schlapbach, A. (2001). A general palladium-catalysed synthesis of aromatic and heteroaromatic thioethers. *Tetrahedron* **57**: 3069-3073.

15 Puschl, A., Bang-Andersen, B., Jørgensen, M., et al. (2004). 4-(2-Phenylsulfanyl-phenyl)-1,2,3,6-tetrahydropyridine derivatives as serotonin reuptake inhibitors. H. Lundbeck A/S. WO 2004/087662 A1. Denmark.

16 Puschl, A., Jørgensen, M., Ruhland, T., et al. (2004). 4-(2-Phenylsulfanyl-phenyl)-piperidine derivatives as serotonin reuptake inhibitors. H. Lundbeck A/S. WO 2004/087156 A1. Denmark.

17 Wolfe, J. P. and Buchwald, S. L. (2000). Scope and limitations of the Pd/BINAP-catalyzed amination of aryl bromides. *J. Org. Chem.* **65**: 1144-1157.

18 Larsen, S. B., Bang-Andersen, B., Johansen, T. N., and Jørgensen, M. (2008). Palladium-catalyzed monoamination of dihalogenated benzenes. *Tetrahedron* **64**: 2938-2950.

19 Andersen, V. L., Hansen, H. D., Herth, M. M. et al. (2014). (11)C-labeling and preliminary evaluation of vortioxetine as a PET radioligand. *Bioorg. Med. Chem. Lett.* **24**: 2408-2411.

20 Rannversson, H., Andersen, J., Sørensen, L. et al. (2016). Genetically encoded photocrosslinkers locate the high-affinity binding site of antidepressant drugs in the human serotonin transporter. *Nat. Commun.* **7**: 11261.

21 Hvenegaard, M. G., Bang-Andersen, B., Pedersen, H. et al. (2012). Identification of the cytochrome P450 and other enzymes involved in the in vitro oxidative metabolism of a novel antidepressant, Lu AA21004. *Drug Metab. Dispos.* **40**: 1357-1365.

22 Maggi, R. and Schlosser, M. (1996). Optional site selectivity in the metalation of *o*- and -*p*-anisidine through matching of reagents with neighboring groups. *J. Org. Chem.* **61**: 5430-5434.

23 Beckett, A. H. and Salami, M. A. (1972). A note on the identification of *N*-hydroxyphenmetrazine as a metabolic product of phendimetrazine and phenmetrazine. *J. Pharm. Pharmacol.* **24**: 900-902.

24 Beckett, A. H., Purkaystha, A. R., and Morgan, P. H. (1977). Oxidation of aliphatic hydroxylamines in aqueous solutions. *J. Pharm. Pharmacol.* **29**: 15-21.

25 Franklin, R. B., Dring, L. G., and Williams, R. T. (1974). The metabolism of phenmetrazine in man and laboratory animals. *Biochem. Soc. Trans.* **2**: 877-878.

26 Miller, R. R., Doss, G. A., and Stearns, R. A. (2004). Identification of a hydroxylamine glucuronide metabolite of an oral hypoglycemic agent. *Drug Metab. Dispos.* **32**: 178-185.

27 Achari, R. and Beckett, A. H. (1983). In-vitro metabolism of two mono-substituted piperazines using liver homogenates of rats and rabbits. *J. Pharm. Pharmacol.* **35**: 615-616.

28 Beckett, A. H. and Al-Sarraj, S. (1972). N-Oxidation of primary and secondary amines to give hydroxylamines-a general metabolic route. *J. Pharm. Pharmacol.* **24**: 916-917.

29 Rodriguez, R. J. and Acosta, D. Jr., (1997). Metabolism of ketoconazole and deacetylated ketoconazole by rat hepatic microsomes and flavin-containing monooxygenases. *Drug Metab. Dispos.* **25**: 772-777.

30 Zhang, K. E., Kari, P. H., Davis, M. R. et al. (2000). Metabolism of A dopamine D(4)-selective antagonist in rat, monkey, and humans: formation of A novel mercapturic acid adduct. *Drug Metab. Dispos.* **28**: 633-642.

31 Delbressine, L. P., Moonen, M. E., Kaspersen, F. M. et al. (1992). Biotransformation of mianserin in laboratory animals and man. *Xenobiotica* **22**: 227-236.

32 Schaber, G., Wiatr, G., Wachsmuth, H. et al. (2001). Isolation and identification of clozapine metabolites in patient urine. *Drug Metab. Dispos.* **29**: 923-931.

33 Straub, K., Davis, M., and Hwang, B. (1988). Benzazepine metabolism revisited. Evidence for the formation of novel amine conjugates. *Drug Metab. Dispos.* **16**: 359-366.

34 Mitchell, M. B. and Whitcombe, I. W. A. (2000). The synthesis of the glucuronide adduct of Trocade™. *Tetrahedron Lett.* **41**: 8829-8834.

35 Parikh, J. R. and Doering, W. V. E. (1967). Sulfur trioxide in the oxidation of alcohols by dimethyl sulfoxide. *J. Am. Chem. Soc.* **89**: 5505-5507.

36 Tidwell, T. T. (1990). Oxidation of alcohols to carbonyl compounds via alkoxysulfonium ylides: the moffatt, swern, and related oxidations. *Org. React.* **39**: 297-572.

第 7 章
HCV 化疗药物 4′- 叠氮基 -2′β-甲基 -2′- 脱氧胞嘧啶 及其前药的合成工艺开发

7.1 引言

在针对人类免疫缺陷病毒（human immunodeficiency virus，HIV）和丙型肝炎病毒（hepatitis C virus，HCV）的治疗药物开发中，将叠氮官能团（azide functionality）引入核苷（nucleoside）是一种非常有效的药物发现策略[1-5]。本章主要介绍一项旨在开发新型抗HCV 药物的工艺开发工作，该类药物以 4′- 叠氮基 -2′- 脱氧 -2′-C- 甲基胞苷 MV064274 及其二酯前药 MV075379 为代表（图 7.1）[6]。

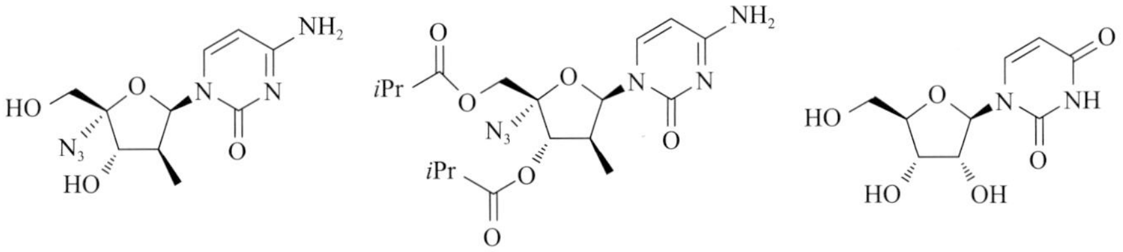

MV064274 MV075379 1，尿苷

图 7.1 化合物 MV064274、MV075379 及其前体（1）的结构

从结构上看，所合成的目标分子的结构与天然核苷很类似，这些分子的作用方式取决于其与特定酶（特异性识别 RNA 和 DNA 的酶）结合位点的结合能力。以尿苷（uridine，1）为起始原料，对其进行如下结构修饰：首先，以 β-甲基取代尿苷中 C-2′ 位的 α-羟基；其次，在 C-4′ 位引入了叠氮基团并使该位点原有羟甲基的构象保持不变。这些结构改造在合成上极具挑战，研究人员设计了复杂的合成路线来合成目标化合物。第三种修饰，即将尿嘧啶（uracil）部分直接氨基化为相应的胞嘧啶（cytosine）碱基。

图 7.2、图 7.3 中的合成路线不适用于大规模制备，很难为体外和动物体内初步研究提供数百克的化合物。下一步改进的目标是可一次性提供 5 kg 符合 GMP 标准的用于 GLP毒理学和 I 期临床研究的化合物。图 7.2 中合成路线在 C-2′ 引入甲基以制备得到（2′R）-2′-去氧 -2′-C- 甲基尿苷（10）。整个合成工艺涉及 9 步化学反应，包括 9 步分离和多次色谱纯化，总收率为 3.4%。

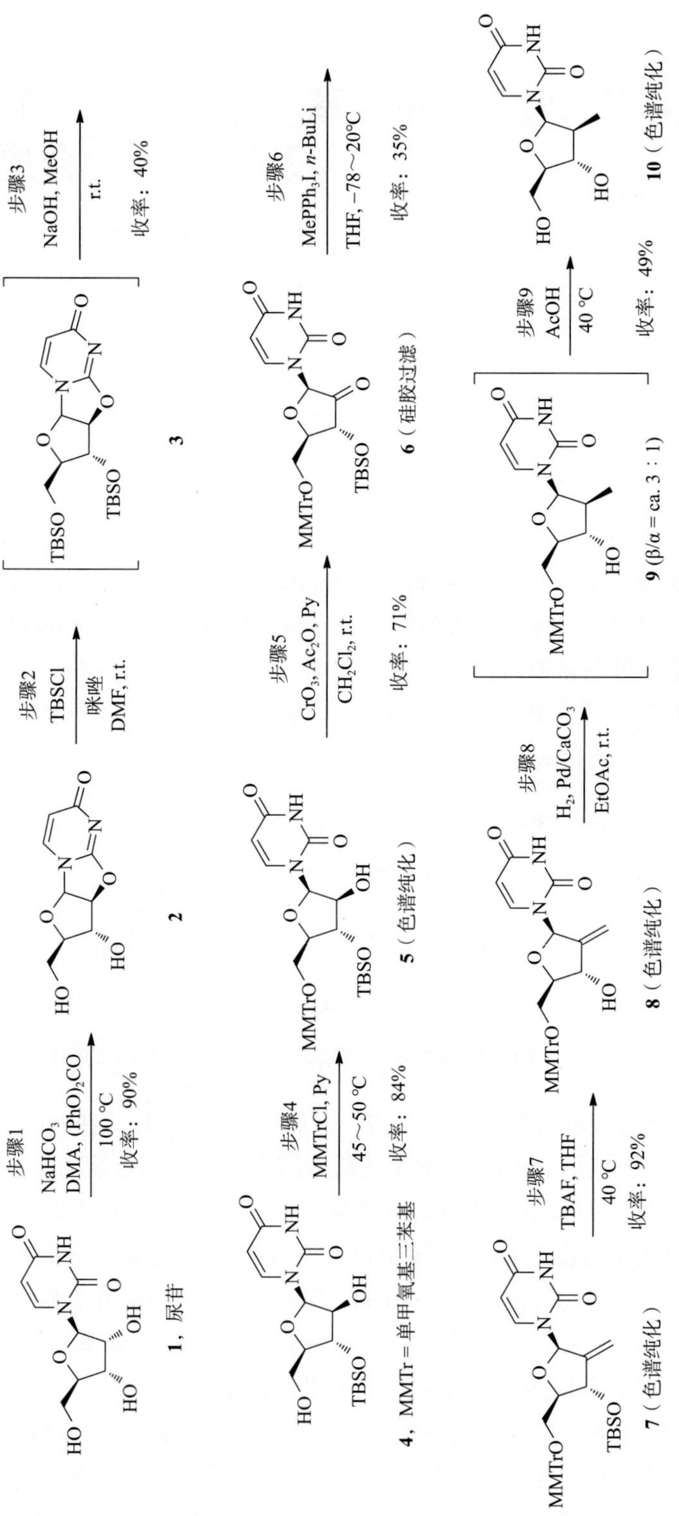

图 7.2 （2R）-2'-去氧-2'-甲基尿苷的原始合成路线

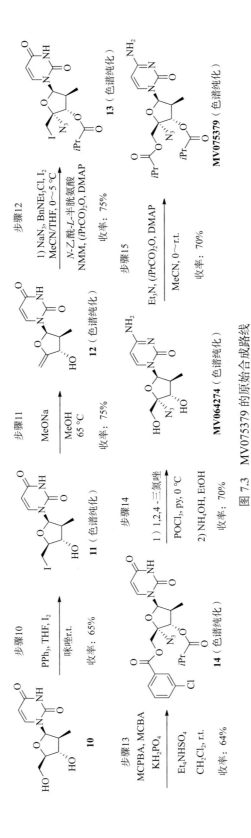

图 7.3　MV075379 的原始合成路线

MV075379 通过图 7.3 进行制备。整条路线涉及 6 步化学反应，经过 6 次色谱纯化后得到无定形游离碱形式的目标化合物，总收率为 11.5%。最终目标化合物通过图 7.2 和图 7.3 共 15 步反应获得，总收率仅为 0.39%。在某些情况下，如果项目有足够的资金支持，可以使用药物化学合成路线来提供初始的 GMP 原料药 / 活性药物成分（API），再由工艺化学家开发更实用的合成方法。

显然，以上策略并不适用于 MV075379 的制备。在合理的人力和财力成本范围内，现有合成方法无法在可接受的时间内交付数千千克的原料。实际上，如果在批次失败的情况下允许约 50% 的安全裕度，则需要 1.7 t 尿苷来制备 5 kg 目标化合物。如果同时开展三个独立批次的生产，则在生产设备中仅能开展合成路线中的前几步。几乎没有足够的设备可用于该阶段样品的批量生产，因为这是千克级实验室或专用于 I 期临床研究所需样品制备的中试设备。假设完成每步反应耗时 1 周，每个色谱纯化工作需要 2 周，一个由 15 ～ 20 名化学家组成的团队在 79 周内才有望实现这一生产目标。显然，这样的合成工作是不值得执行的，还需要大幅改进。下文将详细阐明如何进行合成工艺改进。

基于一些战略因素的考量，一般不会选择快速但非环保的方法来制备第一批满足 GMP 要求的 API。在合成方法开发过程中，速度是关键因素，即开发可以为整个临床研究按时交付样品的合成方法。如果需要，可以由一个单独的团队着手设计具有成本效益的商业流程，但是其时机取决于资金，也取决于某些临床里程碑的实现。因此，花费足够的时间来开发一条可行的合成路线是值得的，不仅可以在合理的时间内交付样品，还可以确保可重复、稳定地生产下一批次样品。然而，在开发过程中更改合成方法具有较大的风险，任何重大改变都可能产生新的工艺杂质，并且可能需要花费很长时间去解决和去除。在交付第一批 GMP 产品之前，应尽量开发一条优异的合成路线，以最大程度地减少从临床 I 期到 III 期之间过多的工艺更改风险。

通常，工艺路线只是药物化学路线的改进，旨在提高产量、使实验操作和纯化更加安全有效等。在这种情况下，研究小组评估了药物化学合成方法并明确了其所存在的问题。考虑到色谱纯化所需的时间和成本，研究小组决定由结晶或沉淀法代替所有的色谱纯化，因为结晶的方式更容易重现且耗时更少。此外，早期开发中采用的策略是减少化合物分离的次数。就场地占用率和溶剂用量而言，化合物分离的成本很高。对于一个完善的合成工艺而言，15 步反应中分离的次数不宜多于 6 ～ 8 次。通常，可以在合适的溶剂中将干净的反应液浓缩，直接进行下一步化学反应，仅进行过程控制（in-process control，IPC）以确保反应液中中间体的质量和收率符合预期。

首先，研究人员重点分析了图 7.2 和图 7.3 中合成路线涉及的化学反应。图 7.2 中第 1 ～ 4 步反应仅用于在 C-3′ 和 C-5′ 位实现尿苷羟基的选择性保护，而 C-2′ 游离羟基用于氧化反应。由于最终的 API 为双酯衍生物，因此目标是在一步化学反应中同时酯化两个羟基，不需要对最终剩余的两个羟基进行选择性保护。第 5 步涉及以三氧化铬氧化中间体 5，然后进行维蒂希反应（Wittig reaction）和选择性较差的非对映选择性氢化。如果可以提高收率，并且能够用温和、毒性较小的试剂代替剧毒的三氧化铬氧化剂，那么这将是合成的优选策略，但需要对低收率的维蒂希反应和氢化反应做进一步优化。鉴于已具有有利于氢

原子从 α 面进攻的立体化学选择性（大约 3 ∶ 1），具有适合大体积配体的均相氢化催化剂可以选择性地制备 β-甲基类似物 **10**，从而无需对两种差向异构体进行色谱分离。总之，在合成中间体 **10** 的 9 个步骤中只需在其中五步进行非对映选择性分离。

未对从中间体 **10** 到 API 的合成路线进行简化。中间体 **10** 经两步反应脱水生成 **12**，而碘叠氮化反应高效地引入了具有完全区域选择性和立体选择性的叠氮官能团。由于叠氮化物的危险性，在叠氮化步骤放大之前，必须获得足够的安全性数据。此外，仍然需要保证立体选择性，并且需要合成 4′- 差向异构体。以羧酸根阴离子取代 5′- 碘需要对羟基进行氧化活化，否则其对取代碘的 S_N2 反应活性较差。基于药物化学团队的早期经验，决定尝试优化非氧化取代，因为间氯过氧苯甲酸（*meta*-chloroperbenzoic，*m*-CPBA）的操作较为危险，尤其是在工业生产中，最好避免使用。中间体 **14** 中两个酯基的水解经济性也较低，因为后期还需再次引入酯基得到 API。总之，研究人员认为该反应步骤还可以缩短 4 ～ 6 步，另外一个目标是将收率提高至少 10%。最后，将对 API 及其盐进行彻底的结晶筛选，优化其固体形式以推进进一步开发[7]。

7.2 （2′R）-2′- 脱氧 -2′-C- 甲基尿苷（10）的新合成路线

已有文献[8] 报道了以廉价的天然尿苷为起始原料经 5 步反应制备化合物 **10**（图 7.4）[9-15]。这种方法可以选择性保护 3′-5′ 羟基，保留游离的 2′-OH 用于其他反应，如氧化、同系化和氢化。但是，在钯催化剂存在下，关键的 *exo*-亚甲基氢化步骤显示出中等的立体选择性（如以负载在 $CaCO_3$ 上的 Pd 为催化剂，β/α = 3 ∶ 1）[8]。文献报道中以吡啶为溶剂对尿苷羟基进行保护得到 **15**[16]，而实际生产中必须避免使用有毒的吡啶。因此，在 DCM 中改用咪唑可以顺利得到 3′, 5′- 保护的中间体。实验过程中发现必须使用 4 equiv. 的咪唑、1.1 equiv. 纯化的 TIPDSCl 才能保证反应完全转化（**1** 总收率 < 0.3%）。但是，稍微过量的甲硅烷基化试剂会触发许多杂质的形成（图 7.5）。

将纯化的 TIPDSCl 的化学计量降低至 0.98 equiv. 或 1.1 equiv.，进一步稀释反应液可有效减少杂质的生成。如果存在未反应的起始尿苷，则可与咪唑同时通过水洗轻易去除。反应液中的水是导致形成单保护杂质的主要因素（**imp. 2**，图 7.5）。基于上述原因，需在实验开始前在 DCM 中将 **1** 和咪唑共沸蒸馏以去除水分（KF < 0.05w/w%）。进一步监测反应发现，10 ～ 15 ℃下 1 h 内反应完全转化。将反应时间延长至 5 h 以上会使产物纯度下降，并将进一步形成杂质（**imp. 4-a**、**4-b**，图 7.5）。反应时间延长至 50 h 时纯度下降至 70%，且总计鉴定出 8 种杂质，总含量为 12% ～ 17%（图 7.5）。

当实验规模放大至 10 kg 时，收率可以稳定至 85% ～ 88%，纯度为 87% ～ 88%。由于化合物 **15** 是无定形的，无法通过结晶进行分离，因此研究人员进一步处理了粗产物，发现所有工艺杂质均可在氧化反应步骤中方便除去。

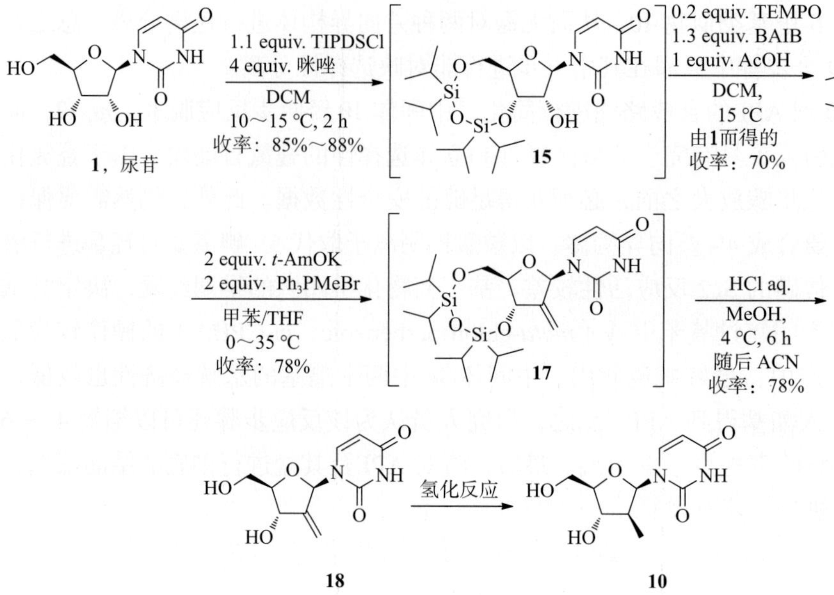

图 7.4　化合物 **10** 的可放大合成路线

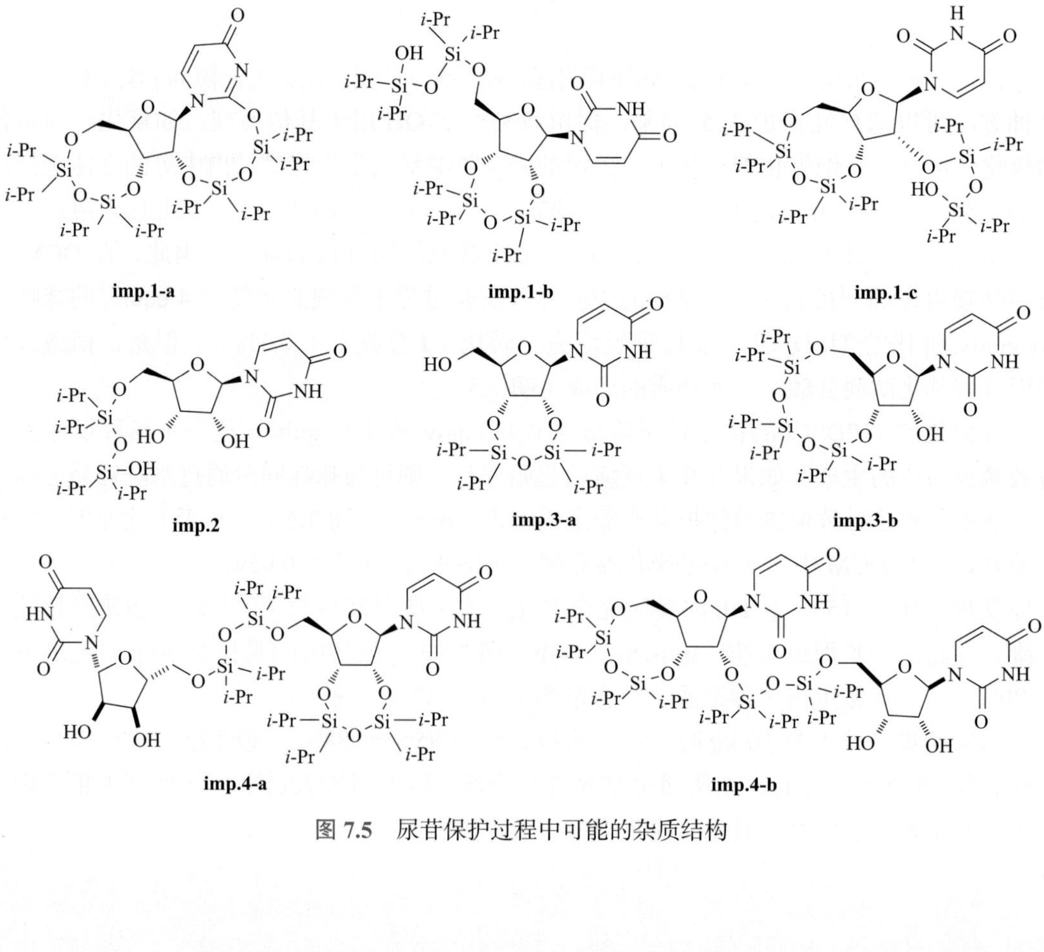

图 7.5　尿苷保护过程中可能的杂质结构

在已有文献中该氧化步骤使用基于 CrO₃ 的试剂[17]，其特点是收率低且有毒，或使用 Dess—Martin 试剂[18]，而这对放大是有害的。TEMPO/ 双（乙酰氧基）碘苯 [bis（acetoxy）iodobenzene，BAIB] 氧化方法可用于解决上述问题。步骤 1 中获得的 DCM 溶液直接在 15 ℃下以 1.3 equiv. 的 BAIB 和 20 mol% 的 TEMPO 进行处理[19]，加水后处理和庚烷重结晶后，该反应以约 70% 的收率从庚烷中结晶析出产物 16，结晶纯度 ＞ 99.8%，所有杂质和氧化副产物、碘苯都可以去除。

该反应的主要问题是反应时间的重现性差。反应可能在 8 h 内完成，但有时也可能需要 1 ～ 2 天。温度升高至 25 ～ 30 ℃会导致催化剂损失。监测反应显示，起始阶段反应比率＜ 1%，该阶段的持续时间具有可变性（使用 DCM 时所有试剂均在溶液中）。加入 1 equiv. 乙酸后，通过催化由 TEMPO 转化为活化的氧铵中间体[20-23]的歧化作用可以缩短这一过程，但 PhI(OAc)₂ 无法实现时间的缩短。

水和硫代硫酸钠水溶液洗涤后，可除去部分溶剂，添加抗溶剂正庚烷可将所需的酮结晶，收率为 91%，纯度为 99.2%。正相色谱分析方法（硅胶，甲醇 / 庚烷）可用于对产物的分析，因为该酮在反相液相色谱（LC）条件下易于形成稳定的偕二醇，导致峰形较差。尽管有这种趋势，但由于在溶剂蒸馏过程中共沸除去了水，所以酮 16 仍可作为结晶产物分离出来。

维蒂希反应中使用叔戊醇钾（甲苯中 25w / w% 的溶液）作为碱[17, 24]，较叔丁醇钾更加高效。[2 + 2]- 环加成反应步骤在室温下可迅速发生，从而得到稳定的氧杂磷杂环丁烷，而后在 30 ～ 35 ℃下历时约 5 h 缓慢释放出 TPPO[25]。为了去除 TPPO，需要将溶剂转换为庚烷。加入晶种后，大部分 TPPO 会从庚烷中结晶出，然后通过硅胶垫在乙酸乙酯 / 庚烷中过滤上清液。最终 TPPO 的残留水平低于 10 mol%。该步骤的规模扩大至 89 kg 时，可以 78% 的收率获得 17，纯度为 95% ～ 98%。

将 17 溶于 40 ℃的甲醇中，再以 2 mol/L HCl 水溶液处理 6 h，可成功实现 17 的脱保护。由于不能将二醇衍生物萃取到有机相中，并且有机金属催化剂对氟化物非常敏感（后续步骤），因此排除了传统的氟化物试剂。完全脱保护后在 10 ～ 15 ℃下小心地将溶剂切换为乙腈后，通过结晶分离出二醇中间体 18，收率为 84% ～ 87%，同时去除了残留的 TPPO 和氯化物盐。最终需要在 MTBE 中重新浆洗以除去痕量的硅烷醇，而硅烷醇也被认为是氢化反应的催化剂抑制剂。该步骤以 50 kg 量级进行，没有偏离实验室规模，产物 18 的纯度为 99.6%。

高效获取二醇中间体 10 的策略是基于立体选择性氢化，但遗憾的是，当时还没有报道过非对映选择性的方法。在 40 ℃、氢气压力为 40 bar 的条件下，在不同的醇溶剂中筛选了基于 Rh（I）、Ru（II）和 Ir（I）的金属催化剂，以及 43 种手性和非手性磷配体。该过程中将 S/C 比率设置为 25。实验发现了几种 Rh（I）和 Ru（II）盐具有良好的催化活性，而 Ir（I）完全无效[13]。经过优化后，最终选择了手性沃尔福斯（Walphos）配体 / [Rh（nbd）₂]BF₄（1：1）催化剂体系，反应条件为：在 40 bar、40 ℃的脱气 MeOH 中，S/C 为 800，反应历时 12 ～ 16 h。该方案随后应用于 7 kg 规模的第一次放大试验（图 7.6）。

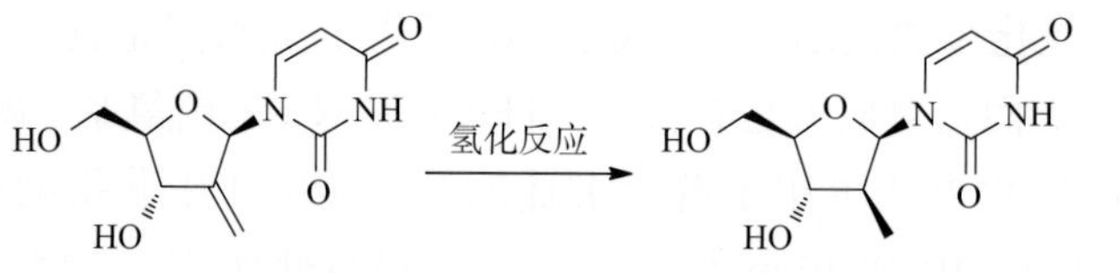

18 **10**

初始条件：
$[Rh(nbd)_2]BF_4$, Walphos 1：1, S/C 800/1, 40 bar, 40 ℃, de 98.1%

优化后条件：
$[Rh(nbd)_2]BF_4$, dtpf 1：1, S/C 800/1, 20 bar, 50 ℃, de＞98%

备选条件：
$[Rh(nbn)_2]BF_4$, 3-3'-二甲基莫磷, TPPTS 1：2：1, S/C 1000/1, 25 bar, 70 ℃, de 94%

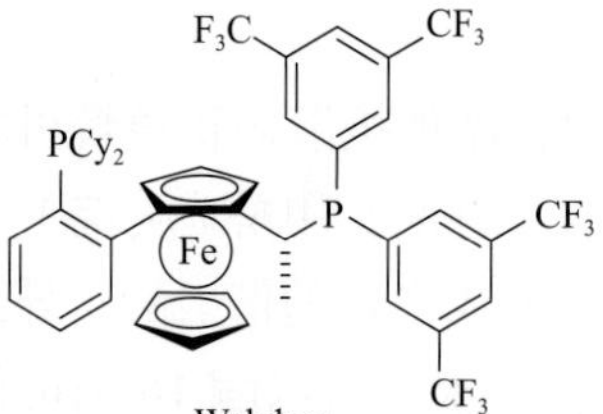

Walphos

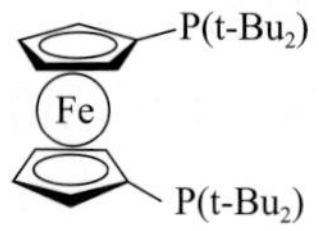

dtpf

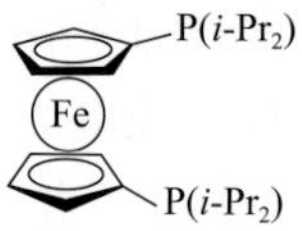

dipf

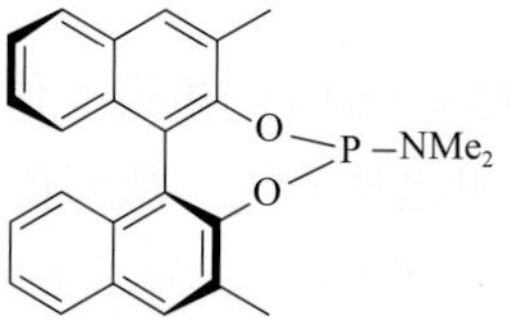

3-3'-二甲基莫磷

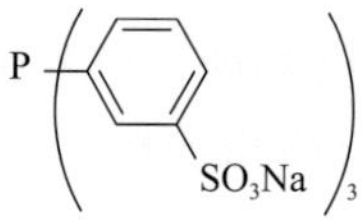

TPPTS

图 7.6　化合物 **18** 的非对映选择性还原

随着对 API 需求的增加，加氢反应步骤成为该工艺的瓶颈，高压反应器（40 ～ 50 bar）的大规模使用存在问题。此外，配体成本也是一个主要问题。降低压力至 20 bar 会对加氢反应产生不利影响，特别是非对映选择性会从 94% 降至 87%，即使催化剂负载增加［S/C 从 800/1 增加至（200 ～ 100）/1］也仍是如此。因此，研究人员开展了第二阶段的催化体系筛选，首先着眼于最初筛选中性能较差的配体（如 dipf，91% de）和其他廉价的非手性配体。

令人高兴的是，二叔丁基膦基二茂铁（di-t-butylphosphinoferrocene，dtpf）与［$Rh(nbd)_2$］BF_4 具有与沃尔福斯配体催化体系相同的选择性，甚至在 S/C 800/1、20 bar 和 50 ℃条件下具有更优异的性能（图 7.6）[26]。

在筛选催化剂的同时，也尝试了亚磷酰胺配体，因为与手性二茂铁配体（特别是沃尔福斯配体）相比，其价格更低。在 25 bar、S/C 为 1000/1 条件下，向 70 ℃的 THF ：MeOH 中加入［Rh（nbd）$_2$］BF4/3-3′- 二甲基莫磷（3-3′-diMeMomophos）/TPPTS（1 ：2 ：1），最终达到了 94% 的立体选择性（图 7.6）[27]。为了使反应物完全转化而采用了较高的温度，也会导致大约 5% 的热分解产物尿嘧啶的生成。

7.3　脱水和碘叠氮化反应步骤

脱水制备中间体 **12** 的反应步骤简单且高效（图 7.7）。尽管就原子经济性而言，大规模生产中碘取代步骤不太理想，但 5′ 位碘代反应的选择性很高。最初在反应结束后对中间体 **11** 进行了分离和纯化，而反应路线优化后 **11** 未经分离便直接用于下一步反应。将 1.2 equiv. 的中间体 **10**、1.2 equiv. 的 PPh$_3$ 溶于 THF，在 0 ～ 5 ℃下加入咪唑，然后将碘（1.1 equiv.）加入反应混合物中。碘过量太多会降低收率，因为会发生副反应，从而释放尿嘧啶。反应完全转化后（在 18 ℃下 17 h），在后处理过程中先加入甲苯，然后进行水洗。但是，仍有待进行一些优化以使反应扩大到 40 kg 规模，同时有效去除 TPPO。最后，向反应液中加入甲苯和盐水混合物以避免乳浊液的形成，并以甲苯 / THF（1 : 1）反萃取水层两次。合并的有机层通过减压蒸馏进行浓缩，将温度稳定控制在 45 ℃以下。TPPO 将缓慢从混合物（含 9% ～ 10%THF）中结晶，而后通过过滤很容易将其除去。所得溶液中含 14% ～ 24% 的 **11**，可直接用于下一步反应。由于工厂生产中蒸馏过程很耗时，因此非常有必要确认在蒸馏条件下中间体 **11** 的稳定性。

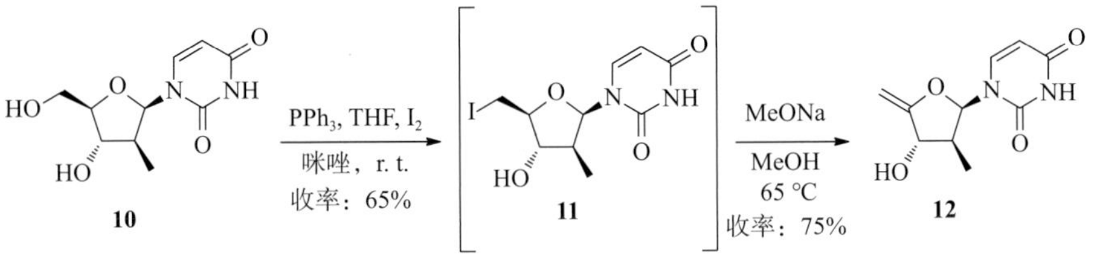

图 7.7　化合物 **10** 的 5′ 位脱水反应

在消除反应步骤中需要进行溶剂转换（从 THF 转化为甲醇），该反应在 35 ℃下使用过量的 NaOMe（4.1 equiv.）平稳进行。中间体 **12** 首先以钠盐的形式分离，然后再酸化并分离出相应的游离产物。进一步优化后，将反应混合物以乙酸淬灭，调节 pH 至 7 ～ 8，并蒸除溶剂，得到目标产物结晶。化合物 **12** 易于降解（核苷 C—1′—N 键断裂）并表现出升华现象，因此应谨慎控制溶剂蒸馏条件（< 40 ℃，高真空）。

为了提高 **12** 的质量，开发了从甲醇 / 水（1 : 1）中重结晶的方法。两步法的总收率为 88%（2′ 位的非对映异构体比例从 93.5 : 6.5 提高到 98.5 : 1.5），含有少量可接受的来自氢化的 C-2′ 差向异构体。

7.4　C-4′ 位官能化

接下来的碘叠氮化步骤可有效引入具有高区域选择性和立体选择性的叠氮基团（图 7.8）。此步骤之后，MCBA 再将碘原子氧化取代。

由于该化学反应已在文献中有详尽的报道[28]，因此无需进行大量的探索研究，所有工作都集中在反应的安全性和稳定性上。根据文献，在单独的容器中，通过在室温下将叠氮化钠和苄基三乙基氯化铵加入至乙腈中来制备可溶性叠氮化物试剂（苄基三乙基叠氮化铵）。将此悬浮液缓慢加入溶解有 **12** 的 0 ℃乙腈溶液中，再加入一小部分 *N*- 甲基吗啉（*N*-methylmorpholine，NMM）。然后，将含有碘的 THF 溶液缓慢加入反应混合物中，以控制适度的反应放热。完全转化为 **12** 后，添加更多的 NMM 和 DMAP，之后再加入异丁酸酐。当转化率达到 99% 时，在 0 ℃下以亚硫酸氢盐水溶液淬灭反应。将反应混合物缓慢转移至乙酸乙酯中，加热至 25 ℃进行萃取。有机层用水小心洗涤，以确保完全除去游离的叠氮化物，随后依次以柠檬酸、碳酸氢钠和盐水洗涤。最后蒸馏并以 2- 丙醇结晶，分离出中间体 **13** 并干燥。

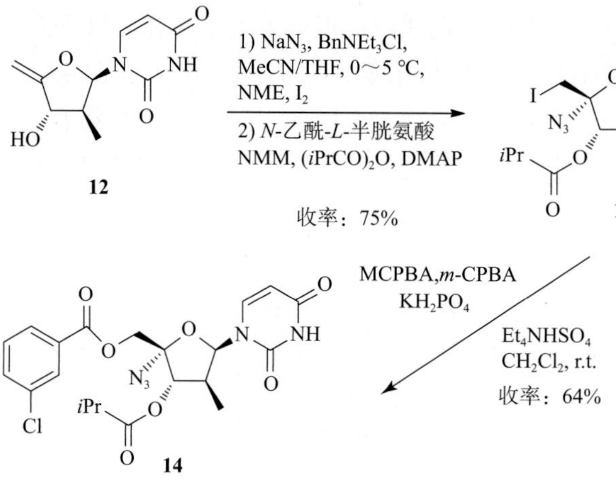

图 7.8　叠氮 / 氧化步骤

此步操作的安全性问题需进一步探究。在 RC-1 热量计中对该反应进行了深入研究：在添加碘 /THF 溶液过程中产生的热量在很大程度上受剂量的控制；累积电位为 10%，反应的 Q_{max} 为 6 W/kg。异丁酸酐的剂量显示较高的累积电位（30%），Q_{max} 为 18 W/kg。用于差示扫描量热法（differential scanning calorimetry，DSC）测量的样品是在工艺执行中的设定点采集的，没有发现任何二次分解。总体而言，发现碘叠氮化 - 酰化反应以半批量模式大规模应用是安全的。碘叠氮化反应中一个有趣的方面是立体选择性问题（图 7.9）。

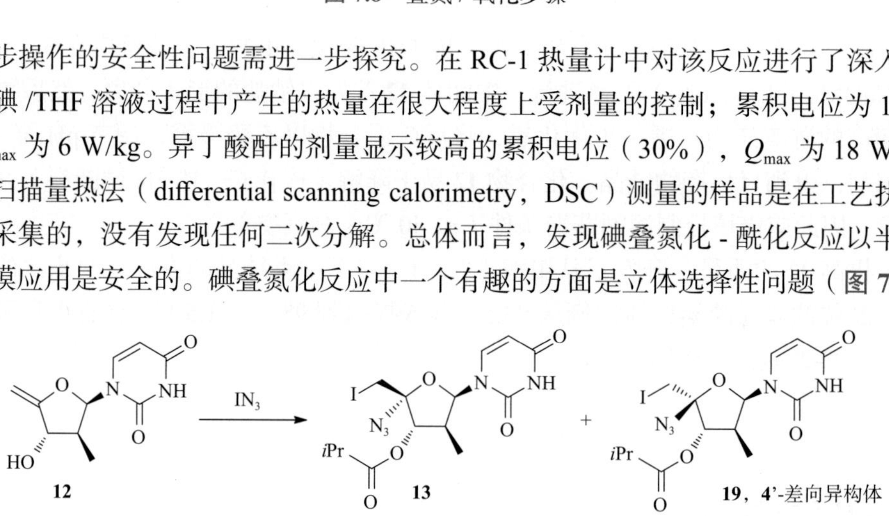

图 7.9　碘叠氮化步骤

最初，碘叠氮化反应步骤被认为是完全立体选择性的，但是在工艺开发工作中，发现存在异构体。从粗产物 **13** 中分离得到了 4′- 差向异构体（**19**），含量在 4% ～ 6%。为了提高立体化学纯度，研究人员使用了水 / 甲醇重制浆或重结晶技术，能够完全去除 C-4′ 差

向异构体 **19**[26]。

　　碘叠氮化反应是该 API 总体反应的关键步骤。与安全相关的重要问题之一，是 IN3 在碘叠氮化反应步骤中是否会在原位积累，这可能是一个主要的安全隐患。干燥时，IN3 属于极易爆炸的化合物[29]。哈斯纳（Hassner）描述了 IN3 的化学性质[30, 31]：烯烃的亲电加成会形成类似于 **13** 的产物。以 FTIR（ReactIR 锆探针 – ν IN3 为 2040 ~ 2055 cm−1）对 IN3 进行原位监测，在室温下 THF/MeCN（50 : 50）中进行的小规模初步实验中观察到 IN3 在 2030 ~ 2035 cm−1 处有吸收，与 **12** 和 TBA 叠氮化物有明显的区别（图 7.10）。

TBA叠氮化物
T3397
IN3

波数 cm−1

图 7.10　在 THF 中的参考谱图

　　一氯化碘与 TBA 叠氮化物反应很容易生成 IN3 衍生物，而在这种情况下再使用碘是无效的。淬灭含有 **12** 的反应液会形成 **13**。在实际反应条件下进行的原位监测实验几乎没有检测到任何 IN3，表明此反应中决定速率的步骤是形成而非消耗 IN3。因此，减轻了研究人员在进一步扩大规模生产时对 IN3 积累的担忧。

　　反应的第二步是在相转移催化剂［1 equiv. 四丁铵硫酸盐（tetrabutylammonium sulfate，TBAS）］参与下，使用过量的间氯苯甲酸和 m-CPBA 将 **13** 转化为 **14**。此外，该步反应的稳定性存在一定问题。在规模扩大过程中，发生了主产物产量的波动（50% ~ 75%），并且实验室与工厂的结果不一致。为了改善当前路线并降低产品成本，进一步研究了其他的合成方法[26]。第一种方法是形成螺环氧化物 **21**，然后以路易斯酸催化的 TMS 叠氮化物开环，生成 **22** 和 **23**（图 7.11）。

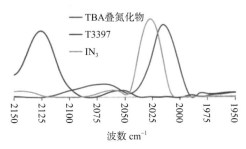

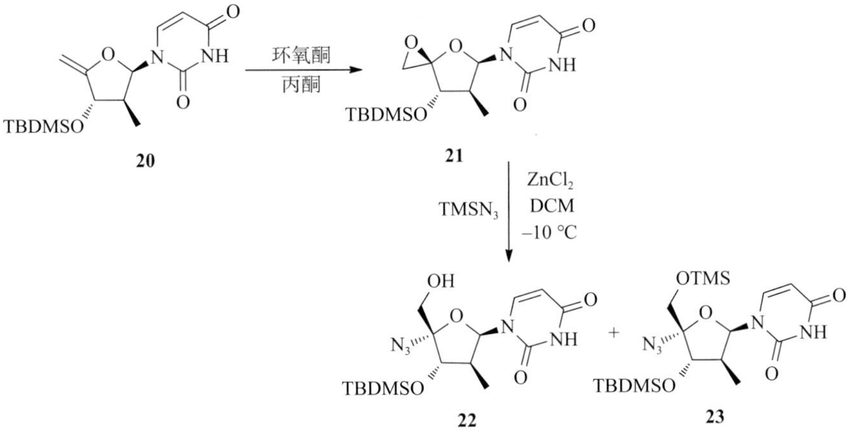

图 7.11　通过环氧化物开环制备叠氮化物

这种合成方法效果很好，分两步实现了高达 70% 的总收率，但其安全性在进一步扩大规模的生产中存在问题。工艺安全性评估表明，反应产物对冲击敏感，化合物分解会导致气体逸出，超过工厂的安全运行极限。TMS 叠氮化物本身非常稳定，其危险在于对水解（水或质子溶剂）的敏感性，导致叠氮酸的形成。显然，在所有情况下都应避免高度爆炸性、毒性气体 HN_3 的产生。只有在资深专家和监视设备（HN_3 检测）存在时，才能开展大规模生产。此外，路易斯酸（如 $ZnCl_2$）的使用可能会导致具有爆炸性 $Zn(N_3)_2$ 形成。

基于以上考虑，研究人员放弃了图 7.11 路线中的合成方法，专注于探索将 **13** 转化为 **14** 的更稳定和更高效的方法。尽管 *m*-CPBA 经常用于大规模制药生产中[32]，但出于安全性考量，随着批次数量的增加，仍需要注意后期开发问题。氧化步骤中过量使用的 *m*-CPBA（3.9 equiv.）的储存[33]以及 DCM 溶液在高浓度下的固有不稳定性[34]激发了研究人员对碘化物直接取代的兴趣[35]。

有研究报道了类似的底物在 15- 冠 -5 醚存在下直接取代的方案[5]。因此，研究人员探索了亲脂性异丁酸铵盐，并发现异丁酸四丁铵具有极好的反应性（图 7.12）。

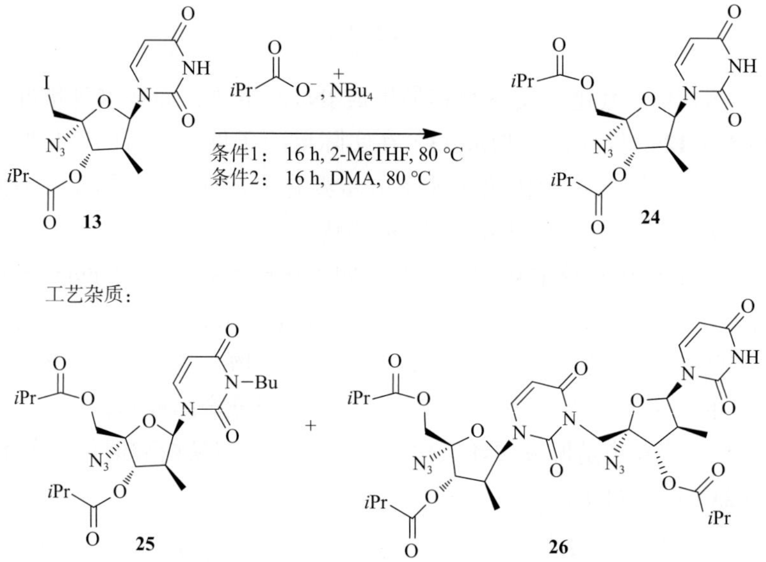

图 7.12 化合物 24 的另一种合成方法

该反应在 DMA 中可获得最佳收率（95%）。随后，研究人员继续开发了更具实用性的方法，即将溶剂更换为 2- 甲基四氢呋喃。虽然此方案收率只有 79%，但更容易操作，并减少了两种杂质 **25** 和 **26** 的形成。这一反应条件已成功应用于 10 kg 规模的制备并被用作长期生产方案。

7.5 API 的合成

在氢氧化钠的乙醇溶液中，间氯苯甲酸酯 **14** 的水解是非选择性的（图 7.13），两个酯基可同时被完全水解，并通过添加抗溶剂（MTBE）直接分离出产品的钠盐，收率为 73% ~ 85%。最后三个步骤可连续投料制得 API。将钠盐悬浮在 2- 甲基四氢呋喃中，并以 1 equiv. 异丁酸进行酸化，可避免尿嘧啶片段的酰化。由于二醇衍生物 **26** 的溶解度较低，所以需要对反应进行充分稀释（35V）。最后，在 Et₃N 和催化剂 4-DMAP 的存在下加入酸酐，以几乎定量的收率形成双异丁酸酯。将水从系统中共沸除去，使体积减小到 20V。用 POCl₃、过量的 1, 2, 4- 三氮唑（10 equiv.）和 Et₃N（10 equiv.）对所得溶液进行处理，再经水后处理除去过量的试剂，以 20 equiv. 的氨水进行简单处理，可获得收率 91% ~ 93% 和纯度 90% ~ 92% 的 API。该连投工艺的总收率约为 70%。

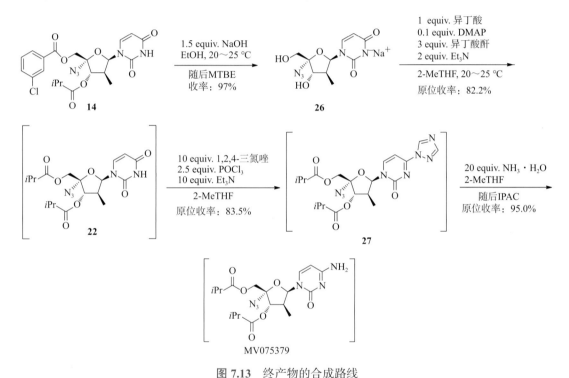

图 7.13　终产物的合成路线

7.6　固态选择

即便在药物开发的最早阶段，了解 API 的固体形态特性也非常重要，因为特定的固体形态会影响口服制剂的生物利用度。如果药物分子易于成盐，则除了盐型筛选之外，还必须尽早进行广泛的多晶型物筛选（相关详细讨论请见第 9 章和第 11 章）。生物利用度是晶型、盐型优化的主要目标参数，从这一意义上讲，粒子工程至关重要[36]（详见第 13 章）。当然，其他参数同样重要，除了安全性和环境因素外，还需要考虑加工性和稳定性。这些考量因素适用于 API 的早期开发，因为在开发过程中更改最终固态将需要漫长的衔接研究，并会延迟临床开发。

通过对多种溶剂系统的广泛筛选评估，最终发现 API 的游离碱在 ICH 条件下是稳定的[37]，但其属于无定形固体或微晶。此类自动化筛查在行业中是标准流程。鉴于 API 的药效低，必须开发克级的口服片剂，因此提高口服药物的生物利用度至关重要。非晶态固体通常比结晶性固体具有更高的生物利用度[38]，所以开发 API 的游离碱更具吸引力。

为了提供更多的选择，还制备了 API 的结晶盐。使用一组生物学上可接受的酸进行了盐型筛选[39]。API 氨基的 pK_a 为 3.9，因此仅限于强酸筛选。筛选产生了多个结果，并发现了高度结晶的盐酸盐、硫酸盐、甲磺酸盐和对甲苯磺酸盐，分别测试了其在水中的溶解度，以及在水和模拟胃液中的固有溶出度。一般而言，通过 DSC 和热重分析（thermal gravimetric analysis，TGA）确定热行为，通过 X 射线粉末衍射（X-ray powder diffractometer，XRPD）探测结晶度，通过动态蒸气吸附（dynamic vapor sorption，DVS）测试吸湿性。此外，使用一组标准溶剂对所有形式的多晶型物进行筛选，以确定每种盐型的相图。鉴定出的多晶型物也包括一些溶剂化物。盐的某些性质汇总如**表 7.1** 所示。

表 7.1　API 不同固体形态的部分属性

形态	水溶解度（mg/mL）	在 0.01 mol/L HCl 中的溶解速率[a]	吸湿性	多晶型数	稳定性	工艺可行性（过滤）
无定型游离碱	0.83	0.118	低	0	好	很差
盐酸盐	6.84	0.270	低	5	好	很差
甲苯磺酸盐	1.59	0.078	非常低	3	好	差
硫酸盐	0.63	< 0.05	中等	1	好	很差
甲磺酸盐	8.21	2.038	低	5	好	差

a）单位 mg/min，37 ℃下将 5 mg API 加入 20 mL 0.01 mol/L HCl 中。

尽管甲磺酸盐会与羟基反应形成遗传毒性杂质，通常不是优选的[40]，但由于甲磺酸盐的高溶解度、快速溶出和良好的稳定性，研究人员在体内对其进行了全面评估。盐酸盐是另一种选择，尽管其具有高度的水溶性和稳定性，但会结晶形成长针状晶体，导致沉淀物体积大，不易过滤。采用奥斯特瓦尔德（Ostwald）熟化技术[41]进行的广泛粒子工程研究并未带来重大改进。由于甲磺酸盐遇到了类似问题，最终选择落在无定形游离碱上，而该游离碱可以通过喷雾干燥技术进行制备[42]。游离碱具有良好的口服生物利用度、足够的稳定性和可接受的溶出速率。喷雾干燥是杨森（Janssen）制药有限公司的一项核心技术。为应对 API 体内效价低的不足，最终选择了该技术，用于制备克级剂量产品。在这些情况下，无定形 API 自然比结晶固体更可取。

7.7　工艺安全

由于分子母核上叠氮官能团的存在，需要在生产、储存和处理过程中予以重点关注。

通常，需要获得存储许可证，并遵守有关高能材料存储的特殊规定（防范可能形成的 HN_3）。因此，必须配备特定的检测设备用于 HN_3 检测，并制定合适的有毒有害废物流处理流程。

为了评估 API 及其前体化合物的稳定性，在扩大生产之前，对中间体 **13**、**14**、API 及其粗品的反应量热、热稳定性和冲击敏感性进行了研究。所有化合物对吕托夫（Lütolf）试验均为阴性 [43, 44]，显示出对冲击的稳定性。除了存在预期的固有不稳定性，未检测到低分解温度。化合物 **13** 在 182 ～ 195 ℃分解时表现出强烈的放热（625 J/g）。API 游离碱和甲磺酸盐获得了相似的检测结果，分解温度超过 160 ℃，放热分别为 1090 J/g 和 635 J/g。化合物 **14** 的稳定性最差，在 120 ℃和 180 ℃（765 J/g）时含有两个放热峰。由于 DSC 在高达 100 ℃的温度下显示出稳定性，因此将化合物在 40 ℃下干燥。溶剂开关的最高工艺温度设置为 T_j 80 ℃。

7.8　杂质研究策略

杂质研究策略具体包括对两种不同级别有机杂质的评估：正常工艺杂质和遗传毒性杂质（genotoxic impurity，GI）。在工艺杂质中，相应的水解产物（由前药转化为药物）不能超过 0.5%，这主要是在 ICH 稳定性条件下缓慢形成的。

研究者按照指南对 API 中检测到的 ICHQ3A 报告阈值以上的所有其他杂质进行了研究 [35]。在早期开发中杂质研究主要基于以下标准：

（1）IMP ＜ 0.1%：无需鉴定。

（2）0.1% ＜ IMP ＜ 0.3%：需要鉴定。

（3）IMP ＞ 0.3%：鉴定和毒性鉴定 / 风险评估。

在早期开发中，随着人们对杂质生成和清除相关知识的逐渐积累，形成了杂质管理报告，该报告之后会随着工艺锁定而更新。关注的重点始终是 API 质量的潜在影响因素。

早期开发阶段，生产了几个批次的产品，其中一种是无定形游离碱，另一种是三批甲磺酸盐。

这些批次构成了初步杂质评估的基础。图 **7.14** 显示了在某些 API 批次中检测到的主要杂质，其含量 ＞ 0.1%。杂质 **MV064274**、**27** 和 **28** 通过前药的水解和活化产生，是在体内形成的，并且在 ICH 稳定性研究中的含量很高。由于是体内形成的，所以其可接受的标准被设定为 0.5%。

杂质 **29** 是由中间体 **14** 产生的：中间体 **14** 中的间氯苯甲酰基部分没有完全水解，并且在未进行后续纯化步骤的胺化反应中保留下来。在以后的批次中，通过密切监测 **14** 到 **15** 的水解步骤，可将这种杂质降低至 ＜ 0.1% 的水平。

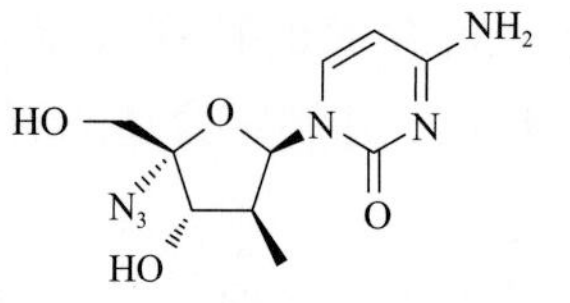

图 7.14　主要的 API 工艺杂质

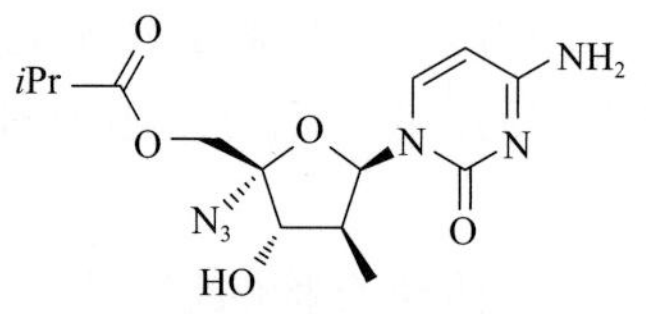

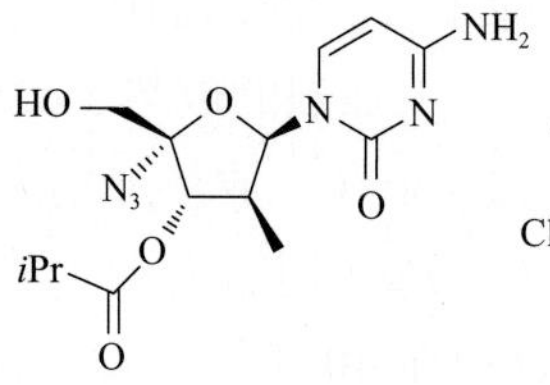

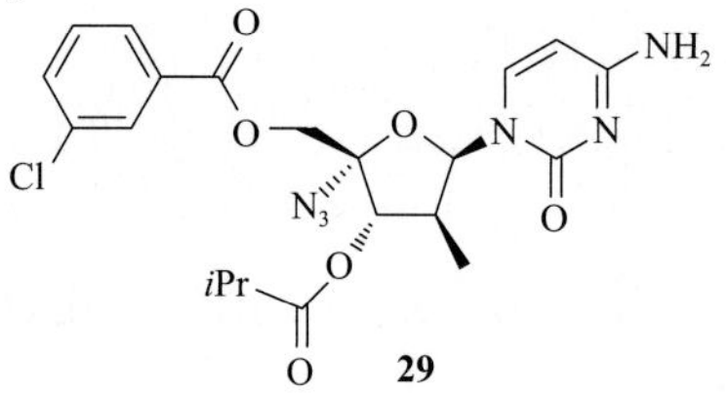

　　手性药物开发的一个重要方面是对潜在立体异构杂质的分析。在这种情况下，采用了与早期开发中分阶段实施方法一致的分析：

　　（1）1′- 差向异构体和 3′- 差向异构体：这些立体中心来自尿苷，预计不会受到该工艺的影响。

　　（2）2′- 差向异构体：如在氢化步骤中所述，在氢化过程中少量形成 2′- 差向异构体，并一直带入至碘化物形成和消除阶段。已证明其含量 < 0.1%，因此无需一直跟踪该差向异构体至 API。如果以后更改了此工艺，则必须重新对该差向异构体进行评估。

　　（3）4′- 差向异构体：如碘叠氮化相关部分所述，这种杂质含量为 4% ～ 5%。研究人员制定了一项针对未来工艺的监控策略，通过在水 / 甲醇中将碘化叠氮化物粗浆重新制浆，可以将杂质清除至 < 0.1% 的水平。考虑到在接下来的几个步骤中不会发生 C-4′ 的差向异构化，因此确定 API 中不存在相应的杂质。

　　除了工艺过程中的杂质外，API 中还存在游离叠氮化物（降解的产物）。在 API 和药物产品中都进行了叠氮化物监测，通过离子色谱法发现其含量低于 3 ppm。

　　根据 ICH 杂质管理指南，研究人员还开展了遗传毒性杂质评估，对所有实际和潜在的工艺杂质进行计算机分析（DEREK）和风险评估。由于结构中的叠氮基团，API 本身在 DEREK 和艾姆斯（Ames）测试中均为阳性。经过全面评估（遗传毒性分析 / 小鼠微核试验），发现该没有遗传毒性。进一步的评估表明，由于分子中含有叠氮官能团，GMP 起始材料 **14**，以及所有后续中间体、杂质均呈现 DEREK 阳性。鉴于 API 和潜在杂质之间的结构相似性，研究人员认为没有必要对所有杂质进行艾姆斯测试。另一类工艺杂质是甲磺酸异丙酯，这是可能由溶剂异丙醇与甲磺酸之间发生反应而在最终成盐过程中产生的潜在烷基化剂。对该化合物进行密切监测，发现在所有生产批次中其含量均低于 1 ppm。选择了游离碱后，就不需要进行此类测试了。

7.9　总结

本章重点在于开发 4′- 叠氮基 -2′β- 甲基 -2′- 脱氧胞嘧啶及其前体药物的合成工艺。这反映了早期开发中的精确理念，该理念基于控制成本的同时防止临床计划的延误。通常工艺的改变会影响化学合成的效果，还会由于杂质的变化而引发潜在的问题。本章中所述的合成路线安全且可放大，可以在无任何重大工艺变化的情况下提供支持整个临床研究所需的 API。该工艺高效且无色谱分离操作，但这并非得到目标产物的最佳方法。开发真正实用商业流程的主要工作通常是在临床概念验证中进行的，如在 Ⅱb 期。但是，即使在开发的早期阶段，固体形式的选择也非常关键，因为在临床开发过程中最终的固体形式会影响制剂和生物利用度，因此需要进行耗时的桥接研究。该项目通过选择 API 的无定形形式使其生物利用度最大化。尽管这是一个极不寻常的选择，但也是完全合理的选择。同时，该项目也证明了无定形原料药与喷雾干燥的制剂结合是实用的药物开发和商业化策略。

（张智敏　译）

作者信息

塞巴斯蒂安·勒梅尔（Sébastien Lemaire）
　　比利时杨森药业（Janssen Pharmaceutica），药物开发与制造科学部
汤姆·戈瓦特斯（Tom Govaerts）
　　比利时杨森药业，药物开发与制造科学部
维托里奥·法里纳（Vittorio Farina）
　　比利时杨森药业，药物开发与制造科学部

缩略语表

缩写	英文全称	中文全称
API	active pharmaceutical ingredient	活性药物成分 / 原料药
BAIB	bis（acetoxy）iodobenzene	双（乙酰氧基）碘苯
DSC	differential scanning calorimetry	差示扫描量热法
dtpf	di-t-butylphosphinoferrocene	二叔丁基膦基二茂铁
DVS	dynamic vapor sorption	动态蒸气吸附
GI	genotoxic impurity	遗传毒性杂质

缩写	英文全称	中文全称
HCV	hepatitis C virus	丙型肝炎病毒
HIV	human immunodeficiency virus	人类免疫缺陷病毒
IPC	in-process control	过程控制
m-CPBA	meta-chloroperbenzoic	间氯过氧苯甲酸
NMM	*N*-methylmorpholine	*N*-甲基吗啉
TBAS	tetrabutylammonium sulfate	四丁铵硫酸盐
TGA	thermal gravimetric analysis	热重分析
XRPD	X-ray powder diffractometer	X 射线粉末衍射

参考文献

1　Maag, H., Rydzewski, R. M., McRoberts, M. J. et al. (1992). Synthesis and anti-HIV activity of 4′-azido- and 4′-methoxynucleosides. *J. Med. Chem.* **35**: 1440-1451.

2　Wang, Q., Hu, W., Wang, S. et al. (2011). Synthesis of new 2′-deoxy-2′-fluoro-4′-azido nucleoside analogues as potent anti-HIV agents. *Eur. J. Med. Chem.* **46**: 4178-4183.

3　Klumpp, K., Kalayanov, G., Ma, H. et al. (2008). 2′-Deoxy-4′-azido nucleoside analogs are highly potent inhibitors of hepatitis C virus replication despite the lack of 2′-alpha-hydroxyl groups. *J. Biol. Chem.* **283**: 2167-2175.

4　Smith, D. B., Kalayanov, G., Sund, C. et al. (2009). The design, synthesis, and antiviral activity of 4′-azidocytidine analogues against hepatitis C virus replication: the discovery of 4′-azidoarabinocytidine. *J. Med. Chem.* **52**: 219-223.

5　Smith, D. B., Kalayanov, G., Sund, C. et al. (2009). The design, synthesis, and antiviral activity of monofluoro and difluoro analogues of 4′-azidocytidine against hepatitis C virus replication: the discovery of 4′-azido-2′-deoxy-2′-fluorocytidine and 4′-azido-2′-dideoxy-2′,2′-difluorocytidine. *J. Med. Chem.* **52**: 2971-2978.

6　Nilsson, M., Kalayanov, G., Winqvist, A. et al. (2012). Discovery of 4′C-methyl cytidine and prodrugs thereof: a potent inhibitor of hepatitis C virus replication. *Bioorg. Med. Chem. Lett.* **22**: 3265-3268.

7　Stahl, P. H. and Wermuth, C. G. (2002). *Handbook of Pharmaceutical Salts*. Wiley.

8　Cicero, D. O., Neuner, P. J. S., Franzese, O. et al. (1994). Stereoselective synthesis of novel analogues of 2′-deoxy- and 2′,3′-dideoxynucleosides with potential antiviral activity. *Bioorg. Med. Chem. Lett.* **4**: 861-866.

9　Li, N. -S. and Piccirilli, J. A. (2003). Synthesis of the phosphoramidite derivative of 2′-deoxy-2′-C-β-methylcytidine. *J. Org. Chem.* **68**: 6799-6802.

10　Cicero, D. O., Gallo, M., Neuner, P. J., and Iribarren, A. M. (2001). Synthesis and properties of (2′*S*)-and (2′*R*)-2′-deoxy-2′-C-methyl oligonucleotides. *Tetrahedron* **57**: 7613-7621.

11　Matsuda, A., Takenuki, K., Sasaki, T., and Ueda, T. (1991). Nucleosides and nucleotides. 94. Radical deoxygenation of *tert*-alcohols in 1-(2-C-alkylpentofuranosyl)pyrimidines: synthesis of (2′*S*)-2′-deoxy-2′-C-methylcytidine, an antileukemic nucleoside. *J. Med. Chem.* **34**: 234-239.

12　Ioannidis, P., Classon, B., Samuelsson, B., and Kvarnstrom, I. (1992). Synthesis of some 2′,3′-dideoxy-2′-C-methyl-substituted nucleosides. *Nucleosides Nucleotides* **11**: 1205-1218.

13　Sugimura, H., Osumi, K., Yamazaki, T., and Yamaya, T. (1991). Synthesis of 3-azido- and 3-fluoro-2,3-dideoxy-1-thio-d-erythro-pentofuranosides and their 2-C-substituted derivatives. *Tetrahedron Lett.* **32**: 1809-

1812.

14 De Mesmaeker, A., Lebreton, J., Hoffmann, P., and Freier, S. M. (1993). Stereocontrolled synthesis of 2′-α-C-branched nucleoside analogues and their incorporation into oligodeoxyribonucleotides. *Synlett* 677-679.

15 Awano, H., Shuto, S., Miyashita, T. et al. (1996). Nucleosides and nucleotides, Part 144 synthesis and antiviral activity of 5-substituted (2′S)-2′-deoxy-2′-C-methylcytidines and -uridines. *Arch. Pharm. Pharm. Med. Chem.* **329**: 66-72.

16 Hansske, F., Madej, D., and Robins, M. J. (1984). 2′ and 3′-Ketonucleosides and their *arabino* and *xylo* reduction products: convenient access *via* selective protection and oxidation of ribonucleosides. *Tetrahedron Lett.* **40**: 125-135.

17 Samano, V. and Robins, M. J. (1991). Stereoselective addition of a wittig reagent to give a single nucleoside oxaphosphetane diastereoisomer. Synthesis of 2′(and 3′)-deoxy-2′(and 3′)-methyleneuridine (and cytidine) derivatives from uridine ketonucleosides. *Synthesis* 283-288.

18 Samano, V. and Robins, M. J. (1990). Nucleic acid related compounds. 60. Mild periodinane oxidation of protected nucleosides to give 2′- and 3′-ketonucleosides. The first isolation of a purine 2′-deoxy-3′-ketonucleoside derivative. *J. Org. Chem.* **55**: 5186-5188.

19 De Mico, A., Margarita, R., Parlanti, L. et al. (1997). A versatile and highly selective hypervalent iodine(III)/2,2,6,6-tetramethyl-1-piperidinyloxyl-mediated oxidation of alcohols to carbonyl compounds. *J. Org. Chem.* **62**: 6974-6977.

20 Minisci, F., Recupero, F., Cecchetto, A. et al. (2004). Mechanisms of the aerobic oxidation of alcohols to aldehydes and ketones, catalysed under mild conditions by persistent and non-persistent nitroxyl radicals and transition metal salts − polar, enthalpic, and captodative effects. *Eur. J. Org. Chem.* 109-119.

21 Janiszewska, A. M. and Grzeszczuk, M. (2004). Mechanistic-kinetic scheme of oxidation/reduction of TEMPO involving hydrogen bonded dimer. RDE probe for availability of protons in reaction environment. *Electroanalysis* **16**: 1673-1681.

22 Bailey, W. F., Bobbitt, J. M., and Wiberg, K. B. (2007). Mechanism of the oxidation of alcohols by oxoammonium cations. *J. Org. Chem.* **72**: 4504-4509.

23 Commings, C., Barhdadi, R., Doherty, A. P. et al. (2008). Mechanism of 2,2′,6,6′-tetramethylpiperidin-*N*-oxyl-mediated oxidation of alcohols in ionic liquids. *J. Phys. Chem. A* **112**: 7848-7855.

24 Lin, T. -S., Luo, M. -Z., Liu, M. -C. et al. (1991). Synthesis and anticancer and antiviral activities of various 2′- and 3′-methylidene-substituted nucleoside analogs and crystal structure of 2′-deoxy-2′-methylidenecytidine hydrochloride. *J. Med. Chem.* **34**: 2607-2615.

25 Lemaire, S., Houpis, I., Wechselberger, R. et al. (2011). Practical synthesis of (2′R)-2′-deoxy-2′-C-methyluridine by highly diastereoselective homogeneous hydrogenation. *J. Org. Chem.* **76**: 297-300.

26 Houpis, I. N., Lemaire, S., Farina, V. et al. (2013). New synthesis of 2′,4′-functionalized nucleotides via stereospecific hydrogenation and azidation reactions. *Synlett.* (24): 313-316.

27 De Vries, A. and Lefort, L. (2013). Modern Synthetic Method & Chiral Europe, Edinburgh, Scotland (May 2013).

28 Maag, H., Rydzewski, R. M., McRoberts, M. J. et al. (1992). Synthesis and anti-HIV activity of 4′-azido- and 4′-methoxynucleosides. *J. Med. Chem.* **8**: 1440-1451.

29 Hassner, A., Marinescu, L., and Bols, M. (2001). Iodine azide. In: *Encyclopedia of Reagents for Organic Synthesis* (ed. L. A. Paquette). Wiley.

30 Fowler, F. W., Hassner, A., and Levy, L. A. (1967). Stereospecific introduction of azide functions into organic molecules. *J. Am. Chem. Soc.* **89**: 2077-2082.

31 Hassner, A. (1971). Regiospecific and stereospecific introduction of azide functions into organic molecules. *Acc. Chem. Res.* **4**: 9-16.

32 Caron, S., Dugger, R. W., Ruggeri, S. G. et al. (2006). Large-scale oxidations in the pharmaceutical industry.

Chem. Rev. **106**: 2943-2989.

33 Urben, P. G. ed. (2007). *Bretherick's Handbook of Reactive Chemical Hazards*, 7e, vol. **1**, 944. Oxford: Elsevier.

34 Zhang, X., Hu, A., Pan, C. et al. (2013). Safer preparation of *m*-CPBA/DMF solution in pilot plant. *Org. Process. Res. Dev.* **17**: 1591-1596.

35 Benhaim, C., Lemaire, S., Gaekens, T. et al. (2013). Synthesis of (4'*R*)-azido-(2'*R*)-2'-deoxy-2'-C-methyluridine and its esters by direct iodide displacement. *Synlett* **24**: 1697-1701.

36 Ticehurst, M. D. and Marziano, I. (2015). Integration of active pharmaceutical ingredient solid form selection and particle engineering into drug product design. *J. Pharm. Pharmacol.* **67**: 782-802.

37 ICH (2003). ICH guideline Q1A. http://www. ich. org/products/guidelines (accessed 28 December 2017).

38 Hancock, B. and Parks, M. (2000). What is the true solubility advantage for amorphous pharmaceuticals? *Pharm. Res.* **17**: 397-404.

39 Stahl, P. H. and Wermuth, C. G. (2002). *Handbook of Pharmaceutical Salts: Properties, Selection and Use*. Wiley.

40 Snodin, D. and Teasdale, J. (2015). Mutagenic alkyl-sulfonate impurities in sulfonic acid salts: reviewing the evidence and challenging regulatory perceptions. *Org. Process. Res. Dev.* **19**: 1465-1485.

41 Ratke, L. and Voorhees, P. W. (2002). *Growth and Coarsening: Ostwald Ripening in Material Processing*. Springer.

42 Dobry, D. E., Settell, D. M., Baumann, J. M. et al. (2009). A model-based methodology for spray-drying process development. *J. Pharm. Innov.* **4**: 133-142.

43 Lütolf, J. (1971). Untersuchungen van Stäuben auf Brand- und Explosionsgefahr. *Staub-Reinhalt. Luft* **31**: 93-97.

44 Lütolf, J. (1978). Kurzmethoden zur Prüfung brennbarer Stäube. VDI-Berichte, VDI-Verlag GmnH Düsseldorf, *304*, 39-46.

第二部分　药 物 产 品

第 8 章
溶解性与渗透性及其相互作用

8.1 引言

低水溶性的候选药物通常是基于现代药物发现策略而获得的，如组合化学、计算机模拟和高通量体外筛选等方法。药物在胃肠道中的溶解是获得良好吸收和渗透性（permeability）必不可少的步骤，因此水溶性低的候选药物可能存在吸收和生物利用度（bioavailability，F，BA）不足的问题。为了克服这一问题并实现足够的吸收，需投入大量的精力来开发新型口服制剂。

许多物理化学因素（如电离程度、溶解度、亲脂性、扩散系数和稳定性）、生理参数（如胃肠道 pH、胃排空、胃肠道蠕动、渗透性机制、通过小肠的时间），以及与药物相关的制剂因素都会使药物的吸收过程变得十分复杂。具体影响因素包括给药途径、胃 pH 值、胃肠道体积、吸收部位的血流量、可吸收总表面积、与吸收表面的接触时间、脂 / 水分配、分子大小、粒径大小、物理形式及化学性质等[1-6]。为了成功解决各种问题并改善药物的整体性能，必须深入了解影响药物吸收的基本过程。下文将简要介绍口服药物的吸收过程。

扩散（diffusion）表示粒子（也包括原子或分子）通过随机运动从较高浓度区域移动到低浓度区域的过程。扩散与浓度梯度驱动的质量转移有关，但即便没有浓度梯度，也会发生扩散。菲克定律（Fick's law）给出了扩散的简单描述：由于扩散而产生的摩尔通量与浓度梯度成正比。菲克第一定律（Fick's first law）描述了分子在浓度梯度下的被动扩散（passive diffusion）（通量）。可通过以下公式将其应用于胃肠道黏膜的扩散：

$$J_W = P_W \times C_W = \frac{dM}{dt} \times \frac{1}{A} \tag{8.1}$$

其中 J_W 为穿过胃肠道黏膜的通量（质量 / 面积 / 时间），P_W 为肠黏膜的有效渗透率，C_W 为胃肠道黏膜上的药物浓度，M 为给定时间（t）体内的药物量，dM/dt 为扩散率，A 为膜的表面积。该方程由阿米登（Amidon）等开发提出[7-9]，指出了药物通过胃肠道黏膜的渗透性、药物在胃肠道环境中的溶解度，以及药物剂量是决定药物通过黏膜的质量传递（即吸收）的基本因素。这种开创性的分析成为过去 20 年来协助药物开发最重要的预测工具之一，被称为生物药剂学分类系统（biopharmaceutics classification system，BCS）[10]。自 1995 年提出以来，BCS 通过提出生物等效性（bioequivalence，BE）的新模式，已成为全球关键的监管工具。BCS 利用药物在胃肠道环境中的溶解度 / 溶出度，以及药物通过胃肠道黏膜的渗透性，来了解和预测在特定情况下限制口服药物吸收的因素[11-13]。根据BCS，所有药物可根据其溶解度和渗透性特征被分为以下四类（图 8.1）。

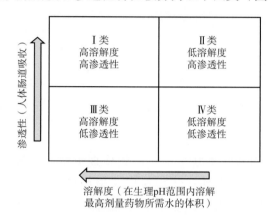

图 8.1　生物药剂学分类系统。资料来源：转载自 Amidon 等（1995）[10]

BCS Ⅰ类：高溶解度、高渗透性药物。BCS Ⅰ类药物可被很好地吸收。如果最高剂量单位的药物可以溶解于 ≤ 250 mL、pH 值 1.0 ~ 6.8、37 ℃的水中，则认为该药物具有高溶解性。如果在生理 pH 范围内至少 85% 的药物可在 30 min 内溶解，则此类速释（immediate release，IR）产品有望实现 > 90% 的肠道吸收。因此，在审批时可豁免对BCS Ⅰ类 IR 药物的生物利用度 / 生物等效性（BA / BE）研究（较窄治疗指数药物除外）。BCS Ⅰ类代表药物包括美托洛尔（metoprolol）、普萘洛尔（propranolol）、丁螺环酮（buspirone）、利多卡因（lidocaine）和米诺环素（minocycline）等。

BCS Ⅱ类：低溶解度、高渗透性药物。当最高剂量单位的药物无法在胃肠道 pH 范围（1.0 ~ 6.8）溶解于 250mL 的水性介质中时，则认为该药物的溶解度较低。因此，该类药物的吸收可能受到溶解度 / 溶出度的限制。BCS Ⅱ类代表药物包括达那唑（danazol）、硝苯地平（nifedipine）、酮洛芬（ketoprofen）、酮康唑（ketoconazole）、萘普生（naproxen）、卡马西平（carbamazepine）、胺碘酮（amiodarone）、阿托伐他汀（atorvastatin）、格列吡嗪（glipizide）和伊曲康唑（itraconazole）等。

BCS Ⅲ类：高溶解度、低渗透性药物。BCS Ⅲ类药物在肠道的吸收将受到渗透性的限制，而溶解度不是限制因素。因此，建议只要药物制剂中不包含改变渗透性的成分，就可考虑豁免这些药物的 BA / BE 研究[14]。在这种情况下，肠道渗透性是口服药物吸收的速率控制步骤，这表明该类药物的吸收动力学受药物本身理化和生化特性的影响，而不是由制剂因素决定。BCS Ⅲ类代表药物包括阿替洛尔（atenolol）、西咪替丁（cimetidine）、雷尼替丁（ranitidine）、阿莫西林（amoxicillin）和红霉素（erythromycin）。

BCS Ⅳ类：低溶解度、低渗透性药物。BCS Ⅳ类药物的口服生物利用度较差，并且受试者间和受试者内的差异性非常大。因此，除非剂量非常低，否则这些药物通常口服吸收较差。典型的 BCS Ⅳ类代表药物包括氢氯噻嗪（hydrochlorothiazide）和呋塞米（furosemide）。

根据 BCS 分类，吸收可以通过三个关键的无量纲参数来表征：吸收分数（吸收数，absorption number，A_n）、溶出分数（溶出度数，dissolution number，D_n）和剂量分数（剂量数，dose number，D_0）[12, 15]。这些无量纲的数字涉及理化和生理因素，并表征了胃肠道药物吸收的性质。

A_n 是有效渗透率（effective permeability，P_{eff}）与肠半径（R）之比乘以保留时间（residence time，t_{res}），也可以计算为保留时间与吸收时间之比（absorptive time，t_{abs}）：

$$A_n = \frac{P_{eff}}{R} \times t_{res} = \frac{t_{res}}{t_{abs}} \tag{8.2}$$

D_n 等于扩散率（diffusivity，D）乘以平衡溶解度（equilibrium solubility，C_s）再除以初始颗粒半径（r_0），也等于停留时间（t_{res}）与溶出时间（dissolution time，t_{Diss}）之比：

$$D_n = \frac{D \times C_s}{r_0} = \frac{4\pi r_0^2}{\left(\frac{4}{3}\right)\pi r_0^3 \rho} \times t_{res} = \frac{3 t_{res} D C_s}{\rho r_0^2} = \frac{t_{res}}{t_{Diss}} \tag{8.3}$$

其中，ρ 为密度。

根据 FDA 的指导原则，如果使用美国药典（United States Pharmacopeia，USP）中的装置 Ⅰ 以 100 rpm 的速度，或 USP 装置 Ⅱ 以 50 rpm 或 75 rpm 的速度，在 500 mL 或更少的介质中 30 min 内溶解 ≥ 85% 的原料药，则认为 IR 固体口服剂型可迅速溶解。这些介质包括：① 0.1 mol/L HCl 或不含酶的模拟胃液；② pH 4.5 的缓冲液；③ pH 6.8 的缓冲液或不含酶的模拟肠液。如果在上述条件下 15 min 内 ≥ 85% 标记的药物量发生溶解，则可认为 IR 药物溶解非常迅速[16]。

剂量分数（D_0）等于剂量（M_0）除以水的体积（V_0，250 mL）和药物的平衡溶解度（C_s）：

$$D_0 = \frac{M_0 / V_0}{C_s} \tag{8.4}$$

乌普萨拉大学（Uppsala University）和密歇根大学（University of Michigan）的科学家对人体的广泛研究发现，药物吸收剂量的百分比与其在肠黏膜上的有效渗透性具有很好的相关性（图 8.2）[17]。小于 2×10^{-4} cm/s（常用的低 / 高渗透性类别标准界限，美托洛尔的人体渗透性值）时，预计吸收不完全。P_{eff} 超过此值的药物可能会被完全吸收。

近年来，随着 BCS 分类规则的应用，以及更多药品 BCS 分类的创建，该方法已成为广泛研究和讨论的焦点[18-28]。BCS 是用来预测产品性能并协助药物开发的重要工具之一，已被美国食品药品管理局（FDA）、欧洲药品管理局（EMA）、世界卫生组织（WHO）和世界各地的其他监管机构接受，以制定仿制药产品批准的 BA/BE 标准。本章概述了影响药物吸收的关键参数，即原料药的溶解度和渗透性，以及溶解度 - 渗透性（solubility-permeability，S-P）相互作用。

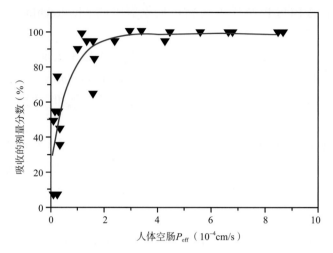

图 8.2　人体吸收的剂量分数（F_{abs}）与透过人体空肠黏膜的有效渗透率（P_{eff}）之间的相关性。资料来源：转载自 Lennernas（2007）[17]

8.2　溶解度

溶解度是指可以溶解在指定体积溶剂中物质的最大质量。以定量术语而言，溶解度被定义为一定温度下饱和溶液中溶质的浓度。当溶质与固相（溶质）处于平衡状态时，认为溶液是饱和的。溶解度是影响药物吸收和全身循环水平的重要因素之一。药物的 BCS 溶解度类别是通过将单一剂量单位药物溶解于 250 mL、pH 1.2 ～ 6.8 的缓冲液中进行测定的。250 mL 的测试体积是根据典型的生物等效性研究方案得出的，该方案建议给空腹的志愿者服用八盎司（240 mL）水，并考虑 10 mL 的胃静息体积。当溶液的剂量 / 可溶体积 ≤ 250 mL，即剂量分数（D_0）≤ 1 时，认为该药物是高度可溶的。水溶性差是药物发现与开发中的主要挑战之一，因为药物必须在吸收部位溶解才能被吸收。在不同的药典中，使用不同的描述性术语来表示溶解度的范围类别（**表 8.1**）。这种传统方法的问题之一是忽略了剂量，因此一个高活性的化合物根据其理化特性可以归类为不溶，但是由于其剂量很低，仍可能完全溶解在相应体积的溶剂中。相反，BCS 考虑了所需的剂量，通过使用 D_0 进行溶解度分类，避免了理论定义与实际行为之间的不匹配性。

表 8.1　药物溶解度级别划分

描述性术语	溶解 1 份溶质所需的溶剂份数
极易溶	溶解 1 份溶质需少于 1 份溶剂
易溶	溶解 1 份溶质需 1 ～ 10 份溶剂

续表

描述性术语	溶解 1 份溶质所需的溶剂份数
可溶	溶解 1 份溶质需 10 ～ 30 份溶剂
略溶	溶解 1 份溶质需 30 ～ 100 份溶剂
微溶	溶解 1 份溶质需 100 ～ 1 000 份溶剂
极微溶	溶解 1 份溶质需 1000 ～ 10 000 份溶剂
几乎不溶	溶解 1 份溶质需超过 10 000 份溶剂

8.2.1　溶解度和溶出度

溶出是指固相（片剂 / 粉末）进入溶液相（如水）的过程。本质上，当药物溶出时，固体颗粒会分离并逐个分子与液体混合并成为液体的一部分。将片剂引入溶液中时会发生药物的溶出，并通常伴有固体基质的崩解和解聚，随后药物从剩余的小颗粒中扩散。口服水溶性较差的药物时，药物在胃肠道中的溶解度差和溶出慢通常会导致吸收和生物利用不足[29]。普遍采用诺伊斯 - 惠特尼（Noyes-Whitney）方程来表达不同因素对于溶出的影响[30-32]：

$$\frac{\mathrm{d}X_\mathrm{d}}{\mathrm{d}t} = \frac{A \times D}{h}\left(C_\mathrm{s} - \frac{X_\mathrm{d}}{V}\right) \qquad (8.5)$$

其中 A 为固体药物的表面积，D 为药物的扩散系数，h 为与溶解表面相邻的有效扩散边界层的厚度，C_s 为药物的饱和溶解度，V 为可用的水量，X_d 为溶解的药物量。

随着颗粒粒径变小，A 随着粒径的减小而增加，引起溶出速率（$\mathrm{d}X_\mathrm{d}/\mathrm{d}t$）变快。改变溶剂的 pH 值也可能会对可离子化药物（碱性和酸性）的饱和溶解度（C_s）产生影响，可能导致其溶出速率增加或降低。此外，溶出度很大程度上受药物的理化特性和胃肠道各个生理因素的影响。

对于 BCS Ⅱ类或Ⅳ类药物，肠道吸收可被视为受限于溶解度和溶出度。Ⅱ类药物是低溶解度、高渗透性的化合物，可定义为具有高吸收分数（A_n）和大于 1 的剂量分数（D_0）。当此类化合物的溶出度偏低时，溶出分数（D_n）小于 1，而 A_n 和 D_0 较高。另一方面，如果 A_n 和 D_n 都较低，则可将该药物划分为 BCS Ⅳ类。

当肠道吸收受到溶出度或溶解度限制时，胃肠道中药物的浓度将由相关限制因子来调节。由地高辛（digoxin）和灰黄霉素（griseofulvin）的经典案例可知，溶出度和剂量影响高渗透性药物的吸收剂量分数（fraction of dose absorbed，F_abs）[10]。地高辛和灰黄霉素的溶解度非常相似（约 20 mg/mL），但其剂量却大不相同（地高辛为 0.5 mg，灰黄霉素为 500 mg），地高辛具有较低的剂量分数（0.08），而灰黄霉素的剂量分数较高（133）。因此，溶解 1 单位灰黄霉素需要超过 33 L 的水。仅仅是胃肠道内的液体不足以溶解这一剂量[33-35]，所以灰黄霉素显示出高剂量分数和低溶出分数。可以通过降低给药剂量，服用更多液体，或增加药物溶解度来增加药物吸收剂量分数和生物利用度[36-40]。由于药代动力学（pharmacokinetic，PK）和药效学（pharmacodynamic，PD）因素，灰黄霉素的给药剂量不能改变，而溶解药物所需水的量又受到胃部结构和生理功能限制，因此只能通过合适的制剂改善其溶解度，这也是唯一可减少 D_n 并增加口服吸收的策略[41-44]。另一方面，就地高辛而言，问题在于其动力学性质，从低 D_0 可以看出该药物可以完全溶解，但由于粒径大小方面的限制，药物的溶出可能会非常缓慢（$D_n < 1$），这也限制了药物在胃肠道环境中的溶出量和总吸收量。据计算，大于 10 μm 的粒径将导致吸收受到溶解速率的限制[45]。因此，如果减小粒径，则可能实现肠道的完全吸收。实际上，微粉化的地高辛粉末具有足够的溶解速率，并且较长的肠道停留时间使其足以完全吸收。相反，灰黄霉素的吸收受到溶解度限制，并且改善其溶出度不能显著增加吸收剂量分数，微粉化也不能显著增加灰黄霉素的吸收。因此，需要开发可在胃肠道环境中充分溶解的可溶解性制剂[46]。

8.2.2 Log P

决定药物水溶性的主要因素之一是药物与水分子形成氢键的能力[47]。高水溶性对于药物在水性介质中的溶解是有利的，但与此同时，由于具有高极性和亲水性，这些化合物通常显示出低渗透性。脂水分配系数（lipo-hydro partition coefficient，Log P）是表征化合物在亲脂性（正辛醇）和亲水性（水）溶剂中溶解度的参数，具体为两者比值的对数，基于此可以根据药物的亲水性或疏水性对其进行排名[48-51]。除了以正辛醇 / 水分配方法来衡量亲脂性外，也可以通过化合物的动态能量性质来描述[52]。

8.2.3 pH

由于溶剂 pH 对药物离子化的影响，药物从脂溶性环境向水溶性环境的分配能力可以定义为与溶剂 pH 相关的函数。通常，离子化药物具有比非离子化药物更好的水溶性。因此，可溶性离子在水性介质中的溶解速率可能会受到溶剂 pH 变化的影响。亨德森 - 哈塞尔巴尔赫（Henderson-Hasselbalch）方程用于描述 pH 对药物电离的影响[53]：

弱酸：未解离（%）= 100 / [1 + anti-lg（pH–pK_a）]

弱碱：未解离（%）= 100 / [1 + anti-lg（pK_a–pH）]

弱碱性化合物在高于其解离常数的 pH 值下可能具有较慢的溶解速率，因此更多的药物分子以结合的形式存在。另一方面，弱酸性化合物在高于其酸解离常数的 pH 值下会显示出更快的溶解速率，更多的药物分子呈离子化形式。胃酸的生理 pH 值为 1.4 ~ 2.1，其受食物摄入量的影响很大，范围从 1 ~ 8 不等[54-56]。

小肠的 pH 值高于胃，食物的存在对其影响不大。小肠 pH 值显示从近端（十二指肠）段到远端（回肠）段的梯度上升。肠道的 pH 值范围为 4 ~ 8[57-59]。食物摄入后胃 pH 值的升高会增加碱性药物非离子化形式存在的比例，并降低药物的溶解速率。例如，如果在进餐过程中提高胃液的 pH 值，则可使弱碱性药物茚地那韦（indinavir）（pK_a 值分别为 3.7 和 5.9）发生沉淀，与禁食的受试者相比，会导致其 AUC 和 C_{max} 值显著降低[60]。另一方面，食物也可以通过增加药物的离子化程度来提高弱酸性药物的溶出度，如布洛芬（ibuprofen）[61]。

8.2.4 胆汁酸盐

胆汁酸盐（bile salts）是胆固醇的衍生物[62-68]，为两亲性甾体类生物表面活性剂，在肝脏中生成并储存在胆囊中[69, 70]。胆汁酸类固醇骨架的凹面由于存在羟基而具有亲水性。然而，由于角甲基的存在，其凸面是疏水的。这种特殊的结构使其不同于传统的表面活性剂，后者通常含有极性头部和较长的非极性链[71]。胆汁酸盐的润湿作用[72-74]和胶束化作用可能会显著影响低溶解度药物的溶解度和溶出度。超过临界胶束浓度（critical micelle concentration，CMC）时，胆汁酸盐会聚集并形成胶束[75]，通过形成亚微米级混合胶束，增加了亲脂性药物的溶解度，使疏水性分子更易溶解，进而更可能到达肠黏膜上皮细胞。例如，当胆汁酸盐的浓度随胆汁酸浓度的增加而增加时，亲脂性药物利福昔明（rifaximin）的溶解度也随之增加[76]，从而增强了其抗菌作用。

8.2.5 粒径

化合物的粒径是影响溶解速率的重要物理参数。根据诺伊斯 - 惠特尼模型，粒径越小，表面积越大，进而溶解速率也更高[77, 78]。颗粒的密度也会影响溶出度，因为密度会改变体内颗粒的分散度，而更好的分散也会增加溶出度[79, 80]。据报道，在禁食条件下，粒径较小会极大地影响可溶性差的抗逆转录病毒药物的溶出度和口服药物的吸收，而在餐后（进食）状态则无此作用[81]。自 20 世纪 80 年代以来，纳米化（粒径减小至纳米级）引起了相当大的关注，特别是其可增加亲脂性药物的生物利用度[30, 82-87]。许多研究已证实了粒径与溶解度、溶出度和生物利用度的相关性[88-90]。

为了改善药物在肠道的吸收，现代生物制药方法使用非晶态固体分散体（amorphous solid dispersion，ASD）技术，可以使药物在适当的时间段内达到并保持过饱和状态。通过使用不同类型的聚合物，可以抑制难溶性药物形成晶体，从而保持过饱和状态并有助于避免析出[91-96]。聚合物具有调节粒径的能力[97]，能够重新溶解并降低所析出活性药物的粒径，从而达到更好的肠道吸收并改善其生物利用度[98-100]。

对于药物粉末，溶出介质的可用表面积比粒径更为重要。当高疏水性药物在溶出介质中的润湿性能较差，并且由于制备工艺改变粒径而改变溶出度时，这一点尤为重要[101, 102]。

有关粒径减小策略及其对吸收影响的详细讨论，请见第 13 章。

8.2.6 液体体积

胃肠道中的液体体积取决于与药物合用的水量、胃肠道内的分泌物量，以及整个肠壁的液体通量。在体外，采用生理学上适用的溶解液研究药物的溶出速率和水平，可帮助研究人员更好地理解和预测药物的体内吸收。研究表明，较小的胃液量可能会降低硝苯地平（nifedipine）的溶出，并减少其在人体内的吸收[103]。采用 GastroPlus 进行的高级计算分析表明，对于水溶性较差的药物，肠液体积对其平均血药浓度曲线的预测具有很大影响[104]。

慕迪（Mudie）等量化了胃和小肠的总体积和水分布，并揭示了小肠中存在不连续的液体囊[105]。这项研究表明，小肠远端区域中液体的百分比最高（远端十二指肠、近端回肠和远端回肠），因此十二指肠和空肠近端是吸收的主要部位。当然，药物需要先溶解，然后才能到达小肠黏膜。

8.3 渗透性

肠黏膜的双重功能包括允许必需营养素的渗透和吸收，同时发挥屏障作用，防止毒素、病原体和潜在有害物质进入人体[106]。渗透性与肠道吸收水平及药物通过胃肠黏膜的速率有关[107]，与跨膜或组织的运输阻力成反比。渗透性越高，跨膜运输的阻力越小。影响渗透性的参数包括膜结构特性、药物的理化特性（如亲脂性、分子量、氢键、极性／非极性表面积等），以及药物与溶剂的相互作用等[108]。

肠上皮刷状边界的脂质双层结构形成上皮屏障。这种结构对亲脂性化合物具有极强的亲和力，但对亲水性分子具有强屏障作用。肠上皮细胞具有双重作用：一方面可吸收亲脂性分子，另一方面具有亲水性分子转运体。黏膜脂质双层结构由胆固醇和磷脂组成。这一独特的结构确保了肠黏膜的稳定性并控制其渗透特性。如图 8.3 所示，药物可以通过简单的被动扩散（passive diffusion），促进的被动扩散（facilitated passive diffusion）或主动运输（facilitated passive diffusion）通过生物膜。

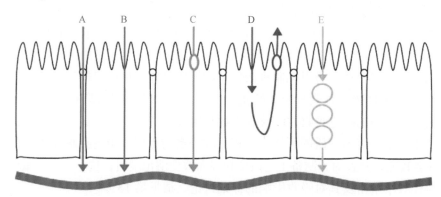

图 8.3　肠黏膜通透性的不同机制。A，细胞旁紧密连接处的扩散；B，跨细胞的简单被动扩散；C，载体介导的跨细胞运输；D，载体介导的外排转运；E，跨细胞膜泡运输

8.3.1 被动扩散

被动扩散是分子不需要能量而沿浓度梯度向下移动的方式。为了有效通过细胞膜的脂质双分子层，分子必须体积小且为非极性。被动扩散可以通过两种途径完成：跨细胞途径（transcellular）和细胞旁路途径（paracellular）。上皮细胞之间的连接缝隙为分子的细胞

旁路运输提供了可能，该方式不受刷状缘膜中转运体或通道的调节。多种因素（如禁食或进食状态、神经元信号、炎症介质、肥大细胞衍生产物等）可能会影响上皮连接的紧密度，导致其打开或关闭[109-114]。由于该区域中黏膜细胞紧密连接导致渗透性较低，因此结肠中的细胞旁路扩散比胃肠道上部更受限制。细胞旁路途径取决于电荷和体积大小，紧密的连接部位带负电荷，因此带正电荷的化合物比带负电荷的化合物更容易穿透[115-117]。紧密连接也可渗透不带电荷的化合物，如水、血清白蛋白或右旋糖酐，可透过的分子半径最大为 $0.43 \sim 0.45 \ nm$[118,119]。另一方面，各种药物分子大多通过被动的跨细胞转运进入生物膜。该转运过程是由通过顶膜和基底外侧膜渗透物的质量迁移所控制的。通量（flux）是用于评价溶液中药物分子质量传输或分子通过屏障的运动参数。药物的通量是指给定时间和给定区域内转移的药物分子的质量。

$$J = \frac{M}{A \times t} \tag{8.6}$$

其中，通量（J）与给定时间（t）内可用于传输分子的面积（A）和分子的质量（M）有关。

药物分子在溶液中的被动运输或分子通过屏障的移动可通过扩散触发。扩散是溶液中分子的任意热驱动。根据斯托克斯 - 爱因斯坦（Stokes-Einstein）方程，扩散系数（D）等于理想气体常数（R）乘以绝对温度（T），再除以溶液黏度（η）、球形颗粒半径（r_A）和阿伏伽德罗（Avogadro）常数（N_A）：

$$D = \frac{R \times T}{6\pi\eta N_A r_A} \tag{8.7}$$

溶质分子尺寸或溶液黏度的增加将导致扩散系数的降低。扩散系数和通量之间的关系可以用菲克第一定律表示：

$$J = -D \times \frac{dC}{dx} \tag{8.8}$$

其中 J 为通量，D 为扩散系数，dC/dx 为浓度梯度。负号表示当分子传输遵循浓度梯度时通量为正。

并排扩散室模型可用于研究药物的转运。此模型包含：具有已知起始浓度的供体化合物部分、一个具有特定面积和厚度的分隔供体腔室和接收腔室的屏障部分，并且在两个腔室中溶液的体积均已知。当少量化合物通过屏障从供体腔室向接收腔室转移时，通过屏障的浓度梯度是恒定的，通量也将是恒定的。在这种情况下，扩散随梯度发生。可用简单的菲克定律来描述通量和浓度梯度的关系。在此菲克定律中，通量（J）等于供体腔室浓度（C_D）和接收腔室浓度（C_A）之差乘以渗透系数（P）：

$$J = P(C_D - C_A) \tag{8.9}$$

多年前，迈耶（Meyer）和欧弗顿（Overton）提出了一个简单的法则来预测膜的渗透性[120,121]，该法则仅将被动扩散视为分子跨脂质双分子层运输的一种方式。尽管这一概念是在 110 年前提出的，但违背该定律的分子数量非常有限。而以下公式比之前的假设更准确。在通用溶质和碳氢化合物环境中，其显示渗透率与分配系数之间高度相关。根据迈耶和欧弗顿的理论，渗透率（P）等于扩散系数（D）乘以辛醇/水分配系数（K），再除以膜厚度（h）：

$$P = D \times \frac{K}{h} \tag{8.10}$$

8.3.2 不动水层

不动水层（unstirred water layer，UWL）的概念最初是由诺伊斯（Noyes）和惠特尼（Whitney）[122]提出的。UWL 是一层与吸收性肠黏膜细胞膜相邻的水、黏液和糖被（glycocalyx）层（图 8.4），可被视为供体腔室和接收腔室中的附加屏障。据报道，人体空肠 UWL 的厚度约 500 μm。由于其亲水性和厚度，UWL 可能成为高度亲脂性化合物吸收的重要屏障。此外，与刷状边界膜相比（分别为 1∶500），UWL 大大减小了有效表面积，从而以另一种机制成为药物吸收的屏障。

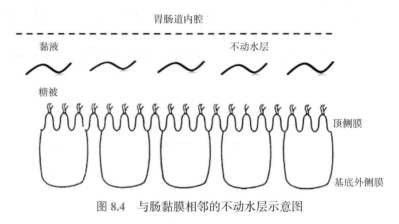

图 8.4　与肠黏膜相邻的不动水层示意图

8.3.3 膜转运体

亲脂性药物可以通过简单的被动扩散穿过肠黏膜的脂质双分子层，而亲水性药物需要专门的转运体来介导其跨细胞转运。

促进扩散（又称易化扩散）是分子运输的一种方式，可通过膜运输通道或通过载体蛋白实现，是由浓度梯度驱动的运输，而不是由能量驱动。糖蛋白通道对特定分子或分子类型具有特异性。例如，葡萄糖转运体（glucose transporter 4，GLUT4）是在肌肉和脂肪组织中发现的转运体，胰岛素从细胞内的存储区募集转运体，进而增加其在细胞表面表达并促进其对葡萄糖的吸收[123]。载体是一组基本的膜蛋白，能够与特异性溶质结合，通过自身构象的变化，将与其结合的溶质转移至膜的另一侧。

主动转运是由能量驱动的，转运体使化合物逆电化学梯度移动。当这种转运与离子梯度产生的电化学联系在一起时，被称为二次主动运输（secondary active transport）[124]。

两个主要家族的膜转运体，即 ATP 结合盒（ATP-binding cassette，ABC）- 外排转运体（简称 ABC 转运体）和溶质载体（solute carrier，SLC，简称 SCL 转运体，通常是流入转运体），共包括 400 多种转运体。ABC 转运体主要是有活性的，且需要 ATP 水解释放的能量才能实现跨膜转移底物，而 SLC 转运体包括离子偶联转运体（ion-coupled transporter）、交换子（exchanger）和被动转运体（passive transporter）[124-129]。多种物质通过 ABC 和 SLC 转运体在细胞膜上移动，相关药物的渗透性、分布、药理作用和毒性都可能会受到这些转运体的影响[130]。

8.3.4　P- 糖蛋白

P- 糖蛋白（P-glycoprotein，P-gp）是最重要且受到广泛研究的 ATP 依赖性 ABC 转运体之一，可将外源性物质和毒素从细胞中排出[131-135]。其最初被定义为一种可促进肿瘤细胞对抗抗癌药物的多药耐药（multidrug resistance，MDR）蛋白。作为抵御毒素的保护剂，P-gp 在正常组织（如肠道、肝细胞、肾小管、胎盘、脑毛细血管内皮细胞和外周血细胞）中发挥作用。P-gp 可影响许多药物（如他汀类药物、抗癌药和抗生素）的摄取，因此可能在药物吸收和处置中发挥重要作用。P-gp 的底物包括地高辛、洛哌丁胺（loperamide）、奎尼丁（quinidine）、长春碱（vinblastine）、他林洛尔（talinolol）和依托泊苷（etoposide）等[136, 137]。在胃肠道中，P-gp 在肠上皮细胞的腔膜中高表达。一些证据表明，P-gp 的表达从人体小肠的近端到远端逐渐增加[138-140]，在大鼠和小鼠中也显示出相同的趋势[141-144]。

对外排转运体的抑制主要是为了改善药物的转运。已知抑制 P-gp 的药物包括维拉帕米（verapamil）、奎尼丁、环孢素 A（cyclosporin A）、他莫昔芬（tamoxifen）、拉尼奎达（laniquidar）和利血平（reserpine）。P-gp 抑制可以通过多种机制进行：①竞争性 / 非竞争性地阻断底物结合；②干扰 ATP 水解；③改变膜磷脂的完整性[145-148]。例如，在抗癌治疗中，阻断 P-gp 介导的药物外排可以增强药物的生物利用度并改善药物作用。据报道，一些广泛使用的药物赋形剂，如助溶剂（PEG 400）和表面活性剂［吐温 80、普朗尼克 44（Pluronic 44）、普朗尼克 68（Pluronic 68）、聚氧乙烯蓖麻油 EL（Cremophor EL）］，除具有增加药物溶解度的作用外，还对 P-gp 具有抑制作用[149]。对于通过 P-gp 介导的肠道外排的药物，这些非离子表面活性剂可增加其肠道吸收[150-154]。

8.3.5　MRP2

ABCC2 基因编码的外排转运体既是一种多药耐药相关蛋白 2（multidrug resistance associated protein 2，MRP2）转运体，又是一种多药耐药蛋白。MRP2 存在于肝细胞、肠上皮细胞、肾近端小管细胞和胎盘，可促进胆汁中物质的清除。该转运体通过转移各种化合物（尤其是疏水性底物与谷胱甘肽的结合物，以及硫酸盐和葡萄糖醛酸酯的结合物）而发挥重要的解毒作用[155-157]。此外，MRP2 能够与谷胱甘肽一起转运不带电荷的底物，所以也可能会改变多种药物的 PK 性质[158]。

某些情况下，ABC 转运体（P-gp 和 MRP2）对药物的转运作用具有重要影响。研究表明，阿奇霉素（azithromycin）是 P-gp 和 MRP2 的底物，这两种转运体促进了其在胆道和肠道的清除[159]。山口（Yamaguchi）等研究了酮内酯抗生素泰利霉素（telithromycin）对胆道清除阿霉素（P-gp 和 MRP2 的底物）的影响[160]。研究表明，泰利霉素实质上降低了阿霉素的胆道清除率（80%）。此外，肝胆消除研究表明，环孢素几乎完全抑制了泰利霉素的胆汁排泄，证明泰利霉素是 P-gp 和 MRP2 的底物。据报道，P-gp 和 MRP2 均对秋水仙碱（colchicine）外排具有影响[143]，并且二者共同降低了该药在大鼠小肠中的吸收。

8.3.6　PEPT1

肽转运体 1（peptide transporter 1，PEPT1）是一种寡肽交换剂，表达于肠刷状缘膜上，是人体吸收二肽、三肽和拟肽化合物的关键转运体[161-163]。该转运体从十二指肠到回肠均有表达，并受营养状况（在进食状态下会增加）的影响。天然肽、激素和药物会影响 PEPT1 在肠道的分布[164]。在溃疡性结肠炎（ulcerative colitis）或克罗恩病（Crohn's disease）等疾病中，发现结肠中 PEPT1 的含量增加[165]。为了利用 PEPT1 优化药物递送，需要更多有关其底物结合域的信息[166]。PEPT1 有两个被蛋白激酶 C（protein kinase C）磷酸化的位点，据报道其激活可抑制 Caco-2 细胞中的肽转运[167]。cAMP 水平的升高也可能负反馈调节 PEPT1 的活性，这可能是由于激酶 C 受到 cAMP 的调节引起的[168]。

PEPT1 是吸收拟肽药物的主要途径，如 β-内酰胺类抗生素、抗病毒药、血管紧张素转换酶抑制剂（angiotensin-converting enzyme inhibitor，ACEI）、抗高血压药等[169]。为了改善口服药物的递送，可以尝试发现以 PEPT1 为底物的药物。

8.3.7　OATP

有机阴离子转运体肽（organic anion transporter peptide，OATP）家族包括在多种组织（包括小肠肠腔细胞膜、肝细胞的基底外侧膜、肾脏、血脑屏障和胎盘）中表达的流入转运体，可能显著影响多种药物的 PK。例如，OATP 转运体对非索非那定（fexofenadine）、孟鲁司特（montelukast）、他尼洛尔（talinolol）、头孢洛尔（celiprolol）、普伐他汀（pravastatin）、匹伐他汀（pitavastatin）、瑞舒伐他汀（rosuvastatin）、左氧氟沙星（levofloxacin）、甲氨蝶呤（methotrexate）和沙奎那韦（saquinavir）的吸收都具有一定影响[170]。研究表明，与 OATP 抑制剂柚皮苷（naringin）合用时，普伐他汀的大鼠肠渗透性显著降低[171]。此外，OATP 还会影响阿扎那韦（atazanavir）的肠渗透性，因此可能导致其口服生物利用度降低[172]。葡萄柚汁的成分也是 OATP 转运体的抑制剂，所以可能会降低 OATP 底物的血浆浓度[173]。据报道，由于 OATP2B2 受到抑制，非索非那定[174]、孟鲁司特[175]和阿利吉仑（aliskiren）[176]的血药浓度均受到葡萄柚汁的影响。

8.4 溶解度 - 渗透性相互作用

如前所述，溶解度和渗透性是影响口服药物吸收的两个关键因素，一直以来受到广泛研究，但长期以来二者之间的相互作用却被忽略了。当通过增溶剂增加药物溶解度时，药物渗透性会发生什么变化？回答以上问题，可更加明确溶解度 - 渗透性（S-P）相互作用在口服生物药剂学上的重要作用和影响。

如上所述，利用新的药物发现方法筛选出了许多水溶性低的候选药物[177-179]，但将其开发为口服药物极为困难，因为药物溶解在胃肠道水环境中是渗透和吸收的前提。因此，需要开发大量的制剂来提高亲脂性药物的溶解性，如环糊精、表面活性剂、助水溶物、助溶剂和 ASD 等。这些制剂可以使药物的表观溶解度大幅度提高。然而，其是否能增加药物的口服生物利用度是无法预测的，生物利用度增加、不变甚至减少的情况在文献中均有报道。如上所述，渗透率取决于扩散系数、膜 / 水分配系数和膜厚度（$P = K \cdot D/h$）。此渗透率公式描述了单位时间内药物渗透至肠壁的深度。此方程中的膜 / 水分配系数表明溶解度与渗透率之间存在密切的联系，因为该系数与药物的溶解度直接相关。S-P 相互作用取决于可使溶解度提高的制剂，不同的制剂可能表现出不同的 S-P 相互作用。

当仅依赖于提高溶解度时，基于环糊精的制剂可能不够理想，因为当药物驻留在环糊精的疏水腔内时，其表观溶解度会增加，但这些药物分子不能通过胃肠黏膜发生渗透。因此，可以预期药物的溶解度会增加，但渗透性反而下降，这主要是由于可发生膜渗透的游离药物比例的减少[180-182]。这种 S-P 相互作用是一种平衡关系，在开发这种制剂时，关键是要达到最佳 S-P 平衡，而不是仅仅依靠溶解度的增加[183-185]。

表面活性剂的化学结构特征是具有亲脂性尾部和亲水性头部，如生理性胆酸盐及其合成衍生物，是增加药物表观溶解度的主要原因。表面活性剂可形成胶束并将亲脂性药物分子容纳在相对疏水的核内。虽然表面活性剂可以显著改善亲脂性药物的表观溶解度，但与环糊精类似，胶束内部游离药物的比例反而会降低，进而导致渗透性下降。另一方面，表面活性剂会破坏细胞膜的完整性，增强细胞旁路运输，从而增强具有低渗透性和高溶解度药物的肠道渗透性[186-188]。阿米登（Amidon）等的研究结果表明，表面活性剂水平高于CMC 会降低亲脂性药物孕酮（progesterone）的渗透性[189]。亨斯（Hens）等对人体中天然表面活性剂的研究表明，非诺贝特（fenofibrate）在胆汁酸作用下溶解度增加，但伴随血药浓度的降低[190]。非诺贝特的低血药浓度可以解释为由于胶束的形成导致药物在进食状态下的渗透性降低，因此降低了可用于渗透过膜的药物比例。S-P 的局限是显而易见的，这也突出了其复杂性。

助溶剂的增溶作用与络合物的产生无关。助溶剂通过降低水分子的自缔合能力将水分子挤出，从而增加了亲脂性药物的水溶性[191]。因此，与环糊精和表面活性剂不同，采用这种制剂方法不会减少药物的游离比例。令人惊讶的是，即便不考虑游离药物对溶解度增强的影响，仍然会观察到药物肠渗透性的降低。在考察常用助溶剂 PEG-400 对卡马西平肠道渗透性的影响时，发现随着助溶剂用量的提高和药物溶解度的提高，药物的渗透性反而降低[192-194]，这表明溶解度和渗透性之间存在直接联系。渗透率描述公式（$P = K \cdot D / h$）中膜 / 水分配系数（K）的存在是产生 S-P 的原因，而与游离分数无关。因此，对于目前的制剂，需要进一步研究其溶解度和渗透性，以避免错误的假设。

近年来，ASD 技术在药物递送研究中得到了广泛应用。与前文提及的增溶技术相反，ASD 使亲脂性药物达到并保持其不稳定的过饱和水平，从而提高了其表观溶解度。通过研究多种亲脂性药物的 ASD 发现，没有发生与溶解度增加相关的渗透率降低，并且在过饱和过程中肠道渗透率保持恒定[195-197]。ASD 可通过过饱和提高表观溶解度，同时不引起渗透率的损失，因此克服了 S-P 的局限，并展现出不同且有利的 S-P 相互作用，随着表观溶解度的增加，渗透率保持恒定（图 8.5）。

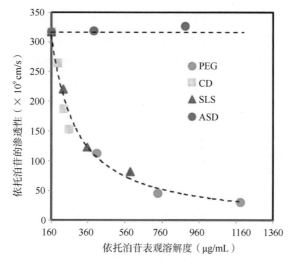

图 8.5　依托泊苷的理论渗透率（虚线）和实验渗透率（标记）与制剂增强的溶解度的函数关系。资料来源：转载自 Beig 等（2015）[195]

使用 ASD 时未表现出 S-P 限制可以通过如下方式解释：膜 / 水分配系数由药物的平衡水溶性决定，尽管环糊精、表面活性剂和助溶剂等制剂会影响平衡溶解度，但 ASD 会使表观溶解度发生时间依赖性地动力学增强，而对药物的平衡溶解度没有影响。膜 / 水分配系数和渗透率在过饱和期间保持不变。相反，通过增加溶解度的方法来影响平衡溶解度可导致膜 / 水分配系数降低，从而引起不必要的 S-P 限制。

如上所述，外排转运体（如 P-gp）可能会影响药物的肠道渗透性。近期研究发现，ASD 制剂可以使胃肠道中 P-gp 介导的外排转运饱和，从而引起表观溶解度和渗透性同时提高[194]。该案例引入了一种新的 S-P 相互作用趋势：对环糊精、表面活性剂和助溶剂显示出有害的 ↑ S- ↓ P 相互作用；但对于 ASD 则显示出有利的 ↑ S-↔P 相互作用趋势；对于低溶解度 P-gp 底物的 ASD 剂型则显示出最佳的 ↑ S- ↑ P 相互作用。总体而言，S-P 相互作用是不能忽略的，尤其是在早期临床开发阶段，制剂将决定后续药物的开发，因此更要谨慎地考虑制剂策略对溶解度和渗透性的影响。

8.5　总结

本章概述了溶解性、渗透性及其影响因素，二者的关系，以及其对成功开发亲脂性药物制剂的重要性。同时概述了药物的吸收、药物的有效递送及其药理作用在很大程度上受溶解度和渗透性的影响。此外，为了增加整体药物吸收和生物利用度，必须考虑药物之间的相互作用并达到最佳的 S-P 平衡。

（张智敏　白仁仁 译）

作者信息

阿维塔尔·贝格（Avital Beig）
  以色列内盖夫本古里安大学（Ben-Gurion University of the Negev），药学院，卫生科学学院，临床药理学系
米利卡·马尔科维奇（Milica Markovic）
  以色列内盖夫本古里安大学，药学院，卫生科学学院，临床药理学系
阿里克·达汉（Arik Dahan）
  以色列内盖夫本古里安大学，药学院，卫生科学学院，临床药理学系

缩略语表

缩写	英文全称	中文全称
ASD	amorphous solid dispersion	无定形固体分散体
BA/BE	bioavailability/bioequivalence	生物利用度 / 生物等效性
BCS	biopharmaceutics classification system	生物药剂学分类系统
BE	bioequivalence	生物等效性
EMA	European Medicines Agency	欧洲药品管理局
IR	immediate release	快速释放
MRP2	multidrug resistance-associated protein 2	多药耐药相关蛋白 2
OATP	organic anion transporter peptide	有机阴离子转运体肽
PEPT1	peptide transporter 1	肽转运体 1
P-gp	P-glycoprotein	P- 糖蛋白
S-P	solubility-permeability	溶解度 - 渗透性
WHO	World Health Organization	世界卫生组织

参考文献

1 Abuhelwa, A. Y., Mudge, S., Hayes, D. et al. (2016). Population in vitro-in vivo correlation model linking gastrointestinal transit time, pH, and pharmacokinetics: itraconazole as a model drug. *Pharm. Res.* **33** (7): 1782-1794.

2 Kurosaki, Y., Aya, N., Okada, Y. et al. (1986). Studies on drug absorption from oral cavity - physicochemical factors affecting absorption from Hamster-Cheek pouch. *J. Pharmacobio Dyn.* **9** (3): 287-296.

3 Rein, M. J., Renouf, M., Cruz-Hernandez, C. et al. (2013). Bioavailability of bioactive food compounds: a challenging journey to bioefficacy. *Brit. J. Clin. Pharmacol.* **75** (3): 588-602.

4 Rubio, L., Macia, A., and Motilva, M. J. (2014). Impact of various factors on pharmacokinetics of bioactive polyphenols: an overview. *Curr. Drug Metab.* **15** (1): 62-76.

5 Singh, B. N. and Malhotra, B. K. (2004). Effects of food on the clinical pharmacokinetics of anticancer agents - underlying mechanisms and implications for oral chemotherapy. *Clin. Pharmacokinet.* **43** (15): 1127-1156.

6 Stuurman, F. E., Nuijen, B., Beijnen, J. H. et al. (2013). Oral anticancer drugs: mechanisms of low bioavailability and strategies for improvement. *Clin. Pharmacokinet.* **52** (6): 399-414.

7 Amidon, G. L., Sinko, P. J., and Fleisher, D. (1988). Estimating human oral fraction dose absorbed - a correlation using rat intestinal-membrane permeability for passive and carrier-mediated compounds. *Pharm. Res.* **5** (10): 651-654.

8 Mudie, D. M., Amidon, G. L., and Amidon, G. E. (2010). Physiological parameters for oral delivery and in vitro testing. *Mol. Pharm.* **7** (5): 1388-1405.

9 Mudie, D. M. et al. (2012). Mechanistic analysis of solute transport in an in vitro physiological two-phase dissolution apparatus. *Biopharm. Drug Dispos.* **33** (7): 378-402.

10 Amidon, G. L., Lennernas, H., Shah, V. P., and Crison, J. R. (1995). A theoretical basis for a biopharmaceutic drug classification - the correlation of in-vitro drug product dissolution and in-vivo bioavailability. *Pharm. Res.* **12** (3): 413-420.

11 Dahan, A., Lennernas, H., and Amidon, G. L. (2012). The fraction dose absorbed, in humans, and high jejunal human permeability relationship. *Mol. Pharm.* **9** (6): 1847-1851.

12 Lobenberg, R. and Amidon, G. L. (2000). Modern bioavailability, bioequivalence and biopharmaceutics classification system. New scientific approaches to international regulatory standards. *Eur. J. Pharm. Biopharm.* **50** (1): 3-12.

13 Martinez, M. N. and Amidon, G. L. (2002). A mechanistic approach to understanding the factors affecting drug absorption: a review of fundamentals. *J. Clin. Pharmacol.* **42** (6): 620-643.

14 Stavchansky, S. (2008). Scientific perspectives on extending the provision for waivers of in vivo bioavailability and bioequivalence studies for drug products containing high solubility-low permeability drugs (BCS-Class 3). *AAPS J.* **10** (2): 300-305.

15 Dahan, A., Miller, J. M., and Amidon, G. L. (2009). Prediction of solubility and permeability class membership: provisional BCS classification of the world's top oral drugs. *AAPS J.* **11** (4): 740-746.

16 Anand, O. et al. (2011). Dissolution testing for generic drugs: an FDA perspective. *AAPS J.* **13** (3): 328-335.

17 Lennernas, H. (2007). Intestinal permeability and its relevance for absorption and elimination. *Xenobiotica* **37** (10-11): 1015-1051.

18 Arnal, J., Gonzalez-Alvarez, I., Bermejo, M. et al. (2008). Biowaiver monographs for immediate release solid oral dosage forms: aciclovir. *J. Pharm. Sci.* **97** (12): 5061-5073.

19 Becker, C. et al. (2007). Biowaiver monographs for immediate release solid oral dosage forms: isoniazid. *J. Pharm. Sci.* **96** (3): 522-531.

20 Becker, C. et al. (2008). Biowaiver monographs for immediate release solid oral dosage forms: Pyrazinamide.

J. Pharm. Sci. **97** (9): 3709-3720.

21 Becker, C. et al. (2008). Biowaiver monographs for immediate release solid oral dosage forms: ethambutol dihydrochloride. *J. Pharm. Sci.* **97** (4): 1350-1360.

22 Chuasuwan, B., Binjesoh, V., Polli, J. E. et al. (2009). Biowaiver monographs for immediate release solid oral dosage forms: diclofenac sodium and diclofenac potassium. *J. Pharm. Sci.* **98** (4): 1206-1219.

23 Dahan, A., Wolk, O., Zur, M. et al. (2014). Biowaiver monographs for immediate-release solid oral dosage forms: codeine phosphate. *J. Pharm. Sci.* **103** (6): 1592-1600.

24 Jantratid, E., Prakongpan, S., Dressman, J. B. et al. (2006). Biowaiver monographs for immediate release solid oral dosage forms: Cimetidine. *J. Pharm. Sci.* **95** (5): 974-984.

25 Jantratid, E., Strauch, S., Becker, C. et al. (2010). Biowaiver monographs for immediate release solid oral dosage forms: doxycycline hyclate. *J. Pharm. Sci.* **99** (4): 1639-1653.

26 Kalantzi, L., Reppas, C., Dressman, J. B. et al. (2006). Biowaiver monographs for immediate release solid oral dosage forms: acetaminophen (paracetamol) - commentary. *J. Pharm. Sci.* **95** (1): 4-14.

27 Manzo, R. H., Olivera, M. E., Amidon, G. L. et al. (2006). Biowaiver monographs for immediate release solid oral dosage forms: amitriptyline hydrochloride. *J. Pharm. Sci.* **95** (5): 966-973.

28 Vogelpoel, H., Welink, J., Amidon, G. L. et al. (2004). Biowaiver monographs for immediate release solid oral dosage forms based on Biopharmaceutics Classification System (BCS) literature data: verapamil hydrochloride, propranolol hydrochloride, and atenolol. *J. Pharm. Sci.* **93** (8): 1945-1956.

29 Sun, J., Wang, F., Sui, Y. et al. (2012). Effect of particle size on solubility, dissolution rate, and oral bioavailability: evaluation using coenzyme Q(10) as naked nanocrystals. *Int. J. Nanomedicine* **7**: 5733-5744.

30 Jinno, J., Kamada, N., Miyake, M. et al. (2006). Effect of particle size reduction on dissolution and oral absorption of a poorly water-soluble drug, cilostazol, in beagle dogs. *J. Control. Release* **111** (1-2): 56-64.

31 Levich, B. G. 4th, (1983). International-conference on physicochemical hydrodynamics concluding remarks. *Ann. N. Y. Acad. Sci.* **404** (May): 527-532.

32 Mauludin, R., Muller, R. H., and Keck, C. M. (2009). Kinetic solubility and dissolution velocity of rutin nanocrystals. *Eur. J. Pharm. Sci.* **36** (4-5): 502-510.

33 Khalafalla, N., Elgholmy, Z. A., and Khalil, S. A. (1980). Bioavailability of different brands of griseofulvin tablets and its correlation to dissolution data. *Pharmazie* **35** (8): 482-484.

34 Oh, D. M., Curl, R. L., Yong, C. S. et al. (1995). Effect of micronization on the extent of drug absorption from suspensions in humans. *Arch. Pharm. Res.* **18** (6): 427-433.

35 Terhaag, B., Le Petit, G., Pachaly, C. et al. (1985). The in vitro liberation and the bioavailability of different brands of griseofulvin in plasma and urine in man. *Int. J. Clin. Pharmacol. Ther.* **23** (9): 475-479.

36 Tanaka, Y., Waki, R., and Nagata, S. (2013). Species differences in the dissolution and absorption of griseofulvin and albendazole, biopharmaceutics classification system Class Ⅱ drugs, in the gastrointestinal tract. *Drug Metab. Pharmacokinet.* **28** (6): 485-490.

37 Kadir, S., Nitta, C., Koga, I. et al. (1987). Possible factors behind the enhanced gastrointestinal absorption of griseofulvin from liquid organic-acid ester solutions in rats. *Int. J. Pharm.* **40** (3): 257-266.

38 Kadir, S., Murakami, T., Higashi, Y. et al. (1986). Gastrointestinal absorption of griseofulvin from liquid organic-acids and esters in rats. *Int. J. Pharm.* **33** (1-3): 235-242.

39 Bates, T. R., Pieniaszek, H. J. Jr., Sequeira, J. A. et al. (1977). Gastrointestinal absorption of griseofulvin from corn oil-in-water emulsions-effect of amount of corn-oil ingested in man. *Arch. Dermatol.* **113** (3): 302-306.

40 Goldberg, A. H., Gibaldi, M., and Kanig, J. L. (1966). Increasing dissolution rates and gastrointestinal absorption of drugs via solid solutions and eutectic mixtures. 3. Experimental evaluation of griseofulvin-succinic acid solid solution. *J. Pharm. Sci.* **55** (5): 487.

41 Arida, A. I., Al-Tabakha, M. M., and Hamoury, H. A. J. (2007). Improving the high variable bioavailability of griseofulvin by SEDDS. *Chem. Pharm. Bull.* **55** (12): 1713-1719.

42 Ong, S., Ming, L. C., Lee, K. S. et al. (2016). Influence of the encapsulation efficiency and size of liposome on the oral bioavailability of griseofulvin-loaded liposomes. *Pharmaceutics* **8** (3): 25.

43 Roine, J., Kaasalainen, M., Peurla, M. et al. (2015). Controlled dissolution of griseofulvin solid dispersions from electrosprayed enteric polymer micromatrix particles: physicochemical characterization and in vitro evaluation. *Mol. Pharm.* **12** (7): 2254-2264.

44 Wong, S. M., Kellaway, I. W., and Murdan, S. (2006). Enhancement of the dissolution rate and oral absorption of a poorly water soluble drug by formation of surfactant-containing microparticles. *Int. J. Pharm.* **317** (1): 61-68.

45 Emami, J. (2006). In vitro-in vivo correlation: from theory to applications. *J. Pharm. Pharm. Sci.* **9** (2): 169-189.

46 Crison, J. R., Weiner, N. D., and Amidon, G. L. (1997). Dissolution media for in vitro testing of water-insoluble drugs: effect of surfactant purity and electrolyte on in vitro dissolution of carbamazepine in aqueous solutions of sodium lauryl sulfate. *J. Pharm. Sci.* **86** (3): 384-388.

47 Stenberg, P., Luthman, K., and Artursson, P. (1999). Prediction of membrane permeability to peptides from calculated dynamic molecular surface properties. (vol 16, pg 205, 1999). *Pharm. Res.* **16** (8): 1324-1324.

48 Buchwald, P. and Bodor, N. (1998). Octanol-water partition: searching for predictive models. *Curr. Med. Chem.* **5** (5): 353-380.

49 Kleberg, K., Jacobsen, J., and Mullertz, A. (2010). Characterising the behaviour of poorly water soluble drugs in the intestine: application of biorelevant media for solubility, dissolution and transport studies. *J. Pharm. Pharmacol.* **62** (11): 1656-1668.

50 Pallicer, J. M., Pous-Torres, S., Sales, J. et al. (2010). Determination of the hydrophobicity of organic compounds measured as log P(o/w) through a new chromatographic method. *J. Chromatogr. A* **1217** (18): 3026-3037.

51 Valko, K., Du, C. M., Bevan, C. et al. (2001). Rapid method for the estimation of octanol/water partition coefficient (log P(oct)) from gradient RP-HPLC retention and a hydrogen bond acidity term (Sigma alpha(H) (2)). *Curr. Med. Chem.* **8** (9): 1137-1146.

52 Martini, L. G., Avontuur, P., George, A. et al. (1999). Solubility parameter and oral absorption. *Eur. J. Pharm. Biopharm.* **48** (3): 259-263.

53 Seydel, J. K. and Schaper, K. J. (1981). Quantitative structure pharmacokinetic relationships and drug design. *Pharmacol. Ther.* **15** (2): 131-182.

54 Davis, S. S., Hardy, J. G., and Fara, J. W. (1986). Transit of pharmaceutical dosage forms through the small-intestine. *Gut* **27** (8): 886-892.

55 Lindahl, A., Ungell, A. L., Knutson, L. et al. (1997). Characterization of fluids from the stomach and proximal jejunum in men and women. *Pharm. Res.* **14** (4): 497-502.

56 Oberle, R. L. and Amidon, G. L. (1987). The influence of variable gastric-emptying and intestinal transit rates on the plasma-level curve of cimetidine-an explanation for the double peak phenomenon. *J. Pharmacokinet. Biopharm.* **15** (5): 529-544.

57 Dressman, J. B., Amidon, G. L., Reppas, C. et al. (1998). Dissolution testing as a prognostic tool for oral drug absorption: Immediate release dosage forms. *Pharm. Res.* **15** (1): 11-22.

58 Gao, Y., Carr, R. A., Spence, J. K. et al. (2010). A pH-dilution method for estimation of biorelevant drug solubility along the gastrointestinal tract: application to physiologically based pharmacokinetic modeling. *Mol. Pharm.* **7** (5): 1516-1526.

59 Kalantzi, L., Goumas, K., Kalioras, V. et al. (2006). Characterization of the human upper gastrointestinal contents under conditions simulating bioavailability/bioequivalence studies. *Pharm. Res.* **23** (1): 165-176.

60 Carver, P. L., Fleisher, D., Zhou, S. Y. et al. (1999). Meal composition effects on the oral bioavailability of indinavir in HIV-infected patients. *Pharm. Res.* **16** (5): 718-724.

61 Fleisher, D., Li, C., Zhou, Y. et al. (1999). Drug, meal and formulation interactions influencing drug absorption

after oral administration-clinical implications. *Clin. Pharmacokinet.* **36** (3): 233-254.

62　Gunness, P., Flanagan, B. M., Shelat, K. et al. (2012). Kinetic analysis of bile salt passage across a dialysis membrane in the presence of cereal soluble dietary fibre polymers. *Food Chem.* **134** (4): 2007-2013.

63　Lin, S. C. and Blankschtein, D. (2010). Role of the bile salt surfactant sodium cholate in enhancing the aqueous dispersion stability of single-walled carbon nanotubes: a molecular dynamics simulation study. *J. Phys. Chem. B* **114** (47): 15616-15625.

64　Moghimipour, E., Ameri, A., and Handali, S. (2015). Absorption-enhancing effects of bile salts. *Molecules* **20** (8): 14451-14473.

65　Mukerjee, P., Moroi, Y., Murata, M., and Yang, A. Y. (1984). Bile-salts as atypical surfactants and solubilizers. *Hepatology* **4** (5): S61-S65.

66　Russell, D. W. (2003). The enzymes, regulation, and genetics of bile acid synthesis. *Annu. Rev. Biochem.* **72**: 137-174.

67　Sato, R. (2015). Functions of cholesterol metabolites. *J. Nutr. Sci. Vitaminol.* **61**: S151-S153.

68　Yang, L., Zhang, H., Fawcett, J. P. et al. (2011). Effect of bile salts on the transport of morphine-6-glucuronide in rat brain endothelial cells. *J. Pharm. Sci.* **100** (4): 1516-1524.

69　Boyer, J. L. (2013). Bile formation and secretion. *Compr. Physiol.* **3** (3): 1035-1078.

70　Krell, H., Jaeschke, H., and Pfaff, E. (1985). Regulation of canalicular bile formation by alpha-adrenergic action and by external ATP in the isolated perfused rat-liver. *Biochem. Biophys. Res. Commun.* **131** (1): 139-145.

71　Holm, R., Mullertz, A., and Mu, H. L. (2013). Bile salts and their importance for drug absorption. *Int. J. Pharm.* **453** (1): 44-55.

72　Luner, P. E. (2000). Wetting properties of bile salt solutions and dissolution media. *J. Pharm. Sci.* **89** (3): 382-395.

73　Luner, P. E. and Vander Kamp, D. (2001). Wetting behavior of bile salt-lipid dispersions and dissolution media patterned after intestinal fluids. *J. Pharm. Sci.* **90** (3): 348-359.

74　Luner, P. E. and VanDer Kamp, D. (2001). Wetting characteristics of media emulating gastric fluids. *Int. J. Pharm.* **212** (1): 81-91.

75　Posa, M. and Sebenji, A. (2014). Determination of number-average aggregation numbers of bile salts micelles with a special emphasis on their oxo derivatives-The effect of the steroid skeleton. *BBA-Gen. Subjects* **1840** (3): 1072-1082.

76　Darkoh, C., Lichtenberger, L. M., Ajami, N. et al. (2010). Bile acids improve the antimicrobial effect of rifaximin. *Antimicrob. Agents Chemother.* **54** (9): 3618-3624.

77　Dressman, J. B., Vertzoni, M., Goumas, K. et al. (2007). Estimating drug solubility in the gastrointestinal tract. *Adv. Drug Deliv. Rev.* **59** (7): 591-602.

78　Lobenberg, R., Kramer, J., Shah, V. P. et al. (2000). Dissolution testing as a prognostic tool for oral drug absorption: dissolution behavior of glibenclamide. *Pharm. Res.* **17** (4): 439-444.

79　Dressman, J. B. and Fleisher, D. (1986). Mixing-tank model for predicting dissolution rate control of oral absorption. *J. Pharm. Sci.* **75** (2): 109-116.

80　Sinko, C. M., Yee, A. F., and Amidon, G. L. (1990). The effect of physical aging on the dissolution rate of anionic polyelectrolytes. *Pharm. Res.* **7** (6): 648-653.

81　Aungst, B. J., Nguyen, N. H., Taylor, N. J. et al. (2002). Formulation and food effects on the oral absorption of a poorly water soluble, highly permeable antiretroviral agent. *J. Pharm. Sci.* **91** (6): 1390-1395.

82　Muller, R. H., Jacobs, C., and Kayser, O. (2001). Nanosuspensions as particulate drug formulations in therapy rationale for development and what we can expect for the future. *Adv. Drug Deliv. Rev.* **47** (1): 3-19.

83　Dolenc, A., Kristl, J., Baumgartner, S. et al. (2009). Advantages of celecoxib nanosuspension formulation and transformation into tablets. *Int. J. Pharm.* **376** (1-2): 204-212.

84　Pu, X. H., Sun, J., Li, M., and He, Z. (2009). Formulation of nanosuspensions as a new approach for the delivery of poorly soluble drugs. *Curr. Nanosci.* **5** (4): 417-427.

85 Muller, R. H. and Peters, K. (1998). Nanosuspensions for the formulation of poorly soluble drugs - I. Preparation by a size-reduction technique. *Int. J. Pharm.* **160** (2): 229-237.

86 Dong, Y. C., Ng, W. K., Shen, S. et al. (2009). Preparation and characterization of spironolactone nanoparticles by antisolvent precipitation. *Int. J. Pharm.* **375** (1-2): 84-88.

87 Kesisoglou, F., Panmai, S., and Wu, Y. H. (2007). Nanosizing-oral formulation development and biopharmaceutical evaluation. *Adv. Drug Deliv. Rev.* **59** (7): 631-644.

88 Ghosh, I., Bose, S., Vippagunta, R., and Harmon, F. (2011). Nanosuspension for improving the bioavailability of a poorly soluble drug and screening of stabilizing agents to inhibit crystal growth. *Int. J. Pharm.* **409** (1-2): 260-268.

89 Rao, G. C. S., Kumar, M. S., Mathivanan, N., and Rao, M. E. (2004). Nanosuspensions as the most promising approach in nanoparticulate drug delivery systems. *Pharmazie* **59** (1): 5-9.

90 Kocbek, P., Baumgartner, S., and Kristl, J. (2006). Preparation and evaluation of nanosuspensions for enhancing the dissolution of poorly soluble drugs. *Int. J. Pharm.* **312** (1-2): 179-186.

91 Ozaki, S., Kushida, I., Yamashita, T. et al. (2013). Inhibition of crystal nucleation and growth by water-soluble polymers and its impact on the supersaturation profiles of amorphous drugs. *J. Pharm. Sci.* **102** (7): 2273-2281.

92 Lindfors, L., Skantze, P., Skantze, U. et al. (2007). Amorphous drug nanosuspensions. 3. Particle dissolution and crystal growth. *Langmuir* **23** (19): 9866-9874.

93 Lindfors, L., Skantze, P., Skantze, U. et al. (2006). Amorphous drug nanosuspensions. 1. Inhibition of Ostwald ripening. *Langmuir* **22** (3): 906-910.

94 Lindfors, L., Forssen, S., Skantze, P. et al. (2006). Amorphous drug nanosuspensions. 2. Experimental determination of bulk monomer concentrations. *Langmuir* **22** (3): 911-916.

95 Ilevbare, G. A., Liu, H., Edgar, J. K., and Taylor, L. S. (2012). Understanding polymer properties important for crystal growth inhibition-impact of chemically diverse polymers on solution crystal growth of ritonavir. *Cryst. Growth Des.* **12** (6): 3133-3143.

96 Simonelli, A. P., Mehta, S. C., and Higuchi, W. I. (1970). Inhibition of sulfathiazole crystal growth by polyvinylpyrrolidone. *J. Pharm. Sci.* **59** (5): 633.

97 Punčochová, K., Prajzlerová, M., Beránek, J., and Štěpánek, F. (2016). The impact of polymeric excipients on the particle size of poorly soluble drugs after pH-induced precipitation. *Eur. J. Pharm. Sci.*

98 Dalvi, S. V. and Dave, R. N. (2009). Controlling particle size of a poorly water-soluble drug using ultrasound and stabilizers in antisolvent precipitation. *Ind. Eng. Chem. Res.* **48** (16): 7581-7593.

99 Colfen, H. (2001). Double-hydrophilic block copolymers: synthesis and application as novel surfactants and crystal growth modifiers. *Macromol. Rapid Commun.* **22** (4): 219-252.

100 Hsieh, Y. L., Box, K., and Taylor, L. S. (2014). Assessing the impact of polymers on the pH-induced precipitation behavior of poorly water soluble compounds using synchrotron wide angle X-ray scattering. *J. Pharm. Sci.* **103** (9): 2724-2735.

101 Takano, R., Sugano, K., Higashida, A. et al. (2006). Oral absorption of poorly water-soluble drugs: computer simulation of fraction absorbed in humans from a miniscale dissolution test. *Pharm. Res.* **23** (6): 1144-1156.

102 Kostewicz, E. S., Brauns, U., Becker, R., and Dressman, J. B. (2002). Forecasting the oral absorption behavior of poorly soluble weak bases using solubility and dissolution studies in biorelevant media. *Pharm. Res.* **19** (3): 345-349.

103 Nader, A. M., Quinney, S. K., Fadda, H. M., and Foster, D. R. (2016). Effect of gastric fluid volume on the in vitro dissolution and in vivo absorption of BCS Class II drugs: a case study with nifedipine. *AAPS J.* **18** (4): 981-988.

104 Sutton, S. C. (2009). Role of physiological intestinal water in oral absorption. *AAPS J.* **11** (2): 277-285.

105 Mudie, D. M., Murray, K., Hoad, C. L. et al. (2014). Quantification of gastrointestinal liquid volumes and

distribution following a 240 mL dose of water in the fasted state. *Mol. Pharm.* **11** (9): 3039-3047.

106　Bjarnason, I., Macpherson, A., and Hollander, D. (1995). Intestinal permeability-an overview. *Gastroenterology* **108** (5): 1566-1581.

107　Yu, L. X., Amidon, G. L., Polli, J. E. et al. (2002). Biopharmaceutics classification system: the scientific basis for biowaiver extensions. *Pharm. Res.* **19** (7): 921-925.

108　Mälkiä, A., Murtomaki, L., Urtti, A., and Kontturi, K. (2004). Drug permeation in biomembranes: in vitro and in silico prediction and influence of physicochemical properties. *Eur. J. Pharm. Sci.* **23** (1): 13-47.

109　Soderholm, J. D., Streutker, C., Yang, P. C. et al. (2004). Increased epithelial uptake of protein antigens in the ileum of Crohn's disease mediated by tumour necrosis factor alpha. *Gut* **53** (12): 1817-1824.

110　Nusrat, A., Turner, J. R., and Madara, J. L. (2000). Molecular physiology and pathophysiology of tight junctions IV. Regulation of tight junctions by extracellular stimuli: nutrients, cytokines, and immune cells. *Am. J. Physiol. Gastrointest. Liver Physiol.* **279** (5): G851-G857.

111　Santos, J., Yang, P. C., Soderholm, J. D. et al. (2001). Role of mast cells in chronic stress induced colonic epithelial barrier dysfunction in the rat. *Gut* **48** (5): 630-636.

112　Bruewer, M., Luegering, A., Kucharzik, T. et al. (2003). Proinflammatory cytokines disrupt epithelial barrier function by apoptosis-independent mechanisms. *J. Immunol.* **171** (11): 6164-6172.

113　Debnam, E. S., Karasov, W. H., and Thompson, C. S. (1988). Nutrient-uptake by rat enterocytes during diabetes-mellitus - evidence for an increased sodium electrochemical gradient. *J. Physiol. (London)* **397**: 503-512.

114　Fasano, A. and Nataro, J. P. (2004). Intestinal epithelial tight junctions as targets for enteric bacteria-derived toxins. *Adv. Drug Deliv. Rev.* **56** (6): 795-807.

115　Tsukita, S., Furuse, M., and Itoh, M. (2001). Multifunctional strands in tight junctions. *Nat. Rev. Mol. Cell Biol.* **2** (4): 285-293.

116　Anderson, J. M. and Van Itallie, C. M. (2009). Physiology and function of the tight junction. *Cold Spring Harb. Perspect. Biol.* **1** (2).

117　Gong, Y. F., Renigunta, V., Zhou, Y. et al. (2015). Biochemical and biophysical analyses of tight junction permeability made of claudin-16 and claudin-19 dimerization. *Mol. Biol. Cell* **26** (24): 4333-4346.

118　Forster, C. (2008). Tight junctions and the modulation of barrier function in disease. *Histochem. Cell Biol.* **130** (1): 55-70.

119　Weber, C. R. (2012). Dynamic properties of the tight junction barrier. Barriers and channels formed by tight junction proteins I. *Ann. N. Y. Acad. Sci.* **1257**: 77-84.

120　Missner, A. and Pohl, P. (2009). 110 years of the meyer-overton rule: predicting membrane permeability of gases and other small compounds. *ChemPhysChem* **10** (9-10): 1405-1414.

121　Nagle, J. F., Mathai, J. C., Zeidel, M. L., and Tristram-Nagle, S. (2008). Theory of passive permeability through lipid bilayers. *J. Gen. Physiol.* **131** (1): 77-85.

122　Noyes, A. A. and Whitney, R. W. (1897). The rate of solution of solid substances in their own solutions. *J. Am. Chem. Soc.* **19** (12): 930-934.

123　Inoue, M., Chang, L., Hwang, J. et al. (2003). The exocyst complex is required for targeting of Glut4 to the plasma membrane by insulin. *Nature* **422** (6932): 629-633.

124　Nigam, S. K. (2015). What do drug transporters really do? *Nat. Rev. Drug Discov.* **14** (1): 29-44.

125　DeGorter, M. K., Xia, C. Q., Yang, J. J., and Kim, R. B. (2012). Drug transporters in drug efficacy and toxicity. *Annu. Rev. Pharmacol. Toxicol.* **52**, **52**: 249-273.

126　Fredriksson, R., Nordstrom, K. J., Stephansson, O. et al. (2008). The solute carrier (SLC) complement of the human genome: phylogenetic classification reveals four major families. *FEBS Lett.* **582** (27): 3811-3816.

127　Szakacs, G., Váradi, A., Ozvegy-Laczka, C., and Sarkadi, B. (2008). The role of ABC transporters in drug absorption, distribution, metabolism, excretion and toxicity (ADME-Tox). *Drug Discov. Today* **13** (9-10):

379-393.

128 Klaassen, C. D. and Aleksunes, L. M. (2010). Xenobiotic, bile acid, and cholesterol transporters: function and regulation. *Pharmacol. Rev.* **62** (1): 1-96.

129 Riedmaier, A. E., Nies, A. T., Schaeffeler, E., and Schwab, M. (2012). Organic anion transporters and their implications in pharmacotherapy. *Pharmacol. Rev.* **64** (3): 421-449.

130 Russel, F. G. M. (2010). Transporters: importance in drug absorption, distribution, and removal. In: *Enzyme- and Transporter-Based Drug-Drug Interactions: Progress and Future Challenges*, vol. **27-49** (ed. K. S. Pang, A. D. Rodrigues and R. M. Peter). New York, NY: Springer New York.

131 Lin, J. H. and Yamazaki, M. (2003). Role of P-glycoprotein in pharmacokinetics-clinical implications. *Clin. Pharmacokinet.* **42** (1): 59-98.

132 Zhou, S. F. (2008). Structure, function and regulation of P-glycoprotein and its clinical relevance in drug disposition. *Xenobiotica* **38** (7-8): 802-832.

133 Fromm, M. F. (2000). P-glycoprotein: a defense mechanism limiting oral bioavailability and CNS accumulation of drugs. *Int. J. Clin. Pharmacol. Ther.* **38** (2): 69-74.

134 Lin, J. H. (2003). Role of P-glycoprotein in drug metabolism and disposition. *Drug Metab. Rev.* **35**: 13-13.

135 Tanigawara, Y. (2000). Role of P-glycoprotein in drug disposition. *Ther. Drug Monit.* **22** (1): 137-140.

136 Kim, R. B. (2002). Drugs as P-glycoprotein substrates, inhibitors, and inducers. *Drug Metab. Rev.* **34** (1-2): 47-54.

137 Estudante, M., Morais, J. G., Soveral, G., and Benet, L. Z. (2013). Intestinal drug transporters: an overview. *Adv. Drug Deliv. Rev.* **65** (10): 1340-1356.

138 Mouly, S. and Paine, M. F. (2003). P-glycoprotein increases from proximal to distal regions of human small intestine. *Pharm. Res.* **20** (10): 1595-1599.

139 Kunta, J. R. and Sinko, P. J. (2004). Intestinal drug transporters: in vivo function and clinical importance. *Curr. Drug Metab.* **5** (1): 109-124.

140 Chan, L. M. S., Lowes, S., and Hirst, B. H. (2004). The ABCs of drug transport in intestine and liver: efflux proteins limiting drug absorption and bioavailability. *Eur. J. Pharm. Sci.* **21** (1): 25-51.

141 MacLean, C., Moenning, U., Reichel, A., and Fricker, G. (2008). Closing the gaps: a full scan of the intestinal expression of P-glycoprotein, breast cancer resistance protein, and multidrug resistance-associated protein 2 in male and female rats. *Drug Metab. Dispos.* **36** (7): 1249-1254.

142 Dahan, A. and Amidon, G. L. (2009). Segmental dependent transport of low permeability compounds along the small intestine due to P-Glycoprotein: the role of efflux transport in the oral absorption of BCS Class III drugs. *Mol. Pharm.* **6** (1): 19-28.

143 Dahan, A., Sabit, H., and Amidon, G. L. (2009). Multiple efflux pumps are involved in the transepithelial transport of colchicine: combined effect of P-glycoprotein and multidrug resistance-associated protein 2 leads to decreased intestinal absorption throughout the entire small intestine. *Drug Metab. Dispos.* **37** (10): 2028-2036.

144 Ohashi, R., Kamikozawa, Y., Sugiura, M. et al. (2006). Effect of P-glycoprotein on intestinal absorption and brain penetration of antiallergic agent bepotastine besilate. *Drug Metab. Dispos.* **34** (5): 793-799.

145 Robert, J. and Jarry, C. (2003). Multidrug resistance reversal agents. *J. Med. Chem.* **46** (23): 4805-4817.

146 Shapiro, A. B. and Ling, V. (1997). Effect of quercetin on hoechst 33342 transport by purified and reconstituted P-glycoprotein. *Biochem. Pharmacol.* **53** (4): 587-596.

147 Varma, M. V. S., Ashokraj, Y., Dey, C. S., and Panchagnula, R. (2003). P-glycoprotein inhibitors and their screening: a perspective from bioavailability enhancement. *Pharmacol. Res.* **48** (4): 347-359.

148 Drori, S., Eytan, G. D., and Assaraf, Y. G. (1995). Potentiation of anticancerdrug cytotoxicity by multidrug-resistance chemosensitizers involves alterations in membrane fluidity leading to increased membranepermeability. *Eur. J. Biochem.* **228** (3): 1020-1029.

149 Li, J., Chikindas, M. L., Ludescher, R. D., and Montville, T. J. (2002). Temperature- and surfactant-induced membrane modifications that alter Listeria monocytogenes nisin sensitivity by different mechanisms. *Appl. Environ. Microbiol.* **68** (12): 5904-5910.

150 Shono, Y., Nishihara, H., Matsuda, Y. et al. (2004). Modulation of intestinal P-glycoprotein function by cremophor EL and other surfactants by an in vitro diffusion chamber method using the isolated rat intestinal membranes. *J. Pharm. Sci.* **93** (4): 877-885.

151 Katneni, K., Charman, S. A., and Porter, C. J. H. (2007). Impact of Cremophor-EL and polysorbate-80 on digoxin permeability across rat jejunum: delineation of thermodynamic and transporter related events using the reciprocal permeability approach. *J. Pharm. Sci.* **96** (2): 280-293.

152 Shaik, N., Giri, N., and Elmquist, W. F. (2009). Investigation of the Micellar Effect of Pluronic P85 on P-glycoprotein Inhibition: cell accumulation and equilibrium dialysis studies. *J. Pharm. Sci.* **98** (11): 4170-4190.

153 Fischer, S. M., Brandl, M., and Fricker, G. (2011). Effect of the non-ionic surfactant Poloxamer 188 on passive permeability of poorly soluble drugs across Caco-2 cell monolayers. *Eur. J. Pharm. Biopharm.* **79** (2): 416-422.

154 Huang, J. G., Si, L., Jiang, L. et al. (2008). Effect of pluronic F68 block copolymer on P-glycoprotein transport and CYP3A4 metabolism. *Int. J. Pharm.* **356** (1-2): 351-353.

155 Chen, Z. S. and Tiwari, A. K. (2011). Multidrug resistance proteins (MRPs/ABCCs) in cancer chemotherapy and genetic diseases. *FEBS J.* **278** (18): 3226-3245.

156 Li, N., Zhang, Y., Hua, F., and Lai, Y. (2009). Absolute difference of hepatobiliary transporter multidrug resistance-associated protein (MRP2/Mrp2) in liver tissues and isolated hepatocytes from rat, dog, monkey, and human. *Drug Metab. Dispos.* **37** (1): 66-73.

157 Zhou, S. F., Wang, L. L., Di, Y. M. et al. (2008). Substrates and inhibitors of human multidrug resistance associated proteins and the implications in drug development. *Curr. Med. Chem.* **15** (20): 1981-2039.

158 Jedlitschky, G., Hoffmann, U., and Kroemer, H. K. (2006). Structure and function of the MRP2 (ABCC2) protein and its role in drug disposition. *Expert Opin. Drug Metab. Toxicol.* **2** (3): 351-366.

159 Sugie, M., Asakura, E., Zhao, Y. L. et al. (2004). Possible involvement of the drug transporters P glycoprotein and multidrug resistance-associated protein Mrp2 in disposition of azithromycin. *Antimicrob. Agents Chemother.* **48** (3): 809-814.

160 Yamaguchi, S., Zhao, Y. L., Nadai, M. et al. (2006). Involvement of the drug transporters P glycoprotein and multidrug resistance-associated protein Mrp2 in telithromycin transport. *Antimicrob. Agents Chemother.* **50** (1): 80-87.

161 Sadee, W., Drubbisch, V., and Amidon, G. L. (1995). Biology of membrane transport proteins. *Pharm. Res.* **12** (12): 1823-1837.

162 Frace, A. M. and Gargus, J. J. (1991). Molecular-biology of membrane-transport proteins. *Curr. Top. Membr.* **39**: 3-36.

163 Yang, C. Y., Dantzig, A. H., and Pidgeon, C. (1999). Intestinal peptide transport systems and oral drug availability. *Pharm. Res.* **16** (9): 1331-1343.

164 Adibi, S. A. (2003). Regulation of expression of the intestinal oligopeptide transporter (Pept-1) in health and disease. *Am. J. Physiol. Gastrointest. Liver Physiol.* **285** (5): G779-G788.

165 Ingersoll, S. A., Ayyadurai, S., Charania, M. A. et al. (2012). The role and pathophysiological relevance of membrane transporter PepT1 in intestinal inflammation and inflammatory bowel disease. *Am. J. Physiol. Gastrointest. Liver Physiol.* **302** (5): G484-G492.

166 Lee, V. H. L. (2000). Membrane transporters. *Eur. J. Pharm. Sci.* **11**: S41-S50.

167 Brandsch, M., Miyamoto, Y., Ganapathy, V., and Leibach, F. H. (1994). Expression and protein-kinase C-dependent regulation of peptide/H+cotransport system in the Caco-2 human colon-carcinoma cell-line.

Biochem. J. **299**: 253-260.

168 Muller, U., Brandsch, M., Prasad, P. D. et al. (1996). Inhibition of the H+/peptide cotransporter in the human intestinal cell line Caco-2 by cyclic AMP. *Biochem. Biophys. Res. Commun.* **218** (2): 461-465.

169 Foley, D. W., Rajamanickam, J., Bailey, P. D., and Meredith, D. (2010). Bioavailability through PepT1: the role of computer modelling in intelligent drug design. *Curr. Comput. Aided Drug Des.* **6** (1): 68-78.

170 Tamai, I. (2012). Oral drug delivery utilizing intestinal OATP transporters. *Adv. Drug Deliv. Rev.* **64** (6): 508-514.

171 Shirasaka, Y., Suzuki, K., Nakanishi, T., and Tamai, I. (2010). Intestinal absorption of HMG-CoA reductase inhibitor pravastatin mediated by organic anion transporting polypeptide. *Pharm. Res.* **27** (10): 2141-2149.

172 Kis, O., Zastre, J. A., Hoque, M. T. et al. (2013). Role of drug efflux and uptake transporters in Atazanavir intestinal permeability and drug-drug interactions. *Pharm. Res.* **30** (4): 1050-1064.

173 Boddu, S. P., Yamsani, M. R., Potharaju, S. et al. (2009). Influence of grapefruit juice on the pharmacokinetics of diltiazem in Wistar rats upon single and multiple dosage regimens. *Pharmazie* **64** (8): 525-531.

174 Bailey, D. G., Dresser, G. K., Leake, B. F. et al. (2007). Naringin is a major and selective clinical inhibitor of organic anion-transporting polypeptide 1A2 (OATP1A2) in grapefruit juice. *Clin. Pharmacol. Ther.* **81** (4): 495-502.

175 Mougey, E. B., Lang, J. E., Wen, X., and Lima, J. J. (2011). Effect of citrus juice and SLCO2B1 genotype on the pharmacokinetics of montelukast. *J. Clin. Pharmacol.* **51** (5): 751-760.

176 Tapaninen, T., Neuvonen, P. J., and Niemi, M. (2010). Grapefruit juice greatly reduces the plasma concentrations of the OATP2B1 and CYP3A4 substrate Aliskiren. *Clin. Pharmacol. Ther.* **88** (3): 339-342.

177 Dahan, A. and Hoffman, A. (2008). Rationalizing the selection of oral lipid based drug delivery systems by an in vitro dynamic lipolysis model for improved oral bioavailability of poorly water soluble drugs. *J. Control. Release* **129** (1): 1-10.

178 Faller, B. and Ertl, P. (2007). Computational approaches to determine drug solubility. *Adv. Drug Deliv. Rev.* **59** (7): 533-545.

179 Lipinski, C. A., Lombardo, F., Dominy, B. W., and Feeney, P. J. (2012). Experimental and computational approaches to estimate solubility and permeability in drug discovery and development settings. *Adv. Drug Deliv. Rev.* **64**: 4-17.

180 Rao, V. M. and Stella, V. J. (2003). When can cyclodextrins be considered for solubilization purposes? *J. Pharm. Sci.* **92** (5): 927-932.

181 Carrier, R. L., Miller, L. A., and Ahmed, M. (2007). The utility of cyclodextrins for enhancing oral bioavailability. *J. Control. Release* **123** (2): 78-99.

182 Challa, R., Ahuja, A., Ali, J., and Khar, R. K. (2005). Cyclodextrins in drug delivery: an updated review. *AAPS PharmSciTech* **6** (2).

183 Beig, A., Miller, J. M., and Dahan, A. (2013). The interaction of nifedipine with selected cyclodextrins and the subsequent solubility-permeability trade-off. *Eur. J. Pharm. Biopharm.* **85** (3): 1293-1299.

184 Dahan, A., Miller, J. M., Hoffman, A. et al. (2010). The solubility-permeability interplay in using cyclodextrins as pharmaceutical solubilizers: mechanistic modeling and application to progesterone. *J. Pharm. Sci.* **99** (6): 2739-2749.

185 Miller, J. M. and Dahan, A. (2012). Predicting the solubility-permeability interplay when using cyclodextrins in solubility-enabling formulations: model validation. *Int. J. Pharm.* **430** (1-2): 388-391.

186 Yano, K., Masaoka, Y., Kataoka, M. et al. (2010). Mechanisms of membrane transport of poorly soluble drugs: role of micelles in oral absorption processes. *J. Pharm. Sci.* **99** (3): 1336-1345.

187 Buyukozturk, F., Benneyan, J. C., and Carrier, R. L. (2010). Impact of emulsion-based drug delivery systems on intestinal permeability and drug release kinetics. *J. Control. Release* **142** (1): 22-30.

188 Dahan, A. and Hoffman, A. (2007). The effect of different lipid based formulations on the oral absorption of lipophilic drugs: the ability of in vitro lipolysis and consecutive ex vivo intestinal permeability data to predict in vivo bioavailability in rats. *Eur. J. Pharm. Biopharm.* **67** (1): 96-105.

189 Amidon, G. E., Higuchi, W. I., and Ho, N. F. H. (1982). Theoretical and experimental studies of transport of micelle-solubilized solutes. *J. Pharm. Sci.* **71** (1): 77-84.

190 Hens, B., Brouwers, J., Corsetti, M., and Augustijns, P. (2015). Gastrointestinal behavior of nano- and microsized fenofibrate: In vivo evaluation in man and in vitro simulation by assessment of the permeation potential. *Eur. J. Pharm. Sci.* **77**: 40-47.

191 Yalkowsky, S. H. and Rubino, J. T. (1985). Solubilization by cosolvents . 1. Organic solutes in propylene-glycol water mixtures. *J. Pharm. Sci.* **74** (4): 416-421.

192 Beig, A., Miller, J. M., and Dahan, A. (2012). Accounting for the solubility-permeability interplay in oral formulation development for poor water solubility drugs: the effect of PEG-400 on carbamazepine absorption. *Eur. J. Pharm. Biopharm.* **81** (2): 386-391.

193 Beig, A., Miller, J. M., Lindley, D., and Dahan, A. (2017). Striking the optimal solubility-permeability balance in oral formulation development for lipophilic drugs: maximizing carbamazepine blood levels. *Mol. Pharm.* **14** (1): 319-327.

194 Dahan, A., Beig, A., Lindley, D., and Miller, J. M. (2016). The solubility-permeability interplay and oral drug formulation design: two heads are better than one. *Adv. Drug Deliv. Rev.* **101**: 99-107.

195 Beig, A., Miller, J. M., Lindley, D. et al. (2015). Head-to-head comparison of different solubility-enabling formulations of etoposide and their consequent solubility-permeability interplay. *J. Pharm. Sci.* **104** (9): 2941-2947.

196 Dahan, A., Beig, A., Ioffe-Dahan, V. et al. (2013). The twofold advantage of the amorphous form as an oral drug delivery practice for lipophilic compounds: increased apparent solubility and drug flux through the intestinal membrane. *AAPS J.* **15** (2): 347-353.

197 Miller, J. M., Beig, A., Carr, R. A. et al. (2012). A win-win solution in oral delivery of lipophilic drugs: supersaturation via amorphous solid dispersions increases apparent solubility without sacrifice of intestinal membrane permeability. *Mol. Pharm.* **9** (7): 2009-2016.

第9章
原料药的固态性质

9.1 引言

固态性质（solid-state property）影响着药物的研发。固体剂型，如片剂（tablet）和胶囊（capsule），是临床上最受欢迎的药品剂型[1]。其他剂型，如溶液（solution）、悬浊液（suspension）、乳膏（cream）、凝胶（gel）和气溶胶（aerosol）也都与固态原料药（API）密切相关，这些制剂可能：①由固体剂型重组或溶解而得；②由固态API或辅料配伍而成；③受到某些与物理形态密切相关组分的溶解度和稳定性的影响[2]。因此，固态性质对于候选药物研发的所有阶段都有着深远的影响。

固态性质的本质是分子水平上的物理形态。分子的不同构象和空间排列不仅决定了其物理形态，也决定了其能量状态。固体的自由能会进一步影响到其溶解性和稳定性，而这两个特性对于药物开发至关重要。药物的溶解度直接影响其生物利用度。对于生物利用度受限于不良溶解度的化合物，研究人员会积极寻找它的高能物理形态，如无定形（amorphous）、亚稳多晶型（metastable polymorph）、盐型（salt）和共晶型（cocrystal），以提高药物的溶解度进而达到所需要的生物利用度[3]。另一方面，药品物理形态的意外变化可能会引起溶解度和生物利用度的显著降低，从而导致临床试验失败，甚至是产品召回[4]。为最大限度地减少后期物理形态变化的可能性，建议对候选药物进行全面的物质形态筛选并选择最稳定的晶型。

稳定性是药物开发过程中的另一个关键问题，药物的降解不仅会降低其生物活性，还会产生具有潜在毒性的杂质。一般而言，相较于低能量的热力学稳定形态，高能形态属于物理亚稳态，在化学性质上也可能更加活跃且不稳定。例如，亚稳多晶型的利尿药呋塞米（furosemide）[5]和用于亚稳态玻璃（metastable glass）的染料分散橙37（disperse orange 37），它们的光降解速率非常快[6]。因此，药物的物理形态在保质期内必须是化学稳定的。而在生产和储存过程中，应严格避免可能降低化学稳定性的任何形态变化。

除了溶解度和稳定性之外，晶体结构的变化也可能影响材料的机械性能，如压缩性、弹性、硬度和流动性。在无机化学领域为人熟知的例子包括石墨和金刚石（两种碳的同素异形体）之间的硬度差异；以及玻璃和石英（非晶态和结晶态二氧化硅）之间的硬度差异。

对于药物而言，物理形态的变化可能会影响片剂的易用性，并给制剂开发带来挑战。例如，无水茶碱的可压缩性可以通过形成一水合物[7]或与没食子酸形成共晶体[8]的方式来改变。分子在晶格中的排列和分子之间的键合都会影响其晶格性质。此外，药物辅料的性能也受到其物理形态的影响。据报道，润滑剂硬脂酸镁的水合作用会改善其润滑性[9]；乳糖的不同晶型会影响其雾化性能[10]。因此，药物开发过程中需要谨慎选择辅料和制剂工艺。

除了物理形态外，颗粒的其他固态性质也会对药物开发产生深远的影响，这些特性包括颗粒的大小和形状，以及表面特性。这些性质可能改变 API 和辅料的溶解度、化学稳定性和机械特性。本章将介绍药物开发早期所涉及物理形态的基本内容，包括固体形态筛选和形态选择工艺。此外，还将讨论物理性质，即晶体特性和粒径大小的影响。

9.2 非晶态和晶态：基本概念

药物固体可以以多种形式存在。晶态固体中的原子、离子或分子是有序排列的，而无定形固体则不包含这种长程有序的排列。液晶（liquid crystal）则是一种不太常见的介于晶态和非晶态之间的偏序[11]。晶态形式可以包含单个实体（如 API）或多个实体（如 API 及其他添加物）。只含有 API 分子的晶体通常被称为无水合物或脱溶剂化物。在晶体中，API 加合物可以是溶剂、中性客体或平衡离子，与之对应的晶体形式可以被定义为溶剂化物（solvate）、共晶体（cocrystal）或盐。水合物（hydrate）是溶剂化物中的一种特例，其中的溶剂分子是水。值得注意的是，API 分子在晶格（crystal lattice）中可以有一个以上的加合物，晶体可以以盐溶剂化物（salt solvate）、共晶型盐（cocrystal salt），甚至是共晶型盐溶剂化物（cocrystal salt solvate）的形式存在[12]。

有机分子以多晶态存在的能力被称为多晶型。从广义上而言，多晶型既包括无定形固体，也包括晶态固体，如溶剂化物和水合物[13, 14]。狭义上讲，多晶型特指同一化学成分的不同晶体结构[15]，这一定义也同样被广泛地使用。在狭义定义中，无水合物/脱溶剂化物、溶剂化物、盐或共晶体都可能表现出多晶型。然而，溶剂化物不是无水化合物的多晶型，因为它们有着不同的化学成分，但是非晶态也不是多晶型，因为它本身不是晶态。本章的其余部分将采用后者狭义的定义。

9.2.1 晶态：多晶型、水合物、溶剂化物、盐和共晶型

多晶型的存在是药物固体中常见的现象。为了估算有机分子间多晶型的含量，研究人员通常会采用两种方法。第一种方法是通过搜索剑桥结构数据库（Cambridge Structural Database，CSD）中的数据[16]。虽然这种方法可以调研大量的数据集，但是其往往会低估多晶型的实际百分比，因为：①它依赖于晶体学数据来判断多晶型，而这之中部分固体形式的结构信息可能不宜获得；②并且这一方法未对每种系统进行广泛的晶型筛选。然

而，2015 年的一项研究表明，36% 的类药性（根据 Lipinski "第五规则"标准定义[17]）无水合物表现出多晶型（$n = 4471$），而 37% 的无水合物不具有类药性（$n = 5941$）[18]。另一种方法是查找制药企业内部的多晶型筛查数据库。虽然数据库中的每个系统都经过了更为广泛的筛选和研究，但这种案例相对比较少。固态化学信息（Solid-State Chemical Information，SSCI）[19] 通过调研 245 种化合物发现，50% 的化合物表现出同质多晶（crystal polymorphism）的性质[20]。而罗氏（Roche）和礼来（Eli Lilly）公司进行的 229 个固体形式筛选的统计数据显示，纯净（无水）形态多晶型的最低发生率至少为 50%[18]。鉴于无水合物是 API 中最常见的固体形式，全面的晶型筛选是药物成功开发的必要条件，也被美国食品药品管理局（FDA）推荐用于新药申请（new drug application，NDA）。

水合物在药用固体中也很常见。根据 1999 年的调查，欧洲药典中大约有 1/3 的有机化合物可以形成水合物（$n = 808$）[21]。由于水无毒性，水合物仍然是 API 开发的一种可行形式，但需要注意其物理稳定性。相反，由于环境中的水是普遍存在的，如果选择无水合物进行进一步的开发，必须要了解其在水存在或潮湿条件下的稳定性。无水合物的物理形态筛选通常包含对水合物的广泛筛选。另一方面，出于对毒性的考虑及人用药品注册技术要求国际协调会（ICH）对残留溶剂的限制，API 的最终形式通常会避免除水合物以外的其他溶剂化物[22]。然而，溶剂化物有时会作为中间体用于最终 API 的合成。此外，溶剂化物在减少化学杂质方面比无水合物更具优势[23-25]，并且有时溶剂化物是最终 API 或化学中间体的唯一晶型。有些 API 的最终形式是通过溶剂化物去溶剂化而得到的。在这种情况下，就必须对溶剂化物的稳定性和去溶剂化的动力学进行广泛研究和全面了解。

盐或共晶体增加了药物可用的固体形式的数量，可用于改善药物的物理化学性质[26, 27]。当 API 没有可用的晶型或先导固体形式不具备令人满意的后续开发性能时，就会进行盐或共晶形式的筛选。第 10 章将对盐和共晶进行全面介绍。

除 API 外，许多辅料也会表现出多晶型，这可能会影响到药品的性能。例如，乳糖和硬脂酸镁的不同晶型就会影响到其作为润滑和吸入药物载体的性能[9, 10]。辅料和其中的残余水分可能会在配伍过程中使 API 形成水合物或盐，进而改变其物理稳定性。因此，建议进行辅料配伍性能评估，以便将有问题的辅料排除在后续的配方研发中。

9.2.2 多晶型筛选和固体形态选择工艺

多晶型筛选是指通过一系列实验探索化学实体的形态本质，以及确定其可能的固体形态。多晶型筛选之后通常是固态的表征和选择过程，以确定哪些物理形态是值得开发的。因此，确定和了解目标固态特性是至关重要的，因为不同开发阶段和不同剂型的研究重点和需求并不相同。了解目标属性有助于指导形态选择和筛选设计。

典型的固态开发过程包括以下步骤：

（1）确定形态选择的目标。

（2）起始原料的表征。

（3）设计并进行固体形态（晶体、多晶型、盐或共晶）的筛选。

（4）放大并表征相关的固体形态。

（5）选择一种物理形态进行进一步开发。

（6）开发一个稳定并可放大的工艺以提供所需的形态，并建立质量控制的分析方法。

（7）药物的制剂（第 12 章详细描述）。

每个步骤的重要性与特定的药物和开发阶段有关，而每个步骤的顺序和必要性都可能会发生变化。

9.2.2.1 形态选择的目标

对固体形态的要求通常由目标配方或载体工具决定，并且可能随开发阶段不同而变化。早期发现阶段，在确定和验证治疗领域的生物靶点后，一系列候选化合物将在靶点上进行亲和力、活性和选择性的相关测试。因为候选化合物众多，并且测试具有重复性，所以这一阶段通常采用高通量筛选方法。简单的载体，如二甲基亚砜（dimethylsulfoxide，DMSO）溶液，常被用于化合物分装，而候选的固体性质则很少被关注。有希望的候选化合物将进入下一个阶段，进行确认和优化以进行进一步评估。这一阶段的目的是选择和制备一种化合物，最多会有 1 ～ 2 个备用化合物用于临床前开发。因此，进行更多的体外测试，不仅要关注活性，还要关注毒性和物理性质，以全面评估和比较所有的先导化合物。这一阶段会首次评估溶解性和渗透性，这时固态性质就开始发挥重要作用。如果没有确定晶型，就需要开始进行固体形态筛选（solid form screen）。这种筛选有时由合成化学家、材料化学家或处方前制剂研究人员进行。先导优化阶段后期，将根据溶解度和计划的剂量设计适合毒理学研究的制剂（毒性制剂）。毒性制剂可以是水基溶液或悬浮液，如果有溶解度可接受的晶相，毒性制剂的设计就会比较简单；如果没有，则可以使用非晶态材料来实现最大剂量的输送。所选择的相、晶态或非晶态常被描述成毒性制剂的"目标适用"形式或"安全评估"形式。

随后会将单一的先导化合物从药物发现阶段推进至临床前开发阶段。在这一阶段，收集数据是为了在美国进行新药研究（IND）申请或在欧盟提交临床试验申请（clinical trial application，CTA）。先导化合物的命运很大程度上取决于在动物模型中评估的安全性或毒性。剂量限制性毒性至少需要对两种动物开展研究，一种是啮齿动物，另一种是非啮齿动物。同时，需要合成第一批符合药品生产质量管理规范（GMP）的化合物用于临床 I 期的配方开发。在第一次 GMP 交付前需要确定目标固体形态。为此，需要先进行多晶型的手动筛选。稳定性评估是在先导形态（临床 I 期形态或第一次用于人体试验的形态）或其他相关形态下进行，用于评估压力条件下的化学和物理稳定性。在临床试验阶段，剂型开发的重点是最终上市剂型，这应该在临床 II 期试验前确定。为了避免最后阶段物理形态的任何变化，需要进行全面的筛选以确保得到一个稳定且可开发的商用形态。

对于特殊制剂的开发，商业剂型选择的时间线可能会被提速，这其中包括呼吸道制剂和非肠道制剂。由于对固态特性和药物递送本身的要求更加具体，需要更快地选择商业剂型。对于非肠道制剂，所选择的形态需要足够稳定且易溶以达到所需的药物暴露量。对于吸入剂型，所选择的形态在研磨中需要具有足够的物理稳定性，以达到所需的颗粒尺寸（通常小于 5 μm）。否则，需要开发自下而上的工艺使目标形态满足颗粒尺寸范围的要求。

9.2.2.2 起始原料的表征

（1）形态和热力学性能：如果起始原料不具有某一晶型，就需要启动晶型筛选来确定一个可开发的晶体形态。非晶型或凝胶的起始原料通常化学稳定性较差且更加容易受潮。如果可能的话，应该测定非晶态固体的玻璃化转变温度（glass transition temperature，T_g）以评价其结晶倾向[28]。玻璃化转变温度较低的非晶态材料一般更容易晶化。对于具有晶型的起始原料，最重要的热力学性质是其熔点和熔值（enthalpy）。应当特别注意，在热力学分析过程中所观察到的任何热力学相关情况，如去溶剂化变化、固 - 固转变或可能引起形态变化的结晶情况；而分解可能是一个风险提示，并且表明了物理形态筛选的温度范围上限。

（2）水相和有机相的溶解度：生物悬浮介质中的溶解度是与生物利用度和形态选择相关的最重要的物理性质之一。固体形态的选择对于难溶性化合物的开发至关重要，因此需要一个高能形态，如亚稳态多晶型、盐、共晶体或无定形固体分散体（amorphous solid dispersion，ASD）。为获得所需的固体形态，有机溶剂中的溶解性对于结晶工艺的设计也很重要。如果原料充足，可以采用高通量溶解度筛选的方法，在短时间内获得大量溶解度参数。此外，目视溶解度分析也通常会被用于估算相关溶剂体系的溶解度。

（3）吸水性：鉴于水在环境中无处不在[21]，有必要评估起始原料在不同湿度条件下的物理稳定性，通常将材料暴露在不同的湿度水平，通过吸水性分析来确定。如果研究过程中观察到形态的变化，则应进一步对新形态进行表征，以了解其稳定性范围。温度和湿度是药品制造、包装和储存过程的重要因素，了解吸水性数据有助于设计高质量的药品。

（4）化学稳定性和化学纯度：原料的纯度可能会影响结晶和多晶型筛选结果，因为某些杂质可能会促进或抑制特定多晶型的结晶[29]。此外，固态表征技术对晶体杂质具有较高的灵敏度，因此可能会产生误导性结果。而如果使用不纯的材料作为起始原料，则可能会漏掉新的形态。材料的化学纯度通常与合成工艺有关，随着化学路线的开发和改进，纯度特性也会发生改变。结果就是，由于 API 质量的提升，可能会出现更加稳定的晶型[30, 31]。使用化学纯的 API 对于固体形态筛选至关重要，可以消除杂质对形成更稳定多晶型的影响。

9.2.2.3 多晶型筛选方法

多晶型筛选的目的是产生多种不同的晶型，并且评估其相关的物理形态。对于多晶型筛选中出现的相关固体形态，需要大量制备并进行表征。因此，各种结晶方法都可以被应用于多晶型筛选。如果物理形态筛选中涉及溶剂的使用，则不应只限于 ICH Ⅲ 类溶剂。实际上，只有将起始原料置于一系列不同的条件下才能最大限度地发现新固体形态[32, 33]。

图 9.1 总结了常用的筛选方法。一般而言，实验可以分为两类：溶剂介导型实验和固态实验。在起始材料初始表征期间，部分固态实验可以同时进行，如可在热力学分析期间进行熔体冷却[34]，在动态蒸气吸收实验期间可以评估药品暴露在潮湿环境中的相关变化[35]。最初表征中出现的任何新形态都应该受到重视并保留下来以供进一步表征。

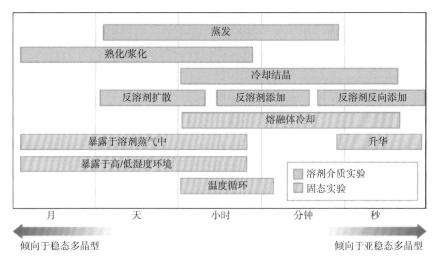

图 9.1　用于筛选不同物理形态的不同结晶方法的时程。图片来源：Anderton（2004）[59]

溶剂介导型实验，包括从溶液或浆液中结晶，通常用于各种形态的筛选。溶剂的选择是成功的关键，因为它可能会改变结晶结果。通过溶解，溶剂分子不仅为固体分子提供了重新排列的介质，还可以与固体分子相互作用形成一种中间络合物，甚至是一种溶剂盐。溶剂相互作用可以改变固体分子的构象和氢键，从而促进或抑制某些形态的成核和生长。因此，建议考虑多种不同结构和性质的溶剂。根据溶剂的性质（如氢键性质、极性、介电常数等）对溶剂进行分组是合理的，并为实验设计提供参考[36]。另一方面，低溶解度也可能阻碍结晶或相变，可能导致实验期间漏掉某些固体形态[37]。与使用纯水相比，采用水 - 有机溶剂混合物可增加发现水合物的可能性，特别是当化合物在水中的溶解度有限时[32]。因此，了解起始原料在各种溶剂中的溶解度将有助于溶剂选择工艺，溶解性差的溶剂可用作抗溶剂。化学合成和降低杂质工艺中用到的相关溶剂也应包括在溶剂列表中。

在溶剂筛选中需要特别注意非溶剂化溶剂，即那些不会与起始原料形成溶剂化物的溶剂。如果在非溶剂化溶剂中观察到相变，则出现的形态可能在热力学上更加稳定。所以，非溶剂化溶剂可以作为评估多晶型相对稳定性的媒介。应强调的是，非溶剂化溶剂有时会被错误地识别。溶剂化物由于短暂的特性及分离后快速去溶剂化，使其可能隐藏在最初的筛选中。为了找到一个瞬态溶剂化物，固体应该是含有母液的湿粉块。

如果起始原料具有多种形态，起始形态的选择可能会对筛选产生影响。一般而言，最好从非晶态开始，因为初始晶型有可能阻碍其进入亚稳态。在筛选过程中，可以通过添加异核促进新形态的成核：不同溶剂的等结构溶剂化物可以相互诱导结晶；同样，结构类似物的晶体也可以用于促进难结晶化合物的结晶。聚合物诱导药物异相成核已被应用于多种体系来发现新的固体形态或控制亚稳态晶体的结晶。

温度是筛选设计中需要考虑的另一个因素。固体形态之间的相对稳定性可能与温度有关，如对映异构体之间的相对稳定性或溶剂化物与无水合物之间的相对稳定性。如果可能的话，筛选应覆盖很宽的温度范围，至少包括结晶、研磨和干燥步骤在内的工艺温度。

图 9.1 中描述的许多方法也可以通过自动化平台进行高通量筛选[38]。起始原料可作为固体或溶液平行加到多个瓶子中，然后进行溶剂筛选或抗溶剂添加、温度循环、溶剂蒸发、浆液过滤、固体收集和分析。利用该工具，可以在较短的时间内进行大量的筛选实验，且所需的起始原料量较少，更容易发现新的固体形态。利托那韦（ritonavir）[39] 和盐酸舍曲林（sertraline hydrochloride）[40] 的新形态就是通过高通量筛选发现的。

除了实验方法外，晶体结构预测的最新进展也为有机化合物的多晶型虚拟筛选提供了可能。预测的结构通常按照晶体系统分组，并按晶格能排序。如果一个已知的多晶型被成功地预测出来，排序结果可以为进一步的筛选实验提供保证和指导。此外，计算模拟也可以用于指导特定多晶型成核的溶剂筛选[41]。

9.2.2.4　多种物理形态的相对稳定性评估

如果在筛选过程中发现多种形态，则应评估相关物理形态的稳定性关系。相关形态可包括无水合物及其多晶型、水合物和相关工艺溶剂中的溶剂化物。浆液桥接法（slurry bridging）是研究相对稳定性最常用的方法。在一个典型的实验中，两种或两种以上的形态悬浮在预先饱和的溶剂中，或者向溶剂中添加过量的固体，以形成相关物理形态的悬浮液。然后在设定的温度下搅拌悬浮液，其中不稳定、更易溶解的形态最终会溶解并转化为稳定、较难溶解的形态，对残余固体的表征即能确定稳定的多晶型。

无水合物多晶型的相对稳定性评估应在多种非溶剂化溶剂中进行，并涵盖工艺温度范围。多晶型之间的稳定性关系只受温度的影响（假设压力恒定），而不受溶剂体系的影响。如果在两个温度下遇到互相转变的浆液产物，则多晶型与这两个温度之间的转变温度呈互变关系，可以通过进一步实验来确定转变温度的范围。

溶剂/水合物和无水合物的稳定性不仅受温度影响，还受溶剂/水活度影响。因此，需要使用一组具有不同溶剂活度的二元溶剂来评估无水合物和溶剂化物/水合物的稳定性关系。与转变温度类似，临界溶剂活度（critical solvent activity）是指这两种物理形态之间的转变点。浆液条件应包括所有相关温度下的临界溶剂活度。绘制溶剂活度和温度组成的相图可以指导结晶工艺的设计，从而得到目标固体形态。

转化温度和临界溶剂活度的相关知识是工艺开发的重要热力学数据。因此，应采用正交试验法确定试验数据。对于浆液桥接法，建议采用多溶剂或混合溶剂。此外，目前还可以采用溶解度测量［范托夫（van't Hoff plot）］[25]、热分析[42, 43] 和动态蒸气吸附的正交方法。

9.2.2.5　形态选择工艺

为获得一个稳定的药品，选择一个性质最佳的物理形态用于药物开发是至关重要的。由于溶解度、溶出度和生物利用度与药物的物理形态密切相关，因此需要保证固体形态药物在储存期内的物理稳定性，从而保证药物的药效不会因其晶型改变而受到影响。因此，一般策略是选择热力学最稳定、能量最低的多晶型，将物理不稳定性风险降至最低[1]。热力学稳定性取决于环境，特别是当环境中含有某些分子时，这些分子可能与药物共结晶形成一种新的物理形态。这些分子可以包括水、反离子或来自配方辅料的共晶物。虽然可以轻易地避免辅料中任何潜在的盐或共晶物，但将水从制剂过程或储存条件中排除是十分困难的。对于可能形成水合物的药物，了解物理形态之间的稳定性关系和长期稳定性是非常重要的[44]。

考虑溶解度因素时，有时用于进一步开发的形态可能不是热力学上最稳定的。虽然有一些策略利用低溶解度形态来开发改性释放制剂[45]，但关注点通常是由于水溶性差导致的药物暴露量不足。因此，可以选择高能形式，如非晶态（将在下一节讨论）、盐、共晶（将在第 10 章中介绍）和亚稳态多晶型[3]。由于对物理稳定性的要求相同，因此需要详细了解影响亚稳定型物理稳定性的各种因素，包括温度、工艺诱发应力、湿度和加工变量。因此，开发亚稳定型往往更具挑战性。

化学稳定性是固体形态选择过程中的另一个决定性标准。在研究亚稳定型时，这一点尤其重要，因为它可能具有更高的化学反应活性且更不稳定。机械性能和其他固态性质也可能在形态选择中发挥作用。然而，这些因素通常不如溶解度和稳定性重要，因为在大多数情况下，可以通过谨慎选择辅料和制剂工艺来克服[1]。

9.2.3　非晶态固体分散体

生物药剂学分类系统（BCS）中第 Ⅱ 类和第 Ⅳ 类新分子实体（new molecular entity，NME）的数量不断增加，此类新分子实体受到溶解度和溶出度的限制，因此需要制成制剂达到高暴露量以满足体内研究的需求[46-49]。在临床前研究中，递送药物的一般制剂方法包括纳米颗粒、增溶剂、pH 调节、环糊精复合物、ASD 和其他基于 API 物理化学性质的方法。ASD 由于其独特的优势，在早期的临床前开发中受到广泛关注。这些制剂可以提供更快的溶出速率，并可增加在动物和人体试验中的暴露量，同时提供更传统和更稳定的固体口服剂型，适合小规模和大规模生产。

"非晶态固体分散体"被定义为载体（聚合物）稳定的非晶态 API 分散体，所述载体（聚合物）通过溶剂、熔融或溶剂熔融方法制备，具有改进的物理和化学稳定性[50]。制备 ASD 的方法包括溶剂法，如旋涂法（spin casting）、静电纺丝法（electrospinning）、冻干法（lyophilization）和喷雾干燥法（spray drying）；以及热力学方法，如热熔挤出法（hot melt extrusion，HME）。随着这些技术的发展，在药物中间体初始制备之后，药物载药量可能在 API 的 30% ~ 40% 范围内变化，并且没有任何相分离的迹象。近年来上市了一些含有非晶态固体分散体的药品，大多数产品的开发是为了克服 API 晶型的溶解度限制（表 9.1）[51, 52]。

表 9.1　已上市的非晶态固体分散体药物 [51, 52]

药物	载体	生产商	剂型
依维莫司（verolimus，Certican）	HPMC	诺华（Novartis）	片剂
大麻隆（nabilone，Cesamet）	PVP	瓦伦特（Valeant）	片剂
灰黄霉素（griseofulvin，Gris-PEG）	PEG6000	佩迪诺（Pedinol）	片剂
依曲韦林（etravirine，Intelence）	HPMC	蒂博泰克（Tibotec）	片剂
维拉帕米（verapamil，Isoptin SR-E）	HPC/HPMC	雅培（Abbott）	片剂
洛匹那韦（lopinavir）/ 利托那韦（ritonavir，Kaletra）	PVPVA	雅培	片剂
尼伐地平（nivadipine，Nivadil）	HPMC	藤泽（Fujisawa）	片剂
他克莫司（tacrolimus，Prograf）	HPMC	藤泽	胶囊
曲格列酮（troglitazone，Rezulin）	PVP	三共制药（Sankyo）	片剂
伊曲康唑（itraconazole，Sporanox）	HPMC	杨森（Janssen）	胶囊

9.2.3.1　喷雾干燥法

喷雾干燥法是制备无定形分散体最常用的方法之一。在喷雾干燥工艺中，将 API 和制剂辅料（聚合物、表面活性剂）溶解在一种普通溶剂中，并将所得溶液泵入喷嘴并雾化进入干燥室。将热干燥气体（通常温度为 60 ~ 100 ℃）引入室中，并迅速蒸发进料溶液中的溶剂，最终快速蒸发液滴以形成喷雾干燥的分散颗粒，从而使其没有足够的时间发生相分离或结晶。在实践中，喷雾干燥法很容易从毫克级扩展至公吨级，通过后期的生产和商业化实现早期开发量产。由于溶剂蒸发时间极短（以秒计），喷雾干燥对热稳定性差的化合物尤其有利。喷雾干燥的其他优点还包括将辅料融入生产过程中，可通过改变工艺参数来调整颗粒尺寸和散粉性质。

9.2.3.2　热熔挤出法

热熔挤出法（HME）是另一种广泛应用的制备 ASD 的方法。该法需要通过加热和加压来熔化 API 和聚合物的混合物，熔体被连续强制通过一个孔口挤出。在药物制剂的生产中，使用双螺杆挤出机将 API 和适当的聚合物辅料混合到熔体中。冷却后，非晶型和玻璃态的挤出物可以通过压延成型，也可以进行造粒并研磨至所需的粒径。最后研磨挤出物通常会与其他辅料混合并入到传统的片剂或胶囊剂型中。由于 HME 的连续性和易于调节工艺规模，其在大规模制造中有特别的优势。与喷雾干燥不同，HME 不要求使用溶剂，但是由于其可能不适用于热敏感材料或高熔点药物，因此也具有局限性。

9.2.3.3　固体分散工作流程

非晶态固体分散体在临床前开发阶段的典型开发过程中可以分为三个步骤 [53]。第一步是早期筛选，目的是确定药物 - 聚合物组合，以达到最佳溶出曲线。溶剂浇铸法（solvent casting）可快速并行地制备大量毫克级样品，为基本的固相表征和体外溶出实验提供足够的材料。第二步是根据体外性能选择 2 ～ 3 种先导聚合物，然后在更大规模内生产潜在的先导 ASD（如使用微型喷雾干燥器），以进行进一步评估（包括化学和物理稳定性及体外释放特性研究）。第三步是进行更深入的研究，包括详细的体外性能评估、载药量优化、额外的化学和物理稳定性研究，以及 ASD 制剂的改进。最后，大规模生产 ASD 材料，为动物实验和临床研究提供支持。

9.2.3.4　溶解和稳定性问题

近年来，非晶态固体分散体在药物研发和生产中得到了广泛应用，但对其溶解机理的研究和认识还不够深入。据报道，可以在给药时形成过饱和溶液，并可维持数小时的过饱和，从而克服由于平衡溶解度低而导致的吸收限制。根据成分的化学性质和载药量（载体与药物的比值），非晶态固体分散体的药物释放量可以是由聚合物控制的，也可以是由药物控制的。在 ASD 的溶解过程中，药物可以保持溶解或者非晶态数分钟或数小时，然后在固态或过饱和溶液中重结晶，在溶解介质中产生纳米或微米级的小颗粒。聚合物载体在这一工艺中抑制药物结晶的作用对于保持理想的溶解性能至关重要。

与其他制剂方法相比，非晶态固体分散体具有更高的复杂性，并且需要仔细评估其化学和物理稳定性，确保其具有满足处理和储存条件的特性以用于所需的研究。对于物理稳定性的考虑（如 API 的相分离或结晶）是固体分散体没有被广泛应用的主要原因之一。

许多因素有助于固体分散体的成功应用，包括 API 特性、配方参数、制造工艺参数和辅料的选择。这些因素与物理性质不稳定之间的联系仍未被完全理解。为了解决这一问题，有必要更深入地了解非晶态材料的物化性质。虽然 API- 聚合物混溶性和相分离的机理还不完全清楚，但有一些实用的经验方法可用于稳定非晶固体。例如，采用较低的储存温度以延长保质期，通常为 50 ℃，低于玻璃化转变温度（T_g）。也可以通过防潮和加入抗塑化剂来增加 T_g。

9.3　原料药的物理性质

9.3.1　颗粒形状

颗粒外部或外表的形貌通常称为形状或形态，这是一种重要的固态特性，会影响药物制剂的配方、制备、溶出度和生物性能。如图 9.2 所示，根据美国药典（USP）和美国国家处方集（National Formulary）的定义，颗粒形状可以分为以下几类：

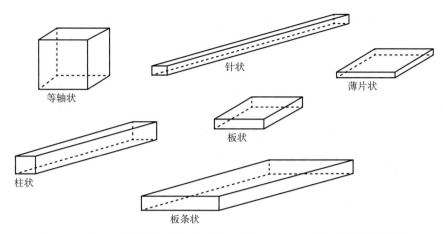

图 9.2　颗粒的形状描述。资料来源：改编自 2002 年美国国家处方集[54]

（1）针状：宽度和厚度相似的针状颗粒。

（2）柱状：长而薄的颗粒，其宽度和厚度大于针状颗粒。

（3）薄片状：长度和宽度相似的薄而扁平的颗粒。

（4）板状：长度和宽度相似的扁平颗粒，厚度大于薄片。

（5）板条状：薄而像刀片一样的颗粒。

（6）等轴状：长度、厚度和宽度相似的粒子。

这种形状在很大程度上依赖于晶体单个晶面的相对生长速率，晶体的快速生长面对整体生长形态的影响很小或最小，而生长缓慢面的影响更加突出。一般而言，不同的晶面具有不同的表面化学（或官能团）、表面各向异性（surface anisotropy）和表面能。对于同一化合物的相似晶体形状，可能表现出不同的固态特性。杰恩（Jain）等[55]研究了阿司匹林（aspirin）两种板状晶型的性质［（100）和（001）］。这两种形态只在主要晶面上有所不同。（100）由于具有暴露的极性羧基，使得其晶面更加亲水，而（001）晶面由非极性烷基甲基组成，其表面更加疏水，从而产生氢键相互作用的可能性降低。基于不同的表面各向异性，以（100）晶面为主导面的晶型具有较高的降解速率和吸湿性。由于亲水性或极性表面导致吸湿性较高，以（100）为主导的板状晶型比疏水性（001）板状晶型更容易降解，这可能是酯键水解的结果。恒（Heng）等[56]也证实了阿司匹林晶体的表面各向异性。由于极性羧基表面功能的存在，（100）晶面之间的吸湿性差异被认为比（001）面之间的疏水性差异小。相似颗粒形状的各向异性表面化学的差异会对材料的性能产生深远影响。

影响晶体形状的因素有很多，包括溶剂结晶法中的溶剂选择、过饱和程度，以及结晶溶液中存在的添加剂或杂质。例如，对苯二甲酸在低过饱和度下结晶为单斜针状，而在高过饱和度下，生长受到阻碍，有产生卵石状颗粒的风险。改变颗粒形状最常见的方法是改变溶剂体系。溶质与溶剂之间良好或强烈的相互作用可使溶剂分子优先吸附到特定的晶体面上，进而抑制其生长速率或引发界面张力降低，从而导致界面从光滑过渡到粗糙，同时使得表面生长更快[57]。这在降血糖药物盐酸二甲双胍（metformin hydrochloride）的研发案例中非常明显，在这种情况下，结晶形状会随着结晶溶剂的不同而变化（图 9.3）[58]。

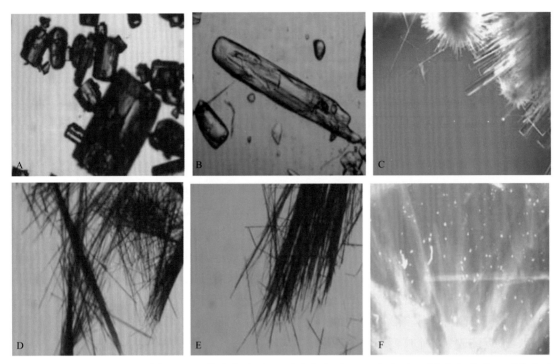

图 9.3　盐酸二甲双胍（原样，A）及其从水（B）、甲酰胺（C）、乙醇（D）、甲醇（E）和正丙醇（F）中结晶得到的盐酸二甲双胍晶体的显微图像。资料来源：Benmessaoud 等（2016）[58]

化学杂质或反应副产物是影响晶体形状的另一个变量。随着化学路线的开发，由于杂质的出现或消失，通常会发生颗粒形状的变化。在大多数情况下，杂质的改性能力取决于结晶介质中副产物的含量或浓度。严谨地设计和控制结晶工艺可以确保杂质水平不足以使副产物成为高效的改性剂。通过控制口服头孢菌素类抗生素——头孢马替林盐酸盐水合物（cefmatilen hydrochloride hydrate）的颗粒形态和大小证明了这一点，该方法具有一个稳定的结晶工艺，这一工艺可以将改性杂质控制在低水平[59, 60]。向有结晶倾向的溶液中有目的地添加辅料或添加剂是改变晶体形状的常用策略，添加剂应为药学上可接受的或一般公认的安全类添加剂（generally recognized as safe，GRAS）。米尔扎（Mirza）等[61]证明辅料羟丙基甲基纤维素（hydroxypropyl methylcellulose，HPMC）是大环内酯类抗生素红霉素 A（erythromycin A）的有效改性剂。随着 HPMC 浓度的增加，颗粒的形状由不规则形演变为板状。此外，据报道，这一改性还改善了压实和压片性能。

一种普遍观点认为，大多数 API 溶液结晶的外观都是针状或针状颗粒[62-64]。鉴于有机分子晶体倾向于由分子间相互作用的各向异性网络构成，这是很自然的预测。汉考克（Hancock）及其同事在辉瑞公司的最近一项研究表明，API 的典型颗粒形态主要表现为：中位长径比处于 0.6 ～ 0.8 之间，而不一定是针状[65]。辉瑞团队利用动态成像分析仪，收集了过去 10 年中 1000 多个 API 粉末样品的定量颗粒形状信息。实验还表明，API 具有较低的表面粗糙度，这是首次进行大量此类定量颗粒形状分析，为了解 API 的典型颗粒形状特征提供了一个起点。

粉体的大量特性，如流动性、内聚力和压缩性等体积特性受颗粒大小和形状的影响。付（Fu）等[66]评估了三批不同批次乳糖的粉末流动特性，其中两批乳糖粒径不同，但形状相似；第三批乳糖的粒径相似，但颗粒形状不同。结果表明，乳糖颗粒的大小和形状对流动特性具有显著影响。评估粉体流动性最简单的方法之一是测定卡尔指数（Carr index）或豪斯纳比（Hausner ratio），这取决于抽头和容积密度。20世纪70年代，莱利（Riley）和曼恩（Mann）首次证明了颗粒形状对容积密度和休止角（angle of repose）的影响[67]。随着颗粒形状从球形向非球形的变化，豪斯纳比增大，表明流动性变差。从固体剂型生产的角度而言，粉末特性（如流动性和内聚力）是关键属性，因为散装粉末的运动发生在混合、造粒和压片过程中，粉末性能差会导致低效率和高生产成本。

克服流动不良的方法之一是形成等径颗粒，如球形晶体或团聚体。吉特卡（Jitkar）等[68]最近通过与聚合物组合生成球形团聚体，改善了非甾体抗炎药依托度酸（etodolac）的流动行为和压缩性能。依托度酸本身结晶成板状，导致流动性差，并显示出裂片趋势（如片剂顶部或顶盖从片剂主体断裂或剥落）。相反，含有聚合物的球形团聚体表现出塑性倾向，其硬度明显提高，从而克服了裂片问题。球形结晶或团聚体方法都是非常好的晶体形态工程技术，可以改善晶体药物的微观性能（如致密性、流动性和可包装性），因其可以连续进行，最近已成为一个广泛研究的课题[69, 70]。

对于片剂剂型，可以形状改变作为"杠杆"抬高片剂的压片表现和性能，并克服片剂黏附问题。在前一种情况中，这一观点已经通过布洛芬（ibuprofen）[71]、对乙酰氨基酚（acetaminophen）[71]和红霉素 A 二水合物[72]颗粒形态的简单改变进行了证明。在后一种情况下，尤其是当材料附着在冲模面或压片冲头上时，片剂粘冲会带来巨大挑战。最近，瓦克尼斯（Waknis）及其同事[73]通过原子力显微镜检查了甲芬那酸（mefenamic acid）两种不同晶体形态的黏附行为。结果表明，无论粒径大小如何，针状颗粒在金属表面的黏附倾向均高于片状晶体，且这种黏附倾向与极性官能团的表面暴露量有关。

晶体形状也会影响其他类型的剂型。例如，在肠外混悬液中，不同的颗粒习性会产生不同的悬浮液稳定性和灌注性能[74]。蒂瓦里（Tiwary）和潘帕利亚（Panpalia）[75]的研究表明，甲氧苄啶（trimethoprim）混悬液在再分散性和沉淀体积方面的物理稳定性随晶体形态变化。各向异性晶体的物理稳定性最好。另一个需要考虑的重要因素，尤其是对于干粉吸入剂（dry powder inhalation，DPI）而言，是 API 和载体辅料的内聚力 - 黏附行为。在某种程度上，这一特性可以随晶体形态和某些晶面的存在而变化，这与分子晶体的性质是一致的。蒂瓦里和潘帕利亚发现甲氧苄啶（trimethoprim）混悬液在再分散性和沉淀体积方面的物理稳定性随晶体性质发生变化[75]。各向异性晶体的物理稳定性最好。在吸入剂中，具有高长径比的针状颗粒是首选，因为其已被证明具有更高的气道沉积选择性（与球形颗粒相比），而且可以提供更好的输送性能[76]。API 和载体辅料的内聚力 - 黏附行为是另一个需要考虑的重要因素，特别是对于 DPI 剂型而言。在某种程度上，这一特性可以随晶体形态和某些晶面的表现而变化，这与分子晶体的性质是一致的。

从药物生产的角度，微粒的形状也会影响下游操作，如过滤、研磨、干燥、储存和处理。例如，奇卡利（Chikhalia）等[77]发现相对于针状粒子，粉体型 β-琥珀酸晶体更容易发生粉体化引起的无序。贝克（Beck）等[78]研究了颗粒形状和尺寸对 L-谷氨酸和芳香胺的压滤影响。在这两个案例中，球状晶体通常比针状和多面体具有更高的滤饼阻力。此外，不同的晶面不仅表面能不同，而且通常具有不同的表面化学性质，这反过来又会导致不同的化学稳定性和吸湿行为，如 1 型阿司匹林[55]。最后，在干燥工艺中会发生颗粒破碎，特别是使用搅拌过滤干燥器时。这一点可能很重要，因为在干燥过程中，由于晶体形态具有不同的断裂性，颗粒大小和形状可能会发生变化。例如，针状晶体比等径粒子更容易发生断裂。

9.3.2 粒径

粒径和粒径分布是开发口服固体剂型时必须考虑的关键因素，现在已知其可影响药品的特性，如含量均一性和溶出度，也会影响下游加工，尤其是与粉末的内聚力、流动性和黏附性有关。研究人员普遍认为，具有更高比表面积的细粉末更容易黏着，而大颗粒更容易流动。一般的规律是，粒径大于 250 μm 的颗粒通常是自由流动的，而 100 μm 以下的颗粒具有黏性。当粒径进一步减小至小于 10 μm 时，粉末就会具有很强的黏性和抗流动性，这其中更为主要的因素是范德华引力引起的颗粒间凝聚力，而重力的影响则较小[79]。因此，改善流动性的一种常用策略是在细粉中添加较大的颗粒，如助流剂。

对于难溶性口服药物，粒径与溶出度和溶解度直接相关，因此控制原料的粒径至关重要。根据诺伊斯 - 惠特尼（Noyes-Whitney）方程，溶质的溶出度可由以下公式计算：

$$\frac{\mathrm{d}m}{\mathrm{d}t} = \left(\frac{D}{H}\right) S\left(C_{\mathrm{s}} - C\right)$$

其中，$\mathrm{d}m/\mathrm{d}t$ 是溶质的溶出度，m 与溶解物质的质量有关，t 为时间，D 为扩散系数，H 为浓度梯度的厚度，S 为粒子的表面积，C_{s} 为平衡溶解度，C 为溶质在溶液中的浓度。溶出度与颗粒的比表面积成正比，而比表面积最终与颗粒大小直接相关。粒径的减小可使表面积增加，从而增加溶解速率。

此外，特定物理形态的平衡溶解度会随粒径的减小而增加。颗粒大小对热力学平衡溶解度的影响最好以吉布斯 - 汤姆森（Gibbs-Thomson）或奥斯特瓦尔德 - 弗兰德里希（Ostwald-Freundlich）关系来描述。只有当粒径在亚微米范围内时，粒径对溶解度的影响才能通过增加比表面积来实现。最终，这会影响吸收和生物利用度。这一点在水不溶性药物达那唑（danzol）中得到了证明，通过将达那唑的粒径减小至 200 nm 以下，有效提高了其生物利用度[80]。从物理改性的角度而言，制成纳米级晶体和纳米悬浮液是提高难溶性化合物口服生物利用度的常见增溶策略。

粒径控制的另一个重要方面与固体剂型的含量均一性有关。片剂和胶囊通常的制造流程包含药物和赋形剂的混合、造粒和压片（或填充胶囊剂型）。根据粉末流动性、黏性，以及因颗粒大小和形状不同而引起的药物黏附性，粉末混合物内可能存在离析，这可能会影响片剂的压缩和封装过程，最终可能导致颗粒在剂型中的分布不均匀或含量均一性差。对于低剂量化合物或高效力药物而言，这一问题更加突出。因此，需要谨慎地选择粒径分布以使含量均匀，进而得到合格的药品。

有许多理论方法可以根据颗粒尺寸分布来预测含量的均一性。例如，早期通过假设片剂中颗粒粒径分布的泊松分布（Poisson distribution）来确定含量的均一性[81]。后来，亚尔科夫斯基（Yalkowsky）和博尔顿（Bolton）开发了一个包含平均粒径和相对标准差的含量均匀性的分析方程式[82]。最近，罗尔（Rohrs）等[83]修改了亚尔科夫斯基-博尔顿（Yalkowsky-Bolton）的模型，并提供了一种基于平均粒径、粒径分布宽度和目标剂量的可靠方法，以适应 USP 的含量均匀性标准。一般而言，较小颗粒比较大颗粒对含量均匀性的影响要小得多，较小的粒径和较窄的粒径分布有利于提高含量的均匀性。

颗粒大小也会影响压片性能，如片剂结构和片剂强度。孙（Sun）和格朗（Grant）[84]指出，对于 L-赖氨酸盐酸盐，粒径较小的粉末可生产出具有更高拉伸强度的片剂。在这里，通过筛分获得的不同尺寸的颗粒碎片再被压实。在较低的压片压力下，粒径较大的晶体填充效率更高，孔隙率更低。然而，随着压力的增加，小颗粒和大颗粒之间的孔隙度差异减小。20 年前，麦肯纳（Mckenna）和麦考夫迪（McCafferty）研究了喷雾干燥乳糖的粒径对片剂拉伸强度的影响，结果表明粒径越小，颗粒越紧密[85]。

如第 11 章所述，在药物生产中，颗粒大小通常由结晶或研磨控制。前者涉及通过结晶或沉淀在溶液中形成固体。贝克曼（Beckmann）[86]和贝滋特（Braatzetal）[87]已经充分讨论了如何通过结晶来控制粒径。沉淀法是一种自上而下的方法，通过干磨法或湿磨法来减小粒径，采用高剪切混合器的湿磨法通常会产生粒径在 20～50 μm 内的颗粒。对于较小的颗粒，则需要干磨法研磨。两种最常见的干磨技术是针磨和气流粉碎。从这两种技术中得到的材料有时会伴随某种程度的结构紊乱，进而影响材料的化学稳定性或性能[88]。为了获得亚微米尺寸的颗粒，可能会使用先进的颗粒尺寸减小技术，包括微珠研磨、气穴研磨或高压均质。后两种方法是在高速泵送悬浮体通过狭窄间隙后，由于空化力而导致颗粒破碎。因此，根据物理性能要求，有很多颗粒工程技术可供选择。

9.4 总结

固体性质对药物候选制剂的预制剂和制剂开发有着深远的影响。由此产生的物理形态可以极大地改变药物产品的质量和性能，包括稳定性、溶解度和生物利用度。特定的晶体形态和粒径可能会影响药物产品的加工性能，并给制剂开发带来重大挑战。因此，固体性质的早期评估和优化对药物临床开发具有深远的战略意义。

（王　鹏　白仁仁 译）

作者信息

张思玮（Si-Wei Zhang）

　　美国默克研究实验室（Merck Research Laboratories），工艺研究与开发部（Department of Process Research & Development）；美国默克公司（Merck & Co.，Inc.）

罗伯特·F. 邓恩（Robert F. Dunn）

　　美国默克研究实验室，工艺研究与开发部；美国默克公司

阿尔弗雷德·Y. 李（Alfred Y. Lee）

　　美国默克研究实验室，工艺研究与开发部；美国默克公司

缩写列表

缩写	英文全称	中文全称
API	active pharmaceutical ingredient	活性药物成分 / 原料药
ASD	amorphous solid dispersion	无定形固体分散体
BCS	biopharmaceutics classification system	生物药剂学分类系统
CSD	Cambridge Structural Database	剑桥结构数据库
CTA	clinical trial application	临床试验申请
EU	European Union	欧盟
FDA	Food and Drug Administration	美国食品药品管理局
HME	hot melt extrusion	热熔挤出
IND	investigational new drug	新药研究
NDA	new drug application	新药申请
NME	new molecular entity	新分子实体

参考文献

1　Lee, A. Y., Erdemir, D., and Myerson, A. S. (2011). Crystal polymorphism in chemical process development. *Annu. Rev. Chem. Biomol. Eng.* **2**, **2**: 259-280.

2　DeCamp, W. H. (2001). The impact of polymorphism on drug development: a regulator's viewpoint. *Am. Pharm. Rev.* **4**: 75-77.

3　Myrdal, P. and Jozwiakowski, M. J. (2008). Alteration of the solid state of the drug substances: polymorphs, solvates, and amorphous forms. In: *Water-Insoluble Drug Formulation*, 2ee (ed. R. Liu), 531-566. Boca Raton, FL: CRC Press.

4　Chemburkar, S. R., Bauer, J., Deming, K. et al. (2000). Dealing with the impact of ritonavir polymorphs on the late stages of bulk drug process development. *Org. Process Res. Dev.* **4**: 413-417.

5 Devilliers, M. M., Vanderwatt, J. G., and Lotter, A. P. (1992). Kinetic-study of the solid-state photolytic degradation of 2 polymorphic forms of furosemide. *Int. J. Pharm.* **88**: 275-283.

6 Qiu, Y., Antony, L. W., de Pablo, J. J., and Ediger, M. D. (2016). Photostability can be significantly modulated by molecular packing in glasses. *J. Am. Chem. Soc.* **138**: 11282-11289.

7 Agbada, C. O. and York, P. (1994). Dehydration of theophylline monohydrate powder - effects of particle-size and sample weight. *Int. J. Pharm.* **106**: 33-40.

8 Chattoraj, S., Shi, L., and Sun, C. C. (2010). Understanding the relationship between crystal structure, plasticity and compaction behaviour of theophylline, methyl gallate, and their 1: 1 co-crystal. *CrystEngComm* **12**: 2466-2472.

9 Wada, Y. and Matsubara, T. (1992). Pseudo-polymorphism and crystalline transition of magnesium stearate. *Thermochim. Acta* **196**: 63-84.

10 Traini, D., Young, P. M., Thielmann, F., and Acharya, M. (2008). The influence of lactose pseudopolymorphic form on salbutamol sulfate-lactose interactions in DPI formulations. *Drug Dev. Ind. Pharm.* **34**: 992-1001.

11 Stevenson, C. L., Bennett, D. B., and Lechuga-Ballesteros, D. (2005). Pharmaceutical liquid crystals: the relevance of partially ordered systems. *J. Pharm. Sci.* **94**: 1861-1880.

12 Sun, C. C. (2013). Cocrystallization for successful drug delivery. *Expert Opin. Drug Deliv.* **10**: 201-213.

13 ICH. (October 1999). Specifications: test procedures and acceptance criteria for new drug substances and new drug products: chemical substances Q6A. http://www. ich. org/products/guidelines/quality/quality-single/article/specifications-test-procedures-and-acceptance-criteria-for-new-drugsubstances-and-new-drug-produc. html (accessed 08 January 2018).

14 Q6A specifications: test procedures and acceptance criteria for new drug substances and new drug products: chemical substances.

15 McCrone, W. C. (1965). Polymorphism. *Phys. Chem. Org. Solid State* 725-767.

16 Groom, C. R., Bruno, I. J., Lightfoot, M. P., and Ward, S. C. (2016). The Cambridge structural database. *Acta Crystallogr., Sect. B: Struct. Sci* **72**: 171-179.

17 Lipinski, C. A. (2004). Lead- and drug-like compounds: the rule-of-five revolution. *Drug Discovery Today* **1**: 337-341.

18 Cruz-Cabeza, A. J., Reutzel-Edens, S. M., and Bernstein, J. (2015). Facts and fictions about polymorphism. *Chem. Soc. Rev.* **44**: 8619-8635.

19 SSCI. Where chemistry matters https://www. ssci-inc. com/ (accessed 23 September 2017).

20 Stahly, G. P. (2007). Diversity in single- and multiple-component crystals. The search for and prevalence of polymorphs and cocrystals. *Cryst. Growth Des.* **7**: 1007-1026.

21 Griesser, U. J. (2006). *The Importance of Solvates*. Weinheim: Wiley-VCH.

22 Impurities: guideline for residual solvents Q3C, November 2016. http://www.ich. org/products/guidelines/quality/quality-single/article/impurities-guidelinefor-residual-solvents. html.

23 Tanoury, G. J., Hett, R., Kessler, D. W. et al. (2002). Taking advantage of polymorphism to effect an impurity removal: development of a thermodynamic crystal form of (R,R)-formoterol tartrate. *Org. Process Res. Dev.* **6**: 855-862.

24 Black, S. N., Cuthbert, M. W., Roberts, R. J., and Stensland, B. (2004). Increased chemical purity using a hydrate. *Cryst. Growth Des.* **4**: 539-544.

25 Tsou, N., Shultz, C. S., Andreani, T. et al. (2015). Careful navigation of the crystallographic landscape of MK-8970: a racemic acetal carbonate prodrug of raltegravir. *Org. Process Res. Dev.* **19**: 1882-1890.

26 Cherukuvada, S., Kaur, R., and Row, T. N. G. (2016). Co-crystallization and small molecule crystal form diversity: from pharmaceutical to materials applications. *CrystEngComm* **18**: 8528-8555.

27 Berge, S. M., Bighley, L. D., and Monkhouse, D. C. (1977). Pharmaceutical salts. *J. Pharm. Sci.* **66**: 1-19.

28 Fox, T. G. Jr. and Flory, P. J. (1950). Second-order transition temperatures and related properties of polystyrene. I. Influence of molecular weight. *J. Appl. Phys.* **21**: 581-591.

29 Bauer, J., Spanton, S., Henry, R. et al. (2001). Ritonavir: an extraordinary example of conformational polymorphism. *Pharm. Res.* **18**: 859-866.

30 Dunn, P. J., Hughes, M. L., Searle, P. M., and Wood, A. S. (2003). The chemical development and scale-up of sampatrilat. *Org. Process Res. Dev.* **7**: 244-253.

31 Prashad, M., Sutton, P., Wu, R. et al. (2010). Process research and development of a MTP inhibitor: another case of disappearing polymorphs upon scale-up. *Org. Process Res. Dev.* **14**: 878-882.

32 Cui, Y. and Yao, E. (2008). Evaluation of hydrate-screening methods. *J. Pharm. Sci.* **97**: 2730-2744.

33 Eddleston, M. D., Sivachelvam, S., and Jones, W. (2013). Screening for polymorphs of cocrystals: a case study. *CrystEngComm* **15**: 175-181.

34 Polla, G. I., Vega, D. R., Lanza, H. et al. (2005). Thermal behaviour and stability in Olanzapine. *Int. J. Pharm.* **301**: 33-40.

35 Reutzel-Edens, S. M., Kleemann, R. L., Lewellen, P. L. et al. (2003). Crystal forms of LY334370 HCl: isolation, solid-state characterization, and physicochemical properties. *J. Pharm. Sci.* **92**: 1196-1205.

36 Gu, C. H., Li, H., Gandhi, R. B., and Raghavan, K. (2004). Grouping solvents by statistical analysis of solvent property parameters: implication to polymorph screening. *Int. J. Pharm.* **283**: 117-125.

37 Miller, J. M., Collman, B. M., Greene, L. R. et al. (2005). Identifying the stable polymorph early in the drug discovery-development process. *Pharm. Dev. Technol.* **10**: 291-297.

38 Variankaval, N., McNevin, M., Shultz, S., and Trzaska, S. (2014). *High-Throughput Screening to Enable Salt and Polymorph Screening, Chemical Purification, and Chiral Resolution*, 207-233. Elsevier B. V.

39 Morissette, S. L., Soukasene, S., Levinson, D. et al. (2003). Elucidation of crystal form diversity of the HIV protease inhibitor ritonavir by high-throughput crystallization. *Proc. Natl. Acad. Sci. U. S. A.* **100**: 2180-2184.

40 Almarsson, O., Hickey, M. B., Peterson, M. L. et al. (2003). High-throughput surveys of crystal form diversity of highly polymorphic pharmaceutical compounds. *Cryst. Growth Des.* **3**: 927-933.

41 Abramov, Y. A., Loschen, C., and Klamt, A. (2012). Rational coformer or solvent selection for pharmaceutical cocrystallization or desolvation. *J. Pharm. Sci.* **101**: 3687-3697.

42 Yu, L. (1995). Inferring thermodynamic stability relationship of polymorphs from melting data. *J. Pharm. Sci.* **84**: 966-974.

43 Yu, L., Huang, J., and Jones, K. J. (2005). Measuring free-energy difference between crystal polymorphs through eutectic melting. *J. Phys. Chem. B* **109**: 19915-19922.

44 Variankaval, N., Lee, C., Xu, J. et al. (2007). Water activity-mediated control of crystalline phases of an active pharmaceutical ingredient. *Org. Process Res. Dev.* **11**: 229-236.

45 Smith, A. J., Kavuru, P., Arora, K. K. et al. (2013). Crystal engineering of green tea epigallocatechin-3-gallate (EGCg) cocrystals and pharmacokinetic modulation in rats. *Mol. Pharm.* **10**: 2948-2961.

46 Lipinski, C. A. (2000). Drug-like properties and the causes of poor solubility and poor permeability. *J. Pharmacol. Toxicol. Methods* **44**: 235-249.

47 Kerns, E. H. (2001). High throughput physicochemical profiling for drug discovery. *J. Pharm. Sci.* **90**: 1838-1858.

48 Hauss, D. J. (2007). Oral lipid-based formulations. *Adv. Drug Delivery Rev.* **59**: 667-676.

49 Bhattachar, S. N., Bender, D. M., Sweetana, S. A., and Wesley, J. A. (2015). *Discovery Formulations: Approaches and Practices in Early Preclinical Development*, vol. **2**. New York, NY: Springer.

50 Chiou, W. L. and Riegelman, S. (1971). Pharmaceutical applications of solid dispersion systems. *J. Pharm. Sci.* **60**: 1281-1302.

51 Van den Mooter, G. (2012). The use of amorphous solid dispersions: a formulation strategy to overcome poor solubility and dissolution rate. *Drug Discov. Today Technol.* **9**: e79-e85.

52 Vo, C. L. N., Park, C., and Lee, B. J. (2013). Current trends and future perspectives of solid dispersions containing poorly water-soluble drugs. *Eur. J. Pharm. Biopharm.* **85**: 799-813.

53 Padden, B. E., Miller, J. M., Robbins, T. et al. (2010). Amorphous solid dispersions as enabling formulations for discovery and early development. *Am. Pharm. Rev.* **14**, 66, 68-70: 72-73.

54 The United States Pharmacopeia and National Formulary (2002). https://hmc. usp. org/sites/default/files/ documents/HMC/GCs-Pdfs/c776. pdf.

55 Jain, T., Sheokand, S., Modi, S. R. et al. (2017). Effect of differential surface anisotropy on performance of two plate shaped crystals of aspirin form I. *Eur. J. Pharm. Sci.* **99**: 318-327.

56 Heng, J. Y., Bismarck, A., Lee, A. F. et al. (2007). Anisotropic surface chemistry of aspirin crystals. *J. Pharm. Sci.* **96** (8): 2134-2144.

57 Lahav, M. and Leiserowitz, L. (2001). The effect of solvent on crystal growth and morphology. *Chem. Eng. Sci.* **56** (7): 2245-2253.

58 Benmessaoud, I., Koutchoukali, O., Bouhelassa, M. et al. (2016). Solvent screening and crystal habit of metformin hydrochloride. *J. Cryst. Growth* **451**: 42-51.

59 Anderton, C. (2004). A valuable technique for polymorph screening. *Eur. Pharm. Rev.* **9**: 68-74.

60 Masui, Y., Kitaura, Y., Kobayashi, T. et al. (2003). Control of crystal habit and size of cefmatilen hydrochloride hydrate with a habit modifier. *Org. Process. Res. Dev.* **7** (3): 334-338.

61 Mirza, S., Miroshnyk, I., Heinämäki, J. et al. (2008). Hydroxypropyl methylcellulose-controlled crystallization of erythromycin A dihydrate crystals with modified morphology. *Cryst. Growth Des.* **8** (10): 3526-3531.

62 Lovette, M. A. and Doherty, M. F. (2013). Needle-shaped crystals: causality and solvent selection guidance based on periodic bond chains. *Cryst. Growth Des.* **13** (8): 3341-3352.

63 Puel, F., Verdurand, E., Taulelle, P. et al. (2008). Crystallization mechanisms of acicular crystals. *J. Cryst. Growth* **310** (1): 110-115.

64 Taulelle, P., Astier, J. P., Hoff, C. et al. (2006). Pharmaceutical compound crystallization: growth mechanism of needle-like crystals. *Chem. Eng. Technol.* **29** (2): 239-246.

65 Yu, W., Liao, L., Bharadwaj, R., and Hancock, B. C. (2017). What is the "typical" particle shape of active pharmaceutical ingredients? *Powder Technol.* **313**: 1-8.

66 Fu, X., Huck, D., Makein, L. et al. (2012). Effect of particle shape and size on flow properties of lactose powders. *Particuology* **10** (2): 203-208.

67 Riley, G. and Mann, G. (1972). Effects of particle shape on angles of repose and bulk densities of a granular solid. *Mater. Res. Bull.* **7** (2): 163-169.

68 Jitkar, S., Thipparaboina, R., Chavan, R. B., and Shastri, N. R. (2016). Spherical agglomeration of platy crystals: curious case of Etodolac. *Cryst. Growth Des.* **16** (7): 4034-4042.

69 Peña, R., Oliva, J. A., Burcham, C. L. et al. (2017). Process intensification through continuous spherical crystallization using an oscillatory flow baffled crystallizer. *Cryst. Growth Des.* **17**: 4776-4784.

70 Leon, R. A., Wan, W. Y., Badruddoza, A. Z. M. et al. (2013). Simultaneous spherical crystallization and co-formulation of drug (s) and excipient from microfluidic double emulsions. *Cryst. Growth Des.* **14** (1): 140-146.

71 Rasenack, N. and Müller, B. W. (2002). Crystal habit and tableting behavior. *Int. J. Pharm.* **244** (1): 45-57.

72 Mirza, S., Miroshnyk, I., Heinämäki, J. et al. (2009). Crystal morphology engineering of pharmaceutical solids: tabletting performance enhancement. *AAPS PharmSciTech* **10** (1): 113-119.

73 Waknis, V., Chu, E., Schlam, R. et al. (2014). Molecular basis of crystal morphology-dependent adhesion behavior of mefenamic acid during tableting. *Pharm. Res.* **31** (1): 160-172.

74 Shell, J. W. (1963). X-ray and crystallographic applications in pharmaceutical research III. Crystal habit quantitation. *J. Pharm. Sci.* **52** (1): 100-101.

75 Tiwary, A. K. and Panpalia, G. M. (1999). Influence of crystal habit on trimethoprim suspension formulation.

Pharm. Res. **16** (2): 261-265.

76 Chan, H. K. and Gonda, I. (1995). Physicochemical characterization of a new respirable form of nedocromil. *J. Pharm. Sci.* **84** (6): 692-696.

77 Chikhalia, V., Forbes, R., Storey, R., and Ticehurst, M. (2006). The effect of crystal morphology and mill type on milling induced crystal disorder. *Eur. J. Pharm. Sci.* **27** (1): 19-26.

78 Beck, R., Häkkinen, A., Malthe-Sørenssen, D., and Andreassen, J. -P. (2009). The effect of crystallization conditions, crystal morphology and size on pressure filtration of L-glutamic acid and an aromatic amine. *Sep. Purif. Technol.* **66** (3): 549-558.

79 Staniforth, J. (2002). Powder flow. In: *Pharmaceutics: The Science of Dosage Form Design* (ed. M. E. Aulton). Churchill Livingstone.

80 Liversidge, G. G. and Cundy, K. C. (1995). Particle size reduction for improvement of oral bioavailability of hydrophobic drugs: I. Absolute oral bioavailability of nanocrystalline danazol in beagle dogs. *Int. J. Pharm.* **125** (1): 91-97.

81 Johnson, M. C. R. (1972). Particle size distribution of the active ingredient for solid dosage forms of low dosage. *Pharm. Acta Helv.* **47**: 546-559.

82 Yalkowsky, S. H. and Bolton, S. (1990). Particle size and content uniformity. *Pharm. Res.* **7**: 962-966.

83 Rohrs, B. R., Amidon, G. E., Meury, R. H. et al. (2006). Particle size limits to meet USP content uniformity criteria for tablets and capsules. *J. Pharm. Sci.* **95**: 1049-1059.

84 Sun, C. and Grant, D. J. W. (2001). Effects of initial particle size on the tableting properties of l-lysine monohydrochloride dihydrate powder. *Int. J. Pharm.* **215** (1-2): 221-228.

85 McKenna, A. and McCafferty, D. F. (1982). Effect of particle size on the compaction mechanism and tensile strength of tablets. *J. Pharm. Pharmacol.* **34** (6): 347-351.

86 Beckmann, W. (2013). *Crystallization: Basic Concepts and Industrial Applications*. Weinheim: Wiley-VCH.

87 Braatz, R. D., Fujiwara, M., Nagy, Z. K. et al. (2013). Crystallization: particle size control. In: *Encyclopedia of Pharmaceutical Science and Technology*, 4ee (ed. J. Swarbrick), 785-798. Boca Raton, FL: CRC Press.

88 Newman, A. and Zografi, G. Z. (2014). Critical considerations for the qualitative and quantitative determination of process-induced disorder in crystalline solids. *J. Pharm. Sci.* **103** (9): 2595-2604.

第 10 章
盐和共晶的筛选

10.1　引言

如第 9 章所述，活性药物成分 / 原料药（API）可以不同的固体形式存在，最常见的形式是盐（salt）和共晶（cocrystal）。盐的形成涉及酸碱化学反应及 API 与反离子（counterion）之间的质子转移。成盐是解决可离子化 API 溶解度和生物利用度问题的常用策略，还可用于改善其他理化性质，如熔点、纯度、稳定性、释放速率和吸湿性等。如图 10.1 所示，结晶盐可以多种固体形式存在，如无水合物、水合物和溶剂化物形式。对于不可电离或 pK_a 限制其成盐的 API，形成共晶是改善其性质的另一有效方法。共晶仅涉及诸如氢键之类的键合，而不涉及质子的转移。改善 API 性质的第三个选择是形成共晶盐（salt cocrystal），即同时包含质子转移和组分之间的氢键形成。共晶盐从根本上而言是更为复杂的系统，但为 API 提供了另一种可供选择的固体形式。当母体 API 无法满足后续开发要求时，开发盐或共晶是常用的策略。

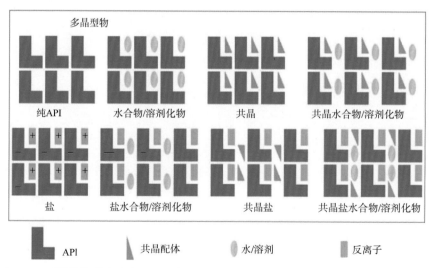

图 10.1　不同晶体形式示意图。红色框表示所有列出的固体形式都可能存在多晶型物

游离酸、游离碱和盐在市售药品中非常普遍，但共晶对于制药公司而言属于相对新颖的技术。目前有多个处于早期或后期的新药研发项目都涉及共晶的开发。例如，一种含有 TAK-020［武田（Takeda）］共晶的片剂目前正处于 I 期临床试验阶段（https：//clinicaltrials.gov/show/NCT02723201）。此外，辉瑞（Pfizer）和默克（Merck）合作开发的埃格列净（ertugliflozin）：焦谷氨酸（pyroglutamic acid）（1：1）共晶目前正处于 III 期临床开发阶段[1-3]。2015 年初，诺华（Novartis）公司在欧洲申报了治疗慢性心力衰竭的诺欣妥（Entresto®）（https：//www.novartis.com/news/media-releases/novartis-new-heartfailure-medicine-lcz696-now-calledentrestotm-approved-fda）。诺欣妥是一种固定剂量的复方制剂，含有沙库比曲（sacubitril）和缬沙坦（valsartan）半水三钠的共晶体，以口服片剂的形式开发。最近，依普列净 L- 脯氨酸（ipragliflozin L-proline）共晶体（Suglat®）在日本被批准用于治疗 2 型糖尿病[4]。

基于盐和共晶在药物开发中的重要作用，了解如何在 API 和制剂开发中应用这些药物固体形式非常重要。本章涵盖了 API 开发领域的许多内容，包括筛选、选择、结晶、放大和制备。此外，案例研究将阐释如何在整个开发过程中使用盐和共晶技术以改善 API 和制剂性能。

10.2　筛选

在进行药物评价和后续开发之前，需要先获得药物的盐 / 共晶体。图 10.2 总结了早期和后期开发期间可能实施的筛选方案[5]。药物开发早期阶段的目标是找到一种具有理想理化性质（如结晶度、吸湿性、溶解度和生物利用度）的药物形式，以便在尽可能短的时间内对 API 进行改进[6, 7]。因此，为了使实验数量最大化，一般进行基于相关目的的研究（通常使用 3～5 g 材料进行约 100 次实验）。如果资源有限，也可以在此阶段进行较小规模的筛选，以寻找最稳定、最不易溶解的形式（使用 1 g API 进行约 25 次实验）。如果在药物发现阶段物料非常受限（< 500 mg），则可以利用高通量筛选（HTS）平台，该平台通常可以进行< 1～5 mg 级别的物料筛选。对于后期开发，需要通过手动和 HTS 进行 300～400 次实验筛选，该筛选要综合考虑诸多方面，包括剂型（如微粉化、共混和制粒等制剂技术是否会影响晶型）、结晶变化（大规模生产和存储中任何形式的变化），以及知识产权（intellectual property，IP）保护（以延长 API 的保护期限并最大限度地提高产品价值）。在结晶开发过程中，筛选实验的条件应该尽可能与工艺条件相关（如温度、溶剂组成和结晶方法变化等），以保证后期工艺的稳定性，如避免多晶型物的形成、盐的歧化和共晶的形态转化等。出于 IP 保护的目的，筛选的重点应放在与药物相关的反离子，以及盐或共晶的任何其他多晶型或固体形式上。

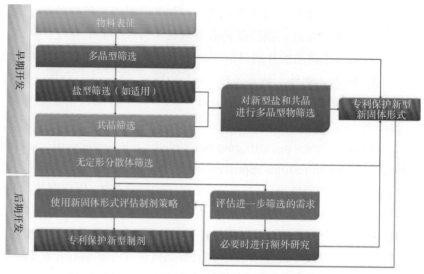

图 10.2 早期和后期开发中的筛选策略

10.2.1 反离子和共晶配体

盐的反离子是能够提供或接受质子的酸或碱。共晶配体可以与用于成盐的化合物相同，但质子不发生交换，氢键或 π 堆积才是典型的作用力。共晶配体也可以是没有质子交换能力的中性分子。反离子 / 共晶配体有多种来源，如公认的安全物质（Generally Regarded as Safe，GRAS）（http：//www.fda.gov/Food/IngredientsPackagingLabeling/GRAS/）及所有美国食品中的可添加物质（Everything Added to Food in the United States，EAFUS）（http：//www.accessdata.fda.gov/scripts/fcn/fcnNavigation.cfm？ rpt=eafusListing）列表中的物质。**表 10.1** 列举了常用的反离子、共晶配体及其结构。

表 10.1 部分可药用的反离子列表，共晶体本身为电中性物质

反离子	结构	反离子	结构	反离子	结构
氯离子	Cl^-	乙酸根离子	$CH_3CO_2^-$	双羟萘酸根离子	
溴离子	Br^-	丙酸根离子			
硫酸（氢）根离子	SO_4^- (HSO_4^{2-})	马来酸根离子		琥珀酸根离子	
硝酸根离子	NO_3^-	苯甲酸根离子		乙醇酸根离子	
磷酸根离子	$H_2PO_4^-$ (HPO_4^{2-})	水杨酸根离子			

反离子	结构	反离子	结构	反离子	结构
碳酸氢根离子	HCO_3^-	辛酸根离子	$CH_3(CH_2)_6CO_2^-$	精氨酸阳离子	
甲磺酸根离子	$CH_3SO_3^-$	癸酸根离子	$CH_3(CH_2)_8CO_2^-$	赖氨酸阳离子	
乙磺酸根离子		硬脂酸根离子	$CH_3(CH_2)_{16}CO_2^-$	组氨酸阳离子	
羟乙磺酸根离子		油酸根离子		三乙胺阳离子	$(CH_2CH_2)_3NH^+$
对甲苯磺酸根离子		天冬氨酸根离子		乙醇胺阳离子	$HOCH_2CH_2NH_3^+$
萘磺酸根离子		谷氨酸根离子		三乙醇胺阳离子	$(HOCH_2CH_2)_3NH^+$
苯磺酸根离子		钠离子	Na^+	乙二胺阳离子	$H_2NCH_2CH_2NH_3^+$
富马酸根离子		钾离子	K^+	胆碱阳离子	$HOCH_2CH_2N(CH_3)_3^+$
柠檬酸根离子		钙离子	Ca^{2+}	葡甲胺阳离子	
乳酸根离子		镁离子	Mg^{2+}		
苹果酸根离子		锂离子	Li^+	普鲁卡因阳离子	
酒石酸根离子		锌离子	Zn^{2+}	苄星青霉素阳离子	
己酸根离子	$CH_3(CH_2)_4CO_2^-$	铝离子	Al^{3+}		

在选择合适的反离子或共晶配体用于盐或共晶体筛选时需关注多个参数，如 ΔpK_a（碱的 pK_a – 酸的 pK_a）通常用于配体的选择。如果 $\Delta pK_a < 0$，则最有可能形成共晶；如果 $\Delta pK_a > 3$，则最有可能形成盐[8]；如果 ΔpK_a 在 0 ~ 3 之间，则产物可以是共晶或具有部分质子转移的形式。为了进一步提高获得共晶的成功率，通常将重点放在常见的键合作用上，这些键通过"合成子"的形成在共晶基内形成超分子（图 10.3）[9, 10]。合成子可以是同源合成子（相同的官能团，如羧酸二聚体），也可以是异源（杂）合成子［如塞来昔布（celecoxib）共晶体中的磺酰胺 - 羧酰胺[11]］。据报道，可根据构效关系（structure-activity relationship，SAR）预测共晶的形成。形成共晶的分子对之间在形状和极性互补性上表现出很强的相关性[12]。这些关联通常可以与计算方法结合以提高发现新型共晶的成功率。溶解度参数也可用于共晶配体的选择[13]。在设计筛选实验时，还应考虑其他因素，如载药量（高载药量，保证较小的反离子 / 共晶配体）和剂型（各种给药途径可接受的反离子 / 共晶配体）[14]。

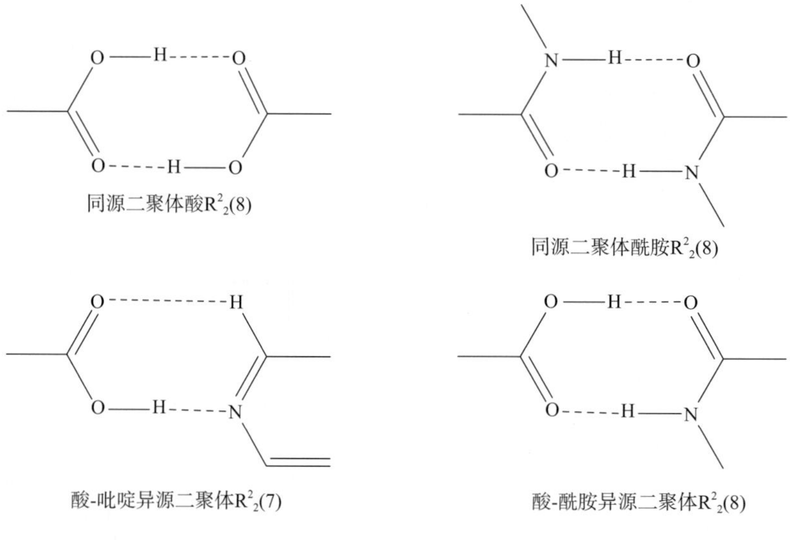

图 10.3 同源和异源二聚体实例。资料来源：转载自 Thakuria 等（2013）[10]

在盐 / 共晶的选择中也要重点关注毒理学相关问题[15, 16]。表 10.2 列举了常见反离子 / 共晶配体的最大日剂量（maximum daily dose，MDD）。在选择反离子时，还应考虑预期剂量的急性与慢性毒性。反离子的短期作用较为人们熟知，但某些剂型的选择可能需要考虑其长期作用[17]。美洛昔康阿司匹林（meloxicam aspirin）共晶体的案例表明，将计算研究方法（固体信息学）[18]、毒理学 / 法规方面的考虑及结构中存在的合成子（晶体工程）相结合，有助于改善共晶体溶解度和药代动力学（PK）性质[19]。反离子安全分类系统的建立可为反离子的选择提供帮助，并已广泛用于药物分子中[20, 21]。

表 10.2　反离子最大日剂量举例

反离子	口服		静脉注射	
	最大日剂量 (mg)	API	最大日剂量 (mg)	API
醋酸根离子	50	醋酸氟卡尼（flecainide acetate）	< 10	—
苯甲酸根离子	14	苯甲酸利扎曲坦（rizatriptan benzoate）	—	—
苯磺酸根离子	160	苯磺酸美索达嗪（mesoridazine besylate）	9	二苯磺酸阿曲库铵（atracurium dibesylate）
溴离子	300	溴吡斯的明（pyridostigmine bromide）	< 10	—
樟脑磺酸根离子	—		1.8	樟磺咪芬（trimethaphan camsylate）
碳酸根离子	1500	碳酸锂	—	—
柠檬酸根离子	5250	柠檬酸哌嗪（piperazine citrate）	1400	柠檬酸二氢咖啡因（caffeine dihydrogen citrate）
乙二磺酸根离子	20	乙二磺酸丙氯拉嗪（prochlorperazine edisylate）	—	—
十二烷基硫酸根离子	1450	依托红霉素（erythromycin estolate）	—	—
富马酸根离子	120	富马酸喹硫平（quetiapine fumarate）	0.1	富马酸伊布利特（ibutilide fumarate）
葡庚糖酸根离子	—		1230	葡庚糖酸红霉素（erythromycin gluceptate）
葡萄糖酸根离子	730	葡萄糖酸奎尼丁（quinidine gluconate）	300	葡萄糖酸奎尼丁（quinidine gluconate）
葡萄糖醛酸根离子	—		45	葡萄糖醛酸三甲曲沙（trimetrexate glucuronate）
马尿酸根离子	1120	马尿酸乌洛托品（metnenamine hippurate）	—	—
碘酸根离子	99	碘化钾（potassium iodide）	—	—
羟乙磺酸根离子	—		140	二硫代羟基二苯乙烯胺（hydroxy-stilbamidine diisethionate）
乳酸根离子	—		330	乳酸米力农（milrinone lactate）
乳糖醛酸根离子	—		1900	乳糖酸红霉素（erythromycin lactobionate）
苹果酸根离子	60	苹果酸地利硫䓬（dilitiazem malate）	—	—
马来酸根离子	250	马来酸氢苯乙嗪（acetophenazine hydrogen maleate）	12	马来酸氢氯苯那敏（chlorpheniramine hydrogen maleate）
甲磺酸根离子	420	甲磺酸奈非那韦（nelfinavir mesylate）	51	甲磺酸阿托沙星（atrofloxacin-mesylate）
甲基硫酸根离子	200	甲基硫酸地芬太尼（diphemanil methylsulfate）	—	—
萘甲酸根离子	170	萘磺酸右丙氧芬（propoxyphene napsylate）	—	—
硝酸根离子	—		320	硝酸镓（gallium nitrate）
草酸根离子	5	草酸艾司西酞普兰（escitalopram oxalate）	—	—
巴莫酸根离子	325	双羟萘酸羟嗪（hydroxyzine pamoate）	—	—
磷酸根离子	380	磷酸二氢氯喹（chloroquine dihydrogen phosphate）	620	磷酸二氢克林霉素（clindamycin dihydrogenphosphate）

续表

反离子	口服		静脉注射	
	最大日剂量 (mg)	API	最大日剂量 (mg)	API
硬脂酸根离子	1500	硬脂酸红霉素（erythromycin stearate）	—	—
琥珀酸根离子	90	半琥珀酸洛沙平（loxapine hemisuccinate）	—	—
硫酸根离子	380	硫酸茚地那韦（indinavir sulfate）	290	硫酸卷曲霉素（capreomycin sulfate）
酒石酸根离子	3900	酒石酸氢半胱氨酸（cystermine hydrogen tartrate）	90	酒石酸氢间胺醇（metaraminol hydrogen tartrate）
甲苯磺酸根离子	890	二对甲苯磺酸拉帕替尼（lapatinib ditosylate）	100	甲苯磺酸溴苄铵（bretylium tosylate）

资料来源：转载自 Saal & Becker（2013）[15]。

第一类：反离子 / 共晶配体可以不受限制地使用，其可形成生理上普遍存在的离子，或者作为生化通路的中间代谢产物而存在。这些化合物通常是药物开发的优选。

第二类：反离子 / 共晶配体不是天然存在的，但毒性低，耐受性好。

第三类：在某些情况下可以使用的反离子 / 共晶配体，有些具有其自身的药理活性。建议在使用这些物质时复查最新的安全记录和文献，以确保其对于预期剂型是安全的。

10.2.2 手动与自动筛选

如表 10.3 所示，许多变量会影响晶体的成核和生长，包括溶剂组成、温度、加热或冷却速率，以及添加速率。1965 年瓦尔特·麦科隆（Walter McCrone）提出："对于一个具体分子，其存在形式的种类与花费在这个化合物上的时间、资金及实验数量成正比[22]。"由于科学家在结晶和数据分析方面的专业知识或实验时间方面的限制，常仅能探索有限数量的变量，这使得在开发中可能或已经导致了意外甚至是不良的结果，如利托那韦（ritonavir）[23]。因此，建议在开发的早期阶段通过人工和机器人采用多种方法进行全面筛选，以暴露任何相关风险。最近，HTS 已被广泛使用，该方法可采用多种条件（具有多种溶剂、温度和搅拌功能的多个 96 孔板），仅使用少量物料（每次研究通常需 <1 mg，而手动筛选每个实验需提供 > 5～10 mg），并且易于处理具有多种成分（如溶剂）的测试系统[5]。但是，HTS 需要大量的计算编程和处理，因此会非常耗时。此外，由于相对受限的操作条件，HTS 仅能筛选冷却、加热、搅拌和蒸发等简单条件，且温度控制模块通常受到限制。因此，对于 HTS，建议采用包含复杂溶剂组成、有限温度条件和大量实验（通常 > 300 次）的实验设计。

表 10.3 结晶成分和工艺变量

成分类型			工艺变量（适用于所有类型的筛选）			
多晶型物 / 溶剂化物	盐 / 共晶	热量	抗溶剂	蒸发	浆料转化	其他变量
溶剂（组合）	反离子类型	升温速率	抗溶剂类型	蒸发率	溶剂类型	混合速率
过饱和度	酸碱比	冷却速率	抗溶剂加入速率	蒸发时间	孵育温度	叶轮设计
添加剂类型	溶剂（组合）	最高温度	抗溶剂加入温度	载气	孵育时间	结晶容器设计（毛细管）
添加剂浓度	过饱和度	孵育温度	加入抗溶剂时间	比表面积	热循环和梯度	
	添加剂类型和浓度	孵育时间				
	pH					
	离子强度					

资料来源：转载自 Morissette 等（2004）[21]。

    图 10.4 概述了 HTS 的全流程，包括实验设计（design of experiment，DOE），通过机器人进行实验及数据分析[21]。大约从 10 年前即开始使用 HTS 进行全面的盐型鉴定（包括多晶型物、水合物和溶剂化物），并证明了其对许多药物分子的影响，如磺胺噻唑（sulfathiazole）[24]、咖啡因（caffeine）[25] 和萘普生（naproxen）[21, 25, 26]。也有报道顺式伊曲康唑（cis-itraconazole）可通过高温超导的方法和 1, 4- 二羧酸 [包括琥珀酸、富马酸、L- 苹果酸和酒石酸（dl-/d-/l- ）] 形成共晶[21, 27]。共晶体的成功形成归因于伊曲康唑中三唑基团的几何拟合和晶体结构中的羧酸[27]。

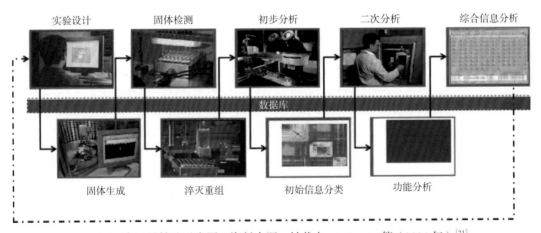

图 10.4 高通量筛选示意图。资料来源：转载自 Morissette 等（2004 年）[21]

10.2.3 计算方法

    计算方法通常作为"预筛选"方法[28]，通过计算可识别大量可能通过实验研究证实的"苗头固体形式"[29]。许多方法可用来预测共晶的存在及其结构，包括完整结构预测，以及基于剑桥结构数据库（CSD）[30, 31] 的表面相互作用数据的氢键倾向预测。普莱斯（Price）

及其同事[32]使用计算所得的晶格能量来观察与母体 API 形式相比的共晶稳定性。计算的参数包括分子间作用力、排斥 - 分散参数、柔性自由度和氢键几何形状。另一种方法采用氢键倾向计算来研究茶碱和酰胺的共晶和多晶型行为。这一预测方法的局限性也引起广泛的讨论[33]。

许多计算方法会囊括多达 2000 个共晶配体，并涵盖了 GRAS 和 EAFUS 列表，还包括其他变量，如分子的不同构型和可能的化学计量比。布莱格登（Bladgen）等阐释了计算方法中的细节，并提出了共晶筛选方案[28]。除了预测之外，计算方法还可以提供对共晶形成的认知。伊萨（Issa）等对琥珀酸和 4- 氨基苯甲酸与有机小分子的共晶进行了研究。研究表明，计算出的晶体能态图谱可用于预测共晶的稳定性，并使氢键和密堆积（close packing）的观察合理化[34]。计算研究可用于预测共晶结构并预估其相关性能。朗格（Lange）等通过计算研究了受 pH 依赖性解离和成盐过程影响的药物共晶体在水溶液中的稳定性和溶解性，并与实验数据显示出良好的一致性[35]。与共晶相比，由于远程离子相互作用、电荷转移和强极化效应的复杂性，盐型预测会面临更多的挑战。尽管存在上述挑战，当前的技术仍可以满足对盐及其多晶型物进行计算建模的需求。例如，根据实验的已知结构，已预测出盐酸特拉唑嗪（terazosin hydrochloride，Hytrin®）的另外两种无水多晶型[36]。另一个成功案例是普莱斯（Price）课题组在第五次盲法实验中报道的富马酸 1, 8- 萘啶鎓盐，该实验的目的是评估晶体结构（包括多晶型物、盐和共晶）的计算预测 / 建模能力（CSP2010）[37]。

10.2.4 盐和共晶的筛选策略

为了高效且系统地进行盐和共晶的筛选，需要采用包含基本步骤并有利于开展实验的工作流程。图 10.5 所示是一个包括筛选和评估的代表性工作流程。通常筛选工作流程是基于以下几个关键步骤构建的：

（1）成盐离子选择。该研究仅允许使用 GRAS 化合物，以及在 FDA 批准的市售药物中所使用的化合物。对于盐型筛选，所用的酸应具有足以使药物质子化的强度，并应通过上述 ΔpK_a 进行预测指导。对于共晶，该策略是针对具有足够氢键受体和供体的共晶配体，这些受体和供体允许形成某些作用键。

（2）研究设计。在进行初步筛选时，通常建议使用 pH 在一定范围内变化的多种盐 / 共晶型配体，以预估盐 / 共晶形成的可能性，并尽可能发现与 pH 条件相关的任何风险（如降解）。通常选择多种具有不同性质（如极性、溶解度）的溶剂 / 混合物来研究溶剂的作用，然后基于先前的结果进行集中筛选，探索具有相似性质的成盐 / 共晶配体。

（3）表征。对于任何新晶型或盐型，都需要全面的数据以表征该形式的性质（如化学计量比、无水合物、水合物、溶剂化物）。常用技术包括 X 射线粉末衍射（XRPD）、热重分析（TGA）、差示扫描量热法（DSC）、氢或碳核磁共振（NMR）光谱法、离子色谱法（ion chromatography，IC）和高效液相色谱法（high performance liquid chromatography，HPLC）。卡尔·费舍尔（Karl Fisher，KF）滴定法可用于确定不同形式水合物的水含量；

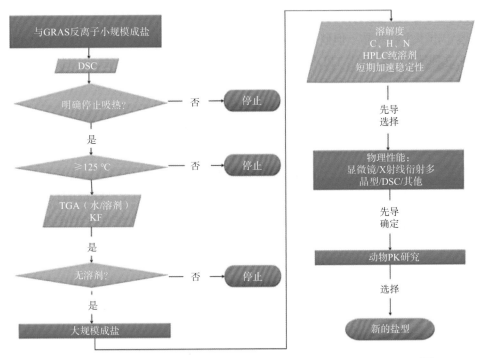

图 10.5　盐型筛选工作流程示例。资料来源：转载自 Gross 等（2007）[38]

水的吸附 / 解吸附可用于研究固体形态随相对湿度（relative humidity，RH）的变化。可变温度 / RH XRPD 是表征具有复杂形态变化（如水合物可在暴露于环境条件下重新吸收水）的有效方法。

　　上述步骤的顺序可能会根据筛选的目标而有所不同，并且可以重复执行步骤 2 或步骤 3，以在特定的设计空间中取得最大化的结果。一旦获得了苗头盐 / 共晶并进行了表征，将开展其他后续评估，以选择具有所需性质（如溶解度、吸湿性、稳定性和生物利用度）的候选形式。采用这种策略开发的 API 包括盐酸氟西汀（fluoxetine hydrochloride）共晶体和 NBI-75043[38, 39]。

　　由于盐和共晶在溶液中具有各自独特的形成途径，因此筛选实验需要以不同的方式进行。对于盐，基于 API 或成盐配体中可电离的官能团的数量，可使用组分的摩尔化学计量。对于溶液实验，成盐过程包含两步：第一步是在特定溶剂中基于 pK_a 在溶液中成盐，其中 $\Delta pK_a > 3$ 是成盐的标准[40]。第二步是盐从溶液中结晶，在此条件下（见表 10.3）可能导致盐的结晶形式不同，甚至产生独特的盐化学计量[41]。三元相图（ternary phase diagrams，TPD）可帮助确定产生结晶盐所需的关键参数。TPD 也有助于扩大生产规模和技术转移[40]。形成盐的非溶剂方法包括研磨或液体辅助研磨[42]。从这些实验中获得的晶体可用作晶种，以开发溶液结晶工艺。

　　在溶液中形成共晶需要至少一种组分达到过饱和，因此 API 和共晶配体的化学计量比，对于这些实验而言并不理想[43, 44]。目前已报道了多种筛选共晶体的方法，如研磨（纯研磨和液体辅助研磨）[45, 46]、超临界流体技术[47]、溶剂介导的转化[48]、超声辅助结晶[49, 50]、喷雾干燥[51]、添加抗溶剂[52]、热法（thermal）[53, 54]和反应结晶[43, 55]等。尽管这些方法已成功鉴定出了多种共晶，但研究人员越来越多地关注于认识稳定区域以进行共晶放大和分离。在这种情况下，构建 TPD 对于确定最佳工艺条件至关重要[56]。

目前已有多种技术可用于区分盐或共晶，包括单晶结构测定[8]、固态核磁共振（solid-state nuclear magnetic resonance，ssNMR）[57]、红外（infrared，IR）[58]和拉曼光谱（Raman spectroscopies）[59]。单晶结构测定通常被认为是"直接方法"，可提供对分子排列、手性、取向和键合（如 H 键合或完全电离 / 质子转移）的认识。由于质子的散射较差，无法将氢原子准确地定位于常规单晶结构中，因此通常使用供体 - 受体的键长来确定质子转移是否发生。例如，为了区分羧基和羧酸根，通常测量 C—O 键的长度[60]，但由于键的共振，C—O 键的长度通常介于 C—O 和 C═O 之间，不能用于测定盐 / 共晶体的形成[61]。由于单晶结构的确证存在不确定性，所以建议收集其他表征数据来支持盐或共晶体的鉴定，如 ssNMR、拉曼光谱和 IR 光谱，这些方法可揭示共晶体中的氢键形成及盐中质子的转移[62, 63]。

10.2.5 盐 / 共晶的多晶型物筛选

从筛选和表征研究中鉴定出具有所需性能的结晶盐或共晶时，建议对该候选物进行多晶型筛选，其目的是：

（1）探索任何潜在的多晶型物（无水合物、水合物和溶剂化物）。

（2）研究在特定条件下（溶剂组成、温度、湿度等）的歧化风险。

（3）确定适合用于进一步药物开发的稳定形式。

可以对盐和共晶进行不同水平的多晶型物筛选。对于表征数据或初步性质（如预测的溶解度）显示出性质排名前 2 ～ 3 位的盐 / 共晶，可进行小型的稳定性筛选[64]。来自多晶型物筛选的信息将有助于确定哪些盐 / 共晶体可能具有多晶型倾向。一旦选定了潜在的候选晶型，就可以进行更大规模的多晶型物筛选，以鉴定可能的固态形式，或帮助避免在结晶或制剂工艺开发过程中出现不希望的转晶现象[65, 66]。

在进行多晶型筛选实验设计之前，必须收集有关候选晶型的基本数据，包括在各种溶剂中的溶解度及稳定性信息（光、氧化、pH、温度、湿度等条件下）。有关药物开发阶段的其他信息，包括早期 / 晚期、药代动力学 / 药效学（PK/PD）数据、剂型、加工条件、制剂设计和专利状态（如果有），都有助于了解筛选情况，并通过关键变量最大化设计空间[67]。多种方法的结合使用已证明可在以下方面发挥优势：如以吩嗪和甲基富马酸共晶体[68, 69]为例，通过探索一系列广泛的条件，可增加发现尽可能多的多晶型物的机会。一旦发现多种形式，重要的是确定最具热力学稳定性的形式，以及各形式之间的关系（单向性与对映性）[70]。盐和共晶的多晶型物筛选可能引起歧化，导致母体 API（游离酸或碱）或反离子结晶。因此，应该对从筛选中获得的固体进行特定的表征，以确定化学计量和溶剂化状态。在本例中，在盐和共晶的多晶型物筛选过程中发现了母体 API 的新晶型[71]。

10.3　盐 / 共晶的选择

一旦获得盐或共晶并进行了表征，下一步就是候选和后备盐或共晶的选择。不同的 API 开发计划对应不同的盐或共晶选择标准，最终形式的选择需要考虑以下因素：

（1）溶解度。

（2）溶出度。

（3）熔点。

（4）待开发的剂型。

（5）给药途径。

（6）剂型负载。

（7）可用物料量。

（8）以往使用成盐配体的经验。

多种方法可用于评估结晶形式。表 10.4 给出了通用属性的一般准则。如前所述，成盐配体应与 API 的开发计划很好地匹配，如剂型类型、短期或长期给药。与无定形相比，由于晶体具有优异的化学和物理稳定性，通常需要优先开发。结晶水合物的形成通常会导致水溶性降低，这会显著影响制剂性能。应当研究吸水率以确定工艺条件和可能形成的水合物[72]。颗粒形态及大小可能是药物溶解和制剂加工的重要参数。如果已知盐或共晶的许多结晶形式，则需要确定是否可以使用合理的大规模结晶工艺将所需形式制备成满足要求的物理纯度。多晶型也会影响物理稳定性，因此需要研究保持所需晶型的工艺和储存条件。盐或共晶在储存条件下或在测试（如溶出度测试）过程中的解离也需要进行评估[73, 74]。化学稳定性也可能与固体形式有关。因此，还应评估不同晶型的降解[75]。

表 10.4　API 特性的一般准则

特性	目标	影响
反离子可接受性（对于盐和共晶形成）	Ⅰ类（首选），GARS？ 剂量（日摄取量）、盐转化系数（MW）、毒性、化学计量	毒性、可接受性
结晶度	结晶质，高熔点（＞ 100 ℃）	存储条件，药品 (DP) 工艺
吸湿性	在 60% ～ 75%RH 时不潮解	存储条件，API 工艺，DP 工艺，稳定性问题，DP 物理 / 化学稳定性
形态	无针状、棱镜状、首选板状	溶解，DP 工艺，API 工艺，工艺
水溶液 pH	3 ～ 10 用于肠外	生物相容性
多态性	多态性评估，固体形态控制（如果需要）	固体形态控制
固态稳定性	通过验收标准，最小降解量	存储条件，DP 开发
溶解度和溶解速率	0.1 ～ 10 mg/mL，ODS ＞静脉注射 10 mg/mL	生物利用度，稳定性，处方

溶解度和溶出度通常是用于选择晶型的关键参数，二者密切相关，但代表了不同的过程，在制剂开发过程中需要重点评估。溶解度是溶液中溶质与固相溶质平衡时的浓度。许

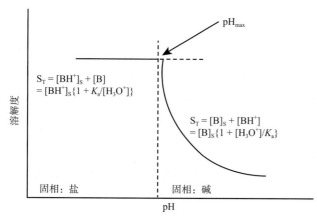

图 10.6 碱性药物的 pH-溶解度曲线示意图。溶解度可由两条独立曲线表示，两曲线的交点为 pH_{max}。S_T 是总溶解度；BH^+ 和 B 分别代表质子化（盐）和游离碱形式；下标 "s" 代表饱和成分。
资料来源：改编自 Serajuddin & Pudipeddi（2002）[77]

多母体 API 的溶解性很差，盐或共晶筛查的目的是增加其溶解度。在某些情况下，如延长释放或延长作用的制剂，可能需要盐/共晶的溶解度较低或溶解速率较慢[76]。溶出是动态过程，在此过程中固体溶解形成溶液。含有可电离基团的 API 的溶解度和溶解速率取决于 pH（图 10.6），因此需要将 pH-溶解度曲线应用于制剂及体外和体内研究[77, 78]。pH-溶解度曲线的相关报道很多[79]，如对氟哌啶醇（haloperidol）甲磺酸盐、盐酸盐和磷酸盐曲线的研究[80]。也需要考虑共晶的 pH-溶解度曲线，如加巴喷丁（gabapentin）共晶和盐型的相关报道[81]。

一旦收集到相关数据，就需要评估每种盐/共晶的性质，以选择最佳形式。两种常见的评估技术是流程图和表格矩阵。流程图用于根据所需的开发属性选择表单，图 10.7 给出了一个示例。每个 API 都有特定的要求，并且流程图需要针对每个项目进行定制。表格矩阵将相关数据汇总于表中，并突出显示可接受的属性（表 10.5）。具有最佳性能的盐或共晶将是首选。表 10.6 给出了报道的盐型筛选和选择列表。

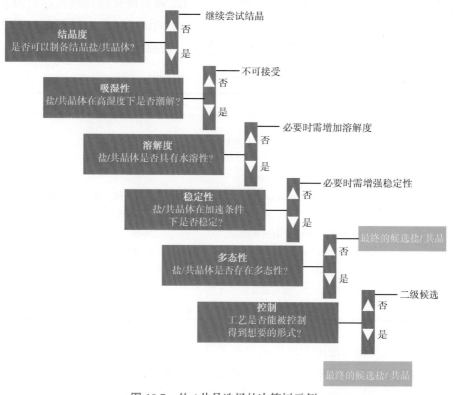

图 10.7 盐/共晶选择的决策树示例

表 10.5　盐型的选择矩阵

性质	L-赖氨酸盐（N–1）	游离酸形式 A	钙盐
直接结晶	是	否	否
结晶收率	＞80%	＜40%	＞90%
晶体	是	是	是
化学计量	1：1（元素分析，NMR）	N/A	1：1（元素分析）
形态	细针状	细针状	细针状
纯物质/溶剂化物/水合物	纯物质	水合物（TGA 和 KF）	水合物（TGA 和 KF）
单晶结构	理想的形式	部分结构为浆料形式	部分结构为浆料形式
25 ℃下的水溶性	＞150 mg/mL	47 mg/mL	1.4 mg/mL
25 ℃下的吸湿性	RH 60% ～ 1% RH 90% ～ 12%	RH 60% ～ 7% RH 90% ～ 8%	RH 60% ～ 1.5% RH 90% ～ 2.5%
在 40 ℃/75% RH 和 50%/ 环境 RH 下物理和化学稳定性	最多稳定 4 周	最多稳定 4 周	最多稳定 4 周
a) 已知的结晶形式/模式	NP–1（干粉和浆料）	P–1（干粉） P–2（浆料）	P–1（干粉） P–2（浆料）

注：KF，滴定法；RH，相对湿度分析；TGA，热重分析。

绿色背景表示可接受的属性。

绿色框表示选择 L-赖氨酸盐进行进一步开发。

a）N–X 表示 API 晶型已被确定为具有已知结构的纯晶型单晶结构；P–X 代表其单晶结构，如果是溶剂化物，化学成分可能未知。因此，P–X 表示具有独特粉末 X 射线衍射图案的材料。

资料来源：Yin & Grasso（2008）[82]。

表 10.6　盐型选择示例

化合物	盐（晶体）	盐型选择	参考文献
AMG837 	游离酸、赖氨酸盐、钠盐、乙醇胺盐、三羟甲基氨基甲烷（TRIS）盐、胆碱盐	钠盐（半水合物）、GLP、GMP	[17]
NBI-75043 	苯磺酸盐、富马酸盐、马来酸盐、甲苯磺酸盐、氢溴酸盐	富马酸盐、苯磺酸盐和氢溴酸盐（PK 研究）	[38]

续表

化合物	盐（晶体）	盐型选择	参考文献
LY 333531	盐酸、甲磺酸硫酸盐、琥珀酸盐、酒石酸盐、醋酸盐、磷酸盐	甲磺酸一水合物（临床研究）	[83]
BMS 180431	钠盐、钙盐、锌盐、镁盐、钾盐、赖氨酸盐、精氨酸盐	精氨酸	[84, 85]
RPR 111423 (pK_a 4.25)	游离碱、盐酸盐、甲磺酸盐	游离碱	[85]
RPR 127963 (pK_a 4.1)	游离碱、盐酸盐、甲磺酸盐、柠檬酸盐、酒石酸盐、硫酸盐	甲磺酸	[85]
RPR 200765 (pK_a 5.3)	游离碱、甲磺酸盐、樟脑磺酸盐、盐酸盐、氢溴酸盐	甲磺酸	[85]

10.4　放大

选择理想的晶型后，需要开发相关的结晶工艺。开发小规模（克级）工艺的第一步是分析溶解度数据。一般指导原则是溶剂系统必须对工艺友好（通常为 3 级[86]），且母体 API 和成盐/共晶配体在所需温度范围内具有可接受的溶解度。然后，将这些数据用于研究其他参数以诱导过饱和及结晶，如冷却、添加抗溶剂或溶剂蒸发。在此过程中，可以使用目标晶型的晶种（通常＜ 5%）以优化成核和晶体生长，将不良晶体的风险降至最低，并控制形态和粒径[87]。此时要关注诸多质量相关的属性，包括固体形式、纯度（杂质去除）、可接受的收率（＞ 80%）、适当的体积效率（10 ～ 25 L/kg）、适当的颗粒形态/大小。在此阶段，还需要考虑某些溶剂和成盐配体之间的有害反应，如醇与甲磺酸反应形成具有遗传毒性的杂质（磺酸酯，其含量应保持在＜ 10 ppm 的水平）[88]。

在定义操作空间之前，需要在建议的工艺条件下探索固体形式的稳定性。咖啡因 - 戊二酸 - 乙腈在 10 ～ 35 ℃范围内的二维相图如**图 10.8A** 所示[89]，粗线分别是咖啡因/共晶体和戊二酸／共晶体的两个共晶点，在每个温度下的平衡浓度由虚线连接。咖啡因 - 戊二酸共晶体的稳定区在两条粗线之间，理想的操作区域应在该区域内（图 10.8B）。在某些情况下，TPD 可用于确定盐或共晶体的结晶条件，如图 10.9[56, 87, 91] 所示，对于其中 1 ： 1 和 2 ： 1 化学计量的麻黄碱／庚二酸／水系统而言，可根据 TPD 来确定其结晶条件[92]。

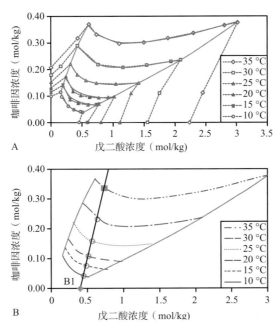

图 10.8　A. 在 10 ～ 35 ℃温度范围内咖啡因 - 戊二酸 - 乙腈的相图；B. 相图中的理想操作区。资料来源：改编自 Yu 等（2010）&（2011）[89, 90]

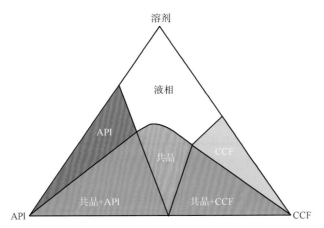

图 10.9　三元相图图解。资料来源：转载自 Aitipamula 等（2014）[69]
CCF，共晶形成物

　　在大规模（如＞ 10 L 反应器）生产中，通过定义关键产品属性［包括纯度、晶体形式、形态、粒径分布（particle size distribution，PSD）和其他固态属性］来开发结晶工艺。为了发现和理解这些结晶工艺，可以借助于过程分析技术（process analytical technology，

PAT）、工艺建模和优化，以及模型回归分析助力结晶工艺的开发。于（Yu）等[89, 90, 93]将第一原理工艺建模扩展到共晶并应用 PAT 工具确定了晶种冷却结晶的设计空间。例如，在咖啡因 - 戊二酸共晶研究中，咖啡因和戊二酸共晶体为 1：1 时发现了两个已知的晶型[94]。特拉斯克（Trask）等[45, 94]观察发现，当暴露于湿气时，晶型Ⅰ表现出转化为晶型Ⅱ的趋势。在乙腈溶液中，针状形式Ⅰ始终转化为棱柱形式Ⅱ。基于上述信息，保证晶型纯度将是该工艺的关键所在，并且该工艺的重要属性包括冷却曲线、晶种装载量、温度、颗粒 PSD 和起始浓度。

一旦确定了保证多晶型物纯度的操作空间，就需要研究其他关键属性，如过饱和度、组成、冷却速率和晶种（包括载荷和尺寸）。在咖啡因 - 戊二酸共晶的实例中[89, 90]，作者研究了许多关键属性。例如，在 35 ~ 25 ℃范围内使用成核温度和多晶型结果探究了起始溶液组成对亚稳区宽度和多晶型产生的影响。在该研究过程中，在所有条件下均观察到了晶型Ⅰ，表明该共晶形式在工艺路线内的溶液中是稳定的。该研究还发现，在冷却速率为 0.1 ~ 0.4 ℃/min 的非晶种结晶中，总是能够分离出亚稳态晶型Ⅰ，晶型Ⅰ随后转变为晶型Ⅱ[89, 93]。相比之下，利用较高的晶种负载量（0.5 g）和较低的冷却速率（0.1 ℃/min），可有效抑制亚稳态晶型Ⅰ的形成，并通过缓慢降低过饱和度来连续增加粒径。

在实验室小试规模上，可采用多种方法生成盐和共晶体，包括溶液反应[95]、打浆[96]、溶剂滴磨[45]、抗溶剂结晶[97]、缓慢蒸发[46]和水热法[98]，但以上方法在大规模生产中具有很大的局限性。据报道，除了常规的溶剂结晶工艺外，还可以采用热熔挤出[99, 100]（卡马西平、烟酰胺和 Soluplus® 的制剂方法）、喷雾干燥（茶碱共晶体[101]和咖啡因 - 戊二酸共晶体[51]），以及高剪切制粒[102]（吡乙酰胺 / 1- 酒石酸与赋形剂）等方法大规模生产共晶体。

10.5　制剂注意事项

盐和共结晶可在药物早期和后期开发中用于多种剂型制备。早期剂型可能相对简单，如将药物制成胶囊或悬浮液。后期临床试验或市售时可以开发更为复杂的剂型，如片剂。在早期和后期开发口服和注射用市售药品时，盐制剂都是很常规的策略[16]。此外，共晶已用于早期动物生物利用度研究及人体研究中（表 10.7）。

表 10.7　用于药物早期开发的共晶制剂

API	共晶配体	制剂类型	研究类型	参考文献
[4-(4- 氯 -2- 氟苯氧基）苯基] 嘧啶 -4- 甲酰胺	戊二酸	明胶胶囊净粉	动物生物利用度	[54]
阿司匹林（aspirin）	茶氨酸	静脉注射液	NA	[103]
AMG-517	山梨酸	OraPlus1 悬浮液中的 10% 泊洛沙姆 F1081	大鼠生物利用度	[104]
卡马西平（carbamazepine）	邻磺苯甲酰亚胺	一水乳糖胶囊制剂	犬生物利用度	[105]

续表

API	共晶配体	制剂类型	研究类型	参考文献
C- 糖苷衍生物	L- 脯氨酸	0.5% 甲基纤维素水悬浮液	大鼠降血糖作用	[106]
CP-724714	丁二酸	口服给药	人体生物利用度和安全性	[107]
达那唑（danazol）	香草醛	纯水悬浮液；1% 维生素 E-TPGS[a] 和 2% 羟丙基纤维素悬浮液	大鼠生物利用度	[107，108]
EGCG	异烟酰胺、烟酰胺、烟酸、异烟酸	玉米油悬浮液	大鼠生物利用度	[109]
加替沙星（gatifloxacin）	硬脂酸、棕榈酸	儿童悬浮液（木糖醇、微晶纤维素 RC-591、尼泊金甲酯、帕本丙酯、二氧化钛、蔗糖、香草调味料）	NA[b]	[110]
吲哚美辛（indomethacin）	邻磺苯甲酰亚胺	乳糖胶囊制剂	犬生物利用度	[111]
伊曲康唑（itraconazole）	酒石酸	与羟丙基纤维素 (HPC) 和 TPGS 熔融	犬生物利用度	[112]
L-883555	L- 酒石酸	口服甲基纤维素	猴生物利用度	[113]
拉莫三嗪（lamotrigine）	邻磺酰苯甲酰亚胺	聚乙二醇 (PEG) 400，95% 甲基纤维素水溶液悬浮液	大鼠生物利用度	[114]
氯化锂（lithium chloride）	亮氨酸	水性载体		[115]
美洛昔康（meloxicam）	阿斯匹林	PEG 400，95% 甲基纤维素水溶液悬浮液	大鼠生物利用度，血脑屏障穿透	[19]
美洛昔康	丁二酸、4- 羟基苯甲酸、戊二酸、马来酸、L- 苹果酸，苯甲酸、DL- 苹果酸、氢肉桂酸、乙醇酸、富马酸	PEG 400，95% 甲基纤维素水溶液悬浮液	大鼠生物利用度	[116]
莫达非尼（modafinil）	丙二酸	含乳糖胶囊制剂	犬生物利用度	[117]
槲皮素（quercitan）	咖啡因、异烟酰胺、可可碱	植物油悬浮液	大鼠生物利用度	[118]
替萘福韦（tenefovir）	反丁烯二酸	净粉胶囊	大鼠生物利用度	[119]

a）TPGSα-生育酚聚乙二醇琥珀酸酯；

b）NA：不适用。

　　为了深入了解制剂的化学稳定性，经常需进行赋形剂相容性研究。这些研究也可用于研究盐或共晶的物理稳定性及赋形剂对最终剂型性质的影响。研究表明，碱性赋形剂与咪康唑（miconazole）或甲磺酸苯佐卡因（benzocaine mesylate）的二元混合物暴露于湿气后会形成 API 游离碱[59]。对卡马西平烟酰胺共晶体的溶解度测试表明，单独的共晶体将转化为卡马西平二水合物，而添加少量的羟丙基甲基纤维素（hydroxypropyl methylcellulose，HPMC）（0.5～5 mg/mL）则可防止该转化并保持共晶形式[120]。有研究报道，可使用二元混合物和不同体积的水进行高通量赋形剂研究，以研究物理和化学形式的变化[121]。

如前所述，反离子/共晶配体的选择需要考虑药物的剂型、预期的剂量和使用时间（短期与长期给药）。除了测量固体形式的溶解度和溶出度外，还需要考虑其他配制过程的特定参数，包括成形性[28]、可压片性[122]、药物与赋形剂的相互作用[104]，以及对水合作用的敏感性[123]。对于更复杂的剂型，还需要考虑颗粒的性质，如流动性、脆性和可压实性[102]。

制剂工艺可能会导致工艺诱导的转变，从而影响 API 的晶型[66]。温度[124]、压力、溶剂（包括水）[125] 或这些因素的组合均可导致固体形式的转化[126]。这些转化包括盐/共晶的解离、盐/共晶/游离 API 水合物的形成、失水形成无水盐/共晶/游离 API，以及转化为较稳定的盐/共晶。图 10.10 概述了口服剂型的生产过程[127]，可能会改变盐/共晶固体形式的过程以方框突出显示。在相对湿度较大的空间中进行胶囊填充或干燥，也可能导致固体形态的变化[128]。冻干通常用于生产静脉注射（IV）给药制剂，根据使用条件的不同，已证明冻干可产生不同的固体形式[129]。根据这些报告，了解盐/共晶的各种形式及其产生的条件非常重要。可以从初始筛选或专用筛选中获取大量信息[130, 131]，此外涵盖预期工艺特定参数的其他研究也同样重要[132]。

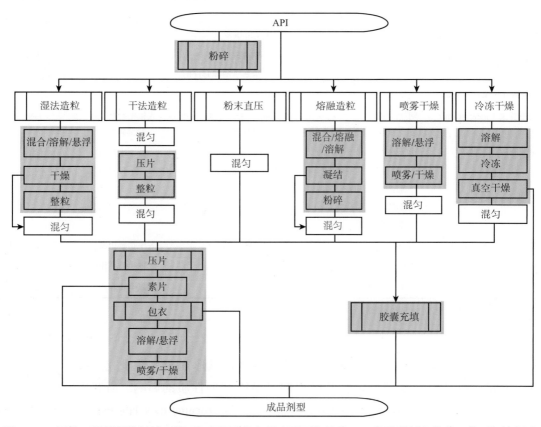

图 10.10 固体口服剂型的制剂工艺。突出显示的方框表示可能导致 API 或赋形剂变化的工艺。资料来源：转载自 Zhang 等（2004）[127]

表 10.8 给出了工艺引起固体形态转变的示例。除了某些条目涉及与 API 和制剂工艺及存储有关的 RH 条件，还包括一些制剂制备方面的实例，如湿法制粒、研磨和干燥。许

多固体形态的变化与无水或水合固体形态的形成有关，而另一些则与赋形剂[104, 135]共晶形成或由于与赋形剂相互作用而离解。这是在制剂过程中可能发生的形态变化类型的一小部分，应在药品生产过程中予以考虑。

表 10.8　盐和共晶的工艺诱导转变示例

化合物	盐/共晶	形式	工艺	转化	参考文献
Abbot 232 盐酸盐	盐	无水	湿法造粒	产生无定形药物，导致制剂的化学不稳定性	[132]
硫酸沙丁胺醇（albuterol sulfate）	盐	无水	暴露于一定湿度，研磨粉剂	研磨产生的无定型物料暴露于一定湿度下结晶，导致颗粒聚集	[133]
AMG 517 多种共晶体	共晶	多种共晶配体	空腹模拟肠液（FaSIF）溶解度测定	共晶转化为 AMG 517 游离碱水合物	[134]
AMG 517：山梨酸	共晶	AMG 517 晶型 A	OraPlus 10% 泊洛沙姆 F108 悬浮液	AMG 517：在制剂载体中使用山梨酸防腐剂生产的山梨酸共晶体	[135]
苯磺酸氨氯地平	盐	无水	湿法造粒和溶解性测试	无水合物部分转化为二水合物	[136]
甲磺酸苯佐卡因	盐	无水	基本赋形剂和水分	盐转化为游离形式	[59]
咖啡因：柠檬酸	共晶	咖啡因-柠檬酸共晶	暴露在 98% 湿度	无水共晶转化为水合咖啡因	[137]
卡马西平：邻磺酰苯甲酰亚胺（carbamazepine: saccharin）	共晶	卡马西平原料药、邻磺酰苯甲酰亚胺	暴露于一定湿度，研磨粉剂	卡马西平的形成：糖精共晶	[138]
达拉维丁甲磺酸盐（delavirdine mesylate）	盐	XI 形式	暴露于一定温度和相对湿度条件下的片剂	盐与赋形剂发生酸碱反应形成无原料药碱	[139]
盐酸氟西汀：琥珀酸（fluoxetine HCl: succinic acid）	共晶盐	无水	水中溶解性研究	共晶转化为盐酸氟西汀	[95]
甲磺酸伊马替尼（imatinib mesylate）	盐	α 形式	研磨，室温老化	研磨产生无定形后在室温下老化时结晶形成 β 形式	[140]
硫酸茚地那韦	盐	乙醇溶剂化物	暴露于 > 40% 湿度	快速暴露于一定湿度环境形成无定形盐，缓慢暴露于形成水合物盐	[141]
LY334370 盐酸盐	盐	二水合物	无水的 1 型晶种用水打浆	二水合物转化为无水形式 I	[142]
甲磺酸咪康唑（miconazole mesylate）	盐	无水	存在基本赋形剂和湿润环境	转换为游离形式	[59]
萘普生钠（naproxen sodium）	盐	无水	在高剪切混合造粒机中湿法造粒	无水合物转化为四水合物	[143]
喷他脒羟乙磺酸盐（pentamidine isethionate）	盐	无水形式 A、B、C，三水合物	加热、冷冻干燥	加热时在无水形态之间转化；不同冷冻干燥条件下在各种形态之间的转化	[129]

续表

化合物	盐/共晶	形式	工艺	转化	参考文献
利塞膦酸钠（pentamidine isethionate）	盐	水合物	流体床干燥，片剂暴露在一定温度和湿度中	干燥后转化为低水分形式，由于通道水的再水化，平衡后导致片剂膨胀	[126]
盐酸西拉美辛（siramesine HCl）	盐	无水	在水和60%乙醇中模拟湿法制粒	在60%乙醇中转化为水合物	[125]
茶碱：柠檬酸（theophylline: citric acid）	共晶	无水茶碱及水合物	纯磨、液助磨	将茶碱一水合物研磨成纯茶碱或与液体研磨成一水合物共晶；无水茶碱与柠檬酸直接研磨，得到无水共晶	[137]

在盐、共晶或药物产品的测试过程中，也可能发生固体形态的变化。例如，在禁食模拟肠液（fasted simulated intestinal fluid，FaSSIF）中进行 AMG 517 共晶体溶解度测量后，AMG 517 游离碱水合物会发生沉淀[144]。在水溶解度测定中，还发现苯磺酸氨氯地平（amlodipine besylate）会发生解离，从而产生氨氯地平无水游离碱[136]。在溶出度测试中，盐酸氟西汀-富马酸共晶体会发生解离，导致氟西汀盐酸盐发生沉淀[95]。在溶出度研究中也发生了解离和沉淀现象。药物 PK 研究显示，与单独使用氟西汀盐酸盐相比，盐酸氟西汀-富马酸共晶体给药血药浓度显著增加，表明共晶体的溶解度/溶出度增加足以改善生物利用度。盐在溶解度或溶出度测定中也显示出解离作用[145]。

固体形式和制剂的调整可用于药品的改进，从而生产出更好的剂型以提高疗效、减少副作用，并提高患者依从性，这也是药物生命周期管理的重要方面。纳入新制剂方法或递送途径的新型晶体形式（如盐和共晶）是药品管理过程的重要组成部分。对于某些递送途径的剂型，如皮肤外用、眼用、静脉注射或肌肉注射制剂等，需要考虑使用特定的成盐配体或客体分子[16]。确定当前产品的问题并通过晶型及制剂为产品改进寻找创造性的解决方案，已被认为是生命周期管理中真正的"双赢"[146]。固体形态的变化可能包括多晶型物、游离酸/碱、盐、共晶或非晶态固体分散体（ASD）。表 10.9 列出了一些涉及盐固体形态转化的实例。

表 10.9　市售药物剂型中不同晶型的实例

药物通用名	晶型	商品名	剂型
埃索美拉唑（esomeprazole）	镁盐	Nexium®（耐信）	口服片剂\口服混悬剂
	钠盐	Nexium® IV（耐信IV）	注射剂
芬太尼（fentanyl）	柠檬酸盐	Actiq®	含片
	游离碱	Duragesic®（多吉瑞）	透皮制剂
美托洛尔（metoprolol）	酒石酸盐	Lopressor®	口服片剂
	琥珀酸盐	Toprol XL® 缓释剂	口服片剂
奥氮平（olanzapine）	游离碱	Zyprexa®（再普乐）	口服片剂
	双羟萘酸盐	ZyprexaRelprevv®	注射剂
奥昔布宁（oxybutynin）	盐酸盐	Ditropan®，Ditropan®XL	口服片剂
	游离碱	Oxytrol®	透皮贴片

资料来源：美国食品药品管理局（http://www.fda.gov/cder/ob/.）（部分药物剂型未在国内上市，无中文商品名）。

10.6　法规方面

FDA 对盐和共晶有不同的监管要求。根据现行指南，API 的不同盐型被认为是不同的 API［参阅 21 CFR 314.108 和 21 CFR 320.1（c）］，并且需要相关临床数据来支持该备案。根据最新修订的指南，共晶与多晶型物的管理要求相似，并且被归类为溶剂化物的特殊情况，且溶剂成分是不挥发的[147]。在这些情况下，需要进行生物等效性研究以表明与之前的固体形态相比能获得可接受的性能。API 盐的不同共晶体（如氟西汀盐酸盐[95] 的共晶体）将被视为该盐的多晶型物。如适用，指南中概述的 pK_a 规则和正交表征数据可用于指定的盐或共晶。

欧洲药品管理局（EMA）对多晶型物、水合物、溶剂化物、盐和共晶采用相同的监管要求[148]。在此管理规范中，这些形式不被视为新活性物质（new active substance，NAS），仅需要生物等效性数据即可提交申请。正如人用药品注册技术要求国际协调会（ICH）Q11 所概述的那样，"在共晶形成中用作共晶形成物的常见化学药品将被视为试剂。但是，对于更复杂或新颖的共晶形成物，应根据原料药形式提供生产、表征和质控的详细信息，并交叉引用支持性安全数据。"

为盐和共晶及其多晶型物申请专利[149]，可以加强对 API 的 IP 保护。FDA 发布并持续更新已在美国获批使用的药物和药品的详细清单。该清单最初于 1979 年推出时被称为通过等效性评估获得批准的药物（Approved Drug Product with Therapeutic Equivalence Evaluations）清单，并以橙色封面装订，因此也被称为"橙皮书"，可在 FDA 网站（http://www.fda.gov/cder/ob/）查询。新药申请（new drug application，NDA）要求公司确定任何可作为专利侵权依据的专利。一旦 NDA 获得批准，专利就会在橙皮书中列出，同时还包括有效期和排他性。仿制药公司提交简略新药申请（abbreviated new drug application，ANDA）时，必须标识创新药物［也称为上市药物对照（reference listed drug，RLD）］。如果橙皮书中包含该药物的专利，则在所列专利到期之前，FDA 无法批准这一ANDA。根据《哈奇 - 瓦克斯曼法案》（Hatch-Waxman Act），仿制药公司必须选择四项认证声明：

第一段：《橙皮书》中没有列出的专利。

第二段：《橙皮书》中列出的专利已过期。

第三段：《橙皮书》中有列出尚未到期的专利，并且该仿制药将在专利到期之后再销售该产品。

第四段：仿制药公司计划对所列的专利提出质疑，并声明其无效或不可执行，或不会侵权。

大多数药品诉讼涉及第四段 ANDA 申请。实例包括盐酸雷尼替丁（ranitidine hydrochloride）[150]、头孢羟氨苄（cefadroxil）[150]、盐酸帕罗西汀（paroxetine hydrochloride）[150]、盐酸特拉唑嗪（terazosin hydrochloride）[151] 和阿斯巴甜（aspartame）[151]。

10.7 案例研究

10.7.1 茚地那韦：早期盐型的改变

默克公司出售的硫酸茚地那韦（indinavir sulfate）被批准作为 HIV-1 蛋白酶抑制剂，专门用于治疗成人的人类免疫缺陷病毒（human immunodeficiency virus，HIV）感染和获得性免疫缺陷综合征（acquired immune deficiency syndrome，AIDS）[141, 152, 153]。最初使用的茚地那韦是游离碱一水合物，但该化合物的游离碱形式具有明显的 pH 依赖性溶解度（在天然 pH 为 7～7.5 时的水溶解度为 0.02 mg/mL），且吸收较差[141]。分子的溶解度分布图和 pK_a 表明，强酸性的成盐配体对于完全溶解是必需的。不幸的是，茚地那韦在酸性溶液中非常不稳定，存在产生固体盐型的稳定性风险[141]。结晶硫酸盐乙醇溶剂化物被选作先导盐型进行进一步研究。该盐型的水溶解度＞ 500 mg/mL，其溶液的 pH ＜ 3（在该 pH 值下游离碱的溶解度约为 70 mg/mL）。硫酸乙醇盐存在诸多问题，如极强的吸湿性、降解，以及在高湿度条件下的物理形态转变。广泛的固态稳定性和赋形剂相容性研究表明，当相对湿度保持在＜ 30% 时可防止其降解，保质期可达 2 年以上。因此，研究人员开发了一种用于药物产品的干法制粒工艺[154]。以硫酸乙醇盐和游离碱一水合物进行的临床试验表明[155]，空腹状态或低脂膳食条件下的硫酸盐暴露量最高。该实例清楚地证明了在临床试验之前确定合适的盐型、研究其对 PK 曲线的影响，以及了解盐型的稳定性问题非常重要。

10.7.2 阿托伐他汀：后期开发中的晶型改变

阿托伐他汀（atorvastatin，CI-981）是辉瑞公司开发的 HMG CoA 还原酶抑制剂。作为 BCS Ⅱ 类药物，该药显示出较差的溶解性和较高的渗透性[156]。将其半钙盐纯对映体的无定形形式用于 Ⅰ 期和 Ⅱ 期临床试验[157]，与来自四种市售药物的数据相比，其 Ⅱ 期临床试验显示出性能的改善。无定形形式在大规模生产中表现出较差的过滤和干燥特性，并需要防止接触热、光、氧气和水分[158]。在 Ⅲ 期临床试验中大规模生产了结晶的三水合物形式，称为 Ⅰ 型[158]。与无定形形式相比，该晶型具有更多优势，包括更高的纯度、更高的化学稳定性、较窄的 PSD、更好的过滤和干燥属性。这些特性的改进足以使研究人员在后期开发过程中改变固体形态。一些研究需要重复进行，包括 API 制造工艺开发、处方开发、稳定性研究、分析方法研究和人体生物等效性测试。以无定形和结晶三水合阿托伐他汀钙原料药所生产的片剂在吸收率上存在差异，但在生物等效性研究中却表现出相同程度的吸收[159]。晶型 Ⅱ、Ⅳ 与晶型 Ⅰ 一同获得了专利[158]，其他晶型也被后续专利[160-162]保护。FDA 橙皮书列出了阿托伐他汀钙的多项专利，包括物质组成专利（2009 年 9 月 24 日到期），涵盖钙盐的盐型专利（2010 年 12 月 28 日到期）和晶型 Ⅰ 专利（2016 年 7 月 8 日到期）。通过使用除 Ⅰ 型以外的其他形式，仿制药产品于 2010 年获准进入市场[157]。该示例显示了在早期开发中进行固体形态筛选以寻找合适固体形式的实用性，这一发现早于Ⅲ期临床试验。橙皮书中列出的专利，以及使用专利维护市场份额的策略也被认为是此案例的重要经验。

10.8　总结

盐和共晶在药物开发中具有重要作用，可用于帮助修饰和改善 API 的性能，改善制剂以生产更好的市售产品。由于这些是多组件系统，因此通常需要附加特性描述和固态支持以确保在所有工艺步骤中都能产生并保持所需的形式。盐和共晶将持续用于产品生命周期的管理，以提高药品的性能、功效和合规性。这些晶型是固体形态（包括结晶和无定形形式）用于简化开发过程的重要示例。

（张智敏　白仁仁　译）

作者信息

安·纽曼（Ann Newman）
　美国第七街开发组（Seventh Street Development Group）
陈岑（Cen Chen）
　中国晶云药物科技股份有限公司（Crystal Pharmatech，China）
卡洛斯·桑拉梅（Carlos Sanrame）
　美国晶云药物科技股份有限公司（Crystal Pharmatech，USA）

缩略语表

缩写	英文全称	中文全称
AIDS	acquired immune deficiency syndrome	获得性免疫缺陷综合征
ANDA	abbreviated new drug application	简略新药申请
API	active pharmaceutical ingredient	活性药物成分 / 原料药
ASD	amorphous solid dispersion	无定形固体分散体
CCF	cocrystal former	共晶形成物
CFR	Code of Federal Regulations	联邦法规

缩写	英文全称	中文全称
CSD	Cambridge Structural Database	剑桥结构数据库
DOE	design of experiments	实验设计
DP	drug product	药品
DSC	differential scanning calorimetry	差示扫描量热法
EAFUS	Everything Added to Food in the United States	所有美国食品中的可添加物质
EMA	European Medicines Agency	欧洲药品管理局
FaSSIF	fasted simulated intestinal fluid	禁食模拟肠液
FDA	Food and Drug Administration	美国食品药品管理局
GLP	good laboratory practices	药物非临床研究质量管理规范
GMP	good manufacturing practices	药品生产质量管理规范
GRAS	generally regarded as safe	一般公认的安全类添加剂
HIV	human immunodeficiency virus	人类免疫缺陷病毒
HPC	hydroxypropylcellulose	羟丙基纤维素
HPMC	hydroxypropyl methylcellulose	羟丙基甲基纤维素
HTS	high-throughput screening	高通量筛选
IC	ion chromatography	离子色谱
ICH	International Conference on Harmonization	人用药品注册技术要求国际协调会
IP	intellectual property	知识产权
IR	infrared	红外线
IV	intravenous	静脉注射
MDD	maximum daily dose	最大日剂量
MP	melting point	熔点
MW	molecular weight	分子量
NAS	new active substance	新活性物质
NDA	new drug application	新药申请
PAT	process analytical technology	过程分析技术
PD	pharmacodynamics	药效学
PEG	polyethylene glycol	聚乙二醇
PK	pharmacokinetics	药代动力学
ppm	parts per million	百万分之一
PSD	particle size distribution	粒径分布
RH	relative humidity	相对湿度
RLD	reference listed drug	上市药物对照
RT	room temperature	室温
ssNMR	solid-state nuclear magnetic resonance	固态核磁共振
TGA	thermogravimetric analysis	热重分析
TPD	ternary phase diagrams	三元相图
TPGS	d-α-tocopheryl polyethylene glycol 1000 succinate	d-α-生育酚聚乙二醇 1000 琥珀酸酯
TRIS	tris（hydroxymethyl）aminomethane	三（羟甲基）氨基甲烷
XRPD	X-ray powder diffraction	X 射线粉末衍射

参考文献

1　Bowles, P., Brenek, S. J., Caron, S. et al. (2014). Commercial route research and development for SGLT2 inhibitor candidate Ertugliflozin. *Org. Process Res. Dev.* **18**: 66-81.

2　Bernhardson, D., Brandt, T. A., Hulford, C. A. et al. (2014). Development of an early-phase bulk enabling route to sodium-dependent glucose cotransporter 2 inhibitor ertugliflozin. *Org. Process Res. Dev.* **18**: 57-65.

3　Mascitti, V., Maurer, T. S., Robinson, R. P. et al. (2011). Discovery of a clinical candidate from the structurally unique dioxa-bicyclo[3. 2. 1]octane class of sodium-dependent glucose cotransporter 2 inhibitors. *J. Med. Chem.* **54**: 2952-2960.

4　Poole, R. M. and Dungo, R. T. (2014). Ipragliflozin: first global approval. *Drugs* **74**: 611-617.

5　Variankaval, N., McNevin, M., Shultz, S., and Trzaska, S. (2014). 9. 09 High-throughput screening to enable salt and polymorph screening, chemical purification, and chiral resolution A2. In: *Comprehensive Organic Synthesis II*, 2e (ed. P. Knochel), 207-233. Amsterdam: Elsevier.

6　Huang, L. -F. and Tong, W. -Q. (2004). Impact of solid state properties on developability assessment of drug candidates. *Adv. Drug Deliv. Rev.* **56**: 321-334.

7　Stahl, P. H. and Wermuth, C. G. (2002). *Hand Book of Pharmaceutical Salts: Properties, Selection, and Use.* Weinheim: Verlag Helvitica Chimica Acta: Zurich and Wiley: Zurich and Wiley-VCH.

8　Childs, S. L., Stahly, G. P., and Park, A. (2007). The salt–cocrystal continuum: the influence of crystal structure on ionization state. *Mol. Pharm.* **4**: 323-338.

9　Desiraju, G. R. (1995). Supramolecular synthons in crystal engineering-a new organic synthesis. *Angew. Chem. Int. Ed. Engl.* **34**: 2311-2327.

10　Thakuria, R., Delori, A., Jones, W. et al. (2013). Pharmaceutical cocrystals and poorly soluble drugs. *Int. J. Pharm.* **453**: 101-125.

11　Bolla, G., Mittapalli, S., and Nangia, A. (2014). Celecoxib cocrystal polymorphs with cyclic amides: synthons of a sulfonamide drug with carboxamide coformers. *CrystEngComm* **16**: 24-27.

12　Fabian, L. (2009). Cambridge structural database analysis of molecular complementarity in cocrystals. *Cryst. Growth Des.* **9**: 1436-1443.

13　Mohammad, M. A., Alhalaweh, A., and Velaga, S. P. (2011). Hansen solubility parameter as a tool to predict cocrystal formation. *Int. J. Pharm.* **407**: 63-71.

14　Kawabata, Y., Wada, K., Nakatani, M. et al. (2011). Formulation design for poorly water-soluble drugs based on biopharmaceutics classification system: Basic approaches and practical applications. *Int. J. Pharm.* **420**: 1-10.

15　Saal, C. and Becker, A. (2013). Pharmaceutical salts: a summary on doses of salt formers from the Orange Book. *Eur. J. Pharm. Sci.* **49**: 614-623.

16　Paulekuhn, G. S., Dressman, J. B., and Saal, C. (2007). Trends in active pharmaceutical ingredient salt selection based on analysis of the Orange Book Database. *J. Med. Chem.* **50**: 6665-6672.

17　Morrison, H., Jona, J., Walker, S. D. et al. (2011). Development of a suitable salt form for a GPR40 receptor agonist. *Org. Process Res. Dev.* **15**: 104-111.

18　Galek, P. T. A., Pidcock, E., Wood, P. A. et al. (2012). One in half a million: a solid form informatics study of a pharmaceutical crystal structure. *CrystEng-Comm* **14**: 2391-2403.

19　Cheney, M. L., Weyna, D. R., Shan, N. et al. (2011). Coformer selection in pharmaceutical cocrystal development: a case study of a meloxicam aspirin cocrystal that exhibits enhanced solubility and pharmacokinetics. *J. Pharm. Sci.* **100**: 2172-2181.

20　Pfannkuch, F., Rettig, H., and Stahl, P. H. (2002). Biological effects of the API salt form. In: *Handbook of Pharmaceutical Salts: Properties, Selection, and Use* (ed. P. H. Stahl and C. G. Wermuth), 117-134.

Weinheim: VHCA-Verlag Helvetica Chimica Acta and Wiley-VCH.

21 Morissette, S. L., Almarsson, O., Peterson, M. L. et al. (2004). High-throughput crystallization: polymorphs, salts, co-crystals and solvates of pharmaceutical solids. *Adv. Drug Deliv. Rev.* **56**: 275-300.

22 McCrone, W. (1965). *Physics and Chemistry of the Organic Solid State*, 725-767. New York: Wiley Interscience.

23 Bauer, J., Spanton, S., Henry, R. et al. (2001). Ritonavir: an extraordinary example of conformational polymorphism. *Pharm. Res.* **18**: 859-866.

24 Gardner, C. R., Almarsson, O., Chen, H. et al. (2004). Application of high throughput technologies to drug substance and drug product development. *Comput. Chem. Eng.* **28**: 943-953.

25 Carlson, E. D., Cong, P., Chandler, W. H., Jr., et al. (2005). Apparatuses and methods for creating and testing pre-formulations and systems for same. US6939515.

26 Desrosiers, P., Carlson, E., Chandler, W. et al. (2002). High throughput screening techniques for pre-formulation: salt selection and polymorph studies. *Acta Crystallogr. A* **58**: c9.

27 Remenar, J. F., Morissette, S. L., Peterson, M. L. et al. (2003). Crystal engineering of novel cocrystals of a triazole drug with 1,4-dicarboxylic acids. *J. Am. Chem. Soc.* **125**: 8456-8457.

28 Blagden, N., Coles, S. J., and Berry, D. J. (2014). Pharmaceutical co-crystals - are we there yet? *CrystEngComm* **16**: 5753-5761.

29 Thakur, T. S. and Desiraju, G. R. (2008). Crystal structure prediction of a co-crystal using a supramolecular synthon approach: 2-methylbenzoic acid-2-amino-4-methylpyrimidine. *Cryst. Growth Des.* **8**: 4031-4044.

30 Politzer, P. and Murray, J. S. (2015). Quantitative analyses of molecular surface electrostatic potentials in relation to hydrogen bonding and co-crystallization. *Cryst. Growth Des.* **15**: 3767-3774.

31 Galek, P. T. A., Fabian, L., Motherwell, W. D. S. et al. (2007). Knowledge-based model of hydrogen-bonding propensity in organic crystals. *Acta Crystallogr. B* **63**: 768-782.

32 Issa, N., Karamertzanis, P. G., Welch, G. W. A., and Price, S. L. (2009). Can the formation of pharmaceutical cocrystals be computationally predicted? I. Comparison of Lattice Energies. *Cryst. Growth Des.* **9**: 442-453.

33 Eddleston, M. D., Arhangelskis, M., Fabian, L. et al. (2016). Investigation of an amide-pseudo amide hydrogen bonding motif within a series of theophylline: amide cocrystals. *Cryst. Growth Des.* **16**: 51-58.

34 Issa, N., Barnett, S. A., Mohamed, S. et al. (2012). Screening for cocrystals of succinic acid and 4-aminobenzoic acid. *CrystEngComm* **14**: 2454-2464.

35 Lange, L., Lehmkemper, K., and Sadowski, G. (2016). Predicting the aqueous solubility of pharmaceutical cocrystals as a function of pH and temperature. *Cryst. Growth Des.* **16**: 2726-2740.

36 Bauer, J., Morley, J., Spanton, S. et al. (2006). Identification, preparation, and characterization of several polymorphs and solvates of terazosin hydrochloride. *J. Pharm. Sci.* **95**: 917-928.

37 Bardwell, D. A., Adjiman, C. S., Arnautova, Y. A. et al. (2011). Towards crystal structure prediction of complex organic compounds-a report on the fifth blind test. *Acta Crystallogr. B* **67**: 535-551.

38 Gross, T. D., Schaab, K., Ouellette, M. et al. (2007). An approach to early-phase salt selection: application to NBI-75043. *Org. Process Res. Dev.* **11**: 365-377.

39 Parmar, V. K. and Shah, S. A. (2013). Hydrochloride salt co-crystals: preparation, characterization and physicochemical studies. *Pharm. Dev. Technol.* **18**: 443-453.

40 Black, S. N., Collier, E. A., Davey, R. J., and Roberts, R. J. (2007). Structure, solubility, screening, and synthesis of molecular salts. *J. Pharm. Sci.* **96**: 1053-1068.

41 Bansal, A. K., Kumar, L., and Amin, A. (2008). Salt selection in drug development. *Pharm. Technol.* **32** (3): 128-146.

42 Trask, A. V., Haynes, D. A., Motherwell, W. D. S., and Jones, W. (2006). Screening for crystalline salts via mechanochemistry. *Chem. Commun.* 51-53.

43 Rodriguez-Hornedo, N., Nehm, S. J., Seefeldt, K. F. et al. (2006). Reaction crystallization of pharmaceutical

molecular complexes. *Mol. Pharm.* **3**: 362-367.

44 Zhang, G. G. Z., Henry, R. F., Borchardt, T. B., and Lou, X. (2007). Efficient co-crystal screening using solution-mediated phase transformation. *J. Pharm. Sci.* **96**: 990-995.

45 Trask, A. V., Motherwell, W. D. S., and Jones, W. (2004). Solvent-drop grinding: green polymorph control of cocrystallisation. *Chem. Commun.* 890-891.

46 Weyna, D. R., Shattock, T., Vishweshwar, P., and Zaworotko, M. J. (2009). Synthesis and structural characterization of cocrystals and pharmaceutical cocrystals: mechanochemistry vs slow evaporation from solution. *Cryst. Growth Des.* **9**: 1106-1123.

47 Padrela, L., Rodrigues, M. A., Velaga, S. P. et al. (2009). Formation of indomethacin-saccharin cocrystals using supercritical fluid technology. *Eur. J. Pharm. Sci.* **38**: 9-17.

48 Horst, J. H. T. and Cains, P. W. (2008). Co-crystal polymorphs from a solvent-mediated transformation. *Cryst. Growth Des.* **8**: 2537-2542.

49 Aher, S., Dhumal, R., Mahadik, K. et al. (2010). Ultrasound assisted cocrystallization from solution (USSC) containing a non-congruently soluble cocrystal component pair: caffeine/maleic acid. *Eur. J. Pharm. Sci.* **41**: 597-602.

50 Tripathi, R., Biradar, S. V., Mishra, B., and Paradkar, A. R. (2010). Study of polymorphs of progesterone by novel melt sonocrystallization technique: a technical note. *AAPS PharmSciTech* **11**: 1493-1498.

51 Alhalaweh, A. and Velaga, S. P. (2010). Formation of cocrystals from stoichiometric solutions of incongruently saturating systems by spray drying. *Cryst. Growth Des.* **10**: 3302-3305.

52 Wang, I. -C., Lee, M. -J., Sim, S. -J. et al. (2013). Anti-solvent co-crystallization of carbamazepine and saccharin. *Int. J. Pharm.* **450**: 311-322.

53 Lu, E., Rodriguez-Hornedo, N., and Suryanarayanan, R. (2008). A rapid thermal method for cocrystal screening. *CrystEngComm* **10**: 665-668.

54 McNamara, D. P., Childs, S. L., Giordano, J. et al. (2006). Use of a glutaric acid cocrystal to improve oral bioavailability of a low solubility API. *Pharm. Res.* **23**: 1888-1897.

55 Childs, S. L., Rodriguez-Hornedo, N., Reddy, L. S. et al. (2008). Screening strategies based on solubility and solution composition generate pharmaceutically acceptable cocrystals of carbamazepine. *CrystEngComm* **10**: 856-864.

56 Chiarella, R. A., Davey, R. J., and Peterson, M. L. (2007). Making co-crystalsthe utility of ternary phase diagrams. *Cryst. Growth Des.* **7**: 1223-1226.

57 Li, Z. J., Abramov, Y., Bordner, J. et al. (2006). Solid-state acid-base interactions in complexes of heterocyclic bases with dicarboxylic acids: crystallography, hydrogen bond analysis, and 15N NMR spectroscopy. *J. Am. Chem. Soc.* **128**: 8199-8210.

58 da Silva, C. C., Guimaraes, F. F., Ribeiro, L., and Martins, F. T. (2016). Salt or cocrystal of salt? Probing the nature of multicomponent crystal forms with infrared spectroscopy. *Spectrochim. Acta A Mol. Biomol. Spectrosc.* **167**: 89-95.

59 Guerrieri, P. and Taylor, L. S. (2009). Role of salt and excipient properties on disproportionation in the solid-state. *Pharm. Res.* **26**: 2015-2026.

60 Aakeroy, C. B., Fasulo, M. E., and Desper, J. (2007). Cocrystal or salt: does it really matter? *Mol. Pharm.* **4**: 317-322.

61 Fujii, K., Toyota, K., Sekine, A. et al. (2010). Potassium clavulanate. *Acta Crystallogr., Sect. E: Struct. Rep. Online* **66**: m985-m986.

62 Sarma, B., Chen, J., Hsi, H. -Y., and Myerson, A. S. (2011). Solid forms of pharmaceuticals: polymorphs, salts and cocrystals. *Korean J. Chem. Eng.* **28**: 315-322.

63 Wu, T. -K., Lin, S. -Y., Lin, H. -L., and Huang, Y. -T. (2011). Simultaneous DSC-FTIR microspectroscopy used to screen and detect the co-crystal formation in real time. *Bioorg. Med. Chem. Lett.* **21**: 3148-3151.

64 Miller, J. M., Collman, B. M., Greene, L. R. et al. (2005). Identifying the stable polymorph early in the drug discovery-development process. *Pharm. Dev. Technol.* **10**: 291-297.

65 Morrison, H., Quan, B. P., Walker, S. D. et al. (2015). Appearance of a new hydrated form during development: a case study in process and solid-state optimization. *Org. Process Res. Dev.* **19**: 1842-1848.

66 Morris, K. R., Griesser, U. J., Eckhardt, C. J., and Stowell, J. G. (2001). Theoretical approaches to physical transformations of active pharmaceutical ingredients during manufacturing processes. *Adv. Drug Deliv. Rev.* **48**: 91-114.

67 Aaltonen, J., Alleso, M., Mirza, S. et al. (2009). Solid form screening-a review. *Eur. J. Pharm. Biopharm.* **71**: 23-37.

68 Eddleston, M. D., Sivachelvam, S., and Jones, W. (2013). Screening for polymorphs of cocrystals: a case study. *CrystEngComm* **15**: 175-181.

69 Aitipamula, S., Chow, P. S., and Tan, R. B. H. (2014). Polymorphism in cocrystals: a review and assessment of its significance. *CrystEngComm* **16**: 3451-3465.

70 Grunenburg, A., Henck, J. -O., and Siesler, H. W. (1996). Theoretical derivation and practical application of energy/temperature diagrams as an instrument in preformulation studies of polymorphic drug substances. *Int. J. Pharm.* **129**: 147-158.

71 Newman, A. W., Childs, S. L., and Cowans, B. A. (2008). Salt cocrystal form selection. In: *Preclinical Development Handbook*, vol. **14** (ed. S. C. Gad), 455-481. Hoboken, NJ: Wiley.

72 Newman, A. W., Reutzel-Edens, S. M., and Zografi, G. (2008). Characterization of the hygroscopic properties of active pharmaceutical ingredients. *J. Pharm. Sci.* **97**: 1047-1059.

73 Serajuddin, A. T. M., Thakur, A. B., Ghoshal, R. N. et al. (1999). Selection of solid dosage form composition through drug excipient compatibility testing. *J. Pharm. Sci.* **88**: 696-704.

74 Zannou, E. A., Ji, Q., Joshi, Y. M., and Serajuddin, A. T. M. (2007). Stabilization of the maleate salt of a basic drug by adjustment of microenvironmental pH in solid dosage form. *Int. J. Pharm.* **337**: 210-218.

75 Byrn, S. R., Xu, W., and Newman, A. W. (2001). Chemical reactivity in solid-state pharmaceuticals: formulation implications. *Adv. Drug Deliv. Rev.* **48**: 115-136.

76 Ware, E. C. and Lu, D. R. (2004). An automated approach to salt selection for new unique trazodone salts. *Pharm. Res.* **21**: 177-184.

77 Serajuddin, A. T. M. and Pudipeddi, M. (2002). Salt-selection strategies. In: *Handbook of Pharmaceutical Salts: Properties,Selection, and Use* (ed. P. H. Stahl and C. G. Wermuth), 135-160. Weinheim: Wiley-VCH.

78 Yalkowsky, S. H. (1999). *Solubility and Solubilization in Aqueous Media*. Washington, DC; New York: American Chemical Society, Oxford University Press.

79 Serajuddin, A. T. M. and Mufson, D. (1985). pH-solubility profiles of organic bases and their hydrochloride salts. *Pharm. Res.* **2**: 65-68.

80 Li, S., Doyle, P., Metz, S. et al. (2005). Effect of chloride ion on dissolution of different salt forms of haloperidol, a model basic drug. *J. Pharm. Sci.* **94**: 2224-2231.

81 Reddy, L. S., Bethune, S. J., Kampf, J. W., and Rodriguez-Hornedo, N. (2009). Cocrystals and salts of gabapentin: pH dependent cocrystal stability and solubility. *Cryst. Growth Des.* **9**: 378-385.

82 Yin, S. X. and Grasso, J. A. (2008). Selecting and controlling API crystal form for pharmaceutical development- strategies and processes. *Curr. Opin. Drug Discovery Dev.* **11**: 771-777.

83 Engel, G. L., Farid, N. A., Faul, M. M. et al. (2000). Salt form selection and characterization of LY333531 mesylate monohydrate. *Int. J. Pharm.* **198**: 239-247.

84 Morris, K. R., Fakes, M. G., Thakur, A. B. et al. (1994). An integrated approach to the selection of optimal salt form for a new drug candidate. *Int. J. Pharm.* **105**: 209-217.

85 Bastin, R. J., Bowker, M. J., and Slater, B. J. (2000). Salt selection and optimisation procedures for pharmaceutical new chemical entities. *Org. Process Res. Dev.* **4**: 427-435.

86 International Conference on Harmonisation Q3C(R3) (2015). Impurities: Guidleines for Residual Solvents. In November 2015.

87 Rager, T. and Hilfiker, R. (2012). Application of phase diagrams in co-crystal search and preparation. In: *Pharmaceutical Salts and Co-crystals*, 280-299. The Royal Society of Chemistry.

88 Elder, D. P., Teasdale, A., and Lipczynski, A. M. (2008). Control and analysis of alkyl esters of alkyl and aryl sulfonic acids in novel active pharmaceutical ingredients (APIs). *J. Pharm. Biomed. Anal.* **46**: 1-8.

89 Yu, Z. Q., Chow, P. S., and Tan, R. B. H. (2010). Operating regions in cooling cocrystallization of caffeine and glutaric acid in acetonitrile. *Cryst. Growth Des.* **10**: 2382-2387.

90 Yu, Z. Q., Chow, P. S., Tan, R. B. H., and Ang, W. H. (2011). Supersaturation control in cooling polymorphic co-crystallization of caffeine and glutaric acid. *Cryst. Growth Des.* **11**: 4525-4532.

91 Yamashita, H., Hirakura, Y., Yuda, M., and Terada, K. (2014). Coformer screening using thermal analysis based on binary phase diagrams. *Pharm. Res.* **31**: 1946-1957.

92 Cooke, C. L., Davey, R. J., Black, S. et al. (2010). Binary and ternary phase diagrams as routes to salt discovery: ephedrine and pimelic acid. *Cryst. Growth Des.* **10**: 5270-5278.

93 Yu, Z. Q., Chow, P. S., and Tan, R. B. H. (2014). Design space for polymorphic co-crystallization: incorporating process model uncertainty and operational variability. *Cryst. Growth Des.* **14**: 3949-3957.

94 Trask, A. V., Motherwell, W. D. S., and Jones, W. (2005). Pharmaceutical cocrystallization: engineering a remedy for caffeine hydration. *Cryst. Growth Des.* **5**: 1013-1021.

95 Childs, S. L., Chyall, L. J., Dunlap, J. T. et al. (2004). Crystal engineering approach to forming cocrystals of amine hydrochlorides with organic acids. molecular complexes of fluoxetine hydrochloride with benzoic, succinic, and fumaric acids. *J. Am. Chem. Soc.* **126**: 13335-13342.

96 Takata, N., Shiraki, K., Takano, R. et al. (2008). Cocrystal screening of stanolone and mestanolone using slurry crystallization. *Cryst. Growth Des.* **8**: 3032-3037.

97 Chun, N. -H., Wang, I. -C., Lee, M. -J. et al. (2013). Characteristics of indomethacin-saccharin (IMC-SAC) co-crystals prepared by an anti-solvent crystallization process. *Eur. J. Pharm. Biopharm.* **85**: 854-861.

98 Wang, J., Ding, L., and Yang, C. (2007). Three concomitant polymorphs of 1:1 4,4[prime or minute]-dihydroxybenzophenone/1,2-bis(4-pyridyl)-ethylene: applications of hydrothermal method in searching polymorphs. *CrystEng-Comm* **9**: 591-594.

99 Dhumal, R. S., Kelly, A. L., York, P. et al. (2010). Cocrystalization and simultaneous agglomeration using hot melt extrusion. *Pharm. Res.* **27**: 2725-2733.

100 Boksa, K., Otte, A., and Pinal, R. (2014). Matrix-assisted cocrystallization (MAC) simultaneous production and formulation of pharmaceutical cocrystals by hot-melt extrusion. *J. Pharm. Sci.* **103**: 2904-2910.

101 Alhalaweh, A., Kaialy, W., Buckton, G. et al. (2013). Theophylline cocrystals prepared by spray drying: physicochemical properties and aerosolization performance. *AAPS PharmSciTech* **14**: 265-276.

102 Rehder, S., Christensen, N. P. A., Rantanen, J. et al. (2013). High-shear granulation as a manufacturing method for cocrystal granules. *Eur. J. Pharm. Biopharm.* **85**: 1019-1030.

103 Brittain, H. G. and Felice, P. V. (2012). Intravenous formulation with watersoluble cocrystals of acetylsalicylic acid and theanine. US 8173625 B2.

104 Masuda, T., Yoshihashi, Y., Yonemochi, E. et al. (2012). Cocrystallization and amorphization induced by drug-excipient interaction improves the physical properties of acyclovir. *Int. J. Pharm.* **422**: 160-169.

105 Hickey, M. B., Peterson, M. L., Scoppettuolo, L. A. et al. (2007). Performance comparison of a co-crystal of carbamazepine with marketed product. *Eur. J. Pharm. Biopharm.* **67**: 112-119.

106 Imamura, M., Nakanishi, K., Shiraki, R., et al. (2012). Cocrystal of c-glycoside derivative and L-proline. US 8,097,592 B2.

107 Munster, P. N., Britten, C. D., Mita, M. et al. (2007). First study of the safety, tolerability, and pharmacokinetics of CP-724,714 in patients with advanced malignant solid HER2-expressing tumors. *Clin. Cancer Res.* **13**:

1238-1245.

108 Childs, S. L., Kandi, P., and Lingireddy, S. R. (2013). Formulation of a danazol cocrystal with controlled supersaturation plays an essential role in improving bioavailability. *Mol. Pharm.* **10**: 3112-3127.

109 Smith, A. J., Kavuru, P., Arora, K. K. et al. (2013). Crystal engineering of green tea epigallocatechin-3-gallate (EGCg) cocrystals and pharmacokinetic modulation in rats. *Mol. Pharm.* **10**: 2948-2961.

110 Raghavan, K. S., Ranadive, S. A., Bembeneck, K. S., et al. (2003). Pediatric formulation of gatifloxacin. BG20030108444D.

111 Jung, M. -S., Kim, J. -S., Kim, M. -S. et al. (2010). Bioavailability of indomethacin-saccharin cocrystals. *J. Pharm. Pharmacol.* **62**: 1560-1568.

112 Remenar, J., Macphee, M., Peterson, M., et al. (2004). Novel crystalline forms of conazoles and methods of making and using the same.

113 Variankaval, N., Wenslow, R., Murry, J. et al. (2006). Preparation and solidstate characterization of nonstoichiometric cocrystals of a phosphodiesterase-IV inhibitor and l-tartaric acid. *Cryst. Growth Des.* **6**: 690-700.

114 Cheney, M. L., Shan, N., Healey, E. R. et al. (2010). Effects of crystal form on solubility and pharmacokinetics: a crystal engineering case study of lamotrigine. *Cryst. Growth Des.* **10**: 394-405.

115 Zaworotko, M. J., Shytle, R. D., Ong, T. T., et al. (2012). Lithium compositions. WO 2012129568.

116 Weyna, D. R., Cheney, M. L., Shan, N. et al. (2012). Improving solubility and pharmacokinetics of meloxicam via multiple-component crystal formation. *Mol. Pharm.* **9**: 2094-2102.

117 Hickey, M. B., Peterson, M., Almarsson, O., and Oliveira, M. (2007). Modafinil compositions. US 2007/0021510 A1.

118 Smith, A. J., Kavuru, P., Wojtas, L. et al. (2011). Cocrystals of quercetin with improved solubility and oral bioavailability. *Mol. Pharm.* **8**: 1867-1876.

119 Dova, E., Mazurek, J. M., and Anker, J. (2008). Tenofovir disoproxil hemi-fumaric acid co-crystal. WO2008143500A1.

120 Li, M., Qiu, S., Lu, Y. et al. (2014). Investigation of the effect of hydroxypropyl methylcellulose on the phase transformation and release profiles of carbamazepine-nicotinamide cocrystal. *Pharm. Res.* **31**: 2312-2325.

121 Raijada, D., Cornett, C., and Rantanen, J. (2013). A high throughput platform for understanding the influence of excipients on physical and chemical stability. *Int. J. Pharm.* **453**: 285-292.

122 Chow, S. F., Chen, M., Shi, L. et al. (2012). Simultaneously improving the mechanical properties, dissolution performance, and hygroscopicity of ibuprofen and flurbiprofen by cocrystallization with nicotinamide. *Pharm. Res.* **29**: 1854-1865.

123 Trask, A. V., Motherwell, W. D. S., and Jones, W. (2006). Physical stability enhancement of theophylline via cocrystallization. *Int. J. Pharm.* **320**: 114-123.

124 Zhang, G., Gao, L., Zhang, Z. et al. (2012). Heating-induced phase transition of bupropion hydrobromide polymorphs. *J. Pharm. Sci.* **101**: 3091-3095.

125 Zimmermann, A., Tian, F., Lopez de Diego, H. et al. (2008). Influence of the solid form of siramesine hydrochloride on its behavior in aqueous environments. *Pharm. Res.* **26**: 846.

126 Hausman, D. S., Cambron, R. T., and Sakr, A. (2005). Application of on-line Raman spectroscopy for characterizing relationships between drug hydration state and tablet physical stability. *Int. J. Pharm.* **299**: 19-33.

127 Zhang, G. G. Z., Law, D., Schmitt, E. A., and Qiu, Y. (2004). Phase transformation considerations during process development and manufacture of solid oral dosage forms. *Adv. Drug Deliv. Rev.* **56**: 371-390.

128 Romer, M., Heinamaki, J., Miroshnyk, I. et al. (2008). Phase transformation of erythromycin a dihydrate during fluid bed drying. *J. Pharm. Sci.* **97**: 4020-4029.

129 Chongprasert, S., Griesser, U. J., Bottorff, A. T. et al. (1998). Effects of freeze-dry processing conditions on the crystallization of pentamidine isethionate. *J. Pharm. Sci.* **87**: 1155-1160.

130 Newman, A. (2013). Specialized solid form screening techniques. *Org. Process Res. Dev.* **17**: 457-471.

131 Alleso, M., Tian, F., Cornett, C., and Rantanen, J. (2010). Towards effective solid form screening. *J. Pharm. Sci.* **99**: 3711-3718.

132 Wardrop, J., Law, D., Qiu, Y. et al. (2006). Influence of solid phase and formulation processing on stability of abbott-232 tablet formulations. *J. Pharm. Sci.* **95**: 2380-2392.

133 Ward, G. H. and Schultz, R. K. (1995). Process-induced crystallinity changes in albuterol sulfate and its effect on powder physical stability. *Pharm. Res.* **12**: 773-779.

134 Stanton, M. K., Tufekcic, S., Morgan, C., and Bak, A. (2009). Drug substance and former structure property relationships in 15 diverse pharmaceutical co-crystals. *Cryst. Growth Des.* **9**: 1344-1352.

135 Bak, A., Gore, A., Yanez, E. et al. (2008). The co-crystal approach to improve the exposure of a water-insoluble compound: AMG 517 sorbic acid co-crystal characterization and pharmacokinetics. *J. Pharm. Sci.* **97**: 3942-3956.

136 Koradia, V., Fontelonga de Lemos, A. F., Alleso, M. et al. (2011). Phase transformations of amlodipine besylate solid forms. *J. Pharm. Sci.* **100**: 2896-2910.

137 Karki, S., Frišˇciˊc, T., Jones, W., and Motherwell, W. D. S. (2007). Screening for pharmaceutical cocrystal hydrates via neat and liquid-assisted grinding. *Mol. Pharm.* **4**: 347-354.

138 Jayasankar, A., Somwangthanaroj, A., Shao, Z. J., and Rodriguez-Hornedo, N. (2006). Cocrystal formation during cogrinding and storage is mediated by amorphous phase. *Pharm. Res.* **23**: 2381-2392.

139 Rohrs, B. R., Thamann, T. J., Gao, P. et al. (1999). Tablet dissolution affected by a moisture mediated solid-state interaction between drug and disintegrant. *Pharm. Res.* **16**: 1850-1856.

140 Grillo, D., Polla, G., and Vega, D. (2012). Conformational polymorphism on imatinib mesylate: grinding effects. *J. Pharm. Sci.* **101**: 541-551.

141 Lin, J. H., Ostovic, D., and Vacca, J. P. (1998). The integration of medicinal chemistry, drug metabolism, and pharmaceutical research and development in drug discovery and development. In: *Integration of Pharmaceutical Discovery and Development: Case Histories* (ed. R. T. Borchardt, R. M. Freidinger, T. K. Sawyer and P. L. Smith), 233-255. Boston, MA: Springer US.

142 Reutzel-Edens, S. M., Kleemann, R. L., Lewellen, P. L. et al. (2003). Crystal forms of LY334370 HCl: isolation, solid state characterization, and physicochemical properties. *J. Pharm. Sci.* **92**: 1196-1205.

143 Di Martino, P., Malaj, L., Censi, R., and Martelli, S. (2008). Physico-chemical and technological properties of sodium naproxen granules prepared in a high-shear mixer-granulator. *J. Pharm. Sci.* **97**: 5263-5273.

144 Stanton, M. K. and Bak, A. (2008). Physicochemical properties of pharmaceutical co-crystals: a case study of ten AMG 517 co-crystals. *Cryst. Growth Des.* **8**: 3856-3862.

145 Kambayashi, A. and Dressman, J. B. (2013). An in vitro-in silico-in vivo approach to predicting the oral pharmacokinetic profile of salts of weak acids: case example dantrolene. *Eur. J. Pharm. Biopharm.* **84**: 200-207.

146 Zannou, E. A., Li, P., and Tong, W. -Q. (2009). Product lifecycle management (LCM). In: *Developing Solid Oral Dosage Forms: Pharmaceutical Theory and Practice*, 911-921. Elsevier.

147 FDA (2016). Regulatory Classification of Pharmaceutical Co-Crystals (Draft).

148 EMA (2014). Reflection Paper on the Use of Cocrystals and Other Solid State Forms of Active Substances in Medicinal Products (Draft).

149 Almarsson, O., Peterson, M. L., and Zaworotko, M. (2012). The A to Z of pharmaceutical cocrystals: a decade of fast-moving new science and patents. *Pharm. Patent Analyst* **1**: 313-327.

150 Bernstein, J. (2006). Polymorphism and patents from a chemist's point of view. In: *Polymorphism: in the Pharmaceutical Industry* (ed. R. Hilfiker), 365-384. Wiley-VCH.

151 Bernstein, J. (2007). Polymorphism and patents. In: *Polymorphism in Molecular Crystals*. Oxford University Press.

152 Lin, J. H. (1999). Role of pharmacokinetics in the discovery and development of indinavir. *Adv. Drug Deliv. Rev.* **39**: 33-49.

153 FDA. http://www. merck. com/product/usa/pi_circulars/c/crixivan/crixivan_pi. pdf (accessed 23 February 2016).

154 Lui, C. Y., Ostovic, D., Katdare, A. V., and Stemach, C. (2003). Dry granulation formulation for an HIV protease inhibitor. US Patent 6,645,961.

155 Yeh, K. C., Deutsch, P. J., Haddix, H. et al. (1998). Single-dose pharmacokinetics of indinavir and the effect of food. *Antimicrob. Agents Chemother.* **42**: 332-338.

156 Wu, C. -Y. and Benet, L. Z. (2005). Predicting drug disposition via application of BCS: transport/absorption/elimination interplay and development of a biopharmaceutics drug disposition classification system. *Pharm. Res.* **22**: 11-23.

157 Li, J. J. (2009). *Triumph of the heart: the story of statins*. New York: Oxford University Press.

158 Briggs, C. A., Jennings, R. A., Wade, R. et al. (1999). Crystalline [R-(R*,R*]-2-(4-difluorophenyl)-β,δ-dihydroxy-5-(1-methylehtyl)-3-phenyl-4-[phenylamino) carbonyl]-1H-pyrrole-1-heptanoic acid hemi calcium salt (atorvastatin). US Patent 5,969,156.

159 *Pfizer Citizen Petition Docket no 2005P*.

160 Byrn, S. R., Coates, D. A., Gushurst, K. S., et al. (2003). Crystalline Forms of [R-(R*,R*]-2-(4-difluorophenyl)-β,δ- dihydroxy-5-(1-methylehtyl)-3-phenyl-4-[phenylamino)carbonyl]-1H-pyrrole-1-heptanoic acid hemi calcium salt (2:1). US Patent 6,605,729.

161 Tesslor, L., Aronhime, J., Lifshitz-Liron, R., et al. (2007). Crystal forms of atorvastatin hemicalcium and processes for their preparation as well as novel processes for preparing other forms. US Patent 7,256,212.

162 Van Der Schaaf, P. A., Blatter, F., Szelagiewicz, M. and Schoning, K. -U. (2009). Crystalline Forms of Atorvastatin. US Patent 7,538,136.

第 11 章
降低粒径：从微米级到纳米级

11.1　粒径的战略计划和风险管控

药物开发早期是验证新的原料药／活性药物成分（API）是否能够达到理想有效性和安全性的阶段。在这一阶段，药物可能由于生物利用度（bioavailability）低而无法实现药物功效和安全性的目标，这通常与药物可控的最重要特性之一——粒径（PS）有关。众所周知，粒径是许多药物的重要参数[1]，在药物研发的早期阶段，粒径控制往往是一个挑战。这种挑战是若干实际因素的综合结果，包括：有限的原料供应，用于精确设计粒径的方法或推断最佳粒径范围的实验和生物利用度数据有限，或没有足够的时间和材料来优化API 和药品的生产工艺等。倘若能在首次人体（first-in-human，FIH）试验和其他概念验证（proof-of-concept，POC）临床试验中证明药物具有足够的安全性和有效性，上述大部分问题，如材料、方法和生产过程都可以在整个研发项目中进行优化解决。

早期研发的主要目标是为公司和患者提供可快速推进开发的合适药物，以及通过适当的剂型或工艺优化来最大程度地提高药物开发的成功率。其次，同样重要的目标是通过监管审批，证明新药产品的安全性和有效性。最终，这些方法将有助于药物的成功开发及后续投产，以实现尽可能长期为患者提供安全有效药物的目标。

随着粒径被确定为一种可能存在的风险，评估这种风险也变得非常重要。ICH Q6A 是一部重要的针对 API 和新药产品而制定的全球规范化指南[2]。除了指南中列举的通用试验外，还指出可以根据具体情况思考 API 或药品的粒径控制和分析方法。是否需要对粒径进行控制和测量取决于对 API 和药品的原有认知，包括粒径与溶出度、生物利用度、药品加工和药品性能的关系。当粒径对 API 和制剂的质量有影响时，规范中应包括单独的测试和标准。对于计划应用于固体药品或混悬药品的某些 API，粒径可能会对溶出度、生物利用度和稳定性产生重大影响。在这种情况下，应通过适当的步骤进行粒径分布测试，并提供验收标准。

当药物开发的关注点是生物利用度时，如与低溶解度或缓慢的溶出度有关，则必须确定降低风险的策略。进行风险评估的方法有很多，每种方法都包括对可能性、速度、持续性和影响的评价，都可能含有许多编号系统或文字描述。表 11.1 涵盖了一项综合评估，风险参数和描述如下所述。可能性通常使用"极小、不可能、有可能、很可能和几乎确定"等词语描述以表示研发团队判定的风险是否会导致问题出现的确定程度。该表显示粒径影响高溶解度药物生物利用度的可能性极小，而对低溶解度药物则相反。高溶解度药物生物利用度对粒径影响的响应速度较慢，这意味着不可能在临床前和早期开发阶段检测到这种依赖性，而一旦发现，可能需要大量的时间来处理这一问题。粒径对难溶性药物生物利用度的影响速度为中等至很高，这意味着该问题可能立即或在几个月内被发现。因此，一种药物的常规临床前制剂应充分溶解以显示足够的临床前效果，使药物可以被顺利推进至开发阶段。但是在开展临床研究前，必须对制剂中的微粒尺寸（可能是微米级或纳米级）进行良好的控制，这样才能充分评估药物的暴露量、剂量依赖和有效性。药物持续性，评估一项风险是几乎不可能发生还是很可能发生的事件，主要取决于企业的药物研发实力和技术水平，但由于新原料药的溶解度一直呈下降趋势，近几年来已成为可能发生的事件。

表 11.1　粒径对高、低溶解度药物生物利用度影响的风险评估（根据具体 API 和公司能力可能有所不同）

风险评估	BCS Ⅰ类和Ⅲ类（高溶解度）	BCS Ⅱ类和Ⅳ类（低溶解度）
可能性	极小	很可能至几乎确定
速度	很低	中等至很高
持续性	几乎不可能	很可能
对早期开发的影响	微不足道或较小	重要至极其严重
对开发后期及生产的影响	微不足道或较小	较小至中等

表 11.1 还列举了对药物早期和后期开发潜在影响的评估。这种影响是出现问题后的结果，其范围从微不足道到极其严重。通常，风险与财务状况、客户（或员工）健康和安全、业务中断、声誉或公司目标有关。对开发后期的影响相对较小。对于高溶解度药物，在某些情况下甚至不需要监控粒径，如液体制剂。在开发后期，控制不溶性药物粒径的影响需要在控制和测试方面投入长期的成本，这通常被视为业务的一部分。最重要的问题是对药物早期开发的影响。无论一家公司是有许多药物正在生产中，还是仅依赖于某种新药作为其生产系统中为数不多的药物，临床前或早期临床试验中暴露量的不足都会造成极其严重的后果，这意味着如果仅评估财务风险，已经投入的资金成本及未来难以达到的预期收入的金额可能十分巨大，如 1000 万美元。此外，对公司目标及声誉造成影响的可能风险也很高。而对于急需这一药物的患者而言，其影响最为糟糕。基于以上原因，在早期开发中认真思考粒径问题是十分必要的。

　　想要降低风险，在药物制备过程中就应注重控制粒径的分布。在开发早期和药品开发阶段，粒径分布对溶解度较差药品的理化性质和生物特性具有重大的影响。

11.2　粒径降低技术

　　降低粒径是最古老的药物开发技术之一。常规的粒径降低技术通常为生产特定尺寸范围的颗粒提供方法支持，从而使药品研发中各批次之间的 API 粉末和颗粒性质保持不变。API 的粒径对药品的可加工性、稳定性、成分均一性及外观具有至关重要的影响。在这种情况下，需要开发一种性质稳定的降低粒径的方法，以达到 API 和药品的粒径标准[2]。更重要的是，在不改变候选药物化学性质的前提下，降低粒径必须采用一种安全且可以提高药物生物利用度的方法。虽然传统的粒径微粉化仍然是降低粒径的基本方法，但想要使水溶性差的药物表现出合适的生物特性，还需要将晶体药物纳米化。近年来，已开发的各种纳米颗粒技术使候选药物粒径可以维持在纳米范围，并已被成功应用于早期开发和商品开发阶段的制剂中[3]。

降低粒径的技术通常采用两种原理，分别称为自上而下（top-down，从大到小）和自下而上（bottom-up，从小到大）。自上而下的技术主要是将 API 粗粉的机械粒径降低至适合药品开发的尺寸。自下而上的技术则主要是从溶液中析出沉淀以产生理想粒径的晶体原料。有时，会联合应用两种方法以获得具有理想物理性质和生物特性的药物。

11.2.1　自上而下的方法

小规模制备或商业生产所获得的 API，通常包含各种粒径的晶体颗粒。有时，较大的粒径或变化的粒径为制剂生产增加了一定的难度。降低药物粗粉粒径自上而下的方法是生产粒径范围较窄的较小颗粒的最直接方法。自上而下的机械粒径降低技术包括干磨法（如研磨、破碎）、湿磨法（可能在结晶过程中或结晶后），以及湿介质研磨法（wet media milling）或高压均质化法（high-pressure homogenization，HPH）。

气流粉碎机（jet mill）是自上而下方法中最常用的干磨法技术，该法利用压缩空气或惰性气体的高速喷射流，使 API 发生微粒间的撞击，从而获得粒径分布较窄的精细或超细药物粉末。气流粉碎机设备由一个圆柱体组成，其允许将 API 连续送入粉碎机。压缩气体通过与气缸壁相切的喷嘴进入粉碎机，形成涡旋。药物在涡旋内部经过反复研磨后，较小、较轻的颗粒被送至涡漩的外缘并进入细粉收集装置。气流粉碎机可以设定输送至涡漩外缘的颗粒粒径，进而将符合标准的颗粒送至细粉收集装置，同时在漩涡内部继续粉碎粒径大于标准的颗粒，使最终的药物粒径分布变窄。气流粉碎机具有产品粒径小、无污染，以及适用于热敏性药物的优点[4]。

湿磨法是一种自下而上的过程，在粉碎室中利用液体介质来降低药物的粒径。作为最古老的制备超细悬浮液的方法之一，湿介质研磨法被改进用于制备纳米晶体材料并使其性质稳定。典型的湿介质研磨过程通常将分散在液体介质（通常是水）中的药物装入粉碎室。粉碎介质一般采用陶瓷（如钇稳定的二氧化锆）、高度交联的聚苯乙烯树脂、不锈钢或玻璃制成的小珠。在湿介质研磨粉碎过程中，通过粉碎介质和药物颗粒之间、药物颗粒之间，以及药物微粒与粉碎室壁之间的碰撞来实现药物粒径的降低[3]。为了提高药物粒径降低的效果和稳定纳米级颗粒，通常将表面活性剂与药物一起添加至粉碎室中。表面活性剂对形成稳定的纳米悬浮液发挥着重要作用[5]。除了直接用作纳米混悬剂外，由湿介质研磨法制成的纳米悬浮液可通过冷冻干燥或喷雾干燥技术，应用于片剂和胶囊剂等固体制剂。

HPH 是另一种自上而下的技术，广泛用于制备水溶性较差药物的纳米悬浮液。在 HPH 中，首先将 API 分散至合适的液体中，然后通过高压泵将其压入匀质器的开启阀门，在高速通过阀门后，颗粒会经历突然的压力下降。颗粒粒径的降低是通过颗粒彼此之间的碰撞及颗粒与匀质器之间的碰撞实现的。HPH 适用于水性和非水性流体介质，并可克服传统降低粒径方法的缺点，如非晶化、多晶型转变，以及与常规粉碎工艺相关的高机械能而导致的金属污染[6]。

11.2.2 自下而上的方法

自下而上的方法通过结晶过程来控制粒径。在 API 的制备和生产过程中，通常采用以下几种传统结晶方法，如溶液反应、蒸发、添加抗溶剂、加热和冷却，以及制浆，这些方法通常可以生成理想的晶型。然而，在药品研发过程中，晶体材料的粒径可能太大，导致不能达到所需的生物利用度，或者粒径分布太宽而无法控制其物理性质和生物特性。此外，采用传统结晶技术造成的粒径大小和粒径分布的批次间差异，将使药品研发过程中的质量控制变得困难。即便存在上述可能的问题，由于自下而上的方法在控制粒径以优化晶体颗粒方面易于实施，故在 API 制备和生产过程中，相较于自上而下的方法，应优先考虑。

受热力学因素和动力学因素共同控制，结晶过程具有高度可变性和不可控性。药物结晶过程中生成晶体的大小和形状通常受结晶条件的影响，包括溶液的浓度、温度和杂质。采用晶种法结晶 API 是控制 API 批次间差异、获得具有合适粒径分布的理想晶型的主要方法之一。想要达到最优的结晶效果，需要注重优化晶种的数量和粒径[7]。除了药物本身，添加聚合物也可用于控制结晶和重结晶。

近年来，声结晶（sonocrystallization）（使用超声结晶）作为一种自下而上的方法在制药领域被广泛研究。超声波会在较低的过饱和度下触发成核作用，随后在更低的过饱和度下发生晶体生长。利用这一方法，可以在结晶过程中控制粒径和粒径分布。在实验室规模上有多种类型的超声设备，包括不同类型的超声清洗器、探头和反应器。利用各种超声设备进行的声结晶是一种有效、适用范围广、无创的改善晶体性质的方法，特别是其具有较小的晶体粒径、较窄的粒径分布和较好的结晶重现性等优点。在早期药物开发阶段，候选药物的量非常有限，而该方法可应用于毫克级的样品，因此已成为最常用的自下而上的方法[8]。虽然声结晶适用于在早期药物开发过程中制备微米级和纳米级的晶体颗粒，但将其应用于药品商业化开发的大规模生产仍然是一个挑战。为了实现可用于早期制备和商业化生产的微米级和纳米级晶体药物，研究人员还研究了其他自下而上的方法，如喷雾干燥[9]、冷冻干燥[10]和超流体结晶[11]。

自上而下法、自下而上法或两种方法的组合已被广泛用于生产具有所需粒径大小和粒径分布的晶体颗粒。在早期药物开发中，自上而下的湿磨法和自下而上的声结晶法在实验室被广泛使用。以湿介质研磨法为基础的技术正逐渐趋于成熟，应用于生产商业规模的纳米级结晶药物，已被用于几种上市药品的开发。

11.3　粒径分析

11.3.1　监管和质量方面的考量

在药物开发的早期阶段，一旦出现新的药物样品，通常需要对其进行粒径分析。如 ICH Q6A 中和决策树 3：药物粒径分布验收标准（Decision Tree #3：Setting Acceptance Criteria for Drug Substance Particle Size Distribution）中所明确描述的，对于最终应用于患者的药品，这未必完全正确。这是用于判定原料药释放规格是否满足所需标准的指南，但未讨论方法、验证标准和报告指标。因此，其不完全适用于早期药物开发，因为此时正在收集做出相关决定和计划的数据。然而，这也明确指出了，在早期开发阶段收集粒径大小及相关的分析和生物利用度数据，对于潜在的监管尤为重要，可以为研发和生产的全过程提供支持。该指南还认为需要对非肠道给药制剂中可见微粒和亚可见微粒（显微镜下可见微粒）进行评估。尽管在讨论粒径时通常不考虑评估微粒大小的增长，但对于液体药品（包括混悬剂和注射剂）而言，这关系到重要的安全性和有效性。

表 11.2 列举了诸多与粒径有关的指南，如《美国药典 - 国家处方集》（United States Pharmacopeia-National Prescription Collection，USP-NF）、美国食品药品管理局（FDA）和国际标准化组织（International Standard Organization，ISO）指南。此外，世界卫生组织（WHO）也提供了一系列官方药典目录。为了全球统一标准，很多工作还在开展过程中，因此本章将参考美国药典（USP，www.usp.org）和 ISO 标准。

表 11.2　基于样品制备、数据分析及所需粒径和 / 或微粒大小分析的产品类型相关指南

粒径主题	USP 39-NF 34	ISO 标准	美国 FDA 指南
鼻用和吸入制剂的粒径和微粒	＜ 601 ＞，＜ 1601 ＞	27891	鼻腔喷剂和吸入溶液、混悬和喷雾剂药品——化学、生产和管理文件（Ⅰ）
脂质注射乳剂中球状体大小分布	＜ 729 ＞		
注射用微粒	＜ 788 ＞，＜ 790 ＞，＜ 1788 ＞		Q4B 附件 3
眼用药品微粒	＜ 751 ＞，＜ 771 ＞，＜ 788 ＞，＜ 789 ＞，＜ 1788 ＞		
眼用药品的粒径	＜ 429 ＞，＜ 786 ＞		
蛋白注射液中的亚可见微粒	＜ 787 ＞，＜ 1787 ＞		
粉末细度	＜ 811 ＞	26824	
辅料性能	＜ 1059 ＞，＜ 1195 ＞		
散装粉末取样	＜ 1097 ＞		
替代产品			喷剂药品的颗粒尺寸
粒径数据说明		9276-1，-2，-3，-4，-5，-6	

注：这不是一个完整的汇编。

11.3.2　粒径技术

本节重点介绍所用仪器类型，以及粒径技术的优势和面临的挑战。部分优秀的综述文章和参考文献[12-16]对仪器设计进行了深入探讨。因此，除非必要，本章关于仪器设计方面的讨论将不再赘述。此外，需注意，"技术"（technique）一词是用作仪器类型的通用术语，而"方法"（method）一词是用于具有特定参数设置、样品制备、样品输入、样品测试、数据分析及数据报告的特定仪器。

许多不同类型的粒径分析技术被用于药物的早期开发及后续研究。**表 11.3** 列举了许多技术，包括在线分析和颗粒分析，涵盖了从纳米颗粒到颗粒的所有粒径范围，用于复杂系统［包括纳米悬浮剂、胶体、蛋白、单克隆抗体（monoclonal antibody，mAb）］的粒径技术，以及其他混悬或分散颗粒的材料。尽管此表并不全面，但其包含了制药行业最常用、通过验证的材料评估和测试方法。除了在早期开发中的用途，其中一些技术还可用于稳定性测试和最终药品的发布。

11.3.3　合适技术或系列技术的选择

了解每个仪器的设计差异非常重要。这些设计差异包括不同的物理原理，相似物理原理的不同参数，不同数据的分析方法（通常是专有的），不同的误差来源，以及粒径的不同方面。令人困惑的是，"粒径"一词并没有严格的定义。粒径可认为是最明显的长度（类比于标枪的长度或儿童足球的直径），也可抽象为等效球体直径（equivalent spherical diameter）的长度。等效球体直径是指等体积球体的直径，通常是通过各种探测器上的光散射强度获得的，并通过指定的计算公式计算，如某一标枪和儿童足球具有相似的等效球体直径。此外，一些技术可直接测量颗粒的弦长，但由于这是一个随机的弦长，因此可能不是最长的弦长。其他技术还可以测量可能受颗粒形状和形态（即光滑表面及粗糙表面），以及气流变形影响的空气动力学粒径，尤其适用于气雾剂药品的测试。所有测量方法本质上是不同的，由此得出的结果也会有所不同。大多数有关粒径分析的文章都对样品量和采样进行了探讨[16, 17]，而其他文章则专门集中讨论采样和合适样品量的确定，以及适当地大量采样[17]。

即使在相同类型的仪器中，测试方法也可能不等效，因为样品的制备、分散力、分析区域内的动力学、检测器的排列和规格，以及数据分析算法都可能不同。此外，在特定的仪器模型中，仪器制造的细微差异也会导致不同的粒径。这是在脆性材料的方法转移过程中最常出现的恼人问题。这一问题和相关的结果偏差往往可以通过仪器预审程序消除。更复杂的是，在技术中对粒径的定义并不清晰。例如，一个评估目标颗粒粒径的模型将提供离散的数字并由研发团队解释结果，然后将其转移到一种或多种技术中。如上所述，一个由模型导出的 ≤ 20 μm 的目标，可能被设置为 90% ≤ 20 μm，在显微镜观察下，这意味着 90% 数量的颗粒粒径 ≤ 20 μm；而在激光散射技术（laser light scattering，LLS）中，这意味着 90% 体积的颗粒粒径 ≤ 20 μm。在光学显微镜（optical microscopy，OM）分析中，

表 11.3　制药行业中常见的粒径测量和微粒检测技术

技术	描述	指导参考 (USP/ISO) [a]	PSD 范围 [b] (μm)	常见用途	方法开发的挑战
在线技术					
相位多普勒颗粒分析仪 (phase doppler particle analyzer, PDPA)	流动颗粒将光从 2 束激光散射到多个探测器以测量多普勒事件之间的相移	—	0.1～200	以空气或液体中颗粒或液滴的大小和速度来监测流化床、雾化喷雾和其他流动系统	可检测粒径范围用取决于检测器的数量，折射率的相似性，非正交速度，外来光，小颗粒噪声增加，大颗粒流动性不足
空间滤波测速 (spatial filtering velocimetry, SFV) 或聚焦光束反射测量 (FBRM)	弦长是根据颗粒在激光区或反射区内通过所需的时间计算的	—	0.5～6000	在结晶、形成微粒过程中颗粒的外观和生长（数量和大小）	高浓度、颗粒速度不同、传感区非层流、折射率的相似性
声速	基于声波在传感区内的时间	—	取决于液体速度（100～10000 m/s）	结晶颗粒生长和过饱和	溶剂密度随温度变化没有作用
实时光学图像分析	基于时间拍摄的图像 - 颗粒计数和表征	—	≥ 0.1	结晶、颗粒生长、形态、悬浮液、微粒形成	颗粒在视野外、高浓度会混淆图像分析
分析技术					
滤网	颗粒通过筛网	USP <786>，ISO4497 1CH Q4B −Annex 12 [c]	≥ 75（如果能够验证，则较小）	辅料、高溶解性药物、聚集体 [d]	筛网过载、粉末粘聚、颗粒破损
光学图像分析 [光学显微技术 (OM)]	通过显微镜的静态视图	USP <776> ISO13322-1	≥ 0.1	小样本量、形态分析、其他技术的参考	颗粒太小（拼接多个区域可改善数量计数）、分散技术、物镜选择、图像分析标准
流动成像显微镜 (flow imaging microscopy, FIM)	在微流通道中粒子流的光学成像		1～1000	亚可见微粒——可视化蛋白聚集体或气泡	样品准备（无尘室）、流动、成像
动态（流动）图像分析 [dynamic (flow) image analysis, DIA]	粒子流过相机	USP <776> ISO13322-2	≥ 0.1	尺寸分布和形态分布 [通常改名为亮视野 (brightfield)，用于亚可见微粒表征]	颗粒破损、分散不足、图像分析标准
扫描电子显微镜 (scanning electron microscopy, SEM)	通过散射和样品产生电子的静态图像	USP <1181>	≥ 0.001	形态特征和尺寸的表征	由于计数统计不佳，很少采用此方法，声音和温度变化会降低灵敏度

续表

技术	描述	指导参考（USP/ISO）[a]	PSD 范围[b]（μm）	常见用途	方法开发的挑战
激光散射（LLS）	粒子散射激光——根据角散射强度计算 PSD	USP <429> ISO13320	0.01 ~ 3500	粒径分布、固体、悬浮液、乳液、液滴尺寸等	分散技术（可导致颗粒破碎、聚集、溶解、沉淀）；模型选择[弗朗合费理论与米氏理论（Fraunhofer, Mie）的实际和虚拟折射率]，特别是湿法的样品大小
动态光散射（dynamic light scattering, DLS）/光子关联光谱（photon correlation spectroscopy, PCS）	散射光的时间测量——检测溶液中的布朗运动和扩散	USP <729> ISO22412 ISO13321	0.0003 ~ 10	分子量 < 1000 Da 的分子、评估脂质体注射剂、胶体、蛋白等球体的大小	温度波动、振动、溶液稀释不足
级联碰撞（cascade impaction, CI）	颗粒大小和空气速度影响惯性碰撞	USP <601> USP <1601>	0.5 ~ 5	吸入粉末、气溶胶、喷雾剂、雾化气溶胶可通过 CI 验证作为替代技术（如 LD、TOF）	喷嘴出口直径测量；气体流量控制；从 CI 到气溶胶的热传导；分析测量技术（通常为 HPLC）；仪器设计（每个产品评估许多设计）
飞行时间（time of flight, TOF）	粒子加速到传感区（以散射激光或质谱法检测）	—	0.3 ~ 20	吸入产品（针对 CI 进行验证）	稀释效应；液滴变形；颗粒或液滴密度；激光测量区域中的多个颗粒；受密度和形状影响的超-斯托克斯（ultra-Stokesian）直径、分析技术（质谱图）
基质辅助激光解吸附/TOF 质谱仪电离（matrix-assisted laser desorption/ionization with TOF mass spectrometer, MALDI-TOF）	混合有样品的基质以紫外激光加热蒸除部分基质，蒸发的样品通过 TOF 质谱分析		分子量	蛋白质、肽、其他生物分子和聚合物的分子量	基质选择（通常是低分子量有机酸挥发油，具有较强的紫外/红外吸收）是优化电离和分辨率且不降解蛋白的关键
电传感区（electric sensing zone, HIAC）	流体或电解质中的粒子通过带电孔（测量电阻变化）	USP <1787> ISO 13319	0.4 ~ 1600	微粒计数、小分子的粒径分布、污染物颗粒、如纤维、蛋白、聚合物和红细胞等	稀释、溶解小颗粒；沉淀；在溶液中聚集；溶剂介质的选择至关重要
PDPA	参阅在线技术部分中的相位多普勒粒子分析仪				
小角度 X 射线散射（small angle X-ray scattering, SAXS）	XRD 偏转在 $0.1° ~ 10°$ 之间。散射图包含有关大分子的形状、大小和孔径的信息	ISO 17867	0.005 ~ 0.025	大分子结构，尤其是在没有晶体样品的情况下（如多结构域柔性蛋白和固有无序蛋白）	数据分析——克拉奇（Kratky）图有助于分析蛋白折叠状态和柔性；从头计算法和刚性体建模可在不了解结构的情况下构建低分辨率模型，通常通过正交技术进行模型验证

续表

技术	描述	指导参考（USP/ISO）a)	PSD 范围 b)（μm）	常见用途	方法开发的挑战
差分迁移率粒度仪（differential mobility particle sizer, DMPS）	测量与粒径和基本电荷数目有关的电迁移率	ISO 15900	0.001～1	气溶胶、空气污染	当迁移率分布有比差分迁移率传递函数数宽时，相同或宽览时，会出现不同的挑战；在某些情况下，可能需要串联差分迁移率分析仪
泰勒色散分析（Taylor dispersion analysis, TDA）	将料升样品注入层流缓冲液中，根据随时间变化的浓度曲线（UV）测量流体动力学半径	—	0.0001～0.1（最佳为0.0002～0.05）	溶液和产物中的蛋白、肽、单克隆抗体：粒径、自缔合和构象变化	毛细管直径；缓冲液匹配；紫外吸光度差；温度不稳定性
静态光散射（static light scattering, SLS）（具有LALS、RALS和MALS的特征）	比色皿中或与色谱法合使用的颗粒，通过端利理论散射光（大分子散射更大角度）	—	0.001～5, 取决于LALS、RALS或MALS的选择	蛋白、其他生物分子和聚合物的分子量	光散射检测器的选择（LALS低角度，RALS-直角或MALS-多角度）；仪器配置；溶剂、对照
分子排阻色谱法（size-exclusion chromatography, SEC）/（SEC-HPLC 或 SEC-MALS）	以一个或多个检测器在HPLC柱中进行尺寸筛分，有时采用MALS检测	—	0.0001～0.1	蛋白、生物聚合物、合成聚合物表征、稳定聚集体	色谱特性（色谱柱、溶剂等）；以正交法确定MALS峰
十二烷基硫酸钠聚丙烯酰胺凝胶电泳（sodium dodecyl sulfate polyacrylamide gel electrophoresis, SDS-PAGE）	SDS变性使蛋白带负电荷，外加电场导致蛋白迁移，使小分子在电场中比大分子迁移得更远		0.0001～0.1	蛋白	膜蛋白和其他具有较高疏水含量的蛋白与SDS发生不同程度的反应，这使得更难实现准确性；标准、缓冲液、平衡离子、凝胶孔径、标记染料、染色和其他参数的选择
具有MALS检测的非对称场流流分离（asymmetric flow field-flow fractionation with MALS detection, AFFF-MALS）	样品以层流形式入通道，小分子更具浮力，在通道中更高，因此比较重的颗粒移动得更远		0.001～5	蛋白和其他生物分子表征	设置垂直压力；选择通道尺寸和设计；层流液体；样品尺寸和浓度；温度和振动控制
分析超速离心（analytical ultracentrifugation, AUC）	采用紫外吸收或折射率对超离离心下颗粒条带的运动或位置进行光学监测。移动而得的距离与质量有关		0.001～0.5	蛋白、单克隆抗体、任何类型的纳米颗粒	浓缩而不改变；优化离心分离；谱带鉴定

续表

技术	描述	指导参考 (USP/ISO) [a]	PSD 范围 [b] (μm)	常见用途	方法开发的挑战
光阻法	流体中的颗粒阻挡感应区中的光	USP < 1787 >	1～300	亚可见颗粒计数/尺寸	溶液浓度、温度变化、传感区流速
共振质量测量（resonant mass measurement, RMM）	悬臂频率随经微流通道的颗粒质量而变化	—	0.05～5	亚可见颗粒计数/尺寸、多分散性，区分负浮力（如蛋白）和正浮力（如硅油液滴）	稀释效应；通过信号识别颗粒类型
扫描技术					
傅里叶变换红外（Fourier transform infrared, FTIR）成像	分子振动吸收探针偶极矩变化——显微镜成像（静态或扫描）	—	10～1000	扫描分离的固体或基质——颗粒标识和在基质中的分布	FTIR 和显微镜的所有挑战；了解光谱斑点的最小尺寸与实际粒径的关系
色散拉曼（dispersive Raman, DR）成像	非弹性散射针极化率——显微镜成像（静态或扫描）	—	0.5～1000	扫描分离的或悬浮的固体或固体基质——颗粒标识和在基质中的分布	拉曼光谱和显微镜的所有挑战；了解最小光谱斑点尺寸与实际颗粒尺寸的关系
SEM-EDX（能量色散 X 射线）	带有 EDX 检测器的 SEM——电子束激发内层电子，使其脱离外层电子弛豫而发射出元素特征的 X 射线	—	> 0.001	扫描样品中的高分子量原子——有机样品中的无机污染物，含有无机基团（如氯化物、金属复合物等）的药物的无机盐等）的药物分布	扫描电镜的所有挑战；准确识别 X 射线发射模式；X 射线可以在样品中扩散，使颗粒看起来比实际大，浓度太低而无法检测（如片剂润滑剂硬脂酸镁中的镁有时由于浓度低而难以在片剂中检测到）

请注意，该表并不是一个完整的汇编。

a) USP = 美国药典 39-NF 34，2016，由美国药典委员会出版。

b) 所有范围都是近似的，可通过样品和特定仪器设计而扩大或缩小。

c) FDA 工业指南（定稿），ICH 区域使用的药典文本的 Q4B 评价和推荐，附录 12 分析筛分总则。

d) 术语"聚集体"用于表示不容易分解成初级颗粒的聚集体或附聚物。

选择最长直径、费雷特（Feret）直径或其他测量值可以为同一图像提供不同的表观粒径结果。例如，如上所述，从模型导出的 ≤ 20 μm 的目标可能被设置为 90% ≤ 20 μm，这在显微镜下意味着 90% 数量的颗粒 ≤ 20 μm；而在 LLS 下则意味着 90% 体积的颗粒 ≤ 20 μm。在光学显微镜技术本身内，选择最长直径，如费雷特直径，或其他测量方法可以基于相同的图像得到不同的表观粒径结果。

在所有这些情况下，研发中最好使用两种或两种以上的方法评估趋势，并根据所有数据为临床试验材料设定技术参数，但可能只针对其中一种技术——通常是最容易鉴定和验证早期开发方法的技术，以及可应用到后期开发和上市药品的技术。

经常需要进行不同技术的比较。通常用两种或多种亚可见颗粒技术评估注射用生物制剂，并同时采用多项技术评估小分子颗粒的尺寸分布。迪梅莫（DiMemmo）等[18]报道了一系列实验，这些实验旨在通过将多种技术的数据转换成等效的球形直径来确定不同技术数据的相似性。出于诸多原因，OM 是最先使用的技术。正确拍摄的图像可为研发团队提供关键信息，包括主要颗粒的形状和表面特征、颗粒大小分布的估计及多个附聚或聚集颗粒的存在。为了确保获得适当的显微镜观察数据，关键是要考虑图像分析（image analysis，IA）面临挑战的各种来源，包括为所分析的颗粒大小范围选择最合适的分辨率，确定所需的样品尺寸以充分测量粒径范围，穿过镶嵌图中单个视野的颗粒移位，颗粒重叠导致部分颗粒看似大于单个颗粒，颗粒最佳测量阈值的选择，失焦颗粒和气泡等。分析前后的图像可用于识别可能的数据分析错误，这有助于结果优化，但不能完全消除错误。对于圆珠颗粒，基于两种 LLS 技术、两种 DIA 技术和一种 OM 技术获得的球形等效直径具有很高的重现性（图 11.1）[18]。测量弦长的聚焦光束反射测量（FBRM）结果与其他测量结果相比是偏高的，这可能是由于将弦长转换为等效球形直径的算法。微晶纤维素是一种形状不规则的颗粒，对其进行相似测量数据的比较，结果将完全不同。两种动态和一种静态共三种 IA 技术显示了相似的分布，OM 法中有一些额外的 200 ～ 300 μm 的峰是由重叠颗粒产生的。LLS 方法得到的球形等效直径略小，尚未确定这种差异是由分散过程中的样品研磨、专有数据分析算法，还是其他原因造成的。

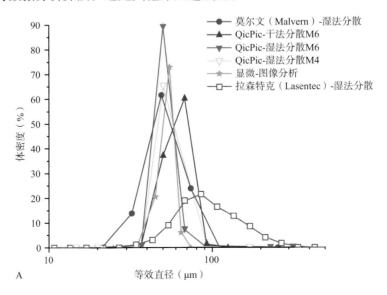

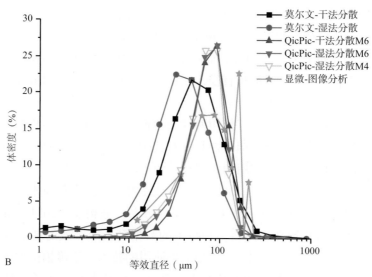

图 11.1　球形聚苯乙烯珠（A）和微晶纤维素（B）的等效球体直径。资料来源：DiMemmo 等（2011）[18]

可供使用的技术很多，首先应根据对测试目标感兴趣的粒径范围进行技术选择。**表 11.4** 中列举的测试范围考虑了多种可能的结构和样品类型，因此对于被测样品可能不是绝对有效的。然而，即使有此警告，对于每个粒径范围，总是有不止一种可用的方法。特定的仪器往往是根据研发和合规的需求购买的，因此研发团队的选择也较为有限。

表 11.4　有关粒径方法问题和可能目标示例

粒径问题	可能的方法目标
经研磨过的样品是微粉化状态吗？	检测 1 ~ 20 μm 之间的颗粒，以及初始颗粒尺寸以确保所有颗粒都经过充分研磨
该样品中的颗粒粒径是否 ≤ 20 μm？	检测 1 ~ 100 μm 之间的颗粒尺寸分布，使 D90 ≤ 20 μm（即 90% 的颗粒粒径 ≤ 20 μm）
该纳米颗粒样品是否有超过 1% 的 300 μm 聚集体在混合过程中不易被破碎？	目标 1：评估 ≤ 10 μm 的粒径分布； 目标 2：评估较大颗粒（ ≤ 1000 μm）的分布；测试必须足够温和，不能低估聚集体的尺寸，需测试足够的粉末体积以检测较大颗粒的低百分比率
蛋白悬浮液中的颗粒大小是否随时间发生变化？	目标 1：评估单分子、二聚体、三聚体和其他小聚集体的纳米颗粒尺寸 / 分子量分布； 目标 2：对亚可见颗粒进行计数和分类（大小分组）（通常采用两种技术）

下一步待解决的问题是如何实现定义粒径方法的目标。**表 11.4** 列举了一些典型的问题和方法目标，它们有助于指导药物开发过程。样品具有不同的特性，如颗粒易碎性、颗粒形态和其他内在特性，这些特性导致其在粒径技术中表现不同；样品还会用于不同的环境，需要不同的测试和结果。当药物中含有少量在正常生产过程中不会分解的聚集体时，低剂量药物可能会存在含量均一性问题；而高剂量药物也可能受到药物颗粒的影响，这些颗粒足够小，在混合或分配到片剂或胶囊填充设备中时会抑制药品的流动。因此，对于低剂量和高剂量药物而言，含量均一性都将是一个问题，但问题的原因却截然不同。这将导致研发团队针对这两种情况提出不同的问题，这些问题很可能需要不同的方法来解决。表 11.4 还列举了一些典型问题和相关方法的研究目标。当需要实现多个目标时，可能有必要使用多种技术或一种技术中的多种方法。

流程图（图 11.2[19]）可帮助研究人员集中精力解决粒径方法相关的问题和目标。此特定流程图涵盖了从图表顶部的开发到图表底部的验证，并转移至生产现场的活动。通常在设定目标之前，不会进行任何方法开发，因为没有定义方法需求的目标，所以只能开发一个通用的方法，这意味着一个方法足以测试和报告许多样本的结果。

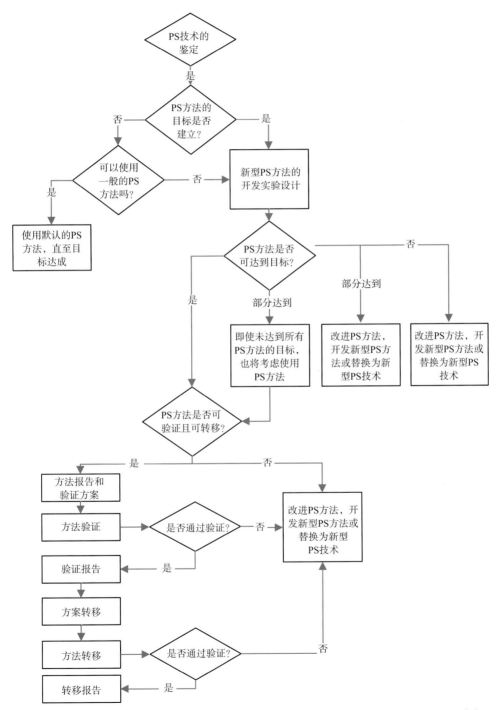

图 11.2　与粒径方法开发和验证相关的活动和决策点。资料来源：Hubert 等（2008）[19]

11.4　生物利用度和期望的粒径

11.4.1　粒径与生物利用度

提高生物利用度可以简单地定义为改善溶出度、溶解度或渗透性，这是早期开发阶段研究人员的工作。一旦 POC 测试证明了药物足够的有效性和安全性，即可研发制剂以改善这三个重要参数，同时也确保为全面开发和生产奠定良好的基础。

溶解速率与表面积直接相关，如诺伊斯 - 惠特尼（Noyes-Whitney）或能斯特 - 布鲁纳（Nernst-Brunner）方程所示：[20-22]

$$\frac{dC}{dt} = \frac{DS}{Vh}(C_s - C)$$ （11.1）

式中，C 为时间 t 的瞬时浓度，C_s 为饱和溶解度，D 为扩散系数，S 为表面积，V 为溶解介质的体积，h 为扩散层的厚度。这一公式是理解溶解的开始，也意味着生物药剂学分类系统（BCS）[23] 开始发展（详见第 8 章）。降低粒径将导致药物表面积增加，从而使溶解速率增加，这对自身溶解度偏低的药物而言更为明显和有效。

理解粒径与总溶解度的相关性是很重要的。饱和溶解度 C_s 通常被认为是一个常数，但并不总是这样。奥斯特瓦尔德熟化（Ostwald ripening）[24] 通常被定义为一个自发过程，在此过程中，超细晶体（或乳液中的液滴）发生溶解，相应的物质再沉积在较大的晶体（或液滴）上 [25]。此概念的一个延伸，即奥斯特瓦尔德 - 弗罗因德利希方程（Ostwald–Freundlich equation，OFE）如下所示：

$$C_s = C_\infty exp\left(\frac{2\gamma M}{\gamma\rho RT}\right)$$ （11.2）

式中，C_∞ 为化合物的无限大晶体的饱和溶解度，γ 为晶体介质界面张力，M 为化合物分子量，r 为颗粒半径，ρ 为颗粒密度，R 为气体常数，T 为温度，该方程表明饱和溶解度随着粒径的减小而增加 [26]。伊斯拉米（Eslami）和艾略特（Elliott）[27] 清楚地阐明了这种效应，他们设计了实验和模型来评估微流体技术中使用的微滴浓缩过程。溶解度的增加可能是由于诺伊斯 - 惠特尼或能斯特 - 布鲁纳方程模拟的较小颗粒的表面积较大（式 11.1）、吉布斯 - 开尔文 - 科勒（Gibbs-Kelvin-Kohler）方程 [28, 29] 中的曲率较高、米赫拉扬（Mihranyan）和施特默（Strømme）[30] 描述的分形维数增加（fractal dimension），以及其他可能的机制引起的。

提高生物利用度可能比单纯增加溶解度更为复杂。提高渗透性和直接靶向预期的作用部位虽然更困难，但也是重要的新技术。药物的粒径变化不太可能影响渗透率或改变机制，除非药物在胃肠道中没有足够早地溶解以被吸收，这也就又回到了溶解度限制的问题。在这种情况下，更小的颗粒，特别是纳米级颗粒，由于在表面的接触面积更大，接触时间更长，故对表面 / 细胞膜的黏附性增加，将有利于吸收 [31]。

应注意的是，纳米晶体制剂最重要的应用之一是降低食物对药物吸收的影响。在大多数情况下，食物会通过增加胆汁分泌和胃排空时间来增加药物的生物利用度。在进食状态下表现出吸收改善的微粉化或较大的颗粒，可能受益于与食物中胆酸盐形成的胶束而使溶解度提高。由于具有较大的比表面积，纳米晶体通过提高初始溶解速率而发挥优势。较高的溶出速率可使吸收速率增加，并最终提高总体生物利用度。因此，纳米颗粒的吸收行为与食物中的胆酸盐浓度无关，并且受进食或禁食状态的影响明显更小[32]。

11.4.2　最初的期望粒径

临床前和 FIH 研究的传统粒径选择方法是制备可获得的药物颗粒，然后进行检测和体内测试。这种方法虽然有效，尤其对于水溶性高的候选药物，但越来越多早期开发的药物实际上是不溶于水的，此时就需要使用其他方法。这些方法包括增加药物产品的溶解度、降低粒径、选择更易溶解的晶型（如盐和共晶体，如第 10 章所述）、稳定无定形药物（如喷雾干燥、熔体挤出和与赋形剂共沉淀）和靶向给药系统。

许多研发小组根据新药性质设计相应的策略，以确定所需的粒径。其中一些策略可能适用于许多正在研发的新药分子，并且可以简单地将所有的低溶解度化合物研磨成比指定粒径更小的颗粒（通常在 5 ～ 25 μm 的最大粒径范围内）一样简单。其他小组可能会制定更复杂的策略，以确保早期开发的成功，如增溶或冷冻干燥。每一个策略都有自身的问题。例如，微粉化的固有问题包括是否可以通过研磨获得所需的粒径，微粉化颗粒的聚集是否对溶解性产生负面影响进而影响生物利用度，以及哪些配方助剂可用来减少这些固有问题。其他尝试，如稳定本来处于亚稳态的非晶相，存在如何确定稳定亚稳态相的最佳方法等一系列不同的问题。此外，可能还需要研究非晶相的粒径。

对于溶解度有限的新原料药，通常基于所需粒径选择方法，最初是基于临床前研究数据进行建模，随后基于临床结果进行更新调整。通常，使用一种或多种建模工具，如 GastroPlus™（Simulations Plus，Lancaster，CA，USA）、Simcyp（Cetra，Princeton，NJ，USA），以及其他用于吸收建模的计算机虚拟方法，通常还可能会应用其他程序，包括 MatLab（MathWorks，Natick，MA，USA）和许多统计软件包。对于粒径的评估，只有包含界面张力、曲率、表面粗糙度及其他重要因素的模型才可能是合适的。

通常以计算机建模作为指导制剂策略和临床研究设计的工具，其往往是专有的，但也确实存在一些个例。图 11.3 介绍了一种 BCS Ⅱ 类亲脂性药物在介质水中溶解度随 pH 的变化。该模型是通过结合 pH 溶解度曲线和采用临床血浆水平进行隔室药代动力学（PK）分析的粒径分布数据而建立的[33]。图 11.3 中的响应面曲线表明，随着粒径的降低，pH 对最大浓度（C_{max}）和曲线下面积（area under the curve，AUC）的影响显著降低。例如，当保持粒径小于 100 μm 时，即使 pH 升高及溶解度下降，药物仍可维持其生物利用度。如果存在适当的临床前模型，则可在 FIH 开始之前建模并提供基于粒径的指南。当有更多可用的临床数据时，应及时更新模型，这可能意味着至少有一部分临床前或早期临床研究必须测试粒径对药物暴露的影响。

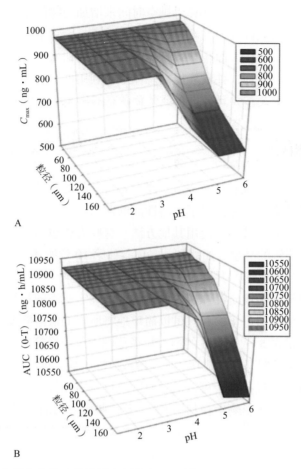

图 11.3 百时美施贵宝公司化合物 A 的建模案例研究。A. 模拟的 C_{max} 随平均粒径和 pH 变化而变化的响应面曲线图。B. 模拟的 AUC 随平均粒径和 pH 变化而变化的响应面曲线图。资料来源：Mathias & Crison（2012）[33]

　　另一种建模方法是采用相似度评分，根据与参考批次的相似度对批次进行排序。费雷拉（Ferreira）等文章的引言中 [34] 提供了其在各种行业中用途的介绍，并简要讨论了用于聚类分析的各种相似度指标。为了研究相似度评分，需要使用来自多个批次的数据。首先，评估粒径、形态，以及表面积数据是非常重要的。然后，利用主成分分析法（principle component analysis，PCA），确定参考批次与其他批次之间的相似度参数。这样就可以在数值上区分批次，且可通过实验进行确认。图 11.4 显示了参考批次（图 11.4 A）、两个排序最相似批次（图 11.4B、C）以及排序最不相似批次（图 11.4D）的 SEM 图像。在短时间内，粒径、溶解度及生物利用度也可以根据足够多的样本量进行类似的分析，帮助研发团队制定粒径指南。

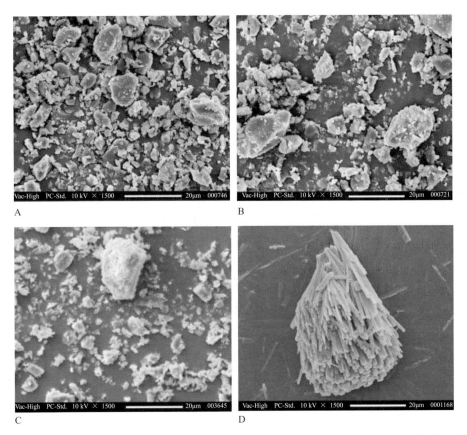

图 11.4 以粒径、颗粒形态和表面积作为关键因素的参考批次、最相似和最不相似材料的扫描电镜（SEM）图像。A. Bx-100（API-07）（参考批次）；B. Bx-091（API-07）（相似批次）；C. Bx-085（API-01）（相似批次）；D. Bx-022（API-15）（最不相似批次）。资料来源：Ferreira 等（2016）[34]

11.5 早期药物开发中基于降低粒径的制剂方法

由于可用的样本数量有限、研发周期短，许多临床前或早期临床开发项目最初更倾向于选择符合目的的制剂。在这一阶段，通过体外和体内研究对候选药物进行评估，其中液体制剂通常被优先考虑[35]。很大一部分候选药物在水中不易溶解，因此须采取各种方法制备液体制剂。例如，可电离分子的 pH 调节、添加表面活性剂、环糊精增溶、利用助溶剂，以及这些方法的任意组合。通过形成过饱和溶液而获得更高浓度的 API 可提高其生物利用度。然而，为了获得液体制剂，有时需要极端的 pH 值或大量的辅料。在如此苛刻的条件下，溶解在溶液中的候选药物有可能在体内析出沉淀。此外，极端 pH 值或提高溶解度所需的大量辅料可能会带来不必要的副作用。在某些情况下，即使在早期制剂生产过程中采用了这些方法，也无法在开发周期内得到所需浓度的溶液。此时混悬剂被认为是替代液体制剂的首选。混悬剂通常在温和的 pH 范围内且含有少量的辅料，从而可最大限度地减少体内研究的副作用。

当药物以口服途径给药时，需要评估该制剂的生物利用度。对于液体制剂，溶解不是候选药物的主要问题，除非化合物会从制剂溶液或肠液中析出沉淀。然而，如果候选药物的溶解度较低且需要制成混悬剂，则通常需要较高的溶解速率才能保持足够的药物浓度，因为吸收与在肠液中物质溶解的量有关。降低粒径药物的混悬剂是 BCS Ⅱ 类药物的经典制剂手段，特别是当其在胃肠道中溶解速率缓慢时。

在某些情况下，候选药物的微米级晶体材料可能会导致在体内无法产生足够的药物暴露量，因此有必要进一步将候选药物的粒径降低至纳米级以获得更高的生物利用度。是否通过降低粒径提高生物利用度，也取决于 API 的理化性质。对于那些难溶性化合物，如果对生物利用度的提高不显著，就没必要使用纳米混悬技术。与微米混悬剂相比，纳米混悬剂的成本和研发风险更高。了解 API 的理化性质，对于确定纳米级和微米级晶体材料是否达到悬浮液所需的生物利用度至关重要。对中性药物而言，混悬剂是一种极具吸引力的方法，也可能是唯一能在体内达到足够药物暴露量和效果的方法。应优先选择纳米混悬剂应用于酸性化合物。相反，对于一种碱性化合物的混悬剂，该物质可能溶解或部分溶解在酸性胃液中，因此降低粒径可能不会提高其生物利用度。

西格弗里德松（Sigfridsson）等对两种 BCS Ⅱ 类化合物 AC88 和 BA99 的晶体纳米混悬剂和微米混悬剂进行了比较，以便在候选药物的早期开发中研究可供大鼠口服给药的合适制剂[36]。AC88 是酸性化合物，而 BA99 是碱性化合物，这两种化合物在肠道中具有相似的溶解度且可加工成粒径相似的微米混悬剂和纳米混悬剂。因此，根据粒径的降低，评估了其 pK_a 对提高生物利用度的影响。采用自上而下方法制备了相应的微米混悬剂和纳米混悬剂。AC88 纳米混悬剂和微米混悬剂的粒径分别为 200 nm 和 14 μm，而 BA99 纳米混悬剂和微米混悬剂的粒径分别为 280 nm 和 12 μm。图 11.5 介绍了根据单个血浆浓度 - 时间数据来计算 PK，将单个个体每次口服的药物暴露量与静脉注射获得的 AUC 进行比较。

图 11.5 中可观察到在低剂量（5 μmol/kg）AC88 下两种悬浮液具有显著性差异。与微米混悬剂相比，纳米混悬剂的 C_{max} 和 AUC 明显增加。在此剂量下，服用纳米混悬剂和微米混悬剂的动物，前者药物暴露量的 C_{max} 和 AUC 比后者约大 4 倍。此外，使用纳米混悬剂（5 μmol/kg，70%）时 AC88 的生物利用度显著高于微米混悬剂（5 μmol/kg，20%）。与 AC88 相比，接受化合物 BA99 微米混悬剂或纳米混悬剂给药的动物在 C_{max} 或 AUC 上无显著性差异。BA99 纳米混悬剂（5 μmol/kg，85%）的生物利用度与相同剂量的微米混悬剂（5 μmol/kg，76%）相近。

这项研究表明，酸性化合物的粒径与体内药物暴露量存在明显的相关性，纳米混悬剂能够提供更高的药物暴露量。对于具有相似溶解度和剂量的碱性化合物，微米混悬剂就足够了。在后一种情况下，碱性化合物在胃液 pH 下的溶解度较高，则不需要过度降低粒径。

该研究还证实了 AC88 和 BA99 的纳米混悬剂可以通过静脉注射给药。以当前剂量向大鼠静脉注射给药未出现副作用，表明该物质或颗粒均未引起不良反应。值得注意的是，

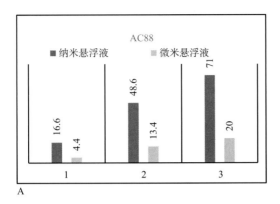

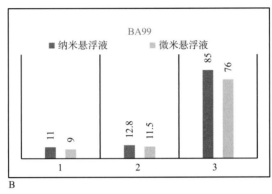

图 11.5 5 μmol/kg 的 AC88 和 BA99 纳米悬浮液［A，黑色柱］和微米悬浮液［B，灰色柱］的体内药物暴露量。三种体内暴露量指标：1. 最大血浆浓度 C_{max}（μmol/L）；2. 血浆浓度 - 时间曲线下面积 AUC（h·kg/L）/ 剂量；3. 生物利用度 F 由 AUC_{oral}/AUC_{iv} 确定。柱状图根据原始数据绘制。资料来源：Sigfridsson 等（2011）[36]

当制备静脉注射剂时，纳米混悬剂可能是液体制剂替代品的唯一选择。因为最小的毛细血管宽约 5 μm，在静脉中粒径如果大于 5 μm 则可能会引起阻塞或形成栓塞。

总之，虽然在早期药物开发阶段液体制剂是优先考虑使用的符合目的的制剂，但要在短时间内研发出一种适用于样品数量有限的难溶性候选药物的制剂并非易事。此外，用于这种液体制剂的极端 pH 值或过量的辅料也可能会在临床前或临床研究中产生副作用。在这种情况下，对于药物早期开发过程中溶解性差的候选药物，微米混悬剂和纳米混悬剂是液体制剂快速而实用的替代剂型。随着实验室用研磨机和超声波辅助法的引入，尤其是纳米混悬剂的制备，为药物开发早期通过降低粒径提高候选药物的生物利用度提供了一种流行且通用的制剂方法。

11.6 上市药物制成纳米级晶体颗粒的优势

将粒径降低至纳米级已成为一种有效提高水溶性差药物生物利用度的制剂方法，可以降低药物开发早期过程中的全身性副作用，并且可能在药物开发后期和上市后带来一些其他优势。

在各种纳米技术中，自上而下的湿磨法已成为晶体颗粒纳米化的首选技术，并且这一技术在由纳米药物晶体制备而成的上市药物中占主导地位[37]。由义兰纳米系统（Elan nanosystem）公司在20世纪90年代初研发的纳米晶体（Nanocrystal®）技术是一种无载体的纳米晶体药物递送技术。这项技术包括将晶体颗粒降低至纳米级的湿磨法和可提高用于药物开发的纳米晶体材料稳定性的表面改性方法。自从引入纳米晶体技术以来，药物晶体颗粒纳米化规模已经增长到商用水平，并且证实对上市药品具有显著益处[38]。由辉瑞公司［最初为惠氏（Wyeth）公司］研发的雷帕莫尼（Rapamune®）是第一个采用纳米晶体技术的上市药物，最初于1999年被美国FDA批准为免疫抑制剂，用于防止13岁及以上接受肾脏移植的患者产生器官排斥反应[39]。雷帕莫尼中含有雷帕霉素[rapamycin，也称为西罗莫司（sirolimus）]，是一种源自吸湿性链霉菌（放线菌）的大环免疫抑制药物。该药有两种剂型，一种是含有1 mg/mL雷帕霉素的口服液，另一种为片剂。在制备片剂的过程中应用的即为纳米级湿磨法。除了片剂方便使用的优点之外，雷帕霉素片剂在给药后的平均生物利用度相对于口服液约高27%。基于纳米晶体技术的片剂的另一个优点是制剂稳定性更好。雷帕莫尼口服液需避光保存，并在2～8 ℃（36～46 ℉）下冷藏，而雷帕莫尼片剂可在室温下储存，储存温度为20～25 ℃（68～77 ℉）。

在所有采用纳米晶体颗粒的上市药物中，非诺贝特（fenofibrate）是将降低粒径（从微米级降到纳米级）应用于药物开发和药物生命周期管理的最具代表性药物之一。

非诺贝特作为一种过氧化物酶体增殖物α受体激动剂，用于降低患有严重高甘油三酯血症成年患者的甘油三酯（triglyceride，TG）水平，以及用于降低成年患者过高的总胆固醇（TC，total cholesterol）水平、低密度脂蛋白胆固醇（low-density lipoprotein cholesterol，LDL-C）水平，以及甘油三酯和载脂蛋白（apolipoprotein，Apo）B水平，同时可以提高高密度脂蛋白胆固醇（high-density lipoprotein cholesterol，HDL-C）水平[40]。非诺贝特具有高度的亲脂性，几乎不溶于水且吸收较差。各种制剂策略不仅提高了其生物利用度，使新一代药物产品的每日剂量降低，并且还可以改善饮食影响而使服者受益，因为随餐服用是最大限度提高早期制剂生物利用度所必需的[41]。若原来制剂中的非微米级晶体颗粒中混有粒径大于20 μm的颗粒，非诺贝特的吸收将变差且不确定。与食物一起服用可将吸收增加至60%，这可能是由于食物中含有的脂质和其他表面活性剂有助于非诺贝特的溶解，并激活了胃肠道的亲脂吸收机制[42]。含有微粉化晶体颗粒（10～20 μm）的制剂提高了其溶出度和生物利用度[43]，从而将每日需300 mg非微粉化制剂的剂量降低到只需要200 mg，并且吸收更好、更稳定。但总体上，口服吸收依然很差，仍需要随餐服用。随后，研究人员研发了一种利用磷脂试剂改变表面性质和持续扩大药物微粒表面积的药物递送技术，与传统微粉化制剂相比，其可更快地溶解于胃肠液中，并且吸收更好，对吸收的预测也更准确[44]。纳米颗粒制剂是非诺贝特上市药物中最为普遍的剂型。通过改变表面性质，湿磨法进一步将其粒径降低至100～300 nm范围内，以防止颗粒聚集，从而使表面积与体积的比率升高，进而提高了生物利用度[45]。此外，非诺贝特纳米晶体制剂是第一种随餐或不随餐服用时药物暴露量都不会改变的剂型。因此，纳米颗粒片剂 [卓佳（Tricor®），由雅培（Abbott）研制] 可以随餐或不随餐服用。随着纳米颗粒成功应用于上市药物非诺贝特的开发，纳米晶体制剂已成为降低药物与食品相互作用的一种有效方法。表 11.5 总结了非诺贝特数种制剂的研发情况。

表 11.5 非诺贝特制剂的开发年表

制剂	晶体颗粒	日剂量（mg）	食物对药物生物利用度的影响
第一代	非微粉化形式	300	与食物同服可将吸收率提高至 60%
第二代	微粉化形式	200	如与食物同服，吸收率将提高 35%
第三代	微涂层 - 微粉化形式 x	160	如随餐服用，吸收率略有提高
第四代	纳米晶体形式	145	在进食或禁食状态吸收率均不发生改变

其他采用纳米晶体颗粒的上市药物包括由默克（Merck）公司生产的用于预防恶心和呕吐的阿瑞匹坦 [aprepitant，意美®（Emend®）]、由新基（Celgene）生物制药 [原属于阿博利斯（Abraxis）公司] 研发的用于治疗癌症的白蛋白结合型紫杉醇纳米粒注射混悬液（Abraxane®，paclitaxel，taxol）、由帕尔（Par）制药公司研发的用于治疗厌食的醋酸甲地孕酮 [megestrol acetate，美可治®（Megace ES®）]，以及由杨森（Jansen）公司研发的用于治疗双相情感障碍的肌肉注射缓释混悬液棕榈酸帕利哌酮 [paliperidone palmitate，InvegaSustenna®（善思达®）]。

降低粒径，特别是纳米晶体材料，显著改善了上市药物的颗粒比表面积、溶解度和生物利用度。与其他制剂技术相比，纳米颗粒制剂通过以固体制剂代替溶液和混悬液，为上市药物提供了多种优势，从而使患者受益。固体制剂能够方便患者、增加化学稳定性并且改善储存条件。此外，还可以降低药物和食物的相互作用，不再需要与食物同服，有可能减少给药频率并提高患者的依从性。

11.7 纳米级晶体颗粒的展望

11.7.1 纳米颗粒和靶向递送

特别是对于溶解度低的药物，降低粒径是一种看似简单又直接的改善生物利用度的策略。粒径还对许多生产工艺单元（如混合）和药品质量属性（包括含量均匀性和可压缩性）产生直接影响。在最近研发的纳米颗粒和生物药剂学系统中，粒径也会影响颗粒的聚集及其在靶点位置的活性[46]。此外，纳米晶体可能提供新型的治疗方案（如通过静脉注射实现药物的靶向递送），还可以产生全新的药物产品。

例如，与聚合物或其他药物大分子载体（如利用喷雾干燥法制备的包合物）密切结合的药物或功能化的纳米颗粒，通常被设计为生物材料 - 药物复合物靶向递送系统。作为一个复杂的系统，其经常受粒径的影响。在布兰科（Blanco）等的一篇前瞻性论文中[46]，大小、形状和表面电荷都会影响其体内分布。当评估颗粒在肺、肝脏、脾脏和肾的分布时，直径小于 5 nm 的颗粒会被肾脏滤过，而直径大于 150 nm 的颗粒则在肺、肝脏和脾脏中聚集，且与圆柱或球状颗粒相比，圆盘状颗粒占主导地位。

通常，纳米颗粒可制备成静脉注射剂以避免胃肠道的苛刻条件，如消化酶和肝脏的首过效应。这些颗粒在到达靶点之前穿过血管床并跨越上皮细胞屏障[47]。尤其是在肝脏、脾脏和骨髓中，小颗粒通过肾脏排泄而消除，而较大的颗粒可以通过胞吞作用进入细胞。纳米颗粒通过静脉开口离开循环系统被称为开窗（fenestration），窗孔的尺寸因器官而异。此外，某些疾病（如癌症和黄斑变性）可能会增加窗孔尺寸，从而允许更大的药物分子和血液中其他成分更容易地离开循环系统。表 11.6 列举了一些已测量的开窗示例。

表 11.6 不同器官和病理状态的开窗尺寸

器官或病理情况	开窗尺寸	动物模型
肾	20 ～ 30 nm	豚鼠、兔、大鼠
肝	150 nm	小鼠
脾	150 nm	小鼠
肺	1 ～ 400 nm	犬
骨髓	85 ～ 150 nm	豚鼠、兔、大鼠
骨骼、心脏和平滑肌	≤ 6 nm	小鼠
皮肤、皮下和黏膜	≤ 6 nm	小鼠
血脑屏障	未开窗	—
肿瘤 a)	200 ～ 780 nm	小鼠
脑肿瘤 b)	100 ～ 380 nm	大鼠
炎症器官	80 nm ～ 1.4 μm	仓鼠

以上数值是通过间接测量获得的，应谨慎使用。

a）植入肿瘤。

b）静脉接种肿瘤。

资料来源：改编自 Gaumet 等（2008）[47]。可阅读此参考文献，以获取开窗测量的具体参考文献。

新型纳米分子或颗粒的关键优势之一是潜在的渗透性和滞留增强（enhanced permeability and retention，EPR）效应，这可转化为被动药物靶向递送。EPR 是指具有一定尺寸的分子（通常是脂质体、纳米颗粒和大分子药物）在肿瘤组织中比在正常组织中聚集更多的特性。大多数实体肿瘤具有在正常组织或器官中不存在的独特病理生理特征。肿瘤中的血管内皮细胞增殖迅速且不连续，导致形成开放连接和血浆成分的大量泄漏。因此，由于这些开放连接和大量泄漏，通常不能穿过正常组织的纳米级组分可跨越肿瘤-内皮屏障进入肿瘤组织。此外，因为对纳米分子的淋巴清除率较差，使得无法有效从实体瘤组织中去除多余的液体，从而使药物在此保留相当长的时间[48]。利用 EPR 效应已成为癌症治疗靶向给药设计的黄金标准。但是，EPR 效应不适用于低分子量药物，因为其容易迅速扩散至循环血液中，进而被肾脏清除[49]。纳米晶体 API 可以使较小的分子形成纳米级的晶体颗粒，具有潜在利用 EPR 效应靶向递送药物的优势。

11.7.2　新兴纳米颗粒技术

纳米颗粒技术包括 API 颗粒的纳米化和纳米颗粒表面的改性。为了获得稳定的纳米晶体 API 制造工艺，候选药物的纳米晶体制剂通常选择物理性质最稳定的晶型。传统的纳米晶体技术通常集中于增加溶解速率以提高生物利用度。当制剂需要更高的溶解度才能达到更高的瞬时浓度时，即使将粒径降低至纳米级，对药物溶解度的影响依然有限，因此难以应用于药物开发。非晶态纳米粒子工程也被用于增加 API 浓度。然而，在制剂中使用无定形药物的纳米颗粒需要克服在药品制造和保质期内无定形药物向晶型药物转化的问题。药物共晶（cocrystal）是指在同一晶格内由两个或两个以上的分子组成的晶体材料。共晶已被广泛用于改善溶解性较差候选药物（尤其是中性分子）的溶解度和溶解速率[50]，在第10 章将对此进行详细讨论。纳米共晶的应用可以潜在地提高 API 浓度，而不会对无定形形式的稳定性和粉末性质造成不利影响。声化学合成（sonochemical synthesis）[51] 和喷淋式闪蒸（spray flash evaporation）[52] 之类的特殊方法已用于纳米共晶的制备。

另一种新兴的技术是应用于纳米颗粒的逐层涂覆技术（layer-by-layer coating technique）。逐层沉积法（layer-by-layer deposition）是一种薄膜制备技术，薄膜是通过沉积带相反电荷的材料交替层形成的，其间还包含洗涤步骤。这可以通过使用各种技术来实现，如浸润、旋转、喷雾、电磁学或流体学等。众所周知，表面性质在纳米晶体的制备和稳定过程中发挥着重要作用。尤其是纳米混悬剂，通常需要大量的辅料来稳定纳米晶体颗粒。逐层涂覆技术提供了一种仅在晶体表面包被非常少量各种辅料（＜ 1% 重量）的方法，只会增加纳米晶体几纳米的尺寸。此外，辅料的纳米层可在晶体表面上自组装形成胶囊 / 纳米壳，不仅显著提高了稳定纳米晶体的效果，还可以更好地控制颗粒的表面性质。这种表面修饰提供了设计纳米颗粒表面的可能性，以实现控释和靶向递送[53]。

11.8　总结

从微米级到纳米级的粒径降低技术为候选药物的开发，以及现有药品生命周期的管理提供了广泛的方法。在药物开发早期，对新 API 进行微米级 / 纳米级处理为改变 API 药粉和表面性质提供了快速而可靠的制剂工艺。因此，通过达到可接受的生物利用度和减少可在传统制剂中引入潜在副作用的辅料的使用，降低粒径的制剂可实现临床试验疗效评估的计划目标。为此，源自纳米技术的药品实例显示出了更优异的性能，成为患者的福音。

（李达翃　译）

作者信息

吴德东（DedongWu）

　　美国阿斯利康制药（Astrazeneca Pharmaceuticals）

贝丝·A. 萨斯菲尔德（Beth A. Sarsfield）

　　美国药品研究有限公司（Pharma Product Solutions，LLC.）

缩略语表

缩写	英文全称	中文全称
API	active pharmaceutical ingredient	活性药物成分 / 原料药
AUC	analytical ultracentrifugation	超速离心分析
BCS	biopharmaceutics classification system	生物药剂学分类系统
DIA	dynamic image analysis	动态图像分析
DLS	dynamic light scattering	动态光散射
DMPS	differential mobility particle sizer	差分迁移率粒度仪
EPR	enhanced permeability and retention	渗透性和滞留增强
FBRM	focused beam reflectance measurement	聚焦光束反射测量
FIH	first-in-human	首次人体
FIM	flow imaging microscopy	流动成像显微镜
FTIR	Fourier transform infrared	傅里叶变换红外
HDL-C	high-density lipoprotein cholesterol	高密度脂蛋白胆固醇
HPH	high-pressure homogenization	高压均质化方法
IA	image analysis	图像分析
ISO	International Standard Organization	国际标准化组织
LDL-C	low-density lipoprotein cholesterol	低密度脂蛋白胆固醇
OM	optical microscopy	光学显微镜
PCA	principle component analysis	主成分分析法
PCS	photon correlation spectroscopy	光子关联光谱
PDPA	phase doppler particle analyzer	相位多普勒颗粒分析仪
POC	proof-of-concept	概念验证
PS	particle size	粒径
RMM	resonant mass measurement	共振质量测量
SAXS	small angle X-ray scattering	小角度 X 射线散射
SEC	size-exclusion chromatography	分子排阻色谱法
SEM	scanning electron microscopy	扫描电子显微镜
SFV	spatial filtering velocimetry	空间滤波测速
SLS	static light scattering	静态光散射
TC	total cholesterol	总胆固醇
TDA	Taylor dispersion analysis	泰勒色散分析
TG	triglyceride	甘油三酯
USP-NF	United States Pharmacopeia-National Prescription Collection	《美国药典 - 国家处方集》

参考文献

1　Byrn, S. R., Pfeiffer, R. R., and Stowell, J. G. (1999). *Solid-State Chemistry of Drugs*, 2e, 103-104. West Lafayette: SSCI Inc.

2　ICH (1999). ICH Harmonised tripartite guideline specifications: test procedures and acceptance criteria for new drug substances and new drug products: Chemical substances Q6A.

3　Merisko-Liversidge, E., Liversidge, G. G., and Copper, E. R. (2003). Nanosizing: a formulation approach for poorly-water-soluble compounds. *Eur. J. Pharm. Sci.* **18**: 113-120.

4　Midoux, N., Hosek, P., Pailleres, L. et al. (1999). Micronization of pharmaceutical substances in a spiral jet mill. *Powder Technol.* **104**: 113-120.

5　Lestari, M. L. A. D., Muller, R. H., and Moschwitzer, J. P. (2015). Systematic screening of different surface modifiers for the production of physically stable nanosuspensions. *J. Pharm. Sci.* **104**: 1128-1140.

6　Kluge, J., Muhrer, G., and Mazzotti, M. (2012). High pressure homogenization of pharmaceutical solids. *J. Supercrit. Fluids* **66**: 380-388.

7　Kim, S., Lotz, B., Lindrud, M. et al. (2005). Control of the particle properties of a drug substance by crystallization engineering and the effect on drug product formulation. *Org. Process Res. Dev.* **9**: 894-901.

8　Castillo-Peinado, L. and Castro, M. (2016). The role of ultrasound in pharmaceutical production: sonocrystallization. *J. Pharm. Pharmacol.* **68**: 1249-1267.

9　Vehring, R. (2008). Pharmaceutical particle engineering via spray drying. *Pharm. Res.* **25**: 999-1022.

10　Lee, J. and Cheng, Y. (2006). Critical freezing rate in freeze drying nanocrystal dispersions. *J. Control. Release* **111**: 185-192.

11　Panagiotou, T., Mesite, S. V., and Fisher, R. J. (2009). Production of nor-floxacinnanosuspensions using microfluidics reaction technology through solvent/antisolvent crystallization. *Ind. Eng. Chem. Res.* **48**: 1761-1771.

12　Shekunov, B. Y., Chattopadhyay, P., Tong, H. H. Y., and Chow, A. H. L. (2006). Particle size analysis in pharmaceutics: principles, methods and applications. *Pharm. Res.* **24** (2): 203-227.

13　Black, D. L., McQuay, M. Q., and Bonin, M. P. (1996). Laser-based techniques for particle-size measurement: a review of sizing methods and their industrial applications. *Prog. Energy Combust. Sci.* **22**: 267-306.

14　Allen, T. (1997). *Particle Size Measurement*, 5e, vol. **1** and **2**. Chapman & Hall.

15　Crowder, T. M., Hickey, A. J., Louey, M. D., and Orr, N. (2003). *A Guide to Pharmaceutical Particulate Science*. Interpharm/CRC.

16　Allen, T. (2003). *Powder, Sampling and Particle Size Determination*, 1e. Elsevier R. V.

17　Sommer, K. (1986). *Sampling of Powders and Bulk Materials*. Springer-Verlag.

18　DiMemmo, L., Hubert, M., Sarsfield, B., and Shekunov, B. (2011). Role of icroscopy as the reference method for particle size analysis in drug development. *Microsc. Microanal.* **17** (Suppl. 2): 1146-1147.

19　Hubert, M., Sarsfield, B., Shekunov, B., and Grosso, J. (2008). Oral solid dosage form - from choice of particle size technique to method development and validation. *Am. Pharm. Rev.* **11** (6): 14-23.

20　Noyes, A. A. and Whitney, W. R. (1897). Massachusetts Institute of Technology, Boston. *J. Am. Chem. Soc.* **19**: 930-934.

21　Brunner, E. (1904). Reaktionsgeschwindigkeit in heterogenenSystemen. *Zeitschrift fur Physikalische Chemie-Stochiometrie und Verwandtschaftslehre* **47**: 56-102.

22　Nernst, W. (1904). Theorie der Reaktiongeschwingdigkeit in heterogenen Systemen. *Z. Phys. Chem.* **47**: 52-55.

23　Dokoumetzidis, A. and Macheras, P. (2006). A century of dissolution research: from Noyes and Whitney to the biopharmaceutics classification system. *Int. J. Pharm.* **321**: 1-11.

24　Ostwald, W. (1900). Uber die vermeintlicheIsomeri des roten und gelbenQuescksilberoxyds und die

Oberflachenspannung fester Korper. *Z. Phys. Chem.* **34**: 495-503.

25 Byrn, S. R., Pfeiffer, R. R., and Stowell, J. G. (1999). *Solid-State Chemistry of Drugs*, 2e, 513. West Lafayette: SSCI Inc.

26 Kesisoglou, F. and Wu, Y. (2008). Understanding the effect of API properties on bioavailability through absorption modeling. *AAPS J.* **10**: 516-525.

27 Eslami, F. and Elliott, J. A. (2014). Role of precipitating solute curvature on microdrops and nanodrops during concentrating processes: the Nonideal Ostwald-Freundlich equation. *J. Phys. Chem. B* **118**: 14675-14686.

28 La Mer, V. K. and Gruen, R. (1952). A direct test of Kelvin's equation connecting vapour pressure and radius of curvature. *Trans. Faraday Soc.* **48**: 410-415.

29 Shchekin, A. K. and Rusanov, A. I. (2008). Generalization of the Gibbs-Kelvin-Kohler and Ostwald-Freundlich equations for a liquid film on a soluble nanoparticle. *J. Chem. Phys.* **129** (15): 154416(-1 to -5).

30 Mihranyan, A. and Strømme, M. (2007). Solubility of fractal nanoparticles. *Surf. Sci.* **601** (2): 315-319.

31 Müller, R. H., Gohla, S., and Keck, C. M. (2011). State of the art of nanocrystals-special features, production, nanotoxicology aspects and intracellular delivery. *Eur. J. Pharm. Biopharm.* **78**: 1-9.

32 Shah, D. A., Murdande, S. B., and Dave, R. H. (2015). A review: pharmaceutical and pharmacokinetic aspect of nanocrystalline suspensions. *J. Pharm. Sci.* **105** (1): 10-24.

33 Mathias, N. R. and Crison, J. (2012). The use of modeling tools to drive efficient oral product design. *AAPS J.* **4** (3): 591-600.

34 Ferreira, A. P., Olusanmi, D., Sprockel, O. et al. (2016). Use of similarity scoring in the development of oral solid dosage forms. *Int. J. Pharm.* **514** (2): 335-340.

35 Sigfridsson, K., Lundqvist, A. J., and Strimfors, M. (2009). Particle size reduction for improvement of oral absorption of the poorly soluble drug UG558 in rats during early development. *Drug Dev. Ind. Pharm.* **35** (12): 1479-1486.

36 Sigfridsson, K., Lundqvist, A. J., and Strimfors, M. (2011). Particle size reduction and pharmacokinetic evaluation of a poorly soluble acid and a poorly soluble base during early development. *Drug Dev. Ind. Pharm.* **37** (3): 243-251.

37 Müller, R. H. and Keck, C. M. (2012). Twenty years of drug nanocrystals: where are we, and where do we go? *Eur. J. Pharm. Biopharm.* **80**: 1-3.

38 Ranjita Shegokar, R. and Müller, R. H. (2010). Nanocrystals: Industrially feasible multifunctional formulation technology for poorly soluble actives. *Int. J. Pharm.* **399**: 129-139.

39 Pfizer Inc. (2016). Rapamune® prescribing information, United States Food and Drug Administration website. Retrieved 14 July 2016.

40 Abbott Lab. (2016). TriCor® prescribing information, United States Food and Drug Administration website. Retrieved 14 July 2016.

41 Ling, H., Luomab, J. T., and Hillemanc, D. (2013). A review of currently available fenofibrate and fenofibric acid formulations. *Cardiol. Res.* **4** (2): 47-55.

42 Iqbal, J. and Hussain, M. M. (2009). Intestinal lipid absorption. *Am. J. Physiol. Endocrinol. Metab.* **296** (6): E1183-E1194.

43 Guichard, J. P., Blouquin, P., and Qing, Y. (2000). A new formulation of fenofibrate: suprabioavailable tablets. *Curr. Med. Res. Opin.* **16** (2): 134-138.

44 Guivarch, P. H., Vachon, M. G., and Fordyce, D. A. (2004). New fenofibrate formulation: results of six single-dose, clinical studies of bioavailability under fed and fasting conditions. *Clin. Ther.* **26** (9): 1456-1469.

45 Bosselmann, S. and Williams, R. O. (2012). Has nanotechnology led to improved therapeutic outcomes? *Drug Dev. Ind. Pharm.* **38** (2): 158-170.

46 Blanco, E., Shen, H., and Ferrari, M. (2015). Principles of nanoparticle design for overcoming biological barriers to drug delivery. *Nat. Biotechnol.* **33** (9): 941-951.

47 Gaumet, M., Vargas, A., Gurny, R., and Delie, F. (2008). Nanoparticles for drug delivery: the need for precision in reporting particle size parameters. *Eur. J. Pharm. Biopharm.* **69**: 1-9.

48 Matsumura, Y. and Maeda, H. (1986). A new concept for macromolecular therapeutics in cancer chemotherapy: mechanism of tumor tropic accumulation of proteins and antitumor agent SMANCS. *Cancer Res.* **46**: 6387-6392.

49 Iyer, A. K., Khaled, G., Fang, J., and Maeda, H. (2006). Exploiting the enhanced permeability and retention effect for tumor targeting. *Drug Discov. Today* **11**: 812-818.

50 Thakuriaa, R., Deloria, A., Jonesa, W. et al. (2013). Pharmaceutical cocrystals and poorly soluble drugs. *Int. J. Pharm.* **453**: 101-125.

51 Sander, J. R. G., Bucar, D. -K., Henry, R. F. et al. (2010). Pharmaceutical nano-cocrystals: sonochemical synthesis by solvent selection and use of a surfactant. *Angew. Chem. Int. Ed.* **49**: 7284-7288.

52 Spitzer, D., Risse, B., Schnell, F. et al. (2014). Continuous engineering of nano-cocrystals for medical and energetic applications. *Nature* **4** (6575): 1-6.

53 de Villiers, M. M., Otto, D. P., Strydom, S. J., and Lvov, Y. M. (2011). Introduction to nanocoatings produced by layer-by-layer self-assembly. *Adv. Drug Deliv. Rev.* **63**: 701-715.

第 12 章
早期药物开发——从候选药物到临床试验

12.1　临床前制剂的选择

临床前制剂的选择主要是基于新化学实体（new chemical entity，NCE）的理化性质。科学家已经开发出了许多根据简单理化性质选择合适制剂的方案，如 pK_a、log D/P、分子量和溶解度[1-10]。但是，在临床前研究阶段，由于原料药 / 活性药物成分（API）的可用性有限且质量参差不齐，加之需要在紧迫的时限内开发出简单而稳健的剂型，以支持生物学 / 药效学（PD）和药代动力学（PK）研究，使得看似简单的制剂开发工作通常变得非常复杂。因此，在可能的情况下，研发人员会优选简单的制剂，如溶液或悬浮液。在对更精细且耗费资源的制剂配方进行评估之前，可考虑采用简单的固态形式（如盐）。在医药公司的研发管线中，难溶化合物往往占主导地位，因此通常需要采用生物增强的制剂技术，如湿磨纳米颗粒、无定形喷雾干燥的分散体或超饱和乳化系统，从而为药物发现生物学研究提供所需的暴露量。对用于探索性毒理学研究或后续的管理毒理学研究的制剂而言，尤为如此。因为在这些研究中需要将暴露量提高到为未来临床研究提供必要安全余度的水平，因此是一项重大的制剂挑战。

12.1.1　临床前制剂的指导原则和技术选择

在早期药物发现阶段，研究人员已经开发出一系列体外和计算机模拟策略，对借助于高通量筛选（HTS）和组合化学所产生的大量分子进行筛选，以评估其成为候选药物的潜力。然后，对这些早期筛选过程中获得的化合物进行一系列体内研究，以确定候选化合物的吸收、分布、代谢和排泄（ADME）特性，以及药理作用和安全性[11-13]。尽管不同的研究有着不同的目的和制剂要求（**表 12.1**），但都依赖于获得足够且可重现的暴露量，从而实现对测试参数的可靠评估。在过去，当大多数 NCE 具有良好的溶解性和渗透性时，生物学家、化学家或药物代谢科学家采用传统的方法（如分散和剂量法）制备简单的溶液或混悬液，即可达到早期临床前研究所需的暴露量[3]。然而，随着具有溶解性或渗透性问题 NCE 数量的增加，这种方法已不再适用。早期 PK/PD 研究仍首选溶液制剂，以减轻由于该阶段

API 质量局限（如结晶度和粒径）所导致暴露量不一致的影响。然而，采用难溶 API 来设计和制备合适溶液制剂的挑战自然也会更大，并且常常需要采用更复杂的方法和技术，如基于脂质的药物递送系统、纳米悬浮液或无定形喷雾干燥的分散体。

表 12.1　不同临床前研究的目的和制剂要求

	药效学	药代动力学	毒理学
研究目的	·明确作用机制 ·有效性	·明确药代动力学性质	·明确安全性 ·早期临床研究的剂量设定
剂量范围	·低 / 中等	·低	·高
典型的给药途径	·口服 ·静脉注射 ·腹腔注射 ·皮下注射	·口服 ·静脉注射	·与临床给药途径相同
制剂要求	·快速周转 ·最小的开发容量	·不改变化合物本身的 PK	·本身不引起毒性

　　在临床前阶段，API 性质信息缺乏、实验材料局限及制剂开发时间短促等限制因素迫使制剂研发人员采取经验主导的制剂开发方法。在这种情况下，制剂设计往往依赖于使用简单的 pH 调节剂或包含增溶剂［如聚乙二醇（PEG）200、吐温 80 或十二烷基磺酸钠］的现有载体进行反复试验。显然，这种经验方法不一定是最有效的制剂开发方法。因此，研究人员投入了巨大的资源研究用于临床前制剂开发的更具条理性和更有效的方法，以减少实验量并最大程度地缩短制剂开发的周期。这些示例包括经典的决策树[1-3, 5, 11, 14]，将 API 的理化特性与适当的制剂技术和增溶技术相关联（图 12.1）。最近，科学家已经开发出诸如 COSMO-RS 和 SAFT-gamma 之类的计算软件，用于预测 API 在增溶剂中的溶解度[15, 16]。

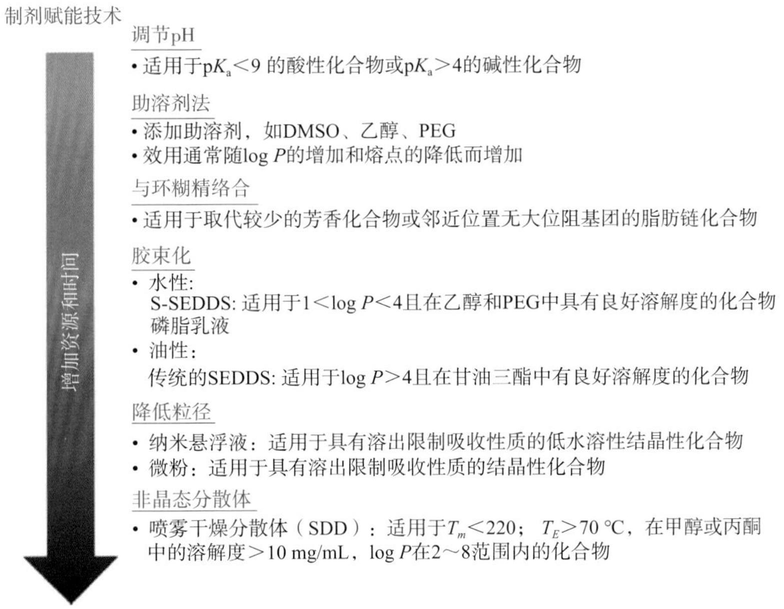

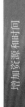

制剂赋能技术

增加资源和时间

调节 pH
·适用于 pK_a<9 的酸性化合物或 pK_a>4 的碱性化合物

助溶剂法
·添加助溶剂，如 DMSO、乙醇、PEG
·效用通常随 log P 的增加和熔点的降低而增加

与环糊精络合
·适用于取代较少的芳香化合物或邻近位置无大位阻基团的脂肪链化合物

胶束化
·水性：
　S-SEDDS：适用于 1<log P<4 且在乙醇和 PEG 中具有良好溶解度的化合物
　磷脂乳液
·油性：
　传统的 SEDDS：适用于 log P>4 且在甘油三酯中有良好溶解度的化合物

降低粒径
·纳米悬浮液：适用于具有溶出限制吸收性质的低水溶性结晶性化合物
·微粉：适用于具有溶出限制吸收性质的结晶性化合物

非晶态分散体
·喷雾干燥分散体（SDD）：适用于 T_m<220；T_E>70 ℃，在甲醇或丙酮中的溶解度>10 mg/mL，log P 在 2～8 范围内的化合物

图 12.1　增溶技术应用图示例。将制剂选择与 API 性质和所需资源相关联（作者实验室）

制剂研发人员面临的另一个更实际的挑战是确保所选制剂可在一定规模内重复生产——从支持 PK/PD 研究所需的小体积（1～5 mL）到支持长期毒理学研究所需的更大体积（大于 500 mL）。图 12.2 展示了一个纳米研磨装置，该装置可在一定批次范围内生产可再现的纳米悬浮液，涉及一些简单设备的使用，如常规的磁力搅拌棒和玻璃小瓶，以制备小体积的纳米悬浮液（1～25 mL），而顶置式搅拌器与聚丙烯叶轮相结合可用于制备大体积的纳米悬浮液（50～2000 mL）。小体积和大体积的装置都遵循相同的湿磨工艺来生产纳米悬浮液——将 API 添加到载体中，使用研磨介质（如氧化钇或氧化锆珠）进行研磨，直至获得合适的 API 粒径。采用该方法可在相对较短的时间内有效减小材料的粒径，且不影响其结晶度。

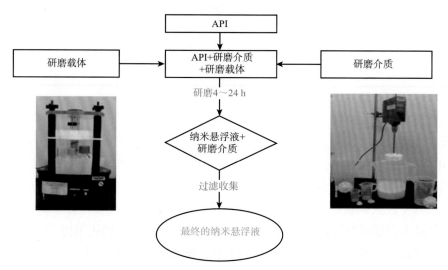

图 12.2　湿磨工艺用于制备不同体积的纳米悬浮液制剂。左侧为较小体积（1～25 mL）的装置，右侧为较大体积（50～2000 mL）的装置

一旦选择了合适的制剂，建议对成品制剂进行表征，确保制剂在研究期间的稳定性。对应的工作量应与该化合物的开发阶段相匹配。例如，在早期开发阶段，这种表征可能仅限于目视检查溶液制剂以确保没有发生沉淀，或者使用光学显微镜评估悬浮液中 API 的粒径和结晶度。而在后续开发阶段，当可以使用更多材料时，可以进行一系列更彻底的表征实验。表 12.2 列举了在作者实验室中进行的表征工作示例。

表 12.2　临床前制剂开发不同阶段进行的制剂表征工作类型示例

非 GLP		GLP
PK/PD	非 GLP 毒理学研究	监管下的毒理学研究
所有剂型		
·化学稳定性	·化学稳定性	化学稳定性
·药效（可选）	·药效	药效
溶液		
·视觉观察（确保研究期间未产生沉淀）	·视觉观察（确保研究期间未产生沉淀）	·视觉观察（确保研究期间未产生沉淀）
·pH（可选）	·pH（可选）	·pH
·Ⅳ制剂的过滤兼容性（可选）	·Ⅳ制剂的过滤兼容性（可选）	·Ⅳ制剂的过滤兼容性（可选）

续表

非 GLP		GLP
PK/PD	非 GLP 毒理学研究	监管下的毒理学研究
标准混悬液		
·粒径	·粒径	·粒径
·结晶度（可选）	·结晶度	·结晶度
·pH（可选）	·pH	·pH
	·均匀性（可选）	·均匀性
纳米混悬液		
·粒径	·粒径	·粒径
·结晶度（可选）	·结晶度	·结晶度
·pH（可选）	·pH	·pH
	·均匀性（可选）	·均匀性
胶束化（如 SEDDS/s-SEDDS）		
·视觉观察（确保在试验期间未产生沉淀）	·视觉观察（确保在试验期间未产生沉淀）	·视觉观察（确保在试验期间未产生沉淀）
非晶态分散体（如喷雾干燥的分散体）		
·结晶度（散装和配方悬浮液）	·结晶度（散装和配方悬浮液）	·结晶度（散装和配方悬浮液）
·黏度	·黏度	·黏度
·pH（可选）	·pH（可选）	·pH

总而言之，随着具有溶解性或渗透性限制因素的 NCE 数量的增加，已无法再依赖简单的溶液和悬浮液制剂来达到所需的 NCE 体内暴露量。基于此，研究人员已经开发了更为复杂的制剂技术。但是，选择合适的 NCE 制剂取决于一系列因素（图 12.3），制剂研发人员需要充分考量这些因素以确定最终选择。

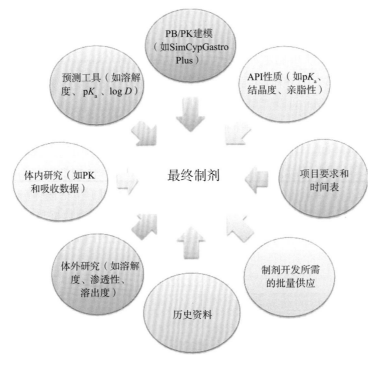

图 12.3　临床前制剂开发之前所需考虑的因素

12.1.2　临床前制剂的性能预测

目前，临床前制剂设计通常以 NCE 的理化性质分析及早期 PK 研究的体内暴露数据为指导。一般而言，对于简单的制剂策略，此方法足以指导制剂设计的关键部分。但是，对于难溶性化合物，则有必要对各种技术进行分类，并使用预测工具进行指导。在理想情况下，最佳生物增强递送方法的选择取决于严格的体外测试结果，因此需要开展适当规模的溶出度实验。这些实验将表征模拟临床前实验动物胃肠环境条件下的制剂性能。但是，开发能够在体外成功模拟此类条件的溶出测试方法并非易事。一个重要的限制是体外测试系统充分再现临床前实验动物胃肠道环境的能力。开发一个可以真正被认为与临床前物种具有生物相关性的测试系统具有诸多挑战其中最重大的障碍之一是设计一种体外测试方法，使其能够准确模拟典型临床前实验动物胃肠道中存在的少量液体，以用于早期生物学研究和安全性评估[17]。例如，对于大鼠而言，该液体体积仅为几毫升。另一个挑战是流体成分和流体动力学要能够代表常用实验室动物的胃肠道环境[18]。虽然药典溶出方法被广泛应用于后期临床开发中的制剂测试，但它们并不能充分模拟临床前实验动物胃肠道液体的体积和流体动力学，而且有报道称，含有难溶性化合物的制剂相关性较差[19]。研究人员普遍认为将药典溶出方法直接应用于临床前制剂测试存在局限性，并开发了许多非常规溶出技术作为替代方法[20, 21]。其中几种测试系统利用了小容量容器，有助于对几毫克的 API 或制剂中间体（如湿磨纳米悬浮液或喷雾干燥的分散液）进行体外性能的相对评估。此外，这些利用了小容量容器的方法还能更准确地代表（尽管仍有所高估）临床前实验动物体内流体的体积。美国马萨诸塞州比勒里卡的 Pion 公司开发的 μDiss-Profiler™ 小体积系统是一个被广泛应用的代表系统。该系统包括多个样品瓶，每个样品瓶的溶出体积在 15 ～ 20 mL 之间，并且包含温控和搅拌装置，以及一个多通道光谱仪，可通过 UV 探针进行在线分析。英国萨里弗里斯特罗天狼星分析公司（Sirius Analytical）设计的 Sirius Inform™ 实验平台也应用了相似的原理，且能够自动改变 pH 值，并可提供用作溶解池的第二有机层。第二个隔间的设置可用于模拟通过渗透从胃肠道中吸收溶解药物的过程，并保持溶解难溶性化合物和制剂中间体的沉降条件[18, 22]。先前基于细胞的溶出 - 渗透（dissolution-permeation，D-P）系统的研究表明，如果可以采用模拟吸收渗透步骤并保持溶出的方式进行溶出度分析，则可改善体外测试结果与实际体内性能（溶出、渗透吸收）的相关性[23]。在一项非诺贝特（fenofibrate）生物增强制剂（包括固体分散体、纳米颗粒和微粉化法）的研究中，D-P 系统被用于关联体外的溶解和渗透数据与大鼠体内数据[24]。这项研究表明 D-P 系统与生物相关介质联合使用，具有预测制剂在大鼠体内性能的潜力。但基于细胞的 D-P 方法的实用性也会受到一些实际因素的限制，其中许多因素与测试中基于细胞的膜的生长和维护所需的资源和专用设备 / 设施有关。此外，D-P 系统中的静态隔室无法轻松模拟肠道环境的动态过程。例如，在这些条件下无法复制弱碱从胃到肠的转移，以及由此产生的过饱和及沉淀曲线，但这些过程却对理解生物功能至关重要。在基于细胞的模型中，由于培养基成分具有毒性，造成生物相关培养基的使用也可能存在很大的局限性。μDiss-Profiler 系统的 μFlux™ 版本提供了基于细胞的 D-P 系统的替代方法，该系统使用由人工膜分隔的供体腔室和受体腔室。人工膜还可以包被脂质并与平行人造膜通透性测试（parallel artificial membrane permeability assay，PAMPA）相结合，使系统能够同时监测溶出度和渗透性[25]。值得注意的是，研究人员需要调整体外试验设计，以优化通过简单人工膜系统可达到的通量/质量转移率来预测体内渗透的能力。

为了解决上述限制，研究人员开发了许多新型系统[20, 26]。人造胃十二指肠模型（artificial stomach duodenal model，ASD）就是一个广泛应用的实例，其设计旨在模拟胃向肠腔排空的过程[27, 28]。在 ASD 中，API 或配制的药物分散在模拟胃腔中，胃内容物以受控的速率转移至模拟十二指肠肠腔中，并与模拟肠液（simulated intestinal fluid，SIF）混合，从而实现溶解、过饱和、沉淀和重结晶的动态过程。卡林诺（Carino）等在针对一系列多晶型卡马西平的早期研究中，成功使用 ASD 模型模拟了犬的禁食和进食状态[29]。ASD 溶出曲线的体内相关性是基于"模拟十二指肠中浓度 - 时间曲线下面积（AUC）"与"体内生物利用度"之间的相关性而产生的。此外，其他几项研究也肯定了 ASD 模型在准确评价临床研究中所开发制剂性能方面的效用[30-33]。但是，先前讨论的因素（如体液量或缺乏吸收表面积）也会限制该模型在某些临床前研究中的应用。在一个典型示例中，为了了解一种正在向毒理学研究阶段推进的高渗透性 / 低溶解度候选物的性质，研究人员使用 ASD 模型来分析其游离碱和盐酸盐悬浮液的相对性能。ASD 预测显示这两种固体形式的性能相同（图 12.4），但随后的大鼠毒代动力学试验（100 mg/kg）表明盐酸盐的效果更好，其AUC 大约增加了 4 倍。在这个案例中，很难确定体外实验结果与体内表现缺乏相关性的根本原因，但是 ASD 模型中使用的相对较高的液体量可能已将两种固体形式之间的差异降至最低，并且没有捕捉到盐酸盐的高浓度和过饱和浓度的影响，而恰恰可能是这些因素导致了真实体内暴露量的差异。研究人员认为，许多此类研究尚未进行文献报道，当用于预测制剂在小型啮齿类动物的性能时，有必要重新考量用于转移模型（如 ASD）的实验参数。

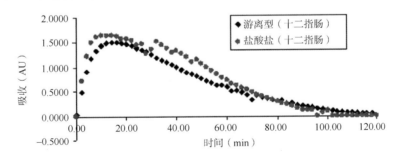

图 12.4　候选药物分子的游离碱和盐酸盐两种固体形式在 ASD 模型中的结果

总之，通过小型溶出度工具成功预测临床前制剂的性能仍然面临重大挑战。在毒理学研究中，一般是在小体积生物相关性液体中监测大剂量药物的溶出性能，其相关额外分析的复杂性仍有待解决[21]。因此，需要开展进一步的研究以开发专门的技术来模拟临床前研究中实验动物复杂胃肠道生理情况。为了成功实现这一目标，有必要将本章前面所概述系统的多个方面进行整合。如果一种溶出预测技术可以从动态流体成分 / 体积、流体动力学和渗透 / 吸收等方面模拟临床前实验动物的生理环境，那么它将可能成为制剂研发人员替代体内 PK 实验的可靠选择。

12.2 首次人体试验的制剂选择

研究人员一直在不断地审视 NCE 药物开发的时间周期，以寻找减少新药投放市场所需时间、资源和成本的机会[34, 35]。为了应对这种压力，限制临床候选药物在制剂方面的投资变得司空见惯，直到达成关键的里程碑。例如，从 II 期临床概念验证试验中获得成功的数据是启动全面制剂开发研究的典型触发因素。在这种范例中将越来越多地采用简单而合适的制剂方法，使 NCE 进入早期临床研究，以避免设计和开发传统固体剂型所需的大量药物开发资源。此类制剂包括瓶装散剂、临时制备的（extemporaneously prepared，EP）溶液或混悬剂，以及未配制的 API 简型（无需其他赋形剂）粉剂胶囊（powder in Capsule，PIC）[36-38]。

12.2.1 临时制备

相对于传统剂型，EP 制剂在早期临床研究中具有诸多优势。采用 EP 方法可实现对 NCE 的快速临床评估，并减少与传统 GMP 制造的药物产品相关的资源消耗、开发时间，以及对 API 的大量需求。由于可以根据实时临床研究数据调整剂量，EP 制剂还可在临床研究期间提供灵活的剂量选择。此外，EP 制剂还可在临床研究单位（clinical research unit，CRU）的药房中现场配制。在受训药剂师的监督下，针对每个试验主题分别进行准备。在美国，EP 片剂配制是一种药房实践，而非制造性的，并且需要开发简单而稳定的配方以支持其使用期限。由于存在以上差异和优势，EP 制剂的交货时间通常比传统制剂要短很多。相关文献举例说明了 EP 制剂在早期临床研究中的使用，包括溶液[39, 40]、混悬剂[41, 42]、片剂[39] 及控释剂型[43, 44]的实例。

12.2.2 粉剂胶囊

尽管 EP 制剂可能是一种非常有效的将 API 或简单制剂变体用于小规模临床评估的方法，但它们并不适用于针对门诊病人的研究，因为这种情况下需要的是药物产品。此时，可以用简单的 PIC 剂型作为合适的替代品。PIC 剂型具有与 EP 制剂一样的诸多优势，如极少的稳定性和 API 要求。此外，它可以使用自动化设备制造，从而达到大型临床研究所需的供应规模。近年来，小型自动化生产技术（如 Capsugel Xcelodose® 精密粉末微剂量系统）促进了 PIC 制剂的应用，该技术在生产时可将低至 100 µg 的粉末填充至不同大小的胶囊中（200 ~ 600 粒 / 小时的填充速度）[45-47]。该方法还具有额外的优势，如重量验证，不仅可以避免 PIC 的释放测试分析，还能实现批量实时释放。此外，PIC 还可通过将 API 的稳定性外推至封装材料来简化稳定性测试程序。与其他适用的制剂（如溶液剂或混悬剂）相比，PIC 更加方便，尤其是在临床针对门诊病人的环境中，因为可在短时间内生成较大的剂量单位。

12.2.2.1　PIC 的临床表现：辉瑞 NCE 的回顾性数据分析

PIC 方法的主要问题在于缺乏配方优化，并且可能会忽视 API 的生物药剂学特性。事实确实如此，最近一项有关生物等效性（bioequivalence，BE）的研究表明，即使对于 I 类化合物[48]，常规的 BE 研究也可能面临重大的失败。这表明这一风险不容小觑，并且可能在后续阶段造成与制剂相关的开发挑战。文献中关于 PIC 剂型口服 PK 性能的临床信息较为有限，因此对缺乏配方优化是否会对临床结果产生负面影响也知之甚少。普通片剂或胶囊中通常会加入一些常规的赋形剂，以帮助 API 初级粒子崩解、润湿和重新分散，从而确保稳定的溶出性能，但 PIC 中并未添加。鉴于很大比例低溶解度或渗透性[49, 50]的 NCE 都需要借助于制剂手段来克服较差的或可变的口服吸收，因此对于被归类为低溶解度、生物药剂学分类系统（BCS）II 类或 IV 类[14, 51]的 NCE 而言，PIC 方法显然是不合适的。当评估早期临床研究的关键目标（如确定最大耐受口服剂量）时，由于体内表现欠佳（低或可变的暴露量），PIC 剂型被认为可能会带来重大的额外风险。由于较低或可变的暴露量未能达到有效浓度，可能导致随后的 II 期临床试验失败。此外，II 期临床试验可能需要更多的受试者和更长的时间，以便对可变性高的化合物进行统计分析以获取足够的数据。考虑到与下一个临床里程碑相关的时间和成本方面的节约优势，尽管增加了潜在的制剂相关风险，但 PIC 方法仍然是早期药物开发中一个具有吸引力的选择。

为了进一步了解 PIC 制剂的最合适应用，作者对大量的内部数据库进行了审查，收集了采用 PIC 制剂方法的 21 个化合物的临床数据[52]。作者对信息进行了整理，并进一步研究了药物的生物药剂学特性（溶解性、渗透性和剂量）对 PIC 制剂口服 PK 性质的影响。该研究的目标是建立物理化学或生物药剂学性质的标准，以为合理选择适用于 PIC 方法的化合物提供指导。为实现这一目标，作者整理了 21 个 NCE I 期和 II 期临床研究的数据，并将其用于评估 NCE 溶解度、通透性和剂量对体内 PK 性能的影响。通过比较 PK 性能（C_{max}、AUC 和 T_{max}），作者评估了 PIC 与其他制剂方法的可比性。

对于所研究的 21 个化合物，作者采用标准化方法获得了其溶解度和渗透性数据，以提供一致的数据集，从而实现化合物的交叉比较。其中，溶解度的测定采用 96 孔板自动测定法。如加利亚（Galia）等所述[53]，分别在 pH 1.2 SGF、pH 6.5 的 50 mmol/L 磷酸钠缓冲液和禁食模拟肠液（FaSSiF）中进行测试。由于自动化测定的最大溶解度测量值为 0.3 mg/mL，因此为了计算溶解度高于 0.3 mg/mL 的关键化合物的准确剂量，作者采用类似方法对化合物进行了进一步的手动溶解度研究。

作者还对辛醇 - 水分配系数（octanol-water partition coefficient，$\log P_{oct}$）、辛醇 - 水分布系数（octanol-water distribution coefficient，$\log D_{7.4}$）和 pK_a 等理化性质进行了对照。相关参数均采用加拿大多伦多 ACD/labs 公司（Advanced Chemistry Development Inc.）的软件计算所得。此外，还评估了化合物的类药 "5 原则"（rule of 5）合规性。符合 "5 原则" 的化合物没有违反利平斯基（Lipinski）制定的四个规则[54]：分子量 < 500、$\log P$ < 5、H 键供体 < 5、H 键受体 < 10。

渗透性（P_{app}）数据是按照阿瑟森（Artursson）描述的方法[55]在实验室内部进行体外

Caco-2 细胞测试而得。同时按照 FDA 的 BCS 指导文件[56]，采用高渗透性和低渗透性的化合物对所用渗透性模型进行了验证。由于渗透性数据是经过数年生成并进行了回顾性整理，因此通过重复渗透性测试（对于可用的化合物）和计算机测定，可以确定化合物的渗透性分类（数据未显示）。

剂量溶解度数（dose solubility number）是根据阿米顿（Amidon）等所述的方法[57]获得的。若剂量溶解度数 < 1，则表示该化合物被归类为高溶解度化合物。化合物的剂量溶解度数在其"临床成功"置信度很高的情况下进行计算，如在对照制剂数据可获得的情况下。剂量数的生成是基于对照制剂数据所获得的剂量范围，而不是使用整个剂量范围。这一范围被认为是最相关的，因为其实际上是评估临床是否成功的剂量范围（而不是整个剂量范围）。

12.2.2.2　临床数据分析方法

该分析的临床数据来自针对 21 个 NCE 广泛的 I 期和 II 期临床研究，这些研究旨在专门研究化合物在少数志愿者和患者中的安全性和有效性。该分析是对各种研究设计和方案中收集的 PK 数据进行回顾性分析，因此每个化合物的可用临床数据的数量和类型各不相同，甚至在某些情况下是有限的。一般而言，各项研究都是针对 18 ～ 45 岁的健康男性受试者进行的。所有研究均根据《赫尔辛基宣言》（*Declaration of Helsinki*）[57]进行，并遵守《国际协调会议药品临床试验管理规范指南》（International Conference on Harmonisation Good Clinical Practice）（1997）的所有规定。任何受试者在被纳入研究之前均已获得知情同意书。

采用的典型临床试验设计是剂量爬坡试验，即在空腹状态下以单剂量递增的 PIC 制剂进行 NME 给药，并连续抽取血样（$n = 10 \sim 15$）以表征化合物的药代动力学性质。采用非隔室方法进行数据分析——直接测定 C_{max} 和 T_{max}，并采用"对数 - 线性梯形法"计算 AUC[58]。当采用一种以上的制剂进行研究时，通常会进行随机单剂量交叉研究，不同制剂给药之间需要设有适当的清除期。不同制剂的数据对比则采用适合个体研究设计的方差分析。

在开发的早期阶段可能很难确定制剂的口服 PK 表现及其对临床结果的影响。如果一种制剂能提供足够的 NCE 暴露量，并随着口服剂量爬坡而逐步增加，那么在少量志愿者中确立了药物的安全性之后，就可以认为该制剂可产生成功的临床结果。在此分析中，研究人员重点研究制剂性能是否得到优化。从达到准确的最大无毒性反应剂量（no observed adverse effect level，NOAEL，也称为未观察到毒性反应的剂量）或最大耐受剂量（maximum tolerated dose，MTD）的角度来看，次最佳制剂的性能可能会影响药代动力学和临床试验结果。在临床数据分析中，研究人员定义了一种对 PIC 制剂效用进行分类的方法，据此可将 PIC 制剂归类为"成功"或"不成功"。成功的定义是：PIC 制剂显示出与对照制剂相同的吸收速率和吸收程度，且未发现其可变性高于对照制剂的证据（或在没有正常预期的对照制剂可用的情况下）。这三个标准用于评估 PIC 制剂的临床性能，并将其归类为"成功""不成功"或两者都不是。

下面进一步定义了 PIC 成功应用的标准：

（1）吸收程度的标准。PIC 制剂的 AUC 和 C_{max} 可与其他对照制剂（如溶液、悬浮液或片剂）的数据相媲美。在对比时采用常规 80%～125% 的 BE 限值（在法规指南中建议使用此限值来比较制剂的 PK 性能）。由于很少在 I 期临床研究中进行正式的 BE 比较，因此还使用了另一条不太严格的标准来定义制剂等效性，所使用的 AUC 和 C_{max} 差异范围上限为 50%～200%。

（2）可变性标准。如果 AUC 和 C_{max} 数据的可变性不超过对照制剂，则将 PIC 剂型定义为与对照制剂等效。在没有对照制剂的情况下，如果 AUC 或 C_{max} 的 CV% 小于 50%，则 PIC 制剂被认为是不可变的。

（3）吸收率标准。如果 T_{max} 与对照制剂的平均 T_{max} 值的差值在 2 h 以内，则将 PIC 剂型定义为与对照制剂等效。

为了根据这些标准来评价化合物的 PCI 制剂，研究人员使用了一系列参数来判断其临床试验的成功与否。采用标准化方式对参数进行评分（避免研究人员产生偏见），可确保以相同方式评估所有化合物（表 12.3）。在有对照制剂数据集的情况下，吸收程度标准（如上文"（1）"中所定义）被视为支持临床分类成功的最有力证据，其次是可变性标准（如上文"（2）"中所定义），最后是吸收率标准（如上文"（3）"中所定义），被认为是最不重要的参数集。研究人员设计了评分系统来反映这一重要性顺序，并且为每个类别中的分数分配了适当的权重，以适当地对三组标准进行优先排序。在获得每种化合物 PIC 临床表现的总体评分之后，就可以确定 PIC 是"临床成功"、"临床失败"或"无法确定"。具体的 PIC 制剂评分规则如下：

表 12.3　用于计算 PIC 制剂临床表现得分的标准

项目编号	用于判断临床试验是否成功的参数	规定的范围	问题回应（PIC 和对照制剂数据均可用）		问题回应（仅 PIC 数据可用）	
			是	否	是	否
1	在规定的范围内，PIC 和对照制剂的 AUC 是否相似？	80%～125%	12	0	–	–
		50%～200%	6	–12	–	–
	在规定的范围内，PIC 和对照制剂的 C_{max} 是否相似？	80%～125%	12	0	–	–
		50%～200%	6	–12	–	–
2	PIC 制剂在不同受试者之间 AUC 可变性的 CV% 是否≤ 50%？	–	2	0	1	0
	对照制剂在不同受试者之间 AUC 可变性的 CV% 是否＞ 50%？	–	1	–1		
	PIC 制剂在不同受试者之间 C_{max} 可变性的 CV% 是否≤ 50%？	–	2	0	1	0
	对照制剂在不同受试者之间 C_{max} 可变性的 CV% 是否＞ 50%？	–	1	–1		
3	PIC 的 T_{max} 与对照制剂相差多少？	≤ 1 h	1	–	–	–
		1～2 h	0.5	–	–	–
		≥ 2 h	–1	–	–	–
	得分范围		31	–27	2	0
	得分范围的中位数		0	2	0	1

（1）＞平均得分值，则被分类为"临床成功"。

（2）＜平均得分值，则被分类为"临床失败"。

（3）＝平均得分值，则被分类为"无法确定"。

除上述内容外，研究人员还建立了一个反映结论可信度的评分系统，用于表示研究人员对化合物分类为"成功"或"不成功"的置信程度。当对照制剂的吸收程度数据可用时，所得数据的置信度最大。从置信度最大（1）到置信度最小（4），可分为四个类别并按降序排列。

（1）可在相同的受试者中获得统计相关的正式 PK 对比数据或 BE 数据。

（2）可在相同的研究 / 受试者中获得 PK 对比数据，但研究未经过统计学设计来获得 BE 数据。

（3）可从不同的研究 / 受试者中获得 PK 对比数据。

（4）无法获得 PK 对比数据。

为了实现数据的可视化，研究人员以图形方式通过数据点的大小来表示置信度。四种不同的大小代表上述不同类别，（1）和（4）分别为最大和最小（图 12.5～图 12.7）。

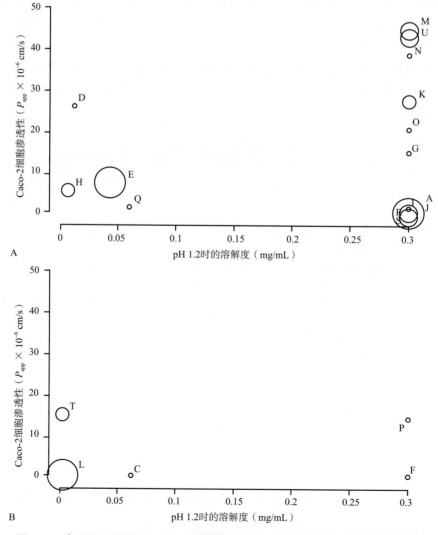

图 12.5　渗透性和胃溶解度对 PIC 制剂临床成功（A）和临床失败（B）的影响

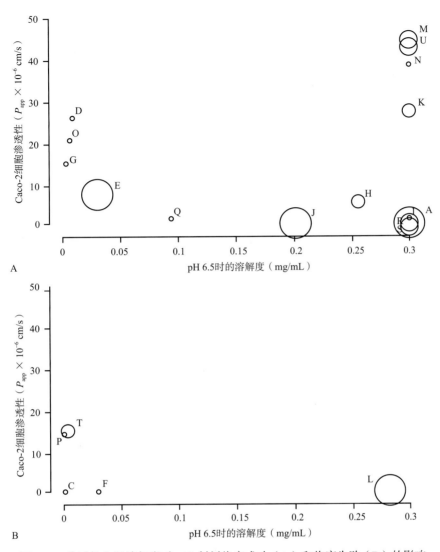

图 12.6　渗透性和肠溶解度对 PIC 制剂临床成功（A）和临床失败（B）的影响

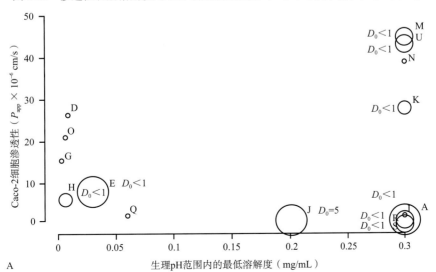

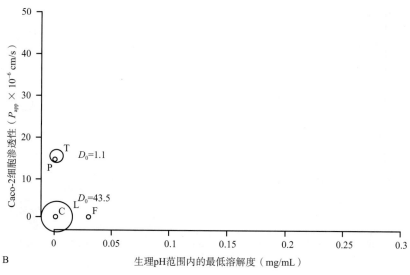

图 12.7 PIC 制剂的剂量数描述——渗透性和最低胃肠道溶解度对 PIC 制剂临床成功（A）和临床失败（B）的影响

12.2.2.3 PIC 制剂中理化性质与临床表现之间的关系：临床数据分析的结果

（1）理化性质、溶解度、渗透性和剂量数：按 PIC 制剂进行开发的化合物来自许多不同的治疗领域 / 化学系列，因此具有较高的结构多样性和不同的理化特性（**表 12.4**）。其分子量和 $\log D$ 计算值分别在"187 ～ 570 Da"和"–1.35 ～ 3.52"范围内。数据集中显示了酸性、碱性和中性化合物，且所研究的大多数化合物（71%）都符合"5 原则"的要求。

表 12.4 化合物性质

化合物	分子量	$c \log D$	$c \log P$	不符合"5 原则"的条目数	pK_a	酸碱性质
A	187	–0.72	2.37	0	3.81[a]，10.46[b]	两性
B	455	2.29	4.41	1	8.25[b]	碱性
C	469	3.52	5.68	1	8.25[b]	碱性
D	468	0.073	1.3	0	12[a]	酸性
E	431	2.45	5.1	1	12.8[a]，7.74[b]	两性
F	497	–0.879	2.25	0	4.3[a]，3.4[b]	两性
G	462	3.16	3.59	0	6.25[b]	碱性
H	463	0.352	5.38	1	3.15[a]，2.09[b]	两性
I	303	–0.639	0.39	0	中性	中性
J	450	1.06	4.73	0	9.81[b]	碱性
K	377	–0.425	1.64	0	10.1[b]	碱性
L	570	0.174	4.63	1	3.91[a]，1.01[b]	两性

续表

化合物	分子量	$c \log D$	$c \log P$	不符合 "5 原则" 的条目数	pK_a	酸碱性质
M	322	−0.477	1.77	0	9.16[b]	碱性
N	350	0.386	2.65	0	9.16[b]	碱性
O	372	1.67	0.052	0	4.66[b]	碱性
P	510	−1.35	−0.744	2	3.1[b]	碱性
Q	396	0.879	3.47	0	4.72[a]，2.76[b]	两性
R	392	0.782	4.45	0	8.95[a]，10.6[b]	两性
S	392	0.782	4.45	0	8.95[a]，10.6[b]	两性
T	477	2.38	3.36	0	中性	中性
U	274	2.92	3.42	0	7.39[b]	碱性

a) 酸性官能团。

b) 碱性官能团。

　　该数据集对应的化合物具有一个较大的溶解度范围（从＜ 0.0005 mg/mL 到＞ 0.3 mg/mL），这也是为 21 个化合物提供标准化数据集的自动测定法的极限。对于溶解度超过自动测定法极限的化合物，研究人员进行了手动研究以更准确地定义溶解度曲线，并且发现某些化合物的溶解度高达 21 mg/mL（表 12.5）。

表 12.5　生理相关溶解度

化合物编号	溶解度（mg/mL）		
	pH 1.2 SGF	pH 6.5（50 mmol/L 磷酸钠缓冲液）	pH 6.5 FaSSIF
A	ND[a]	**21**[*]	ND[a]
B	0.005	0.0008	0.002
C	0.062	0.0007	0.0012
D	0.0117	0.0091	0.0086
E	0.043	0.0118	0.03
F	＞ 0.3	0.02	0.03
G	0.3	0.003	ND[a]
H	0.0064	0.155	0.255
I	＞ 0.3	＞ 0.3	＞ 0.3
J	＞ 0.3	0.128	0.201
K	＞ 0.3	＞ 0.3	＞ 0.3
L	0.0023	＞ 0.3	0.282
M	＞ 0.3	＞ 0.3	＞ 0.3
N	＞ 0.3	＞ 0.3	＞ 0.3
O	＞ 0.3	＞ 0.0032	0.0063
P	＞ 0.3	0.0006	0.0005
Q	0.06	0.073	0.094

续表

化合物编号	溶解度（mg/mL）		
	pH 1.2 SGF	pH 6.5（50 mmol/L 磷酸钠缓冲液）	pH 6.5 FaSSIF
R	**> 10**[*]	**1.49**[*]	ND[a]
S	**1.95**[*]	ND[a]	**5.12**[*]
T	0.0019	0.0018	0.0036
U	> 0.3	> 0.3	> 0.3

注：黑体表示数据来自手动试验。图 12.5 是由在 pH 1.2 或 pH 6.5 的 FaSSIF 中获得的最低溶解度数据生成。* 表示没有 pH 6.5 的 FaSSIF 数据，采用的是 pH 6.5 介质的溶解度数据。

a）未确定。

研究人员获得了广泛的渗透率数值，P_{app} 值的范围从 < 1 到 44.7（×10^{-6} cm/s），表明数据集同时包含高渗透率和低渗透率的化合物。有趣的是，该数据集包含的化合物可能是外排转运体的底物，这一点可以从高外排率观察出来（**表 12.6**）。

表 12.6　Caco-2 细胞渗透性数据的总结

化合物编号	肠腔侧至基底侧的渗透性（P_{app}×10^{-6} cm/s）	基底侧至肠腔侧的渗透性（P_{app}×10^{-6} cm/s）	外排率
A	0.6	2.6	4.3
B	5.7	11.1	2.0
C	1.0	4.3	4.3
D	26.3	7.6	0.3
E	8.0	12.6	1.6
F	< 1	8.4	> 8.1
G	15.4	26.7	1.7
H	6.1	23.1	3.8
I	2.1	23.1	11.0
J	< 1	15.9	> 15.9
K	27.7	28.7	1.0
L	< 1	6.8	> 6.8
M	44.7	34.9	0.8
N	38.8	30.0	0.8
O	21.0	27.9	1.3
P	14.7	ND[a]	N/A[b]
Q	2.2	7.0	3.2
R	< 1	40.3	> 40.3
S	< 1	9.9	> 9.9
T	15.5	38.8	2.5
U	43.0	37.0	0.9

a）未确定。

b）不适用。

　　I 期临床试验中单剂量爬坡试验的性质使定义数据集中化合物的 BCS 类别和剂量数变得复杂，这意味着需要在很宽的剂量范围测试其制剂表现（通常为 $100 \sim 1000$ 倍剂量范围）。由于临床有效剂量通常无法准确定义，因此有必要根据 I 期临床试验的数据集进行估算。在此背景下，当采用专门针对较窄临床剂量范围开发的替代制剂进行后续研究时，才能计算剂量溶解度数（dose solubility numbers，D_0）。对于这组化合物，其剂量溶解度数范围为"< 1 至 43.5"（图 12.7）。

　　（2）PIC 制剂的临床成功：溶解度、剂量数和渗透性的影响：研究人员采用表 12.3 中详述的参数和评分系统评估每个化合物的临床数据。在确定总分数之后，将分数高于中位数的化合物归类为"成功"，而将分数低于中位数的化合物归类为"不成功"。在研究的 21 个 PIC 制剂中，有 15 个（71%）被归类为"成功"，5 个（24%）被归类为"不成功"，1 个（5%）既不是"成功"也不是"不成功"（图 12.5 和图 12.6）。

　　在研究的 21 个 PIC 配方中，只有 11 个（52%）化合物具有对照制剂的 PK 数据，从而可以进行 $C_{\max}$ 和 AUC 的比较。数据表明，对于这些化合物，研究人员对"临床成功"的划分具有较高的信心（图 12.5 和图 12.6 中用大圆圈表示），而使用 PIC 制剂进行给药的结果表明共有 9/11（82%）的化合物被归类为"临床成功"。

　　对于 PIC 制剂，溶解度与临床成功之间确实存在着一种关系（图 12.5 和图 12.6）。通常而言，不成功的化合物似乎在肠道中的溶解度较低（< 0.03 mg/mL，图 12.6B）。相反，临床成功的化合物既包括高渗透性的也有低渗透性的，因此渗透性与临床成功之间似乎没有必然的联系。

　　除溶解度外，剂量也是一个考量因素。剂量数是在可获得对照制剂数据的剂量下获得的，因此根据剂量数来归类的"临床成功"具有较高的置信度。有趣的是，满足条件的 11 个化合物中有 10 个化合物被确定为"临床成功"，其剂量数经计算不大于 5，通常小于 1（图 12.7）。

　　溶出度或动力学溶解度可能是此分析中更重要的参数。以化合物 T 来举例说明，尽管其剂量数低，但可能不适合采用 PIC 制剂进行开发。当采用 PIC 方法时，其在人体的 PK 数据与简单片剂（包含赋形剂乳糖、交联聚维酮、十二烷基硫酸钠和硬脂酸镁）相比具有很大的差异（图 12.8）。应该注意的是，其 PIC 和片剂的数据是在相互独立的临床研究中产生的，即在不同研究之间进行比较。但是，由于 PIC 和片剂采用了同一批次的 API，因此可以排除由粒径所引起的差异。在健康男性受试者中，与 1 mg PIC 相比，1 mg 片剂的 $C_{\max}$ 增加了 5 倍，$AUC_{\inf}$ 增加了 2 倍。PIC 制剂似乎溶解缓慢，这会影响吸收速率和吸收程度，而片剂在体内似乎具有较好的溶解性，从而显著地改善了特性。这个特定化合物的溶解度在整个生理 pH 范围内都极低（表 12.5），并且该片剂的优异性能可能归因于赋形剂的影响，尤其是采用十二烷基硫酸钠作为润湿剂时，改善了化合物 T 的润湿性和随后的溶出。

　　总之，对临床试验数据的回顾性分析表明，PIC 制剂可作为早期开发的实用工具。评估表明，在研究人员对"临床成功"的归类充满信心的情况下（可获得对照制剂的数据），超过 82% 的化合物采用 PIC 制剂方法是可能成功的。而所有不成功的化合物在胃或肠 pH

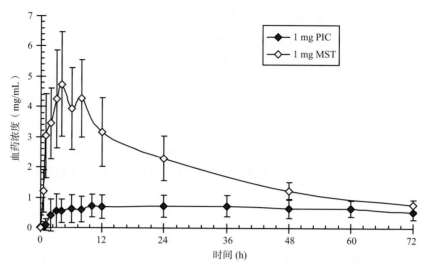

图 12.8 化合物 T 的片剂和 PIC 制剂的药代动力学特征对比

值下均表现出低溶解度（< 0.03 mg/mL）。在此数据集中，许多临床成功化合物的剂量数 < 5，其中大多数化合物的 D_0 < 1。因此，需要进一步扩展数据集以了解更多的详细信息，从而成功地将 PIC 制剂应用于理化性质为 BCS-I 类的"舒适区"之外。鉴于整个制药行业的研发管线不断产生低溶解度的 API，因此这一点尤为重要[59]。

在此分析和数据集中还有许多其他的限制，研究人员应充分认识和解决这些限制，以更好地了解 PIC 应用程序的"设计空间"。数据集相对有限，尤其是在被高置信度地归类为"不成功化合物"的数量方面。其中只有一个化合物（L）被确信地归类为高剂量数（D_0 44）。因此，研究人员还没有足够的证据来定义失败的边界。此外，被确定为不成功的第二个化合物（化合物 T）也呈现出低剂量数（1.1），表明扩大评估范围以考虑其他参数（如溶出度、润湿性和粒径）的重要性。热力学溶解度可能不是评估体内性能的最佳参数，采用"固有溶出速率（intrinsic dissolution rate，IDR）"或"IDR/溶解度的比值"可以更准确地与体内溶出性能相关联，这对于难溶性 API 可能会更有价值。

在此分析中，渗透性的数值似乎与临床成功无任何关系。但实际上渗透性很复杂，在吸收中涉及许多不同的传输机制，如细胞旁路转运、主动摄取和外排机制，但这些作用不一定能在体外模型中准确地重现出来。由于胃肠道管腔内存在利于溶出的漏槽条件，因此在进一步的分析和将来的工作中，考虑渗透性和动力学溶解度的相互作用是合理的。对化合物的渗透性/溶出度或动力学溶解度特征进行综合分析，可能有助于确定是否可以将化合物用于 PIC 或其他简单的制剂平台，这也许是对巴特勒（Butler）和德莱曼（Dressman）提出的可扩展性分类系统（developability classification system，DCS）方法的扩展[60]。

本分析中囊括的临床试验表明，在早期研究中，PIC 制剂可用于宽范围的剂量研究。但是，这一分析方法无法确定 PIC 在整个剂量范围内是否成功，这是因为"临床成功"的判断使用了较窄的剂量范围（在后续使用制剂药品的研究中定义）。随着该数据集的不断扩展，如果对 PK 参数进行附加分析是有效的，那么就应予以考虑。例如，可以评估剂量非线性的趋势，这是临床前吸收模型所无法预测的，并且这可以直接归因于药品的性能和吸收，而不是分布、代谢或排泄。目前，越来越多的低溶解度化合物正逐步进入首次人体（FIH）试验，因此需要进一步的工作来了解 PIC 方法的实用性。

尽管进一步的工作将促进 PIC 剂型更严格的应用，但实际上 PIC 剂型的实际应用可能是那些具有合理溶解度和单剂量为中等范围（10 ～ 200 mg）的化合物，而不是 BCS 或 DCS 定义的高溶解度化合物。如果采用 PIC 法来可靠地生产亚毫克级剂量，则还需要进行更多的开发工作。研究过程中需要仔细评估 API 分离 / 结晶的影响，因为物理性质的变化（在早期的小规模 API 批次中经常发生）会对填充过程产生重要影响。由于填充单位剂量制剂需要一定的时间，因此应用 PIC 剂型时，较高剂量也会产生问题。采用多次重复单位剂量制剂来达到目标剂量的方法可以解决此类问题，但这需要在供应链实用性和临床可接受性方面与临床研究方案保持一致。作者预计，除了临床表现所定义的设计空间外，PIC 的设计空间至少在某种程度上将取决于实际考虑因素。PIC 剂型设计空间的进一步扩展将得益于对 PIC 药品的动力学溶解度、API 固有溶出度、润湿性和生物相关溶出度的整体分析。

12.3　总结

目前一个公认的事实是，药物研发管线中越来越多的 NCE 都具有不理想的溶出度和溶解度。因此，有必要在临床前早期开发阶段即采用可行的制剂技术，以确保在毒理学 / 安全性评估试验中获得一致的暴露量。制剂技术的选择过程在不同的工业预配方组之间的差异很大，在某些情况下是由制剂技术的可用性所驱动的。但是，从技术选择方法的差异上可明显看出，通常不是只有一个唯一的制剂方案，不同工业制剂研究组发布的不同决策树也反映了这一立场。如果每种技术的选择都是建立在很好地表征 / 理解对应 NCE 口服吸收基础缺陷之上，那么在许多情况下就可以互换地使用可解决溶出度或溶解度限制的不同技术。

一旦 NCE 成功通过安全毒理学测试，就可以评估用于 FIH 或首次患者（first-in-patient，FIP）试验的制剂技术需求。通常，可采用更简单的制剂方法，因为相对于临床前毒理学研究而言，提供单剂量爬坡试验和多剂量爬坡试验的剂量范围所面临的挑战相对较少。在这一阶段，临床给药的速度和灵活性已成为关键的考虑因素，采用"符合目的"的制剂已很普遍。在这种情况下，EP 制剂提供了急需的灵活性，并通过减少开发时间和 API 要求为临床研究提供了一条"高速路"。将 API 封装在硬明胶或 HPMC 胶囊中制备成 PIC 剂型，可在速度和 API 要求方面发挥与 EP 制剂相似的优势，并便于 FIP 的使用。然而，从对这些简单剂型生物性能的分析可明显看出，PIC 方法的使用应限于具有适当生物药剂学特性的 NCE。最后，在早期临床研究中使用简单的 EP 或 PIC 制剂需要考虑诸多因素，包括如何利用这些方法来定位一个项目的后续开发。在加速开发计划的背景下（目前在肿瘤学等治疗领域已广具先例），使用 PIC 制剂来"迅速进入 FIP 或 FIH 临床试验"的决定需要与"快速推进至 II 期临床研究的前景"相权衡。因为这种情况下将需要进行桥接研究以建立 FIH 和 II 期临床试验所用剂型之间的相对生物利用度。此时需要考虑由于缺乏制剂等效性而引起任何潜在延误的影响。总而言之，正如前文所回顾的那样，在早期临床研究中使用简单的赋能制剂（enabling formulation）方法可能会存在一定的固有风险，但资源的节省和较短的开发时间将继续推动此类方法在早期药物开发过程中的应用。

致谢

感谢杰克·莫里斯（Jake Morris）和迈克尔·克拉姆（Michael Cram）所提供的辉瑞公司化合物的数据集，以及进行的数据分析工作。

（侯　卫　苏　琳译）

作者信息

马克·麦卡利斯特（Mark McAllister）
　英国辉瑞全球研发（Pfizer Global R & D），药物产品设计部（Drug Product Design）
乔安妮·贝内特（Joanne Bennett）
　英国辉瑞全球研发，药物产品设计部
约翰·戴维斯（John Davis）
　英国辉瑞全球研发，药物产品设计部
布莱恩·亨利（Brian Henry）
　英国辉瑞全球研发，药物产品设计部
翁梅（Mei Wong）
　英国辉瑞全球研发，药物产品设计部

参考文献

1　Rabinow, B. (2004). Nanosuspensions in drug delivery. *Nat. Rev. Drug Discov.* **3**: 785-796.
2　Balbach, S. and Korn, C. (2004). Pharmaceutical evaluation of early development candidates "the 100mg approach". *Int. J. Pharm.* **275**: 1-12.

3　Maas, J., Kamm, W., and Hauck, G. (2007). An integrated early formulation strategy. *Int. J. Pharm.* **66**: 1-10.

4　Neervannan, S. (2006). Preclinical formulation for discovery and toxicology: physicochemical challenges. *Expert Opin. Drug Metab. Toxicol.* **2** (5): 715-731.

5　Palucki, M., Higgins, J. D., Kwong, E., and Templeton, A. (2010). Strategies at the interface of drug discovery and development: early optimization of the solid state phase and preclinical toxicology formulation for potential drug candidates. *J. Med. Chem.* **53**: 5897-5905.

6　Shah, A. K. and Agnihotri, S. A. (2011). Recent advances and novel strategies in pre-clinical formulation development: an overview. *J. Control. Release* **156**: 281-296.

7　Saxena, V., Panicucci, R., Joshi, Y., and Garad, S. (2009). Developability assessment in pharmaceutical industry: an integrated group approach for selecting developable candidates. *J. Pharm. Sci.* **98** (6): 1962-1979.

8　Shah, S. M., Jain, A. S., Kaushik, R. et al. (2014). Preclinical formulations: insight, strategies, and practical considerations. *AAPS PharmSciTech* **15** (5): 1307-1323.

9　Gopinathan, S., Nouraldeen, A., and Wilson, A. (2010). Development and application of a high-throughput formulation screening strategy for oral administration in drug discovery. *Future Med. Chem.* **2** (9): 1391-1398.

10　Wuelfing, W. P., Kwong, E., and Higgins, J. (2012). Identification of suitable formulations for high dose oral studies in rats using in vitro solubility measurements, the maximum absorbable dose model, and historical data sets. *Mol. Pharm.* **9**: 1163-1174.

11　Li, P. and Zhao, L. (2007). Developing early formulations: practice and perspective. *Int. J. Pharm.* **341** (1-2): 1-19.

12　Kwong, E., Higgins, J., and Templeton, A. C. (2011). Strategies for bringing drug delivery tools into discovery. *Int. J. Pharm.* **412** (1-2): 1-7.

13　Chaubal, M. (2004). Application of formulation technologies in lead candidate selection and optimization. *Drug Delivery Technol.* **9** (14): 603-608.

14　Ku, S. (2008). Use of the biopharmaceutical classification system in early drug development. *AAPS J.* **10** (1): 208-212.

15　Matzopoulos, M. (2010). Model behaviour. *Chem. Eng.* **824**: 43-45.

16　Pozarska, A., da Costa Mathews, C., Wong, M., and Pencheva, K. (2013). Application of COSMO-RS as an excipient ranking tool in early formulation development. *Eur. J. Pharm. Sci.* **49** (4): 505-511.

17　McConnell, E. L., Basit, A. W., and Murdan, S. (2008). Measurements of rat and mouse gastrointestinal pH, fluid and lymphoid tissue, and implications for in-vivo experiments. *J. Pharm. Pharmacol.* **60** (1): 63-70.

18　Grignard, E., Taylor, R., McAllister, M. et al. (2017). Considerations for the development of in vitro dissolution tests to reduce or replace preclinical oral absorption studies. *Eur. J. Pharm. Sci.* **99**: 193-201.

19　Nicolaides, E., Symillides, M., Dressman, J. B. et al. (2001). Biorelevant dissolution testing to predict the plasma profile of lipophilic drugs after oral administration. *Pharm. Res.* **18** (3): 380-388.

20　McAllister, M. (2010). Dynamic dissolution: a step closer to predictive dissolution testing? *Mol. Pharm.* **7** (5): 1374-1387.

21　McAllister, M. (2013). Selecting formulations for drug discovery and early drug development-current challenges and emerging approaches for predicting bioperformance. Pharmaceutical Outsourcing. http://www.pharmoutsourcing. com/1610-About-Us/ (accessed 02 February 2018).

22　Robert Taylor, K. B., Mole, J., Fotaki, N., et al. (2016). In vitro-in vivo correlation of biphasic dissolution methods that mimic oral absorption from simulated rat gastrointestinal fluids. AAPS Annual Conference, Denver.

23　Kataoka, M., Masaoka, Y., Yamazaki, Y. et al. (2003). In vitro system to evaluate oral absorption of poorly water-soluble drugs: simultaneous analysis on dissolution and permeation of drugs. *Pharm. Res.* **20** (10): 1674-1680.

24　Buch, P., Langguth, P., Kataoka, M., and Yamashita, S. (2009). IVIVC in oral absorption for fenofibrate immediate release tablets using a dissolution/permeation system. *J. Pharm. Sci.* **98** (6): 2001-2009.

25 Borbása, E., Balogha, A., Bocza, K. et al. (2015). In vitro dissolution-permeation evaluation of an electrospun cyclodextrin-based formulation of aripiprazole using μFluxTM. *Int. J. Pharm.* **491** (1-2): 180-189.

26 Kostewicz, E. S., Abrahamsson, B., Brewster, M. et al. (2014). In vitro models for the prediction of in vivo performance of oral dosage forms. *Eur. J. Pharm. Sci.* **57**: 342-366.

27 Vatier, J., Celice-Pingaud, C., and Farinotti, R. (1998). A computerized artificial stomach model to assess sodium alginate-induced pH gradient. *Int. J. Pharm.* **163** (1-2): 225-229.

28 Castela-Papin, N., Cai, S., Vatier, J. et al. (1999). Drug interactions with diosmectite: a study using the artificial stomach-duodenum model. *Int. J. Pharm.* **182**: 111-119.

29 Carino, S. R., Sperry, D. C., and Hawley, M. (2006). Relative bioavailability estimation of carbamazepine crystal forms using an artificial stomach-duodenum model. *J. Pharm. Sci.* **95** (1): 116-125.

30 Polster, C. S., Wu, S. -J., Gueorguieva, I., and Sperry, D. C. (2015). Mechanism for enhanced absorption of a solid dispersion formulation of LY2300559 using the artificial stomach duodenum model. *Mol. Pharm.* **12** (4): 1131-1140.

31 Polster, C. S., Atassi, F., Wu, S. -J., and Sperry, D. C. (2010). Use of artificial stomach-duodenum model for investigation of dosing fluid effect on clinical trial variability. *Mol. Pharm.* **7** (5): 1533-1538.

32 Carino, S. R. S., David, C., and Hawley, M. (2010). Relative bioavailability of three different solid forms of PNU-141659 as determined with the artificial stomach-duodenum model. *J. Pharm. Sci.* **99** (9): 3923-3930.

33 Bhattachar, S. N. P., Everett, J., Tan, J. S., and Burns, L. J. (2011). Effect of gastric pH on the pharmacokinetics of a bcs class II compound in dogs: utilization of an artificial stomach and duodenum dissolution model and gastroplus, simulations to predict absorption. *J. Pharm. Sci.* **100** (11): 4756-4765.

34 Kola, I. and Landis, J. (2004). Can the pharmaceutical industry reduce attrition rates? *Nat. Rev. Drug Discov.* **3**: 711-715.

35 Kola, I. (2008). The state of innovation in drug development. *Clin. Pharmacol. Ther.* **83** (2): 227-230.

36 Kadri, B. V. (2008). Recent options for Phase 1 formulation development and clinical trial material supply. *Pharm. Technol.* **2008** (1): http://www. pharmtech. com/recent-options-phase-1-formulation-development-and-clinical-trialmaterial-supply.

37 Edwards, D. (2009). *Short Timelines to Phase 1 Formulation*, 74-76. Innovations in Pharmaceutical Technology.

38 Ruff, M. D. (2010). *Rethinking Neat-API Capsule Filling for Phase I Clinical Trials*, 8. Tablets and Capsules.

39 Pabari, R. M., McDermott, C., Barlow, J., and Ramtoola, Z. (2012). Stability of an alternative extemporaneous captopril fast-dispersing tablet formulation versus an extemporaneous oral liquid formulation. *Clin. Ther.* **34** (11): 2221-2229.

40 Falchook, G. S., Venkatakrishnan, K., Sarantopoulos, J. et al. (2015). Relative bioavailability of a prototype oral solution of the Aurora A kinase inhibitor alisertib (MLN8237) in patients with advanced solid tumors. *Int. J. Clin. Pharmacol. Ther.* **53** (7): 563-572.

41 Lumley-Wood, P., Pearce, H., Newcomb, C. et al. (2010). Assessment of sub-dividable, extemporaneously prepared suspensions to support early phase clinical trials. *J. Pharm. Pharmacol.* **62** (10): 1405-1406.

42 Gao, X., Ndongo, M. -N., Checchio, T. M. et al. (2015). A randomized, open-label 3-way crossover study to investigate the relative bioavailability and bioequivalence of crushed sildenafil 20 mg tablets mixed with apple sauce, extemporaneously prepared suspension (EP), and intact sildenafil 20 mg tablets in healthy volunteers under fasting conditions. *Clin. Pharmacol. Drug Dev.* **4** (1): 74-80.

43 Thombre, A. G. (2000). Feasibility assessment and rapid development or oral controlled release prototypes. In: *Controlled Drug Delivery 'Designing Technologies for the Future'* (ed. R. M. Kinam Park), 69-77. ACS Symposium Series.

44 Thombre, A. G., Berchielli, A., and Rogers, J. F. (2014). Extemporaneously prepared controlled release

formulations for accelerating the early phase development of drug candidates. *Drug Discov. Today* **19** (5): 694-700.

45 Hariharan, M., Ganorkar, L. D., Amidon, G. E. et al. (2003). Reducing the time to develop and manufacture formulations for first oral dose in humans. *Pharm. Technol.* **27** (10): 68-84.

46 Mouro, D., Noack, R., Musico, B. et al. (2006). Enhancement of Xcelodose capsule-filling capabilities using roller compaction. *Pharm. Technol.* **30**: 72-81.

47 Bi, M., Sun, C. C., Alvarez, F., and Alvarez-Nunez, F. (2011). The manufacture of low-dose oral solid dosage form to support early clinical studies using an automated micro-filing system. *AAPS PharmSciTech* **12** (1): 88-95.

48 Ramirez, E., Laosa, O., Guerra, P. et al. (2010). Acceptability and characteristics of 124 human bioequivalence studies with active substances classified according to the biopharmaceutics classification system. *Br. J. Clin. Pharmacol.* **70** (5): 694-702.

49 Kawabata, Y., Wada, K., Nakatani, M. et al. (2011). Formulation design for poorly water-soluble drugs based on biopharmaceutics classification system: basic approaches and practical applications. *Int. J. Pharm.* **420** (1): 1-10.

50 Bergström, C. A., Holm, R., Jørgensen, S. A. et al. (2014). Early pharmaceutical profiling to predict oral drug absorption: current status and unmet needs. *Eur. J. Pharm. Sci.* **57**: 173-199.

51 Amidon, G., Lennernäs, H., Shah, V. P., and Crison, J. R. (1995). A theoretical basis for a biopharmaceutic drug classification: the correlation of in vitro drug product dissolution and in vivo bioavailability. *Pharm. Res.* **12** (3): 413-420.

52 Bennett, J., Davis, J., McAllister, M., and Morris, J. (2010). Impact of biopharmaceutics properties on clinical performance of simple 'powder in capsule' formulations. *J. Pharm. Pharmacol.* **62** (10): 1231-1232.

53 Galia, E., Nicolaides, E., Hörter, D. et al. (1998). Evaluation of various dissolution media for predicting in vivo performance of class I and II drugs. *Pharm. Res.* **15** (5): 698-705.

54 Lipinski, C. A., Lombardo, F., Dominy, B. W., and Feeney, P. J. (1997). Experimental and computational approaches to estimate solubility and permeability in drug discovery and development settings. *Adv. Drug Deliv. Rev.* **23**: 3-25.

55 Artursson, P. (1990). Epithelial Transport of drugs in cell culture. I: model for studying the passive diffusion of drugs over intestinal absorbtive (caco-2) cells. *J. Pharm. Sci.* **79** (6): 479-482.

56 Guidance for Industry (2000). *Waiver of in vivo Bioavailability and Bioequivalence Studies for Immediate Release Solid Oral Dosage Forms Based on a Biopharmaceutics Classification System*. Food and Drug Administration.

57 World Medical Association General Assembly (2001, 2001). World Medical Association Declaration of Helsinki: ethical principles for medical research involving human subjects. *Bull. World Health Organ.* **79** (4): 373-374.

58 Rowland, M. and Tozer, T. N. (2011). Assessment of AUC. In: *Clinical Pharmacokinetics and Pharmacodynamics: Concepts and Applications* (ed. M. Rowland and T. N. Tozer), 687-690. Lippincott Williams & Wilkins.

59 Ku, S. M. and Dulin, W. (2012). A biopharmaceutical classification-based right-first-time formulation approach to reduce human pharmacokinetic variability and project cycle time from First-In-Human to clinical Proof-of-Concept. *Pharm. Dev. Technol.* **17** (3): 285-302. doi: 10. 3109/10837450. 2010. 535826.

60 Butler, J. M. D. and Jennifer, B. (2010). The developability classification system: application of biopharmaceutics concepts to formulation development. *J. Pharm. Sci.* **99** (12): 4940-4954.

第 13 章
临床前研究药物纳米混悬剂制备实用指南及体内案例研究

13.1　引言

对于制药行业而言，难溶药物的载体耐受性是经常需要面临的挑战。在敏感药代动力学／药效学（PK/PD）模型中，往往需要考虑载体的副作用及辅料的干扰，而使用低含量辅料制剂是解决此类问题的可行方法之一。目前，一个不争的事实是，一些化合物的溶解度并不是 pH 可调的，甚至在获批用于体内研究的最强助溶剂载体中也不能溶解。由于受早期药物开发时间和资源所限，对于大部分药物开发项目而言，混悬剂（suspension）仍是一种常见且实用的制剂方法。

水溶性差药物的最常见问题是体内暴露量低。如果一种低暴露量的化合物具有中等至高度的渗透性，并且没有其他生理相关因素的干扰（如首过代谢、外排），则暴露量不足的主要原因是在治疗剂量下溶出度或溶解度限制。如第 8 章所述，生物药剂学分类系统（BCS）常用于强调制剂开发中两个关键的化合物属性，即溶解性和渗透性[1]。药物化学家共同的目标是所设计的分子具有合适的脂溶性，以保证足够的细胞渗透性。因此，与BCS Ⅳ类（低溶解性、低渗透性）化合物相比，目前在药物开发过程中对 BCS Ⅱ类（低溶解性、高渗透性）化合物进行的研究更多。这意味着药物开发最大的挑战是在与口服吸收相对应的细胞渗透性水平上获得足够的溶解度和溶出度。对于 BCS Ⅱ类化合物，通过最大限度地提高溶出度，可改善化合物的吸收和生物利用度。正如第 11 章从理论的角度所描述的，通过降低化合物的粒径，尽可能增加其表面积，以及减少扩散层到溶质的厚度，均可实现上述目标[2]。尽管在特定剂量下，暴露量可能会达到饱和，但对于中等溶解度的化合物，在治疗剂量下微米混悬剂仍会提供足够的暴露量。而对于难溶性化合物，或中、高剂量下的中等溶解性药物，吸收可能会受到阻碍[3]。在这些情况下，以显著减小粒径（颗粒粒径 ≪ 1 μm）为特点的药物纳米混悬剂将更快地溶解，从而使难溶药物实现更好的吸收。

另一种增加药物暴露量的方法是达到过饱和状态，如无定形（非晶态）[4, 5] 或亚稳态制剂[6-8]。与最稳定的晶型相比，较高的表观溶解度不仅提供了较高的溶解速率，而且提供了较高的吸附驱动力和复合浓度梯度。另一方面，过饱和度越高，结晶速度也越快。一些化合物具有非常稳定的无定形形式，可用于开发无定形药物纳米混悬剂以进行长期毒理学研究。其他稳定的无定形化合物在早期临床前研究中也具有一定的价值。而某些化合物的过饱和度很高，会立即发生结晶。

常用的亚稳结晶态的典型实例是弱碱性药物的简单盐。根据盐、无定形或晶体游离碱的溶解度，可在一定 pH 范围内实现相当高的过饱和度，如图 13.1 中的假设性示例所示。但非晶态或晶态游离碱最终会沉淀，这也会导致过饱和度优势的丧失。在制备此类盐的混悬剂时，关键是要将混悬剂的 pH 控制在盐的热力学稳定区域，即低于图 13.1 所示的 pH_{max}，避免其转化为游离碱。

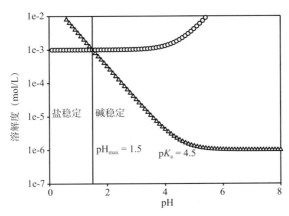

图 13.1　弱碱性（三角形）药物的简单盐（圆圈）的 pH- 溶解度分布图，其固有溶解度为 1 µmol/L，pK_a 为 4.5，其中盐形式的溶解度为 1 mmol/L。曲线表示药物的热力学溶解度达到 pH_{max}。在此 pH 以下，盐是稳定的，而在较高的 pH 下，游离碱是稳定的

最稳定形式的药物纳米晶体混悬剂，几乎都可以冷冻储存，并可以重新恢复初始颗粒尺寸[9]。虽然无定形药物纳米颗粒一般不适合储存，但对于少数在冷冻和解冻过程中仍保持粒径一致且不发生任何结晶的化合物较为适用。目前，在哥德堡阿斯利康研发中心（AstraZeneca R&D Gothenburg）的常规临床前工作中，经常使用晶态和无定形药物纳米颗粒。按照化合物性质的规定，遵循几种纳米混悬剂标准，可使昂贵材料的使用量最小化，以合理和安全的方式支持早期的体内研究。纳米混悬剂也适用于非肠道给药途径。对于一些药物，纳米制剂是静脉注射（intravenous，i.v.）的唯一选择。因此，在动物 PK 研究中，需要满足一个重要的需求，即当化合物同时口服和静脉注射给药时，优选相同的原料药制剂。此外，无定形和晶体药物纳米混悬剂都已用于腹腔（intraperitoneal，i.p.）[10]、皮下（subcutaneous，s.c.）[11, 12] 和脑室（intracerebroventricular，i.cv.）[13] 注射（阿斯利康备案数据）。对于更敏感的药效模型，肠外给药在早期开发中是一个较为理想的选择，也可以在先导化合物确定阶段评估新的具有挑战性的生物靶点。正如前面提到的，相同制剂可用于不同的给药途径是其最为人所接受的优势。由于药物不需要溶解，并且易于制备高浓度的小体积颗粒，所以纳米混悬剂在静脉注射中显示出了明显的优势。注射时，给药剂量可视为一种"受控"的药物沉淀。然而，当静脉注射一种水溶性较差的化合物时，慢速输液比静脉团注更为适合。

本章重点介绍了阿斯利康针对 2000 多种不同化合物开发的用于临床前药物纳米颗粒

制剂的方法，并简要介绍了替代制剂策略。本章最后介绍了三个使用纳米颗粒的案例研究，展示了这些方法的通用性、优势和局限性。

13.2 根据化合物性质和研究类型选择合适的制剂类型

开发早期制剂需要收集化合物的所有可用数据和体内模型的相关信息。当初次拿到化合物时，可获得 pK_a 值和 $\log P$ 的计算值，以及溶解度的实验值，但对其固体性质（如纯度、非晶型、晶型或其混合物）的确凿信息却知之甚少。对于溶液而言，固体性质并非关键，但对于混悬剂的开发，这却是一个关键因素。对于制剂人员而言，重要的是要了解动物研究的类型（如 PK、PD 或毒理学研究）、目的和相关资料，这将有助于根据动物种类、给药途径和剂量水平（包括给药量）定义制剂标准，主要目的是在制备中选择最简单的剂型，以确保在整个研究过程中保持所需的化合物暴露量。溶液和药物混悬剂的制备相对简单。对于更复杂的制剂及包含不同种类的颗粒，是不利于早期临床前工作的，具体可以参阅相关的综述 [14-17]。

13.2.1 溶液

鉴于在临床前制剂工作中化合物的固态性质信息有限，溶液制剂一直是最优方案。与混悬剂相比，溶液的均匀性更易验证，这也使不熟悉制剂制备和表征的研究人员更容易操作。当相关研究外包至小型公司时，尽管其在特定的体内模型方面比较专业，但对制剂特性并不是很熟悉，因此溶液也将会是一个优选。在这些情况下，需要一种简单的"即用"制剂。然而，必须考虑溶液中化合物析出的风险。在集中讨论混悬剂之前，首先介绍四组溶液和液体制剂。

13.2.1.1 pH 调节

能否在可接受的 pH 范围内达到给药途径所需的浓度？不同给药途径的可接受 pH 值不仅受如下几个条件的影响，例如身体部位（如中枢或外周血管）、剂量体积、动物种类和动物镇静的发生情况，还要受到药品不同批次含量和纯度的影响。在诺华（Novartis）和赛诺菲（Sanofi-Aventis）的典型体内研究中，无论是口服还是注射，推荐 pH 范围在 2 ~ 9 之间 [18]。通过药物的 pK_a（测试或计算）和其固有溶解度 S_0 很容易计算其与 pH 有关的溶解度。然后，可通过几种软件绘制溶解度 -pH 关系曲线 [19]。不得不提到一些具有表面活性的化合物，其容易形成胶束。对于这类化合物，可以通过调节 pH 来制备远远高于 pH-溶解度曲线预测的浓度。当然，这促进了项目初始阶段的制剂工作，但在进一步制剂开发过程中，表面活性可能会产生负面影响。在设计此类化合物的固体制剂时，要注意其溶解性能可能与普通化合物不同。此外，具有表面活性的化合物还可能与常见辅料（如聚合物）及体内成分（如细胞膜和蛋白）发生不利的相互作用。

13.2.1.2　助溶剂

在不消耗大量化合物的情况下选择合适的助溶剂并非易事。应牢记的是，化合物的溶解度与助溶剂浓度并非线性函数关系。因此，当用水或相关体内环境的液体稀释时，化合物会在某个点发生沉淀（在某些情况下，可通过添加少量不同的添加剂来延缓沉淀[20, 21]）。尽管如此，应该最小化制剂中助溶剂的用量，这不仅是因为其可能引起副作用，也是为了最大限度地增加暴露量。例如，在肠道中，药物会在细胞膜和周围的肠液之间进行分配，如果肠液中含有过量的助溶剂，则分配的过程将移到肠液一侧，从而减少细胞对药物的吸收。

另一种有益于助溶剂增溶的方法是将助溶剂的增溶效果与 pH 调节相结合[22]。在这种方法中，两种效果相互抵消，因此总的增溶效果不易估计。调节 pH 会通过促进电离而提高溶解度，而助溶剂通常会溶解未带电的化合物。然而，当体内动物模型对相应的制剂混合物耐受时，通过两者的协同作用可达到增溶的效果。

13.2.1.3　环糊精的增溶作用

有些化合物易溶于环糊精（cyclodextrin），形成包合物（这里主要指羟丙基 -β- 环糊精和磺丁醚 -β- 环糊精）。与助溶剂载体不同，化合物的溶解度与环糊精浓度属于线性函数关系，因此溶液可以在水中稀释而不产生沉淀。然而，也有例外情况，如药物以超过 1∶1 的其他复合物比例缔合或以非包合复合物的形式缔合[23-25]。通过简单测定低浓度环糊精溶液中的溶解度，可应用线性相关性来最小化筛选中所需的化合物用量。这也是优化环糊精 / 药物比的一个良好的近似值，应保持其恒定并尽可能降低这一比值。当基于环糊精设计制剂时，需要考虑另一种与游离药物结合的药物平衡[26]，因此当改变环糊精 / 药物比时，游离药物的浓度也会受到影响。同样，使用较高的环糊精 / 药物比可能会导致较低的溶解度，因为可供吸收的游离药物较少。有时通过环糊精增溶和 pH 调节相结合来改善溶解度也较为可行。此外，少量添加聚合物也已用于进一步提高环糊精类制剂的药物溶解性[27, 28]。

13.2.1.4　表面活性剂的增溶作用

表面活性剂及具有表面活性的药物常与活体细胞膜发生相互作用，这也是其明显的缺陷，此外还可能诱导红细胞溶血[29, 30]，这可能造成所设计的制剂具有不可接受的毒性。表面活性剂的增溶能力一般较低，考虑到上述问题，基本上只有出于润湿和稳定颗粒的目的时才会使用表面活性剂。

即使溶液制剂在大多数情况下是首选，但也存在需要注意的缺点和陷阱。在上文所描述的制剂中，通常难溶性化合物在含有大量赋形剂的溶液中递送，这会导致不同种类的不良事件，或使体内模型读数复杂化（主要取决于给药途径）[9, 31, 32]。上述溶液一经稀释则存在沉淀风险（风险最小的纯 1：1 包合物环糊精制剂也可能存在这一问题），这也可能导致不良事件或影响 PK/PD 评估[33]。为了降低沉淀风险并增加化合物的溶解度，通常使用助溶剂和表面活性剂的混合物。在最近进行的一项研究中，刘（Liu）等对 7 种结构类型的化合物进行了聚氧乙烯蓖麻油（Cremophor EL）制剂的静脉注射研究[34]。较高比例的聚氧乙烯蓖麻油在载体中引起血浆清除率（clearance，CL）和分布容积（volume of distribution，V_{ss}）的渐进性变化。这些发现表明，聚氧乙烯蓖麻油改变了受试化合物固有的 PK 性质。临床上也报道了其对一些药物 PK 参数的影响，如紫杉醇（paclitaxel）[35, 36]、阿霉素（doxorubicin）[37]、依托泊苷（etoposide）[38] 和环孢素 A（cyclosporine A）[39]。除此之外，对其他大多数 PK 参数也具有影响，除 CL 和 V_{ss} 外，血药浓度时间曲线下面积（AUC）、血药浓度峰值（C_{max}）和生物利用度也受到显著的影响。此外，也观察到了环糊精复合物对 PK 参数的影响，造成溶解度降低的因素主要包括较高的络合常数和未优化的制剂原因[40]。

已有大量文献报道了不同颗粒制剂的优势，其中包括乳剂、脂质体和不同类型的纳米制剂[14, 41, 42]。需要充分理解这些制剂的药物释放机制。由于制剂开发非常耗时，所以此类系统在临床前研究中并不太适用。本章重点介绍药物纳米混悬剂，即主要由药物、水和少量粒子稳定剂组成的纳米粒制剂。药物纳米混悬剂的优势是其在体内能够迅速溶解并转化为溶液，即其不会影响固有的 PK 参数。此外，由于该制剂主要含有药物和水，制剂添加剂产生混杂效果的风险将会降至最低。然而，对于高剂量或水溶解度明显低于 1 μmol/L 的化合物，稳定剂重排和肝脏摄取可能会影响 PK 和 PD[43]。在更详细地描述纳米混悬剂之前，下文将简单介绍一下微米混悬剂，以及如何在微米混悬剂和纳米混悬剂之间进行选择。

13.3 微米混悬剂

对于口服给药，由于添加剂含量较低 [通常为 0.5% 羟丙基甲基纤维素（hydroxy propyl methyl cellulose，HPMC）10000 ～ 15000 cPs，如有必要，可与吐温 80 等润湿剂配合使用）]，微米混悬剂是一个较好的制剂选择。如果可以获得最稳定的化合物晶型，则使用合适的均质器制备微悬剂简单易行。如果起始原料是无定形的，则可能很难制备良好的微米混悬剂（< 10 μm）。无定形材料通常是黏性的，这对于减小和稳定颗粒尺寸尤具挑战性。此外，结晶的风险也将导致异质混悬剂的产生，并改变其体内行为。这种情况也可能发生在亚稳态晶型的混悬剂中。即使起始原料具有良好的结晶状态，在制剂制备和储存时，转换成另一种晶型也会使制剂的开发相当耗时。显然，溶解度必须足够高，才能在特定剂量下实现足够的暴露量。由于暴露量不仅取决于溶解度和颗粒大小，还取决于剂量、细胞渗透性和不同的体内特性（如代谢稳定性等），因此对溶解度没有严格且统一的要求。然而，根据经验，对于溶解度 < 10 μmol/L 的高渗透性药物，建议尽可能使用纳米混悬剂；

对于低渗透性化合物，即使溶解度高达 50 μmol/L，特别是在高剂量时（颗粒大小开始影响暴露量），使用纳米颗粒也是有优势的。

13.4　纳米混悬剂

当化合物不能制成溶液时，纳米混悬剂是可选的制剂，而微米混悬剂的特性对于预定路线而言却并非最佳选择。应该指出的是，当使用相对小体积和低浓度的化合物，并且化合物的相关理化性质信息（如纯度、溶解度和结晶度）有限时，通常选择纳米混悬剂而不是微米混悬剂。理由有三点：①在小体积、低浓度的情况下，制备纳米混悬剂通常比微米混悬剂更为实际；②使药物具有最好的暴露机会（纳米混悬剂永远比同一化合物的微米混悬剂暴露量更高）；③制备纳米混悬剂通常需要更少量的化合物。在本章的后续章节中，介绍了两种药物纳米混悬剂的四种不同制备方法，以及主要的表征参数和方法。

13.4.1　无定形或晶态纳米混悬剂

对于具有高熔点且高稳定性的晶态化合物，晶态纳米混悬剂显然是首选。无定形／晶态溶解度比较高的化合物更易于结晶（使用纳米混悬剂和溶解度比浊法可方便地测定这一比值）[44]。比值高或低的定义较为随意，相对而言，当比值为 20 时有利于后续的研究；而比值为 100 时却过高，不可能产生稳定的无定形纳米混悬剂以用于体内研究。此外，如果预期实验持续几天，或需要大容量或高浓度溶液，晶态纳米混悬剂也是首选。事实上，鉴于其较高的稳定性，晶体纳米混悬剂可以一次性制备，而且在高浓度下通常比无定形纳米混悬剂更容易制备。由于在浓度 ≤ 10 mmol/L 时无定形纳米混悬剂较易制备，因此最省时的方法是在进行研究的每天早上制备相应的制剂。如果可能的话，对于溶解度极低的化合物，也有机会通过无定形纳米混悬剂的方法来提高其生物利用度。无定形材料和小粒径颗粒均可增加溶解速率和表观溶解度，这两种性质也都会改善其体内暴露量。

在早期项目中，仅报道了少量化合物的差示扫描量热（DSC）数据。为了验证哪种纳米混悬剂最为合适，一个很好的方法是以二甲基乙酰胺（dimethylacetamide，DMA）为溶剂，制备 120 mmol/L 的原料药（API）溶液。该解决方案具有充分的灵活性，可以用下文介绍的低浓度溶液制备方法，使用含有不同稳定剂的无定形或晶态纳米颗粒。对于无定形纳米颗粒，将部分药物原液与奥斯特瓦尔德（Ostwald）熟化抑制剂原液在 DMA 中混合，得到药物浓度为 100 mmol/L 的溶液，此时药物／抑制剂比为 4 ∶ 1（w/w）。对于晶体纳米颗粒而言，可用纯 DMA 将部分药物原液稀释到 100 mmol/L。典型的制备方法通常在 1 mL 体积下进行，即通过沉淀法将化合物在含稳定剂水溶液中的浓度从 100 mmol/L 降至 1 mmol/L。制备的纳米混悬剂通过肉眼检查、显微镜观察，以及粒径测量来表征。如果颗粒的直径足够小（＜ 350 nm），并且在至少 2 h 内没有生长，则认为其符合要求（如果钠米混悬剂的动物实验是在距离较近的实验室进行）。对于无定形颗粒，重要的是仔细检查是否有晶体形成。这种方法仅使用大约 5 mg 的化合物就可以测试大多数低浓度的样品。有关制备的更多详细信息，请参见第 13.5 节。

13.4.2　稳定剂的选择

选择合适的稳定剂对于防止颗粒聚集，保证混悬剂的稳定性至关重要。达到稳定有两个原则：①空间位阻，通常通过聚合物实现；②静电稳定，通常通过表面活性剂实现。这两个原则往往同时使用，例如，对于高带电表面，单凭聚合物就足以实现稳定。对于电荷量较低的表面，可使用聚合物和阴离子表面活性剂的混合物达到稳定目的。

要使稳定剂有效，应将其附着于粒子表面。log P 和 pK_a 可用于描述表面活性剂和稳定剂选择。无论粒子表面是否带有正电或负电，log P 值表明了表面亲水性及 pK_a。这些特性可以计算，也可以实验测定，用于指导混悬剂的制备。基于这两种性质，开发了三种不同的稳定方法，而这些方法多年来对大多数化合物的无定形或晶体药物纳米混悬剂配制都有效[3, 9-13, 43-48]。但也有例外，推荐将以下建议作为进一步试验的良好起点。推荐三条一般规则（高浓度溶液制备应遵循其中的第三条原则）：

（1）对于 log $P \leqslant 3$ 的化合物，DPPE-PEG2000 或 Pluronic F127（普朗尼克 F127）是首选。

（2）对于 p$K_a > 6$ 的化合物，HPMC 6cPs 是首选。

（3）对于其他化合物，聚乙烯吡咯烷酮（polyvinylpyrrolidone，PVP）和十二烷基硫酸钠（sodium dodecyl sulfate，SDS）是首选。但无定形纳米混悬剂的湿磨和熔融乳液除外，可选择以气溶胶 OT、丁二酸二辛基磺酸钠（dioctyl sodium sulfosuccinate）或 AOT（氰特公司，Cytec Industries Inc.）代替 SDS。在球磨情况下，由于发泡倾向显著降低，可以 AOT 代替 SDS。在熔融乳液情况下，可以 AOT 代替 SDS，因为 AOT 在高温下是一种更好的稳定剂。

肠外给药途径的纳米混悬液则必须是等渗的。不推荐使用 0.9%（w/w）的氯化钠或任何其他盐溶液，因为这会降低静电稳定性（见 13.6）。相反，建议使用 2.6%（v/v）的 DMA、5%（w/w）的甘露醇、2.2%（w/w）的甘油或 10%（w/w）的蔗糖或海藻糖。此外，5% 的甘露醇和 10% 的蔗糖或海藻糖也可作为冷冻保护剂，在冻融过程中保持颗粒大小不变。在通过喷雾干燥或冷冻干燥进一步处理纳米混悬剂的过程中，它们也被用作基质形成辅料。

13.4.3　制备方式的选择

所需的浓度和体积，以及化合物的性质，决定了制备方法，而这对临床研究中下游制剂的开发具有重要意义。

13.4.3.1　低 API 浓度（最高约 10 mmol/L）

有两种类似的方法可用于制备无定形或晶体药物纳米混悬剂。无定形纳米体系采用沉淀法（precipitation method），晶态纳米体系采用超声波结晶法（ultrasonic crystallization method）[44-46]。这两种方法都涉及在高浓度下将化合物溶解在可混溶的有机溶剂和水中，通常是 DMA、二甲基亚砜（DMSO）或乙醇等，并且与化合物的固相状态无关。这两种方法以几乎相同的方式进行操作，即在超声时将药物溶液快速注射到水稳定剂溶液中。这两种方法的不同表现在两个方面，无定形纳米混悬剂通常含有奥斯特瓦尔德熟化抑制剂，只需几秒的超声作用即可瞬间混合，而晶体纳米混悬剂不需要抑制剂，超声过程需几分钟。这两种方法的选择取决于化合物的结晶能力。

　　两种方法的共同之处在于，制剂中通常保留 1% ～ 10%（v/v）的有机溶剂（取决于所需的化合物最终浓度）。关键在于静脉注射给药时一般不推荐有机溶剂残留量超过 5%，特别是对于使用有意识的犬的研究，残留溶剂应保持在尽可能低的水平。如果残留物存在争议，或影响敏感动物模型的结果，可以尝试增加有机溶液中的药物浓度，或对最终的纳米混悬剂进行透析（或超滤）。13.4.2 部分提供了实现纳米混悬剂等效性的建议。

13.4.3.2　高 API 浓度（超过 10 mmol/L）

　　制备高浓度（约 10% w/w）纳米颗粒的方法有两种。简而言之，晶体纳米混悬剂的制备首先是在稳定剂水溶液中制备药物的微米混悬剂 / 浆液，然后在行星式球磨机中使用小颗粒氧化锆进行湿磨。采用熔融乳化法制备无定形纳米混悬液，将药物的微米混悬剂 / 浆液与预制的乳状液混合，在药物熔融温度以上短时间加热（根据药物的理化性质和颗粒特性，加热时间为 2 ～ 10 min）。在高温下，药物会扩散到油相，冷却后即会形成纳米颗粒。对于结晶良好且具有最稳定晶型的起始原料，除非由于溶解度低需要提高生物利用度，否则湿式研磨是首选方法。在这种情况下，只要化合物在高温下化学稳定且不易结晶，便可使用熔融乳化法。熔融乳化法也适用于无定形原料。当使用亚稳态多晶型的晶体材料时，湿式研磨是行之有效的方法之一。通过此方法，最稳定和亚稳态晶型之间的溶解度只有很小的差别。在其他情况下，研磨过程中可能会发生向稳定晶型转化的情况，导致制备效果不佳。建议将化合物重结晶为稳定的多晶型。在某些情况下，在浆料制备过程中，如果放置过夜或放置更长时间，可能会过渡到更稳定的形式。由于合成过程中的残留溶剂或不同的杂质分布导致原料中药物含量发生变化，也可能会出现类似的情况。批次之间的差异可能会对制备方案产生重大影响，应仔细监控。

13.5　制备方法

13.5.1　低化合物浓度下的无定形纳米颗粒制备：沉淀法

　　该方法适用于药物浓度 ≤ 10 mmol/L、制备体积 ≤ 10 mL 的情况，实用性强，可在较短时间内实现连续制备。

首先，制备含有奥斯特瓦尔德熟化抑制剂的药物 DMA 储备液（通常为 100 mmol/L）。药物 / 抑制剂的比例应为 4 : 1（w/w）。可在 100 mg/mL 储备液（抑制剂的 DMA 溶液）和纯 DMA 中方便地制备药物 / 抑制剂储备液。抑制剂应与无定形药物完全相容，并且应具有比药物更低的水溶解度。根据经验，以下列举了一些有利于抑制剂选择的方法：

（1）Miglyol（咪咯醇）812：适用于大多数化合物。

（2）Miglyol 812/1- 癸醇（1 : 1，w/w）：如单用 Miglyol 不起作用，则适用于 $\log P < 3$ 的化合物。

（3）Miglyol 812/Pluronic L121（1 : 2，w/w）：如单用 Miglyol 不起作用，则适用于 $\log P > 3$ 的化合物。

林德福斯（Lindfors）等详细描述了奥斯特瓦尔德熟化抑制的机理[45]。简言之，奥斯特瓦尔德熟化是通过动态光散射（dynamic light scattering，DLS）记录至少 1 h 内的颗粒大小来确定的。如果体积随时间线性增加，则存在持续的奥斯特瓦尔德熟化现象[45]（图 13.2）。

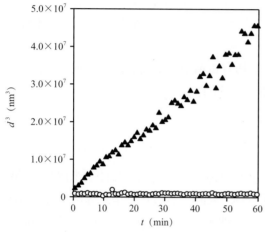

图 13.2　非晶态非洛地平纳米粒表现出奥斯特瓦尔德熟化现象（黑色三角形）。当咪咯醇存在时，粒径的增大被抑制（空心圆圈）

根据上述一般规则，一般选择稳定剂水溶液。对于该方法，用于确定的不同原型制剂的稳定剂溶液为：

（1）0.2%（w/w）PVP K30 + 0.25 mmol/L SDS：$\log P > 3$ 的化合物；$pK_a < 6$ 的碱性化合物。

（2）0.2%（w/w）HPMC 6cPs：$\log P > 3$ 的化合物；$pK_a > 6$ 的碱性化合物。

（3）0.2%（w/w）DPPE-PEG 2000 或 Pluronic F127：$\log P < 3$ 的化合物。

1 mL 既定浓度的试验制剂的制备方法如下：

（1）将固定于支架上，含有约 1 mL 稳定剂溶液的 4 mL 玻璃瓶（确切体积由加入药物储备液的量而定）置于超声浴中。

（2）开启超声波，以 Hamilton® 注射器将所需体积的药物储备液［100 mmol/L，药物 / 抑制剂 4 : 1（w/w），DMA］快速注入稳定剂溶液。

（3）取出 Hamilton® 注射器，几秒后关闭超声波，完成制备。需要注意的是，由于存在结晶风险，切勿摇晃、搅拌或超声处理无定形纳米混悬剂。在给药前，可将小瓶轻轻倒置几次，以确保制剂均匀。

采用 DSC 仪测量纳米颗粒的大小，并跟踪至少 2 h。为了观察是否存在晶体，还需对纳米混悬剂进行肉眼和偏光显微镜检查。如果粒径恒定，且 2 h 后未观察到晶体，则该制剂足够稳定，可用于体内研究。颗粒分布通常小于 300 nm，但 400 nm 以下的分布就足以满足研究需要。应明确的是该制剂含有一定量的 DMA，应评估其与拟进行体内研究的相容性。

13.5.2　高浓度下无定形纳米粒子的制备方法：熔融乳化法

熔融乳化法可以在小型设备上进行制备（1 ～ 20 mL 体积范围内），一般药物浓度 ≤ 10%（w/w），熔点不超过 200 ℃。

沉淀法需要将奥斯特瓦尔德熟化抑制剂与无定形药物混溶。抑制剂基本上是根据前面讨论的相同标准进行选择。然而，对于熔点 > 160 ℃ 的药物，研究发现 Miglyol/L121 1 ∶ 2（w/w）通常比单独使用 Miglyol 效果更好。这种方法要求使用的药物 / 抑制剂比例为 1 ∶ 1（w/w），而不是 4 ∶ 1，这主要是由于抑制剂降低了结晶驱动力。根据经验，这一问题在高浓度时似乎更为明显。因此，建议按如下的提示使用：

（1）Miglyol 812：T_m < 160 ℃ 的化合物。

（2）Miglyol 812/L121（1 ∶ 2，w/w）：T_m > 160 ℃ 的化合物。

建议在制备前通过奥斯特瓦尔德熟化试验来评估药物 / 抑制剂的相容性。首先在不存在抑制剂的情况下，通过沉淀法制备 1 mM 无定形纳米混悬剂，监测颗粒大小随时间的变化（图 13.2）。如果观察到颗粒生长，则采用抑制剂制备新的制剂，并再次以时间为函数测量粒径大小。如果颗粒生长受到抑制，药物即可与抑制剂混溶。如果颗粒生长未被抑制，则需进一步评估其他抑制剂。对于一些溶解性很差的化合物，在不使用抑制剂的情况下，制备过程中观察不到颗粒的生长。如果发生这一情况，应在 10%（v/v）的 DMA 下重复上述两个实验，以增加 API 的溶解度[45]。

使用该方法时，在高温下很难稳定乳液 / 混悬剂。被测体系的稳定性随着液滴 / 颗粒浓度、表面活性剂浓度、聚合物浓度、聚合物分子量和温度的升高而降低。仅 AOT 可在高温下发挥表面活性剂作用。因此，应仔细选择所推荐的稳定液，以实现最佳成功率，任何偏离这些解决方案的情况都可能导致失败：

（1）0.6%（w/w）AOT，0.5%（w/w）PVP K30：T_m < 160 ℃ 的化合物。

（2）0.6%（w/w）AOT，0.1%（w/w）PVP K12（选择性地使用）：T_m > 160 ℃ 的化合物。

当药物混溶性抑制剂和稳定剂溶液确定后，可按如下步骤制备：

（1）以 0.7%（w/w）的 AOT 稳定剂溶液配制 20%（w/w）的水包油型缓释剂乳状液。这种乳状液的质量至关重要：由于液滴将最终决定纳米混悬剂颗粒的大小，因此应使其最小化。从小规模的制备来看，可通过涡流混合，然后通过超声作用来制备乳状液，以获得 150 ～ 200 nm 的液滴尺寸。可使用常规的乳液制备设备制备更大体积的乳液（如聚电子加速器），然后进行高压均质。

如果选用 Miglyol/L121，有时很难获得良好的乳液。在小规模试验中，首先制备 Miglyol 和 L121 的混合物，按如上步骤制得乳状液。然而，为了得到均匀、液滴尺寸小的乳状液，需要将乳状液冷却至 10 ℃ 以下，然后在室温下超声乳化。此过程可能需要重复几次。也可在涡流混合之后，在冰箱中搅拌粗乳状液 20 h，并于室温下进行超声。对于较大的体积，首先使用标准设备制备 20%（w/w）的 Miglyol 和 1.7%（w/w）的 AOT 乳液。然后将适量的 L121 和水加入 Miglyol 乳状液中，继而在冰箱中搅拌 20 h，并在室温下继续搅拌 20 h。Miglyol/L121 乳液的液滴尺寸最终不应超过 150 nm。

（2）在适宜的稳定剂溶液中，采用搅拌和超声方法制备 20%（w/w）的药浆。重要的是要尽可能使药浆达到较优质量，以满足后续工艺步骤的要求。通常情况下，可以得到粒径小于 10 μm 的颗粒。

（3）使用移液管将等量的 20% 乳剂、0.6%AOT 和 20% 药浆混合物、0.6%AOT，以及可选的 1%PVP K30 或 0.2%PVP K12 在耐高压反应瓶内混合。将磁性随动装置置于小瓶中，加盖。如希望药物浓度低于 10%（w/w），可在此阶段进行稀释（先加水，然后加入等体积的乳剂和药浆）。

（4）将耐高压小瓶固定至事先预热的恒温磁力搅拌器（250 rpm）硅油浴中，温度设定在药物熔化温度以上 10 ℃。混合物保温 10 min 之后，关闭加热和搅拌，将反应瓶（带支架）移入室温条件下，停止搅拌并在室温下自然冷却。

（5）当纳米混悬剂冷却后，取下盖子，使用移液枪将纳米混悬剂转移至另一小瓶中。有时在反应瓶的底部或混悬剂的液面会存在小部分原料。对于 1 mL 的制剂，通常取用 0.8 mL，以避免将这种残留物引入其中。

纳米混悬剂的表征和处理方式与沉淀法相同。此外，浓度和纯度应通过液相色谱（LC）进行测定。

13.5.3　低浓度化合物晶体纳米粒的制备方法：超声波结晶法

超声波结晶很容易通过强大的高声能仪器实现，如 Covaris S220X 设备（Covaris Inc. 220 系列），当然使用普通超声仪也可行，不过更推荐使用 Covaris 仪器，因为与普通超声仪相比，Covaris 仪器更为方便，溶液不需要冷却，可以连续使用多次而不会造成能量损失，而且强大的能量保证了很好的重现性。

该方法与沉淀法几乎相同，但以下两点除外，即不使用奥斯特瓦尔德熟化抑制剂，并进行至少 20 min 的超声波处理。这是由于晶体样品的奥斯特瓦尔德熟化过程并不像具有类似溶解度的无定形材料那样明显。该方法适用于药物浓度 ≤ 10 mmol/L、制备体积 ≤ 10 mL 的样品，少数情况下的制备浓度可达 15 mmol/L 或更高，体积也可达到 20 mL。

可选用如下两种标准稳定剂溶液：

（1）0.2%（w/w）PVP K30 + 0.25 mmol/L SDS：$\log P > 3$ 的化合物；$pK_a < 6$ 的碱性化合物。

（2）0.2%（w/w）DPPE-PEG 2000 或 Pluronic F127：$\log P < 3$ 的化合物。

HPMC 6 cPs 稳定剂溶液并不适合超声波结晶，因为总是会产生较大的颗粒，但其仍具有一定价值，对于一些药物而言，含 0.2% HPMC 6cPs 的制剂更适于后续研究。

有几种 Covaris 仪器使用的反应瓶可供选择。实验发现，采用拜泰齐公司（Biotage, LLC）的一次性微波瓶非常方便。这些小瓶有以下尺寸可供选择：0.5 ~ 2 mL、2 ~ 5 mL 和 10 ~ 20 mL 等，尺寸范围也根据工艺体积而定。为获得最佳性能，建议选择在瓶中至少保持 1.5 cm 液位的反应小瓶，即最小瓶中的最小反应量约为 1 mL。鉴于声能的最大能量大约在水面以下约 1 cm 释放，2 ~ 5 mL 的小瓶对于 2.67 mL 的反应液体积而言较为合适。如果使用不同的、较大的瓶子，建议选择液面不超过水浴表面 1 cm 的瓶子。

　　1 mL 既定浓度溶液制剂的制备方法如下（推荐使用 Covaris 设备）：

　　（1）在 DMA 中配制 100 mmol/L 的药物储备液（某些药物可能需要以 DMSO 为溶剂）。

　　（2）使用支架和夹子将装有约 1 mL 稳定剂溶液的 0.5 ～ 2 mL 微波小瓶置于超声浴中（确切体积由需添加的药物储备液的量而定）。

　　（3）开启超声波，使用 Hamilton® 注射器将所需体积的 API 溶液（100 mmol/L，溶剂为 DMA）快速注入稳定剂溶液中。

　　（4）取出注射器，关闭超声，将反应瓶加盖，立即放入 Covaris 仪器处理 20 min。

　　用于超声结晶的工艺程序需按照以下设置进行：

　　功率跟踪模式，周期数 = 20，总处理时间 = 20 min，采用占空比为 20%，强度为 10，循环 / 突发脉冲为 1000，处理时间为 60 s。由于单个颗粒的粒径通常小于 300 nm，最后需通过 DLS 测量颗粒的粒径分布。

13.5.4　高浓度下晶体纳米粒的制备：湿式研磨法

　　化合物的湿式研磨是固体解聚和重新组合的过程，这种方法依赖于起始化合物的高质量结晶状态。德国飞驰（Fritsch）公司的 Pulverisette-7 微型行星式高能球磨机主要用于粉碎 25 mg 至 2 g 的样品。对于 500 mg 以下的粉碎量，可以设计内部专用的粉碎钵。研磨珠常用的材料是氧化锆（Glen Creston Ltd.），同时也是粉碎钵的材料。关于研磨珠的关键问题是其可能受到污染。为了将污染降到最低，可先用 1 mol/L NaOH、1%SDS 和大量纯净水冲洗研磨珠，然后再将研磨珠干燥，方可使用。此外，研磨珠中的固体残留物及部分较大颗粒可以通过隔夜沉降或离心去除。

　　要实现有效的研磨过程，需考虑两个因素：一是在最低 5%（w/w）的药物浓度下进行研磨；二是为了避免过度发泡，要将粉碎钵中装满研磨珠。在 5% ～ 15%（w/w）药物浓度下研磨较为简单，几种化合物也可以达到高达 20%（w/w）的浓度。湿式研磨通常在浓度较高时效率更高，但有时黏度的增加会使处理更加困难。

　　在湿式研磨中，对于不同研磨载量的比例和稳定剂溶液组成，常以 10%（w/w）的混悬剂作为标准。表 13.1 列举了不同的规格，并对如何加载每种规格给出了建议。例如，对于 57 mg 的 API，需将稳定剂加至共 570 mg，以达到 10%（w/w）浓度。需要 0.51 mL 浆液和 2.4 g 0.6 ～ 0.8 mm 的研磨珠才能正确地装满 1.2 mL 的粉碎钵。建议选择研磨至至少 5%（w/w）的浓度。对于未知化合物，通常选择 5% ～ 10%（w/w）的研磨规格。通常制备 10% 以补偿在研磨钵中的药物损失，并使用超声波结晶来寻找合适的稳定剂。这通常是在药物浓度为 1 mmol/L、稳定剂 / 药物比满足标准的情况下（见上文）进行的。

表 13.1　经典 Pulverisette-7 球模微型粉碎机（氧化锆微珠）的规格

粉碎钵容积 (V_{bowl})	悬浮液体积 (V_{slurry})	物质质量 ($m_{substance}$)	研磨珠质量 (m_{beads})	研磨珠粒径 ($\varnothing_{beads}$，mm)
45 mL	19.5 mL	2.17 g	80 g	0.8 ～ 1.0
25 mL	10.2 mL	1.13 g	50 g	0.8 ～ 1.0

续表

粉碎钵容积 （V_{bowl}）	悬浮液体积 （V_{slurry}）	物质质量 （$m_{substance}$）	研磨珠质量 （m_{beads}）	研磨珠粒径 （$Ø_{beads}$，mm）
12 mL	5.1 mL	570 mg	24 g	0.8 ~ 1.0
3.6 mL	1.53 mL	172 mg	7.2 g	0.6 ~ 0.8
1.2 mL	0.51 mL	57 mg	2.4 g	0.6 ~ 0.8
75 μL	31 μL	3.41 mg	125 mg	0.3 ~ 0.4

以下为用于 10%（w/w）湿法球磨的三种标准稳定剂溶液：

（1）1.33%（w/w）PVP K30 + 0.067%（w/w）AOT：$\log P > 3$ 的化合物；$pK_a < 6$ 的碱性化合物。

（2）2%（w/w）HPMC 6 cPs：$\log P > 3$ 的化合物；$pK_a > 6$ 的碱性化合物。

（3）2%（w/w）DPPE-PEG 2000 或 Pluronic F127：$\log P < 3$ 的化合物。

为了实现在不同质量分数下相似的稳定状态，对稳定剂溶液进行相应地定标，即对于 5%（w/w）的混悬剂，将原稳定剂溶液稀释 2 倍。

当选定了稳定剂溶液时，可按照如下步骤进行制备：

（1）该混悬液是在与超声波配套的小瓶中制备的。在研磨前，确保得到的浆料在外观上是均匀的。劣质研磨有时会产生不合要求的浆料。对于大多数化合物而言，磁力搅拌至材料湿润，并进行至少 10 min 的超声波处理是必要的。有些化合物可能需要多次在搅拌和超声操作之间切换才能获得合格的浆料。而当使用 HPMC 作为稳定剂时，由于润湿性差，很难获得均匀的浆料。这一问题可以通过将 AOT 加入到最终浓度为 0.067% 的 AOT 中，在 10% 的药物基础上得到 1.33% 的 HPMC 来解决。

（2）首先添加浆料，然后添加研磨珠是最为有效的粉碎钵加载过程。默认的研磨过程是以 700 rpm 的速度研磨 4×30 min，每次间歇 15 min 以散去产生的热量。

（3）纳米混悬剂以注射器和针头来收集，其中针头的规格比研磨珠要小。收集第一次浓缩混悬剂后，需要将其从钵中洗出。此时，以合适的糖溶液洗涤较为方便，因为其既可以作为等效剂，也可以作为低温保护剂。例如，采用甘露醇溶液（5% ~ 10%，w/w）时，最终可以获得 5% 甘露醇溶液。对于需要浓缩的混悬剂，则要进行洗涤，直至没有更多的物质洗出或至少洗涤 3 次（每次使用上次洗涤液一半的体积）。在少数情况下，甘露醇可能破坏纳米混悬剂的稳定性。因此，在与洗涤的混悬剂混合之前，需分开收集浓缩纳米混悬剂。在评估其性能之前，不推荐从一开始就使用 5% 的甘露醇进行研磨。

（4）研磨后的纳米悬浮液的颗粒尺寸应通过激光衍射进行评估，而不是采用 DLS。这是因为如果颗粒粒径在沉降极限（直径约为 1 μm）以上，则研磨后这些残留的颗粒将不会被 DLS 检测到。使用配有 Hydro 2000 电池的 MasterSizer 2000 进行分析，只需要 5 ~ 10 μL 的 10% 纳米混悬剂就可以完成检测。典型颗粒粒径分布的平均值在 150 ~ 250 nm 之间，90% 药物的颗粒分布在 400 nm 以下，大于 1 μm 的物质是不可接受的。洗涤和收集的纳米混悬剂在使用前需要分析其浓度。

13.6　确定体内剂量和给药途径之前的其他表征和考虑因素

前文已讨论了新制备纳米混悬剂和储存制剂的粒径测量。作为制剂制备和分析的组成部分，稳定剂和奥斯特瓦尔德熟化抑制剂的选择及 LC 浓度测试已详细介绍。在体内研究之前，所述表征数据应补充有关液体环境中颗粒的溶解度和溶出度，以及体内相关环境中的胶体稳定性（用于非肠外给药）信息，对于选定的候选药物尤为如此。

13.6.1　溶解度测试

基于颗粒或不溶性物质的光散射可进行溶解度测试。散射光强度强烈依赖于颗粒的大小。分子分散溶液的散射通常很弱，而相同浓度的胶体分散体可能会表现出明显的浑浊度。因此，如将胶体颗粒逐渐加入到溶剂中，其将在低于有效溶解度的浓度下溶解，该溶液将不会产生光散射。相反，当浓度高于溶解度时，溶液达到饱和，胶体颗粒将不再会溶解。溶解度通常是在散射强度开始增加时进行确定。该方法既适用于结晶固体材料，也适用于无定形固体材料。研究人员对 6 种不同的化合物进行了详细描述和评估，测得的溶解度范围从 1 μmol/L 至 1 mmol/L[44]。事实上，这种方法已用于溶解度低至 10 nmol/L 的化合物测试[43]。在后文的案例 2 中，将讨论晶体和无定形药物纳米混悬剂的测量散射强度与药物浓度的关系。

此外，根据晶体溶解度（crystalline solubility，S_0）的实验值，可通过以下公式计算出纯 API 的无定形溶解度（amorphous solubility，S_{am}）的合理值（13.1）：

$$\frac{S_{am}}{S_0} = e^{[(\Delta S_m/R)\ \ln(T_m/T)]} \tag{13.1}$$

其中 S_0 为固有溶解度，即不带电荷化合物晶体的平衡溶解度；ΔS_m、ΔH_m、T_m 分别是熵、焓和熔融温度；R 是气体常数；T 为绝对温度。ΔH_m 和 T_m 很容易从 DSC 法和公式 $\Delta S_m = \Delta H_m/T_m$ 中得到。公式计算的无定形溶解度与实验测量的无定形溶解度之间有很好的一致性[44]。在预测化合物结晶的难易程度时，S_{am}/S_0 的比率是一个有价值的参数（见 13.4.1）。作为附加步骤，实验中使用的无定形纳米颗粒混悬剂的实际溶解度可以通过派生方法来计算[44]。

13.6.2　溶出度的测量

晶体的荧光强度往往明显高于无定形形式，而无定形固态的荧光强度又高于溶液的荧光强度。溶解实验通过将颗粒混悬剂迅速稀释至最终浓度进行测量，而最终浓度通常比固有溶解度低一个数量级或更多。溶解过程涉及分子从颗粒中扩散，稳态溶解速率取决于 S_0。这种测试方法最适于晶体颗粒，因为无定形溶液的溶解度通常明显高于晶体溶解度，而且由于溶解速率过快，通常无法准确测量。该方法最适合于溶解度为 5 μmol/L 或更低

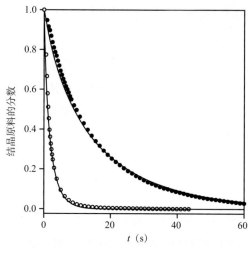

图 13.3 非洛地平药物晶体纳米粒分数随时间变化的实验结果。在 25 ℃下进行溶出实验，其中研磨的结晶纳米粒溶于纯水（实心圆圈）和水 / DMA = 9/1（v/v）（空心圆圈）中。非洛地平的总浓度分别为 0.2 μmol/L（水）和 2 μmol/L（水 / DMA）。实线为理论预测的结果。资料来源：引自 Lindfors 等（2007）[46]

的药物。下文以非洛地平（felodipine）作为对照药物对该方法进行了详细的描述和评估[46]。其中激发波长设置为 370 nm，发射波长为 430 nm。图 13.3 显示了非洛地平纳米晶体制剂的溶出曲线。溶解是在两种不同的条件下进行的，其中实线表示化合物溶解的理论预测值[46]。如果预测曲线和实验曲线不符合，那么可以预期在体内由于溶解会产生次优级的纳米悬浮剂性能。已经观察到由于化合物溶解问题而导致体内 PK 和 PD 显著变化的实例。例如，这些问题可能是由批次间的 API 质量可变性引起的，并且很容易导致开发计划的重大延迟，以及成本的推高。项目早期的溶解度测试和相关的后续程序是将这些风险降至最低的有效方法。如果以静脉注射为给药途径，溶出度测试应该在适当溶液中溶解相应数量白蛋白的情况下进行[43]。

13.6.3 胶体稳定性

在静脉注射纳米混悬剂之前，应评估胶体的稳定性（通常在应激条件下，如 500 mmol/L 氯化钠溶液处理 5 min[43]），比如由于稳定剂解吸导致的明显聚集[49]。在某些情况下，在 PBS 中溶解 4%（w/v）白蛋白的条件下测试胶体的稳定性具有一定的价值[43]。与静脉注射相反，在口服过程中，沉淀对动物的健康没有重大影响。此外，当所获得的 PK 数据可疑时，应在相关介质的整个生理 pH 区间内追踪胶体的稳定性。

13.6.4 化合物的化学稳定性

从化学的角度而言，与同一化合物的溶液相比，大部分药物处于纳米混悬剂固相中时不易发生化学降解。通过冷冻干燥纳米混悬剂或将颗粒加工成固体制剂，可以进一步提高其化学稳定性[50, 51]。

13.6.5 肠外给药前的灭菌

纳米混悬剂的非肠道给药通常是在临床前研究和非灭菌制剂的背景下讨论的。值得注意的是，当需要灭菌制剂时，由于过滤器可能引起药物流失，不建议进行无菌过滤。只要药物能耐受相应的条件，加热和伽马辐射是较好的替代方法。弗兰克（Frank）和德波克

（Boeck）已经证明，球磨过程中的研磨减少了活微生物的存在[52]，因为在制备过程中施加的物理能量足以破坏活体微生物。同样，可以预测超声波对生物体也会具有类似的影响。无可厚非，冷冻制剂或在无菌环境中新配制的制剂才是最实用的方法。

13.7　案例研究

13.7.1　案例研究 1：用于毒理学研究的化合物研磨纳米晶体

本例中的化合物在临床前胃食管反流病（Gastroesophageal Reflux Disease，GERD）模型中显示出较好活性，被认为是一个有希望并值得进一步开发的候选化合物。ACD/Labs 研究显示其碱性 pK_a 较低。使用常规滴定方法无法测得 pK_a 值（仅适用于 $pK_a > 2$ 的测定）。与更高的 pH 值相比，当 pH 值调至 1 时，溶解度并未提高。因此，该化合物属于非常弱的碱，在所有生理条件下都被认为属于中性化合物。在辛醇-水（pH 7.4，0.1 mol/L 磷酸盐缓冲液）中，以微量摇瓶法测定其 $\log P$ 值为 3。该化合物是一种不吸湿的药物晶体（熔点约为 200 ℃），在所有测试介质中，其 37 ℃下的溶解度为 6 ～ 7 µmol/L 至 13 µmol/L，水溶解度处于下限值（表 13.2）。GasterPlus™ 模拟结果表明，该药物的吸收受溶出速率的限制。采用 Caco-2 细胞模型研究该化合物的体外肠道通透性发现，其基底顶端至基底外侧的渗透性较高（a—b，33×10^{-6} cm/s），对应于人体内吸收预测分数的 100%。但未进行任何反向（b—a）渗透性研究。该候选化合物暂时被归为 BCS Ⅱ 类物质，预计的治疗剂量在 10 ～ 80 mg 范围内。相关计算是基于 pH 值为 7.4 的磷酸盐缓冲液中的溶解度进行的。在人体肠液（human intestinal fluid，HIF）和人体胃液（human gastric fluid，HGF）中略高的溶解度不会改变其基于剂量范围预测的化合物分类。

表 13.2　候选药物在不同介质中的溶解度。所有实验均在 37 ℃、24 h 下进行。测量未采用荧光方法，而是按照文献 [53]、[54] 的方法进行

介质	浓度（µmol/L）	pH 值
磷酸盐缓冲液（0.1 mol/L，pH 值 7.4）	6.68	7.56
水	7.26	9.13
生理盐水	6.06	8.31
0.1 mol/L HCL	7.30	1.08
HIF[a]	9.87	6.88
HGF[a]	10.60	2.12[b]
FaSSIF[a]	8.56	6.47
FeSSIF[a]	13.40	4.96[c]

注：FaSSIF，禁食模拟小肠液；FeSSIF，进食模拟小肠液。

a）也在 1 h 和 5 h 后进行测量，溶解度不变。

b）pH 值调至 6.77 时，溶解度不变。

c）pH 值调至 6.39 时，溶解度降至 11.7 µmol/L。

遗憾的是，研究人员未能发现其可能改善溶解度的另一种晶型，也未能发现可提升溶解度和溶出度的亚稳态无定形物。

由于该化合物的 pK_a 值很低，只有少量的反离子适合与其成盐。在所测试的离子中，只能分离得到氢溴酸盐。然而，该盐的稳定性很差，无法开展进一步开发。因此，最终决定对该候选药物的游离碱进行评估。

对不同制剂中的溶解度的评估结果汇总于**表 13.3**。从表中结果可以看出，其在所有受试载体中的溶解度都很低，并且没有鉴定出具有足够溶解度的可接受的溶液制剂来进行体内研究。对于单次大鼠（根据开发计划，这是第一个进行测试的毒理学物种）给药实验，在 PEG 400 或 TEG/DMA/ 水溶液中确定了生理上可接受制剂的最高浓度（＞ 2.5 mmol/L）（必须注意给药时的 DMA 体积）。测试中使用的表面活性剂虽对溶解性有所改善，但与计划的动物模型不兼容。

表 13.3 候选化合物在不同载体中的溶解度。测试未采用荧光法，而是采用普通的 LC 法 [54]

药物载体	浓度（mg/mL）	浓度（mmol/L）
PEG 400/DMA/ 水（20/20/60）	0.025	0.088
TEG/DMA/ 水（20/20/60）	0.033	0.12
PEG 400/DMA/ 水（80/5/15）	0.71	2.50
20% HPβCD	0.045	0.16
30% HPβCD	0.072	0.25
Labrasol	3.09	10.9
Labrafil M1944CS	0.89	3.1
Peceol	0.67	2.4

注：PEG，聚乙二醇；TEG，四甘醇；HPβCD，羟丙基 -β 环糊精；Labrasol，辛丙基聚乙二醇 -8 甘油酯；Labrafil M1944 CS，甘油三酯脱甲氧基甘油酯；Peceol，单油酸甘油酯。

随后对制备不同混悬剂的可能性进行了研究。对于低剂量药物，常规的微粉化就足以确保完全吸收。然而，对于高剂量药物（如用于毒理学研究），减小粒径是必要的。首先以 1.0%w/w PVP 和 0.2%w/w SDS 稳定初磨的纳米晶体，再加入 2.6%（v/v）的甘油作为低温保护剂和张力调节剂。有时纳米混悬剂是以含有 5.5% ～ 10%（w/w）的药物浆液为基础进行制备的。针对静脉注射剂，沉淀法和离心法都可以制备单一、更均匀的组分。该化合物可在甘油（2.6%v/v）存在的情况下冷冻保存，通过解冻和超声（以减少给药前可能的聚集体）可得到合适的制剂。然而，当不使用甘油时，就无法制备符合要求的纳米等级的混悬剂。

在大鼠中开展的口服 PK 研究，比较了两种不同的混悬剂。结果表明，与使用微米混悬剂（11 μm）相比，纳米混悬剂（350 nm）的暴露剂量为 3 μmol/kg，即与预期的临床相关剂量相当（**图 13.4**）。在 30 μmol/kg 和 300 μmol/kg 条件下，与微米混悬剂相比，使用纳米混悬剂时的药物暴露量显著增加。随后，稳定化的混合物被 PVP/AOT 和 5% 的甘露醇体系替换，且在随后的优化步骤中不需要沉降或离心即可获得单一组分。随后将该化合物的纳米晶体制剂用于口服（大鼠、犬和雪貂）和静脉注射（大鼠）表征研究。此外，在冷藏条件下贮藏 6 个月，未观察到奥斯特瓦尔德熟化现象。在此期间，制剂在化学和物理上也是稳定的。

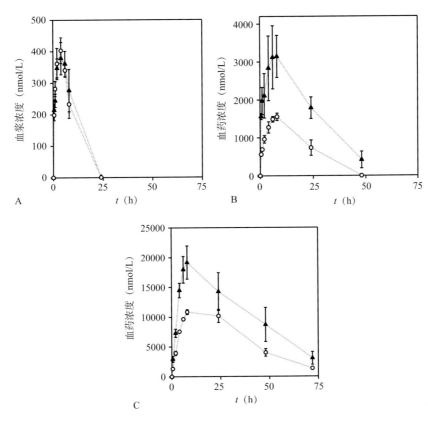

图 13.4　在 3 μmol/kg（A）、30 μmol/kg（B）和 300 μmol/kg（C）剂量下灌胃给药后化合物的平均血药浓度。空心圆圈表示以微米混悬剂给药，黑色三角形表示以纳米混悬剂给药（ n = 3）

13.7.2　案例研究 2：用于临床前和毒理学研究的无定形纳米混悬剂

本例中的目标分子呈弱酸性（吡啶环上连有磺酰胺片段），pK_a 为 10，$\log D_{pH7.4}$ 为 4.0。分别以毛细管电泳（capillary electrophoresis，CE）、质谱（mass spectrometry，MS）及 LC-MS 方法对其进行表征测试[55]。该化合物为白色结晶，初融温度为 144 ℃左右，在所研究的 API 批次中没有任何显著的性质变化。所有批次均不具有吸湿性（在 0 ～ 80% 相对湿度范围内吸水率 < 0.2%）。在最初的多晶型研究中，只发现了一种晶型转变。该化合物晶体纳米颗粒的水溶解度为 1.8 μmol/L，当制备无定形纳米颗粒时，溶解度可提高约 25 倍（图 13.5）。在这两种情况下，溶解度都是通过纳米颗粒测量的。根据其在胃肠道的低结晶溶解度和高渗透性性质，该化合物被暂定为 BCS Ⅱ类物质。体外 Caco-2 细胞通

透性测定结果表明，在 12 mg/d 剂量下，吸收分数较高（P_{APP} 46×10⁻⁶ cm/s）。通过计算机模拟预测出该化合物的吸收是溶解度受限的，并且依赖于颗粒大小。这些数据表明，使用常规晶体微米混悬剂进行毒理学和临床 I 期研究，溶解性限制可能导致不能获得足够高的暴露剂量，具有较高的开发风险。出于这些原因，研究人员开始评估不同的纳米混悬剂制剂。

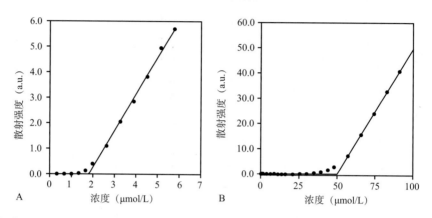

图 13.5　A. 由 DPPE-PEG 2000 稳定的化合物超声结晶纳米粒的水溶解度；B. 室温下药物无定形纳米粒在 1% DMA（v/v）中的溶解度（药物 /Miglyol/Pluronic L121　3 ：1 ：2，w/w/w）。Pluronic 用于抑制奥斯特瓦尔德熟化；Miglyol 作为唯一的添加剂不能抑制颗粒的生长；在本实验中对纳米颗粒的光散射进行了背景校正，以消除抑制剂的光散射

该化合物具有晶体微米混悬剂（3 μm）、晶体纳米混悬剂（220 nm）和无定形纳米混悬剂（159 nm）三种形式。在没有奥斯特瓦尔德熟化抑制剂，或在 Miglyol 作为唯一抑制剂的情况下，粒径都会有所生长（**图 13.6**）。将 Pluronic L121 添加到 Miglyol 中，可避免颗粒生长。在大鼠 PK 研究中，只有无定形纳米混悬剂提供了足够高的暴露剂量（**图 13.7**），因此该制剂被用于安全药理学研究（静脉注射），以及大鼠和犬（口服）的毒理学研究。为了深入开发此药物，需要大规模的无定形药物制备方法。为此，采用乳化法成功地制备了所选择的无定形纳米颗粒制剂。为了便于重复给药研究的制剂制备，简化了标准无定形沉淀法，采用 Miglyol 和 Pluronic L121 预制的乳状液，并以 AOT 作为乳状液稳定剂。以 PVP 和 SDS 溶液进一步稀释该乳剂，并将该混合物加入事先配好的药物 /DMSO 溶液中进行沉淀。这一混合方案确定了合适的药物浓度、药物与抑制剂的比例，以及足够的 PVP 和 SDS 用量，最终得以稳定无定形纳米粒子。这一操作过程的优势在于，由于目前颗粒的大小由预制的乳液滴大小决定（类似于前文讨论的熔融乳化法），混合过程可以在没有超声波的情况下进行，并且仍然可以得到小粒径的颗粒（160 nm）。本制备方法可以被认为是前文描述的两种无定形方法的混合，适用于目前的药物及当前的动物研究。

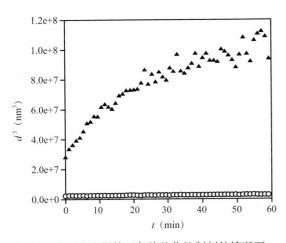

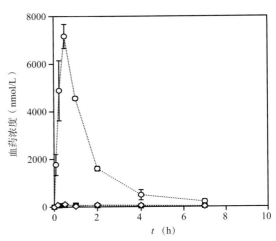

图 13.6　在没有奥斯特瓦尔德熟化抑制剂的情况下，化合物的无定形颗粒发生生长（黑色三角形）。通过加入 Miglyol/Pluronic　L121，避免了颗粒的生长（空心圆圈）

图 13.7　50 μmol/kg 药物以晶体微米混悬剂（黑色正方形）、纳米晶体（空心方形）和无定形纳米粒（空心圆圈）3 种形式给药后，化合物的平均血药浓度随时间的变化（$n=2$）。这两种晶体混悬剂是重叠的

13.7.3　案例研究 3：用于先导化合物优化和重复毒理学研究的无定形纳米混悬剂

在一个先导化合物优化项目中，对超过 100 种化合物开展了单剂量 PK（口服和静脉注射）评估。随后对每天给药的大鼠进行为期 14 天的重复（口服）研究。这些化合物在水中的溶解性很差 [0.1 ～ 5 μmol/L 量级，特点是高脂溶性（log $D_{pH6.8}$ 为 5 ～ 7）][55]，分子量较高（约 600），并且在生理区间内未能测试出 pK_a 值 [55]，因此可作为早期临床首选制剂的溶液少之又少。少数在体外确定的方法与项目中使用的动物模型不相容，所以存在影响 PD 成分的风险。仅含化合物和水的选项似乎是更具吸引力的方法。研究人员对该系列中一些最早合成的化合物进行了制剂开发评估，并对纳米晶体和无定形药物混悬剂进行了比较。由于大鼠口服化合物后暴露量显著改善，无定形药物纳米混悬剂被选为该项目的默认制剂。在为期 14 天的研究中，每天在给药前 1 h 制备给药制剂，这主要是为了降低药物结晶造成的沉淀风险（不是由于奥斯特瓦尔德熟化，因为选择的抑制剂 Miglyol 可有效地排除这一点）。

当选择一种化合物进行进一步开发时，需要高浓度的纳米颗粒用于毒理学研究，首选熔融乳化法进行纳米颗粒的制备。为了确保药物与油相的相容性，通过 DLS 监测了使用和不使用抑制剂的无定形纳米混悬剂（小规模）的颗粒生长随时间的变化情况（图 13.8）。在体系中加入 10% 的 DMA 可增加溶解度，加速奥斯特瓦尔德熟化。

实际制备方法如下：采用宝创（Polytron）均质机高压均质制备含 20%（w/w）Miglyol 812N 和 0.57%（w/w）AOT 的水包油乳液。以 DLS 监测乳滴大小直至达到 155 nm。将 0.57 mL 的 20%（w/w）乳状液与 1.75 mL 的 6.5%（w/w）混悬剂、1.18 mL

的水混合于高压瓶中，获得总量为 3.5 mL 的纳米混悬剂。在浆料中加入 PVPK30，以三甘醇为奥斯特瓦尔德熟化抑制剂，采用熔融乳化法制备纳米混悬剂（250 nm）。制备后的纳米粒子粒径较为稳定，至少在 2 h 内未见晶体生长。该化合物在 10%（w/w）的蔗糖冻融循环中可保持稳定。解冻 2 h 后，既没有观察到颗粒生长，也没有观察到晶体。

最后，对熔融乳化法制备的无定形纳米混悬剂开展了大鼠体内测试。选用 12 ～ 15 周龄的雌性 SD 大鼠，4 只大鼠用于评价无定形颗粒，4 只大鼠口服研磨的纳米晶体，二者粒径（250 nm vs 210 nm）和剂量（100 μmol/kg）相似。熔融乳化法制备的纳米混悬剂的血药浓度高于湿磨法制备的纳米混悬剂（图 13.9）。无定形纳米粒的生物利用度是纳米粒晶体的 4 ～ 5 倍。基于这些原因，无定形纳米混悬液被选为所有早期临床开发研究的制剂。

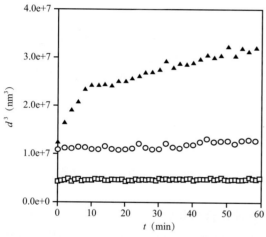

图 13.8　在没有奥斯特瓦尔德熟化抑制剂的情况下，化合物的无定形颗粒发生生长（黑色三角形）。通过加入 Miglyol（空心圆圈）或 Miglyol/Pluronic L121（空心正方形）避免了颗粒的生长

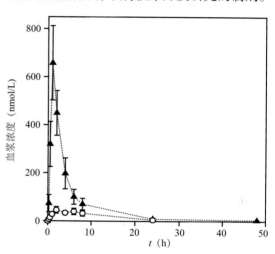

图 13.9　大鼠灌胃给药晶体纳米粒（空心圆圈）和无定形纳米粒（黑色三角形）后的平均血药浓度随时间的变化（n = 3）。给药剂量为 100 μmol/kg

13.8　总结

在临床前工作中，纳米化已成为一种公认的、常用的难溶性化合物的制剂方法。广泛的研究已经开发出许多方法来生产药物纳米颗粒。截至目前，已开发使用了两种标准方法，即湿磨和高压均质[56]，并将纳米晶体药物产品推向了市场。在本章中，湿磨法被描述为临床前工具箱中的四种方法之一。对于晶体药物纳米粒，研磨法主要用于高剂量和大剂量药物，而沉淀法则用于 10 mmol/L 以下的较小剂量（大约几毫升）。本章同时介绍了无定形药物纳米颗粒两种不同的主要用途：一种适用于低剂量的动物研究，另一种适用于更大规模的毒理学研究。有了这一工具箱，几乎所有难溶性药物都可使用对应的方法和动物物种进行给药。例如，在生物利用度研究中，两种方法都可以使用相同的制剂和制备方法。

与溶出度受限的大颗粒相比，用于口服的纳米晶体可改善药物的体内暴露。无定形药物纳米颗粒可增加体内暴露的一个维度，即过饱和度。在列举的两个案例研究中，与相同化合物的纳米晶体相比，无定形药物纳米颗粒具有更好的口服生物利用度。总之，药物纳米混悬剂增加了给药灵活性、快速制造的可能性，以及使用所有可能给药途径的机会。

（袁　雷　白仁仁　译）

作者信息

卡尔·西格弗里德森（Kalle Sigfridsson）
　　瑞典阿斯利康药（Astra Zeneca，Sweden），IMED 生物技术（IMED Biotech Unit），药剂科学部（Pharmaceutical Science），高级药物递送研究组（Advanced Drug Delivery）
乌尔班·斯堪特兹（Urban Skantze）
　　瑞典阿斯利康药，IMED 生物技术，药剂科学部，高级药物递送研究组
皮亚·斯坎兹（Pia Skantze）
　　瑞典阿斯利康药，IMED 生物技术，药剂科学部，高级药物递送研究组
伦纳特·林德福斯（Lennart Lindfors）
　　瑞典阿斯利康药，IMED 生物技术，药剂科学部，高级药物递送研究组

缩略语表

缩写	英文全称	中文全称
BCS	biopharmaceutical classification system	生物药剂学分类系统
CE	capillary electrophoresis	毛细管电泳
DLS	dynamic light scattering	动态光散射
DMA	dimethylacetamide	二甲基乙酰胺
DMSO	dimethyl sulfoxide	二甲基亚砜
DSC	differential scanning calorimetry	差示扫描量热法
GERD	gastroesophageal reflux disease	胃食管反流病
HGF	human gastric fluid	人体胃液
HIF	human intestinal fluid	人体肠液
HPMC	hydroxy methyl propyl cellulose	羟甲基丙基纤维素
LC	liquid chromatography	液相色谱
MS	mass spectrometry	质谱
PK/PD	pharmacokinetic and/or pharmacodynamic	药代动力学 / 药效学

缩写	英文全称	中文全称
PVP	polyvinylpyrrolidone	聚乙烯吡咯烷酮
SDS	sodium dodecyl sulfate	十二烷基硫酸钠

参考文献

1 Amidon, G., Lennernäs, H., Shah, V., and Crison, J. (1995). A theoretical basis for a biopharmaceutical drug classification: the correlation of *in vitro* drug product dissolution and *in vivo* bioavailability. *Pharm. Res.* **12**: 413-420.

2 Merisko-Liversidge, E. and Liversidge, G. G. (2011). Nanosizing for oral and parenteral drug delivery: a perspective on formulating poorly-water soluble compounds using wet media milling technology. *Adv. Drug Deliv. Rev.* **63**: 427-440.

3 Sigfridsson, K., Lundqvist, A. J., and Strimfors, M. (2011). Particle size reduction and pharmacokinetic evaluation of a poorly soluble acid and a poorly soluble base during early development. *Drug Dev. Ind. Pharm.* **37**: 243-251.

4 Nguyen, M. -H., Yu, H., Dong, B., and Hadinoto, K. (2016). A supersaturating delivery system of silibinin exhibiting high payload achieved by amorphous nano-complexation with chitosan. *Eur. J. Pharm. Sci.* **89**: 163-171.

5 Mah, P. T., Peltonen, L., Novakovic, D. et al. (2016). The effect of surfactants on the dissolution behavior of amorphous formulations. *Eur. J. Pharm. Biopharm.* **103**: 13-22.

6 Miyazaki, S., Arita, T., Hori, R., and Ito, K. (1974). Effect on polymorphism on the dissolution behavior and gastrointestinal absorption of chlortetracycline hydrochloride. *Chem. Pharm. Bull.* **22**: 638-642.

7 Burley, J. C., Duer, M. J., Stein, R. S., and Vrcelj, R. M. (2007). Enforcing Ostwald's rule of stages: isolation of paracetamol forms III and II. *Eur. J. Pharm. Sci.* **31**: 271-276.

8 Beiner, M., Rengarajan, G. T., Pankaj, S. et al. (2007). Manipulating the crystalline state of pharmaceuticals by nanoconfinement. *Nano Lett.* **2**: 1381-1385.

9 Sigfridsson, K., Björkman, J. -A., Skantze, P., and Zachrisson, H. (2011). Usefulness of nanoparticle formulation to investigate some hemodynamic parameters of a poorly soluble compound. *J. Pharm. Sci.* **100**: 2194-2202.

10 Sigfridsson, K., Lundqvist, A., and Strimfors, M. (2013). Evaluation of exposure properties after injection of nanosuspensions and microsuspenions into the intraperitoneal space in rats. *Drug Dev. Ind. Pharm.* **39**: 1832-1839.

11 Sigfridsson, K., Lundqvist, A., and Strimfors, M. (2014). Subcutaneous administration of nano- and microsuspensions of poorly soluble compounds to rats. *Drug Dev. Ind. Pharm.* **40**: 511-518.

12 Sigfridsson, K. and Palmer, M. (2014). Evaluation of systemic exposure of nanoparticle suspensions subcutaneously administered to mice regarding stabilization, volume, location, concentration and size. *Drug Dev. Ind. Pharm.* **40**: 1318-1324.

13 Ploj, K., Albery-Larsdotter, S., Arlbrandt, S. et al. (2010). The metabotropic glutamate mGluR5 receptor agonist CHPG stimulates food intake. *NeuroReport* **21**: 704-708.

14 Kalhapure, R. S., Suleman, N., Mocktar, C. et al. (2015). Nanoengineered drug delivery systems for enhancing antibiotic therapy. *J. Pharm. Sci.* **104**: 872-905.

15 de Jesus, M. B. and Zuhorn, I. S. (2015). Solid lipid nanoparticles as nucleic acid delivery system: properties

and molecular mechanisms. *J. Control. Release* **201**: 1-13.

16 Wicki, A., Witzigmann, D., Balasubramanian, V., and Huwyler, J. (2015). Nanomedicine in cancer therapy: challenges, opportunities, and clinical applications. *J. Control. Release.* **200**: 138-157.

17 Zazo, H., Colino, C. I., and Lanao, J. M. (2016). Current applications of nanoparticles in infectious diseases. *J Control. Release* **224**: 86-102.

18 Li, P. and Zhao, L. (2007). Developing early formulations: practice and perspective. *Int. J. Pharm.* **341**: 1-19.

19 Sigfridsson, K., Lundqvist, R., and Ohlson, K. (2012). Preformulation evaluation of AZD1305, an oxabispidine intended for oral and intravenous treatment. *Drug Dev. Ind. Pharm.* **38**: 19-31.

20 Jackson, M. J., Toth, S. J., Kestur, U. S. et al. (2014). Impact of polymers on the precipitation behavior of highly supersaturated aqueous danazol solutions. *Mol. Pharm.* **11**: 3027-3038.

21 Knopp, M. M., Nguyen, J. H., Becker, C. et al. (2016). Influence of polymer molecular weight on *in vitro* dissolution behavior and *in vivo* performance of celecoxib:PVP amorphous solid dispersions. *Eur. J. Pharm. Biopharm.* **101**: 145-151.

22 Kramer, S. F. and Flynn, G. L. (1972). Solubility of organic hydrochlorides. *J. Pharm. Sci.* **61**: 1896-1904.

23 Loftsson, T., Jarho, P., Masson, M., and Järvinen, T. (2005). Cyclodextrins in drug delivery. *Expert Opin. Drug Deliv.* **2**: 335-351.

24 Loftsson, T., Magnusdottir, A., Masson, M., and Sigurjonsdottir, J. F. (2002). Self-association and cyclodextrin solubilization of drugs. *J. Pharm. Sci.* **91**: 2307-2316.

25 Loftsson, T., Masson, M., and Brewster, M. E. (2004). Self-association of cyclodextrins and cyclodextrin complexes. *J. Pharm. Sci.* **93**: 1091-1099.

26 Rajewski, R. A. and Stella, V. J. (1996). Pharmaceutical applications of cyclodextrins. 2. *In vivo* drug delivery. *J. Pharm. Sci.* **85**: 1142-1169.

27 Loftsson, T., Fridfriksdottir, H., Sigurdardottir, A. M., and Ueda, H. (1994). The effect of water-soluble polymers on drug-cyclodextrin complexation. *Int. J. Pharm.* **110**: 169-177.

28 Cirri, M., Maestrelli, F., Corti, G. et al. (2006). Simultaneous effect of cyclodextrin complexation, pH, and hydrophilic polymers on naproxen solubilization. *J. Pharm. Biomed. Anal.* **42**: 126-131.

29 Söderlind, E. and Karlsson, L. (2006). Haemolytic activity of maltopyranoside surfactants. *Eur. J. Pharm. Biopharm.* **62**: 254-259.

30 Liu, D., Xing, J., Xiong, F. et al. (2017). Preparation and in vivo safety evaluations of antileukemic homoharringtonine-loaded PEGylated liposomes. *Drug Dev. Ind. Pharm.* **43**: 652-660.

31 Xiong, R., Lu, W., Li, J. et al. (2008). Preparation and characterization of intravenously injectable nimodipine nanosuspension. *Int. J. Pharm.* **350**: 338-343.

32 Rabinow, B., Kipp, J., Papadopoulos, P. et al. (2007). Nanosuspension enhances efficacy through altered pharmacokinetics in the rat. *Int. J. Pharm.* **339**: 251-260.

33 Wong, J., Brugger, A., Khare, A. et al. (2008). Suspensions for intravenous (IV) injection: a review of development, preclinical and clinical aspects. *Adv. Drug Deliv. Rev.* **60**: 939-954.

34 Liu, B., Gordon, W. P., Richmond, W. et al. (2016). Use of solubilizers in preclinical formulations: effect of Cremophor EL on the pharmacokinetic properties on early discovery compounds. *Eur. J. Pharm. Sci.* **87**: 52-57.

35 Gelderblom, H., Verweij, J., Zomeren, D. M. V. et al. (2002). Influence of Cremophor EL on the bioavailability of intraperitoneal Paclitaxel. *Clin. Cancer Res.* **8**: 1237-1241.

36 Gelderblom, H., Mross, K., Tije, A. J. T. et al. (2002). Comparative pharmacokinetics of unbound Paclitaxel during 1- and 3-hour infusion. *J. Clin. Oncol.* **20**: 574-581.

37 Badary, O. A., Al-Shabanah, O. A., Al-Gharably, N. M., and Elmazar, M. M. (1998). Effect of Cremophor EL on the pharmacokinetics, antitumor activity and toxicity of doxorubicin in mice. *Anti. Cancer Drugs* **9**: 809-815.

38 Ellis, A. G., Crinis, N. A., and Webster, L. K. (1996). Inhibition of Etopside elimination in the isolated

perfused rat liver by Cremophor EL and Tween 80. *Cancer Chemother. Pharmacol.* **38**: 81-87.

39 Jin, M., Shimada, T., Yokogawa, K. et al. (2005). Cremophor EL releases Cyclosporin A adsorbed on blood cells and blood vessels, and increases apparent plasma concentration of Cyclosporin A. *Int. J. Pharm.* **293**: 137-144.

40 Loftsson, T., Moya-Ortega, M. D., Alvarez-Lorenzo, C., and Concheiro, A. (2016). Pharmacokinetics of cyclodextrins and drugs after oral and parenteral administration of drug/cyclodextrin complexes. *J. Pharm. Pharmacol.* **68**: 544-555.

41 Allen, T. M. and Cullis, R. R. (2013). Liposomal drug delivery systems: From concept to clinical applications. *Adv. Drug Deliv. Rev.* **65**: 36-48.

42 Hörmann, K. and Zimmer, A. (2016). Drug delivery and drug targeting with parenteral lipid nanoemulsions. *J. Control. Release* **223**: 85-98.

43 Sigfridsson, K., Skantze, U., Skantze, P. et al. (2017). Nanocrystal formulations of a poorly soluble drug. 1. *In vitro* characterization of stability, stabilizer adsorption and uptake in liver cells. *Int. J. Pharm.* **518**: 29-40.

44 Lindfors, L., Forssén, S., Skantze, P. et al. (2006). Amorphous Drug Nanosuspensions. 2. Experimental Determination of Bulk Monomer Concentrations. *Langmuir* **22**: 911-916.

45 Lindfors, L., Skantze, P., Skantze, U. et al. (2006). Amorphous Drug Nanosuspensions. 1. Inhibition of Ostwald Ripening. *Langmuir* **22**: 906-910.

46 Lindfors, L., Skantze, P., Skantze, U. et al. (2007). Amorphous drug nanosuspensions. 3. Particle dissolution and crystal growth. *Langmuir* **23**: 9866-9874.

47 Rydberg, H. A., Yanez Arteta, M., Berg, S. et al. (2016). Probing adsorption of DSPE-PEG2000 and DSPE-PEG5000 to the surface of felodipine and griseofulvin nanocrystals. *Int. J. Pharm.* **510**: 232-239.

48 Sigfridsson, K., Forssen, S., Holländer, P. et al. (2007). A formulation comparison, using a solution and different nanosuspensions of a poorly soluble compound. *Eur. J. Pharm. Biopharm.* **67**: 540-547.

49 Deng, J., Huang, L., and Liu, F. (2010). Understanding the structure and stability of paclitaxel nanocrystals. *Int. J. Pharm.* **390**: 242-249.

50 van Eerdenburg, B., Froyen, L., van Humbeeck, J. et al. (2008). Drying of crystalline drug nanosuspensions - the importance of surface hydrophobicity on dissolution behavior upon redispersion. *Eur. J. Pharm. Sci.* **35**: 127-135.

51 van Eerdenburg, B., Vercruysse, S., Martens, J. A. et al. (2008). Microcrystalline cellulose, a useful alternative for sucrose as a matrix former during freeze-drying of drug nanosuspensions - a case study with itraconazole. *Eur. J. Pharm. Biopharm.* **70**: 590-596.

52 Frank, K. J. and Boeck, G. (2016). Development of a nanosuspension for iv administration: From miniscale screening to a freeze dried formulation. *Eur. J. Pharm. Sci.* **87**: 112-117.

53 Söderlind, E., Karlsson, E., Carlsson, A. et al. (2010). Simulating fasted human intestinal fluids: understanding the roles of lecithin and bile acids. *Mol Pharm.* **7**: 1498-1507.

54 Sigfridsson, K., Ahlqvist, M., Carlsson, A., and Fridström, A. (2011). Early development evaluation of AZD8081: a substance for the NK receptors. *Drug Dev. Ind. Pharm.* **37**: 702-713.

55 Wan, H., Holmen, A. G., Wang, Y. et al. (2003). High-throughput screening of pKa values of pharmaceuticals by pressure-assisted capillary electrophoresis and mass spectrometry. *Rapid Commun. Mass Spectrom.* **17**: 2639-2648.

56 Möschwitzer, J. P. (2013). Drug nanocrystals in the commercial pharmaceutical development process. *Int. J. Pharm.* **453**: 142-156.

第三部分　药代动力学与药效学

第 14 章
药代动力学和药效学的推理整合及其在药物发现中的重要性

14.1 引言

　　药代动力学 / 药效学（PK/PD）的整合对于将临床实验前的研究结果与人体急性、慢性药效结果相关联至关重要。在制药行业、学术界和监管机构，科学家一直进行着有关是否可以及如何整合临床前研究结果，并将其进行临床转化的研究。此外，对于复杂的代谢系统，如何仅仅通过测量单个时间点来进行解释也存在着争议。PK/PD 数据的整合在临床前药物评估中通常未得到充分的解决和利用。为此，在药物发现中对药理学进行整合通常会面临诸多挑战[1-4]。

　　本章重点介绍 PK/PD 推理中的一些基本概念，并将其融入到实际案例之中。同时选择了一些特定的案例来说明传统药物代谢和药代动力学（drug metabolism and pharmacokinetics，DMPK）及对药理学的基本认知基础上的一些公认的需改进之处，以及如何在整个药物发现阶段将其应用于药理学研究。例如，所讨论的主题包括如何理解靶点的生物学性质，如何在得出结论之前完善数据，如何理解浓度 - 时间和响应 - 时间曲线、浓度 - 响应关系，如何进行背景转化，以及如何改善跨学科之间的沟通。

　　许多医学上的疾病本质上都是慢性的，并且慢性适应证通常需要长期服药治疗。重复给药后存在暴露（剂量）- 响应关系 [exposure(dose)-response relationship]，因此可以建立剂量 - 浓度关系（dose-concentration relationship）。如果所研究的受试化合物（药物）和药理响应都存在剂量 - 响应关系和剂量 - 浓度关系，则在稳态下也会存在某种浓度（暴露）- 响应关系。其作用可能不会直接体现，但在选择合适的剂量、转换成适用于人体的临床数据及评估安全系数时可能非常实用。

　　图 14.1 给出了浓度 - 时间、浓度 - 响应和响应 - 时间数据的三种情况。有时体内响应 - 时间曲线是根据已有的浓度 - 时间和体外响应（或结合）- 浓度数据进行模拟获得的。相反，浓度 - 时间和体内响应 - 时间数据则可直接获得，体内响应的平衡浓度也是可以测得的。有关体内响应 - 时间曲线的信息可以通过如体外浓度 - 响应数据来预测所需的浓度 - 时间

曲线。这三种情况都是从两个可用数据中寻找未知的数据。

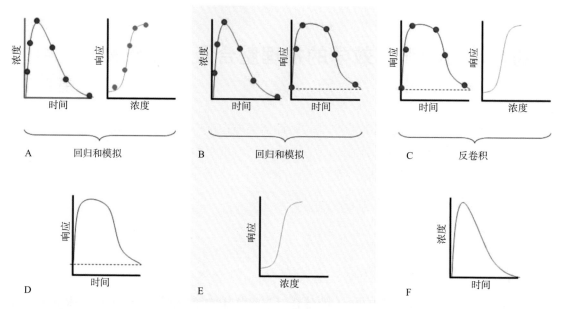

图 14.1　浓度 - 响应 - 时间关系及其应用。A、D. 在进行体内研究之前，将体内药代动力学参数和剂量的现有信息与体外浓度 - 响应（结合）参数相结合，以模拟体内效应 - 时间过程。B、E. 急性浓度 - 时间数据用于在动力学 / 动态模型中"驱动"响应 - 时间数据。从对急性体内响应 - 时间数据的回归，预测平衡浓度 - 反应关系。C、F. 体内响应时间数据以体内浓度 - 响应模型（或体外结合数据）进行反卷积，以获得响应 - 时间过程背后的暴露 - 时间特性

本章重点关注 PK/PD 推理中的五个核心主题：

（1）靶点生物学。

（2）浓度 - 响应关系。

（3）药理响应 - 时间曲线。

（4）转换选择。

（5）跨学科交流。

缺乏对靶点和生物学的理解，对药效学和药代动力学知识的应用不足，以及缺乏学科之间的充分沟通，都可能会严重延迟药物研发项目的进展，在最坏的情况下，甚至会扼杀原本准备进入临床开发的项目。因此，对靶点生物学及浓度 - 响应和浓度 - 时间关系不准确的认知会导致实验设计和药物作用解释方面存在偏差。这也将对如何进一步优化有前景的先导化合物造成影响。此外，错误的转化选择包括物种和数据值的细节，可能导致对早期药物开发和人体测试剂量 / 暴露 - 响应的错误预测，进而导致安全性、耐受性或剂量问题。毋庸置疑，高效、安全和快速地将项目推进至后期先导物优化或早期开发过程中的一个关键是所有相关学科之间的高质量沟通。

14.2　对靶点生物学的认识

我们通常很难在更早期的药物发现阶段就完全了解靶点的生物学性质及其作用机理。靶点的生物学信息不足无疑会使该过程在多个层面上变得更加复杂，耗时更长且充满挑战性[5]。药物的发现和开发企业借助于各种反卷积方法（deconvolution approach）来解决这一问题[6-8]。虽然大多数小分子药物发现的早期工作是通过"简化论"的方式，针对单个靶点筛选化合物库，但对候选化合物的关键评估必须在更广泛的生物环境中进行，在体内药物研究后进一步确定药物的作用。因此，在存在大量干扰的基础生理条件下，对靶点位置、功能和环境影响的深入认识将非常有助于识别药物暴露与响应之间的关系。本章尽可能在所讨论的研究案例中纳入生物学的相关准则。

即便对基础生物学的了解有限，也可根据现有药理响应-时间数据的建模方法进行化合物排名、研究设计、安全性评估和暂时的人体给药剂量预测。应用假设较少的"模式识别"策略[9]也有可能得出合理的机制理论，用于说明药物如何通过调节关键成分产生实际的响应数值。图 14.2 列举了六个数据模式。前三个模式表示对靶点生物学具有较好认识的示例：①生物响应标志物合成的可逆抑制；②生物响应标志物的可逆抑制和刺激结合；③不可逆的酶结合。后三个模式表示对靶点生物学不了解或响应值是几个相互作用成分集合体的示例，使得简单的靶点衍生机制解释变得更加复杂化：④移动；⑤脑电反应（EEG response）；⑥细胞杀伤[4, 9]。在示例①～③中，可以使用背景生物学知识和已确定的靶向机制来"驱动"模型的构建过程。相反，在示例④～⑥中，可以从实际观察到的数据出发，以此作为指导建立模拟时间-响应数据的方程式。

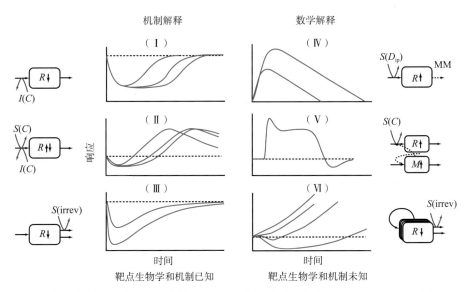

图 14.2　数据模式示意图：三个已知作用机制（靶点生物学已知）的数据集（示例①～③），以及三个不能确定与靶点作用机制（靶点生物学未知）的数据集（示例④～⑥，充分的数学理论描述）[4, 9]。C、R、S 和 I 分别表示药物浓度、药理响应、刺激性和抑制性药物作用。MM、D_{ip} 和 irrev 分别表示米氏方程（Michaelis-Menten）缺失、腹膜内剂量和不可逆作用

此外，在示例③中，基线由自然反转率和酶的损失决定。通过添加与酶不可逆结合的药物，加速酶的损耗过程，使生物标志物的反应受到抑制。在这种情况下，反应的恢复速率取决于自然反转率，主要是酶的再生速率。如果该模型是围绕作用机制构建的，则在数据范围之外进行预测也将更加容易。单纯数学上的解释的数据适用于评估剂量和药理学的有效浓度，但并不总是有助于深化与靶点有关的生物学见解。

正常动物的行为学数据代表了药理学测试环境下的一种特殊情况。采用这种模型需要特别谨慎地控制数据的任何干扰因素。在示例④中，响应值是大鼠两次腹腔注射安非他命（amphetamine）后的自主活动量[10]。该药物是一种众所周知的间接作用于中枢神经系统多巴胺（dopamine，DA）的兴奋剂，大鼠的多动症是这种药物的反应。然而，安非他命的确切机制可能包括数种不同的 DA 传递促进作用（可能包括其他直接和间接传递），其相对影响也可能随剂量的变化而变化（如参考文献 [11]）。此外，基线的非药物活动水平在整个明暗周期中有所不同，取决于动物是否熟悉环境及一些其他相关因素。此外，据了解，在 DA 兴奋剂的大量暴露下，行为机械重复可能会（或多或少）干扰协调性运动。尽管如此，一个可以采集实验数据（明显的线性上升和下降）的数学模型可以成功地对数据进行拟合[12]。

下文列举了一些在药物评估研究设计或药效学模型开发时需要考虑的其他基础生物学因素。

14.2.1　生理环境

对于一个新药研究项目而言，一个重要的战略决策是了解体内反应所涉及的一系列事件中何处需要调整。例如，在早期，组胺 H_2 受体（histamine H_2 receptor）或毒蕈碱乙酰胆碱受体（muscarinic ACh receptor）阻断剂被用于治疗胃酸分泌增加——抑制上游质子泵分泌 HCl。如今通过使用直接的不可逆质子泵抑制剂（proton pump inhibitor，PPI），跳过受体转导的步骤，可直接作用于胃壁细胞管腔侧的 H^+/K^+ ATP 酶泵，阻止胃酸的生成（直到新的质子泵再生）。这种方式实现了同样的治疗效果，而且选择性更强，也更为有效。PPI 属于前药，可被体内唯一的酸性环境（胃腔）所激活，因此也会选择性地积聚在胃壁细胞分泌管中，从而限制了其在非靶向组织的暴露（参见参考文献 [13]）。因此，在预期的临床治疗适应证中，与生理相关药物机制的药代动力学和药效学特性的综合评估是药物成功开发的关键因素[5]。

14.2.2　监测生物标志物的选择

在选择与靶点相关的响应值时，需要决定哪一个是最合适的生物标志物（biomarker）。是否存在容易获得、有效且直接的靶点响应标志物？或者，替代标志物（surrogate marker），也就是生理、行为、激素或其他信号生物标志物？其是否反映相同的靶点相互作用，但在药物调节的主要环境功能之外（参见参考文献 [14]）？是否存在其他令人满意的方法？在理想情况下，用于动力学 / 动态监测的生物标志物是一个连续变量，可随时间跟踪药物的暴露情况，即使面对进展性疾病也可在不同物种间随时间而稳定，并且均一、可转化。关于二分法（如全或无）数据，部分研究通过逻辑回归药效学模型进行了成功的分析[15]。对结果变量取对数，意味着 50% 的响应概率。

14.2.3　靶点功能的缓冲、耐受和冗余

几乎没有什么生理系统是独立工作的。通常存在备用 / 缓冲机制，以便即使一项关键机制受到影响，也能保护和维持系统的适当功能，这既与待治疗的疾病或病症有关，也与药物靶点的作用有关。因此，对任何实验响应数据的分析和解释，都应该在可能影响净值的冗余和补偿过程的背景知识及理论的基础上进行，尤其是长期给药时。

14.2.4　靶向、脱靶及混杂因素

这些"非特定性"的方面应该始终得到充分考虑。例如，在评估一种厌食症药物是否会导致与靶点相关的饮食摄入量减少时，需要格外注意排除可能扰乱结果的其他非特异性作用，如镇静、压力、恶心和运动响应等。如果观察到高剂量的药物在性质上和响应方向上表现出明显的不同，则有理由怀疑药物暴露已进入二级靶点的作用范围，这可能显示为钟形或 U 形的浓度 - 响应曲线（参见下面的研究示例）。

14.2.5　实验模型和方案

最佳的实验设计应该考虑到疾病的进展如何影响靶器官、组织及系统。在可能的情况下，体内模型显然是最具优势的，特别是在对受影响器官系统的功能进行疾病样扰动的情况下。实验还需要考虑在治疗过程中可能出现的疾病进展情况。如果早期治疗和后期治疗相比表现出不同的响应，那么就应该考虑如何匹配对照基线及调整试验条件。客观可监测和定量的响应相比主观或定性评价的响应显然更为可取，尤其是从整合 PK/PD 建模的角度而言。在正常、健康的模型下，针对某一疾病或其他临床状况的临床前靶点活性测试可能会产生误导，因此即使靶点存在且可被测试，也应避免进行药物测试。原因应该是不言而喻的，但情况并非总是如此。

14.2.6　基于靶点生物学的实验设计

对于药物发现研究所使用的绝大多数模型，都需要考虑潜在的系统动态。但是，实验结果普遍是从纯静态的角度进行实验设计而获得的。以食物摄入为例，除了一些基因突变的情况，人们通常会集中在几顿主餐中进食，然后在主餐间隙进食一些零食。这就带来了一个问题，应该应用哪种创新的方法来治疗肥胖。是否应该在每次主餐前服用短效药物，

以消除饥饿感并提早达到饱腹感？或者选择覆盖 24 h 周期的长效药物，同时抑制两餐之间进食的零食？尽管这两种策略都被证明是可行的，但从药物开发的角度而言，必然会带来不同的挑战，比如如何选择最佳的肥胖患者群体和首选的靶点，以及如何利用新药剂的化学、药代动力学和药效学特性等。

下面介绍一个关于血脂控制的案例。众所周知，由于耐受性的发展，24 h 持续地烟酸（nicotinic acid，NiAc）暴露策略无法实现游离脂肪酸（free fatty acid，FFA）的持久降低[16]。相比之下，间歇性 NiAc 给药策略可持续减少 FFA 和急性胰岛素敏感响应。但是，这种方法并不能逆转脂质过量，除非在一定的给药周期定时给予 NiAc 以实现逆转。这种药理学和生理学之间的协同作用逆转了外周脂质的积累，并大大改善了对脂质和葡萄糖的控制。抗脂肪分解与饮食的配合是逆转脂质超载引起的胰岛素抵抗和血脂异常的有效手段[16]。因此，根据治疗代谢性疾病（可能还包括其他一般疾病）的药理学原理，可能需要谨慎调整药物的暴露（时间和性状）。反过来，这种推理对临床前模型的选择，以及如何对靶点和响应进行实验建模和仿真都有重要的影响。

14.2.7 物种与转换

许多关于物种和转换的讨论可以归结为对物种生理学的比较。因此，作为研究方案设计的一部分，重要的是要确定：①靶点存在且在动物中具有与人体一样的功能；②调节这一功能的机制环境（系统、回路、靶点）在不同物种之间是相同或可被控制的；③药物对主要靶点和脱靶相互作用的亲和力和选择性与从临床前到人体临床研究的剂量转化的暴露水平有关。

14.2.8 治疗与治愈

最后，应该承认，除了极少数情况外（如抗生素 / 化疗），新药很少针对疾病的根本发病原因。因此，大多数药物最终都成为治标不治本的对症治疗药物，而不能治愈疾病。同样重要的是，尽管我们努力的目标是合理和定向的药物设计、发现和开发，但许多常用且有效疗法的确切（甚至主要）作用机制仍然未知或存在争议。因此，这仍然是一个需要考量的因素，可能会使简单、直接的 PK/PD 推理复杂化。一种开放的思想，比如一种"黑盒"去卷积方法，被认为能够更有利于理解并推进类似的案例。

14.3 浓度 - 响应关系和时间延迟

在药物发现过程中一个主要的挑战是建立一个合理的血浆浓度范围，以指导后续的人体剂量预测。人体临床效果通常是通过非人体生物标志物数据来预测的，这可能给许多治疗领域带来重大挑战。此外，不同物种在血浆蛋白结合、活性代谢产物和其他药物处置模式方面可能存在差异，在物理和靶点生物学变量设置方面也可能存在不同（如内源性配体的存在／缺失）。血浆浓度和生物标志物响应之间的时间差异进一步造成了不合理的解释说明。下文将具体讨论浓度 - 响应关系及其时间差异，以及如何将其结合起来，以了解是什么决定了药理学响应的开始、强度和持续时间（**图 14.3**）。

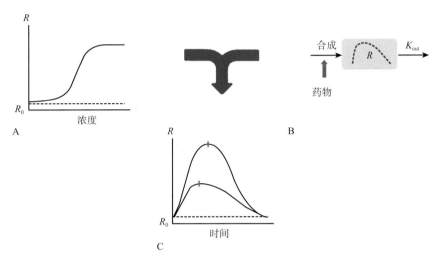

图 14.3　A. 平衡状态下的浓度 - 响应关系示意图。B. 刺激生成（逆转率）或响应增强的药物作用的药效学模型。C. 响应 - 时间曲线，显示响应的开始、强度和持续时间，以及随剂量增加而出现的峰值移位。浓度（红色条表示血浆中最高浓度的时间点）和响应 - 时间进程之间的时间延迟将表现为逆时针的迟滞图（未显示）。随着剂量的增加，响应 - 时间进程中也会出现峰值漂移

　　图 14.4 显示了激动剂的平衡浓度 - 响应关系，还给出了一个相对于效力值（EC_{50}）的低剂量／浓度（红色）和高剂量／浓度（蓝色）范围变化的例子，并通过浓度 - 时间曲线（**图 14.4A**）和相应的两个响应 - 时间曲线（**图 14.4B、C**）来给出这一范围。很明显，血浆暴露低于 EC_{50} 值得到的响应 - 时间曲线在很大程度上模拟了浓度 - 时间曲线，而与血浆动力学的快慢无关。当血浆浓度（靶点生物相暴露）超过 EC_{50} 值时，相应的响应 - 时间曲线对浓度 - 时间曲线的依赖性较小。在后一种情况下，药物的血浆半衰期将只决定反应的终末部分。

14.3.1　不一致的浓度 - 响应曲线

　　钟形或 U 形的两相浓度 - 响应关系是药理学中众所周知且经常遇到的现象[17]。有关生理学和毒理学中双相性／毒物兴奋响应的综述和讨论可见参考文献 [18] 及其引用的其他参考文献。这可能是由于当达到药物的最大暴露范围时（相对于主要靶点），药物对药效学靶点的特异性下降。这也反映出随着暴露量的增加，目标人群的敏感性不同，需要在其他地点招募人群来参与试验。此外，这可能涉及适应性机制，而适应性机制显示的是与预期相反的响应。

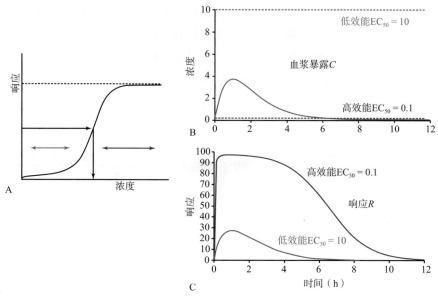

图 14.4　A. 体内浓度 - 响应关系示意图。红色和蓝色双箭头表示所涵盖的浓度间隔（图 B）和相应的响应 - 时间曲线（图 C）。B. 红色曲线显示浓度 - 时间曲线及其相对于效力值的位置（EC_{50} 的数值低代表高效力，数值高代表低效力）。C. 图 B 为对应于血浆暴露和效力的响应 - 时间曲线。当 EC_{50} 为 10 时，血浆暴露不足以引发完全响应；在这种情况下，响应 - 时间曲线大致上类似于浓度 - 时间曲线。为了进行比较，当血浆暴露量超过目标效价（EC_{50} = 0.1）时，响应 - 时间曲线与浓度 - 时间曲线的形状有很大不同[3]

图 14.5 显示了一种针对对应生物标志物药效学的新型动脉粥样硬化靶点的化合物治疗效果。从图中可知，低于中剂量（0.1 ～ 4 μmol/L）的药物暴露可减少动脉粥样硬化的发生。然而，当浓度增加至 4 μmol/L 以上时，抗动脉粥样硬化作用反而会急剧地减弱，甚至在暴露量约为 20 μmol/L 时，与对照水平相比已没有差异。第一相反映了药物对其主要预期靶点的作用。高浓度时回归至基线响应被认为是由于药物对第二靶点的亲和力所致，它们之间的相互作用造成本模型的药效学丧失。

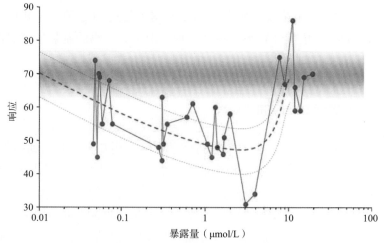

图 14.5　化合物 X 在暴露范围内的抗动脉粥样硬化作用超过三个数量级。PD 响应读出点代表单个观察值。抗动脉粥样硬化的建议浓度在 0.1 ～ 2 μmol/L 范围内

以上实例说明了以下几方面的重要性：①药物在整个预期暴露范围内的特异性；②影响所用实验模型的特定机制和混杂因素；③在人体中是否也可以预期类似的暴露 - 响应关系，即生物标志物是否能用于临床。充分了解药物药效学作用中潜在非线性的因素，不仅是确定相关药物药理特性的前提，也是确定安全阈值暴露和治疗使用比例的前提，如最大无毒性反应剂量（NOAEL）。

另一个更普遍且重要的方面是要关注基线和药效学响应值窗口的影响。虽然高基线将很难辨别药物的刺激作用，但低基线可能会妨碍抑制作用的检测。对于高分辨率浓度（剂量）- 响应研究而言，过窄的反应窗（不考虑基线）也不是最佳选择。

14.3.2 给药方案

时间依赖性是一种可通过模型预测并在临床实践中观察到的剂量 - 浓度 - 响应现象。从本质上而言，对于任何一种药物，在一定的时间内给予一定的剂量，其总疗效都将取决于给药方案。时间依赖性是由非线性浓度 - 响应关系引起的，并且发生于作用位点表现出可逆结合特性的药物中。因此，对于大多数药物而言，其是给药方案的重要决定因素。**图 14.6** 列举了一个使用利尿剂呋塞米（furosemide）[19] 的实例。在这个案例中，单次给药 120 mg 后的尿钠排泄 - 时间 AUC 比给药 40 mg 小 50%（**图 14.6**）。由此可见，药物的总响应高度依赖于给药方案。

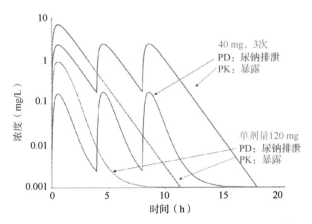

图 14.6 利尿剂呋塞米的时间依赖性。与 3 次 40 mg 的剂量相比，120 mg 单剂量利尿剂在 12 h 内引起的总（Na^+-）利尿作用降低。40 mg 的效应 - 曲线下面积 $AUC_e = 600$ mmol Na^+/12 h；120 mg 下 $AUC_e = 430$ mmol Na^+/12 h。资料来源：改编自 Wright 等（2011）[19]

利用非线性浓度 - 响应关系，可以在降低药物代谢的同时提高其治疗潜力。在这种情况下，主要采用以响应为中心的方法，即通过将每日总剂量分为 3 次给药来增加响应 - 时间曲线下面积（area under the response-time curve，AUC_R）或减少响应 - 时间曲线的波动。时序给药是一种古老而明确的方法，但不幸的是，与广泛使用的每日 1 次的给药模式相比，这种方法的使用已越来越少。

从上述利尿剂实例可以看出，从每日 1 次的给药方案转换为每日 3 次的给药方案有几个潜在的有益结果。将 12 h 剂量（120 mg）分成三部分，每 4 h 给药 1 次，而不是单次剂量，会使得：① C_{max} 水平降低 3 倍；②波峰波谷振荡较小；③在治疗浓度范围内延长药物的暴露时间。从药效学的角度来看，首先，将 12 h 的剂量划分为三个单独部分将避免不必要的化合物高峰值浓度，并且仍然能以比目标和安全水平更高的幅度提供所需的临床治疗效果（利尿）。其次，12 h 时的药物响应疗效（AUC_R）在拆分后比单次给药方案增加了近 40%。最后，分剂量反应的持续时间至少与单次给药一样长，在此期间几乎没有暴露波动。在持续靶点覆盖具有特殊价值的情况下，如果可行的话，多次给药方案通常比单剂量给药更具优势。在这些情况下，稳定的浓度 - 时间暴露曲线比（单次）高 C_{max} 水平更为重要。避免高血浆浓度波动的另一种方法是采用缓释制剂，以保持相同的平均浓度，同时避免出现高峰和低谷。因此，时序给药策略应该考虑新药的预期适应证和风险 - 效益比（risk-benefit ratios）。

14.3.3 慢性适应证稳态的重要性

在慢性适应证的药物优化中，重要的是稳定状态，而不一定是"游离药物假说"（free drug hypothesis）[20]。对于血浆中结合药物（bound drug）与游离药物（free drug 或 unbound drug）之间可快速达到平衡的低分子量化合物，一般认为：

（1）在稳态下，任何生物膜两侧的游离药物浓度都是相同的。

（2）作用部位的游离药物浓度和治疗靶点生物相的分子种类决定了药物的药理活性。

血浆游离药物的浓度已广泛应用于药物发现和开发，用于建立 PK/PD 关系、预测治疗用药剂量、监测药物浓度等临床研究 [21, 22]。然而，应该注意的是，尽管在体内研究中总血浆浓度是通过分析确定的，但相应的游离浓度是将这些浓度与体外蛋白结合实验中得到的因子相乘的结果。一般而言，只要血浆蛋白结合能在体内准确测定，当血浆总浓度转换为游离浓度时，预期的变异性很小。然而，血浆游离浓度不一定等于靶点部位的游离浓度，因此偏离了上述游离药物假说。这其中的原因包括膜转运体、化合物的总体流动、代谢能力、与靶点的不可逆结合，以及其他可能导致游离药物浓度梯度的组织特性。因此，血浆中的游离药物浓度可能与靶组织中的浓度有所不同。然而，从建模的角度而言，游离药物的血浆浓度仍然可以作为药物响应的替代驱动因素，因为可以假设，在稳态下血浆中游离药物的浓度与靶点处的游离药物浓度的比值是恒定的。同时，游离药物的血浆浓度与体外靶点效力之间的关系可能与体内生物相基质中的"真实"比值（即生物相中药物浓度与靶点亲和力的相对关系）有很大不同。这可能与具有高靶点特异性的药物和靶蛋白表达差异较大的体外 / 体内系统相关 [5]。

有时单个物种的血浆蛋白结合数据被用于跨多个物种的研究。**图 14.7** 旨在强调使用这种方法可能出现的差异和问题。数据表明在药理学浓度（＜ 0.1 μmol/L）下物种间的差异很大。此外，随着主要与 α_1- 酸性糖蛋白结合的化合物游离浓度的增加，所有物种中均存在非线性结合。从**图 14.7** 可以明显看出，如果使用兔模型进行体内 f_u 测定，那么对人体有效暴露的预测将被明显高估。此外，在本例中，尽管 f_u 在大浓度范围内保持相对稳定，但在犬和豚鼠中的变化分别为 10 倍甚至 20 倍。这一实例证明了这样一种观点，即蛋白结合和游离比例在物种间是相似的这种假设是错误的，因此，在非人体数据与人体数据进行比较时必须考虑这一种间差异。这些发现不仅对药理学数据的解释和外推具有重要意义，并且对安全界限和受益 - 风险比的评估同样具有影响。

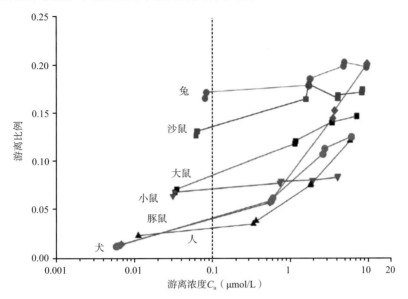

图 14.7　小鼠、沙鼠、大鼠、豚鼠、兔、犬和人体血浆中受试化合物 X 游离浓度与游离比例的关系。需要注意的是，在药理学浓度（$C_u <$ 0.1 μmol/L）下的种间差异很大。随着药物游离浓度的增加，游离比例 f_u 的物种依赖性呈非线性增加[3]

　　图 14.8 显示了三种稳态情况的示意图，分别为血浆和组织中游离药物浓度相同（图 14.8A），血浆浓度较高（图 14.8B），血浆浓度低于组织浓度（图 14.8C）。在平衡状态下，

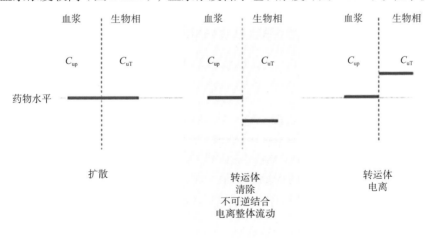

图 14.8　A. 在稳定状态下，由于简单扩散，血浆 C_{up} 和组织（生物相）C_{uT} 的游离药物浓度（红线）相等。B. 血浆 C_{up} 中的游离药物浓度高于组织 C_{uT}，这是由组织中的不同漏槽条件造成的，如转运体、清除、不可逆结合、电离（离子诱捕）或整体流动（CSF）。C. 由于转运体或电离作用，血浆 C_{up} 的游离药物浓度低于组织生物相

血浆和组织游离药物浓度不会完全相同，而是形成一个恒定的比率。如果在药效学稳态下建立这一比例，血浆中的游离浓度就可以替代驱动药物响应的靶点区域的游离药物浓度。图 14.8A 和图 14.8C 情况中的血浆游离浓度分别高估和低估了药效学相关靶点所需的绝对生物相暴露水平 [23]。因此，这也会影响体外/体内的相关性分析。同样，如果疾病状况在影响药物进入生物相的过程中造成了进行性生理改变，则药物浓度和药理响应之间的关系可能会随时间而改变 [24]。

对于口服给药，血浆中总药物浓度（C）和游离药物浓度（C_u）分别为：

$$\begin{cases} C = \dfrac{C_u}{f_u} = \dfrac{\dfrac{\text{剂量率}}{Cl_u}}{f_u} \\ C_u = f_u \cdot C = f_u \cdot \dfrac{\text{剂量率}}{f_u \cdot Cl_u} = \dfrac{\text{剂量率}}{Cl_u} \end{cases} \tag{14.1}$$

如果有效血浆浓度为 $C_{u,\,e}$（或 EC_{u50} 或 IC_{u50}），则为了降低剂量率（译者注：剂量率是指单位时间内接受的剂量）而需要优化的参数将变为：

$$\text{剂量率} = C_{u,\,e} \cdot Cl_u \tag{14.2}$$

换言之，需要调整的首选参数是靶点血浆浓度（或效力）和化合物消除的主要参数，即游离药物的清除率 Cl_u。在血浆蛋白结合率非常高（$f_u < 0.05$）的情况下，游离组分的精确度会变得很低（C 向 C_u 的转化可能进一步影响这种不精确性），甚至是未知的。此时，应避免将总浓度转换为游离浓度。总靶点浓度和总清除率的乘积可以作为第二选择。

$$\text{剂量率} = C_e \cdot Cl \tag{14.3}$$

我们并不赞成优化低分子化合物的分配体积，因为血浆中结合药物和游离药物之间的快速平衡时间主要是一个药物储存期，不涉及药物的消除。体积是药物在非特异和靶点特异结合过程时的一个聚集区域。扩大或缩小体积不仅会影响药物从组织到血浆的分配，还会影响特异性结合。药物的靶结合和非特异性组织分布不必然相关，与特异性组织结合也不必然相关。公式（14.4）描述了表观体积的非特异性和特异性结合参数、提取率和组织体积之间的关系：

$$V_{SS} = V_B + \sum_{i=1}^{n} V_{Ti} \cdot K_{Pi} \cdot (1 - E_{Ti}) + \frac{a_{trg}}{\varepsilon_{trg} + C_{u,trg}} \cdot V_{trg} \tag{14.4}$$

其中 V_B、V_{Ti}、K_{Pi}、E_{Ti}、a_{trg}、ε_{trg}、$C_{u,\,trg}$ 和 V_{trg} 分别表示血容量、组织体积、组织与血液之间的分配系数、消除器官的提取率、最大靶点浓度、半数特定靶点结合的最大饱和度（half-maximal saturation）时的浓度、靶点部位的游离浓度，以及靶质量。

14.4 浓度和响应之间的实时差异

将血浆浓度与药物响应按时间顺序作图，血浆浓度与药物响应之间的时间差异可由滞后曲线表示（**图 14.9**）。当血浆浓度和药物响应之间建立快速平衡时，浓度 - 响应曲线的起伏不存在任何滞后现象（**图 14.9A、D**）。

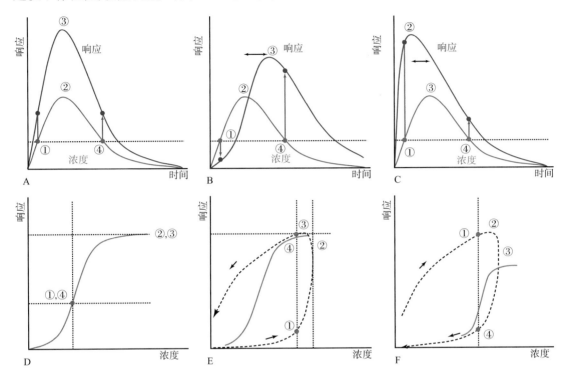

图 14.9　A、D. 血浆浓度（红色曲线）和药理响应（蓝色曲线）之间即时平衡的示意图。上图显示了浓度 / 响应 - 时间曲线，并显示了同一时间点的峰值（②和③；t_{max}）和具有相同暴露值和响应值的时间点（①和④）。下图为上两个时间过程的浓度 - 响应关系图。注意：当浓度增加时响应的上升叠加了浓度减少时响应的下降。B、E. 这说明在浓度 / 响应 - 时间曲线之间存在一个较短的延迟，t_{max} 值表现出一个移位。此时绘制浓度 - 响应关系曲线会导致浓度 - 响应值增加和减少的循环（滞后）。C、F. 在浓度 / 响应 - 时间曲线之间存在明显的时间延迟，具有明显不同的 t_{max} 值和斜率。由此产生的较低的曲线也显示了一个大环路（大滞后），而平衡浓度 - 响应关系发生在环路内。在两个暴露量相等的时间点（C_p 相似，①和②），由于药理响应时间不同而表现出不同的响应值[3]

　　图 14.10 和**表 14.1** 中的数据举例说明了药物浓度 - 响应模式，其中药物响应的表达和持续时间主要受暴露量（参考文献［4］中的案例研究 PD21）或基础生物学因素［奥美拉唑（omeprazole）］控制，特别是后者与响应的发生有关。**图 14.10** 显示了将药物 X 匀速注射到兔体内 3 h 后的血浆浓度 - 时间关系和响应 - 时间数据抑制的情况，浓度 - 响应关系显示为滞后现象（案例研究 PD21）[4]。预测的半衰期约为 22 min（而血浆半衰期约为 120 min），效力为 30 ～ 40 nmol/L。这表明，120 min 的终末血浆半衰期是限速步骤，并决定了响应的持续时间。换言之，为了促发和维持药理学响应，随着时间的推移，药物浓度需要超过临界浓度。当血浆暴露低于靶点所需的浓度时（如 50 ～ 100 nmol/L），响应也会随之减弱。

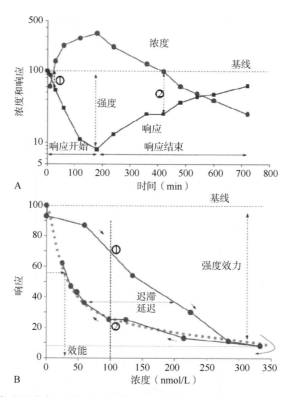

图 14.10 A. 3 h 恒速给药后的浓度 - 时间（红色符号）和抑制响应 - 时间（蓝色符号）曲线的半对数图（案例研究 PD21）[4]。药物作用是通过抑制响应的逆转率（累积）来实现的。B. 图中是按时间顺序顺时针方向的浓度 - 响应数据，可以看出迟滞曲线的上下变化。灰色箭头表示时间顺序，灰色虚线表示平衡浓度 - 响应关系。图中还显示了效价（引起最大响应一半的浓度，IC_{50} 约为 30 nmol/L）和功效（强度，约 90 个响应单位）。注意：初始血浆浓度（20 ~ 30 min）为 100 nmol/L，对响应（①）的抑制作用较弱，因为在血浆浓度迅速上升后，响应开始有所延迟。在相同浓度下但在暴露曲线（②）的下降部分，响应受到更大的抑制。响应的半衰期为 0.4 h，因此在此阶段已经过了 17 个半衰期（400 min）。该响应在每个时间点都是之前暴露药物累积的结果，不仅是总暴露，而且是暴露的上升、下降和持续时间

  表 14.1（案例研究 PD21）[4] 说明暴露量和药物血浆半衰期（2.3 h）决定了响应时间。与此相反的例子是不可逆的 PPI 奥美拉唑，其血浆半衰期为 45 min，而质子泵的反转半衰期在 15 ~ 20 h（**表 14.1**，奥美拉唑）。在后一种情况下，响应的持续时间是由药物的作用机制决定的，与缓慢的靶点转换相关。因此，奥美拉唑（代谢物）对靶蛋白的不可逆消除意味着直至质子泵蛋白水平通过重新合成得到补充前，不可逆抑制剂的作用都将持续下去。与血浆半衰期相比，更长的生物学响应半衰期的结果表明，每日 1 次的奥美拉唑给药将足够达到充分的治疗效果。

表 14.1 两个药物研究案例中半衰期和限速过程的比较

	案例研究 PD21 [4]	奥美拉唑
血浆半衰期	2.3 h	45 min
质子泵反转的半衰期	0.4 h	15 ~ 20 h
限速过程	暴露	生物学

14.4.1　延时模型

有许多原因可以解释为什么药效学响应不能跟踪药物的血浆浓度 - 时间过程。由于灌注、扩散和转运体等障碍，药物分子可能需要一段时间才能达到药理学靶点，这就是典型的分布延迟。在其他情况下，药物直接作用于引起药理学响应增强或减弱的因素。以奥美拉唑为例，其代谢产物不可逆地与活性质子泵结合，导致响应损失增加（质子泵消除增加），从而降低了胃酸的分泌。模拟响应增强（反转率）和减弱（部分反转率）的模型称为反转模型。配体和自由受体之间的结合过程（开始 / 结束）可能很慢，因此往往成为药理学反应的限速步骤。**表 14.2** 包含了分布、逆转和结合模型，这些模型中存在血浆药物浓度和生物标志物响应间的明显时间延迟。为了阐明这些基于药效学的模型的内在行为，请参见参考文献 [9]。参考文献 [4] 中也介绍了大量的案例研究。

表 14.2　基本分布、逆转和结合开始 / 结束响应模型的相关概念、参数、辅助参数、方程、基线值和药物动力学稳态的决定因素比较

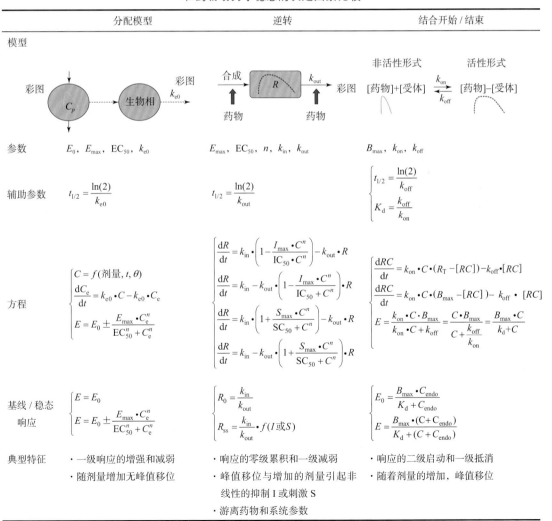

	分配模型	逆转	结合开始 / 结束
模型	C_p → 生物相 k_{e0}	合成 → R → k_{out}　药物　药物	非活性形式 [药物]+[受体]　活性形式 [药物]–[受体] k_{on} k_{off}
参数	E_0, E_{max}, EC_{50}, k_{e0}	E_{max}, EC_{50}, n, k_{in}, k_{out}	B_{max}, k_{on}, k_{off}
辅助参数	$t_{1/2} = \dfrac{\ln(2)}{k_{e0}}$	$t_{1/2} = \dfrac{\ln(2)}{k_{out}}$	$\begin{cases} t_{1/2} = \dfrac{\ln(2)}{k_{off}} \\ K_d = \dfrac{k_{off}}{k_{on}} \end{cases}$
方程	$\begin{cases} C = f(\text{剂量}, t, \theta) \\ \dfrac{dC_e}{dt} = k_{e0} \cdot C - k_{e0} \cdot C_e \\ E = E_0 \pm \dfrac{E_{max} \cdot C_e^n}{EC_{50}^n + C_e^n} \end{cases}$	$\begin{cases} \dfrac{dR}{dt} = k_{in} \cdot \left(1 - \dfrac{I_{max} \cdot C^n}{IC_{50} \cdot C^n}\right) - k_{out} \cdot R \\ \dfrac{dR}{dt} = k_{in} - k_{out} \cdot \left(1 - \dfrac{I_{max} \cdot C^n}{IC_{50} + C^n}\right) \cdot R \\ \dfrac{dR}{dt} = k_{in} \cdot \left(1 + \dfrac{S_{max} \cdot C^n}{SC_{50} + C^n}\right) - k_{out} \cdot R \\ \dfrac{dR}{dt} = k_{in} - k_{out} \cdot \left(1 + \dfrac{S_{max} \cdot C^n}{SC_{50} + C^n}\right) \cdot R \end{cases}$	$\begin{cases} \dfrac{dRC}{dt} = k_{on} \cdot C \cdot (R_T - [RC]) - k_{off} \cdot [RC] \\ \dfrac{dRC}{dt} = k_{on} \cdot C \cdot (B_{max} - [RC]) - k_{off} \cdot [RC] \\ E = \dfrac{k_{on} \cdot C \cdot B_{max}}{k_{on} \cdot C + k_{off}} = \dfrac{C \cdot B_{max}}{C + \dfrac{k_{off}}{k_{on}}} = \dfrac{B_{max} \cdot C}{k_d + C} \end{cases}$
基线 / 稳态响应	$\begin{cases} E = E_0 \\ E = E_0 \pm \dfrac{E_{max} \cdot C_e^n}{EC_{50}^n + C_e^n} \end{cases}$	$\begin{cases} R_0 = \dfrac{k_{in}}{k_{out}} \\ R_{ss} = \dfrac{k_{in}}{k_{out}} \cdot f(I \text{ 或 } S) \end{cases}$	$\begin{cases} E_0 = \dfrac{B_{max} \cdot C_{endo}}{K_d + C_{endo}} \\ E = \dfrac{B_{max} \cdot (C + C_{endo})}{K_d + (C + C_{endo})} \end{cases}$
典型特征	·一级响应的增强和减弱 ·随剂量增加无峰值移位	·响应的零级累积和一级减弱 ·峰值移位与增加的剂量引起非线性的抑制 I 或刺激 S ·游离药物和系统参数	·响应的二级启动和一级抵消 ·随着剂量的增加，峰值移位

资料来源：改编自 Gabrielsson 和 Weiner，2016[4]。

14.5 转化背景和选项

药物发现中的转化框架显然包含多个方面。下文将讨论具有重大转化影响的实例。

14.5.1 药物递送与靶点生物学的匹配

下文的案例研究包含了上述讨论的许多元素。为了发现和开发新型抗肥胖药物，可采取的策略是改变食欲或食物摄入来实现体重的减轻。首先，必须建立一个适合药物筛选并能够实现对目标人群疗效预测和转化的体内实验模型。为此，必须了解药物可发挥作用的生理环境。因此，从对健康和生存至关重要的正常食物摄入／体重控制，到与严重代谢恶化和肥胖状态下身体功能负面后果相关的高热量过量饮食／体重增加，存在一个连续的过程。还应进一步认识到，只要与重要功能（如能量摄入）相互作用，就可能涉及一个或多个稳态过程。缓冲药物急性作用的机制实例包括对许多相关通路和系统的触发、对慢性剂量的适应，当然还有相关靶点和通路病理生理的改变。由此可见，对可能影响药物作用的生理环境和潜在因素的了解越深入，就越有可能应用精确的设计来建立模型，从而真实地模拟人体内的条件[5]。

14.5.2 候选药物筛选的实验设计

在本例中，研究人员测试了两种针对厌食症靶点的候选药物，并将其与对照化合物进行了比较，该化合物在肥胖患者中已显示出预期的主要临床疗效（减轻体重）。在所使用的模型中，小鼠可以自由获得高热量的"自助饮食"，最终形成适合药物筛选的高脂肪模型（图 14.11）。如上所述，研究的总体目标是寻找具有减重功效的药物，但实现这一目标的途径是抑制食欲。在急性单次给药情况下，这两种结果之间的联系是明显的，但在慢性药物治疗和停药后将变得更加复杂（参见参考文献 [25]）。

从图 14.11 可以看出，对照药物和新型厌食症候选药物大约需要 3 周的时间达到最大疗效。数据建模是基于经验观察得出的假设：在整个药物治疗过程中（从基线到治疗组的体重恢复阶段结束），药物诱导的最大 0～18 天体重减轻幅度比基线（相同年龄、体重接近、只进食标准鼠粮的瘦鼠的体重）高 35%，未经药物治疗组的最大体重增幅为 30%。在体重研究中，评估了几种候选药物对食物摄入量的影响以验证其预期的厌食特性。这些研究还揭示了在 1～2 周的反复用药后，实验动物对最初食物摄取量的抑制作用产生了明显的耐受性。这种模式是中枢性厌食症的典型表现，是通过增加其他竞争性靶点和通路的参与来反映系统的基本生物学特性，以应对即将出现的饥饿感知（药物诱导）。因此，从第 7 天到第 10 天开始，体重减轻会趋于平稳（图 14.11），这可能是机体冗余／防御机制的标志，包括对中枢和外周的调节，饥饿／饱腹信号的激素调节，以及在能量利用和新陈代谢方面的新变化，最终达到新的体重。体重减轻、代谢改变和治疗停药后体重恢复的模式通常能在对照药物的临床研究中观察到，这也体现了对啮齿动物研究的转化意义。

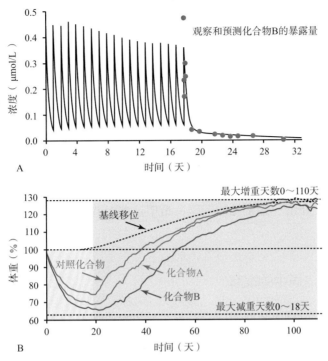

图 14.11　A. 阴性对照组（基线）、对照化合物组（红色）、受试化合物 A（紫红）和受试化合物 B（蓝色）组的动物体重变化。需要注意基线的移位、最大的增重（上限）和最大的减重（下限）。候选药物的治疗时间为 0 ～ 18 天。B. 受试化合物 B 的暴露量 - 时间关系数据。受试化合物的给药剂量单位为 μmol/kg

　　为了提取更多有关系统动态的信息，研究人员对小鼠的体重恢复进行了一段时间的跟踪，直至 18 天重复给药治疗结束后的 90 天的时间（图 14.11）。这将揭示受试化合物之间重要且可能与临床相关的差异，特别是药物的脱靶比率较大的情况。图 14.11 中的响应 - 时间数据显示了系统参数（如反转率、k_{in}、部分反转率、k_{out}）和药物参数（如效价、EC_{50}）等具体信息的时间范围，因此可能对实验设计具有特殊的意义[5]。

14.5.3　系统和药物性质的区分模型

　　研究中可采用药效学逆转模型对数据进行调节。因此，可基于药物对体重逆转作用的假设建立模型，验证药物降低响应的功能机制[25]。对此的生理学解释是，药物靶点的相互作用导致能量平衡机制的净调整（由于热量摄入减少而对机体储存能量的依赖性增加，进而引起脂肪组织的消耗），最终促进体重的减轻。

　　这个实例可以从完整的生物学角度更广泛地了解靶点。反过来，也有助于制定策略，设计合理的实验模型进行体内药效评价，借助于对照化合物对前后的转化进行比较。此外，这些研究还提供了浓度 - 响应模式中药代动力学、药效学和基础生物学（靶标）相关因素的数据（时间延迟、药物脱靶率、代偿性调整、适应性等），从而在模型建立中提高了数据的实用价值。

总之，理解靶点的生物学基础功能至关重要。不可否认的是，上述实例中影响数值的所有因素都是未知的，但可以通过准确地建模，并向项目反馈重要信息，以进一步推进候选化合物的人体测试。

14.6　跨学科交流

对于任何成功的项目而言，有效的跨学科沟通都是至关重要的。遗憾的是，情况并非总是尽如人意，下文介绍一些常见的问题，希望这些经验教训有助于解决相关问题并促进跨学科的沟通。

14.6.1　交叉职能沟通中的误解

首先，药物发现项目中关键学科的专家（如药物化学家、药理学家和药代动力学家）具有不同的教育背景、实验室"传统"和科学培养方式。因此，对于如何解释实验数据以及下一步应该做什么，他们可能有着不同的方法和观点。此外，术语或者说"行话"的差异有时会造成混淆。所以探索和明确项目团队成员之间的共同点是什么，以及表达方式和观点的分歧在哪里，有助于创建一个良好的沟通平台。例如，"效价"一词（既依赖于药物的靶点亲和力，又依赖于药物引起响应的能力）有时被错误地当作可达到的"最大效果"或结合亲和力；在药物治疗环境中，"耐受"描述的是适应性变化，不应被理解为"耐受性"，它表示某一特定药物剂量/暴露是否不可耐受，即更多的不良反应/安全事件；游离系数 f_u 有时被错误地用来代替未结合浓度 C_u。有关定量药理学术语的权威总结，见参考文献[26]。

即使在同一学科专业知识领域内，对项目中药物相关参数的使用也可能产生分歧。例如，反映药效响应的参数是峰值平均血浆浓度 C_{max} 或血浆浓度 - 时间 AUC。虽然这两个参数都是重要的暴露量度，但药理响应始终是观察到响应之前的整个药物暴露史的结局。因此，当测定的血药浓度和药物响应之间存在瞬时平衡时，二者之间的快速关联似乎无需在响应前对整个浓度 - 时间过程进行整合（求和或计算 AUC）。这种情况是药物血浆浓度和响应（通常由"C_{max} 驱动"）之间直接关系的一个例子。然而，这种解释忽略了这样一个事实，即在不同浓度的靶向生物系统中，随着时间的推移，药物性质在时间上的变化会导致相应的响应。认为响应只是由"C_{max} 驱动"的错觉意味着高峰后随着时间的推进血浆浓度不会对响应产生影响，这就产生了一个生物学上不真实的情况（图 **14.12** 中，右下角④）。

相反，当药物血浆浓度与响应之间的平衡缓慢，或药物响应明显不可逆时，响应似乎与整体浓度 - 时间过程 AUC 更为相关，而不是与单个浓度 - 时间点（如 C_{max} 或 C_{min}）。响应的发生、强度和持续时间更容易与在测量到药理学响应之前的用药史（暴露史）相关联。

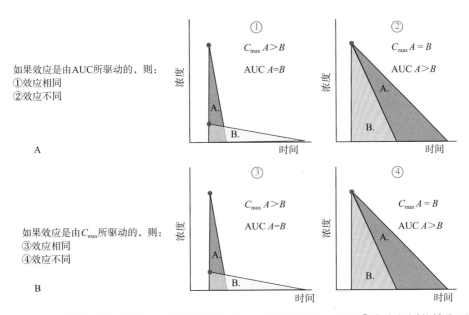

图 14.12　浓度 - 时间数据示意图。A. 假设数据只是由 AUC 驱动的，则图①中为相同的效应而图②为不同的效应。情形①对严格不可逆效应可能有效，但对显示饱和的可逆系统则存有疑问。缓慢的药理学响应常常被错误地描述为由 AUC 所驱动。B. 假设数据只是由 C_{max} 驱动的，则图③中为不同效应，但图④为一个生物学上难以置信的情况。在血浆浓度和药物响应之间快速平衡的情况常常被错误地描述为由 C_{max} 所驱动

这表示除非暴露时间超过最低浓度水平，否则可能永远无法获得足够的药物 - 靶点相互作用，进而也无法达到药理响应，最终证明了与 C_{max} 的相关性。与之相对应的典型案例有很多，如在抗生素药物发现领域，C_{max} 和 AUC 对于感染的治疗至关重要[27, 28]。

　　图 14.12 试图证明为什么响应永远不是仅由 C_{max} 或 AUC 所 "驱动" 的。从这张图和上面的推理可以明显看出，一个更加综合且以响应为中心的观点（如与药物暴露有关的响应的发生、强度、持续时间和衰减率）对于准确的药效学数据分析是必不可少的。

　　在安全性和毒理学评价情况下，需要确定药物暴露下的 NOAEL，这表示不应超过某一最大暴露（治疗）水平。在这些条件下，只要血浆浓度和药物或安全响应之间存在一个快速的平衡，C_{max} 通常被用作特定不良反应水平的替代指标。AUC 也被用作同样实用的安全性 / 毒理学生物标志物参数，特别是与预期的治疗药物响应相比，安全性 / 毒理学相关过程的发展进程缓慢（如致癌性、生殖毒性时）。因此，在整个暴露 - 时间曲线中，包括在预期的药物消除和恢复阶段，都应适当关注预期的药物不良反应。在这种情况下，可在米勒（Muller）和米尔顿（Milton）的文献[29]中找到与上述内容相关的 "治疗指数"（therapeutic index）方面的全面讨论。血浆浓度 C_{max} 或 C_{min} 常被用作治疗响应水平和范围的替代参数，这可能是因为与药物的药效相比，暴露特征在跨学科间的沟通更为容易。

　　由于响应从来都不是由 C_{max} 或 AUC 所驱动的，因此建议不要使用这些教条的规则。相反，我们推荐以响应为中心的方法替代通过简单的暴露措施来定义的方法，应该从相应的病理或生理学角度来确定药物响应的开始、强度和持续时间。类似的推论也适用于血浆阈值浓度水平与药物响应的相关概念。看似需要一个特定的血浆阈值浓度，但生物学中

很少采用。这是一种响应渐进的变化。综上，再次推荐以响应为中心的方法。

14.6.2 体内和体外的视角

在新靶点小分子药物发现早期，药物化学家主要关注寻找合适的苗头化合物或先导化合物，并从药效和相关的药代动力学角度进行阐述。这些工作大多是在体外进行的，通常是通过高通量分析测定。然而，一旦确定了具有足够靶点效力的先导化合物，就应该考虑进行体内实验。通常非消化道给药是比较理想的模式。在这种情况下，需要使用基准"工具"试剂（即便存在一定的缺陷也可能满足要求）进行比较。早期的体内评价将提供与靶点相关的药代动力学和药效学特性、响应的生物学特征，以及所采用模型的敏感性等有价值的信息。这些信息在指导持续的药物化学研究和促使药物项目及时取得进展方面具有重要的意义。化学家和生物学家之间的密切合作是实现这一目标的必要条件。

14.6.3 综合思维

药代动力学家通常关注机体对药物的处置及其决定因素，因此可能对药物暴露和靶点生物学的了解不够全面。他们有时还被要求将抽象的建模术语翻译成具体的药效学和生物（生理）学易于处理的语言。同样，药理学家应该尽可能早地将药效学响应的绝对值和潜在作用机制的解释纳入靶点生物学及 PK/PD 关系的背景中。为了避免忽略有价值的信息，强烈建议采用联合分析的方法（参见参考文献 [9]），涉及上述提及的两个专业，而不仅仅是依靠药物化学家的背景来了解药物的性质。各学科专家探索的内容如表 14.3 所示，包括与药物本身性质相关的反应、生物学体系（作用机理）、所用剂量（剂量、频率和给药途径）、生物标志物的性质、最大功效、与其表达有关的任何潜在混杂物、基线、相的数量（如凸或凹弯曲度）、延迟、峰位移、响应开始时的特征、强度水平、饱和度、给药途径依速型的响应 - 时间过程、响应的总持续时间、响应的下降形状、功能适应 / 缓冲、协同响应等。

表 14.3　药物化学家、药理学家和药代动力学家对响应 - 时间数据一些典型特征的理解

数据的特性	药物化学家的观点	药理学家的观点	药代动力学家的观点
基线	基于靶点的基线，哪种药物更为适合（如可逆 / 不可逆抑制、完全 / 部分激动剂 / 拮抗剂、变构调节剂？）是否需要全身暴露或有明确的预期作用部位（如局部、胃肠道、中枢神经系统等）	基线响应是否被适当地定义和验证？如果不是，如何对变化、漂移和混杂进行控制，并使响应窗口最大化	基线常数、振动和处理是否灵敏？什么模型可以体现疾病进展的特征
作用开始	加速或延缓药物吸收的前药修饰方法？活性代谢产物的贡献如何	如果延迟，给药途径、药物制剂、药代动力学或药效学反应相关的（或方法学）这些因素影响到什么程度	响应是延迟还是先于 C_{max} 呈现出上升和陡度趋势？如何采用方程进行表示

续表

数据的特性	药物化学家的观点	药理学家的观点	药代动力学家的观点
强度／效率	何种分子性质和修饰策略可以实现靶点的高活性和选择性？是否可以总结出明确的体外定量构效关系？如何通过体内研究对一系列化合物进行比较	所观察到的响应与基于靶点生物学的预期响应相比如何？与其他靶向该系统的药物相比有何经验发现？与剂量／暴露存在什么关系？是否已达到最大功效？在多大程度上反映了预期的靶点作用与非特定效果	响应是延迟还是在 C_{max} 之前出现了高、低、成比例的剂量，饱和、警示及协同作用？是否有生理限制或限制性药物依赖性？不能将体内与体外数据混淆
持续时间	分析与体内代谢和消除有关的分子特性；如何对化合物进行修饰以达到最佳的药代动力学性质？药物靶点相互作用动力学（如脱靶率）对总体响应是否重要	持续时间与药物特性、潜在生理／生物学特性和药物暴露水平有什么关系？药效学响应的半衰期是多少	剂量比例、偏移、下降、陡度、给药方案、单纯性下降、反弹、延迟？是由药物或系统特性引起的吗
急性研究发现	识别任何可能干扰响应的假定非靶点相关药物特性（如局部刺激作用等）	反调节机制在何种程度上限制了急性药效学响应的表达？如果存在，如何规避这一机制	数据是否可以用于预测慢性用药？耐受、适应、协同作用如何
慢性研究发现	药物是否容易在体内积累？如果是，这是否有益	慢性和急性用药后，药效学响应的大小或特征是否发生改变？如果是，可能涉及哪些生物学（耐受性、适应性）与药代动力学相关的因素	模型是否可模拟慢性数据？耐受、适应、协同响应如何
反弹	活性代谢产物对观察到的反弹响应的可能贡献？如何避免这种情况	停药后药效学作用是否过高或过低？可能是什么原因造成的？是否可以通过更改药物、制剂或治疗计划来避免这一情况	响应反弹区域是什么？系统是否受到抑制？建模是否可以反映出一些避免反弹响应的知识
信息利用	新分子给相关药物特性的 PK/PD 数据的初步解释带来哪些挑战	建立关于药物特性、暴露和生物系统变量如何相互作用以产生所观察到模式的基本定性视图	为基于模型的（定量）数据评估创建输入窗口。数据是否适合跨物种转化

资料来源：Gabrielsson，Hjorth，（2016）[9]。

　　新一代药物发现专家需要全面结合定量思维和对靶点生物学的深入理解，并了解药物性质与药代动力学过程之间的相互作用。因此，作者强烈支持围绕综合功能（如与有效血浆浓度和清除率相关的化合物和生物学基本特征、浓度 - 响应曲线、时间差异等）进行联合知识构建和推理，建立一种解决问题的整体方法。如图 14.13 所示，在药物发现的早期阶段，药物化学、药理学（生物学）和药代动力学这三个主要学科领域之间的密切协作交流，对于高效和成功地推进项目至关重要。为此，所有打破"竖井"思维和工作模式的努力都是值得推荐的。

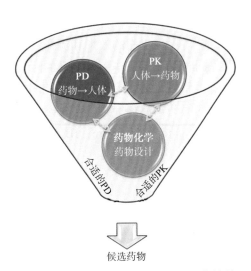

图 14.13　针对药物药代动力学和药效特性，以及期望候选药物性质的优化和整合的跨学科协作工作模式

14.7 总结

本章回顾了动力学推理的一些关键方面及其如何相互配合。可以明显看出，"图示的信息往往比我们看到的要丰富得多"。因此，除了药代动力学（暴露）原因外，一些生物来源的衍生物可能会模糊药物浓度和药效学响应之间的关系。以下示例清楚地说明了这一点：

（1）靶点生物学：包括系统相关的时间延迟（如迟滞现象图的可视化）、浓度 - 响应曲线中的双相/多相性、选择性与靶点相关的药效学标志物、冗余/自适应机制、混杂因素等。

（2）浓度 - 响应关系：重点强调的是稳态下的游离药物浓度的重要性、理想化地位于生物相矩阵中、剂量方案的影响（"分形"），以及 C_{max} 和 AUC 推理的缺点等。

（3）药理响应 - 时间曲线：讨论时间延迟的原因、速率限制过程（暴露或响应生物学）、迟滞、分布特性、反转率或靶点结合和非结合比例、模型等。

（4）转化选项：在总体目标策略和实验设计的背景下进行考虑，在项目案例研究中选择物种和模型，进行数据探索并开展建模 / 预测等。

所给出的例子说明了在项目工作中药代动力学和药效学之间错综复杂的相互依赖性，以及对靶点理解和数据分析综合方法的迫切需要。随着对背景生物学和病理生理学的理解加深，阐明系统和药物特性之间的关系是否，以及如何可以被改变以获得最佳的治疗效益将会变得更加容易。最后，本章从跨学科交流的角度，阐述了跨学科的顺畅交流是成功、高效和及时推进项目进展和交付的前提。表 14.3 中的注释有利于读者将其成功应用于自身的药物研发项目。

上述提到的整合技术和学科间的交流，虽然在项目的整个研发周期中无所不在，但随着人类试验技术的发展，这些将变得更加重要。在对生物学、靶点和 PK/PD 关系了解不足的背景下，选择一种不理想的候选药物，很容易导致项目误入歧途。因此，全面的洞察不仅会对项目工作的效率和流畅性产生积极影响，尤其重要的是，能将患者的风险降至最低，同时在开发成本大幅上升的阶段有效节省资金和人力。最后，对候选药物特性的充分理解也将有助于项目的内呈现和交流，并能够在后期的优化和早期开发阶段建立易懂且明确的医药产品研究档案（Investigational Medical Product Dossier，IMPD）和研究者手册（Investigator's Brochure，IB）。

（唐春兰 译）

作者信息

约翰·加布里埃尔森（Johan Gabrielsson）

瑞典药理毒理学部，生物医学与兽医公共卫生学系

斯蒂芬·约瑟斯（Stephan Hjorth）

药剂师；瑞典哥德堡大学（Gothenburg University）萨尔格伦斯卡学院医学院，分子与临床医学系

缩略语表

缩写	英文全称	中文全称
AUC_R	area under the response-time curve	响应 - 时间曲线下面积
DA	dopamine	多巴胺
DMPK	drug metabolism and pharmacokinetics	药物代谢和药代动力学
IB	Investigator's Brochure	研究者手册
IMPD	Investigational Medical Product Dossier	医药产品研究档案
NiAc	nicotinic acid	烟酸
NOAEL	no observed adverse effect level	最大无毒性反应剂量
PK/PD	Pharmacokinetic/pharmacodynamic	药代动力学 / 药效学
PPI	proton pump inhibitor	质子泵抑制剂

参考文献

1 Gabrielsson, J., Dolgos, H., Gillberg, P. G. et al. (2009). Early integration of pharmacokinetic and dynamic reasoning is essential for optimal development of lead compounds: strategic considerations. *Drug Discov. Today* **14**: 358-372.

2 Gabrielsson, J. and Green, A. R. (2009). Quantitative pharmacology or pharmacokinetic pharmacodynamic integration should be a vital component in integrative pharmacology. *J. Pharmacol. Exp. Ther.* **331**: 767-774.

3 Gabrielsson, J. and Hjorth, S. (2012). *Quantitative Pharmacology: An Introduction to Integrative Pharmacokinetic-Pharmacodynamic Analysis*, 1e. Swedish Pharmaceutical Press.

4 Gabrielsson, J. and Weiner, D. (2016). *Pharmacokinetic-Pharmacodynamic Data Analysis: Concepts and Applications*, 5e. Swedish Pharmaceutical Press.

5 Gabrielsson, J., Peletier, L. A., and Hjorth, S. (2018). In vivo potency revisited - keep the target in sight. *Pharmacol. Ther.* . doi: 10. 1016/j. pharmthera. 2017. 10. 011.

6 Terstappen, G. C., Schlupen, C., Raggiaschi, R., and Gaviraghi, G. (2007). Target deconvolution strategies in drug discovery. *Nat. Rev. Drug Discov.* **6**: 891-903.

7 Margineanu, D. G. (2016). Neuropharmacology beyond reductionism-a likely prospect. *Biosystems* **141**: 1-9.

8 Tardiff, D. F. and Lindquist, S. (2013). Phenotypic screens for compounds that target the cellular pathologies underlying Parkinson's disease. *Drug Discov. Today Technol.* **10**: e121-e128.

9 Gabrielsson, J. and Hjorth, S. (2016). Pattern recognition in pharmacodynamic data analysis. *AAPS J.* **18**: 64-91.

10 van Rossum, J. M. and van Koppen, A. T. (1968). Kinetics of psycho-motor stimulant drug action. *Eur. J. Pharmacol.* **2**: 405-408.

11 Calipari, E. S. and Ferris, M. J. (2013). Amphetamine mechanisms and actions at the dopamine terminal

revisited. *J. Neurosci.* **33**: 8923-8925.

12 Gabrielsson, J. and Peletier, L. A. (2014). Dose-response-time data analysis involving nonlinear dynamics, feedback and delay. *Eur. J. Pharm. Sci.* **59**: 36-48.

13 Shin, J. M. and Kim, N. (2013). Pharmacokinetics and pharmacodynamics of the proton pump inhibitors. *J. Neurogastroenterol. Motil.* **19**: 25-35.

14 Biomarkers; Definitions; Working; Group (2001). Biomarkers and surrogate endpoints: preferred definitions and conceptual framework. *Clin. Pharmacol. Ther.* **69**: 89-95.

15 Hung, O. R., Varvel, J., Shafer, S., and Stanski, D. R. (1990). Quantitation of thiopental anesthetic depth with clinical stimuli. *Can. J. Anaesth.* **37**: S18.

16 Kroon, T. (2016). Optimizing nicotinic acid delivery for durable antilipolysis and improved metabolic control. *Acta Universitatis Agriculturae Sueciae (Thesis)* 1-84.

17 Paalzow, L. K. and Edlund, P. O. (1979). Multiple receptor responses: a new concept to describe the relationship between pharmacological effects and pharmacokinetics of a drug: studies on clonidine in the rat and cat. *J. Pharmacokinet. Biopharm.* **7**: 495-510.

18 Calabrese, E. J. (2013). Biphasic dose responses in biology, toxicology and medicine: accounting for their generalizability and quantitative features. *Environ. Pollut.* **182**: 452-460.

19 Wright, D. F., Winter, H. R., and Duffull, S. B. (2011). Understanding the time course of pharmacological effect: a PKPD approach. *Br. J. Clin. Pharmacol.* **71**: 815-823.

20 Mariappan, T. T., Mandlekar, S., and Marathe, P. (2013). Insight into tissue unbound concentration: utility in drug discovery and development. *Curr. Drug Metab.* **14**: 324-340.

21 Benet, L. Z. and Hoener, B. A. (2002). Changes in plasma protein binding have little clinical relevance. *Clin. Pharmacol. Ther.* **71**: 115-121.

22 Smith, D. A., Di, L., and Kerns, E. H. (2010). The effect of plasma protein binding on in vivo efficacy: misconceptions in drug discovery. *Nat. Rev. Drug Discov.* **9**: 929-939.

23 Hammarlund-Udenaes, M. (2010). Active-site concentrations of chemicals - are they a better predictor of effect than plasma/organ/tissue concentrations? *Basic Clin. Pharmacol. Toxicol.* **106**: 215-220.

24 de Lange, E. C., Ravenstijn, P. G., Groenendaal, D., and van Steeg, T. J. (2005). Toward the prediction of CNS drug-effect profiles in physiological and pathological conditions using microdialysis and mechanism-based pharmacokinetic-pharmacodynamic modeling. *AAPS J.* **7**: E532-E543.

25 Gennemark, P., Hjorth, S., and Gabrielsson, J. (2015). Modeling energy intake by adding homeostatic feedback and drug intervention. *J. Pharmacokinet. Pharmacodyn.* **42**: 79-96.

26 Neubig, R. R., Spedding, M., Kenakin, T., and Christopoulos, A. (2003). International union of pharmacology committee on receptor nomenclature and drug classification. XXXVIII. Update on terms and symbols in quantitative pharmacology. *Pharmacol. Rev.* **55**: 597-606.

27 Asin-Prieto, E., Rodriguez-Gascon, A., and Isla, A. (2015). Applications of the pharmacokinetic/pharmacodynamic (PK/PD) analysis of antimicrobial agents. *J. Infect. Chemother.* **21**: 319-329.

28 Frimodt-Moller, N. (2002). How predictive is PK/PD for antibacterial agents? *Int. J. Antimicrob. Agents* **19**: 333-339.

29 Muller, P. Y. and Milton, M. N. (2012). The determination and interpretation of the therapeutic index in drug development. *Nat. Rev. Drug Discov.* **11**: 751-761.

第 15 章
人体药代动力学和药效学的预测

15.1 引言

　　预测人体药代动力学（PK）及 PK 与药效学（PK/PD）之间的关系，是评估和选择新化学实体（NCE）并决定其是否进入临床开发的必要工作。在药物的早期临床开发中，预测人体 PK 和 PK/PD 特性，可以为达到预期疗效所需的给药方案和药物暴露水平提供参考。预测治疗暴露量也可为毒性研究中的剂量选择和靶点暴露提供依据，而相关毒性研究需符合药物非临床研究质量管理规范（GLP）且要先于人体试验进行。人体 PK 和 PK/PD 的预测应始于药物发现阶段，并不断改进以指导先导化合物的优化，从而帮助选择最佳的候选药物[1, 2]。对 PK 和 PK/PD 性质的定量整合是不可或缺的，其可决定达到预期治疗效果所需的给药剂量和给药频率。信息的整合也有助于了解其中所涉及的最关键因素，并聚焦于对最重要参数的进一步优化[3]。剂量大小会直接影响药物使用的可行性（药物负荷量）、剂型开发、药物 - 药物相互作用（drug-drug interaction，DDI）风险和商品成本。因此，所预测的人体剂量，是先导化合物优化的一个重要风向标，并且可以指引下一步的优化策略，使药物分子的性质满足临床开发需求。PK 和 PK/PD 的体内模型可以将其中的复杂因素进行发现和整合，但需要通过体外试验数据信息来解决动物和人体之间生物学上的种属差异，并洞悉其机理。在过去几十年间，PK 相关过程研究的体外方法取得了巨大的发展（如冷冻保存的人肝细胞、重组系统、细胞代谢、主动转运和渗透性）[4]。但是，如何有效整合所有信息仍然是药物发现科学家面临的挑战。例如，尽管研究人员多次尝试评估 PK 研究中不同缩放（比例）方法的相对表现，但至今还没有一种单一的 PK 缩放法能适用于所有的药物分子[5]。掌握 PK 研究的相关原理，并对特殊药物分子所涉及的因素进行评估，对于避免误区、判断何时需要更多的信息，以及在预测人体 PK 时选择最适合个体情况的方法都是至关重要的。同样对于 PK/PD 而言，对药理的认知、系统药理学的应用，以及对物种差异和实验工具的认知都取得了迅速的进步[6, 7]。当从动物和体外系统转换至人体时，由于整个过程更为复杂，必须结合经验模型和机制研究来解决。

　　本章的目的不在于回顾可用的方法或确定某一方法，而是向研究人员提供科学合理的原则和理念，并介绍一些基础性但仍然行之有效的方法及其局限性。本章是在药物发现和药物开发的背景下编写的，并考虑到研究人员所面临的实验条件不足，以及时间和资源的限制。对这些原则的深入了解将有助于指导 PK/PD 研究人员选择最适合的策略和方法，并确定特殊药物分子不确定性的来源。本章重点讨论的内容都是围绕口服的小分子药物。

15.1.1　PK、PK/PD 与剂量预测概述

正确理解 PK/PD 关系可以提供十分宝贵的信息，即达到一定效应水平所需的药物人体血浆暴露量。尽管潜在的 PK/PD 关系可能很复杂，但其目的是定义一个可用于预测实际剂量及其给药时间方案的暴露指标。根据 PK/PD 关系的特性，暴露指标包括浓度 - 时间曲线下面积（AUC）、最低有效浓度时间（minimally effective concentration，$C_{e, min}$）或平均血浆浓度。认识 PK/PD 还要考虑到在某些特定药理条件下时间因素的影响，这将会对未来临床试验的给药方案和设计产生一定的影响。治疗药物血浆浓度的预测通常依据生物标志物的暴露 - 响应数据、其他的疗效终点、体外药效，以及与其相关转化方面的整合（建模）。对于血浆浓度 - 时间分布曲线中的关键参数，可以应用房室模型或生理药代动力学模型进行预测[8]。治疗剂量的预测是通过 PK 和 PK/PD 的预测得出的，但由于预期患者群体可能会影响部分药代动力学参数，因此需特别注意。

PK、PK/PD 和剂量预测中涉及的所有个体单元都与实验数据的变异性、缩放法，以及 PK 和 PK/PD 转化的其他不确定性有关。通常，将这种不确定性进行整合是行之有效的方法，不仅可以对预测点进行估算，而且可以提供可能出现的结果的范围（如疗效程度、暴露指标和剂量等），详见 15.5。剂量预测有助于项目预期管控，评估风险，并为药物开发过程提供参考，如大规模合成、制剂开发、临床药理学和临床前安全性研究等。

15.2　人体药代动力学预测

在理想情况下，对候选药物的 PK 预测，不应始于临床候选分子的一次性操作，而是在选择最终临床候选药物之前就应该开始的一项流程。PK 的成功预测需要对其基本原理和预测方法的局限性有着深刻的认识。在药物发现阶段，科研人员应该了解这一系列化合物的 PK 特性，并明晰机体对该类化合物可能的处置机制，以便选择适当的体外检测和体内模型开展化合物的筛选，并对最终候选药物进行相应参数的量化。给药剂量和半衰期是 PK 预测的最终关键参数。人体 PK 预测的重要内容就是控制 PK 的关键参数，即血浆清除率（plasma clearance，CL）、分布容积（volume of distribution，V_{ss}）、吸收速率（rate of absorption，k_a）和口服生物利用度（oral bioavailability，F），并将这些参数与 PK/PD（见 15.3）共同整合到 PK 模型中，预测剂量与血浆浓度 - 时间曲线之间的关系，从而获取上述最终参数。下文将就此讨论有关的基础实验数据、部分首选方法和其他注意事项。

15.2.1　实验数据

人体 PK 的预测需要基于多个信息来源，包括体内和体外数据。体内 PK 数据通常来源于大鼠、犬、小鼠，有时也来自其他临床前实验动物，如猕猴。而在体外方面，如在肝清除率的预测中，常用人肝细胞体外培养法，因为其可表达对肝药清除至关重要的酶和转运体。此外，如果一个化合物主要由细胞色素 P450 酶（cytochrome P450 enzyme，CYP）代谢，则肝微粒体法也可适用。基因重组的 CYP、结合酶（conjugating enzyme）和药物转运体可以提供较为有效的定量数据，用于说明哪些酶和转运体在药物的吸收和消除过程中扮演重要角色。肠上皮细胞的通透性一般以 Caco-2 细胞进行筛选[9]，其他如麦丁 - 达比犬肾（Madin-Darby canine kidney，MDCK）细胞系也可以类似的方式进行筛选[10]。以下几个方面提供了人体 PK 预测时所需且推荐的最小数据量：

（1）静脉注射和口服给药后，大鼠和犬的体内 PK 可给出 CL、V_{ss}、生物利用度和吸收性能等相关数据信息。

（2）人、大鼠和犬肝细胞中游离药物的内在清除率（intrinsic clearance，$CL_{int, u}$）是根据"治疗"浓度（如 1 μmol/L）下的衰减曲线估算的。在体外系统中，也应测定游离药物分数，以校正与细胞成分非特异性结合的药物[11, 12]。

（3）在静脉给药后，对至少一种动物原形药物的肾排泄缩放分数（f_e）进行计算。

（4）在"治疗"浓度条件下，大鼠、犬和人体血浆中的全血 / 血浆分配比和血浆蛋白结合率。

（5）肠细胞中药物从顶端到基底端（A-B）的通透性，以 Caco-2 细胞为最佳模型。

（6）分子的理化性质：pK_a、在水中（一定范围生理 pH 值内）和肠液的溶出度及溶解度。

以下额外的数据同样是可取的，有助于选择合适的缩放法，并使结果更加可信：

（1）至少一种体内 PK 动物（如大鼠或犬）的体外肝细胞 $CL_{int, u}$ 和体内 $CL_{int, u}$ 的相关性，用于评价先导化合物优化中所得到的系列衍生物，并且需要至少 10 个在 $CL_{int, u}$ 值上具有良好分布的化合物来评估其相关性。

（2）在不同初始化合物浓度下，测试人体肝细胞或肝微粒体的代谢稳定性（$CL_{int, u}$），用以评价是否存在非线性动力学情况[13]。

（3）在适当的重组体系或细胞系（如 Caco-2 或肝细胞）中，P- 糖蛋白（P-gp）和有机阴离子转运多肽 1B1（organic anion transporting polypeptide 1B1，OATP1B1）的转运体相互作用数据。

（4）人体和动物之间肝细胞代谢途径的体外对比，也可用于体内 PK 的研究。

15.2.2　清除率预测

小分子药物通常通过四种机制进行清除：肝脏代谢、肠道代谢、肾脏排泄和胆汁分泌。虽然肾脏和肺等其他高度灌注器官也具有代谢能力，但与总清除率相比，这些消除途径通常并不重要，从定量的角度而言，往往可以忽略不计，但不稳定分子的水解［如酯酶

（esterase）水解〕除外。酯酶广泛存在于多种组织，包括血细胞和血浆。因此，对酯酶敏感的分子通常具有很高的 CL，除非作为前药给药，否则很少用于口服给药。前药 PK 的预测非常具有挑战性，本章不涉及这部分内容，感兴趣的读者可以参考最新相关综述[14]。

总清除率 CL 是肝清除率（CL_H）和肾清除率（CL_R）之和，二者是两个独立的参数，应分别进行预测。消除途径（肝与肾）主要是由化合物的亲脂性所决定的。在 pH 值 7.4（$\log D_{7.4}$）条件下，辛醇 / 水分配系数 > 2 的化合物更倾向于在肝脏中代谢，而亲脂性较低的分子主要通过肾清除[15]。口服给药的大多数化合物具有 BCS Ⅰ 类的理化性质，因此肝脏代谢往往是主要的清除机制。但是，应考虑到转运体也有助于提高 CL。吸收和外排转运体位于肝脏和肾脏中，目前有许多基于重组系统的体外试验，可用于评价其参与的程度，同时对于评价种属差异性也有一定的帮助[16]。尽管一些实例表明，在预测 CL 时，转运体的相互作用可以被综合核算，但将转运体活性从体外量化到体内的缩放法仍在开发之中，如何前瞻性地应用这些方法还需要更多的经验积累。此外，尽管关于跨种属组织水平上转运体表达和活性的详细数据已有报道[18]，但相关数据仍然有限。虽然动物的 PK 研究中提供了所有相关因素相互作用和最终结果的实用信息，但在代谢和转运体活性方面的物种差异有时仍较为显著，在单独的体内数据解释时应谨慎处置。因此，通常人体 CL 预测最好基于动物体内 PK 研究和体外研究，相关研究可以解决和量化关于转运体和代谢的种属差异。

15.2.2.1　肝清除率

对于大多数口服给药的化合物而言，肝脏代谢是其体内的主要的消除途径。肝清除率会影响化合物的口服生物利用度、平均血浆浓度和半衰期，因此其对治疗剂量和给药频率都具有关键影响，是预测人体 PK 的最重要参数。

（1）肝代谢清除率的体外预测：肝细胞既含有全部主要的药物代谢酶，又表达肝摄取的转运体，因此肝细胞在体外肝代谢清除率测试中应用得最为广泛。肝脏的清除能力最好通过测定内在清除率 CL_{int} 来定量。基于肝细胞悬浮液中药物浓度的降低速率来估算 CL_{int} 已成为一种常用的方法[12]。

1）使用较低的化合物起始浓度（通常为 1 μmol/L）以降低饱和动力学风险（假定化合物浓度 ≪ K_m，K_m 是达到最大代谢率 V_{max} 一半时所对应的底物浓度）。在治疗浓度范围内，以较高浓度的药物培养细胞，有助于确认其是否表现为线性药物动力学[13]。

2）CL_{int} 是根据肝细胞培养中母体化合物的单指数衰减速率（半衰期）来计算的。应考虑到化合物与培养体系的非特异性结合（如肝细胞中游离药物的百分数，f_u），以得到游离药物的固有 CL——$CL_{int,\,u}$。

3）使用肝细胞数和肝脏重量的比例关系（细胞数 / 克$_{肝脏}$），可以使 $CL_{int,\,u}$ 扩大到整个人体肝脏[19]。

然后，基于生理学的肝脏模型来预测肝脏血浆清除率。这里使用最广泛的是充分搅拌模型（well-stirredmodel）[20-22]。也存在其他的肝脏清除模型，这些模型通常得出相似的

CL 预测[23]。

根据充分搅拌模型，肝血液清除率计算公式如下：

$$\text{CL}_{\text{H, 血液}} = \frac{\text{CL}_{\text{H, 血浆}}}{(B/P)} = Q_{\text{H}} \cdot \frac{\text{CL}_{\text{int, u}} \cdot f_{\text{u, P}} / (B/P)}{Q_{\text{H}} + \text{CL}_{\text{int, u}} \cdot f_{\text{u, P}} / (B/P)}$$

其中 $f_{\text{u, P}}$ 为血浆中的游离药物分数，B/P 为血液 - 血浆药物比，Q_{H} 为肝血流量（liver blood flow，LBF），$\text{CL}_{\text{int, u}}$ 为体外系统中校正非特异性结合后的固有清除率[12]。如上式所示，血浆清除率是充分搅拌模型基于全身血液转换得来的。这种缩放法得到了广泛的应用。经验表明，体外 $\text{CL}_{\text{int, u}}$ 的平均值低于体内 $\text{CL}_{\text{int, u}}$（基于上述公式，可由体内血浆 CL 反算得出）。这可能是由于肝细胞制备过程中转运体和代谢酶的下调所致。但是，可以使用"回归补偿"法来解释这种系统性低估[24]。简单而言，回归线是由体内和体外 $\text{CL}_{\text{int, u}}$ 之间的相关性产生的，其中一些药物的人体肝脏清除率早已确定（图 15.1）。

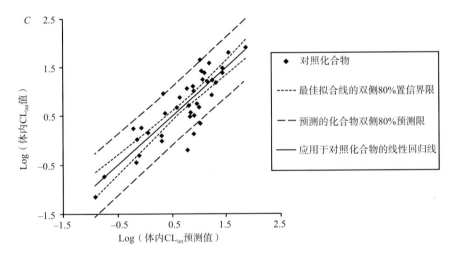

图 15.1　回归补偿法校正肝细胞中因系统性低估体内 CL 而得出的 $\text{CL}_{\text{int, u}}$ 示意图。基于肝细胞测得的 $\text{CL}_{\text{int, u}}$ 与人体 PK 数据估算的 $\text{CL}_{\text{int, u}}$ 建立的回归相关。资料来源：改编自 Sohlenius-Sternbeck 等（2012）[24]

由于体外与体内的相关性可能会由于肝细胞制备及分析条件的细微差异而有所不同，因此建议在各实验室建立相关性分析（如温度、搅拌速度等）[24]。

大多数药物研发项目的重点是降低代谢率并使 $\text{CL}_{\text{int, u}}$ 值最小。肝细胞测定法的一个明显局限性是，对于代谢速率较慢的化合物，不能对其半衰期进行准确的估算，因此对 $\text{CL}_{\text{int, u}}$ 的估算也很难精准。目前，已有一些替代的方法，如延长在肝细胞和其他细胞的培养时间等[25]。尽管这些方法表现出一定的应用前景，但在使用之前，还需要进行更多的试验和评价，以观其效。

（2）基于体内数据预测肝脏清除率：利用体内 PK 模型来预测肝脏清除率是非常有效的，因为在体内模型中，影响肝脏 CL 的整个过程是完整的，包括被动扩散、转运体活性和所有代谢途径。尽管在体内药物代谢中不同途径的相对贡献程度可能因种属而异，但大鼠和犬等物种的体内动力学研究可以明确其消除途径，从而可使用多种体外工具进行更深入的研究。研究动物体内与体外的相关性也有助于验证肝细胞的体外 $CL_{int, u}$ 对体内 CL_H 预测的有效程度。当计算动物的 CL_H 时，应先估算 CL_R 并将其从总 CL 中扣除（见 15.5.2.3）。CL_H 的缩放法应用得最为广泛。缩放法的应用需要基于一个前提，即体内多个过程（如肝血流量）与体重的比例关系良好[26]。最初的缩放模型是在回归方程中以几个物种的 CL 来预测人体清除率：

$$CL = a \cdot W^b$$

其中 W 为体重，a 和 b 分别为截距和异速指数（allometric exponent）。该方法同样适用于预测 CL_H。预测的人体 CL_H 是根据人体体重回归分析推断的。缩放法认为 CL 可根据体重大小来衡量比例关系，类似于血液流量，但其没有考虑到内在代谢率（$CL_{int, u}$）、血浆蛋白结合率和转运体活性的种属差异。对许多化合物而言，虽然使用这种回归法的多物种缩放模型被证明是精确的，但也可能导致预测中的较大误差[5, 27]。因此，不建议将基于此回归原理的缩放模型作为默认方法。更稳定的方法是使用单一物种的缩放法。假设异速指数为 0.7，然后在多个物种间取源于单一物种的平均值，这可以降低严重低估或高估所致的风险。此外，将异速缩放法的原理、可测定的种属代谢差异及血浆蛋白结合率三者相结合，可以更好地预测清除率。游离分数截距校正模型（free fraction correction intercept method，FCIM）是校正大鼠和人体之间蛋白结合率差异的异速回归模型，是一种实用的替代方法[28]。此方法的 CL_H 预测公式如下：

$$CL_H = 33.35 \cdot \left(\frac{\alpha}{R_{fu}} \right) \cdot 0.77$$

其中，α 与对数回归后的截距相关，R_{fu} 为药物在大鼠血浆和人体血浆中的游离分数之比。33.35 和 0.77 是基于对 61 个化合物分析所得出的固定值[28]。尽管没有对代谢差异进行校正，但这是一个经验公式，在许多不同的分析中都适用[5, 29]。根据以下公式，基于这一比例变换的单一物种也可用来解释血浆蛋白结合率（f_u）和 LBF 的差异：

$$CL_{H,血浆} = \frac{CL_{H,动物} \cdot f_{u,人}}{f_{u,动物}} \cdot \frac{LBF_人}{LBF_动物}$$

如果在体外药物代谢速率（$CL_{int, u}$）上存在物种差异，可通过将动物体内观察到的 CL_H 归一化来纠正这种差异，得到 $CL_{H,动物,正常}$[30]：

$$CL_{H,动物,正常} = CL_{H,动物} \frac{CL_{int, u,人}}{CL_{int, u,动物}}$$

计算所得的 $CL_{H,动物,正常}$ 可用于上述单个物种的缩放法进行预测。理论上而言，实验需要使用多个种属来完成，然后获得均值和预测的 CL_H 范围。需要注意的是，根据充分搅拌肝脏模型，蛋白结合率对 CL 的影响很小或没有影响，因此对于中等到高清除率的化合物，无需对蛋白结合率进行校正[22]。在这些情况下，如果 $f_{u,人}$ 高于 $f_{u,动物}$，蛋白结合率校正可能导致所预测的人体肝脏 CL 大于 LBF（见以上公式）。

15.2.2.2　胆汁清除率

胆汁清除通常是药物经肝细胞吸收，然后在小管膜上主动分泌进入胆汁引起的。人体中母体化合物的胆汁清除率（$CL_{胆汁}$）通常很低或者不显著，但如果有明显的指征表明所观察到的动物体内 CL_H 明显高于从肝细胞培养中预测的水平，那么可采用胆插管动物模型（如大鼠），并根据以下公式预测胆汁清除率：

$$CL_{胆汁} = \frac{Ae_{0-t}}{AUC_{0-t}}$$

其中 Ae_{0-t} 为胆汁中排泄的母体化合物总量，AUC_{0-t} 为胆汁收集间隔期间血浆浓度 - 时间分布曲线下面积。但值得注意的是，在动物体内，很大一部分经胆汁分泌的化合物可以在肠内被重新吸收，从而产生肠肝循环（enterohepatic recirculation，EHC）。可以在完整的假手术动物（sham-operated animal）中计算 CL_H，然后与胆插管动物的 CL_H 进行比较，从而评估 EHC 的程度：

（1）如果总 CL 值相似，则 EHC 的可能性很低，估算的 $CL_{胆汁}$ 是真正的消除途径，并有助于计算总肝 CL。

（2）如果胆插管动物的总 CL 显著增大，EHC 可能很显著，而胆汁分泌对 CL 无影响。严格而言，胆汁分泌（和相关的 EHC）不是一种清除途径，而应看作可逆分布的药物进入肠腔室，这一情况将影响表观分布容积的预测，进而影响半衰期[31]。

可惜目前还没有有效且可靠的方法来预测人体的胆汁清除率。"三明治"方法培养的人肝细胞已被成功用于预测血管紧张素受体拮抗剂的 $CL_{胆汁}$[32]，此外，黏附肝细胞法（plated hepatocyte）也被证明是一种潜在的实用方法[33]。但这些方法的经验不能以点盖面，需要进行更多的实验评估，才可用于预期的预测。此外，异速缩放法也进行了评测，并表现出了一定的应用前景[34]。总之，由于种属差异显著，缺乏可靠的实验方法，以及人体胆汁清除率数据的局限，无法对预测模型进行全面评估，因此胆汁清除率预测具有很大的不确定性。根据经验，单从体重而言，人体的胆汁清除率通常明显低于大鼠[34]。因此，可以基于尚未公开的数据，根据相关经验方法，按照以下流程进行预测：

（1）按上述方法测定大鼠的体内 $CL_{胆汁}$。

（2）将大鼠的 $CL_{胆汁}$（mL/kg）除以 10，得到人体每千克 $CL_{胆汁}$ 的粗略估计值。

（3）如果预测值大于总预测 CL 的 20%，则可根据上述方法开展额外的详细实验。

（4）如果预测值小于总预测 CL 的 20%，则可忽略 $CL_{胆汁}$ 及其对 CL 的影响。

15.2.2.3　肾清除率

肾血浆清除是肾脏中过滤、主动分泌和某些化合物再吸收的综合结果。肾脏中的代谢活动通常可以忽略不计。根据以下公式，将肾血浆清除率定义为净排泄率与化合物血浆浓度 C_p 的比值：

$$CL_R = \frac{\text{过滤速率} + \text{分泌速率} - \text{重吸收速率}}{C_p}$$

这三个过程在很大程度上取决于化合物的理化性质和主要位于近曲小管的主动转运过程。

（1）过滤：在健康男性中，肾小球滤过率（glomerular filtration rate，GFR）约为 120 mL/min。只有血浆中的游离化合物可在肾小球中被过滤，因此血浆蛋白结合程度直接影响化合物的滤过速率。因此，肾脏清除率的滤过部分——CL_{filtr}，是该化合物的血浆游离分数（$f_{u, p}$）和 GFR 的函数：

$$CL_{filtr} = f_{u, p} \cdot GFR$$

（2）分泌：血液中未被过滤的化合物可由位于肾小管细胞基底外侧和顶端的转运体主动分泌至尿液中。该过程是由转运体的转运速率和血浆中游离化合物的浓度共同决定的。

（3）重吸收：一旦化合物进入原尿，随着原尿中的水分被不断吸收，原尿中的化合物与血浆中游离化合物的浓度梯度不断增加，导致药物可以被重新吸收入血。尽管主动转运体在重吸收过程中也发挥着重要作用，但一般认为药物的被动扩散作用占主导地位。化合物的亲脂性、离子性质和分子大小、尿液 pH 值都会影响被动扩散的速率，即渗透性（permeability），从而影响其重吸收[35]。

蛋白结合率高的高渗化合物具有非常低的 CL_R，因此对总 CL 的影响可忽略不计。

口服或静脉给药后，通过收集尿液（类似于胆汁 CL 的预测）很容易在动物 PK 实验中估算 CL_R，其关系式如下：

$$CL_R = \frac{Ae_{0-t}}{AUC_{0-t}}$$

其中 Ae_{0-t} 为样本收集间隔期间母体药物的排泄量，AUC_{0-t} 为相同间隔期间血浆浓度-时间分布下的面积。要了解是否涉及主动转运，可根据以下准则：

（1）如果观察到的 $CL_R < GFR \cdot f_{u, p}$，则被动转运（过滤和被动重吸收）占主导。在这种情况下，基于肾血流量（kidney blood flow，KBF）的方法，可根据血浆游离组分的物种差异进行调整，并且结果较为可靠：

$$CL_{R, 人} = CL_{R, 动物} \cdot \frac{f_{u 人}}{f_{u 动物}} \cdot \frac{KBF_{人}}{KBF_{动物}}$$

（2）如果观察到的 $CL_R > GFR \cdot f_{u, p}$，则主动分泌对 CL_R 的影响占主导。由于主动转运过程存在物种差异，这将引入更多的不确定性。

基本上没有体外预测 CL_R 的方法，或者仅在极个别情况下存在。因此，在药物开发过程中，不得不在很大程度上依赖动物体内 PK 研究估算的 CL_R 来预测人体 CL_R。一些系统的评价主要围绕化合物有或没有参与主动转运及其参与的比例。基于 KBF 方法，对于主动分泌的化合物，大鼠和犬都能很好地预测人体 CL_R[36]（**图 15.2**）。虽然缩放法预测肾脏 CL 时存在一定的局限性，但这些方法通常为预测人体 PK 提供了足够的准确性。

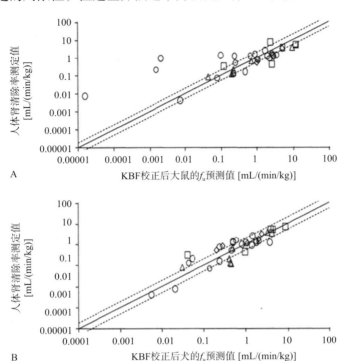

图 15.2　采用 KBF 法预测肾清除率（CL_R），并对大鼠（A）和犬（B）的血浆蛋白结合率（f_u）的种属差异进行校正。资料来源：Paine 等（2011）[36]

15.2.2.4　清除率的缩放：考虑要点

为了评价不同缩放法预测 CL 的情况，研究人员进行了许多尝试，但没有一种单独的方法被证明是最佳的。许多评估方法的一个共同问题是数据集通常很小，并且使用的数据较为混乱，因为这些数据来自不同的实验室，使用的分析方法和研究条件不同。但即使对于更大、更同质的数据集，也没有一种单一的方法能够脱颖而出[5]。对于从事新药开发的人员，建议在选择缩放法和评估预测的不确定性时，考虑多种因素的影响。此时，最主要和非常普遍的问题是，由于时间和资源的限制，可用于定量预测的数据量往往非常有限。具体而言，对肠道、肝脏和肾脏中潜在的重要转运体相互作用，以及参与新陈代谢的酶进行深入研究非常耗时和耗费资源，需要与预测中不确定性相关的潜在开发风险进行权衡。下面列出了需要考虑的一些问题和要素，它们可以为科研人员在选择某些方法时提供参考和指导，包括在何时或何种情况下需要进行额外的研究，来保证结果的准确。

（1）预测剂量是低还是高？如果预测剂量很高，并且接近可接受的水平，那么预测的误差范围将很小。因此，准确的预测至关重要，研究人员需尽可能地提高预测的准确性。另一方面，如果预测剂量很低，而可接受的剂量范围较大，此时由于对药物安全性影响较小，可以允许预测结果存在一定的误差。若半衰期是给药方案的关键参数，该方法同样也可应用于半衰期的预测。

（2）哪些清除机制占主导地位？如果预测的肾脏和胆汁 CL 占比较小，则无需关注这些参数的不确定性，因为相对较大的预测误差对总 CL 的影响仍然较小。

（3）体外测定的效果如何？如果一个化合物在肝细胞系统中的代谢速度较慢（即半衰期较长），可能很难确定其 $CL_{int,u}$ 的精确数值。此时，基于体内的测试方法就变得非常重要。

（4）在某个特定的动物种属中，对于候选药物和来自同一系列的化合物，通过体外 $CL_{int,u}$ 来预测体内肝清除率的效果如何？在先导化合物的优化过程中，很多候选化合物的 $CL_{int,u}$ 都应该至少在一个动物种属中进行体内和体外评价。良好的体内、体外相关性（有或无校正因子）可以使体外 $CL_{int,u}$ 作为 CL_H 的预测值更为可信，如人体肝细胞的预测。若出现系统性低估体内肝清除率（根据作者的经验，高估较少见），应考虑是否有影响肝清除率的其他因素起作用。

（5）是否有肝外代谢的迹象，如酯酶水解或醛氧化酶（aldehyde oxidase）氧化？在这种情况下，仅根据肝细胞数据会使代谢清除率被明显低估，需要进一步研究肝外代谢。

（6）有证据表明母体化合物存在 EHC 吗？EHC 通常是由于形成葡萄糖醛酸化代谢产物，通过胆汁分泌到肠道，由肠道下部的细菌菌群水解回到母体化合物后，再部分或完全重新吸收到血液中。葡萄糖醛酸化和胆汁主动分泌的种属差异也会使基于动物的预测更具不确定性 [37]。在胆插管动物模型中，对母体化合物或葡萄糖醛酸化代谢产物的胆汁分泌程度进行定量（见 15.2.2.2），结合体外数据（如肝细胞）来比较葡萄糖醛酸化和其他代谢途径的程度，可以对胆汁分泌程度及在人体中可能出现的 EHC 进行定量分析。通常认为，人体的胆汁分泌（导致 EHC）程度低于大鼠 [37]。

（7）如何比较动物和人体之间的代谢模式？如果在人体中观察到的主要代谢产物未在标准临床前动物（如大鼠、小鼠和犬）中观察到，反之亦然，那么可以进一步筛选其他动物（如猕猴或其他灵长类动物）以保证其代谢更接近人体，并且对该种属进行体内 PK 研究是非常实用的。

15.2.3 分布容积

尽管通常采用多项分布容积（volume of distribution）来解释多相消除，但稳态分布容积（distribution at steady state，V_{ss}）通常是最重要的参数，其会影响到有效半衰期和达到稳态所需的时间，以及重复给药后血浆暴露量的变化。

为简单起见，下面的推理主要集中在 V_{ss} 上，因为这一专业术语真实地反映了分子的分布和结合特性。相对于药物与血浆蛋白的结合，V_{ss} 取决于药物与组织的结合程度（主要是非特异性的），而药物与组织的结合程度主要取决于其理化性质，如离子特性和亲脂性。通常亲脂性酸具有较小的 V_{ss}（< 0.6 L/kg），这是因为其具有较高的血浆蛋白结合率和较低的组织结合度（对带负电荷的磷脂的亲和力较低）。由于亲脂性碱对磷脂具有高亲和力，且偶尔处于酸性溶酶体环境中，因此往往具有较高的 V_{ss}（> 4 L/kg）。而亲脂性较差的碱性和中性化合物的 V_{ss} 通常在 0.6 ～ 4 L/kg 之间 [38]。由于化合物对组织的亲和力在种属间非常相似，物种间的 V_{ss} 差异在很大程度上来源于血浆蛋白结合率的种属差异（主要是白蛋白和 α-1- 酸性糖蛋白）。预测临床候选药物人体 V_{ss} 时最可靠的是使用动物 PK 研究中观察到的 V_{ss}，并根据临床前 PK 研究中使用的人体和动物种属之间的血浆蛋白结合率差异进行调整。

Øie-Tozer 法是一种准确性已在不同化合物类别中被反复验证的首选方法[39]。该方法包含了一些生理因素，如药物结合蛋白在血浆和细胞外液之间的分布、细胞外液的生理体积，以及跨种属间具有相似组织亲和力的假设。Øie-Tozer 法已在几项独立评估中被证明是一种可靠的方法[5,40,41]。Øie-Tozer 方程通过多种生物生理因素与血浆蛋白结合率之间的关系来预测 V_{ss}：

$$V_{ss} = V_P(1 + R_{E:I}) + f_{u,p}V_P\left(\frac{V_E}{V_P} - R_{E:I}\right) + \frac{V_R f_{u,p}}{f_{u,t}}$$

其中 V_P 为血浆体积，V_E 为细胞外液体积，$R_{E:I}$ 为血管外和血管内蛋白水平的比值，V_R 为残余液体积，$f_{u,p}$ 为药物在血浆中的游离分数，$f_{u,t}$ 为药物在组织中的游离分数，$f_{u,t}$ 为跨物种常数（描述化合物组织亲和力的因子）。表 15.1 列举了不同种属 V_P、V_E、$R_{E:I}$ 和 V_R 的代表性数值。

表 15.1　来源于多种动物和人体的生理参数值应用 Øie-Tozer 方程进行的 V_{ss} 预测

	大鼠	猴	犬	人
V_P（L/kg）	0.031	0.045	0.051	0.044
V_E（L/kg）	0.265	0.208	0.216	0.154
$R_{E:I}$（L/kg）	1.4	1.4	1.4	1.4
V_R（L/kg）	0.364	0.485	0.450	0.380

注：$R_{E:I}$，血管外与血管内蛋白含量之比，假设全部种属药物结合蛋白的 $R_{E:I}$ 为 1.4。

资料来源：Obach 等（1997）[42]。

通过体内 PK 实验中测试的各个动物种属的 V_{ss} 和生理参数值，可以计算每个种属临床前 PK 的 $f_{u,t}$；而来自不同种属的 $f_{u,t}$ 平均值提供了人体 $f_{u,t}$ 的点估计值；来自单个种属的预测范围，给出了点估计值不确定性的近似范围。此外，由于 V_{ss} 通常与体重成比例关系，并且异速指数接近一致；此时也可以采用异速放大法进行预测。此外，研究人员还提出并评价了纠正血浆蛋白结合率差异的各种方法[5]。Øie-Tozer 方程和蛋白结合率校正的异速放大法基本上非常相似。两种方法 V_{ss} 的精准预测均依赖于体内 PK 和血浆蛋白结合率的准确测量。在动物 PK 研究中预估 V_{ss} 时，需要考虑以下要点：

（1）在动物 PK 研究中，准确估算 V_{ss} 需要精确测量单次静脉给药后的 AUC。确保足够且适当间隔的采样时间，以便很好地获得衰减初期和末期的半衰期。根据经验，外延的 AUC 超过最后一个观测数据点时应小于总 AUC 的 10%。

（2）如果药物在动物中存在 EHC，将会明显增加末端半衰期，从而增加 V_{ss} 的预测值[31]。EHC 的程度取决于母体化合物或其代谢物在胆汁中的主动转运，并且在种属之间可能存在显著差异。人体的胆汁分泌通常少于大鼠[37]，可能导致对人体 V_{ss} 的高估。大鼠的胆汁分泌研究可用来预估 EHC 对 V_{ss} 的影响[31]。

（3）基于一个种属（如大鼠）数据的 Øie-Tozer 方程是否能准确预测其他动物种属的 V_{ss}？预测值和观测值之间的差异，可能需要进行进一步研究，尤其是其中可能涉及代谢机制的不同（如 EHC 和主动转运）。

（4）对于表现出高血浆蛋白结合率（$f_{u, p} < 1\%$）的化合物，采用标准方法估算 $f_{u, p}$ 将是一个挑战。然而，已经证明，对于蛋白结合率非常高的药物，可通过替代实验方法（如稀释血浆）来精确估算 $f_{u, p}$[43]。

15.2.4　口服生物利用度、吸收速率和吸收程度

口服生物利用度是整个母体化合物达到体循环的剂量分数，是吸收度（extent of absorption，F_{abs}）和首过效应（first-pass effect）后肠道（F_G）和肝脏（F_H）中剩余药物的吸收分数的乘积：

$$F = F_{abs} \cdot F_G \cdot F_H$$

F_{abs} 由化合物在胃肠道中的渗透性、水溶性、溶解速率、代谢和化学稳定性等性质决定。F_G 和 F_H 由红细胞和肝细胞中代谢酶和转运体的亲和力及表达量决定。吸收速率（k_a）描述了化合物进入体循环的相对速率，并对峰值浓度（C_{max}）和达到 C_{max} 的时间（达峰时间，T_{max}）产生影响。因此，药物的吸收及其生物利用度受多种因素的影响，预测人体的吸收和生物利用度需要整合体外和体内的信息。

15.2.4.1　吸收程度与肠道的首过代谢

F_{abs} 主要取决于化合物固有的被动渗透性、在肠液中的溶解性，以及与肠道组织中转运体的相互作用。已有文献对药物吸收所涉及的复杂性及用于预测吸收的众多考虑因素和方法进行了全面的综述[44]。根据临床前物种的体内 PK 研究，肝首过利用度（F_H）由肝血液清除率（$CL_{H, 血液}$）来估算：

$$F_H = 1 - \frac{CL_{H, 血液}}{Q_H}$$

$$F_{abs} \cdot F_G = \frac{F}{F_H}$$

已经证实，人体中的 F_{abs} 与大鼠 PK 研究中观察到的 F_{abs} 具有很好的相关性[45, 46]。在原位肠灌注测试中发现，大鼠和人体之间的通透性也具有很好的相关性[47]。在动物实验中，由于门静脉尺寸的影响，很难直接准确地估算 F_G。尽管如此，仍有研究表明，对于酶 CYP3A 所作用的底物而言，在大鼠和人类之间密切相关[48, 49]。由于缺乏人体内精确的 F_G 估算，也导致很难去开发并评估新方法的准确性。而自下而上的 PBPK 模型预测方法

是可行的[50, 51]，其综合了多种因素，如代谢率、渗透性和转运相互作用。虽然这些方法在概念上很有吸引力，但经验依旧较少。由于 F_G 在实验上难以估算，研究人员不得不认为 F_G 中的物种差异对 F 的总体预测几乎没有影响。

除了基于体内实验进行 F_{abs} 预测之外，通过 Caco-2 细胞模型测量从肠腔侧到基底外侧（A-B）的有效通透性也是非常有用的方法。人体中 Caco-2 A-B 渗透性与 F_{abs} 之间具有很好的相关性[9]，该方法现已成为许多实验室的常规方法。Caco-2 是首选的细胞系，因为其来源于人体，也可使用其他细胞系和新鲜的人体肠段进行测试[52]。当体内和体外模型对吸收的预测存在显著差异时，可能是由于受试化合物有限的溶解度或其胃肠道代谢所造成的。很明显，这使得在预测 F 时产生了更多的不确定性，因此建议结合 PBPK 模型提供更多与溶解度、转运体相互作用和肠道代谢相关的实验数据。

15.2.4.2　吸收速率

吸收速率 k_a 受化合物性质（如分子量大小和离子特性）、剂量大小（溶解度大小）、所使用的剂型，以及诸如肠液的 pH 和体积等生理因素的综合影响。从动物数据估算 k_a 最准确的方法是同时将 PK 模型与静脉给药和口服给药的血浆浓度 - 时间数据相拟合。从实际角度而言，假设在临床前使用了合适的剂型（与设想的人体给药剂型相同），则基于临床前动物 PK 数据（通常是大鼠和犬）估计的 k_a 平均值可直接用于对人体 k_a 的粗略估算。

15.2.4.3　生物利用度和吸收的预测：考虑要点

（1）动物种属 PK 研究中口服剂量反映的治疗水平（按每千克计算）接近人体的预期水平是非常重要的，以避免化合物在首次通过肠壁和肝脏期间，在胃肠道出现溶解性问题及在代谢过程出现代谢饱和现象。

（2）体外和体内 F_{abs} 预测是否一致？如果体外和体内数据都预测出较高的数值，那么人体的 F_{abs} 很可能会很高。

（3）对于低渗化合物［生物药剂学分类系统（BCS）Ⅲ类和Ⅳ类，见第 8 章］，特别是当该化合物具有较差的溶解性时，很难精确预测 F 和 F_{abs}。

（4）PBPK 模型可用来研究预测结果对溶解性和渗透性变化的敏感性，以及用于评价剂型的影响[50, 51]。

（5）如果化合物在一个或多个动物种属体内的生物利用度都很低，而估算的 F_H 和 F_{abs} 也不能解释其原因，那么肠道代谢很可能是导致生物利用度偏低的原因。因此，需要进一步研究肠道代谢的跨种属比较，以便更好地预测。最近已经发表了一篇有关肠道首过效应理论和实验研究的综述[53]。

（6）对动物体内研究中使用的制剂处方要精雕细琢。因为有时在低溶解度化合物的制剂处方中，使用的高强度溶解剂会达到比预期的人体制剂处方更高的吸收程度和吸收速率。通过补充实验，以混悬剂为例，可以提供更详实的吸收率预测。

15.2.5 药代动力学的特性预测

药代动力学研究的最终目标是预测一个化合物的血浆浓度 - 时间分布曲线，并根据其曲线估算给药剂量和给药方案，从而得出所需暴露量的范围和暴露时间。在这种情况下，通常使用隔室模型或更高级的 PBPK 模型来预测血浆浓度 - 时间分布曲线。单室模型一般可以满足需要，但当药物的 PK 较复杂时，或者当动物 PK 显示明显的多室情况时，PBPK 模型可能更为实用[8]。

15.2.5.1 单室模型预测

一旦估算出关键的参数，如 CL、V_{ss}、F 和 k_a，可将其整合到 PK 模型中，以模拟单次或多次给药后的血浆浓度 - 时间分布曲线。对于口服给药，通常可通过单室模型来模拟血浆浓度 - 时间分布曲线，如下所示：

$$C_p = \frac{F \cdot k_a \cdot 剂量}{(k_a - k_e)} \cdot (e^{-k_e \cdot t} - e^{-k_a \cdot t})$$

其中 $k_e = CL/V_{ss}$。多剂量给药的动力学模型可以用同一个模型推导，其中任何时间点的血浆浓度都是每个单独剂量的浓度之和。在模拟 PK 曲线时，较为有效的经验是在每个参数不确定的估算范围内改变输入参数，这样可以评价对各个参数预测的敏感性，并提供一系列可能的血浆浓度 - 时间曲线。蒙特卡洛（Monte Carlo，MC）方法是非常有效的，因为其可提供点估计和具有相关概率的一系列潜在结果[54]。

15.2.5.2 PBPK 模型

虽然单室模型是实用的，但其是经验式的，并没有包含关于化合物处置和不同因素之间相互作用的详细信息。并且，单室模型方法不能获得多相 PK 特性。机制上更实用的方法是 PBPK 建模。PBPK 模型可以整合影响 PK 的多种因素，如转运体相互作用、代谢、理化性质、饮食影响和生理变化等[8]。

PBPK 模型整合了生理常数（如流向组织的血流量、组织体积）和化合物相关性质（如 CL、渗透性、组织分配、蛋白结合率，以及其他机体处置药物的相关性质）。

$$Kp_{u, 动物} = Kp_{u, 人}$$

将 PBPK 模型从动物转化为人体时，假设的基础是药物对组织的亲和力在种属间是相似的。上式中，Kp_u 为化合物的组织浓度除以平衡时的游离血浆浓度。如果有可用的转运体动力学数据，也可整合到最终的模型中。PBPK 模型需要对基本假设、输入数据和结果预测进行专业的处理。虽然，目前商业上可获得的软件包是可用的，包括标准生理参数和为人体及各种动物物种预定义的模型[51]，但需要强调的是，如果没有适当的动物 PK 数据，单纯自下而上的方法有时会导致 PK 预测出现较大的错误[55]。一种较为合理的方法是在将 PBPK 模型应用于人体之前对其进行校准，如通过微调 Kp_u 值，使得预测的血浆浓度 - 时间分布曲线准确地描述观察到的动物 PK[8]。校准后的模型可用于人体预测。

15.2.5.3 目标患者群体的 PK 预测

上述及文献中讨论的方法通常用于预测健康年轻受试者（通常为男性）中药物的 PK 特性。然而，最终的 PK 预测应该考虑目标患者群体和相关化合物的 PK 特性。年龄、性别、体重和疾病状态会改变许多生理功能，并影响本章前面讨论的所有动力学参数。如同第 18 章从毒理学的角度来看，药物也可以通过 DDI 影响 PK 参数。在预测既定患者群体的 PK 时，PBPK 模型是最适合整合这些不同因素的方法[51]。

15.3 人体 PK/PD 预测

15.3.1 概述

人体 PK/PD 预测的一个重要目标是确定血浆暴露指标水平，能使药物发挥足够的靶向参与 / 调控作用，达到期望的治疗效果。PK 预测常用于估算剂量的多少和如何制定剂量方案才能达到该暴露指标的治疗水平。暴露指标通常包括平均血浆浓度、浓度范围、AUC 或最低有效浓度（$C_{e, min}$）。暴露指标应该基于对定量药理学（quantitative pharmacology，QP）假设的充分理解。例如，该假设将化合物与药理靶点的相互作用、所涉及的生物转导过程，以及如何转化为治疗效果或替代生物标志物联系起来。正如第 14 章中所详细讨论的，对 QP 假说的充分理解，并通过实验不断对其进行完善，可以显著提高临床开发的成功率[56,57]。每个药理靶点类型和疾病都具有自身独特的挑战，并且没有单一预测人体 PK/PD 的方法。然而，有一些基本原则是共同的，这与其中的药理无关。本节介绍了其中一些关键原则，并阐述了预测人体 PK/PD 时需要考虑的要点。有关 PK 和 PD 整合更深入的讨论，请参考第 14 章。

15.3.2 成功 PK/PD 预测与转化的基本原则

PK/PD 的预测是药物开发工作中一个重要组成部分。PK/PD 的成功预测需要在与靶点相关的定量药理学研究方面和实验系统中的疾病病理，以及如何转化方面有着坚实的理论基础。术语"定量认识"（quantitative understanding）指的是稳态（平衡）和时间关系，如化合物 PK 与调节靶点的动力学之间的关系或调节靶点和下游活动变化之间的关系，这些活动将靶点与病理和最终治疗效应联系在一起。对化合物相关性质和系统性质的区分至关重要重要（图 15.3）。化合物相关性质包括化合物在血浆中的动力学、其在作用部位的分布动力学，以及与靶点的相互作用。系统特性是指所涉及的内在生物学，以及与化合物特性无关的靶点调控和转导过程。对这些事项的了解越多，就越有可能有效识别关键参数及其关系，而在将临床前 PK/PD 转化至患者时，这些参数和关系都需要加以考虑。为了量化这些过程，反映靶点参与 / 调节、疾病过程及治疗效果（或替代物）的生物标志物，以及 PD 测定值都是需要的。对于研究热度较高的疾病领域和靶点类型，其系统的生物学特性已为人熟知。但对于未被探索的靶点，其生物学特性可能鲜有人知，要么缺乏生物标志物，要么对靶点的转化认识不完全。通过考虑以下问题，无论靶点和疾病领域如何，在药物发现过程中持续开发并不断改进 QP 的策略都是具有价值的：

（1）患者期望的治疗效果是什么？需要多高水平的靶点参与度 / 调节才能达到有意义的治疗效果？

（2）在可能影响 PK/PD 关系及其对人体定量转化的因果通路中涉及哪些关键参数和定量关系？

（3）从公共区域或具有类似作用模式的已知化合物中，可获得关于系统特性的哪些定量和转化信息？

（4）从具有相似作用模式的工具化合物或源于公共区域的基因型 / 表型信息可以产生哪些定量信息？

（5）需要哪些生物标志物来量化靶点参与 / 调节的程度、下游事件和疗效？这些能否用来量化其临床前的关系？这些生物标志物中哪些可用于临床？

图 15.3 将有助于确定关键差距、制定策略，并明确哪些领域需要进一步投资。对 QP 的初期认识可以简化先导化合物的优化阶段，因为其有助于明确临床候选药物的特性标准，如药效、选择性和 PK 特性。

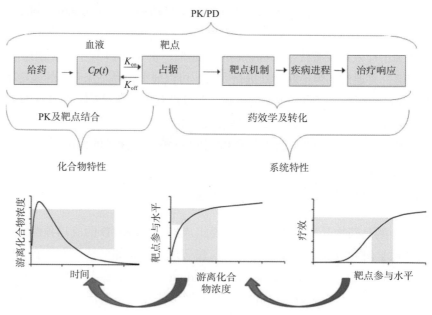

图 15.3　PK/PD 预测模型的构建框架示意图。图中集取了化合物与机体的一些特性（上层），以及需要建立的关键定量关系，并将疗效水平、靶点作用与药物浓度 - 时间曲线（下层）相联系。这一假想实例中的阴影区域说明了预期的疗效水平（下层，右）及其如何转化为靶点参与水平（下层，中）和药物暴露水平（下层，左）

对于转化而言，并不总是需要定义靶点参与度和治疗效应之间的所有中间步骤。我们更应该考虑生物标志物的可用性、对药理通路的了解程度，以及组织机构愿意接受的风险水平。但是，默认的观点应该是定义如下两个基本关系，如图 15.3 所示：

（1）靶点调节 / 参与的水平和持续时间与治疗响应的关系。

（2）血浆 PK 与靶点参与 / 调节的程度和动力学的关系。

这两种关系将提供一个明确的假设，可用于临床前 / 临床机制证明（proof of mechanism，POM）或概念验证（proof of concept，POC）研究的治疗剂量预测、设计和解释。最终，这将用于支持临床通过 / 不通过（Go/No Go）的决策。

15.3.2.1　靶点调节 / 参与和药理效应

掌握发挥有效药理效应所需的靶点调节 / 参与水平是 PK/PD 关系中的关键组成部分。对于不同的靶点类别和作用模式，这种关系是不同的。例如，从受体的药理学性质得知，由于受体的储备，G 蛋白偶联受体（G protein-coupled receptor，GPCR）激动剂通常在较低的结合度（约 10%）即可产生明确的效应[58]，而 GPCR 拮抗剂和酶抑制剂通常需要较高的结合度（> 70% ~ 80%）[59, 60]。对于抗病毒和抗菌药，甚至需要更高的靶标结合度（> 95% ~ 99%）[61] 才能产生有意义的临床效应（图 15.4）。

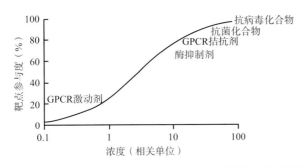

图 15.4　为了对不同类型的药理靶点发挥有意义的药理作用，需要宽泛的靶点参与

因此，理想的靶点参与对候选药物的性能，如在功效、PK 和选择性方面具有非常显著的影响。靶点参与和功效之间是一种系统特性关系，并且假设不同化合物具有相同的结合模式且与靶点的相互作用相同，则根据定义，对于不同的化合物而言，这一关系是相同的。在先导化合物优化的早期，利用工具化合物可得到该系统特性的初步定量关系。然后，通过更优选的化合物不断改进和确认这一定量关系，最后获得临床候选药物。靶点结合生物标志物可以是受体占有度（率）或靶点调节的近端标志物，如被化合物抑制或激活后的酶反应的产物。如果这些标志物不可用，则可以使用更多的下游标志物作为靶点参与的标志物，但这通常会引入更多的干扰和不确定性。靶点参与的持续时间同样需要考虑，因为转导过程通常会在系统中引入时间延迟，并且与分子的 PK 和靶向参与的程度相比，治疗响应或替代标志物通常具有不同的时间行为。为此，在不同的剂量频率（如每日 1 次和每日 3 次）和不同的持续时间，以及相同的每日总暴露量或平均靶向参与情况下，还应进行

特别的实验设计（如剂量分级）可以提供实用的见解。剂量分级研究经常被用于了解抗生素的潜在 PK/PD[62]，当然也可以扩展到其他类型的药理学研究。

15.3.2.2　药代动力学与靶点参与 / 调节的关系

化合物的 PK 与其靶点参与度之间的相关性是 PK/PD 模型的另一个重要研究内容。该关系可以导出一个定量关系，用以描述稳态关系和时间关系（图 15.5）。

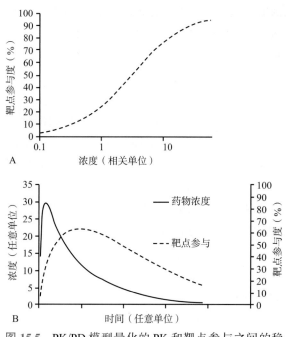

图 15.5　PK/PD 模型量化的 PK 和靶点参与之间的稳态（A）及时间关系（B）

通常有三个关键因素决定这些关系，包括：

（1）该化合物在作用部位的动力学和分布程度：这取决于作用部位的血液灌注、扩散障碍和转运体相互作用，这些相互作用可能影响药物在血浆和作用部位之间的分布速率和程度。例如，如果靶点位于细胞内，则药物需要从血浆透过血脑屏障（blood-brain barrier，BBB）分布至中枢神经系统（central nervous system，CNS）或从组织间液透过细胞膜。

（2）该化合物与药理靶点的亲和力和结合动力学。

（3）药物靶点本身或用于量化靶点参与 / 调节的近端生物标志物的转换比例。

需要专门设计实验来阐明这些关系，以下指导原则可能会支持实验的实施：

（1）评价化合物 / 药物在大剂量范围内的预期药理作用，以便能够很好地描述整个暴露 - 响应关系。

（2）研究 PK 和靶点参与的时间过程，以确定它们在时间方面的相关性。

（3）体内和体外功效的比较（基于游离药物浓度）可以帮助更好地了解限制药物进入体内靶点的障碍。

15.3.2.3　PK/PD 数据分析

使用非线性回归对实验数据进行适当的 PK/PD 建模，可以预估最大效应值（maximum effect，E_{max}）、半数有效浓度（EC_{50}），以及药物到靶点的分布时间或动学相关靶点调控和转导时间（延迟起效时间）。许多 PK/PD 模型可用来获取药物和效应动力学中涉及的潜在平衡关系（稳态）和瞬时情况。E_{max} 模型或其变换模型，结合间接反应模型[63]或更多机制方法，是捕捉稳态关系和时间关系非常实用的方法。这些项和其他几项在参考文献中有详细的描述[64]。重要的是，需要在临床前种属中建立 PK/PD 模型，包含上述两个关键关系（暴露量对靶点参与和靶点参与对疗效的影响），允许使用动物与人体之间已知或测量的化合物 / 药物和系统特性将 PK/PD 转化到人，如 15.3.2.5 所述。

15.3.2.4　无靶点参与或机制生物标志物药物的有效浓度预测

在缺乏适当的靶点参与或近端生物标志物的情况下，临床前 PK/PD 模型可以根据在动物药理或疾病模型中测定的化合物血浆浓度和疗效终点来推导。但由于缺乏靶点参与和转导过程的有关信息，这种方法引入了更多的不确定性，降低了基于机制转化的可能性，因此需要更多的经验性方法。然而，对于具有相同作用模式的化合物而言，如果动物和人之间存在 PK/PD 关系，这些模型在推导动物模型和人体之间的"比放系数"（scaling factor）方面可能非常实用。在其他情况下，该化合物可能对人体中的靶点具有选择性，而在动物模型中对靶点没有亲和力或亲和力很低。此外，可能没有可用的动物模型，或者一些动物模型不适合向人体转化，此时 PK/PD 的预测就只能依靠体外测试。体外方法通常是人体细胞实验，其细胞内信号和转导过程是完整的，可用于测试临床相关的功能性标志物。使用这种方法时，至关重要的一点是要明确在体外模型达到多强的药理效应才能在体内转化为有效的治疗作用。例如，可以从已知临床疗效且作用于同一靶点的其他药物中获得，或将靶点调节程度与疾病严重程度联系起来的基因型 - 表型数据中得出[65]。简单的细胞模型也可以通过合理的实验设计来研究时间关系（例如，借助于化合物洗脱技术，随时间改变化合物浓度，并评价功能性标志物的动力学）。然后，可以根据在体外试验中测试的该化合物的（游离）浓度 - 响应 - 时间关系，以及在此范围内明确的靶点效率来确定该化合物的暴露靶点。

15.3.2.5　临床前 PK/PD 转化至人体 PK/PD：考虑要点

当将 PK/PD 模型从临床前动物种属转化至患者时，其目的是要明确靶点暴露量范围、靶点参与程度和相关药理学中涉及的时间问题。临床前 PK/PD 转化至人体的默认方法如下：

（1）保持 PK/PD 模型中的参数不变，而这些参数在从动物或体外模型向人体转化时，其假设或预测近乎相同。替换动物种属和人体之间存在潜在差异的系统参数和药物相关参数（如结合实验测得的内在亲和力 / 效能或细胞功能实验测得的假设功能效价）。

（2）调整从药物的血浆动力学到治疗效应的因果链中涉及的时间差异的相关参数。这些依赖于系统的特性包括细胞的更新、蛋白的生成和降解，以及从小动物转化至人体时不同的细胞或生理过程。

（3）当从体内模型或体外药理模型转化至人体时，靶暴露量应基于药物的游离浓度。

虽然药物靶点水平的效能在体外很容易测量，但转导过程却具有挑战性，需要对涉及的生物学机制有很好的理解。小体积动物的代谢速率通常比人快，这些差异也需要加以考虑。举例说明，人体在给药重组人促红细胞生成素（recombinant human erythropoietin， rHuEPO）后，应用半机制的（semi-mechanistic）PK/PD 模型，可以很好地预测网织红细胞（reticulocyte，RET）、红细胞（red blood cell，RBC）和血红蛋白（hemoglobin，Hb）随时间的增加量，且该模型考虑了不同系统过程中的种属差异（**图 15.6**）[66]。若已知不存在种属差异，则在跨物种转化的转导过程中，异速放大法（如讨论 PK 缩放的 15.2.2.1 所述）也可用于缩放生理、生化和细胞活动等[26]，公式如下：

$$\phi = a \cdot W^b$$

其中 ϕ 为感兴趣的参数，W 为体重，a 和 b 分别为截距和异速指数。已有研究表明，与心率相关的生理事件，如呼吸、心跳，甚至细胞寿命，都与大小和尺度高度相关。指数 b 约为 -0.25，而器官大小和生理体积的缩放指数接近于统一[26]。应谨慎使用异速放大法，但部分实例表明，这一方法具有合理的精度[66]。

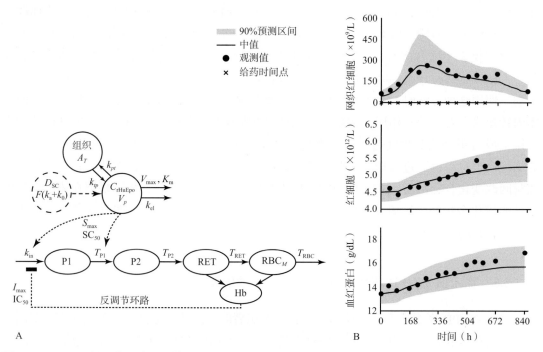

图 15.6 rHuEpo 的吸收、处置及其对网织红细胞、红细胞和血红蛋白浓度影响的 PK/PD 模型图（A）。该模型在啮齿动物中建立，然后结合异速测定法和已知种属差异（如细胞寿命和血细胞基线值）将其转化至人体。采用人源化模型模拟网织红细胞、红细胞和血红蛋白（B）对 rHuEpo 的药效学反应。预测的中值（实线）和 90% CI（阴影区域）很好地概括了观测数据（实心圆点）。资料来源：Mager 等（2009）[66]

15.4 剂量预测

大多数新药开发项目都是旨在研发一种能以尽可能低的剂量来满足所需药理作用的药

物分子。低剂量是首选，因为低剂量不太会引起制剂上的问题，同时溶解性的问题也较少，引起 DDI 或局部 / 全身毒性的可能性也较小，并且可以降低成本。由于所有关键的个体参数都被整合到一个或两个高度相关的指标中，因此剂量的估算和给药方案是评价优化阶段的总体进度和临床候选药物选择的重要组成部分。

在预测治疗剂量时，将 PK/PD 模型与 PK 模型相结合，并通过模拟来预测浓度范围、剂量和给药方案，在转化为有效治疗的同时，将安全风险降至最低。使用预测的 PK 曲线和完整的 PK/PD 模型进行模拟，以探索哪些 PK 指标与效应最相关是非常实用的。例如 AUC（浓度范围内或高于预定浓度的时间）等参数易于理解和交流，并且还将简化有效剂量和给药方案的估算过程。例如，在转换至人体时，如果 PK/PD 模型表明平均浓度 Ce_{av} 可以很好地预测药效，则可以使用以下公式来预测治疗剂量：

$$剂量 = \frac{Ce_{av} \cdot CL \cdot \tau}{F}$$

式中，CL 为总清除率，τ 为给药间隔，F 为生物利用度。在这一情况下，剂量与这些参数均呈线性相关。

另一方面，如果 PK/PD 模型模拟预测需要一个最低浓度，半衰期也将成为剂量和给药计划的重要决定因素。对于输入参数的灵敏度，可以通过 PBPK 模型来评价，如果合适的话，可以使用稳态时更简单的单室模型进行评价：

$$剂量 = \frac{Ce_{min} \cdot (k_a - k_e) \cdot V_{ss}}{k_a \cdot F \cdot (e^{-k_e \cdot \tau} - e^{-k_a \cdot \tau})}$$

其中，Ce_{min} 为靶点阈值浓度，k_a 为吸收速率常数，k_e 为消除速率常数（等于清除率 CL 与分配体积 V_{ss} 之比）。

灵敏度分析是评价预测剂量个别参数重要性的一种很好的方法。例如，预测半衰期越短，预测剂量对 CL 估算和半衰期的不确定性越敏感（图 15.7）。

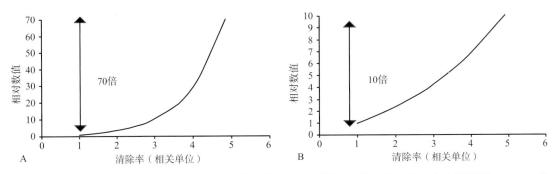

图 15.7　模拟表明了预测的日剂量（相对倍数变化）和预测的 CL 之间的关系。在此情况下，PK/PD 关系表明血浆浓度需要在整个给药间隔期间维持在最小浓度（$C_{e,\,min}$）。此处提出了两种情况：短半衰期化合物（A：半衰期中点估计约 7 h）和长半衰期化合物（B：半衰期中点估计约 30 h）。这些模拟表明，对于半衰期较短的化合物，预测的日剂量对预测的 CL 可能非常敏感（几乎是指数相关的），但对于半衰期较长的化合物则不太敏感

15.5 PK 和 PK/PD 预测中不确定性的预估与传输

PK 和 PK/PD 预测总是伴随着一定程度的不确定性，这在不同的化合物和不同的药理靶点之间可能存在很大的差异。在评价和选择用于临床开发的候选药物时，整合预测中的不确定性是有价值的，这将有助于决策者和机构的其他部门了解潜在结果的范围，并加强预期管理。例如，预测的每日暴露水平和剂量对临床前毒理学方案、大规模合成计划和药物制剂都具有重要影响。然而，仅仅提供一个潜在结果的范围而没有任何权重或概率分布是没有太大用处的，因为理论结果的总范围可能过于广泛。解决这种情况的一个更好的策略是，利用 MC 模拟，将 PK 或 PK/PD 模型中各个参数估算的不确定性整合在一起，并生成结果的总体概率分布[54]。由于预测参数不确定度的估算本身就是不精确的，因此这些概率分布也并非精确的。然而，对不确定度的最佳估算通常比完全对其忽略要有意义。MC 方法可应用于感兴趣的任何参数或参数组合（如 CL、V_{ss}、总剂量、靶点参与水平、血浆暴露水平等）。该原理其他方面的详细介绍可参阅参考文献[54]，图 15.8 对剂量预测进行了说明。

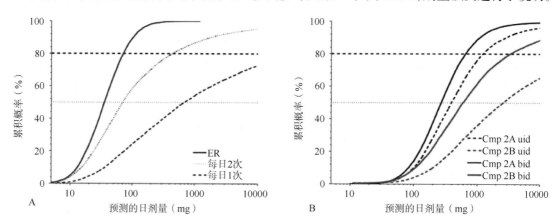

图 15.8 MC 模拟中预测的每日剂量的累积概率分布实例。该实例整合了预测的个体 PK 和 PK/PD 参数中的不确定性。图 A 组比较了每日 1 次、每日 2 次和缓释（extended release，ER）制剂预计的每日总剂量。图 B 组说明了两个竞争分子之间每日 1 次（UID）和每日 2 次（BID）剂量的对比。在以上两个实例中，PK/PD 模型表明血浆中浓度需要高于某个阈值。资料来源：Sundqvist 等（2015）[54]

15.6 未来展望

PK 和 PK/PD 的预测是一门快速发展的科学，未来 5 ～ 10 年内有望取得重大进展。我们目前正处于过渡阶段，仍然不得不严重依赖动物数据结合体外模型，依靠这些模型可以获取机体对药物的处置或药理学中涉及的种属差异或机制细节。但是，有关 PK 和药理学基本机制的研究工具和对生物学的认知正在迅速发展。可以预想到，能够整合理化性质、药物代谢和转运的 PBPK 模型将应用得更加频繁，研究人员将能更好地理解各种组织中的转运体活性，以及转运体和代谢之间的相互作用数据，并将其广泛使用。同时，商业软件也会逐步被开发出来。PK/PD 也是如此，对于基础生物学的了解正在加深，系统药理学（以机制形式的 PK/PD 模型）正越来越多地应用于新药发现。因此，这些基于分子机制和生理 / 生物学预测 PK 和 PK/PD 的方法，将在未来几年逐步而稳定地取代经验式和异速放大法。

（韩　通　白仁仁　译）

作者信息

乌尔夫·布雷德伯格（Ulf Bredberg）

美国福泰制药（Vertex Pharmaceuticals，也称顶点制药）建模与仿真部

缩略语表

缩写	英文全称	中文全称
AUC	area under the concentration-time curve	浓度 - 时间曲线下面积
BBB	blood-brain barrier	血脑屏障
BCS	Biopharmaceutics Classification System	生物药剂学分类系统
CNS	central nervous system	中枢神经系统
CYP	cytochrome P450 enzyme	细胞色素 P450 酶
DDI	drug-drug interaction	药物 - 药物相互作用
EHC	enterohepatic recirculation	肠肝循环
FCIM	free fraction correction intercept method	游离分数截距校正模型
GFR	glomerular filtration rate	肾小球滤过率
GLP	good laboratory practice	药物非临床研究质量管理规范
GPCR	G protein-coupled receptor	G 蛋白偶联受体
KBF	kidney blood flow	肾血流量
LBF	liver blood flow	肝血流量
MDCK	Madin-Darby canine kidney	麦丁 - 达比犬肾
OATP1B1	organic anion transporting polypeptide 1B1	有机阴离子转运多肽 1B1
PBPK	physiologically based pharmacokinetic	生理药代动力学
PD	pharmacodynamics	药效动力学
PK	pharmacokinetics	药代动力学
POC	proof of concept	概念验证
POM	proof of mechanism	机制证明
QP	quantitative pharmacology	定量药理学
RBC	red blood cell	红细胞
RET	reticulocyte	网织红细胞

参考文献

1　Visser, S. A. G., Aurell, M., Jones, R. D. O. et al. (2013). Model-based drug discovery: implementation and impact. *Drug Discov. Today* **18** (15-16): 764-775.

2　Gabrielsson, J., Dolgos, H., Gillberg, P. -G. et al. (2009). Early integration of pharmacokinetic and dynamic reasoning is essential for optimal development of lead compounds: strategic considerations. *Drug Discov. Today* **14** (7-8): 358-372.

3　Gabrielsson, J. and Green, A. R. (2009). Quantitative pharmacology or pharmacokinetic pharmacodynamic integration should be a vital component in integrative pharmacology. *J. Pharmacol. Exp. Ther.* **331** (3): 767-774.

4　Sohlenius-Sternbeck, A. -K., Janson, J., Bylund, J. et al. (2016). Optimizing DMPK properties: experiences from a big pharma DMPK department. *Curr. Drug Metab.* **17** (3): 253-270.

5　Lombardo, F., Waters, N. J., Argikar, U. A. et al. (2013). Comprehensive assessment of human pharmacokinetic prediction based on in vivo animal pharmacokinetic data, Part 1: volume of distribution at steady state. *J. Clin. Pharmacol.* **53** (2): 167-177.

6　Kloft, C., Trame, M. N., and Ritter, C. A. (2016). Systems pharmacology in drug development and therapeutic use - a forthcoming paradigm shift. *Eur. J. Pharm. Sci.* **94**: 1-3.

7　Visser, S. A. G., de Alwis, D. P., Kerbusch, T. et al. (2014). Implementation of quantitative and systems pharmacology in large pharma. CPT: Pharmacometrics Syst. *Pharmacol.* **3** (10): e142.

8　Jones, H. M., Chen, Y., Gibson, C. et al. (2015). Physiologically based pharmacokinetic modeling in drug discovery and development: a pharmaceutical industry perspective. Clin. *Pharmacol. Ther.* **97** (3): 247-262.

9　Bergstroem, C. A. S., Strafford, M., Lazorova, L. et al. (2003). Absorption classification of oral drugs based on molecular surface properties. *J. Med. Chem.* **46** (4): 558-570.

10　Irvine, J. D., Takahashi, L., Lockhart, K. et al. (1999). MDCK (Madin-Darby canine kidney) cells: a tool for membrane permeability screening. *J. Pharm. Sci.* **88** (1): 28-33.

11　Obach, R. S. (1999). Prediction of human clearance of twenty-nine drugs from hepatic microsomal intrinsic clearance data: an examination of in vitro half-life approach and nonspecific binding to microsomes. *Drug Metab. Dispos.* **27** (11): 1350-1359.

12　Riley, R. J., McGinnity, D. F., and Austin, R. P. (2005). A unified model for predicting human hepatic, metabolic clearance from in vitro intrinsic clearance data in hepatocytes and microsomes. *Drug Metab. Dispos.* **33** (9): 1304-1311.

13　Sjoegren, E., Lennernaes, H., Andersson, T. B. et al. (2009). The multiple depletion curves method provides accurate estimates of intrinsic clearance (CLint), maximum velocity of the metabolic reaction (Cmax), and Michaelis constant (Km): accuracy and robustness evaluated through experimental data and Monte Carlo simulations. *Drug Metab. Dispos.* **37** (1): 47-58.

14　Malmborg, J. and Ploeger, B. A. (2013). Predicting human exposure of active drug after oral prodrug administration, using a joined in vitro/in silico-in vivo extrapolation and physiologically-based pharmacokinetic modeling approach. *J. Pharmacol. Toxicol. Methods* **67** (3): 203-213.

15　Waring, M. J. (2010). Lipophilicity in drug discovery. *Expert Opin. Drug Discovery* **5** (3): 235-248.

16　Jani, M. and Krajcsi, P. (2014). In vitro methods in drug transporter interaction assessment. *Drug Discov. Today Technol.* **12**: e105-e112.

17　Shitara, Y., Horie, T., and Sugiyama, Y. (2006). Transporters as a determinant of drug clearance and tissue distribution. *Eur. J. Pharm. Sci.* **27** (5): 425-446.

18　Wang, L., Prasad, B., Salphati, L. et al. (2015). Interspecies variability in expression of hepatobiliary transporters across human, dog, monkey, and rat as determined by quantitative proteomics. *Drug Metab. Dispos.* **43** (3): 367-374.

19 Barter, Z. E., Bayliss, M. K., Beaune, P. H. et al. (2007). Scaling factors for the extrapolation of in vivo metabolic drug clearance from in vitro data: reaching a consensus on values of human microsomal protein and hepatocellularity per gram of liver. *Curr. Drug Metab.* **8** (1): 33-45.

20 Gillette, J. R. (1971). Factors affecting drug metabolism. *Ann. N. Y. Acad. Sci.* **179**: 43-66.

21 Rowland, M., Benet, L. Z., and Graham, G. G. (1973). Clearance concepts in pharmacokinetics. *J. Pharmacokinet. Biopharm.* **1** (2): 123-136.

22 Wilkinson, G. R. and Shand, D. G. (1975). Commentary: a physiological approach to hepatic drug clearance. *Clin. Pharmacol. Ther.* **18** (4): 377-390.

23 Ito, K. and Houston, J. B. (2004). Comparison of the use of liver models for predicting drug clearance using in vitro kinetic data from hepatic microsomes and isolated hepatocytes. *Pharm. Res.* **21** (5): 785-792.

24 Sohlenius-Sternbeck, A. -K., Jones, C., Ferguson, D. et al. (2012). Practical use of the regression offset approach for the prediction of in vivo intrinsic clearance from hepatocytes. *Xenobiotica* **42** (9): 841-853.

25 Bonn, B., Svanberg, P., Janefeldt, A. et al. (2016). Determination of human hepatocyte intrinsic clearance for slowly metabolized compounds: comparison of a primary hepatocyte/stromal cell co-culture with plated primary hepatocytes and HepaRG. *Drug Metab. Dispos.* **44** (4): 527-533.

26 Boxenbaum, H. (1982). Interspecies scaling, allometry, physiological time, and the ground plan of pharmacokinetics. *J. Pharmacokinet. Biopharm.* **10** (2): 201-227.

27 Fagerholm, U. (2007). Prediction of human pharmacokinetics - evaluation of methods for prediction of hepatic metabolic clearance. *J. Pharm. Pharmacol.* **59** (6): 803-828.

28 Tang, H. and Mayersohn, M. (2005). A novel model for prediction of human drug clearance by allometric scaling. *Drug Metab. Dispos.* **33** (9): 1297-1303.

29 Ring, B. J., Chien, J. Y., Adkison, K. K. et al. (2011). PhRMA CPCDC initiative on predictive models of human pharmacokinetics, part 3: comparative assessment of prediction methods of human clearance. *J. Pharm. Sci.* **100** (10): 4090-4110.

30 Lave, T., Dupin, S., Schmitt, C. et al. (1997). Integration of in vitro data into allometric scaling to predict hepatic metabolic clearance in man: Application to 10 extensively metabolized drugs. *J. Pharm. Sci.* **86** (5): 584-590.

31 Bredberg, U. and Paalzow, L. (1990). Pharmacokinetics of methylergometrine in the rat: evidence for enterohepatic recirculation by a linked-rat model. *Pharm. Res.* **7** (1): 14-20.

32 Abe, K., Bridges, A. S., and Brouwer, K. L. R. (2009). Use of sandwich-cultured human hepatocytes to predict biliary clearance of angiotensin II receptor blockers and HMG-CoA reductase inhibitors. *Drug Metab. Dispos.* **37** (3): 447-452.

33 Lundquist, P., Loof, J., Fagerholm, U. et al. (2014). Prediction of in vivo rat biliary drug clearance from an in vitro hepatocyte efflux model. *Drug Metab. Dispos.* **42** (3): 459-468.

34 Morris, M. E., Yang, X., Gandhi, Y. A. et al. (2012). Interspecies scaling: prediction of human biliary clearance and comparison with QSPKR. *Biopharm. Drug Dispos.* **33** (1): 1-14.

35 Rowland, M. and Tozer, T. N. (1995). *Clinical Pharmacokinetics, Concepts and Applications*, 3e. William & Wilkins.

36 Paine, S. W., Menochet, K., Denton, R. et al. (2011). Prediction of human renal clearance from preclinical species for a diverse set of drugs that exhibit both active secretion and net reabsorption. *Drug Metab. Dispos.* **39** (6): 1008-1013.

37 Lai, Y. (2009). Identification of interspecies difference in hepatobiliary transporters to improve extrapolation of human biliary secretion. *Expert Opin. Drug Metab. Toxicol.* **5** (10): 1175-1187.

38 Smith, D. A., Beaumont, K., Maurer, T. S., and Di, L. (2015). Volume of distribution in drug design. *J. Med. Chem.* **58** (15): 5691-5698.

39 Oeie, S. and Tozer, T. N. (1979). Effect of altered plasma protein binding on apparent volume of distribution. *J.*

Pharm. Sci. **68** (9): 1203-1205.

40 Zou, P., Zheng, N., Yang, Y. et al. (2012). Prediction of volume of distribution at steady state in humans: comparison of different approaches. *Expert Opin. Drug Metab. Toxicol.* **8** (7): 855-872.

41 Ring, B. J., Chien, J. Y., Adkison, K. K. et al. (2011). PhRMA CPCDC initiative on predictive models of human pharmacokinetics, Part 3: Comparative assessment of prediction methods of human clearance. *J. Pharm. Sci.* **100** (10): 4090-4110.

42 Obach, R. S., Baxter, J. G., Liston, T. E. et al. (1997). The prediction of human pharmacokinetic parameters from preclinical and in vitro metabolism data. *J. Pharmacol. Exp. Ther.* **283** (1): 46-58.

43 Riccardi, K., Cawley, S., Yates, P. D. et al. (2015). Plasma protein binding of challenging compounds. *J. Pharm. Sci.* **104** (8): 2627-2636.

44 Fagerholm, U. (2007). Prediction of human pharmacokinetics-gastrointestinal absorption. *J. Pharm. Pharmacol.* **59** (7): 905-916.

45 Chiou, W. L. and Barve, A. (1998). Linear correlation of the fraction of oral dose absorbed of 64 drugs between humans and rats. *Pharm. Res.* **15** (11): 1792-1795.

46 Zhao, Y. H., Abraham, M. H., Le, J. et al. (2003). Evaluation of rat intestinal absorption data and correlation with human intestinal absorption. *Eur. J. Med. Chem.* **38** (3): 233-243.

47 Fagerholm, U., Johansson, M., and Lennernaes, H. (1996). Comparison between permeability coefficients in rat and human jejunum. *Pharm. Res.* **13** (9): 1336-1342.

48 Kadono, K., Koakutsu, A., Naritomi, Y. et al. (2014). Comparison of intestinal metabolism of CYP3A substrates between rats and humans: application of portal-systemic concentration difference method. *Xenobiotica* **44** (6): 511-521.

49 Matsuda, Y., Konno, Y., Hashimoto, T. et al. (2015). Quantitative assessment of intestinal first-pass metabolism of oral drugs using portal-vein cannulated rats. *Pharm. Res.* **32** (2): 604-616.

50 Parrott, N. and Lave, T. (2002). Prediction of intestinal absorption: comparative assessment of Gastroplus and Idea. *Eur. J. Pharm. Sci.* **17** (1-2): 51-61.

51 Jamei, M., Marciniak, S., Feng, K. et al. (2009). The Simcyp population-based ADME simulator. *Expert Opin. Drug Metab. Toxicol.* **5** (2): 211-223.

52 Sjoeberg, A., Lutz, M., Tannergren, C. et al. (2013). Comprehensive study on regional human intestinal permeability and prediction of fraction absorbed of drugs using the using chamber technique. *Eur. J. Pharm. Sci.* **48** (1-2): 166-180.

53 Jones, C. R., Hatley, O. J. D., Ungell, A. -L. et al. (2016). Gut wall metabolism. Application of pre-clinical models for the prediction of human drug absorption and first-pass elimination. *AAPS J.* **18** (3): 589-604.

54 Sundqvist, M., Lundahl, A., Någård, M. B. et al. (2015). Quantifying and communicating uncertainty in preclinical human dose-prediction. *CPT: Pharmacometrics Syst. Pharmacol.* **4** (4): 243-254.

55 Poulin, P., Jones, R. D. O., Jones, H. M. et al. (2011). PHRMA CPCDC initiative on predictive models of human pharmacokinetics, Part 5: prediction of plasma concentration-time profiles in human by using the physiologically-based pharmacokinetic modeling approach. *J. Pharm. Sci.* **100** (10): 4127-4157.

56 Morgan, P., Van Der Graaf, P. H., Arrowsmith, J. et al. (2012). Can the flow of medicines be improved? Fundamental pharmacokinetic and pharmacological principles toward improving Phase II survival. *Drug Discov. Today* **17** (9-10): 419-424.

57 Cook, D., Brown, D., Alexander, R. et al. (2014). Lessons learned from the fate of AstraZeneca's drug pipeline: a five-dimensional framework. *Nat. Rev. Drug Discov.* **13** (6): 419-431.

58 Cox, E. H., Kerbusch, T., Van Der Graaf, P. H., and Danhof, M. (1998). Pharmacokinetic-pharmacodynamic modeling of the electroencephalogram effect of synthetic opioids in the rat: correlation with the interaction at the mu-opioid receptor. *J. Pharmacol. Exp. Ther.* **284** (3): 1095-1103.

59 Maillard, M. P., Wurzner, G., Nussberger, J. et al. (2002). Comparative angiotensin II receptor blockade in healthy volunteers: the importance of dosing. *Clin. Pharmacol. Ther. (St. Louis)* **71** (1): 68-76.

60 Huntjens, D. R. H., Spalding, D. J. M., Danhof, M. et al. (2006). Correlation between in vitro and in vivo concentration-effect relationships of naproxen in rats and healthy volunteers. *Br. J. Pharmacol.* **148** (4): 396-404.

61 Schmidt, S., Barbour, A., Sahre, M. et al. (2008). PK/PD: new insights for antibacterial and antiviral applications. *Curr. Opin. Pharmacol.* **8** (5): 549-556.

62 Kristoffersson, A. N., Friberg, L. E., Nielsen, E. I. et al. (2016). Simulation-based evaluation of PK/PD indices for meropenem across patient groups and experimental designs. *Pharm. Res.* **33** (5): 1115-1125.

63 Jusko, W. J. and Ko, H. C. (1994). Physiologic indirect response models characterize diverse types of pharmacodynamic effects. *Clin. Pharmacol. Ther. (St. Louis)* **56** (4): 406-419.

64 Gabrielsson, J. W. and Weiner, D. (2006). *Pharmacokinetic & pharmacodynamic data analysis: concepts and applications*, 4e. Swedish Pharmaceutical Press.

65 Plenge, R. M., Scolnick, E. M., and Altshuler, D. (2013). Validating therapeutic targets through human genetics. *Nat. Rev. Drug Discov.* **12** (8): 581-594.

66 Mager, D. E., Woo, S., and Jusko, W. J. (2009). Scaling pharmacodynamics from in vitro and preclinical animal studies to humans. *Drug Metab. Pharmacokinet.* **24** (1): 16-24.

第 16 章
小分子靶向抗癌药物的转化建模和仿真：酪氨酸激酶多重抑制剂克唑替尼和劳拉替尼的案例研究

16.1 引言

在首次人体试验到注册申请的临床药物开发过程中，美国和欧洲的 10 家大型制药公司在 10 年间（1991～2000 年）的新分子实体（NME）的总体平均成功率仅约为 10%[1]。正如预期，在不同治疗领域的成功率差别很大。例如，抗肿瘤药物领域的成功率（约 5%）比其他治疗领域（如心血管、关节炎 / 疼痛和传染病）（15%～20%）约低 4 倍。对于包括肿瘤学在内的所有治疗领域的临床开发阶段（即临床 I、II、III 期和注册期），临床 II 期到 III 期试验成功实现过渡的概率是最低的。这一趋势在最近的分析中仍然如此[2-4]。因此，尽管对非临床研究(nonclinical study)到临床研究过程的转化药理学的理解有所增加，但 NME 临床失败的主要原因仍然是临床 II 期试验中的有效性风险[5,6]。

历史上，抗肿瘤药物中的大多数 NME 都属于小分子细胞毒性药物（molecule cytotoxic agent）。由于其抗肿瘤机制（如细胞毒性和抗增殖活性），这些药物通常表现出狭窄的治疗窗（therapeutic window）。然而，近年来分子生物学的迅猛发展使得新型的个性化靶向治疗成为可能，即用分子靶向制剂（molecularly targeted agent，MTA）干预参与肿瘤细胞生长和存活的特定分子[7-10]。近年来，在肿瘤靶向治疗领域，酪氨酸激酶抑制剂（tyrosine kinase inhibitor，TKI）是小分子 MTA 中一类非常具有前景的抗肿瘤药物。酪氨酸激酶作为蛋白激酶的一种亚类，是细胞生长、增殖和分化等许多基本生物过程的重要介质，已被认为是癌症的重要作用靶点[11]。在对 1995～2007 年间近 1000 个抗肿瘤药物的临床试验分析中，TKI 从首次人体试验到注册的成功率为 50%～60%，显著高于所有抗癌药物[2]的 20%～30%。显然，TKI 在靶向癌症治疗方面具有广阔的前景。

数学建模与仿真（mathematical modeling and simulation，M&S）是一种强大的动态方法，可将药物暴露与药理响应联系起来，如药代动力学（PK）、药效学（PD）和疾病响应（disease，DZ）。因此，M&S 方法可以定量地建立药代动力学 - 药效学 - 疾病（pharmacokinetic-pharmacodynamic-disease，PK-PDDZ）关系，有助于在机理上了解药物的作用[12-16]。动态 M&S 方法被越来越多地应用于药物发现和开发的几乎所有阶段。例如，

①具有最佳 PK-PDDZ 特性的候选药物选择；②从非临床研究到 PK-PDDZ 关系的临床推断；③对患者进行 PK-PDDZ 评估以优化临床试验设计。因此，随着美国食品药品管理局（FDA）鼓励研究发起人使用 M&S 来确定患者的最佳剂量策略，研究人员越来越重视通过 M&S 方法来定量评估 NME 的药物暴露 - 响应（exposure-response，ER）关系，特别是 MTA[17-21]。MTA 癌症靶向治疗的主要目标之一是针对正确的靶点，为正确的患者量身定制正确的药物和正确的剂量。为了实现这一目标，本质上需要定量的 M&S 方法来评估药物的暴露 - 响应关系。本章阐述了在非临床肿瘤模型中运用数学 M&S 框架理解小分子 TKI 克唑替尼（crizotinib，Xalkori®，PF02341066）和劳拉替尼（lorlatinib，PF06463922）的药物暴露 - 响应关系，其最终目标是预测患者的药理活性浓度（pharmacologically active concentration，PAC）。

16.2　肿瘤学的转化药理学

过去几十年间，基于免疫缺陷小鼠皮下进行的人源肿瘤异种移植模型在抗癌药物的非临床研究中发挥了重要作用。在非临床研究中，用于评估体内抗癌药物药效的人源肿瘤异种移植模型的优缺点已在多篇综述论文中得到广泛讨论[22-27]。虽然建立了人源肿瘤异种移植模型，但其主要用于评估细胞毒性药物的体内抗肿瘤功效，而最近这一模型也被用于评估 MTA（如 TKI）的体内抗肿瘤功效[22, 25, 26]。通常将该模型与动态 M&S 方法相结合，将 PK-PDDZ 关系从非临床模型转化到临床[28-35]。由于 TKI 设计目的是干扰特定的分子通路，因此其药理响应（如 PD 终点）应直接或间接与药物暴露水平（如靶点区域游离药物浓度）相关，并最终与抗肿瘤疗效（如 DZ 终点）相关。研究人员通过数学 M&S 方法从非临床模型定量外推所得的 PD 或 DZ 终点，已越来越受到重视。

为了将 TKI 介导的体内 PK-PDDZ 关系从非临床模型可靠地转化到临床模型，选择适当的体内非临床模型（具有人源肿瘤的特性）至关重要。例如，选择用于非临床模型的人源肿瘤细胞系时，需要谨慎考虑分子通路和相关的遗传因素，这些因素事件可能潜在地发生于预期的癌症患者群体中，如致癌蛋白基因的突变、扩增、过表达或易位。此外，在最相关的条件下开展非临床研究是至关重要的，如适当的给药途径、剂量范围 / 方案、动物数量 / 组、数据收集频率和性能分析[26]。最后，了解从非临床模型到临床外推 PK-PDDZ 关系所需的基本假设同样非常重要。最常用的主要假设之一是游离药物假说（free drug hypothesis），该假说实际上是通过基于血浆蛋白结合（protein binding）的种间差异，应用于从非临床肿瘤模型到患者 PK-PDDZ 关系的推断。换言之，靶点位置的 TKI 游离药物浓度被认为与全身循环（如血浆）中的药物浓度相同，进而促发与靶点调控相关的体内药理活性。该假说还假定，对于非临床肿瘤模型和患者肿瘤，两者肿瘤细胞中的微环境在功能和生理上具有可比性。因此，在非临床模型和临床环境之间，TKI 分布到肿瘤靶点的游离药物浓度也将是相同的。总之，TKI 转化药理学中最重要的两个方面是：①药物在临床前模型体循环中观察到的暴露也可以在癌症患者中得到充分地实现，从而引起所需的 PKPD 响应（如靶点占用 / 调节，或存在可靠且可测量的替代生物标志物）；②在癌症患者中可以成功实现所需的 PKPD 响应，并引发其所需的 PDDZ 响应（如抗肿瘤功效）。图 **16.1** 总结了 MTA 在转化药理学中的这两个关键方面。在考量非临床模型对临床环境的转化价值时，需要在临床上进行系统和全面的检查。

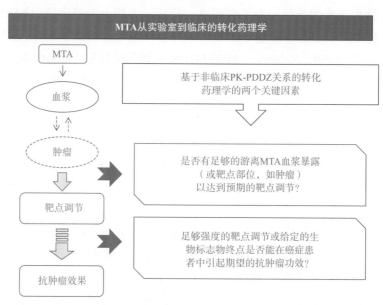

图 16.1　非临床模型到临床的转化药理学 PK-PDDZ 关系的两个关键方面

如果 TKI 在其临床试验中满足上述两个方面，那么通过定量 M&S 方法，对 PK-PDDZ 关系的理解可以合理地支持对人体体内情况的成功预测。定量 M&S 方法应使成功率最大化，或者使临床开发中的机制证明（proof of mechanism，POM）和概念验证（proof of concept，POC）等有效性相关的损耗率最小化。因此，制药行业应积极、广泛地利用定量 M&S 方法，以便更好地理解与药物发现和 MTA（如 TKI）开发相关的转化药理学[36, 37]。

16.3　定量 M&S 方法

为了确定非临床肿瘤模型中 MTA 的 PK-PDDZ 的定量关系，M&S 方法在转化药理学中的应用通常分为三个方面，具体如**图 16.2** 所示：①模型的药物暴露与药效学生物标志物响应的剂量依赖性关系，即 PKPD 关系，如靶点调节；②模型的药物暴露与抗肿瘤药效的剂量依赖性关系，即 PKDZ 关系，如肿瘤生长抑制 / 消退（tumor growth inhibition/regression，TGI）；③对生物标志物应答与抗肿瘤药效之间的剂量依赖性关系进行建模，然后比较相应的 PKPD 和 PKDZ 关系。

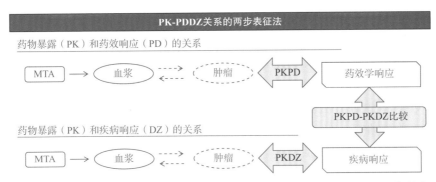

图 16.2　表征分子体内 PK-PDDZ 关系的定量建模和仿真方法的主要工作流程图。资料来源：改编自 Yamazaki 等（2016）[38]

MTA 的体内药效（如抗肿瘤功效）通常以血浆浓度为特点，即 PKPD 和 PKDZ 之间的关系。两步法被广泛用于描述剂量依赖性药物暴露 - 响应关系，即 PKPD 和 PKDZ 并行[30 35, 39, 41]。随后，根据一定程度的 DZ 响应（如 50% 抑制），对某些 PD 响应（如 50%TGI）所需的全身 MTA（如 PAC）进行量化。总体而言，非临床肿瘤模型中 MTA 的 PK-PDDZ 关系可能取决于几个关键因素，如 MTA 本身及其靶点，以及研究中使用的肿瘤细胞系等。因此，通过适当的数学 M&S 框架定量表征非临床肿瘤模型中每个 MTA 的剂量依赖性 PK-PDDZ 关系至关重要。

以下各节概述了在非临床肿瘤模型中用于表征 TKI（克唑替尼和劳拉替尼）PK-PDDZ 关系的 M&S 框架。

16.3.1　PK 建模

在评价 PK-PDDZ 关系的数学 M&S 方法中，首先需要量化的变量是体循环中的药物暴露时间及靶点部位的药物暴露时间。一般而言，药物浓度 - 时间分布通常以一室（单室）、二室或三室 PK 模型进行表征[42]。然后，通过隔室 PK 模型获得的 PK 参数来描述药物浓度随时间的变化，进而驱动时间依赖性 PKPD 和 PKDZ 模型。因此，尽可能准确地表征每只动物或每组动物的药物浓度 - 时间曲线是至关重要的。然而，所获得 PK 参数的任何错误或干扰都会对 PKPD 和 PKDZ 参数的预测产生重大影响。使用隔室 PK 模型的优势之一是其对新剂量方案的模拟能力。在克唑替尼和劳拉替尼的非临床研究中，采用一室 PK 模型来表征口服给药后的血浆浓度 - 时间分布：

$$C_p = \left[\frac{D \cdot F \cdot k_a}{V \cdot (k_a - k)} \right] \cdot (e^{-k \cdot t} - e^{-k_a \cdot t})$$

式中，C_p 为血浆药物浓度，D 为剂量，F 为口服生物利用度，k_a 为一级吸收速率常数，V 为分布容积，k 为一级消除速率常数，t 为给药后时间。

为了确保 M&S 方法的可靠性，研究人员希望通过评估不同个体内和个体间的变异性来表征每只动物中 MTA 的完整 PK 分布特征。但是，在大多情况下，通常会在每个时间点将每组动物中的一部分安乐死以收集血液和肿瘤样本，所以可能无法获得每只动物的完整 PK 参数。此外，虽然了解模型的性能和拟合优度（goodness-of-fit）很重要，但在将非临床模型外推至患者的定量 PK-PDDZ 关系时，动物个体内和动物间变异的评估价值有限。在这种情况下，每组所有个体的血浆浓度被汇集在一起，就如同来自同一个个体，以用于评估 PK 参数 [43]。这种方法被称为单纯积聚分析法（naïve-pooled PK analysis），广泛应用于非临床和临床研究。在克唑替尼和劳拉替尼的非临床研究中，即采用了单纯积聚分析法来估算其单室 PK 参数，如后所述 [34, 35]。

16.3.2　PKPD 建模

多种不同的数学模型已被广泛应用于表征药物暴露与所产生的 PD 响应之间的关系 [42]。为了估计体内药物暴露 - 响应关系，可以根据每个 MTA 的作用机理（mechanism of action，MOA）选择适合研究目的的模型。S 形 E_{max} 模型（Sigmoidal E_{max} model）是最常用的非线性 PKPD 模型之一 [42, 44-46]。该模型将暴露 - 响应关系表示为基线效应的调节：

$$E = E_0 \pm \frac{E_{max} \cdot C^{\gamma}}{EC_{50}^{\gamma} + C^{\gamma}}$$

其中 E 为 PD 响应，E_0 为 PD 响应基线，E_{max} 为最大作用，C 为药物浓度，EC_{50} 为 E_{max} 一半时的药物浓度，γ 为确定暴露 - 响应曲线陡度的希尔系数（Hill coefficient）。

S 形 E_{max} 模型通常被称为希尔方程（Hill equation）[47]，当 γ 固定为 1 时被称为普通 E_{max} 模型。通常，S 形 E_{max} 模型仅适用于直接 PKPD 关系。在该关系中，PD 响应与药物暴露同时发生时没有任何时间延迟。然而，在许多情况下，所观察到的 PD 响应滞后于药物暴露，即所谓的迟滞现象（hysteresis phenomenon）。为了通过迟滞来评估体内 PKPD 参数，当迟滞存在时，有两种类型的潜在 PKPD 模型被广泛应用，一种是链接模型（link model）或效应室模型（effect compartment model），另一种是间接响应模型（indirect response model），但不限于非临床和临床数据 [45, 48-50]。在这两种模型中，体循环中的药物浓度一般通过合适的 PK 模型获得，如单室或双室 PK 模型。然后，链接模型假设 PD 响应的启动和抵消率由药物在体循环和一个假设效应室（也称为生物相）之间的药物分布速率来控制：

$$\frac{dC_e}{dt} = k_{e0} \cdot (C_p - C_e)$$

其中 k_{e0} 表示血浆（C_p）和生物相（C_e）之间平衡药物浓度的一级速率常数。

随后，基于生物相区室中的药物浓度（相对于靶器官中的 PD 响应），借助 S 形 E_{max} 模型估算 PD 参数（如 E_{max} 和 EC_{50}）。由于 PD 响应中的限速步骤被假定为从全身循环到生物相的药物分布，因此 k_{e0} 估计值代表达到最大 PD 响应的时间差异，以及响应返回基线所需的时间。所以达到最大响应的时间与剂量无关，而受 k_{e0} 剂量限制。在 AKL 和

MET 研究中，该链接模型被用于描述克唑替尼对靶点调节的 PKPD 关系[34,35]。

与链接模型相反，迟滞通常是由其他原因引起的，例如与间接 MOA 有关 [如调节 PD 响应的激活或抑制物质的形成（k_{in}）或降解（k_{out}）]。为了在这种情况下研究迟滞的影响，研究人员通过间接响应模型引入了生物逆转（biological turnover）的概念，该模型假设迟滞是由 PD 响应中充分反映 k_{in} 或 k_{out} 变化所需的时间引起的[48,51]。目前，已经基于潜在 MOA 提出了 4 种基本的间接响应模型，即对 k_{in} 或 k_{out} 的抑制或激活。

$$\frac{\mathrm{d}E}{\mathrm{d}t} = k_{in} \cdot \left(1 \pm \frac{E_{max} \cdot C_p^{\gamma}}{EC_{50}^{\gamma} + C_p^{\gamma}} \right) - k_{out} \cdot E$$

$$\frac{\mathrm{d}E}{\mathrm{d}t} = k_{in} - k_{out} \cdot \left(1 \pm \frac{E_{max} \cdot C_p^{\gamma}}{EC_{50}^{\gamma} + C_p^{\gamma}} \right) \cdot E$$

其中 k_{in} 和 k_{out} 分别为零阶生成速率常数和一阶降解速率常数。

与链接模型相反，达到最大 PD 响应的时间迟滞随剂量的增加而增加，特别是当药物浓度超过 EC_{50} 时。换言之，k_{out} 的剂量依赖性代表了达到最大 PD 响应的时间差异，以及响应回到基线所需的时间差异。间接响应模型被广泛应用于描述非临床模型中 MTA 的剂量依赖性暴露 - 响应关系[31,33,40,41]。在多数情况下，由于 TKI 之类的 MTA 所特有的 MOA（如 ATP 竞争性抑制），其被认为可以抑制 k_{in}。此外，间接响应模型还可以进一步扩展，当 PD 药理作用抵消了 PD 响应时，可集成一个调节剂，这些药理机制通常是由辅助因子、前体和受体等生理物质的消耗或下调所引起的[43,46,52]。此类现象通常被描述为脱敏（desensitization）、反馈（feedback）、反弹（rebound）或耐受（tolerance）。在这些病例中，PD 响应相对于反复给药期间或之后的初始剂量或基线水平可能进一步增加或减少。因此，PKPD 模型需要更详细和扩展的数学函数来描述暴露 - 响应关系[47,50,52]。在给药后 24 ～ 36 h 观察到了劳拉替尼所介导的 ALK 磷酸化的反弹（即治疗组相对于模型对照组的响应率大于 1），因此由于所观察到的 ALK 响应反弹，需要为间接响应模型引入调节剂[30]。对于劳拉替尼的 PKPD 模型，假定作为前体的调节剂（M）的形成和降解速率分别为零级（k_{in}）和一级（k_{md}），而 ALK 磷酸化水平（E）是通过维持调节剂降级速率（k_{md}）和 ALK 降级速率（k_{out}）所提供的一阶形成速率之间的平衡来保持。假定劳拉替尼具有竞争性 ATP 结合机制，可抑制其形成速率（k_{md}）：

$$\frac{\mathrm{d}M}{\mathrm{d}t} = k_{in} - k_{md} \cdot \left(1 - \frac{E_{max} \times C_p^{\gamma}}{EC_{50}^{\gamma} + C_p^{\gamma}} \right) \cdot M$$

$$\frac{\mathrm{d}E}{\mathrm{d}t} = k_{md} \cdot \left(1 - \frac{E_{max} \times C_p^{\gamma}}{EC_{50}^{\gamma} + C_p^{\gamma}} \right) \cdot M - k_{out} \cdot E$$

其中 k_{in} 为零级形成速率常数（/h），k_{md} 为由调节剂降解速率（/h）决定的 ALK 磷酸化的一级形成速率，E_{max} 为最大作用，C_p 为劳拉替尼的血浆浓度（ng/mL），EC_{50} 为引起一半 E_{max} 的劳拉替尼血浆浓度（ng/mL），γ 为希尔系数，k_{out} 为 ALK 磷酸化的一阶降解速率常数（/h）。

16.3.3　PKDZ 建模

如前所述，MTA 的全身暴露可能与药效学响应（如 PKPD）或疾病调节（如 PKDZ）有关。为了通过 PKDZ 建模来估算抗癌药物的体内抗肿瘤疗效，除了描述 MTA 的 PK 特征外，一个主要目标是适当地描述每只动物或每组动物的肿瘤生长轨迹（如 DZ）。在没有药物治疗的非临床肿瘤模型中，时间依赖性肿瘤生长曲线通常由早期的指数生长期、线性生长期，以及随后的平台期来描述 [53, 54]。随着肿瘤体积的增大，肿瘤生长速率的自发减缓通常归因于氧气和营养物质供应不足。颞部肿瘤（temporal tumor）生长曲线可以通过纳入一个限制肿瘤指数级无限增长的因子（如逻辑函数）来进行建模。例如，没有逻辑函数和带有逻辑函数的指数肿瘤生长模型（即指数肿瘤生长模型和逻辑肿瘤生长模型）被广泛用作基线肿瘤生长函数（在没有药物治疗的情况下）。指数和逻辑肿瘤生长模型分别定义为：

$$\frac{dT}{dt} = k_{ng} \cdot T$$

$$\frac{dT}{dt} = k_{ng} \cdot T \cdot \left(\frac{1-T}{T_{ss}}\right)$$

其中 k_{ng}、T 和 T_{ss} 分别代表一阶净增长速率常数、肿瘤体积和最大可持续肿瘤体积。

在逻辑模型中，当 T 相对较小时，逻辑函数（$1-T/T_{ss}$）离稳态近似为一阶（即接近指数增长）。此后，当 T 达到 T_{ss} 时，净增长率接近于零（即 $1-T/T_{ss} \approx 0$）。这两种模型被用于克唑替尼和劳拉替尼的非临床研究，以其肿瘤生长曲线作为肿瘤生长的基线函数 [30, 34, 35]。

为了将药物暴露与抗肿瘤功效联系起来以预测 MTA 的 PKDZ 关系，可以将 S 形 E_{max} 模型或改良的 E_{max} 模型（K_{max} 模型）并入指数或逻辑增长模型。假设 MTA 可以激活对肿瘤的杀伤率，一个典型的 TGI 模型可以定义为：

$$\frac{dT}{dt} = g(T) - \left(\frac{K_{max} \cdot C_p^{\gamma}}{KC_{50}^{\gamma} + C_p^{\gamma}}\right) \cdot T$$

其中 g（T）为模型对照组的特征性肿瘤生长函数（如指数肿瘤生长模型），K_{max} 为药物介导的最大肿瘤杀伤率常数，KC_{50} 为 1/2 K_{max} 速度时的药物浓度，γ 为希尔系数。

这一 PKDZ 模型可以看作一个修正的间接响应模型，因为间接响应模型中的形成速率常数（k_{in}）被生长函数（即肿瘤生长速率）取代。此外，尽管 K_{max} 可以与 k_{ng} 表示为同一单位（如 /h）而不是无单位，但其在间接响应模型中类似于 E_{max}。因此，在 K_{max} 和 k_{ng} 之间进行直接比较变得可行，尤其是在将指数肿瘤生长模型用作肿瘤生长函数时。更具体的是，当模型估算的 $K_{max} < k_{ng}$（对应于 $E_{max} < 1$）时，模型预测的最大抗肿瘤功效小于肿瘤停滞（$< 100\%$TGI）。相比之下，当 $K_{max} > k_{ng}$（对应于 $E_{max} > 1$）时，模型预测的最大抗肿瘤功效大于 100%TGI，即肿瘤消退。此外，假设肿瘤的净生长率为零，即 $dT/dt = 0$，则可以通过以上公式基于所获得的 PKPD 参数估算值来计算维持 100%TGI 所需的抗癌药物血浆浓度，即肿瘤停滞浓度（T_{sc}），如 $C_p = T_{sc}$。在非临床研究中，使用修正后的间接响应模型来表征克唑替尼和劳拉替尼的 PKDZ 关系[30, 34, 35]。

16.4　案例研究：克唑替尼

克唑替尼是一种口服有效的强效 ATP 竞争性小分子抑制剂，可抑制多种酪氨酸激酶，包括间变性淋巴瘤激酶（anaplastic lymphoma kinase，ALK）、间充质 - 上皮转换（mesenchymal-epithelial transition，MET）因子和 c-Ros 致癌基因 1（ROS1）[55, 56]。2006年，克唑替尼作为 MET 抑制剂进入实体肿瘤的临床 I 期剂量递增研究[57, 58]。2007年，在非小细胞肺癌（non-small cell lung cancer，NSCLC）患者中发现了致癌性 ALK 重排，如棘皮细胞微管相关蛋白样 4（echinoderm microtubule-associated protein-like 4，EML4）-ALK。第一例 ALK 阳性的 NSCLC 患者于 2007 年加入了剂量递增试验，随后第二例患者于 2008 年加入试验[59, 60]。与此同时，在开展克唑替尼临床试验的同时开发了一种检测ALK 重排的配套诊断检测试剂盒［即分离荧光原位杂交分析（breakapart fluorescence *in situ* hybridization assay）］，以选择 ALK 阳性 NSCLC 患者这一特定人群，即选择具有正确靶点的正确患者[58, 61]。由于临床响应良好，2008 年，正在进行的临床研究中迅速增加了针对 ALK 阳性 NSCLC 患者的克唑替尼扩大队列研究，同时对 MET 阳性患者进行筛查，如 MET 突变和扩增[57, 58]。随后，研究显示在 143 例发生 ALK 重排的 NSCLC 患者中，总有效率为 61%（已证实的完全和部分应答），中位无进展生存期（median progression-free survival，PFS）为 8 ～ 10 个月[57, 62, 63]。克唑替尼于 2011 年 8 月被 FDA 批准用于治疗转移性 ALK 阳性 NSCLC，而后得到了全球性批准。从发现药物靶点到获得 FDA 批准，克唑替尼仅用了不到 4 年时间[59, 60]。作为一种个性化的靶向癌症治疗药物，美国的克唑替尼处方信息指出："克唑替尼是一种激酶抑制剂，用于治疗经 FDA 批准的检测方法测试呈 ALK 阳性的转移性 NSCLC 患者"[64]。因此，在获得 FDA 批准的同时，雅培公司（Abbott）对应的诊断试剂盒 Vysis（Abbott Molecular，Abbott Park，IL）也同时获得批准。关于克唑替尼介导的 MET 抑制的临床响应研究仍在进行之中，一些病例报告介绍了有关 MET扩增的 NSCLC、胃食管癌和胶质母细胞瘤的临床响应[58]。最近，克唑替尼被 FDA 批准用于治疗 ROS1 阳性的转移性 NSCLC[64]。

16.4.1 非临床研究概要

克唑替尼在人源肿瘤异种移植模型体内研究的详细实验设计、方法和结果先前已经被报道[34, 35, 65, 66]。本章集中于克唑替尼在无胸腺（athymic）nu/nu 小鼠中多次口服给药研究，该小鼠植入了带有野生型 EML4-ALK（以下称为 ALK^WT 模型）的 H3122 NSCLC 细胞或 MET 扩增（此下称为 MET 模型）的 GTL16 胃癌（gastric carcinomas，GC）细胞。在最初的报道中[34, 35]，有四项关于克唑替尼在 MET 模型中的单独研究被报道，其中两项异种移植模型研究确定了靶向调节（ALK 和 MET 抑制）为 PD 响应，以及抗肿瘤疗效为 DZ 响应。为了避免在本章中出现混淆，将每种肿瘤模型的两项研究联合起来，分别命名为 ALK^WT 研究和 MET 研究。**表 16.1** 总结了使用 ALK^WT 模型和 MET 模型进行的相关研究概况。

表 16.1 克唑替尼的体内非临床抗肿瘤研究概述

研究	肿瘤细胞系	剂量（mg/kg）	终点
ALK^WT	H3122 NSCLC-EML4-ALK^WT	25 ～ 200	PD（ALK）& DZ（TGI）
MET	GTL16 GC-MET	6.25 ～ 50	PD（MET）& DZ（TGI）

资料来源：改编自 Yamazaki 等（2008）[34]，Yamazaki 等（2012）[35]。

简言之，小鼠以口服克唑替尼的方式给药，其中 ALK^WT 模型给药剂量为 25 ～ 200 mg/kg，每日 1 次；MET 模型给药剂量为 6.25 ～ 50 mg/kg，每日 1 次。最后一次给药后的 1 h、4 h、7 h 和 24 h，分别对一部分小鼠（n=3/ 时间点）实施安乐死，收集血液和肿瘤样本。使用酶联免疫吸附法（enzyme-linked immunosorbent assay，ELISA）测定肿瘤样本中磷酸化 ALK 或磷酸化 MET 的蛋白水平。ALK 磷酸化水平和 MET 磷酸化水平分别以其与基线（如 unity）的比值表示，该比值与模型对照组平均值的基线进行归一化处理。在治疗期间，以电子游标卡尺测量动物肿瘤的体积。肿瘤体积计算方法为：长度 × 宽度^2 ×0.4。

16.4.2 PK 分析

在每个时间点对 ALK^WT 和 MET 模型分组小鼠中的一部分进行安乐死并收集血液和肿瘤样本，将每一剂量下克唑替尼的所有个体血浆（每个动物一个样本）汇集在一起，通过一池单室 PK 分析来估算 PK 参数[34, 35]。在 ALK^WT 和 MET 模型中观察到的，以及模型拟合的克唑替尼血浆浓度的代表性示例如**图 16.3** 所示。总体而言，在所有研究中，克唑替尼的血浆浓度 - 时间分布都可以通过单室 PK 模型进行合理描述。**表 16.2** 总结了由一室 PK 模型确定的克唑替尼 PK 参数。

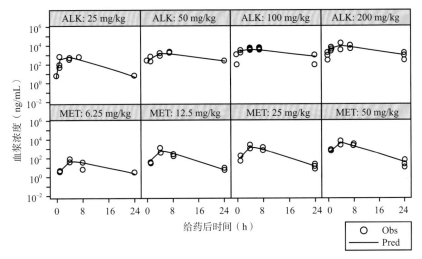

图 16.3　在 ALK^{WT} 和 MET 模型中，利用单室 PK 模型拟合的克唑替尼血浆浓度与观察结果对照的示意图。X 轴表示给药后时间（h），Y 轴表示在模型中拟合的克唑替尼血浆浓度 - 时间进程（Pred），图中圆圈表示以对数尺度在 ALK^{WT} 和 MET 研究中观察到的克唑替尼血浆浓度（Obs）。资料来源：改编自 Yamazaki 等（2008）[34]，Yamazaki 等（2012）[35]

表 16.2　克唑替尼在 ALK^{WT} 和 MET 模型中的 PK 参数估算

研究	剂量（mg/kg）	k_a（/h）	CL/F[L/（h/kg）]	V/F（L/kg）
ALK^{WT}	25 ～ 200	0.094 ～ 0.33	1.9 ～ 5.3	1.7 ～ 5.2
MET	6.25 ～ 50	0.24 ～ 0.34	1.5 ～ 14	3.2 ～ 56

资料来源：改编自 Yamazaki 等（2008）[34]，Yamazaki 等（2012）[35]。

　　所有研究都表现出一个共同的趋势，即估算的 CL/F 值随剂量的增加而降低。换言之，克唑替尼的暴露量随着剂量的增加以超比例的方式增加。因此，研究人员估算了每次给药时的所有 PK 参数（即 CL/F、V/F 和 k_a）。由于克唑替尼是 CYP3A 的底物和抑制剂，观察到的剂量依赖性 PK 可能与克唑替尼介导的肝 / 肠代谢（hepatic/intestinal metabolism）的自抑制有关[67, 68]。值得注意的是，与具有非线性函数［如米氏消除（Michaelis Menten elimination）］的隔室 PK 模型相比，确定克唑替尼每个剂量下 PK 参数的方法可以提供更好的拟合度，通过考虑清除率的剂量依赖性饱和度，可以估算所有剂量下的 PK 参数[34, 35]。口服给药后，使用所获得的 PK 参数模拟血浆浓度随时间的变化，以驱动描述时间依赖性的 PKPD 和 PKDZ 模型。

16.4.3　PKPD 关系

　　在 ALK^{WT} 和 MET 模型中，克唑替尼血浆浓度和肿瘤靶点调控（即测定的 ALK 和 MET 抑制）之间都观察到明显的时间迟滞。换言之，通常观察到的克唑替尼最大血浆浓度要早于 ALK 和 MET 的最大抑制作用出现，相对于克唑替尼血浆浓度的下降，ALK 和 MET 的最大抑制作用得以持续。前面所述的链接模型合理地拟合了 ALK^{WT} 和 MET 模型中各组 PD 响应的时间历程（图 16.4）。而间接响应模型在两项研究中都不能很好地拟合 ALK 和 MET 抑制的时间历程[34, 35]。

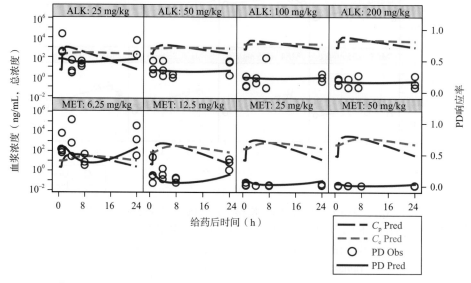

图 16.4 在 ALK^{WT} 和 MET 模型中所观察到的和模型拟合的 ALK 和 MET 抑制作用。X 轴表示给药后时间（h），Y 轴左侧表示模型拟合的血浆中克唑替尼的浓度（C_p Pred）和效应区室（C_e Pred）；Y 轴右侧表示在 ALK 和 MET 研究中观察到的和模型拟合的 PD 响应（分别为 PD Obs 和 PD Pred）与对照动物数据的平均值之比。资料来源：改编自 Yamazaki 等（2008）[34]，Yamazaki 等（2012）[35]

在 ALK^{WT} 和 MET 模型中，链接模型估算的 EC$_{50}$ 值分别为 233.0 ng/mL 和 18.5 ng/mL（结合和游离的总和）（表 16.3）。通过计算小鼠血浆蛋白结合（$f_{u, mice}$ = 0.036），发现总 EC$_{50}$ 估算值对应于 ALK^{WT} 模型中 19 nmol/L 的游离药物浓度和 MET 模型中 1.5 nmol/L 的游离药物浓度，导致体内 EC$_{50}$ 估算值分别比体外 EC$_{50}$ 估算值低 3 和 7 倍（分别为 60 nmol/L 和 10 nmol/L）。克唑替尼在肝脏微粒体和肝细胞中显示出较高的非特异性结合（约 90%），以及较高的跨物种血浆蛋白结合率（91% ~ 96%）[69]。因此，为了进一步评估 EC$_{50}$ 估算值的体内 / 体外相关性，可能需要对细胞法中 EC$_{50}$ 估算值的非特异性结合进行校正。此外，肿瘤细胞接种到动物体内后，药物代谢酶和转运蛋白的体内表达水平也会发生改变[70]。由于克唑替尼是 CYP3A 和 P- 糖蛋白（P-gp）的底物，体外 / 体内 EC$_{50}$ 的差异可能部分归因于 ALK^{WT} 和 MET 模型中药物代谢酶和转运蛋白表达水平的变化。

表 16.3 克唑替尼在 ALK^{WT} 和 MET 模型中的 PKPD 参数估算

研究	EC$_{50}$（ng/mL）	E_{max}	k_{e0}（/h）	γ
ALK^{WT}	233（153）	1（固定值）	0.030（0.013）	0.56（0.11）
MET	18.5（2.65）	1（固定值）	0.135（0.020）	1（固定值）

资料来源：改编自 Yamazaki 等（2008）[34]，Yamazaki 等（2012）[35]。

16.4.4　PKDZ 关系

　　ALK^{WT} 模型在最后一次给药日（第 18 天，定量为 TGI%）观察到的克唑替尼抗肿瘤功效在 25 mg/kg、50 mg/kg、100 mg/kg 和 200 mg/kg 剂量下分别为 17%、29%、86% 和 100%。MET 模型（第 11 天）在 6.25 mg/kg、12.5 mg/kg、25 mg/kg 和 50 mg/kg 剂量下分别为 34%、60%、89% 和 100%。因此，在两项研究中，克唑替尼的抗肿瘤疗效表现出明显的剂量依赖性，同时克唑替尼的暴露剂量也呈剂量依赖性增加。在 PKDZ 建模中，基于 ALK^{WT} 和 MET 模型的拟合优度特性，分别采用逻辑和指数增长模型作为肿瘤生长的基线函数。这些研究在模型对照组中观察到的肿瘤生长曲线差异可能仅仅是由于肿瘤生长的特定基线动力学所引起的，但在某些实验条件下的异种移植模型中会有所不同。PKDZ 模型可以很好地拟合 ALK^{WT} 和 MET 模型中剂量依赖性的肿瘤生长曲线（**图 16.5**）。**表 16.4** 总结了两项研究中估算的 PKDZ 参数。

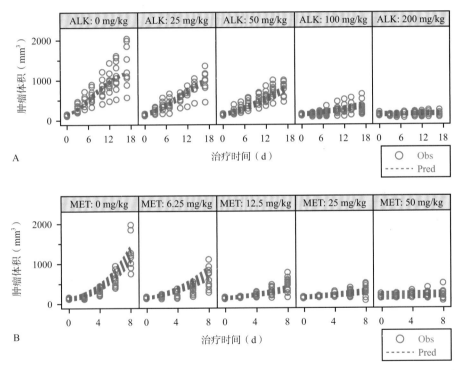

图 16.5　克唑替尼在 ALK^{WT} 和 MET 模型中观察到的肿瘤体积和模型拟合的 TGI 曲线。X 轴表示治疗天数，Y 轴表示通过模型拟合的肿瘤生长曲线所观察到的个体肿瘤体积（Obs），以及模型拟合的 ALK（A）和 MET（B）研究中的肿瘤生长曲线。资料来源：改编自 Yamazaki 等（2008）[34]，Yamazaki 等（2012）[35]

表 16.4　克唑替尼在 ALK^{WT} 和 MET 模型中的 PKDZ 参数估算

研究	KC$_{50}$（ng/mL）	K_{max}	k_{tg}（/h）	k_{td}（/h）	T_{ss}（mm^3）
ALK^{WT}	255（22）	1（固定值）	0.0126（0.0008）	0.00115（0.000003）	1410（155）
MET	213（123）	1（固定值）	0.0130（0.0021）	0.00672（0.00243）	—

注：在两项研究中希尔系数（γ）均固定为 1。

资料来源：改编自 Yamazaki 等（2008）[34]，Yamazaki 等（2012）[35]。

两项研究均是在固定 K_{max} 的条件下进行 PD 参数的测定。因此，模型预测的克唑替尼最大抗肿瘤疗效被假设为 100%TGI，即肿瘤停滞，这与观察到最高剂量下的最大 TGI 一致。逻辑增长模型对照组的净肿瘤生长速率（k_{ng}）为 0.011/h，估算的 T_{ss} 为 1410 mm^3。而指数增长的 MET-模型的 k_{ng} 为 0.0063/h。克唑替尼估算的 KC_{50} 值在 ALK^{WT} 和 MET 模型之间具有可比性（分别为 255 ng/mL 和 213 ng/mL）。由于模型预测的最大抗肿瘤疗效固定为100%，因此 KC_{50} 的估算值等于 50%TGI 所需的克唑替尼血浆浓度。

16.4.5 PK-PDDZ 的理解

为了理解克唑替尼在 ALK^{WT} 和 MET 模型中 PK-PDDZ 的定量关系，研究人员将各异种移植模型中的克唑替尼暴露 - 响应曲线与各自的靶点调节进行了比较。利用 ALK^{WT} 和MET 模型中 PKPD 和 PKDZ 建模获得相应的参数，在 1～10 000 ng/mL 的血浆浓度范围内模拟暴露 - 响应曲线（**图 16.6**）。随后根据游离分数（$f_{u, 血浆}$ = 0.036）将克唑替尼的总血浆浓度转换为小鼠血浆的游离药物浓度。**表 16.5** 总结了 ALK^{WT} 和 MET 研究中克唑替尼的 PK-PDDZ 参数估算值。

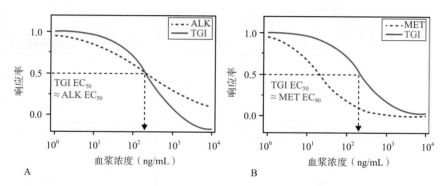

图 16.6 克唑替尼暴露 - 响应曲线对靶点调节及在 ALK^{WT} 和 MET 模型中的 TGI 比较。暴露 - 响应曲线是根据 S 形 E_{max} 模型在 1～1000 ng/mL 的浓度范围内通过 ALK^{WT}（A）和 MET（B）获得的 PK-PDDZ 参数（EC_{50}、E_{max} 和 γ）进行模拟。X 轴以对数刻度表示克唑替尼的血浆浓度（ng/mL），Y 轴表示 PD 响应从 0 到 1 的比率，如靶点调节（ALK 和 MET 抑制作用）和肿瘤生长抑制作用。资料来源：Yamazaki（2013）[55]

表 16.5　克唑替尼在 ALK^{WT} 和 MET 模型中的 PK-PDDZ 参数估算汇总

研究	参数	$EC_{50, vitro}$（nmol/L，游离）	$EC_{50, vivo}$（nmol/L，游离）	$EC_{90, vivo}$（nmol/L，游离）
ALK^{WT}	ALK	60	9	–
	TGI	–	20	–
MET	MET	10	1.5	13
	TGI	–	17	–

注：“–”表示未计算。

资料来源：改编自 Yamazaki 等（2008）[34]，Yamazaki 等（2012）[35]。

　　根据对克唑替尼暴露 - 响应曲线的比较，ALK^{WT} 模型的 EC_{50} 估算值（19 nmol/L）与 TGI（20 nmol/L）相当，而 MET 模型的 EC_{50} 估算值（1.5 nmol/L）比 MEK 模型中 TGI 抑制的 EC_{50}（17 nmol/L）约低 10 倍。因此，希尔方程计算的 MET 抑制的 EC_{90}（13 nmol/L）与 TGI 的 EC_{50} 估算值大致相当。以上 PK-PDDZ 关系表明，在 ALK^{WT} 和 MET 模型中，显著的抗肿瘤疗效（50%TGI）所需的靶点调节可能分别为＞ 50% 和＞ 90%。因此，如果 PK-PDDZ 关系在非临床肿瘤模型和患者之间具有可比性，在癌症患者获得相似程度的抗肿瘤功效条件下，ALK^{WT} 可能是比 MET 更为有效的靶点。为此，正如前文所提及的，在全球克唑替尼已被批准作为一种单一药物用于治疗 ALK 阳性 NSCLC，而 MET 阳性患者的临床试验似乎仍在进行之中。一些病例报告表明，其在 MET 扩增的 NSCLC、胃食管癌和成胶质细胞瘤患者的临床响应方面前景广阔[58, 62, 71]。总体而言，在非临床肿瘤模型中，克唑替尼的系统暴露、ALK^{WT} 或 MET 抑制，以及 TGI 之间的 PK-PDDZ 关系已通过定量的数学 M&S 方法得到很好的表征，有助于对非临床 PKPD（ER）关系的深入了解（图 16.7）。

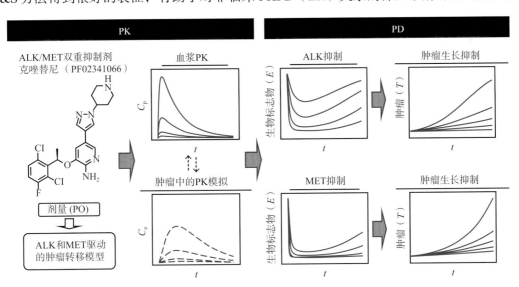

图 16.7　克唑替尼 PK-PDDZ 模拟在 ALK^{WT} 和 MET 模型中的靶点调节及抗肿瘤功效的定量表征概述。资源来源：改编自 Yamazaki 等（2012）[35]

16.4.6　转化药理学

　　抗肿瘤药物的临床 I 期剂量递增研究通常在癌症患者中进行，以考察其安全性，包括作为主要终点的剂量限制毒性（dose-limiting toxicity，DLT）、最大耐受剂量（maximal tolerated dose，MTD）和 II 期临床推荐剂量（recommended Phase II dose，RP2D），以及作为次要终点的 PK 和疗效情况。如果在临床 I 期研究中确定了患者的药物暴露与靶点调节或其替代生物标志物响应之间的 PKPD 关系（如通过 MTD 中选定患者的扩大队列），则可对 POM 做出通过 / 不通过（Go/No-Go）的决策。然而，尽管在临床 I 期研究中通过测定 MTA 介导的 PD 响应来确定药物活性剂量（pharmacologically active dose，PAD）至关重要，但从患者体内以连续的方式获取肿瘤活检样本是十分困难且具有挑战性的。值得注意的是，目前还没有关于克唑替尼介导 ALK 和 MET 相关生物标志物响应的临床数据。在这种情况下，将定量 PK-PDDZ 从非临床模型外推至临床将成为转化药理学成功的关键。基于上述对非临床 PKPD 的理解，研究人员模拟了临床 I 期剂量递增研究中克唑替尼的临床 PKPD 关系，起始剂量为 50 mg，每日 1 次，最高剂量为 300 mg，每日 2 次。对于每日 2 次 250 mg（每日 500 mg）的 RP2D 患者，克唑替尼 PKPD 关系的预测对于是否做出通过 / 不通过的决定至关重要。

在 PKPD 模拟中，首先在患者中模拟克唑替尼的血浆浓度 - 时间特性，在 14 天内，剂量为 250 mg，每日 2 次。单室 PK 参数如下：CL/F 为 70 L/h，V/F 为 1500 L，k_a 为 0.75 /h[35]。单室 PK 参数根据临床观察到的单剂量 PK 参数进行调整，以模拟所需的稳态血浆浓度[72]。由于观察到不稳定的 PK，因此需要从单剂量到多剂量进行调整。在 12 h 给药间隔期间，稳态下所观察到的最大血浆浓度（C_{max}，368 ng/mL）和血浆浓度 - 时间曲线下的面积（$AUC_{0-\tau}$，3641 ng·h/mL）与模拟值（分别为 342 ng/mL 和 3570 ng·h/mL）之间的差异最小（＜ 10%）。随后，根据非临床 ALK 和 MET 研究估算的 PKPD 参数来预测克唑替尼介导的 ALK 和 MET 对患者肿瘤的抑制作用（表 16.3）。由于是将人源肿瘤细胞皮下接种到动物中以建立非临床异种移植模型，因此这些 PD 参数估算值（如 k_{e0}）可直接用于模拟而无需任何校正。相反，"自由药物假说"指出非临床模型和患者之间的 EC_{50} 值是可比较的，因此从非临床模型获得的 EC_{50} 值校正了小鼠和人体之间血浆蛋白结合的差异（$f_{u, 血浆}$ 分别为 0.036 和 0.093）。总体而言，根据非临床模型中 233.0 ng/mL 和 18.5 ng/mL 的 EC_{50} 估算值，得出克唑替尼对 ALK 和 MET 抑制的 EC_{50} 值分别为 90.0 ng/mL 和 7.2 ng/mL。图 16.8 显示了在临床推荐的每日 2 次 250 mg 剂量下，克唑替尼多剂量口服给药后对 ALK 和 MET 预期的抑制情况。

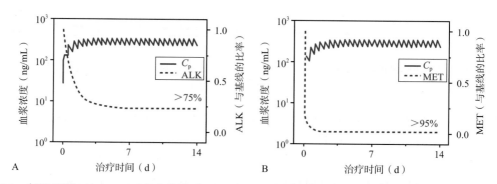

图 16.8　每日口服 2 次 250 mg 克唑替尼对 ALK 和 MET 抑制的预测结果。基于非临床 ALK 和 MET 研究获得的估算 PD 参数，通过链接模型模拟了克唑替尼 14 天剂量下对 ALK（A）和 MET（B）的抑制作用。
资料来源：Yamazaki（2013）[55]

患者 PKPD 的模拟预测发现，克唑替尼介导的 ALK 和 MET 抑制分别达到约 75% 和接近完全抑制（约 98%）的程度。因此，在 RP2D 下对患者肿瘤的预期 ALK 和 MET 抑制作用均高于预期的最低目标（即 ＞ 50%ALK 和 ＞ 90%MET）。此外，预计克唑佐替尼介导的 ALK 抑制在每日 2 次 200 mg（每日 400 mg）和每日 1 次 250 mg（每日 250 mg）的剂量下分别为 65% 和 60%。由于美国已将临床推荐的剂量减少至后者的剂量方案，因此在必要时需根据个人安全性和耐受性开具处方。这些给药方案中预测的 ALK 抑制似乎仍然足以在患者中实现良好的抗肿瘤疗效。

16.5 案例研究：劳拉替尼

成功用于个体化癌症治疗的 MTA 典型代表之一，就是可在 NSCLC 患者中激活表皮生长因子受体（epidermal growth factor receptor，EGFR）的 TKI，如吉非替尼（gefitinib）和厄罗替尼（erlotinib）[73-75]。不幸的是，由于耐药机制，如肿瘤中 EGFR 的继发突变（如 T790M）、MET 扩增，以及受体酪氨酸激酶 AXL 的激活增加，第一代抑制剂的临床疗效响应在大多数患者中并不持久[73-77]。为了克服获得性或适应性耐药，已迅速研发出下一代 EGFR 抑制剂并进入临床研究[78, 79]。EGFR 抑制剂靶向治疗的原则和实践极大地影响了克唑替尼在 ALK 阳性 NSCLC 患者中的临床开发[62, 71, 80]。然而，克唑替尼耐药的 NSCLC 患者肿瘤中 ALK 的二次突变早在其批准之前就已有报道[81]。在报道的 69 例对克唑替尼耐药的病例中，20 例患者（30%）的 ALK 激酶结构域发生了继发突变，最常见的是 L1196M "看门"突变（gatekeeper mutation），紧随其后的是 6 例患者的重排 ALK 基因扩增（9%）和少数患者激活了选择性受体酪氨酸激酶（如 EGFR）[82]。这些克唑替尼的耐药机制促进了新一代 ALK 抑制剂的临床开发[82-85]。

劳拉替尼（PF06463922）最近已被确定为一种口服的 ATP 竞争性 ALK 和 ROS1 抑制剂[86]。劳拉替尼在表达 EML4-ALK 融合蛋白的 H3122 NSCLC 细胞中对 ALK 的抑制作用非常强，对野生型 EML4-ALK（无 ALK 突变）的半数抑制浓度（IC_{50}）为 2 nmol/L，对最常见的克唑替尼耐药突变 EML4-ALK^{L1196M} 的 IC_{50} 为 20 nmol/L。因此，与克唑替尼相比，劳拉替尼对 EML4-ALK^{L1196M} 的活性是其 40 倍，而克唑替尼的 IC_{50} 约为 800 nmol/L。劳拉替尼还具有极强的 ROS1 抑制作用，其 IC_{50} 仅为 0.2 nmol/L。此外，在具有 EML4-ALK^{L1196M} 突变的 H3122 NSCLC 异种移植模型中，劳拉替尼表现出显著的体内 ALK 抑制作用和抗肿瘤功效。相比之下，在这种异种移植模型中，当剂量为每日口服 2 次 75 mg/kg 时，克唑替尼的抗肿瘤效果微乎其微，与临床上建议的每日口服 2 次 250 mg/kg 的患者相比，小鼠的游离血浆浓度更高。目前正在开展劳拉替尼在 ALK 或 ROS1 阳性 NSCLC 中的 I / II 期临床试验[84]。

16.5.1 非临床研究概要

劳拉替尼在体内非临床肿瘤模型研究的详细实验设计、方法和结果之前已有报道[30, 88]。在最初的报道中，向雌性无胸腺裸鼠（athymic nu/nu mice）皮下植入表达 EML4-ALK^{L1196M} 的 H3122 NSCLC 细胞（简称 ALK^{MT} 模型）或表达 CD74-ROS1 的 NIH3T3 细胞（简称

ROS1 模型），分别进行了三项劳拉替尼的相关研究。本章将两种研究结合起来，称为 ALK^{MT} 模型的研究[30]。**表 16.6** 总结了 ALK^{MT} 和 ROS1 模型的研究概况。

表 16.6　劳拉替尼的体内非临床肿瘤研究概述

研究	肿瘤细胞	剂量（mg/kg/ 次）	终点
ALK^{MT}	H3122NSCLC-EML4-ALK^{L1196M}	0.3 ～ 20	PD（ALK）& DZ（TGI）
ROS1	NIH3T3-CD74-ROS1	0.01 ～ 3	DZ（TGI）

资料来源：改编自 Yamazaki 等（2014）[30]。

实验中，劳拉替尼采用口服给药，每日 2 次，间隔 7 h。在 ALK^{MT} 模型中，每次剂量为 0.3 ～ 10 mg/kg，连续给药 4 天或以每次 0.3 ～ 20 mg/kg 的剂量连续给药 13 天。在 ROS1 模型中，剂量为 0.01 ～ 3 mg/kg，连续给药 9 天。采用捕获酶联免疫吸附法（capture ELISA）测定肿瘤样本中磷酸化 ALK 的水平，将其表示为与基线（即 unity）的比值，并将该比值与模型对照组的平均值进行基线归一化。由于 ROS1 抗体缺乏特异性，因此无法确定体内的磷酸化 ROS1 水平。使用电子游标卡尺测量治疗期间动物的肿瘤体积，体积按"长度 × 宽度^2×0.4"计算。

16.5.2　PK 分析

在每个时间点对小鼠的一个子集（$n = 3$ / 时间点）进行安乐死，收集 ALK^{MT} 和 ROS1 模型中的血液和肿瘤样本。与克唑替尼 PK 分析一样，将每个剂量下劳拉替尼的所有个体血浆浓度汇总在一起，通过单室 PK 分析来估算相应的 PK 参数[30]。**图 16.9** 中列举了在 ALK^{MT} 模型中观察到的和模型拟合的劳拉替尼血浆浓度。

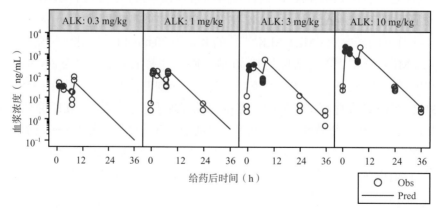

图 16.9　在 ALK^{MT} 模型中所观察到的及一室 PK 模型拟合的劳拉替尼血浆浓度。*X* 轴表示给药后时间，*Y* 轴表示观察到的劳拉替尼血浆浓度（Obs），以对数刻度表示模型拟合的血浆浓度 - 时间进程（Pred）。
资料来源：改编自 Yamazaki 等（2014）[30]

在单室模型中，充分描述了 ALK^{MT} 和 ROS1 模型中劳拉替尼的血浆浓度。在 ALK^{MT} 和 ROS1 模型的测试剂量下，劳拉替尼口服剂量的增加与测试剂量大致成比例。在 ALK^{MT} 模型中，PK 参数 k_a、CL/F 和 V/F 的估算值分别为 1.3 ～ 2.0 /h、1.1 ～ 1.2 L/（h·kg²）和 5.3 ～ 7.0 L/kg，在 ROS1 模型中分别为 4.0 /h、1.7 L/（h·kg²）和 11.0 L/kg（**表 16.7**）。因此，PKPD 和 PKDZ 模型口服给药后，这些 PK 参数估算值被用来模拟劳拉替尼血浆浓度随时间变化的函数。

表 16.7　在 ALK^MT 和 ROS1 模型中劳拉替尼的 PK 参数估算

研究	剂量（mg/kg）	k_a（/h）	CL/F [L/（h·kg²）]	V/F（L/kg）
ALK^MT	0.3 ～ 20	1.3 ～ 2.0	1.1 ～ 1.2	5.3 ～ 7.0
ROS1	0.01 ～ 3	4.0	1.7	11

资料来源：改编自 Yamazaki 等（2014）[30]。

16.5.3　PKPD 关系

　　劳拉替尼的血药浓度在给药后 1 h 达到最高水平，然后在两种模型中迅速下降。相比之下，肿瘤中 ALK 磷酸化的抑制在第一和第二剂量后相对持续。出乎意料的是，肿瘤中的 ALK 磷酸化响应（以与模型对照组的比率表示）在服药约 24 h 后部分恢复至接近或高于基线水平（即在显著抑制后接近或高于同一水平，如接近完全抑制）。在 ALK^MT 模型中观察到的 ALK 响应的反弹是呈剂量依赖性的，不仅是劳拉替尼，还包括其他公司内部的 ALK 抑制剂均是如此[30, 39]。此外，ALK 反弹在第 13 天比第 4 天更为明显，说明 ALK 反弹时间随治疗天数的增加而增加。为了充分描述劳拉替尼介导的包括反弹在内的剂量和时间依赖性 ALK 响应，研究人员将一个调节剂作为前体纳入间接响应模型[48, 51, 52]。带有调节剂的 PKPD 模型充分符合 ALK 磷酸化的时间进程，包括给药后 24 ～ 36 h 的反弹（**图 16.10**）。

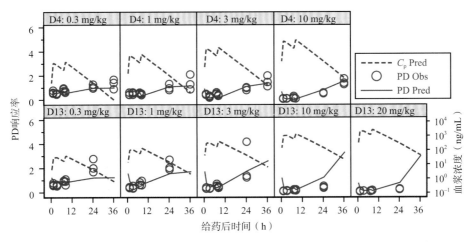

图 16.10　劳拉替尼在 ALK^MT 模型中观察到的和模型拟合的 ALK 抑制作用。X 轴表示给药后时间（h），Y 轴左侧表示观察到的和模型拟合的 PD 响应与对照组动物数据的平均值之比（分别为 PD Obs 和 PD Pred），Y 轴右侧表示模型拟合的劳拉替尼血浆浓度（C_p Pred）的对数值。资料来源：改编自 Yamazaki 等（2014）[30]

ALK 抑制的体内 EC_{50} 估算值为 58 ng/mL（结合与游离之和），而其他 PKPD 参数 k_{out}、k_{md} 和 γ 的估算值分别为 1.8 /h、0.021 /h 和 1.1（**表 16.8**）。考虑小鼠血浆蛋白结合时，体内 EC_{50} 估算值 58 ng/mL 对应于 36 nmol/L 的游离药物浓度（$f_{u,\ 小鼠}$ = 0.25），导致体内和体外 EC_{50} 估算值存在双重差异（15 nmol/L，游离）。生物反馈机制，包括在体内观察到的 ALK 反弹，可能是导致 EC_{50} 估算值出现双重差异的潜在原因之一，而该差异可能在源自体内和体外试验的预期变异性之内。

表 16.8　ALK^{WT} 模型中劳拉替尼的 PKPD 参数估算

研究	EC_{50}（ng/mL）	E_0	E_{max}	k_{out}（/h）	k_{md}（/h）	γ
ALK^{MT}	58	1	1	1.8	0.021	1.1
	（14）	（固定值）	（固定值）	（0.4）	（0.003）	（0.1）

资料来源：改编自 Yamazaki 等（2014）[30]。

16.5.4　PKDZ 关系

劳拉替尼在 ALK^{MT} 和 ROS1 模型中均表现出剂量依赖性的强效抗肿瘤功效。在 ALK^{MT} 模型中，当剂量为 0.3 mg/kg、1 mg/kg、3 mg/kg、10 mg/kg 和 20 mg/kg 时，最后给药日观察到的抗肿瘤功效（量化为 TGI%）分别为 57%、87%、101%、121%（消退 63%）和 120%（消退 66%），而在 ROS1 模型中，当剂量为 0.01 mg/kg、0.03 mg/kg、0.1 mg/kg、0.3 mg/kg、1 mg/kg 和 3 mg/kg 时，分别为 26%、38%、84%、104%（回归 20%），116%（回归 73%）和 120%（回归 85%）。因此，在两项研究中，劳拉替尼的抗肿瘤疗效（包括肿瘤消退）显然与剂量有关，而劳拉替尼的暴露量与剂量的联系更加密切。为了表征劳拉替尼的体内抗肿瘤功效，如前所述，将 PKDZ 模型（即改良的间接响应模型）应用于 ALK^{MT} 和 ROS1 研究。PKDZ 模型合理地拟合了两项研究所有组别中观察到的剂量依赖性肿瘤生长曲线（即 DZ），**图 16.11** 显示了劳拉替尼血浆浓度（即 PK）的函数关系。在 ALK^{MT} 模型中，PKDZ 模型预测劳拉替尼的最大抗肿瘤效应大于肿瘤停滞，即肿瘤消退，因为估算的 k_{max}（0.011 /h）比估算的 k_{ng}（0.0094 /h）高 1.1 倍。结果表明，测得的 KC_{50} 为 33 ng/mL，而根据获得的 PKPD 参数计算所得的 T_{sc} 为 83 ng/mL，这与 51 nmol/L 的游离浓度相对应。在 ROS1 模型中，估算的 k_{max}（0.020 /h）大约是 k_{ng}（0.0086 /h）估算值的 2 倍，这表明 PKDZ 模型预测的劳拉替尼最大抗肿瘤疗效是稳定的肿瘤消退。KC_{50} 和 T_{sc} 的估算值分别为 13 ng/mL 和 10 ng/mL（**表 16.9**）。因此，估算的 T_{sc} 在 ROS1 模型（6.2 nmol/L，游离）中比在 ALK 模型（51 nmol/L，游离）约低 8 倍，这表明劳拉替尼在 ROS1 模型中的抗肿瘤效果比在 ALK^{MT} 模型中更强。

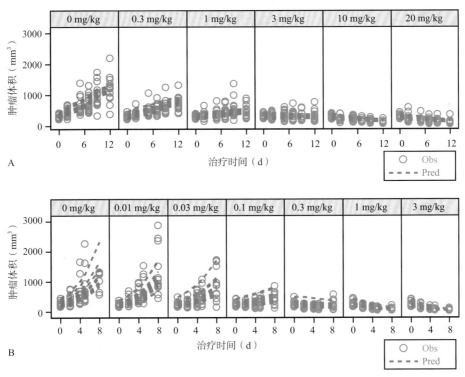

图 16.11　劳拉替尼在 ALK^{MT} 和 ROS1 模型中观察到的肿瘤体积和模型拟合的 TGI 曲线。X 轴表示治疗时间（d），Y 轴表示在 ALK（A）和 ROS1（B）研究中模型拟合的肿瘤生长曲线（Pred）和观察到的个体肿瘤体积（Obs）。资料来源：Yamazaki 等（2014）[30]

表 16.9　在 ALK^{WT} 和 ROS1 模型中的劳拉替尼 PKDZ 参数估算

研究	KC$_{50}$（ng/mL）	k_{max}（/h）	k_{ng}（/h）	T_{ss}（mm^3）	γ
ALK^{MT}	33	0.011	0.0094	1530	1
	（14）	（0.001）	（0.0012）	（201）	（固定值）
ROS1	13	0.020	0.0086	–	1
	（3）	（0.001）	（0.0008）		（固定值）

注：括号内为估计的精确度（SE）；"–"表示不适用。

资料来源：改编自 Yamazaki 等（2014）[30]。

16.5.5　认识 PK–PDDZ

为了理解 ALK^{MT} 模型中劳拉替尼 PK-PDDZ 的关系，**图 16.12** 比较了靶点调节（即 PKPD）和抗肿瘤疗效（即 PKDZ）之间的暴露 - 响应关系。利用 ALK^{MT} 模型中 PKPD 和 PKDZ 建模获得的参数，在 0.01 ～ 10000 ng/mL 的血浆浓度范围内模拟暴露 - 响应曲线。此外，在相同的血浆浓度范围内，研究人员也模拟了劳拉替尼在 ROS1 模型中抗肿瘤疗效的暴露 - 响应曲线（即 PKDZ）（**图 16.12**），而 PKPD 关系则不可用。值得注意的是，在 Y 轴上 TGI 的范围为 0 ～ 120%（包括肿瘤消退），而 ALK 抑制的范围为 0 ～ 100%。

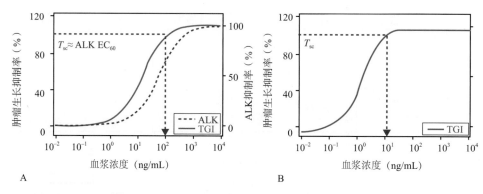

图 16.12 劳拉替尼在 ALK^{MT} 和 ROS1 模型中靶点调制和 TGI 的暴露 - 响应曲线比较。采用 S 形 E_{max} 模型，ALK（A）和 MET（B）在 0.01 ～ 10000 ng/mL 浓度范围内，基于估算的 PK-PDDZ 参数（EC_{50}、E_{max} 和 γ）模拟劳拉替尼对 ALK 抑制和 TGI 的暴露 - 响应曲线。X 轴表示血浆浓度的对数值，Y 轴的左侧表示从 0 ～ 120% 的肿瘤生长抑制率，Y 轴的右侧表示 ALK 抑制率。资料来源：改编自 Yamazaki 等（2014）[30]

在 ALK^{MT} 模型中，ALK 抑制的 EC_{50}（36 nmol/L，游离）比 T_{sc}（51 nmol/L，游离）低 1.4 倍。因此，ALK 抑制的 EC_{60}（52 nmol/L）与 T_{sc} 的估算值大致相当。劳拉替尼的 PK-PDDZ 关系表明，肿瘤停滞需要 60% 的 ALK 抑制，因此 ALK^{MT} 模型中劳拉替尼的 PK-PDDZ 关系不同于 ALK^{WT} 模型中克唑替尼的 PK-PDDZ 关系。如前所述，在表达野生型 EML4-ALK（无 ALK 突变）的 ALK^{WT} 模型中，克唑替尼抑制 50%ALK 与 50%TGI 相关。因此，在 ALK^{MT} 模型中，劳拉替尼介导的 ALK 抑制作用（具有 ALK 突变）发挥了比克唑替尼更明显的抗肿瘤功效。在 ROS1 肿瘤模型中，劳拉替尼的 T_{sc} 估算值（6.2 nmol/L，游离）大约比 ALK^{MT} 模型（51 nmol/L）低 8 倍，表明劳拉替尼介导的抗肿瘤疗效在 ROS1 模型中比 ALK^{MT} 模型更为有效。由于 ROS1 抗体缺乏特异性，在技术上无法在 ROS1 模型中进行体内靶点调节的测试，但体内抗肿瘤功效的差异与针对 ROS1 和 ALK 抑制的体外 EC_{50} 估算值分别为 0.2 nmol/L 和 15 nmol/L 的差异一致。总体而言，通过数学定量 M&S 方法获得了非临床肿瘤模型中劳拉替尼的全身暴露、靶点调节和抗肿瘤功效之间的 PK-PDDZ 关系（图 16.13）。相关研究结果表明，只有劳拉替尼对 ALK 的抑制率达到 60%，在临床上才能达到显著的抗肿瘤效果（100%）。

16.5.6 转化药理学

由于劳拉替尼是继第一代 ALK 抑制剂后的新一代 ALK 抑制剂，与 ALK^{WT} 模型中克唑替尼最初的 50%TGI 相比，劳拉替尼在非临床 ALK^{MT} 模型中以 100%TGI（即肿瘤停滞）作为最低要求的抗肿瘤功效。根据劳拉替尼的 PK-PDDZ 关系，50 nmol/L 的游离 EC_{60} 估算值被认为是 EML4-ALK 突变 NSCLC 患者的 PAC。此外，劳拉替尼抑制 ALK 的游离 EC_{75} 估算值（100 nmol/L）可作为劳拉替尼耐药 NSCLC 患者血浆中劳拉替尼的另一个目标浓度，在这一浓度下，所发挥的抗肿瘤疗效需要与在克唑替尼敏感 NSCLC 患者中所观察到的结果一致。而克唑替尼 PKPD 模拟表明，克唑替尼介导的 ALK 抑制在稳定状态下，每日 2 次 250 mg 剂量可达到＞ 75%[55]。

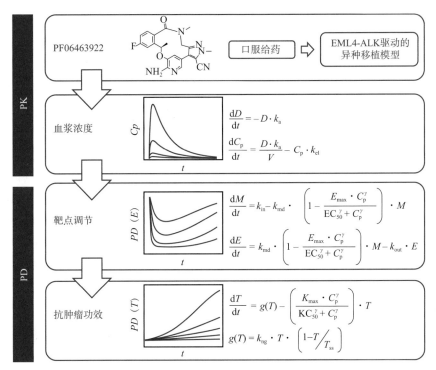

图 16.13　劳拉替尼 PK-PDDZ 模拟在 ALK^{MT} 模型中靶点调节和抗肿瘤功效的定量表征概述。资料来源：改编自 Yamazaki 等（2014）[30]

劳拉替尼是一种十分有效的 ROS1 抑制剂，其体外 EC$_{50}$ 估算值为 0.2 nmol/L，比体外 ALK 抑制（EC$_{50}$ = 15 nmol/L）低 50 倍以上。相比之下，在 ROS1 模型中，劳拉替尼的体内 T_{sc} 估算值（6.2 nmol/L）比 ALK^{L1196A} 模型（51 nmol/L）约低 8 倍。因此，虽然希望劳拉替尼在 ROS1 模型中相对于 ALK^{MT} 模型具有更显著的抗肿瘤效果，但实际效果显然取决于复杂的生物学机制，如肿瘤细胞中广泛而复杂的信号传导串扰和网络等多种不同的体内因素。在 ROS1 模型中，在最低剂量 0.01 mg/kg 下观察到劳拉替尼的体内平均游离血浆浓度（0.5 nmol/L）大约比 ROS1 抑制的体外 EC$_{50}$（0.2 nmol/L）高出 3 倍。然而，在该剂量下所观察到的抗肿瘤功效是最弱的，最后给药日的 TGI 仅为 26%。以上结果表明，在 ROS1 模型中显示出显著抗肿瘤功效所需的劳拉替尼的体内 EC$_{50}$ 对 ROS1 的抑制作用可能要高于体外 EC$_{50}$。然而，通过比较 ALK^{MT} 和 ROS1 模型中的抗肿瘤功效发现，劳拉替尼在 ROS1 重排 NSCLC 患者中较 ALK 阳性患者更容易发挥抗肿瘤功效。因此，当 ALK^{WT} 模型中劳拉替尼的全身暴露达到基于非临床 PK-PDDZ 关系所提出的 PAC 时，其有望在 ROS1 重排患者中发挥强效的抗肿瘤作用。

16.6　总结

历史上，癌症治疗主要局限于细胞毒性药物的化疗，而细胞毒性药物不仅对某些癌症没有选择性，而且常常受到严重毒副作用的限制。近年来，随着分子生物学的快速发展，对 MOA 在癌症治疗中的作用有了更全面的理解，促进了个性化的靶向癌症治疗。由于 MOA 的差异巨大，MTA 的临床治疗策略应不同于传统的化学疗法。传统化疗的一个常见做法是在 Ⅰ 期临床剂量递增研究中将 MTD 确定为 RP2D，而在 Ⅰ 期 MTA 研究中通过监测 MTA 介导的 PD 响应来确定 PAD。在临床试验中，基于 PD 响应识别 MTA 的 PAD 相关临床应用较少，主要原因是活检样本，尤其是系列样本难以获得。为使这一实践取得成功，通过非临床 PK-PDDZ 建模对 MTA 进行定量 PAC 预测可能会填补相关空白。由于预测的 PAC 可用于靶向患者所需的系统暴露，以实现更好的靶点调节。在这种情况下，MTA 的 PAC 可以作为靶点调节的替代标志物，在患者中投射其 PAD，特别是在临床试验中没有生物标志物的情况下。这种方法也可能有助于根据临床系统暴露是否会达到 PAC 来做出通过/不通过决策。因此，在非临床研究中了解 MTA 的定量 PK-PDDZ 关系可以最终提高药物和靶点的置信度，并在临床开发过程中实现 POM 和 POC（图 16.14）。

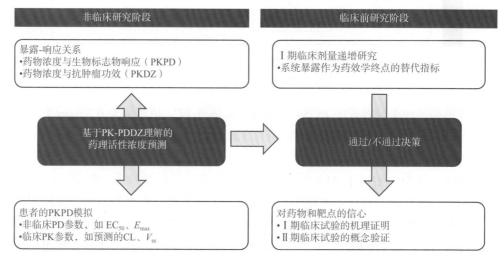

图 16.14　为了增加对药物和临床靶点的信心，在非临床研究中基于对 PK-PDDZ 的理解来制定决策的主要工作流程。资料来源：改编自 Yamazaki 等（2016）[38]

（吴　波　白仁仁 译）

作者信息

山崎真治（Shinji Yamazaki）

　　辉瑞全球研发，药代动力学、动力学和代谢部，美国

缩略语表

缩写	英文全称	中文全称
C	drug concentration	药物浓度
C_e	drug concentration in an effect site	作用部位的药物浓度
C_p	drug concentration in plasma	药物血浆浓度
E_0	biomarker response baseline	生物标志物响应基线
EC_{50}	drug concentration at one-half of maximal effect	半数最大效应浓度
E_{max}	maximal effect	最大效应
g（T）	tumor growth function	肿瘤生长函数
KC_{50}	drug concentration at one-half maximal effect	达到最大效应一半时的药物浓度
k_{e0}	first-order rate constant for equilibration between plasma and effect site	血浆和效应位点平衡的一级速率常数
K_{max}	drug-mediated maximal tumor killing rate constant	药物介导的最大肿瘤杀伤率常数
k_{ng}	first-order net tumor growth rate constant	一阶净肿瘤生长速率常数
M&S	modeling and simulation	建模与仿真
MTA	molecularly targeted agent	分子靶向制剂
NME	new molecular entities	新分子实体
NSCLC	non-small-cell lung cancer	非小细胞肺癌
PD	pharmacodynamics	药效学
PK	pharmacokinetics	药代动力学
PKDZ	pharmacokinetic-disease	药代动力学 - 疾病
PKPD	pharmacokinetic-pharmacodynamic	药代动力学 - 药效学
PK-PDDZ	pharmacokinetic-pharmacodynamic-disease	药代动力学 - 药效学 - 疾病
RP2D	recommended Phase Ⅱ dose	Ⅱ期临床推荐剂量
TKI	tyrosine kinase inhibitor	酪氨酸激酶抑制剂
T_{ss}	maximal sustainable tumor volume	最大可持续肿瘤体积
γ	Hill coefficient	希尔系数

参考文献

1　Kola, I. and Landis, J. (2004). Can the pharmaceutical industry reduce attrition rates? *Nat. Rev. Drug Discov.* **3**: 711-715.

2　Walker, I. and Newell, H. (2009). Do molecularly targeted agents in oncology have reduced attrition rates? *Nat. Rev. Drug Discov.* **8**: 15-16.

3　Arrowsmith, J. (2011). Trial watch: Phase II failures: 2008-2010. *Nat. Rev. Drug Discov.* **10**: 328-329.

4　Sharpless, N. E. and Depinho, R. A. (2006). The mighty mouse: genetically engineered mouse models in cancer drug development. *Nat. Rev. Drug Discov.* **5**: 741-754.

5 Lindner, M. D. (2007). Clinical attrition due to biased preclinical assessments of potential efficacy. *Pharmacol. Ther.* **115**: 148-175.

6 Schuster, D., Laggner, C., and Langer, T. (2005). Why drugs fail - a study on side effects in new chemical entities. *Curr. Pharm. Des.* **11**: 3545-3559.

7 Huang, M., Shen, A., Ding, J., and Geng, M. (2014). Molecularly targeted cancer therapy: some lessons from the past decade. *Trends Pharmacol. Sci.* **35**: 41-50.

8 Le Tourneau, C., Delord, J. P., Goncalves, A. et al. (2015). Molecularly targeted therapy based on tumour molecular profiling versus conventional therapy for advanced cancer (SHIVA): a multicentre, open-label, proof-of-concept, randomised, controlled phase 2 trial. *Lancet Oncol.* **16**: 1324-1334.

9 Le Tourneau, C., Dieras, V., Tresca, P. et al. (2010). Current challenges for the early clinical development of anticancer drugs in the era of molecularly targeted agents. *Target. Oncol.* **5**: 65-72.

10 Casaluce, F., Sgambato, A., Maione, P. et al. (2013). ALK inhibitors: a new targeted therapy in the treatment of advanced NSCLC. *Target. Oncol.* **8**: 55-67.

11 Hojjat-Farsangi, M. (2014). Small-molecule inhibitors of the receptor tyrosine kinases: promising tools for targeted cancer therapies. *Int. J. Mol. Sci.* **15**: 13768-13801.

12 Chien, J. Y., Friedrich, S., Heathman, M. A. et al. (2005). Pharmacokinetics/pharmacodynamics and the stages of drug development: role of modeling and simulation. *AAPS J.* **7**: E544-E559.

13 Cohen, A. (2008). Pharmacokinetic and pharmacodynamic data to be derived from early-phase drug development: designing informative human pharmacology studies. *Clin. Pharmacokinet.* **47**: 373-381.

14 Derendorf, H., Lesko, L. J., Chaikin, P. et al. (2000). Pharmacokinetic/pharmacodynamic modeling in drug research and development. *J. Clin. Pharmacol.* **40**: 1399-1418.

15 Lesko, L. J., Rowland, M., Peck, C. C., and Blaschke, T. F. (2000). Optimizing the science of drug development: opportunities for better candidate selection and accelerated evaluation in humans. *Pharm. Res.* **17**: 1335-1344.

16 Bernard, A., Kimko, H., Mital, D., and Poggesi, I. (2012). Mathematical modeling of tumor growth and tumor growth inhibition in oncology drug development. *Expert Opin. Drug Metab. Toxicol.* **8**: 1057-1069.

17 Huang, S. M. and Lesko, L. J. (2009). Authors' response. *J. Clin. Pharmacol.* **43**: 370.

18 Huang, S. M. and Rowland, M. (2012). The role of physiologically based pharmacokinetic modeling in regulatory review. *Clin. Pharmacol. Ther.* **91**: 542-549.

19 Lalonde, R. L., Kowalski, K. G., Hutmacher, M. M. et al. (2007). Model-based drug development. *Clin. Pharmacol. Ther.* **82**: 21-32.

20 Milligan, P. A., Brown, M. J., Marchant, B. et al. (2013). Model-based drug development: a rational approach to efficiently accelerate drug development. *Clin. Pharmacol. Ther.* **93**: 502-514.

21 Huang, S. M., Abernethy, D. R., Wang, Y. et al. (2013). The utility of modeling and simulation in drug development and regulatory review. *J. Pharm. Sci.* **102**: 2912-2923.

22 Kelland, L. R. (2004). Of mice and men: values and liabilities of the athymic nude mouse model in anticancer drug development. *Eur. J. Cancer* **40**: 827-836.

23 Kerbel, R. S. (2003). Human tumor xenografts as predictive preclinical models for anticancer drug activity in humans: better than commonly perceived-but they can be improved. *Cancer Biol. Ther.* **2**: S134-S139.

24 Peterson, J. K. and Houghton, P. J. (2004). Integrating pharmacology and in vivo cancer models in preclinical and clinical drug development. *Eur. J. Cancer* **40**: 837-844.

25 Burchill, S. A. (2006). What do, can and should we learn from models to evaluate potential anticancer agents? *Future Oncol.* **2**: 201-211.

26 Hollingshead, M. G. (2008). Antitumor efficacy testing in rodents. *J. Natl. Cancer Inst.* **100**: 1500-1510.

27 Richmond, A. and Su, Y. (2008). Mouse xenograft models vs GEM models for human cancer therapeutics. *Dis. Model. Mech.* **1**: 78-82.

28 Wong, H., Choo, E. F., Alicke, B. et al. (2012). Antitumor activity of targeted and cytotoxic agents in murine subcutaneous tumor models correlates with clinical response. *Clin. Cancer Res.* **18**: 3846-3855.

29 Bueno, L., de Alwis, D. P., Pitou, C. et al. (2008). Semi-mechanistic modelling of the tumour growth inhibitory effects of LY2157299, a new type I receptor TGF-beta kinase antagonist, in mice. *Eur. J. Cancer* **44**: 142-150.

30 Yamazaki, S., Lam, J. L., Zou, H. Y. et al. (2014). Translational pharmacokinetic-pharmacodynamic modeling for an orally available novel inhibitor of anaplastic lymphoma kinase and c-Ros oncogene 1. *J. Pharmacol. Exp. Ther.* **351**: 67-76.

31 Salphati, L., Wong, H., Belvin, M. et al. (2010). Pharmacokineticpharmacodynamic modeling of tumor growth inhibition and biomarker modulation by the novel phosphatidylinositol 3-kinase inhibitor GDC-0941. *Drug Metab. Dispos.* **38**: 1436-1442.

32 Yamazaki, S., Nguyen, L., Vekich, S. et al. (2011). Pharmacokineticpharmacodynamic modeling of biomarker response and tumor growth inhibition to an orally available heat shock protein 90 inhibitor in a human tumor xenograft mouse model. *J. Pharmacol. Exp. Ther.* **338**: 964-973.

33 Choo, E. F., Belvin, M., Chan, J. et al. (2010). Preclinical disposition and pharmacokinetics-pharmacodynamic modeling of biomarker response and tumour growth inhibition in xenograft mouse models of G-573, a MEK inhibitor. *Xenobiotica* **40**: 751-762.

34 Yamazaki, S., Skaptason, J., Romero, D. et al. (2008). Pharmacokineticpharmacodynamic modeling of biomarker response and tumor growth inhibition to an orally available cMet kinase inhibitor in human tumor xenograft mouse models. *Drug Metab. Dispos.* **36**: 1267-1274.

35 Yamazaki, S., Vicini, P., Shen, Z. et al. (2012). Pharmacokineticpharmacodynamic modeling of crizotinib for anaplastic lymphoma kinase inhibition and anti-tumor efficacy in human tumor xenograft mouse models. *J Pharmacol Exp Ther*, 2012. **340**: 549-557.

36 Morgan, P., Van Der Graaf, P. H., Arrowsmith, J. et al. (2012). Can the flow of medicines be improved? Fundamental pharmacokinetic and pharmacological principles toward improving Phase II survival. *Drug Discov. Today* **17**: 419-424.

37 Stroh, M., Duda, D. G., Takimoto, C. H. et al. (2014) Translation of anticancer efficacy from nonclinical models to the clinic. *CPT Pharmacometrics Syst Pharmacol.* **3**: e128.

38 Yamazaki, S., Spilker, M. E., and Vicini, P. (2016). Translational modeling and simulation approaches for molecularly targeted small molecule anticancer agents from bench to bedside. *Expert Opin. Drug Metab. Toxicol.* **12**: 253-265.

39 Yamazaki, S., Lam, J. L., Zou, H. Y. et al. (2015). Mechanistic understanding of translational pharmacokinetic-pharmacodynamic relationships in nonclinical tumor models: a case study of orally available novel inhibitors of anaplastic lymphoma kinase. *Drug Metab. Dispos.* **43**: 54-62.

40 Wong, H., Alicke, B., West, K. A. et al. (2011). Pharmacokineticpharmacodynamic analysis of vismodegib in preclinical models of mutational and ligand-dependent Hedgehog pathway activation. *Clin. Cancer Res.* **17**: 4682-4692.

41 Wong, H., Belvin, M., Herter, S. et al. (2009). Pharmacodynamics of 2-[4-[(1E)-1-(hydroxyimino)-2,3-dihydro-1H-inden-5-yl]-3-(pyridine-4-yl)-1Hpyraz ol-1-yl]ethan-1-ol (GDC-0879), a potent and selective B-Raf kinase inhibitor: understanding relationships between systemic concentrations, phosphorylated mitogen-activated protein kinase kinase 1 inhibition, and efficacy. *J. Pharmacol. Exp. Ther.* **329**: 360-367.

42 Gabrielsson, J. and Weiner, D. (2000). *Pharmacokinetic and Pharmacodynamic Data Analysis: Concepts and Applications*. Swedish Pharmaceutical Press.

43 Sheiner, L. B. (1984). The population approach to pharmacokinetic data analysis: rationale and standard data analysis methods. *Drug Metab. Rev.* **15**: 153-171.

44 Wagner, J. G., Aghajanian, G. K., and Bing, O. H. (1968). Correlation of performance test scores with "tissue concentration" of lysergic acid diethylamide in human subjects. *Clin. Pharmacol. Ther.* **9**: 635-638.

45 Felmlee, M. A., Morris, M. E., and Mager, D. E. (2012). Mechanism-based pharmacodynamic modeling. *Methods Mol. Biol.* **929**: 583-600.

46 Levy, G. (1994). Mechanism-based pharmacodynamic modeling. *Clin. Pharmacol. Ther.* **56**: 356-358.

47 Hill, A. V. (1910). The possible effects of the aggregation of the molecules of haemoglobin on its dissociation curve. *J. Physiol. Lond.* **40**: iv.

48 Dayneka, N. L., Garg, V., and Jusko, W. J. (1993). Comparison of four basic models of indirect pharmacodynamic responses. *J. Pharmacokinet. Biopharm.* **21**: 457-478.

49 Sheiner, L. B., Stanski, D. R., Vozeh, S. et al. (1979). Simultaneous modeling of pharmacokinetics and pharmacodynamics: application to d-tubocurarine. *Clin. Pharmacol. Ther.* **25**: 358-371.

50 Mager, D. E., Wyska, E., and Jusko, W. J. (2003). Diversity of mechanism-based pharmacodynamic models. *Drug Metab. Dispos.* **31**: 510-518.

51 Jusko, W. J. and Ko, H. C. (1994). Physiologic indirect response models characterize diverse types of pharmacodynamic effects. *Clin. Pharmacol. Ther.* **56**: 406-419.

52 Sharma, A., Ebling, W. F., and Jusko, W. J. (1998). Precursor-dependent indirect pharmacodynamic response model for tolerance and rebound phenomena. *J. Pharm. Sci.* **87**: 1577-1584.

53 Bissery, M. C., Vrignaud, P., Lavelle, F., and Chabot, G. G. (1996). Experimental antitumor activity and pharmacokinetics of the camptothecin analog irinotecan (CPT-11) in mice. *Anti-Cancer Drugs* **7**: 437-460.

54 Gompertz, B. (1825). On the nature of the function expressive of the law of human mortality, and on the new mode of determining the value of life contingencies. *Philos. Trans. R. Soc. Lond.* **115**: 513-585.

55 Yamazaki, S. (2013). Translational pharmacokinetic-pharmacodynamic modeling from nonclinical to clinical development: a case study of anticancer drug, crizotinib. *AAPS J.* **15**: 354-366.

56 Cui, J. J., Tran-Dube, M., Shen, H. et al. (2011). Structure based drug design of crizotinib (PF-02341066), a potent and selective dual inhibitor of mesenchymal-epithelial transition factor (c-MET) kinase and anaplastic lymphoma kinase (ALK). *J. Med. Chem.* **54**: 6342-6363.

57 Kwak, E. L., Bang, Y. J., Camidge, D. R. et al. (2010). Anaplastic lymphoma kinase inhibition in non-small-cell lung cancer. *N. Engl. J. Med.* **363**: 1693-1703.

58 Ou, S. H. (2011). Crizotinib: a novel and first-in-class multitargeted tyrosine kinase inhibitor for the treatment of anaplastic lymphoma kinase rearranged non-small cell lung cancer and beyond. *Drug Des. Devel. Ther.* **5**: 471-485.

59 Rikova, K., Guo, A., Zeng, Q. et al. (2007). Global survey of phosphotyrosine signaling identifies oncogenic kinases in lung cancer. *Cell* **131**: 1190-1203.

60 Soda, M., Choi, Y. L., Enomoto, M. et al. (2007). Identification of the transforming EML4-ALK fusion gene in non-small-cell lung cancer. *Nature* **448**: 561-566.

61 Shaw, A. T., Solomon, B., and Kenudson, M. M. (2011). Crizotinib and testing for ALK. *J. Natl. Compr. Cancer Netw.* **9**: 1335-1341.

62 Shaw, A. T., Kim, D. W., Nakagawa, K. et al. (2013). Crizotinib versus chemotherapy in advanced ALK-positive lung cancer. *N. Engl. J. Med.* **368**: 2385-2394.

63 Camidge, D. R., Bang, Y. J., Kwak, E. L. et al. (2012). Activity and safety of crizotinib in patients with ALK-positive non-small-cell lung cancer: updated results from a phase 1 study. *Lancet Oncol.* **13**: 1011-1019.

64 Pfizer (2016). XALKORI? (crizotinib) prescribing information http://www. accessdata. fda. gov/drugsatfda_ docs/label/2016/202570s017lbl. pdf (accessed 2 January 2018).

65 Christensen, J. G., Zou, H. Y., Arango, M. E. et al. (2007). Cytoreductive antitumor activity of PF-2341066, a novel inhibitor of anaplastic lymphoma kinase and c-Met, in experimental models of anaplastic large-cell lymphoma. *Mol. Cancer Ther.* **6**: 3314-3322.

66 Zou, H. Y., Li, Q., Lee, J. H. et al. (2007). An orally available small-molecule inhibitor of c-Met, PF-2341066,

exhibits cytoreductive antitumor efficacy through antiproliferative and antiangiogenic mechanisms. *Cancer Res.* **67**: 4408-4417.

67　Mao, J., Johnson, T. R., Shen, Z., and Yamazaki, S. (2013). Prediction of crizotinib-midazolam interaction using the Simcyp population-based simulator: comparison of CYP3A time-dependent inhibition between human liver microsomes versus hepatocytes. *Drug Metab. Dispos.* **41**: 343-352.

68　Yamazaki, S., Johnson, T. R., and Smith, B. J. (2015). Prediction of drug-drug interactions with Crizotinib as the CYP3A substrate using a physiologically based pharmacokinetic model. *Drug Metab. Dispos.* **43**: 1417-1429.

69　Yamazaki, S., Skaptason, J., Romero, D. et al. (2011). Prediction of oral pharmacokinetics of cMet kinase inhibitors in humans: physiologically based pharmacokinetic model versus traditional one-compartment model. *Drug Metab. Dispos.* **39**: 383-393.

70　Sugawara, M., Okamoto, K., Kadowaki, T. et al. (2010). Expressions of cytochrome P450, UDP-glucuronosyltranferase, and transporter genes in monolayer carcinoma cells change in subcutaneous tumors grown as xenografts in immunodeficient nude mice. *Drug Metab. Dispos.* **38**: 526-533.

71　Ou, S. H. (2012). Crizotinib: a drug that crystallizes a unique molecular subset of non-small-cell lung cancer. *Expert. Rev. Anticancer. Ther.* **12**: 151-162.

72　Tan, W., Wilner, K. D., Bang, Y. et al. (2010). Pharmacokinetics (PK) of PF-02341066, a dual ALK/MET inhibitor after multiple oral doses to advanced cancer patients. *J. Clin. Oncol.* **28**: 15s.

73　Cardarella, S. and Johnson, B. E. (2013). The impact of genomic changes on treatment of lung cancer. *Am. J. Respir. Crit. Care Med.* **188**: 770-775.

74　Moreira, A. L. and Thornton, R. H. (2012). Personalized medicine for non-small-cell lung cancer: implications of recent advances in tissue acquisition for molecular and histologic testing. *Clin. Lung Cancer* **13**: 334-339.

75　Li, T., Kung, H. J., Mack, P. C., and Gandara, D. R. (2013). Genotyping and genomic profiling of non-small-cell lung cancer: implications for current and future therapies. *J. Clin. Oncol.* **31**: 1039-1049.

76　Chong, C. R. and Janne, P. A. (2013). The quest to overcome resistance to EGFR-targeted therapies in cancer. *Nat. Med.* **19**: 1389-1400.

77　Remon, J., Moran, T., Majem, M. et al. (2014). Acquired resistance to epidermal growth factor receptor tyrosine kinase inhibitors in EGFR-mutant non-small cell lung cancer: a new era begins. *Cancer Treat. Rev.* **40**: 93-101.

78　Robinson, K. W. and Sandler, A. B. (2013). EGFR tyrosine kinase inhibitors: difference in efficacy and resistance. *Curr. Oncol. Rep.* **15**: 396-404.

79　Yu, H. A. and Riely, G. J. (2013). Second-generation epidermal growth factor receptor tyrosine kinase inhibitors in lung cancers. *J. Natl. Compr. Cancer Netw.* **11**: 161-169.

80　Gerber, D. E. and Minna, J. D. (2010). ALK inhibition for non-small cell lung cancer: from discovery to therapy in record time. *Cancer Cell* **18**: 548-551.

81　Choi, Y. L., Soda, M., and Yamashita, Y. (2010). EML4-ALK mutations in lung cancer that confer resistance to ALK inhibitors. *N. Engl. J. Med.* **363**: 1734-1739.

82　Awad, M. M. and Shaw, A. T. (2014). ALK inhibitors in non-small cell lung cancer: crizotinib and beyond. *Clin. Adv. Hematol. Oncol.* **12**: 429-439.

83　Gridelli, C., Peters, S., Sgambato, A. et al. (2014). ALK inhibitors in the treatment of advanced NSCLC. *Cancer Treat. Rev.* **40**: 300-306.

84　Iragavarapu, C., Mustafa, M., Akinleye, A. et al. (2015). Novel ALK inhibitors in clinical use and development. *J. Hematol. Oncol.* **8**: 17.

85　Wu, J., Savooji, J., and Liu, D. (2016). Second- and third-generation ALK inhibitors for non-small cell lung cancer. *J. Hematol. Oncol.* **9**: 19.

86　Johnson, T. W., Richardson, P. F., Bailey, S. et al. (2014). Discovery of (10R)-7-amino-12-fluoro-

2,10,16-trimethyl-15-oxo-10,15,16,17-tetrahydro-2H-8,4-(m etheno)pyrazolo[4,3-h][2,5,11]-benzoxadiazacyclotetradecine-3-carbonitrile (PF-06463922), a macrocyclic inhibitor of anaplastic lymphoma kinase (ALK) and c-ros oncogene 1 (ROS1) with preclinical brain exposure and broad-spectrum potency against ALK-resistant mutations. *J. Med. Chem.* **57**: 4720-4744.

87 Zou, H. Y., Engstrom, L. D., Li, Q. et al. (2015). PF-06463922 is a potent and selective next-generation ROS1/ALK inhibitor capable of blocking crizotinib-resistant ROS1 mutations. *Proc. Natl. Acad. Sci. U. S. A.* **112** (11): 3493-3498.

88 Zou, H. Y., Friboulet, L., Kodack, D. P. et al. (2015). PF-06463922, an ALK/ROS1 inhibitor, overcomes resistance to first and second generation ALK inhibitors in preclinical models. *Cancer Cell* **28**: 70-81.

89 Guo, A., Villen, J., Kornhauser, J. et al. (2008). Signaling networks assembled by oncogenic EGFR and c-Met. *Proc. Natl. Acad. Sci. U. S. A.* **105**: 692-697.

90 Kirouac, D. C., Du, J. Y., Lahdenranta, J. et al. (2013). Computational modeling of ERBB2-amplified breast cancer identifies combined ErbB2/3 blockade as superior to the combination of MEK and AKT inhibitors. *Sci. Signal.* **6**: ra68.

第 17 章
定量和转化建模在药物发现和早期开发决策中的应用

17.1 引言

近 20 年来，制药行业的临床试验成功率维持在约 10% 的较低水平[1]。制药公司已采取了多种策略，不断努力降低临床失败率，其中最重要的是采用转化和建模方法，以在早期临床和药物研发阶段定量地为决策提供信息。如下诸多因素驱动了该方法日益广泛的应用：

（1）对 Ⅱ 期临床试验中程序损耗根本原因的多项分析表明，在缺乏对药物暴露［药代动力学（PK）］、靶点参与（target engagement，TE），以及 TE 有效性和安全性［药效学（PD）］转换的定量理解情况下，获得阳性结果的可能性大大降低[2-4]。

（2）监管机构越来越多地倡导基于建模的方法，以便在开发的早期和后期指导决策并优化试验设计[5-9]。

（3）临床失败的高昂费用和社会成本推动着将传统经验、线性发现研究范式转变为更灵活、高效的范式以达到预期的实验结果；基于获得的实验结果证实、否定或完善生物学假说或定量解释，研究的动向也做出相应改变。

研发项目团队采用转化药理学（translational pharmacology）和建模方法，整合和解释所有可用的临床前信息以指导决策。此外，转化分析和研究设计已应用于缩小临床前和临床研究之间的差距。通过推进设计更完善、信息更丰富的临床前和早期临床研究，加强研发团队和早期开发团队之间关于数据集和假设的沟通，提高进入临床研究的化合物和靶点的质量，以及更明确地定义定量和客观指导决策的"通过 / 不通过"（Go/No-Go）标准，将有助于提高临床试验的成功率[10-15]。转化药理学的治疗领域是未知的，但因为人们对糖尿病、传染病和高胆固醇血症的相关生物学和有意义生物标志物的研究更为透彻，使得转化药理学更易应用于这些领域。提高转化药理学研究成功率的关键是要在所有治疗领域开发体外和动物模型及生物标志物，以更好地预测临床疗效或评估药效学终点，这些终点与人体概念验证（proof-of-concept，POC）试验中获得的终点相似或相同（详见下文）。

尽管已认识到研发（R&D）效率下降的原因是复杂和多因素的[3, 16]，但仍有相当乐观的观点认为，加强从早期到临床开发的转化和量化方法将极大地提高临床试验成功率。药物发现与开发是一个漫长的过程，制药公司应逐步提高转化和量化思维在多学科药物发现和研发团队中应用的一致性。无论转化药代动力学/药效学（PK/PD）分析对Ⅱ期临床试验成功率的最终影响如何，其在药物发现和早期开发中是具有一定价值的。以下案例研究和公共领域的大量案例研究也证明了其价值[17]。基于其综合性质，即结合了不同来源的关于药物吸收、分布、代谢和排泄（ADME）特性，以及药物有效性和安全性的所有相关信息，转化 PK/PD 有可能阐明药物暴露与疗效之间不同过程的复杂问题。转化 PK/PD 在寻找关键问题答案时促进了"求真"行为，这些答案为内部决策提供了重要依据[3, 12]。

相关量化方法的关键应用领域已按不同主题进行了分组，并在图 17.1 中进行了总结。转化 PK/PD 分析在药物发现中的应用更为直观和成熟，可以客观地为选择最佳候选药物和预测实际的人体有效剂量及方案提供决策依据。转化 PK/PD 分析也可用于定量整合相关候选药物的临床信息，而这些候选药物指向具有可用临床前信息的相同靶点或药理学途径。临床数据可能以最少的假设提供最准确的 PK/PD 关系，并在研发过程中提高对人体 PK、疗效、安全性和最适剂量预测的信心，从而缩短开发时间。此外，将从临床竞争药物或保健药物获得的靶点等信息与内部候选药物分子信息相结合，也可能有助于揭示候选药物分子所必须满足的关键参数和真实靶点，从而为患者提供明确的治疗收益。了解治疗收益及分化潜力，可阻止某些虽然具有良好化合物性质，但不易产生临床差异的化合物通过临床前的后期阶段的评估。强调 PK/PD 可引入筛选模式的其他方面的效率也同样重要。例如，一旦确定了临床前体外和体内效力之间的定量关系，就可以更有选择性地开展新化合物的体内效力评价工作，这将减少对昂贵且费力的动物实验的总体需求[13]。因此，用于评估新化合物的筛选级联可被简化，从而在药物发现过程中更有效地利用资源，而不损害为决策提供信息的能力。因此，转化 PK/PD 的最终目标和收益不仅仅是开发数学模型来描述所观察到的数据，而是深入了解生物机制和针对这些机制的化合物特性，从而通过更具适应性、高效性和灵活性的研究操作计划为决策提供信息并加速药物研发。

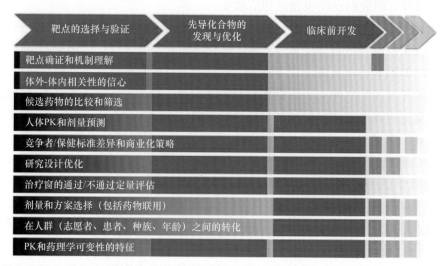

图 17.1　转化 PK/PD 可应用于药物发现和临床开发的关键领域。彩色方块表示解决这些关键问题最有可能产生影响的不同阶段。资料来源：Marshall 等（2016）[17]

根据要解决的具体关键问题，可采用不同的量化方法。为了在已知生物通路中比较基于特定靶点的候选药物，即使在发现计划的早期阶段，相对简单的 PK/PD 数学模型也可以提供非常丰富的信息。根据其预期目的，可以添加机械特性来增强其预测性。为了帮助评估干预特定生物通路的最佳方法（如靶点选择），可使用定量系统药理学或系统生物学模型。这些模型在数学计算上通常是复杂的，在本质上是高度机械化的，可以充分代表生物学过程，并有助于提出相关假说。此外，这些模型还可被用于确定在目标生物通路中靶向多个可能导致相加或协同反应药理学靶点的药物组合。最后，为了降低个体差异性，可应用基于生理学的药代动力学（physiologically-based pharmacokinetic，PBPK）模型。PBPK 模型可被看作前文提到的系统药理学模型的一个子类。就其本质而言，这些模型的建立是在已知目标群体的相关生理特征前提下，将 PK/PD 信息转化至新的目标群体或物种中。上述通用模型方法的发展正以惊人的速度进行，其改进的混合版本也在陆续发布[18-22]。

17.1.1　转化计划

生物标志物在转化 PK/PD 中发挥着重要作用。在美国新泽西州凯尼尔沃思的默克（Merck）公司，研究人员采用了转化生物标志物方案，该方案最初由丹霍夫（Danhof）等[23]提出，并由维塞尔（Visser）等[10]进一步改进（图 17.2）。最初的方案代表了从剂量到临床结果的药物效应事件的因果级联。研究人员调整了这个方案，以阐释特定物种和人体内特定靶点药理学的体外和体内检测方法及生物标志物。在理想情况下，这些检测方法和生物标志物应具有足够宽的动态范围，以允许分级反应测试和随时间重复的测试，且具有可

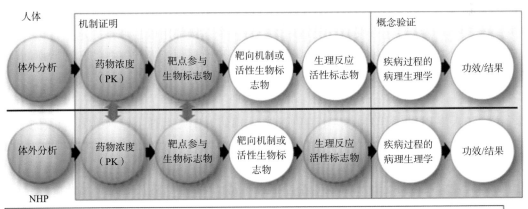

图 17.2　转化生物标志物方案代表了潜在生物标志物和分析的概述和描绘，可用于建立单个物种内特定靶点的 PK/PD 关系，以及跨物种转化。这个特殊的方案显示了 MK-1 转化模型相关分析和数据的可用性。在非人灵长类动物（NHP）中，可为 MK-1 和保健标准生成数据；人体的数据仅仅是为保健标准而收集的。简而言之，这种转化生物标志物方案有助于发现计划中的转化机会及知识势差的透明沟通，并在开发转化建模计划时促进目标的一致性。资料来源：改编自 Visser 等（2013）[10] & Danhof 等（2005）[23]

重复性和特异性，并与目标临床或疾病终点密切相关。对于每个特定物种，可以构建类似的示意性摘要。在研发团队中实践并正在收集数据的分析和生物标志物以蓝色实心圆表示，而需要开发的分析和生物标志物以空心圆表示，因此可以方便地实现数据缺口的可视化和相互交流。双向灰色箭头是通过数学建模实现跨物种定量转化的节点，即从临床前向临床研究外推生物标志物的时间进程和新化合物的功效，反之亦然。转化生物标志物方案易于适应特定的需求。例如，类似的原理可用于绘制和翻译捕获靶点介导毒性的分析及其生物标志物，或将健康志愿者的数据外推至患者。转化生物标志物方案用于临床前和临床活动的转化和定量策略的规划阶段，可在不同职能部门的科学家之间，以及高级管理和管理主体机构之间进行透明的沟通。如上所述，这一工具的使用也可暴露知识缺口，并可能促进对项目转化和建模工作的战略性投资。

以临床前模型为特征的分析或生物标志物的可转化值与临床资料解析密切相关。当疾病背景下的生物靶点不同于临床前动物模型或体外系统中研究的靶点时，需要开发一种策略来获取和使用最合适的临床前信息，以更好地展现所需的候选药物分子的特性。特别是对于生理或病理状态下的药效学反应（图 17.2），应尽可能地强调动物和人体之间高度相似的试验范式和检测方法。经典的动物行为或疾病模型最近引起了很多争议，原因是人们越来越担心其无法预测临床疗效[24, 25]，而使用这一新策略，则可减少此类动物模型的使用。例如，对于疼痛过程中的特定靶点，可使用与靶点相关的生物学成像技术来确定预期的临床相关浓度，而不是基于临床前的疼痛行为模型（未显示数据）。此外，对于体外分析，研究人员投入了大量精力来开展相关组织的生物学研究，或者至少进行对具有相关靶点表达水平的细胞系统的生物学研究。

下文将介绍四个案例研究，说明默克公司如何在药物发现和开发中使用定量建模策略为决策提供信息。四个案例研究涵盖了不同的治疗领域，包括神经科学、糖尿病、抗菌和抗炎，这表明了这些转化方案的广泛适用性。每一个案例都用以强调不同定量转化方案的关键问题（图 17.1）。第一个案例展示了如何通过建模来预测人体 PK、TE 和治疗剂量，从而为临床候选药物的选择和首次人体（first-in-human，FIH）试验研究设计提供依据。第二个案例描述了为临床研究提供参考的实验药理学如何演变为临床信息，以及这些信息如何实现对人体 PD 反应的预测，并如何在临床前研究中为选择下一代临床候选药物提供信息的。第三个案例显示了体外和体内临床前信息是如何在人体临床试验中为日益常见的药物组合情况提供最佳的剂量选择。最后一个案例研究举例说明了对竞争者候选药物的定量分析如何导致在进行了一项规模较小但信息丰富的 Ib 期研究后，最终终止临床化合物研究的决定。

17.2　神经科学：预测新靶点的临床有效暴露量和剂量方案

MK-1 是一种新型的可逆性中枢神经系统（CNS）靶点抑制剂，目前关于其血浆浓度、

CNS-TE 和临床预期反应之间关系的信息较为匮乏。基于 MK-1 的 ADME 特性和药理学特征的体内外临床前数据，转化 PK/PD 模型被广泛应用于指导团队从优化先导化合物到早期临床开发的决策，包括确定候选化合物、FIH 前毒性研究、人体给药剂量预测和早期临床试验设计。

转化生物标志物示意图（图 17.2）以蓝色显示了 MK-1 转化建模中的相关试验和可用数据。该图反映了靶点结合、下游反应和临床疗效并非完全对应。此外，尚无直接探讨动物或人体内 MK-1 主要药理学作用的研究。在一些动物药效模型上进行的临床前研究，有助于建立一个定量的 TE 水平，可能对临床研究具有一定的指导意义（数据未显示）。然而，由于动物模型与人体疾病呈弱相关，因此在预测一种新的、未知机制的化合物（如 MK-1）的临床疗效方面具有不确定性。许多项目（尤其是神经科学领域）开展时存在的一个典型问题就是未明确 TE 和疗效之间的关系。此外，对各类转化生物标志物的了解较少，虽然该信息不是转化模型开发成功的先决条件，但其确实突显了将临床前数据转化为临床疗效的风险（见下文）。利用现有信息，建立转化 PK/PD 模型框架有助于预测临床剂量、血浆浓度 - 时间曲线和人体 TE- 时间曲线，从而实现预期的靶点结合水平的有效假设（图 17.3）。

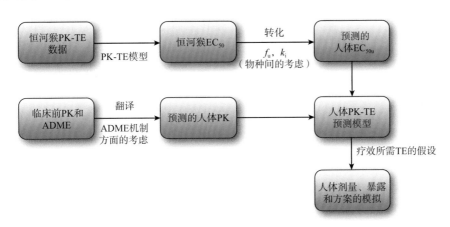

图 17.3 MK-1 的转化 PK/PD 框架示意图

采用正电子发射断层扫描（positron emission tomography，PET）技术，以恒河猴模型评价不同剂量 MK-1 在 CNS 中的药代动力学 - 靶点参与（pharmacokinetic-target engagement，PK-TE）关系。在多个时间点采集血样，并测定 MK-1 的浓度。计算不同时间点恒河猴体内 MK-1 的 TE 度，可评估任何潜在的滞后现象。对不同时间点和剂量下得到的恒河猴血浆浓度 -TE 数据的图形分析表明，数据符合直接效应关系（即未观察到滞后现象），因此 E_{max} 模型（公式 17.1）适用于该数据：

$$靶点参与(TE) = \frac{E_{max} \cdot C_p}{EC_{50} + C_p} \qquad (17.1)$$

式中，在饱和条件下，靶点被完全占据，E_{max} 为 100%；EC_{50} 为靶点结合率达到 50% 时 MK-1 的总血浆浓度；C_p 为 MK-1 的总血浆浓度。

虽然临床前 PK-TE 数据也可从大鼠离体组织和器官试验中获得，但用于临床预测的转化模型框架是以从恒河猴中收集的数据为中心。大鼠和猴均在相关脑区表达 MK-1 的生物学靶点，并且这些物种的体外和体内数据为 MK-1 的疗效和潜在的不良反应提供了关键数据。研究小组将恒河猴选为最具转化相关性的物种，是因为许多神经科学研究表明恒河猴的 PET 数据与人体相似[26]。此外，恒河猴体内 PET 成像方法可为人体 PET 研究提供借鉴。从恒河猴到人体的 PK-TE 关系的数学转换（公式 17.2）首先集中于预测人体内药效（EC_{50}），其中 f_u 为血浆中的游离药物分数，K_i 为细胞培养模型中测定的内在结合效力：

$$\frac{EC_{50人} \cdot f_{u人}}{K_{i人}} = \frac{EC_{50恒河猴} \cdot f_{u恒河猴}}{K_{i恒河猴}} \tag{17.2}$$

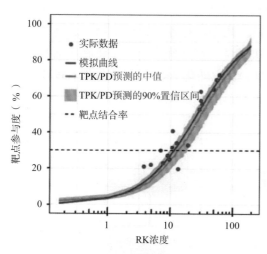

图 17.4　MK-1 浓度与受体结合率的关系。红色实线表示使用转化模型框架预测的人体 MK-1 的 PK-TE 曲线。阴影区表示根据实验不确定度计算的预测曲线的 90% 置信区间。蓝色圆点为实际观测到的人体 TE 数据，蓝色实线为使用公式 17.1 模拟的 PK-TE 曲线，虚线为假设 MK-1 具有临床有效性前提下的靶点结合率

在进行基于模型的效价转换时，假设了几个因素来解释恒河猴和人体之间已知的药物和物种特异性差异。同时，假设口服给药后，游离 MK-1 的血浆药物浓度与 CNS 作用部位的游离、药理相关药物浓度迅速达到平衡。尤为重要的是，MK-1 不是任何已知摄取或外排转运体［包括 P- 糖蛋白（P-gp）］的底物，并且在细胞培养模型中表现出良好的被动渗透性。体外药理学研究表明，在恒河猴和人体之间，MK-1 对其生物靶点的非结合内在效价（K_i）没有显著差异。因此，公式 17.2 被简化为只包含恒河猴和人体之间游离药物部分的差异项。由此预测的人体 PK-TE 关系如图 17.4 所示。

为了使最终设计的 MK-1 临床剂量和给药方案预期有效，需要将预测的人体 PK-TE 关系与一个转化 PK 模型相结合，进而预测 MK-1 的血浆浓度 - 时间曲线。当用于建立 MK-1 PK 模型的几项临床前 ADME 研究（包括胆管插管动物模型中的放射性标记 MK-1 研究）与其他体外和体内代谢研究获得的知识整合时，可以对 MK-1 在人体体内的可能清除机制提出假设。关键的人体 PK 参数，如血浆总清除率、分布体积、生物利用度和吸收率都是根据已知方法进行单独预测[27]，并整合到转化 PK 模型中。

总体而言，当利用转化 PK 和 PK/PD 模型进行模拟预测时，将实验和方法来源的不确定性纳入考虑范围是非常重要的。通过蒙特·卡洛（Monte Carlo）模拟，从每个实验数据或模型参数估计中得出的标准误差，可生成预测人体 PK/PD 参数的不确定性分布。最近，默克公司实施了一个标准化的流程和工具，并将不确定性纳入预测[28]。其他公司也已开发了类似的方法[29]。

使用整合的 PK/PD 模型进行的模拟使研究小组能够解决"临床疗效需要什么剂量和给药方案"这一关键问题（图 17.5）。这个模拟说明 MK-1 在合理剂量和给药方案下达到了预期 TE- 时间曲线的可能性，这也是选择 MK-1 用于临床研发的关键因素。从发现到早期临床开发，模型框架在"学习和确认"范式中不断更新，通过临床信息（可用时）对模型中参数的替换，不断减少了预测中转化的不确定性。图 17.4 显示了在早期临床研发过程中所观察到的 MK-1 人体 PK-TE 关系，证明了该模型的预测价值。建立转化 PK/PD 模型的其他用途是估算在人体有效剂量下的血浆药物暴露量，从而合理选择 GLP 质量管理体系下毒性试验的剂量，以最大

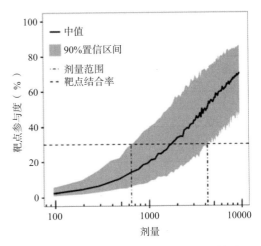

图 17.5　预测的人体 MK-1 剂量与 TE 的关系，包括建模不确定性的显式表达式（阴影区）。这些模拟图显示了特定剂量的 MK-1 达到预期临床有效性的靶点结合率的可能性

限度地提高安全指数，指导早期临床研发的方案制定，并为临床研发团队提供一个框架，以建议在早期临床研究（包括人体 PET 研究）中测试哪些剂量和具体的给药方案。本文所述的定量转化模型也支持在早期临床研究和计算中为"通过/不通过"决策设定客观标准，以确定在早期临床试验中的分组规模。

17.3　糖尿病：利用平台方法在临床先导化合物和候补化合物之间进行双向转化和知识整合

第二个案例介绍了默克公司开发 GPR40 受体激动剂的工作。GPR40 为 A 型 G 蛋白偶联受体，主要在胰腺 B 细胞中表达[30]。2003 年，有研究发现长链游离脂肪酸在正常情况下通过与 GPR40 结合介导葡萄糖依赖性的胰岛素分泌（glucose-dependent insulin secretion，GDIS）来控制餐后血糖[31]。GPR40 和 GDIS 之间的关系确立后，一些公司试图开发 GPR40 激动剂来治疗 2 型糖尿病。GDIS 的一个重要特征是其降糖机制（如胰岛素分泌）只在高血糖状态下被激活，而在正常血糖或低血糖状态下不会被激活，因此降低了低血糖症状的风险。事实上，这一原理在糖尿病/胰岛素抵抗的啮齿动物中得到了证明[32]，从而推进了 GPR40 激动剂的临床研究。

武田（Takeda）制药是首家发布 GPR40 靶点临床验证结果的公司。GPR40 激动剂 TAK-875 在 2 型糖尿病患者禁食和葡萄糖耐量试验（glucose tolerance test，GTT）中均显示出血糖水平显著且持续地降低，且后者伴有胰岛素分泌的适度增加[33, 34]。考虑到开发 2 型糖尿病治疗药物的激烈竞争环境，研究人员采用了几种方案来简化新型 GPR40 激动剂从发现到临床开发的过程，包括有针对性地投资建设定量转化方案。实施定量转化方案会

导致所用体内模型的改变，并涉及先导化合物优化过程中如何评估其药理学特性的问题，同时有助于药物发现和开发工作中的决策。对于 GPR40 激动剂开发团队而言，通过定量 PK/PD 建模探索的关键问题包括按照临床经验反向转化，选择临床剂量小于 50 mg 的候选药物。低临床剂量被认为是减少总体生物负荷，从而减轻肝毒性潜在风险的关键[35]，这是通过临床化合物 TAK-875 所观察到的[36]。本案例研究描述了 GPR40 激动剂的发现过程，以及学习—确认循环（learn-and-confirm cycles）在临床前和临床领域的应用。

17.3.1　药理学试验的革新

　　GPR40 激动剂的早期开发工作，主要是集中筛选出在健康小鼠 GTT 中表现出快速且显著降糖活性的化合物。GTT 是在给予禁食动物葡萄糖后，基于葡萄糖浓度 - 时间曲线下面积的变化情况，评估化合物体内降糖效能的快速方法。在给予葡萄糖 3.5 h 后，小鼠血浆葡萄糖水平可恢复至基线水平。尽管在健康小鼠中采用 GTT 能够构建一种方便的筛选模型，但该动物模型作为转化药理学工具的价值有待进一步考量。如前所述，默克公司非常重视转化相关药理学模型的开发。在理想情况下，这种与转化相关的临床前模型应通过相关的生物学作用机制（建构效度）尽可能地重现人体疾病症状（表面效度），同时也允许用于评估类似临床试验的终点（预测效度）。TAK-875 的临床试验结果表明，在健康受试者中，GTT 的血糖降低并不明显[37]。此外，2 型糖尿病患者空腹血糖最大限度的降低，以及在较高剂量葡萄糖下 GTT 期间血糖的适度降低，出现在 2 周时间的长期给药后[29]。因此，这项临床研究揭示了健康小鼠急性 GTT 模型应用于转化药理学实验的一些缺点。非肥胖型 2 型糖尿病大鼠（Goto Kakizaki rat，GK rat）是在 GTT 中表现出强烈的葡萄糖不耐受和具有轻度空腹高血糖的 2 型糖尿病模型，因此为了更准确地模拟使用 TAK-875 后患者群体的疗效，将 GTT 从健康小鼠转换至 GK 大鼠。GK 大鼠模型可提供在急性 GTT 条件下快速筛选新合成 GPR40 激动剂的平台。此外，与新木（Araki）等[34]所述方法类似，可在饲料中添加受试化合物饲喂动物 2 周，以获得更具临床相关性的空腹血糖。因此，就药效学评价而言，GK 大鼠空腹血糖的变化更类似于临床病例，同时能够对所选的先导化合物启用快速筛选模式（GTT）和更具临床相关性的长期给药模式。

　　鉴于开发低人体剂量化合物的重要性，需要以化合物在体内和体外的评价为基础，进行人体剂量的预测。在急性 GK 大鼠 GTT 中，给予最大有效剂量后，立即采血并测定血浆样品中的药物浓度，初步确定了将人体对应空腹血糖最大程度降低时的血浆药物浓度用于预测先导化合物人体剂量的方法。然后，在长达 2 周的 GK 大鼠研究中，进一步确定了以 PK 谷值为指标寻找最有前景化合物的方法，其中空腹血糖的变化是关键的检测终点。通过调节血浆蛋白的特异性结合，可将 PK 谷值从 GK 大鼠转化至临床候选患者。为了达到预期的人体剂量，根据先前案例研究中描述的临床前 ADME 研究，将预测的人体 PK 靶点与每个新 GPR40 激动剂的转化 PK 模型相结合。这种方法是基于药物反应迅速、直接，并且化合物对大鼠和人 GPR40 亲和力没有差别的假设。通过这一探索方法进入临床试验的化合物，会由于对人体剂量的预测不足而显示出疗效不佳或无效。预测人体有效剂量的不准确性来源于多种因素。例如，外周药物浓度直接引起该时间点所观察到的反应（直接反应）的假设是错误的。此外，化合物的体外试验与体内临床前或临床试验可能没有很好的相关性，因此掩盖了本应考虑的潜在物种差异。以下几种体外测定方法可用于筛选化合物，以在动物模型中进一步评价其生物活性。这些测定方法包括肌醇磷酸酶 1（inositol phosphatase 1，IP1）累积测定、荧光成像酶标仪（fluorescence imaging plate reader，FLIPR）测定和 FLIPR 测定中的血清移位评价，以评估对蛋白结合的影响。然而，在早期的数据集中，没有一项体外试验被证明与体内临床前或临床试验有明显的相关性。造成这种情况的根本原因是，体内药效受时间依赖性现象和葡萄糖基线水平的影响，而这两者均不能与当时使用的体外测定法进行简单关联。

为了提高参考化合物（如 TAK-875 和内部早期临床候选药物）人体剂量预测的准确性，并了解在临床上实现疗效最大化所需的最佳 PK/PD 分布曲线，研究人员进一步改进了 GK 大鼠的实验设计，以更好地反映 GPR40 激动剂的 PK/PD 特征。为此，设计了对禁食 GK 大鼠的单剂量研究，以有效地研究全剂量范围。在这项设计中，连续测试了给药后 48 h 内的血浆药物浓度，以及相应的空腹血糖和血浆胰岛素水平变化，以用于描述之前未研究过的滞后现象。此外，这项研究设计的一个特别之处是着眼于收集尽可能多的信息来描述受试化合物的浓度 - 响应关系，而不是试图证明治疗组之间统计学上的显著性差异。因此，每个治疗组的群体规模大到足以充分捕捉 PK/PD 关系，但不一定足以进行组间比较。这一理念在测定血浆胰岛素变化时尤为重要，因为尽管组间治疗效果未出现统计学意义，但在构建下文所述的转化 PK/PD 模型时被证实可提供非常宝贵的信息。此外，也可将试验组规模从 8 ~ 10 只动物减少到大约 5 只，该试验设计的变化不仅体现了技术优势，还在降低伦理争议的同时，带来了成本效益。最后，PK 和 PD 数据并非来自试验结束时代表性动物子集，而是来自每个时间点的各只动物。因为 PD 中的一些变量可以通过 PK 的个体差异来解释，因此通过个体动物数据可更准确地获得 PK/PD 关系。此外，用于前瞻性模拟的随机变量是对不确定性程度进行刻画的一种指标，包括那些已经在人体试验中以空腹血糖水平作为评价指标的许多 GPR40 激动剂都在这个改良的模型中进行测试。作为一个重要的临床前数据集，可用于开发和校准数学转化 PK/PD 模型，相关内容将在下一节中详述。

17.3.2　转化 PK/PD 模型的开发

为了将体外、临床前和临床数据整合到一个可预测的模型框架中，需要提出一些假设，其中许多假设无论是否使用定量模型都要由项目团队提出。研究人员将这些假设命名为"程序假设"，包括所有 GPR40 激动剂均与受体结合且作用相似（有体外数据支持），化合物没有其他作用机制或未知的靶点，并且 GK 大鼠模型是一个与目标患者人群具有转化相关性的模型。根据上述假设，通过结合 GPR40 的药理学特点，从人体葡萄糖 - 胰岛素整合（integrated glucose-insulin，IGI）模型[38] 开发出了一个可转化、半机械的 PK/PD 模型，并扩展至可使用相同模型结构在多个物种之间实现正向和反向的转化（图 17.6）。

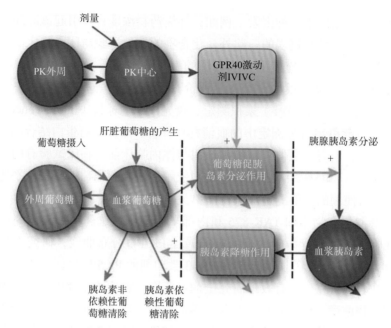

图 17.6   GPR40 激动剂转化整合葡萄糖 - 胰岛素模型示意图

该模型包括以下元素：

（1）剂量与血药浓度相关的群体 PK 模型。

（2）通过 GPR40 受体药理学将药物 PK 与刺激胰岛素分泌相关联的链接模型。

（3）一种在人体内已被广泛研究、与葡萄糖和胰岛素稳态相关的生物系统模型。

模型中描述胰岛素和葡萄糖之间动力学关系的大多数数学参数都是从临床研究中获得的，并将数据异源转换至大鼠。该模型用于表征 GPR40 激动剂在 GK 大鼠体内的 PK/PD 关系，建立体内体外相关性（*in-vitro in-vivo* correlation，IVIVC），并预测其临床降血糖作用。IGI 模型描述了餐后、给予葡萄糖后，以及给药后的血糖和胰岛素水平的动态变化。它还充分收集了 GK 大鼠和临床试验中，TAK-875 在禁食状态、餐后和口服葡萄糖耐量试验（oral glucose tolerance test，OGTT）等条件下的相关临床数据（图 17.7）。

17.3.3   应用 GPR40 激动剂转化 PK/PD 模型建立 IVIVC

在上述单剂量禁食 GK 大鼠 PK/PD 模型中，通过探讨使用不同方法测定药物作用的体外 EC_{50} 值与体内 EC_{50} 估计值之间的 IVIVC，来评估用于预测药物体内效力的体外试验是否最具转化相关性。体内 EC_{50} 值定义为引起胰岛素最大分泌效应 50% 的药物浓度，胰岛素分泌的实际量取决于药物和葡萄糖的浓度（图 17.7）。通过确定的定量关系（如线性或指数方程），便可根据体外数据预测体内效力。用于驱动这一决策的数据集是人和啮齿动物体外与体内数据的组合，以确保实现跨物种的转化。如果简单的相关性无法得出令人信服的 IVIVC，则可使用更为机械化的建模方法在 IP1 分析中建立效价之间的相关性，随后对血浆蛋白结合和体内效价的估算值进行调整（图 17.7）。建立这种关系是一项重要的成果，其通过专注于一个单一、转化相关的 IP1 分析，简化了体外药理学筛选过程并缩短了周期时间，同时也改进了对具有更详尽下游药理学特征的高潜力化合物的识别和选择。

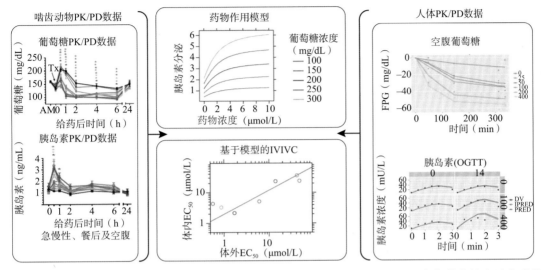

图 17.7 转化分析中包含的数据说明。包括来自典型 PK/PD 研究的 PK 和 GK 大鼠葡萄糖和胰岛素数据；TAK-875[34] 的人体葡萄糖和胰岛素数据；通过体外 IP1 测定不同化合物的 EC_{50} 值（中间底部），使 IVIVC 用于预测体内 EC_{50} 驱动的胰岛素分泌数据。中间顶部图说明了 IVIVC 是如何在模型中使用的，从而阐述了增加血浆药物浓度如何进一步增强葡萄糖依赖性的胰岛素分泌

17.3.4 应用 GPR40 激动剂转化 PK/PD 模型预测临床结果

采用上述转化 PK/PD 模型，前瞻性地预测到 2 型糖尿病受试者在给予 2 周不同剂量 GPR40 激动剂 MK-8666 后的 POC Ib 期研究中的空腹血糖降低。预测结果与实际研究结果的比较如图 17.8 所示，其说明转化平台准确地预测了 MK-8666 所达到的疗效。鉴于这项成功的前瞻性评估，该平台随后被进一步用于指导 MK-8666 后期临床研究计划中的剂量选择。

PK/PD 模型随后被用于指导下一代 GPR40 激动剂临床候选药物的选择。考虑到应用 TAK-875 所观察到的肝毒性问题，以及达到最大限度空腹血糖降低所需较高剂量的 MK-8666 等问题（图 17.8），期待下一个临床候选药物的临床剂量能够低于 50 mg，且可发挥与 150 ~ 300 mg MK-8666 相似的降低空腹血糖的药效。使用转化 PK/PD 模型对 2 型糖尿病患者进行了为期 2 周的临床试验模拟，以探索新型临床前候选药物的预期剂量范围。在这些模拟中，不确定性最初只包括药效参数，随后涵盖了药效和预测的 PK 曲线，最后还包括随机模型的不确定性。两种临床前候选药物模拟的空腹血糖结果如图 17.8B 所示。新候选药物能够与 MK-8666 以综合的方式进行客观比较。通过对显示参数不同不确定度的模拟评估，可以看出 PK 转化的相对不确定度远远大于效力参数（图 17.8B），这就可以决定在后续的试验中该收集哪种对提高预测准确性影响最大的数据。例如，过多的体外效力试验将是徒劳的，因为其对预测剂量的总体贡献是有限的。另一方面，通过深入的临床

前试验来改善人体 PK 预测或将两个候选药物外推至临床进行有限的单剂量评估，可以进一步影响两个最终候选药物之间的选择。虽然模型的不确定性也来自系统参数，即与葡萄糖和胰岛素稳态相关的参数，但这些参数是所有化合物的共同参数。

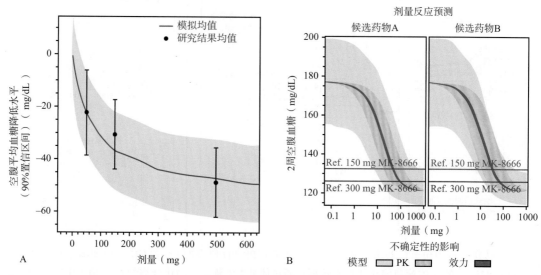

图 17.8　A. 用改进的 IGI 模型模拟 2 型糖尿病患者服用 GPR40 激动剂 MK-8666 2 周后剂量与空腹血糖降低水平之间的关系。实线表示平均预测响应，阴影区域表示 90% 置信区间。黑色圆点表示观察到的临床结果。B. 在类似的为期两周的概念验证研究中对潜在候选分子进行模拟，分别以浅紫色和深蓝色显示 150 mg 和 300 mg MK-8666 的参考模拟血糖水平，以获得潜在候选分子的相应临床预测剂量范围

　　总而言之，这一实例展示了整合药理学和转化药理学在新型 GPR40 激动剂发现和早期开发中的应用，强调了这种方法在指导临床前和临床研究设计方面的影响。通过适当的计划和分析，将来自多个实验的复杂数据集进行整合，从而简化筛选策略，外推至临床剂量选择上，并客观确定下一代分子是否真的能够减少预期的治疗剂量。这里显示的前后转化可确保决策是在最新知识的基础上做出的。

17.4　抗菌药：半机械转化 PK/PD 模型用于指导药物联用临床试验中的最佳剂量选择

　　β-内酰胺（β-lactam，BL）类抗生素（如碳青霉烯类和头孢菌素类）对革兰氏阴性菌的 PK/PD 关系，是由给药间隔时间内药物抗菌浓度高于最小抑菌浓度（minimal inhibitory concentration，MIC）的时间比率（%T > MIC）所决定的 [39, 40]。随着耐药菌株的出现，研发人员需要重新发现新型抗生素或使用新型抗生素的组合疗法，以对耐药菌株感染进行有效治疗。通常情况下，在联合使用两种或多种药物的治疗中，每种药物都可以针对特定且不同的靶蛋白发挥各自的活性。通过判断其组合活性是累加还是协同作用，可进一步探

讨此类组合的药理学作用。然而，对于抗菌药，尤其是用于耐药性菌株的抗菌药，则可采用不同的联合治疗策略。β-内酰胺酶抑制剂（β-lactamase inhibitor，BLI）虽然本身不具有任何杀菌或抑菌活性，但可以通过抑制耐药菌中的 β-内酰胺酶活性，进而抑制该酶对 BL类抗生素的水解，从而恢复抗生素的抗菌作用。在这种情况下，基于 BL 类抗生素和 BLI的暴露 - 响应关系之间的相互依赖性，加之耐药菌很少出现，并且在临床上存在许多混淆因素（包括手术干预、使用非 BL 标准的护理抗生素等），使得在 Ⅱ / Ⅲ 期临床研究中表征 BL/BLI 组合的暴露 - 响应关系变得非常困难。因此，需要依靠体外和动物模型产生的数据来预测 BL/BLI 联合用药的临床疗效。整合和总结各种临床前和临床数据的最好方法是半机械转化框架。本案例将说明如何利用这种临床前和临床信息的半机械模型来指导重要的"通过 / 不通过"药物开发决策，并为 MK-7655（BLI）和亚胺培南 / 西司他丁（imipenem/cilastatin，IPM/CIL）的联合用药选择最佳的剂量。亚胺培南（IPM）是一种碳青霉烯类抗生素，与脱氢酶抑制剂西司他丁联合使用时，可以防止其被代谢，确保尿液中达到足够高的药物水平来治疗尿路感染。

17.4.1　半机械转化 PK/PD 模型的开发

MK-7655［雷巴坦（relebactam）］是一种新型 BLI，目前正处于临床后期开发阶段，其与 IPM/CIL（先前批准的 BL 抗生素）联合使用，可用于治疗耐药革兰氏阴性菌感染。基于药敏试验、啮齿动物体内感染模型、体外中空纤维模型的 PK/PD 研究，以及 Ⅰ 期人体 PK 数据收集，获得了丰富的 PK 和 PK/PD 信息。综合这些信息后，开发出了半机械PK/PD 模型（图 17.9）[41, 42]。半机械模型中使用的数据汇总参见**表 17.1**。

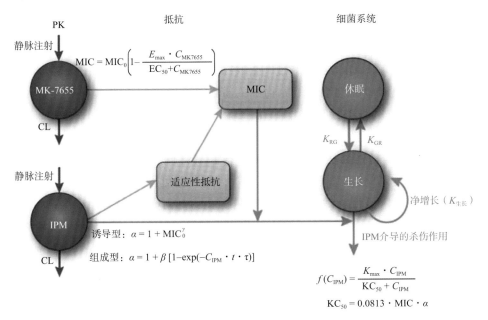

图 17.9　MK-7655 和亚胺培南（IPM）组合抗菌效果的半机械 PK/PD 模型结构示意图。资料来源：改编自 Rizk 等（2012）[41] & Ahmed 等（2012）[42]

表 17.1　MK-7655 半机械转化 PK/PD 模型中使用的体外和体内数据汇总

数据源	描述	功能
体外静态暴露（棋盘格）研究	93 株铜绿假单胞菌的 IPM-MIC 与 MK-7655 浓度分布图（约 500 个数据点）	表征 MK-7655 浓度与 IPM MIC 的关系
体外中空纤维杀伤时效研究	IPM 或 IPM/MK-7655 治疗时，随时间变化的 PK 值和细菌 CFU 值	将 PK 数据与细菌杀伤和适应性抵抗相关联，以拟合模型参数
啮齿动物体内感染模型	随时间变化的 PK 值，并于实验终点测定细菌 CFU 值	模拟证明该模型可从体外转化至体内
人体体内 PK 数据	从 I 期到 II 期临床，单剂量和多剂量 MK-7655 和 IPM 的 PK 值	基于 II 期临床剂量 PK 的 IPM/MK-7655 的疗效

　　与前文所述的 IGI 模型结构类似，机械模型由以下几个模块组成。第一个模块为 PK 子模型，描述了 MK-7655 和 IPM 的 PK 特性。第二个模块为数学模型，描述了耐药革兰氏阴性菌感染中起关键作用的铜绿假单胞菌（*Pseudomonas aeruginosa*）在啮齿动物或人体内的生长。在产生合适的体外数据（包括细菌生长曲线和体外 MIC 数据）后，该第二模块可以很容易外推至其他菌株。半机械模型的开发基于已发表的 PK/PD 模型。PK/PD 模型最初是为体外时间 - 杀伤数据而开发的，之后发现其适用于碳青霉烯类药物（包括 IPM）治疗的小鼠感染[43]。描述细菌增殖的细菌系统参数（速率常数 $K_{生长}$、K_{RG} 和 K_{GR}）均为文献中的固定值，使用 MK-7655 依赖的 MIC 值表达 KC_{50}，而 K_{max} 使用中空纤维数据进行拟合（见下文）。最后，还包含一个"阻力"模块。此模块以数学方式描述了耐药菌的行为，这将降低 IPM 的有效性（通过增加 MIC）和 MK-7655 的影响。而 MK-7655 可以通过降低 MIC 来提高 IPM 对这些耐药菌的有效性。无论 IPM 是否存在，耐药菌都会组成型高表达 β-内酰胺酶，也会根据 IPM 的存在与否，诱导型表达 β-内酰胺酶。耐药菌的这种特性可以在体外进行测定。研究人员使用 93 株铜绿假单胞菌进行了体外静态暴露（棋盘法）实验，研究了 MK-7655 浓度与 MIC 的定量关系。在棋盘法体外试验中，将固定浓度的抗生素稀释液添加到细菌培养物中（通常以高通量的方式，如 96 孔板），以生成大量菌株的 MIC 数据。当考虑联合用药（如 MK-7655/IPM）时，可采用二维棋盘法。当这两种药物的浓度均发生变化时，可以了解每种菌株的 MIC 如何随 MK-7655 浓度的变化而变化。可采用总群方法评估表征 MK-7655 与 IPM 之间相互依赖性的不同参数。同时，也可获得 MK-7655 应变敏感性的随机效应误差，此误差可用于前瞻性模拟。此外，在动态体外中空纤维系统中进行的试验评估了 MK-7655 与 IPM 的不同组合。在这一系统中，病原体在纤维中生长，可以通过这些纤维产生可变的药物浓度（模拟临床 PK 曲线）来研究药物的抗菌效果。利用体外中空纤维时间 - 杀伤数据拟合剩余参数，包括适应性抵抗。如图 17.10 所示，该模型很好地描述了中空纤维数据，其中 94% 的数据点分布于 95% 的预测区间内。

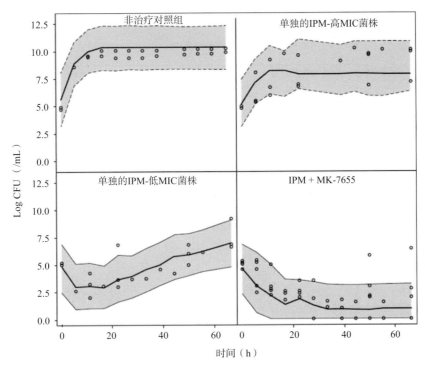

图 17.10　将转化模型与 MK-7655 和亚胺培南（IPM）联用的体外中空纤维时间 - 杀伤数据拟合后进行预测检查。空心圆圈代表观测到的数据，实线代表预测响应的中间值，阴影区域代表 95% 预测区间。CFU，菌落形成单位

17.4.2　应用转化 PK/PD 模型的临床前疗效评估

　　研究人员使用转化 PK/PD 模型预测 MK-7655/IPM 联用对小鼠肺部感染模型的疗效，以证明该模型（主要是在体外试验中开发和校准的）可以转化为体内试验。在小鼠中测定了 MK-7655 和 IPM 的 PK 值，并建立了种群 PK 模型，随后将其用于模拟肺部感染研究的预期结果。为了模拟体内疗效，唯一改变的参数是细菌的最大生长量，该参数的设定参照小鼠体内试验的非治疗对照组的数值。如图 17.11 所示，该模型在小鼠中表现良好，表明其已成功地将体外模型中获得的信息转化为完整的动物模型，进而支持了进一步的临床模拟。该模型现在可用于预测其他 BLI 的体内疗效，以及在棋盘法试验中确定 BLI-MIC 关系并收集或预测部分 PK 信息，可以利用该预测合理地选择新化合物。

17.4.3　应用转化 PK/PD 模型预测临床疗效

　　随后，该模型被用于模拟人体疗效（图 17.12）。使用 I 期和 II 期临床 PK 数据，为 IPM 和 MK-7655 开发了临床种群 PK 模型，所有其他参数都固定为小鼠模拟中使用的数值。所呈现的模拟是基于人体批准剂量 500 mg IPM/CIL 与不同剂量的 MK-7655 相结合，完成了包括 MIC 为 1 ～ 64 mg/L 的组成型菌株和 MIC 为 1 ～ 64 mg/L 的诱导型菌株在内的多

种铜绿假单胞菌菌株的模拟。通过 MK-7655 的剂量 - 响应关系，可以根据相对于菌体预期 MIC 值的疗效，对临床剂量做出合理判断。

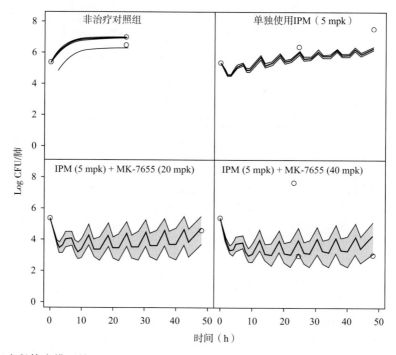

图 17.11 基于小鼠体内模型的 MK-7655 和 IPM 联合对细菌生长 - 杀伤响应的模拟。空心圆圈代表观测数据，实线代表预测响应的中间值，阴影区域代表 95% 预测区间

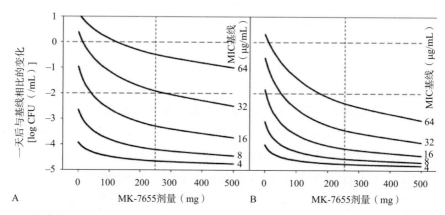

图 17.12 基于临床模型，MK-7655 给药后 24 h 的剂量 - 响应关系模拟。实线表示静态增长，虚线表示 CFU 减少 100 倍。试验中模拟了多种铜绿假单胞菌菌株，包括 MIC 为 4 ～ 64 µg/mL 的组成型菌株（A）和 MIC 为 4 ～ 64 µg/mL 的诱导型菌株（B）

综上所述，研究人员开发了一个半机械 PK/PD 模型，该模型描述了 IPM 和 MK-7655 联合用药的 PK 曲线，以及体外系统中耐药菌株的 PD 分布，并已在小鼠中进行了验证，说明了 BL 类抗生素和 BLI 的药理学相互依赖性。在利用小鼠数据成功进行了体外到体内的转化后，这一模型也使 FIH 试验从发现过渡到临床开发和设计成为可能。在人体内进

行的进一步模拟显示，预测 MK-7655（250 mg）+ IPM（500 mg）的组合可能是治疗 MIC 高达 16 ~ 32 /mg 的 IPM 耐药铜绿假单胞菌感染的一个有效方案，其中约 95% 的铜绿假单胞菌菌株是 SMART 2009 检测研究中分离出来的[44]。转化 PK/PD 模型被进一步应用于辅助从早期到晚期临床开发的过渡，并支持剂量方案的选择，包括临床剂量的调整。进一步在人体内的模拟显示，第二阶段给予 250 mg MK-7655 与每 6 h 给予 500 mg IPM 的组合下，剂量 - 响应关系基本持平，表明在该剂量下达到了剂量 - 响应的平稳状态。因此，预计这将是用于治疗 IPM 耐药铜绿假单胞菌感染的关键Ⅲ期试验的有效给药方案。因此，机械或半机械模型提供了一个强大的工具以综合来自各种数据源（在这种情况下，结合了体外静态和动态实验，结合临床前体内药理学研究和人体 PK 数据）的信息，预测可能通过独特的相互依赖的药物组合发挥疗效的机制。

17.5　抗炎：根据与竞争对手候选药物的潜在差异性对比尽早制定决策

药物获得批准后，缺乏差异性是导致商业销售失败的主要原因。对于制药行业而言，特别是在购买方越来越关注新药附加值的情况下，第三阶段的成功和监管部门的批准具有重要意义。此外，与现有疗法的差异对于获得市场准入而言同样重要。这里的案例研究显示了如何通过早期的数据集成，将建模方法用于早期开发过程中关注"差异化价值"，以为决策提供基于经济价值考量的信息。

针对炎症性疾病，多家生物制药公司正在努力开发靶向与炎症反应相关的一系列靶点的治疗药物。默克公司所开发的化合物 MK-2，旨在成为治疗炎症性疾病的一线药物。鉴于这一领域的激烈竞争，有人提出了一项快速的临床开发计划，包括对健康受试者进行单次递增剂量研究，然后对患者进行联合 I b 期多次剂量递增（multiple ascending dose，MAD）和 POC 研究，从而使 MK-2 直接进入Ⅱb 期的剂量发现研究。

在目标患者群体中进行 I b 期研究有很多益处，其中最重要的是可在目标人群中建立安全性和耐受性，并在后期招募大量受试者加入临床试验之前尽早获得临床 PK/PD 和疗效的相关数据。在这种特殊情况下，I b 期 MAD/POC 研究的药效学终点与Ⅱb 期终点相似，被认为是Ⅲ期成功合理预测的指标。I b 期研究的第一部分是一项随机、双盲、安慰剂对照的 MAD 研究，旨在评估目标人群中 4 种剂量水平 MK-2 的安全性或耐受性，以及初步的 PK/PD 关系。成功完成 MAD 研究后，第二部分研究可以在可靠的统计假设下，针对最大可行剂量评估确定 POC，扩展 MAD 研究中已研究的药效学终点的数据集。

在 I b 期研究的 MAD 部分即将完成时（其中每个剂量水平都有 8 名受试者），一家竞争公司发布了一组具有相关作用机制和相似适应证化合物的Ⅱ期临床数据。这些Ⅱ期数据包括对大约 100 名患者的疗效结果。将 MK-2 的研究结果与竞争对手发布的数据进行比较后，发现了两个问题：①与竞争对手化合物相比，MK-2 起效较慢；②对于临床有效剂量（如可配制的最大剂量），MK-2 在药效学终点的影响稍小。是否继续进行 I b 阶段的

第二部分研究（如在有效的剂量水平上招募更多受试者，以显示明确的 POC），是团队和政府机构所面临的关键问题。

为解决这一关键问题，对多个上升剂量数据进行了基于模型的分析。该分析表明 MK-2 是有效的，并且增加更多的受试者的确会增加围绕临床可行剂量最终估值的置信度。但是，该分析还显示，尽管该剂量的 MK-2 与目前的治疗标准相比有所改善，但其药效可能不如竞争公司的候选药物（图 17.13）。最初，团队犹豫是否要根据 8 名患者的数据来做出决定，并且希望通过增加 20 名患者来启动研究的第二部分。然而，模拟结果表明，在不改变临床策略的情况下，如寻找增加最大存活剂量的方法，MK-2 与竞争对手的可比性很小。鉴于可用于修改临床策略的选择有限，以及竞争对手在开发过程中处于领先地位，因此，公司决定终止该项目。

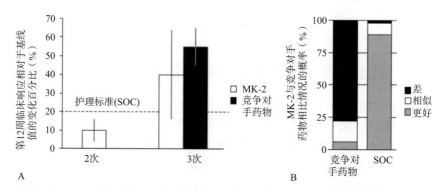

图 17.13 A. 与竞争对手 Ⅱ 期临床数据和当前 SOC（虚线）相比，MAD 研究中给药 MK-2 2 次和 3 次后的药效。B. 计算所得的 MK-2 比竞争对手药物（左）或 SOC（右）表现差、相似或更好的可能性

尽管通过这一小部分受试者反映出的 MK-2 是否会区别于竞争对手的预测准确度具有很高的不确定性。然而，研究小组确信，模拟结果提供了充足的理由，即超越竞争对手的可能性非常小（图 17.13），因此可以尽早做出"不通过"的决定。

17.6 总结

这些不同的案例研究表明，定量药理学和转化药理学以不同的形式出现。这些病例研究是在不同的治疗领域展开的，不仅是为了证明转化 PK/PD 概念是普遍适用的，而且还例证了其在每种疾病中都具有不同的应用优势和局限性。神经科学的例子表明，这一治疗领域的研究项目通常依赖于动物行为模型中确定的 TE，由于缺乏直接位于靶点下游的丰富的生物标志物数据，因此需要在临床研究中进行剂量范围研究的确认。此外，现有研究对用于建立预期有效浓度的某些行为模型的转化价值提出了质疑[24, 25]，这突出了将临床前数据转化为临床疗效的另一个关键风险。然而，对于某些神经系统疾病，目前尚无可行的替代方法。虽然这一问题在神经科学治疗领域更为普遍，但所有的治疗领域都迫切需要更好地了解人体疾病的发病机制，然后利用这些知识开发出能够更准确反映人体疾病生物学特性的动物模型，以更准确地预测人体的治疗反应，并利用与人体研究中相同或相似的药效学终点。一方面，这些进展将增加定量药理学和转化药理学的实用性和应用。另一方面，定量药理学和转化药理学也有助于加深对人体疾病的理解。在实际研究中，微生物模型与实际案例中的抗菌效果比较容易进行对比。抗菌案例表明，为解决微生物变异带来的耐药性问题，探索药物联合治疗中的最佳剂量和剂量方案出现越来越多的挑战。如图所示，通过机械性的 PK/PD 分析，发现优化的抗生素剂量方案可以极大地提高抗菌治疗效果。尽管临床验证性试验将给出该方案的最终结论，但在小鼠肺部感染模型中观察到疗效的前瞻性预测建立了转化价值的信心。甚至在传染病领域，也可能需要更复杂的模型来解决更复杂的治疗策略，如治疗艾滋病的前药和新方法[45]。因此，每个治疗领域都需要考虑各自的生物学知识、临床或临床前模型的实际局限性，以及相关化合物的可用信息，并采用相应的转化 PK/PD 建模策略。在实施成功的转化策略时，特别重要的一点是充分注意所使用的体外和体内试验模型，以及这些临床前研究的试验设计，以优化从每个试验中获得的信息（如糖尿病实例中所描述的）。当试验系统和动物模型中产生的数据具有可疑的临床相关性，并且可能无法很好地转化目标功能和疾病状况时，应该尽量避免使用。数学模型需要与用来建立和校准它们的数据质量一样好。理想情况下，这些转化模型需通过针对同一靶点或同一通路的药物获得的临床数据进行鉴定，然而，在许多情况下（如靶点未知），这些数据无法获得。出于以上考虑，临床借鉴有助于将构想转化至发现项目中。为了有效地执行转化 PK/PD 策略，需要在发现程序中尽早建立正确的分析测定法和模型，以生成能够为临床开发提供参考的适当数据。因此，即使在试验数据生成之前，发现项目也可以从转化 PK/PD 中获益。在药物发现项目团队中，应就局限性和假设条件，寻求临床前试验和数学模型的一致性转化。上述转化生物标志物计划（图 17.2）有助于理解这些讨论内容。

最后，所有例子都有一个共同的特征，即建立了转化 PK/PD 模型来解决一个或多个关键问题，而这些问题对做出正确的决定至关重要。PK/PD 模型的建立也不仅仅是为了描述试验结果，总结表格中估计的参数。研究人员相信，为支持药物发现和开发计划而开发的 PK/PD 模型是足够强大的，能够充分预测新的情况，并具有足够的灵活性，以协助围绕研究计划、化合物和剂量选择，或化合物进展的决策。如前所述，该模型还涉及对与预测相关联的不确定性的理解。但是，由于开发定量框架需要时间和资源，因此一定程度的实用主义也是有必要的。在目前的药物开发环境中，时间和资源都受到持续的限制和审查。因此，即使更大、更机械的模型可以更准确地反映实际的生物学过程，模型也通常不会被过度设计。

在公司内部，转化 PK/PD 的应用得到了大力推广，并在发现和早期开发项目中产生很多益处，如提高筛选程序的严格性和效率，以及对最有希望的临床候选药物或剂量的选择提供更精确的指导。因为掌握不同技能的研究人员需要使用不同的测定方法和资源，所以PK/PD 促进了不同部门之间的协作。如果在项目周期的早期就开始进行 PK/PD 分析，以允许模型开发与项目同步增长，并允许多位研究人员共同参与，那么转化 PK/PD 对协作的总体影响可能实现最大化。PK/PD 分析通常是在项目团队的重要讨论中开展。例如，填补已知的空白，解释有偏差、意料之外的数据，确定需改进的药物分子的特性，或避免不必要的关注并限制项目整体的参数等。因此，转化 PK/PD 模型提供了一个强大的工具，可以综合来自不同数据源的所有相关信息，从而根据最新的综合见解为复杂决策提供借鉴。

（续繁星 译）

作者信息

特克·比特斯（Tjerk Bueters）
　　美国默克有限公司，默克研究实验室，药代动力学部，药代动力学和药物代谢研究组
克里斯托弗·R. 吉布森（Christopher R. Gibson）
　　美国默克有限公司，默克研究实验室，药代动力学部，药代动力学和药物代谢研究组
普拉贾克蒂·A. 科瑟尔（Prajakti A. Kothare）
　　美国默克有限公司，默克研究实验室，药代动力学部，药代动力学和药物代谢研究组
马利卡·拉拉（Mallika Lala）
　　美国默克有限公司，默克研究实验室，药代动力学部，药代动力学和药物代谢研究组
埃里克·M. 帕克（Eric M. Parker）
　　美国默克有限公司，默克研究实验室，药理学部
马修·L. 里兹克（Matthew L. Rizk）
　　美国默克有限公司，默克研究实验室，药代动力学部，药代动力学和药物代谢研究组
丹尼尔·塔托西亚（Daniel Tatosian）
　　美国默克有限公司，默克研究实验室，药代动力学部，药代动力学和药物代谢研究组
玛丽亚·E. 特鲁希略（Maria E. Trujillo）
　　美国默克有限公司，默克研究实验室，药代动力学部，药代动力学和药物代谢研究组
　　美国默克有限公司，默克研究实验室，药理学部
帕万·瓦达迪（Pavan Vaddady）
　　美国默克有限公司，默克研究实验室，药代动力学部，药代动力学和药物代谢研究组
桑德拉·阿格·维瑟（Sandra A.G. Visser）
　　美国默克有限公司，默克研究实验室，药代动力学部，药代动力学和药物代谢研究组

缩略语表

缩写	英文全称	中文全称
ADME	absorption, distribution, metabolism, and excretion	吸收、分布、代谢和排泄
AUC	area under the curve	曲线下面积

缩写	英文全称	中文全称
BL	β-lactam	β-内酰胺
BLI	β-lactamase inhibitor	β-内酰胺酶抑制剂
CFU	colony forming unit	菌落形成单位
CNS	central nervous system	中枢神经系统
FIH	first in human	首次人体
FLIPR	fluorescence imaging plate reader	荧光成像酶标仪
GDIS	glucose-dependent insulin secretion	葡萄糖依赖性胰岛素分泌
GTT	glucose tolerance test	葡萄糖耐量实验
IGI	integrated glucose-insulin	葡萄糖 - 胰岛素整合
IP1	inositol phosphatase 1	肌醇磷酸酶 1
IPM	imipenem	亚胺培南
IVIVC	in vitro to in vivo correlation	体内体外相关性
MAD	multiple ascending dose	多次剂量递增
MIC	minimal inhibitory concentration	最小抑菌浓度
NHP	nonhuman primate	非人灵长类动物
PBPK	physiologically-based pharmacokinetics	基于生理学的药代动力学
PD	pharmacodynamics	药效学
PET	positron emission tomography	正电子发射断层扫描
PK	pharmacokinetics	药代动力学
PK/PD	pharmacokinetic/pharmacodynamic	药代动力学 / 药效学
POC	proof of concept	概念验证
SOC	standard of care	护理标准
TE	target engagement	靶点参与
%T > MIC	time over the minimal inhibitory concentration	抗菌浓度高于最小抑菌浓度的时间比率

参考文献

1　Smietana, K., Siatkowski, M., and Moller, M. (2016). Trends in clinical success rates. *Nat. Rev. Drug Discov.* **15**: 379-380.

2　Morgan, P., Van Der Graaf, P. H., Arrowsmith, J. et al. (2012). Can the flow of medicines be improved? Fundamental pharmacokinetic and pharmacological principles toward improving Phase II survival. *Drug Discovery Today* **17**: 419-424.

3　Cook, D., Brown, D., Alexander, R. et al. (2014). Lessons learned from the fate of AstraZeneca's drug pipeline: a five-dimensional framework. *Nat. Rev. Drug Discov.* **13**: 419-431.

4　Dolgos, H., Trusheim, M., Gross, D. et al. (2016). Translational medicine guide transforms drug development processes: the recent Merck experience. *Drug Discovery Today* **21**: 517-526.

5　Gobburu, J. V. (2009). Biomarkers in clinical drug development. *Clin. Pharmacol. Ther.* **86**: 26-27.

6　Peck, C. C. (2010). Quantitative clinical pharmacology is transforming drug regulation. *J. Pharmacokinet.*

Pharmacodyn. **37**: 617-628.

7   Manolis, E. and Herold, R. (2011). Pharmacometrics for regulatory decision making: status and perspective. *Clin. Pharmacokinet.* **50**: 625-626.

8   Manolis, E., Rohou, S., Hemmings, R. et al. (2013). The role of modeling and simulation in development and registration of medicinal products: output from the EFPIA/EMA modeling and simulation workshop. *CPT. Pharmacometrics Syst. Pharmacol.* **2**: e31.

9   Visser, S. A., de Alwis, D. P., Kerbusch, T. et al. (2014). Implementation of quantitative and systems pharmacology in large pharma. *CPT. Pharmacometrics Syst. Pharmacol.* **3**: e142.

10 Visser, S. A., Aurell, M., Jones, R. D. et al. (2013). Model-based drug discovery: implementation and impact. *Drug Discovery Today* **18**: 764-775.

11 Schuck, E., Bohnert, T., Chakravarty, A. et al. (2015). Preclinical pharmacokinetic/pharmacodynamics modeling and simulation in the pharmaceutical industry: an IQ consortium survey examining the current landscape. *AAPS J.* **17**: 462-473.

12 Peck, R. W., Lendrem, D. W., Grant, I. et al. (2015). Why is it hard to terminate failing projects in pharmaceutical R&D? *Nat. Rev. Drug Discov.* **14**: 663-664.

13 Bueters, T., Ploeger, B. A., and Visser, S. A. (2013). The virtue of translational PKPD modeling in drug discovery: selecting the right clinical candidate while sparing animal lives. *Drug Discovery Today* **18**: 853-862.

14 Allerheiligen, S. R. (2014). Impact of modeling and simulation: myth or fact? *Clin. Pharmacol. Ther.* **96**: 413-415.

15 Milligan, P. A., Brown, M. J., Marchant, B. et al. (2013). Model-based drug development: a rational approach to efficiently accelerate drug development. *Clin. Pharmacol. Ther.* **93**: 502-514.

16 Scannell, J. W., Blanckley, A., Boldon, H., and Warrington, B. (2012). Diagnosing the decline in pharmaceutical R&D efficiency. *Nat. Rev. Drug Discov.* **11**: 191-200.

17 Marshall, S. F., Burghaus, R., Cosson, V. et al. (2016). Good practices in model-informed drug discovery and development: practice, application, and documentation. *CPT. Pharmacometrics Syst. Pharmacol.* **5**: 93-122.

18 Danhof, M. (2016). Systems pharmacology - towards the modeling of network interactions. *Eur. J. Pharm. Sci.* **94**: 4-14.

19 Cao, Y. and Jusko, W. J. (2014). Incorporating target-mediated drug disposition in a minimal physiologically-based pharmacokinetic model for monoclonal antibodies. *J. Pharmacokinet. Pharmacodyn.* (4): 375-387.

20 Ajmera, I., Swat, M., Laibe, C. et al. (2013). The impact of mathematical modeling on the understanding of diabetes and related complications. *CPT. Pharmacometrics Syst. Pharmacol.* **2**: e54.

21 Musante, C. J., Ramanujan, S., Schmidt, B. J. et al. (2016). Quantitative systems pharmacology: a case for disease models. *Clin. Pharmacol. Ther.* . doi: 10. 1002/cpt. 528.

22 Ait-Oudhia, S. and Mager, D. E. (2016). Array of translational systems pharmacodynamic models of anti-cancer drugs. *J. Pharmacokinet. Pharmacodyn.* . doi: 10. 1007/s10928-016-9497-6.

23 Danhof, M., Alvan, G., Dahl, S. G. et al. (2005). Mechanism-based pharmacokinetic-pharmacodynamic modeling-a new classification of biomarkers. *Pharm. Res.* **22**: 1432-1437.

24 Raoof, A. A. and Aerssens, J. (2015). Patient-centered drug discovery as the means to improved R&D productivity. *Drug Discovery Today* **20**: 1044-1048.

25 Tsukamoto, T. (2016). Animal disease models for drug screening: the elephant in the room? *Drug Discovery Today* **21**: 529-530.

26 Bueters, T., Hostetler, E., Rush, T., and Gibson, C. (2016). A heuristic model-based approach to predict human PET receptor occupancy from rhesus monkey. Annual Meeting and Exposition of the American Association for Pharmaceutical Sciences, Denver, CO (13-17 November 2016), Abstr 16-1641.

27 Bueters, T., Gibson, C., and Visser, S. A. (2015). Optimization of human dose prediction by using quantitative

and translational pharmacology in drug discovery. *Future Med. Chem.* **7**: 2351-2369.

28　Lindauer, A., Yee, K., Guo, D. -L., et al. (2014). A tool for first-in-human PK prediction incorporating experimental uncertainty. Annual Meeting of the Population Approach Group in Europe, Alicante, Spain (10-13 June 2014), Abstr 3171.

29　Sundqvist, M., Lundahl, A., Nagard, M. B. et al. (2015). Quantifying and communicating uncertainty in preclinical human dose prediction. *CPT Pharm. Syst. Pharmacol.* **4**: 243-254.

30　Itoh, Y., Kawamata, Y., Harada, M. et al. (2003). Free fatty acids regulate insulin secretion from pancreatic beta cells through GPR40. *Nature* **422**: 173-176.

31　Briscoe, C. P., Tadayyon, M., Andrews, J. L. et al. (2003). The orphan G protein-coupled receptor GPR40 is activated by medium and long chain fatty acids. *J. Biol. Chem.* **278**: 11303-11311.

32　Tan, C. P., Feng, Y., Zhou, Y. P. et al. (2008). Selective small-molecule agonists of G protein-coupled receptor 40 promote glucose-dependent insulin secretion and reduce blood glucose in mice. *Diabetes* **57**: 2211-2219.

33　Burant, C. F., Viswanathan, P., Marcinak, J. et al. (2012). TAK-875 versus placebo or glimepiride in type 2 diabetes mellitus: a Phase 2, randomised, double-blind, placebo-controlled trial. *Lancet* **379**: 1403-1411.

34　Araki, T., Hirayama, M., Hiroi, S., and Kaku, K. (2012). GPR40-induced insulin secretion by the novel agonist TAK-875: first clinical findings in patients with type 2 diabetes. *Diabetes Obes. Metab.* **14**: 271-278.

35　Lammert, C., Einarsson, S., Saha, C. et al. (2008). Relationship between daily dose of oral medications and idiosyncratic drug-induced liver injury: search for signals. *Hepatology* **47**: 2003-2009.

36　Anonymous (2014). Lead GPR40 agonist bites the dust. *Nat. Rev. Drug Discov.* **13**: 91.

37　Naik, H., Vakilynejad, M., Wu, J. et al. (2012). Safety, tolerability, pharmacokinetics, and pharmacodynamic properties of the GPR40 agonist TAK-875: results from a double-blind, placebo-controlled single oral dose rising study in healthy volunteers. *J. Clin. Pharmacol.* **52**: 1007-1016.

38　Silber, H. E., Frey, N., and Karlsson, M. O. (2010). An integrated glucose-insulin model to describe oral glucose tolerance test data in healthy volunteers. *J. Clin. Pharmacol.* **50**: 246-256.

39　Drusano, G. L. (2003). Prevention of resistance: a goal for dose selection for antimicrobial agents. *Clin. Infect. Dis.* **36** (Suppl 1): S42-S50.

40　Novelli, A., Adembri, C., Livi, P. et al. (2005). Pharmacokinetic evaluation of meropenem and imipenem in critically ill patients with sepsis. *Clin. Pharmacokinet.* **44**: 539-549.

41　Rizk, M., Ahmed, G., Young, K., et al. (2012). Interscience Conference on Antimicrobial Agents and Chemotherapy, San Francisco, CA (9-12 September 2012), Abstr. A1763.

42　Ahmed, G. F., Rizk, M. L., Young, K., et al. (2012). Annual meeting of the American Society for Clinical Pharmacology and Therapeutics, National Harbor, MD (12-17 March 2012), Abstr. LBII-3.

43　Katsube, T., Yamano, Y., and Yano, Y. (2008). Pharmacokineticpharmacodynamic modeling and simulation for in vivo bactericidal effect in murine infection model. *J. Pharm. Sci.* **97**: 1606-1614.

44　Young, K., Hackel, M., Lascols, C. et al. (2012). Response to imipenem plus MK-7655, a novel β-lactamase inhibitor, in a surveillance study population of *P. aeruginosa* from SMART 2009. Interscience Conference on Antimicrobial Agents and Chemotherapy, San Francisco, CA (9-12 September 2012), C2-724.

45　Van Lint, C., Bouchat, S., and Marcello, A. (2013). HIV-1 transcription and latency: an update. *Retrovirology* **10**: 67.

第四部分　毒　理　学

第 18 章
临床前毒理学评价

18.1 概述

毒性可归因于基于靶点的机制或化合物的化学结构。基于靶点的毒性主要包括药理作用过强或由于相关通路、受体和离子通道的相互作用引起的毒性，有时也被称作特异性毒性（specific toxicity）。例如，在糖尿病治疗中发挥降血糖作用的化合物可以在高剂量下引起低血糖症。这些作用通常具有特异性，并且与预期的主要药理作用有关。在动物毒性研究中表现出主要药理活性的情况下，可以确定该动物物种的药理学相关性。如果过强的药理作用引起剂量不耐受，则要关注其他未被发现的毒性。

与该化合物的主要药理活性无关的毒性被称作非特异性毒性（unspecific toxicity）。这些毒性源于候选药物的化学结构，包括遗传毒性（如致突变作用和致断裂作用）、反应性（如源自化合物的代谢产物）、过敏性（如源自化合物的理化性质）和非选择性（化合物对主要靶点以外的生物靶点产生的药理活性）[1]。

在早期药物发现阶段，毒理学家会识别和发现相关的毒理学危险因素，通过在先导化合物识别（lead idenification，LI）和先导化合物优化（lead optimization，LO）阶段进行"设计—合成—测试"循环筛选出潜在的候选药物列表[2]。化合物列表一旦确定，就可以对候选药物进行包括体内试验在内的更详尽测试。

基于毒理学数据集中评估风险，毒性结果需要与预期的患者人群和治疗暴露相关联，以确定预期的患者获益。为此，可以根据临床前药代动力学（PK）信息预测临床治疗暴露量。在体内研究中无不良影响的暴露量或相关体外测定法中的半数最大活性浓度（half-maximal activity concentration，AC_{50}，抑制活性或激动活性）与预测的治疗暴露量之间的比率，通常称为安全系数（safety margin）；或者更准确地根据临床前数据得出治疗指数（therapeutic index，TI）或暴露窗口（exposure window）。大多数情况下，设计相关研究以实现最大可能的 TI 有助于识别危害因素，且与 TI 较窄的研究相比，这也将允许在临床环境中探索更广泛的剂量或暴露。然而，重要的是减少在临床试验中对人体的潜在风险，毒性曲线的形状（如陡峭的剂量 - 不良反应响应与渐进剂量响应）、试验结果的严重程度及了解毒性潜在机制的能力在确定未来研究方向上与 TI 一样重要。

本章将讨论非临床毒理学评估的主要组成部分（表 18.1），以支持临床候选药物的风险评估，并使人体临床试验成为可能。

表 18.1 用以支持首次人体 I 期临床研究的通用药物毒性开发计划

安全关注领域	监管指南	安全信号检测类型	评估	研究实例	确定阳性结果对临床试验/人类使用产生影响的示例	化合物用量
二级和安全药理学	[3, 4]	对"不必要"系统的药理作用	与受体、酶和离子通道的相互作用 对生命系统的药理学影响	・体外筛选与二级药理学靶点的结合，并根据需要进行功能性随访研究 ・单剂量体内研究，评估对心血管、中枢神经系统，呼吸，胃肠道和肾功能的影响	包括对临床研究对象的具体监测 根据设定暴露限值设定排除标准	< 100 g
潜在光毒性	[5]	光活化或光降解产物的形成	可见光范围内的吸收光谱 体外测试 体内测试	・3T3 中性红毒性试验	药物暴露时遮光的要求 考虑在动物或人体内进行后续研究	< 1 g
潜在遗传毒性 a)	[6, 7]	遗传毒性致癌性预测	突变染色体损伤	・细菌埃姆斯试验 ・体外小鼠淋巴瘤测试 ・体内微核试验（对于 I 期试验可能是可选的）	在大多数情况下，明确定义的遗传毒性信号妨碍了人体研究 考虑进行早期致癌性测试以允许进一步开发	< 1 g（如果包括体内测试，则为 2 g）
一般毒理学 a)	[7-9]	药理和药代动力学相关性 靶器官毒性 病变的可逆性	临床体征、食量和水的消耗，以及体重 血清和尿液分析 组织病理学 全身暴露水平 在大多数敏感物种中没有观察到的不良反应水平	・单次递增剂量以确定最大耐受剂量（MTD）・重复剂量范围发现（DRF）研究以确定合适的剂量水平 ・关键（GLP）重复剂量研究	提供合理的安全起始剂量 包括对潜在毒性的具体监测 限制剂量和暴露	100 ~ 1000 g，取决于 MTD 和重复剂量研究的持续时 同（14 ~ 28 天和包括恢复组）
局部毒性	[9]	如果需要调研其他给药途径，则在给药部位评估耐受性	确定与给药途径有关的局部影响	・单种，单剂量静脉注射研究，包括血管周围给药 ・皮下/局部给药 配方和剂量率应与临床研究相同	具体监测和控制剂量率	1 g

a) 根据 ICH S9 [7]；基因毒性研究对支持旨在治疗晚期癌症患者的临床试验并非一定非常重要。此外，确定未观察到最大无毒性反应剂量（no observed adverse effect level，NOAEL）或未观察到作用剂量（no observed effect level，NOEL）的毒理学研究对于抗癌药物的临床应用也不重要。但是，应提供毒性恢复潜力的评估，以了解严重的不良反应是可逆的还是不可逆的。

18.1.1　靶点安全性评估

证明某一特定药物靶点具有调节或逆转疾病潜力的科学依据，应辅之以对可能与同一靶点相关的潜在安全不利因素进行同样彻底的科学审查。早期阶段，可能不需要任何具体的实验方法，但建立有效减轻预测和与靶点相关的实际风险的策略是一种十分有效的手段，以在项目迈向临床开发的过程中建立信心。目前尚无确切的数据表明主要药理作用在何种程度上引起化合物的消耗，但有一项预估表明，28% 的临床或临床前毒性的失败与主要靶点介导的毒性有关[10]。

根据靶点的组织或细胞分布，可以区分两种不同类型的靶点相关安全性问题：①在非药理学相关腔室中与其他生物靶点作用而产生的不必要病理生理作用。②与预期腔室中药物主要靶点的药理学直接相关的副作用。在药物达到其主要治疗终点时，可能会加剧临床前和临床不良反应。第一种与靶点相关的毒性有很多。例如，普遍存在的激酶表达模式和多效性反应，以及与其广泛抑制相关的风险，阻碍了大多数激酶抑制剂在肿瘤学以外领域的开发[11]。第二种与靶点相关的安全性问题在抗炎和免疫抑制治疗中尤为常见，靶点的过度调节会引起宿主防御问题，如机会性感染的进展或癌症的扩散[12-14]。再生医学中的新方法同样会增加靶细胞发生恶性转化的风险[15, 16]。

在进行针对新靶点的靶点安全性评估时，首要也最重要的是，调研是否存在有关人体遗传多态性（如功能丧失或功能获得）的报道，以帮助理解该靶点的调节会导致的结果。例如，携带前蛋白转化酶枯草溶菌素 9（proprotein convertase subtilisin/kexin type 9，PCSK9）功能丧失人群的健康表现，可以间接地证实 PCSK9 抑制可作为高胆固醇血症（hypercholesterolemia）的一种安全有效的疗法[17]。以此类推，可以进一步探索已经发生突变或缺失的靶点临床前遗传模型。但是，对遗传动物模型的解释应较为谨慎，因为特定靶点的表达模式或其在生物通路中的相关性和调控作用在不同物种间可能有所不同。例如，在人体和小鼠中，与类维生素 A 相关的孤儿受体 γ（retinoid-related orphan receptor gamma）功能丧失的不同表型就是一个例证[18, 19]。与人体病理学密切相关的靶点在小鼠中可能具有不同的表达模式，从而抑制了最终的表型，这可能解释了临床前模型转译性差的原因。可通过啮齿动物和人体内脂蛋白谱的差异举例来说明这一问题[20]。在小鼠中，血浆胆固醇主要由高密度脂蛋白（high density lipoprotein，HDL）颗粒携带，这种颗粒具有天然的动脉粥样硬化保护作用。尽管在大多数情况下缺乏深入的理解，并且临床前可用模型可能不足，但当能够正确理解转译性的不足时，可以通过生成可重构人体表型的人性化模型系统来缓解这一情况[20]。最重要的是，在大多数情况下，遗传模型不能准确反映靶点的药理学调节[21, 22]，这可能是由于基因操作产生的补偿机制所致。在探索转基因模型的表型时，需要考虑的另一方面是不能完全依赖已发表的观察结果。在大多数情况下，对遗传模型进行研究的动物相对幼小，很少报道 6 月龄以上发生的不良事件。

通常很难将特定毒性归因于特定靶点。不过，基于特定靶点产生的经验和数据可能会变得越来越清晰。过氧化物酶体增殖物激活受体（peroxisome proliferator-activated receptor，PPAR）激动剂就是一个很好的实例[23]。大多数 PPAR-α 和 PPAR-γ 激动剂的临床前毒理学特征是极为复杂的[24, 25]。其特点是在多个器官中具有不同严重程度的毒性信号。如果没有累积的临床经验和临床前数据的共享[26]，这类药物就不可能获得监管部门的批准，不过对于 PPAR-γ 激动剂，至今仍有争论[27, 28]。

关键问题是"如何将对靶点相关安全性问题的理解纳入到化学设计之中，以选择合适的临床前候选药物"，减轻靶点相关安全性问题的一个有效方法是调整化合物的分布特性。在一个简单的近似情况下，可以通过设计无法穿透血脑屏障的化合物来避免其对中枢神经系统（CNS）中靶点的调节所导致的毒理学损害。再如，对于在胃肠道（gastrointestinal，GI）腔侧靶点具有药理作用的药物，则希望其完全避免产生全身生物利用度，因为其毒性与全身隔室中同一靶点的广泛扩散调节有关。

选择性地将药物引导至靶器官可能减少全身暴露和与某种治疗相关的毒性。不同的靶向连接物，如用于肝靶向的 N-乙酰半乳糖胺（N-acetylgalactosamine，GalNAc）[29]，可被融合到活性分子中，目前有一些此类方法的实例正处于临床试验中[30, 31]。这种方法主要应用于反义寡核苷酸领域，与此相关的毒性，特别是严重的血小板减少症，最近引起了相当大的关注[32]。此外，一些新的靶向方法正在早期临床开发中进行评估[33-36]。

优化排泄途径的策略也可以在理论上进行探索：如果预期调节的特定靶点对肾脏功能产生不利影响，则可以考虑优化该化合物的胆汁清除率（如通过增加血浆蛋白结合或改变对不同代谢途径的亲和力）[37, 38]，也可以考虑改变给药途径或频率，但要意识到这可能不适用于特定的适应证。例如，有可能通过切换到肠胃外给药途径来减轻由最大血药浓度（C_{max}）引起的肝脏副作用，从而减少胃肠道和肝脏首过代谢中的高化合物浓度。但是，考虑到患者的依从性或商业吸引力，每天 1 次的长期给药方案可能并不可行。

还有一些实例，通过调节化合物的生化 / 药理特性减轻靶点相关的毒性。例如，许多公司都在努力开发可干扰特定受体 - 共受体相互作用的糖皮质激素受体（glucocorticoid receptor，GR）激动剂，以维持抗炎作用，同时避免糖皮质激素治疗中观察到的常见副作用[39]，如儿童生长障碍、骨密度降低、皮肤变薄、淤青及白内障，这些副作用均与 GR 靶点有关[40]。

总之，许多新药研发项目都存在靶点相关缺陷，有时可通过优化化合物获得有利的 TI，甚至有可能完全避免未来在临床中产生的不良影响。这些都需要作为临床前安全风险评估的一部分进行研究。

18.1.2 化合物安全性评价

简而言之，在没有靶点相关缺陷的情况下，高效、高选择性分子不太可能引起毒性，正如事实证明的那样，人体有效浓度（efficacious concentration，C_{eff}）≤ 250 nmol/L（总药物）和 ≤ 40 nmol/L（游离药物）的药物很少有高于上述暴露水平的监管安全警告[41]。尽管对效价、选择性和 PK 性能进行了精心的优化，但最优的化合物仍可能会高于这些暴露基准。因此，需要有效的方法来鉴定哪些化合物具有最大的治疗窗口。在下文中，将讨论先导化合物的标准毒理学表征，旨在评估与其临床开发路径相关的风险。

18.1.2.1 细胞毒性

通常在早期阶段将细胞毒性终点纳入药物发现筛选级联中，其主要目的是确保体外药效学（PD）模型不会被细胞毒性所混淆。虽然导致细胞死亡的分子固有特性被认为是确定药物安全性的一个重要参数，但体外细胞毒性转化为毒性的转译性却远不一致[42]。研究表明，具有高度细胞毒性（半数最大细胞毒性浓度 CC_{50} < 10 μmol/L）的分子更容易在早期临床前安全性研究中失败[43]。因此，许多制药公司现在将体外细胞毒性评估纳入其标准安全筛选。有必要平衡体外高通量读数的需求与利用模型模仿体内情况的期望。由于目前尚无法协调这些问题，因此最好采取双重途径同时使用两种方法。

标准的细胞毒性测试通常使用非黏附性肿瘤细胞系，在一系列化合物浓度增加的情况下，培养细胞 24 ～ 48 h，并记录细胞活力。最常用的活力测定法所测量的总三磷酸腺苷（adenosine triphosphate，ATP）水平与总细胞数[44]或线粒体脱氢酶活性（MTT 测定法或等效方法）[45]密切相关。其主要目的不是确保化合物安全，而是识别具有破坏细胞完整性的理化性质或具有导致细胞凋亡或坏死的混杂二级药理学特征的分子[43]。此外，肿瘤治疗中使用的核苷类似物［如吉西他滨（gemcitabine）、阿糖胞苷（cytarabine）］之类的药物，需要在细胞内代谢为活性产物以发挥其药理作用[46]，在分析细胞毒性数据时需要考虑到这一点。

在此背景下，值得注意的是，在鉴定亚急性毒理学研究中引起肝毒性的化合物时，与复杂的三维（three-dimensional，3D）细胞模型和人体干细胞来源的肝细胞相比，肝癌细胞系（HepG2）的预测性稍差一些[47]。然而，如上所述，为了评估母体化合物及其代谢产物的细胞毒性，有必要采用一种细胞模型来确保相关代谢酶的表达。例如，众所周知，最常用的肝癌细胞对这些酶的表达水平非常低[47]。

18.1.2.2 线粒体毒性

标准的细胞毒性测试通常在肿瘤细胞系中进行，由于沃伯格（Warburg）效应，肿瘤细胞系很少依赖线粒体产生的 ATP[48]。因此，在这些检测中，特异性干扰呼吸链或氧化磷酸化的分子通常不会被确定为细胞毒性分子[49, 50]。为了避免这种局限性，可以培养和适应肿瘤细胞系（通常是肝癌细胞系 HepG2），使其在半乳糖而非葡萄糖环境中生长。由于没有通过半乳糖厌氧代谢产生的 ATP，肿瘤细胞将被迫利用线粒体氧化磷酸化来生成ATP，这导致对线粒体毒物的敏感性急剧增加。通过比较在半乳糖中生长的细胞与在正常培养条件下生长的细胞的细胞毒性 CC_{50} 值比率，可以鉴定潜在的线粒体毒性物质，以进一步进行表征和风险评估。制药公司经常使用这种检测方法[51]。

18.1.2.3 生物转化和活性代谢产物

药物代谢会增加化合物的亲水性，以促进其从体内排出，这是药物清除的主要途径。在评估小分子的安全性时，了解其代谢活化、失活和解毒作用是非常重要的，因为这一过程可能会产生毒性增加的活性中间体[52-54]。反应性或亲电性代谢产物形成的潜在风险可能导致基因毒性、靶器官毒性或特异性（不可预测的）毒性。评估化合物或其活性代谢物的特异性不良反应的潜在风险仍然是制药行业的主要挑战，大多数制药公司已开发出自己的方法来应对这一风险。汤普森（Tompson）等最近综述了不同活性代谢产物的风险及开展风险评估的方法[55]。代谢系统高度复杂且适应性强，不同物种之间的酶表达模式和底物特异性可能差异很大。这意味着，当基于体外和体内动物实验结果进行推断时，存在低估或忽略在人体内形成的有毒代谢产物的巨大风险。相反，仅在动物系统中形成的代谢产物可能导致与人体无关的假毒理学。

此外，代谢酶的表达模式在组织和器官之间也有不同，且受年龄和性别的影响很大[56-58]。有迹象表明，代谢酶和转运体可产生协同作用（如 CYP3A4 和 PP-gp），这增加了风险评估中使用和解释体外数据的复杂性[59-61]。为此，有几种体外系统，以及新的体内测试方法可用，并可根据需要选择性使用[62]。但是，应该意识到，只有在使用放射性标记化合物进行人体 PK 研究之前（通常不早于临床药物开发的 II 期阶段），才能获得完整的人体代谢产物模式。这些研究将有助于检测人体不成比例的代谢产物，为此可能需要进一步的特殊毒性测试[63]。

代谢缺陷的优化可以通过使用已知的警示结构来支持（如产生化学活性亲电试剂的芳香族体系）。此部分不讨论可能在候选药物中形成的活性代谢产物或"有害"基序的结构特征，具体可参阅最近发表的几篇有关这一问题的综述[64-66]。

尽管也常使用源自细胞系的肝细胞或肝微粒体，概括主要的 I 相和 II 相代谢转化活动的原代肝细胞被认为是鉴定代谢产物的"黄金标准"[67]。为了解决发生在肠壁、血浆或肺部的潜在代谢，对于某些项目可能需要使用这些细胞/组织进行补充代谢研究。此外，诱变试验中使用的代谢激活（见下文）通常是 S9 片段，其由肝脏的胞质和微粒体部分组成。在这里，最常见的是大鼠肝脏中 Aroclor 1254 诱导的 S9 片段[68]。

可在上述任何系统中将捕获剂［如谷胱甘肽（glutathione，GSH）、甲氧胺、氰化物］添加至培养液中，以研究化合物是否被生物活化为活性代谢产物。硬或软亲电试剂对不同的捕获剂表现出特定的化学偏好，并且使用一种以上的捕获剂可能有助于了解化合物潜在的反应性质。进一步的评估可能包括在微粒体或肝细胞的共价结合实验中使用标记的化合物[69]。这一数据可以外推预测活性代谢产物的每日身体负荷[70, 71]。

有了这些数据，即使在最有利的情况下，特异性毒性的风险也不会完全消除。因此，监管机构希望在大规模临床试验开始之前提供有关代谢产物形成的关键信息，包括在适当的情况下，I 相和 II 相代谢，以及比较人体和毒理学研究所用物种的药物代谢途径和暴露程度。有关详细信息，请参见人用药品注册技术要求国际协调会，ICH M3 指南第 3 节[9]。

18.1.2.4　二级药理学

二级药理学研究旨在检测化合物的任何脱靶或无意作用。这些研究最初是针对不同于预期治疗靶点的多种靶点（如受体、离子通道、酶和转运体）进行多孔体外分析，以确定可能导致人体药物不良反应的特定分子相互作用。对于发生结合的靶点，使用后续测试来确定源自与受体结合的生物学效应的性质（如激动性、拮抗性）和发生这一作用的浓度。然后可以将该浓度与主要药理学靶点处的治疗浓度进行比较，并用于预测不良作用的幅度。此类数据可为体内安全药理学（safety pharmacology）研究的设计提供信息，以验证和监测特定的有害作用，如第 19 章所述。

由于脱靶药理学，与药物相关的最典型不良事件是对人体 ether-a-go-go 相关基因（human ether-a-go-go-related gene，hERG）钾离子通道的抑制。hERG 抑制可能会由于心脏动作电位的变化而导致心血管效应。这些变化可能导致临床情况下的 QT 间期延长，也称为"尖端扭转型室性心动过速"，这与许多猝死病例及随之而来的黑框警告和停药有关[72, 73]。

几种计算机模拟[74, 75]和体外模型可用于评估 hERG 抑制作用。电压钳位技术代表了该领域的"黄金标准"，提供了有关离子通道功能及其扰动的实时机械信息。作为对体外 hERG 抑制信号的后续研究，通常使用麻醉的豚鼠[76]和非啮齿动物的遥测意识动物进行体内研究。ICH S7B 指南涵盖了对候选药物及其代谢产物 hERG 抑制作用的评估，用于非临床评估人用药物对延迟心室复极化（QT 间隔延长）的潜在作用[4]。

2012 年四家主要制药公司发布了在药物发现阶段进行体外药理学脱靶分析的原理、策略和方法，包括在提议的 44 个靶点组合中纳入相关靶点的理由[77]。此外，作者强调了评估治疗窗口的不同方法，将 AC_{50} 数据与主要靶点体外生化数据、预测的人体内治疗性游离血浆浓度（游离 C_{max}）和临床前模型中的实验暴露相关联，以进行更全面的风险评估。早期脱靶筛选可支持先导化合物的设计和选择，确定脱靶毒性风险降低的最有前景的候选药物。在临床试验之前，需要使用更多且更广泛的脱靶筛选来表征候选药物。

18.1.2.5　光毒性

对于分布于受光照射组织（皮肤、眼睛）中的人用药物，如果化合物被 290 ～ 700 nm 范围内的自然光激活，则可能会产生光毒性（phototoxicity）。相关的 ICH 指南中描述了对潜在光毒性的评估[5]。第一步是确定吸收光谱。如果在自然光范围内的任何波长下，摩尔消光系数（molar extinction coeffie，MEC）不超过 1000 L/（mole·cm²），则无需进一步测试。然而，当鉴定出较高水平的 MEC 时，则存在产生具有光毒性潜力的活性氧的担忧，此时光暴露时化合物的组织浓度是用于预测光毒性风险的重要参数，而组织分布研究为药物在光暴露组织中的存在和保留提供了重要信息。

最广泛用于预测光毒性的体外试验是 3T3 中性红光毒性试验，经济合作与发展组织（Organisation for Economic Co-operation and Development，OECD）发布了相关指南[78]。尽管这是一种公认的测定方法，阴性结果被认为是可靠的，但制药行业的经验表明，假阳性结果也可能存在。在后一种情况下，应将测试的阳性结果作为后续研究或临床预防措施的标志（即在试验过程中避免受试者受日光照射）。

评估光毒性潜力的体内研究方案需要对化合物的 PK 曲线有充分的了解，以确保对动物的辐射发生在最大化合物暴露量的时间点（time point associated with maximum compound exposure，T_{max}），并确定研究的持续时间。化合物与黑色素结合的能力还决定了需要使用有色素的动物模型还是无色素的动物模型。动物光毒性研究的阳性结果可以通过未观察到最大无毒性反应剂量（NOAEL）方法进行处理，在该方法中，应采用人体暴露限值来降低临床光毒性的风险。

在临床试验中一些方法可用于确定光毒性潜力，应根据具体情况进行选择，可能包括不良事件（如红斑和皮肤刺激性）的标准报告或专门的光安全性试验[5]。

18.1.2.6　遗传毒理学

遗传毒理学（genetic toxicology）研究的重点是鉴定和分析对生物体遗传成分具有毒性的物质。术语"遗传毒性"是用于区分化学物质对 DNA 具有和不具有内在亲和力的一般描述。遗传毒性物质具有几种与核酸相互作用的常见化学或物理特性（如亲电性）[79]。遗传毒物可根据其诱导基因核苷酸序列、染色体结构或染色体数目发生特定稳定变化的能力进行分类。核苷酸序列的变化被归类为突变（mutation）；染色体损伤被称为致裂解作用（clastogenicity）；染色体数目的变化被称为非整倍性（aneuploidy）。由于遗传毒性常常与诱变性（mutagenicity）混为一谈，关键是要注意并不是所有的遗传毒性物质都是诱变的，因为其可能不会引起 DNA 序列的改变。但是，根据定义，所有诱变剂均具有遗传毒性。

通过计算机程序基于化学子结构的警报系统，如 MCASE、MC4PC 和 Derek[80]（请参阅第 20 章），可评估感兴趣化合物的遗传毒性潜力。尽管后续的体外评估需要证实这些结果，但可以此为首要步骤[81]。

遗传毒性测试可评估化合物对 DNA 的影响，以验证其破坏生物体遗传结构的潜力。许多合同研究机构（CRO）提供了非临床安全性实验室管理规范（non-Good Laboratory Practice，non-GLP）下按比例缩小的埃姆斯试验（Ames test）的高通量版本（请参阅下文），仅需少量的化合物（毫克级）即可支持早期决策和化学设计。这种有限的埃姆斯试验可作为候选药物筛选过程中遗传毒性的良好预测方法。在先导化合物优化期间，许多制药公司都开展 non-GLP 版本的 5 株埃姆斯诱变试验，以及体外染色体畸变试验，如微核试验（micronucleus assay）[82]。这些测试可确定 DNA 相互作用或损伤的机制，以预测突变性和潜在的致癌性。基于这些结果，可以计划后续进行的机制研究，以评估遗传毒性作用的模式（即直接或间接），作为进一步的风险评估步骤。同时也开发了相应的毒物基因组学方法，并用于区分间接作用与直接作用的基因毒素[83]。

为了进行初步临床试验，标准试验组 GLP 遗传毒性测试包括对细菌反向突变测试（5株埃姆斯试验 ± 代谢活化）的致突变性进行评估。此外，还应在体外或体内评估对哺乳动物细胞的遗传毒性[6]。标准试验组包括以下两个选项。

选项 1 包括：

（1）细菌基因突变测试（5 株埃姆斯试验）[84]。

（2）染色体损伤的细胞遗传学试验（体外中期染色体畸变试验[85]或体外微核试验[86]）

或体外小鼠淋巴瘤 *Tk* 基因突变试验[87]。

（3）体内遗传毒性试验，通常是使用啮齿动物造血细胞对微核或中期细胞染色体畸变进行的染色体损伤测试[88]。

选项 2 包括：

（1）细菌基因突变测试（5 株埃姆斯试验）。

（2）对两种不同组织的遗传毒性进行体内评估，通常是使用啮齿动物造血细胞进行微核分析，然后进行第二次体内分析。除非有其他原因，否则一般是肝脏的 DNA 链断裂试验。

在临床开发的早期阶段，阴性遗传毒性试验结果通常被用作长期致癌风险的替代物，而且在药物上市前也不允许进一步的试验。对于具有间接作用模式且被鉴定为具有体外遗传毒性的化合物，将需要其他体内数据来确定这些体外信号的生物学意义，并评估其固有的遗传毒性。遗传毒理学试验中的阳性反应可能是重复剂量临床研究的不利因素和潜在障碍，除非可以直接证明人体暴露对试验参与者没有风险。此外，了解体外阳性化合物背后的机制以支持进一步风险评估研究的定义：体外裂解性反应将需要进行额外的测试以确定其在体内的相关性，而如果具备了合理的安全系数，则优选化合物可能会被直接推进至进一步的开发阶段[89]。建议寻求其他科学建议，并参考相关指南[6]，从而为相关后续研究设计合理的策略。但是，如果体外遗传毒性测试为阴性，则无需进一步测试即可开展早期临床研究。对于拟用于晚期癌症治疗的药物，遗传毒性研究并不被认为是支持患者临床试验的必要条件[7]。ICH S9 适用于"患有难治性或对当前疗法有耐药性的晚期癌症患者，或认为当前疗法无法带来益处的晚期癌症患者"[7]。但是，应该进行遗传毒性研究，以支持在健康志愿者或预期寿命延长的患者中进行试验。

18.1.2.7　遗传毒性杂质

候选新药遗传毒性评估的另一个领域是对活性成分合成、生产和存储过程中可能出现的杂质进行评估。新版 ICH M7 指南提供了一个实用框架，并强调了在确定诱变杂质水平时对安全性和质量风险管理的考虑，以限制杂质的潜在致癌风险[90]。其着重于 DNA 反应性杂质，这些杂质通常使用上一节中所述的埃姆斯试验进行鉴定。ICH M7 建议，应使用两种互补的定量构效关系（quantitative structure-activity relationship，QSAR）方法进行计算机毒理学评估，以预测细菌诱变试验的结果，并将之作为监管意见的一部分[90]。具体而言，一种方法应基于专家规则，而另一种方法应基于统计。利用这些预测方法的QSAR 模型也应遵循 OECD 提出的验证原则。M7 指南旨在补充 ICH Q3A（R2）、Q3B（R2）和 ICH M3（R2）[9, 91]。其不适用于 ICH S9[7, 90, 92] 范围内定义的用于晚期癌症适应证的药物和药品。

简而言之，杂质评估分为两个阶段：

（1）应考虑已鉴定出的实际杂质的诱变潜力。

（2）对最终药物中可能存在的潜在杂质进行评估，以确定是否有必要进一步评估其诱变潜力。

2016 年，多家制药公司发布了对 M7 所达成的共识。该提案详细说明了如何对给定的预测进行补充的专家评审，还提供了相关建议，详细说明了专家分析的内容，并描述了将其包括在监管文件中的情况 [92]。

毒理学关注阈值（threshold of toxicological concern，TTC）这一概念定义了任何未经研究的具有可忽略的致癌性或其他毒性作用风险的化学物质的可接受摄入量。当将 TTC 概念应用于评估原料药和药品中诱变杂质的可接受限度时，每天 1.5 µg 的剂量值（终身暴露情况下，理论患癌风险小于十万分之一）是合理的。根据哈伯（Haber）定律 [93]，根据毒物浓度（c）和毒物暴露时间（t）之间的近似关系，已经建立了针对日摄入量短于终身限度（less-than-lifetime，LTL）的临床阶段性 TTC。基于此，在不到 1 个月的治疗方案中，潜在的遗传毒性杂质的每日可接受摄入量可能为 120 µg。但需要强调的是，对于杂质的阶段性 TTC 的应用必须根据具体情况进行考虑。

已确定某些结构群具有很高的遗传毒性，以至于理论上摄入量甚至低于 TTC 都将与潜在的重大致癌风险相关。这组强效致突变致癌物，被称为关注队列，包括黄曲霉毒素类、N-亚硝基类，以及烷基 - 氧化偶氮类化合物 [90]。

18.1.2.8 临床疗效和 PK 研究中安全终点的纳入

尽早识别潜在的安全隐患至关重要，因为这些数据将被用于指导设计更好的化合物。针对特定问题的定制毒理学研究是一个有效的选择，但这通常需要专门的规划、资源和预算，因此可能不切实际。研究毒理学相关缺陷的一种重要替代方法是对体内 PD 和 PK 研究的标准进行修改。可以在 PD 实验中加入额外的终点或更高剂量的附加组，以验证从体外数据中发现的风险。常规测试，如肝酶的常规血浆生化或核心器官（如肝、心脏和肾脏）的血液学和组织病理学研究，可以适当地补充 PD 研究以揭示潜在的副作用。将 PD 研究用于安全性调研时，在从毒理学角度得出结论之前，PD 模型的背景知识至关重要。例如，脂肪肝或坏死可能只是肥胖症模型的"背景"，而不一定是化合物所诱导的。

在 PK 研究中，纳入更高剂量（如达到预期人体 C_{max} 的 10 倍或 30 倍）可以确认是否可在没有临床症状的情况下达到更高的暴露水平，并可以验证假设剂量 / 暴露线性以评估化合物积累的潜在风险。

监测 PD 或 PK 研究中观察到的潜在临床症状的能力将支持专门的毒理学研究设计及最佳候选药物的选择。

18.1.2.9 安全药理学

安全药理学研究是在首次人体（FIH）试验之前评估新药对重要器官系统的潜在影响，第 19 章将对其进行详细介绍。在药物进入临床试验前，应完成对中枢神经系统（CNS）、心血管（CV）系统和呼吸系统影响的核心组合试验的研究（通常是急性单剂量研究）。

啮齿动物通常用于 CNS 和呼吸系统评估，而非啮齿动物则用于评估基于 CV 的终点。在基于 GLP 的毒理学研究中，结合特定的安全药理学参数可减少动物的使用，且这种方法也受到监管机构越来越多的监管。可参考第 19 章，以深入了解核心研究和必要的后续试验。

18.1.2.10　最大耐受剂量 / 剂量范围发现研究

为了降低未来关键 GLP 研究的风险，建议对化合物的吸收和潜在毒理学进行探索性研究。可以通过简单的设计（使用少量动物和有限的一组终点）来实现，其中包括核心器官的组织病理学评估。这些研究剂量水平的衔接至关重要，因此建议动物供应商、化合物的性质（如盐型和晶型）及制剂尽可能不更改，并确保用于毒性测试批次中的杂质分布具有代表性。

最初的研究通常是对一小群动物（通常是一只雄性和一只雌性非啮齿动物，以及三只雄性和三只雌性啮齿动物）给予单次递增剂量，直至达到最大耐受剂量（maximum tolerated dose，MTD）。重要的是，在剂量递增之间允许适当的化合物"冲洗"（通常近似于化合物的五个或更多血浆半衰期），以最大程度地减少药物积累。对于非啮齿动物，可以从监测不耐受迹象的同一物种中获得血液样本以评估化合物的暴露。对于啮齿动物，应尽可能考虑使用微量采样方法[94]，但可能需要卫星组，具体取决于对化合物浓度进行生物分析所需的血液采样量。

一旦根据临床体征确定了 MTD，则可在进行总体病理检查的尸检之前，对物种再观察一段时间（如 14 天）以获得任何潜在的延迟毒性。重要的是将剂量逐步增加到无法忍受的剂量极限来定义 MTD。但是，当存在全身性暴露饱和或甘露酮限制（如最大可行剂量）时，对于预期临床剂量不超过 1 g 的药物，不建议剂量增加超过 1 g/kg。MTD 研究及可能的特定相关安全药理学研究满足单次急性毒性试验的要求，尽管不需要遵守 GLP，也应以适当的格式进行报告。

通常在 MTD 研究之后进行剂量范围发现（dose range finding，DRF）研究，包括在 7～14 天的时间内重复给药。典型的试验设计包括一个对照组（单独接受赋形剂）及 2～3 个剂量组。在 DRF 研究中，高剂量组通常使用与 MTD 相当的剂量，具体取决于在 MTD 研究中确定的效果。通常就全身暴露［曲线下面积（AUC）和 C_{max}］而言，低剂量应与高剂量彼此充分区别开。值得强调的是，如果两个剂量水平之间的暴露差异小于 3 倍，则该研究几乎没有意义。小规模通常指两只雄性加两只雌性非啮齿动物，或者是五只雄性加五只雌性啮齿动物。在某些情况下，可以遵循 3R 原则［替代（replacement）、减少（reduction）和改进（refinement）][95]，重复使用 MTD 研究中的非啮齿动物，但在结果解释时应予以说明。DRF 研究的主要目的是指导后续 GLP 研究的设计和剂量水平。DRF 研究不会（也不应）定义安全范围，因为研究设计和少量动物不太可能提供完全确定的剂量水平，而且尸检评估也可能受到限制。尽管如此，对全身暴露［毒物动力学（toxicokinetics，TK）］及其与给药剂量关系的评估为 GLP 毒理学研究中的剂量设定提供了有用信息。

18.1.3　GLP 毒理学

选择合适的候选药物进行临床开发后，安全评估的工作原理将会随之改变。在药物发现阶段，尤其是在先导化合物优化的设计—合成—测试循环中，重点是测试大量可用性有限的化合物（毫克级），以最大程度地发挥所需作用，并最大程度地减少不良影响。在临床前开发过程中，重点是大规模制备（千克级）所选化合物用于支持相关研究。特别是进行毒性研究，以检测出任何意料之外的毒性，这将显著增加对开支、动物和其他资源的需求。

为了确保相关研究的可接受性，并使人体临床研究成为可能，指南提供了一个统一的质量标准（OECD GLP）和主要区域范围（即北美、欧洲和日本）。GLP 的 OECD 原则可确保获得与工业化学物质和制剂安全相关的高质量的可靠测试数据。这些原则是在协调测试程序以数据互认（mutual acceptance of data，MAD）的背景下创建的。ICH 发布了适用于常规药物开发过程中常见情况的指导文件，可作为药物开发的一般指南。对于小分子药物，M3 指导文件为大多数临床开发提供了起点[9]。

为了支持人体的首次给药治疗，需要开展一套全面的非临床研究。其中包括二级和安全药理学的体内外研究、基于两类哺乳动物（啮齿类和非啮齿类）的单次 MTD 给药和重复给药后的一般毒性研究、遗传毒性研究和光毒性研究（见**表 18.1**）。一般而言，非临床体内研究的给药途径应与临床研究中的给药途径相同。例如，如果设计了一个人体口服药物的项目，则需要补充一项静脉注射的毒性研究用以支持最终的人体 PK 研究。

为了避免在选定候选药物和获得大规模生产资源的开发过程中出现延误，应确定适合于非临床安全性测试的物种。在选择用于 GLP 毒理学研究的物种时应考虑的因素包括：所有人体代谢物相关代谢模式的可用性、达到与预期人体暴露量有关的获得足够全身暴露的潜力、支持预期给药方案的给药途径可行性，以及药理学相关性。这些信息通常是从非临床 PD、PK 和安全性研究中获得的，最终实现候选药物的选择，尽管其中一些研究是在疾病模型中进行的。必要时，应设计补充研究以确保某一特定物种的适应性和相关性。

小分子药物研发时，需提交啮齿类及非啮齿类哺乳动物的毒理学实验数据。重要的是，至少一个物种需表现出与预期的人体作用模式相似的药理反应性，至少一个物种需提供与人体预测相似的代谢模式，并且能够提供超出预期人体治疗作用的 TK 范围。许多情况下，健康温顺的大鼠（如 HanWistar 或 Sprague Dawley）和比格犬（如 Harlan 或 Marshall）是安全药理学和一般毒理学研究的默认物种。重要的是，大鼠和犬都比较容易在相关 CRO 的毒性试验场所获得，并且具有明确的背景病理学特征。此外，已开发了几种直接适合于分析这些物种临床参数的测定方法。GLP 毒理学研究中经常使用的其他物种还包括小鼠、仓鼠、小型猪和非人灵长类动物（如食蟹猴）。

18.1.3.1　一般毒理学

研究的总体设计包括对照组、低剂量组（接近治疗剂量）、中剂量组和高剂量组（接近 MTD），通过检测意外毒性来评估相关的暴露范围。给药途径应与拟进行的临床试验相同。给药间隔应提供覆盖或超出临床暴露范围一段时间内的暴露曲线。关键性研究的持续时间应与拟支持临床试验的持续时间匹配，即使是短时间的单剂量人体试验也应至少为 14 天。对于后期临床开发（Ⅲ 期或注册），后续毒理学研究的持续时间将更长（3 或 6 个月），以分别支持长达 3 或 6 个月的试验。对于较长的临床试验和注册，一般毒理学研究的时间为啮齿动物 6 个月，非啮齿动物 9 个月。

高剂量组针对动物对毒性效应的潜在敏感性低于人体进行了补偿，这有助于在人体试验中获得可靠的安全暴露极限。中剂量组提供了毒性的剂量 - 响应关系，通常是低剂量和高剂量之间的几何平均值。剂量水平通常应至少提供全身暴露范围的 3 倍间隔。如果剂量水平的范围很广（如间隔明显大于 3 倍），则可以根据 MTD 和 DRF 研究确定的情况考虑使用中等剂量水平的其他试验组。在所有情况下，都需要基于所有可用数据来支持所选的剂量水平。尽管不是强制性的，但也可能在最初的关键性研究中纳入恢复组，以确定任何毒性发现的可逆性。

关键性研究的终点包括全身性药物暴露、临床体征（包括行为、食物和水的消耗、体重、眼部检查、非啮齿动物心电图、存活率）、临床化学（包括电解质、肝酶、血浆葡萄糖、血液学）、尿液分析、尸检（多达 20 个不同器官的重量和外观）和组织病理学（每只动物的 40 多个不同组织[96]）。根据药物类别和任何已知问题，在适当情况下也可以包括其他终点。

关键性研究的目的是确定毒性靶器官、毒性类型（如药理学与非特异性）、剂量依赖性、时间依赖性、物种特异性和安全范围。所有这些数据构成了确定药物 NOAEL 和相关暴露（C_{max} 和 AUC）的基础。

18.1.4　基于毒理学数据进行首次临床试验

在首次人体给药之前，需要根据所有的毒理学和药理学数据确定一个安全的临床起始剂量。根据 FDA 指南[97]，包含两种选择，基于 NOAEL 或最低预期生物效应水平（minimum anticipated biological effect level，MABEL）。在 NOAEL 选项中，通过相关动物数据确定 NOAEL 之后，应选择最恰当的方法将动物剂量外推到人体等效剂量（human equivalent dose，HED）[97]。安全起始剂量通常为 HED 的 1/10 或更少，以补偿物种敏感性的差异。在 MABEL 中，使用 PK 缩放、靶点亲和力和血浆蛋白结合来估计发挥药理作用的最低血浆浓度。考虑到用于人体评估的起始剂量不应引起显著的药理作用，将起始剂量设置为 MABEL 的 1/10。根据确定的毒性类型和剂量 - 毒性响应曲线的陡度，可以对 1/10 的安全系数进行调整。

此外，在毒性研究中确定对人体的最大允许剂量或暴露。毒性通常被分为：

（1）人体不明显的毒性（如呕吐，研究中经常在犬中观察到呕吐）。在这种情况下，通常使用最敏感物种 NOAEL 的相关参数。

（2）在临床试验中监测显示为可逆、无严重风险或可控的毒性（如血压变化、低血糖）。在耐受性研究中，采用先兆生物标志物确定剂量递增试验的停止标准。

（3）无法监测的不可逆毒性，或发生于人体将会是非常严重的毒性（如癫痫发作、心律不齐和器官毒性）。由于在毒理学研究中人体可能比动物更为敏感，因此暴露极限可以降低至 NOAEL 的一小部分。

一旦收集了有关安全起始剂量、暴露极限和毒性概况的所有信息，毒理学家就可以为通用技术文档（common technical document，CTD）的非临床模块 2 和 4 做出预测，提交研究报告，并将所有数据的总结包括在内，以为临床研究人员提供指导。CTD 格式可被所有 ICH 区域接受，包括美国（IND）和欧洲（IMPD）。有关 CTD 内容（包括模板）的更多信息，请浏览 ICH 网站[98]。

当需要在非常有限的临床试验中生成化合物的早期人体数据时，可采用上述方案替代。这些探索性的临床研究包括既没有治疗目的，也没有对该化合物的人体耐受性进行评估的实例，如 PK 研究、生物标志物研究和微量给药研究[42]。例如，在人体中使用正电子发射断层扫描（PET）支持单剂量的非临床安全计划，通常包括体外靶点研究、动物药理学研究，以及根据 GLP 延长剂量后观察 10 mg/kg 剂量的大鼠单剂量毒理学研究、体外遗传毒性试验［根据 GLP 或构效关系（structure-activity relationship，SAR）进行埃姆斯试验和小鼠淋巴瘤试验］[42]。这些研究可以基于普通化合物，而无需使用放射性物质进行毒性测试。这种测试范例允许累积剂量不超过 100 μg 的人体研究，其中任何此类剂量都是非药理学的。此外，也可以设计其他安全性测试来支持不同的探索性临床试验，如单次亚治疗剂量或治疗剂量，建议读者参考当前的 ICH 指南[42]以获得更多示例和指导原则。

18.1.5 | 期临床试验后的毒理学研究

随着项目在临床开发中的进展，临床研究的后期阶段可能需要进行其他非临床毒理学研究，如图 18.1 所示。延长关键研究的持续时间通常是一个重要的考虑因素，治疗的患者群体也是如此。例如，考虑到有生育潜力的妇女（women of childbearing potential，WOCB）或儿童患者，将对生育能力（通常在啮齿动物中）、生殖、胚胎 / 胎儿和产后发育（啮齿动物，如兔子），以及幼年动物进行相关毒性研究[9]，如 OECD 中所述[99]。此外，在新药注册之前或存在特定致癌问题时，从预期的作用方式（如 PPAR-α 激动剂）或临床前研究的结果出发，需要对两种啮齿动物进行致癌性研究。这通常需要在大鼠模型中对药物评估 2 年，在转基因小鼠模型中评估 6 个月[100, 101]。相关研究分阶段进行，以使临床开发计划和相关决策得到适当的推进。也需要对临床试验中鉴定出的人体代谢物和化合物 / 产品批次中的杂质在上述毒理学研究中进行评估，具体视情况而定。

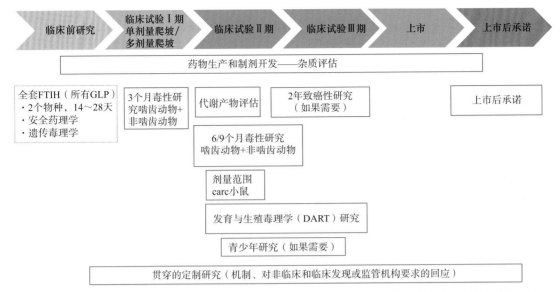

图 18.1　临床开发阶段与非临床安全性研究之间的关系。为了进行首次人体临床试验,需要开展重复剂量、安全药理学和遗传毒性研究。毒理学研究的持续时间和时机应考虑不同的临床阶段。需要进行人体代谢产物评估,以确保毒理学种类的适当性、致癌性评估和毒性重现潜力。根据适应证、毒理学特征和儿童患者的目标年龄,可能需要进行青少年毒性研究。药物产品的批准可能取决于批准后的研究。在整个开发过程和产品生命周期中,需要更多的毒理学支持来解决新出现的杂质问题

18.2　结论

本章从法规的角度,参考典型的全套安全性研究对一般安全评估要素进行了介绍。相关指南已作为早期临床开发过程的指导工具。重要的是要认识到,支持 Ⅰ 期临床试验的安全性评估只是药物开发项目中毒理学评估的初始部分。对特定的非临床研究,或临床试验中观察到的毒性信号进行持续的调查和监测,对于项目的有效管理和成功至关重要。

一种新药的毒性评估取决于试验概况和作用方式、其预期治疗用途的背景,以及相关的竞争格局。这一点再怎么强调也不过分。在大多数情况下,不同药物研发项目之间的评估也会有所不同,并且始终会反映不同机构的不同风险认知和策略。因此,与其他药物开发学科的研究人员(如临床医生、原料药制造商、药剂师)、外部专家和监管机构的磋商也是安全评估的重要组成部分。这将基于可用的投资、资源和结果,为可能的最佳决策提供依据,以确保毒理学研究服务于最终的研究目的。

(郭子立　叶向阳　译)

作者信息

萨拉·摩西（Sara Moses）
　瑞典麦地韦 AB 公司（Medivir AB），非临床药物安全部
乌尔夫·安德森（Ulf Andersson）
　瑞典阿斯利康（AstraZeneca），IMED 生物技术部，安全性管理，药物安全性和代谢部门
马丁·比格（Martin Billger）
　瑞典阿斯利康，IMED 生物技术部，安全性管理，药物安全性和代谢部门

缩略列表

缩写	英文全称	中文全称
AC_{50}	half-maximal activity concentration（either inhibitory or activating）	半数最大活性浓度（抑制性或者激活性）
AUC	area under the curve	曲线下面积
CC_{50}	half-maximal cytotoxic concentration	半数最大细胞毒性浓度
C_{eff}	effective plasma concentration	有效浓度
C_{max}	maximal plasma concentration	最大血药浓度
CNS	central nervous system	中枢神经系统
CRO	contract research organization	合同研究机构
CV	cardiovascular	心血管
CYP3A4	Cytochrome P450 family 3 subfamily A member 4	细胞色素 P450 3A4
DRF	dose range finding	剂量范围发现
GalNAc	N-acetylgalactosamine	N-乙酰半乳糖胺
GI	gastrointestinal	胃肠道
GLP	Good Laboratory Practice	药物非临床研究质量管理规范
GR	glucocorticoid receptor	糖皮质激素受体
HED	human equivalent dose	人体等效剂量
ICH	International Conference on Harmonization	人用药品注册技术要求国际协调会
IMPD	Investigational Medicinal Product Dossier	医药药品研究档案
LO	lead optimization	先导化合物优化
MABEL	minimum anticipated biological effect level	最低预期生物效应水平
MTD	maximal tolerated dose	最大耐受剂量
NOAEL	no observed adverse effect level	最大无毒性反应剂量
OECD	Organization for Economic Co-operation and Development	经济合作与发展组织

缩写	英文全称	中文全称
PCSK9	proprotein convertase subtilisin/kexin type 9	前蛋白转化酶枯草溶菌素 9
PPAR	peroxisome proliferator-activated receptor	过氧化物酶体增殖物激活受体
QSAR	quantitative structure–activity relationship	定量构效关系
TI	terapeutic index	治疗指数
TTC	treshold of toxicological concern	毒理学关注阈值

参考文献

1 NCBI (2013). Casarett and Doull's toxicology: the basic science of poisons-NLM Catalog. https://www. ncbi. nlm. nih. gov/nlmcatalog/101586259 (accessed 27 December 2017).

2 Hornberg, J. J. and Mow, T. (2014). How can we discover safer drugs? *Future Med. Chem.* **6**: 481-483.

3 The Tripartite Harmonised ICH Guideline2 (2000). Safety pharmacology studies for human pharmaceuticals S7A. http://www. ich. org/fileadmin/Public_Web_Site/ICH_Products/Guidelines/Safety/S7A/Step4/S7A_ Guideline. pdf (accessed 27 December 2017).

4 The Tripartite Harmonised ICH Guideline (2005). The non-clinical evaluation of the potential for delayed ventricular repolarization (QT Interval Prolongation) by human pharmaceuticals - S7B. http://www. ich. org (accessed 27 December 2017).

5 The Tripartite Harmonised ICH Guideline (2013). Photosafety evaluation of pharmaceuticals S10. http://www. ich. org/fileadmin/Public_Web_Site/ICH_Products/Guidelines/Safety/S10/S10_Step_4. pdf (accessed 27 December 2017).

6 The Tripartite Harmonised ICH Guideline (2011). Guidance on genotoxicity testing and data interpretation for pharmaceuticals intended for human use - S2(R1). http://www. ich. org (accessed 27 December 2017).

7 The Tripartite Harmonised ICH Guideline (2009). Nonclinical evaluation for anticancer pharmaceuticals - S9. http://www. ich. org (accessed 27 December 2017).

8 ICH Harmonised Tripartite Guideline (1998). Duration of chronic toxicity testing in animals (rodent and non rodent toxicity testing) S4. http://www. ich. org/fileadmin/Public_Web_Site/ICH_Products/Guidelines/Safety/ S4/Step4/S4_Guideline. pdf (accessed 27 December 2017).

9 The Tripartite Harmonised ICH Guideline (2009). Guidance on nonclinical safety studies for the conduct of human clinical trials and marketing authorization for pharmaceuticals - M3(R2). http://www. ich. org (accessed 27 December 2017).

10 Guengerich, F. P. (2011). Mechanisms of drug toxicity and relevance to pharmaceutical development. *Drug Metab. Pharmacokinet.* **26**: 3-14.

11 Wu, P., Nielsen, T. E., and Clausen, M. H. (2016). Small-molecule kinase inhibitors: an analysis of FDA-approved drugs. *Drug Discov. Today* **21**: 5-10.

12 Timlin, H. and Bingham, C. O. (2014). Efficacy and safety implications of molecular constructs of biological agents for rheumatoid arthritis. *Expert. Opin. Biol. Ther.* **14**: 893-904.

13 Bugelski, P. J., Volk, A., Walker, M. R. et al. (2010). Critical review of preclinical approaches to evaluate the potential of immunosuppressive drugs to influence human neoplasia. *Int. J. Toxicol.* **29**: 435-466.

14 Crawford, M. and Curtis, J. R. (2008). Tumor necrosis factor inhibitors and infection complications. *Curr. Rheumatol. Rep.* **10**: 383-389.

15 Petersen, T. and Niklason, L. (2007). Cellular lifespan and regenerative medicine. *Biomaterials* **28**: 3751-

3756.

16　Fu, X. and Xu, Y. (2012). Challenges to the clinical application of pluripotent stem cells: towards genomic and functional stability. *Genome Med.* **4**: 55.

17　Zhao, Z., Tuakli-Wosornu, Y., Lagace, T. A. et al. (2006). Molecular characterization of loss-of-function mutations in PCSK9 and identification of a compound heterozygote. *Am. J. Hum. Genet.* **79**: 514-523.

18　Okada, S., Markle, J. G., Deenick, E. K. et al. (2015). Impairment of immunity to Candida and Mycobacterium in humans with bi-allelic RORC mutations. *Science* **349** (80): 606-613.

19　Liljevald, M., Rehnberg, M., Söderberg, M. et al. (2016). Retinoid-related orphan receptor γ(RORγ) adult induced knockout mice develop lymphoblastic lymphoma. *Autoimmun. Rev.* **15**: 1062-1070.

20　Pendse, A. A., Arbones-Mainar, J. M., Johnson, L. A. et al. (2009). Apolipoprotein E knock-out and knock-in mice: atherosclerosis, metabolic syndrome, and beyond. *J. Lipid Res.* **50** (Suppl): S178-S182.

21　Force, T. and Kolaja, K. L. (2011). Cardiotoxicity of kinase inhibitors: the prediction and translation of preclinical models to clinical outcomes. *Nat. Rev. Drug Discov.* **10**: 111-126.

22　Bunner, A. E., Chandrasekera, P. C., and Barnard, N. D. (2014). Knockout mouse models of insulin signaling: relevance past and future. *World J. Diabetes* **5**: 146-159.

23　Aoki, T. (2007). Current status of carcinogenicity assessment of peroxisome proliferator-activated receptor agonists by the US FDA and a mode-of-action approach to the carcinogenic potential. *J. Toxicol. Pathol.* **20**: 197-202.

24　Peraza, M. A., Burdick, A. D., Marin, H. E. et al. (2005). The toxicology of ligands for peroxisome proliferator-activated receptors (PPAR). *Toxicol. Sci.* **90**: 269-295.

25　Youssef, J. and Badr, M. (2011). Peroxisome proliferator-activated receptors and cancer: challenges and opportunities. *Br. J. Pharmacol.* **164**: 68-82.

26　Lee, W. -S. and Kim, J. (2015). Peroxisome proliferator-activated receptors and the heart: lessons from the past and future directions. *PPAR Res.* **2015**: 1-18.

27　Bortolini, M., Wright, M. B., Bopst, M., and Balas, B. (2013). Examining the safety of PPAR agonists - current trends and future prospects. *Expert Opin. Drug Saf.* **12**: 65-79.

28　Amato, A. A. and de Assis Rocha Neves, F. (2012, 2012). Idealized PPAR-Based therapies: lessons from bench and bedside. *PPAR Res.* 1-9.

29　Akinc, A., Querbes, W., De, S. et al. (2010). Targeted delivery of RNAi therapeutics with endogenous and exogenous ligand-based mechanisms. *Mol. Ther.* **18**: 1357-1364.

30　Borgia, G., Maraolo, A. E., Buonomo, A. R. et al. (2016). The therapeutic potential of new investigational hepatitis C virus translation inhibitors. *Expert Opin. Investig. Drugs* **25**: 1209-1214.

31　Fitzgerald, K., Frank-Kamenetsky, M., Mant, T. et al. (2015). Abstract 67: Phase I safety, pharmacokinetic, and pharmacodynamic results for ALN-PCS, a novel RNAi therapeutic for the treatment of hypercholesterolemia. *Arterioscler. Thromb. Vasc. Biol.* **32**.

32　Chi, X., Gatti, P., and Papoian, T. (2017). Safety of antisense oligonucleotide and siRNA-based therapeutics. *Drug Discov. Today* **22**: 823-833. doi: 10. 1016/j. drudis. 2017. 01. 013.

33　Zhu, L., Staley, C., Kooby, D. et al. (2016). Current status of biomarker and targeted nanoparticle development: The precision oncology approach for pancreatic cancer therapy. *Cancer Lett.* **388**: 139-148. doi: 10. 1016/j. canlet. 2016. 11. 030.

34　Elgundi, Z., Reslan, M., Cruz, E. et al. (2016). The state-of-play and future of antibody therapeutics. *Adv. Drug Deliv. Rev.* **122**: 2-19. doi: 10. 1016/j. addr. 2016. 11. 004.

35　Washington, K. E., Kularatne, R. N., Karmegam, V. et al. (2016). Recent advances in aliphatic polyesters for drug delivery applications. *Wiley Interdiscip. Rev. Nanomed. Nanobiotechnol.* **9**: e1446. doi: 10. 1002/wnan. 1446.

36　Spellman, A. and Tang, S. -C. (2016). Immunotherapy for breast cancer: past, present, and future. *Cancer*

Metastasis Rev. **35**: 525-546. doi: 10. 1007/s10555-016-9654-9.

37 Nagai, J. and Takano, M. (2010). Molecular-targeted approaches to reduce renal accumulation of nephrotoxic drugs. *Expert Opin. Drug Metab. Toxicol.* **6**: 1125-1138.

38 Hosey, C. M., Broccatelli, F., and Benet, L. Z. (2014). Predicting when biliary excretion of parent drug is a major route of elimination in humans. *AAPS J.* **16**: 1085-1096.

39 Sundahl, N., Bridelance, J., Libert, C. et al. (2015). Selective glucocorticoid receptor modulation: New directions with non-steroidal scaffolds. *Pharmacol. Ther.* **152**: 28-41.

40 Dahl, R. (2006). Systemic side effects of inhaled corticosteroids in patients with asthma. *Respir. Med.* **100**: 1307-1317.

41 Wager, T. T., Kormos, B. L., Brady, J. T. et al. (2013). Improving the odds of success in drug discovery: choosing the best compounds for in vivo toxicology studies. *J. Med. Chem.* **56**: 9771-9779.

42 McKim, J. Jr., (2010). Building a tiered approach to in vitro predictive toxicity screening: a focus on assays with in vivo relevance. *Comb. Chem. High Throughput Screen.* **13**: 188-206.

43 Benbow, J. W., Aubrecht, J., Banker, M. J. et al. (2010). Predicting safety toleration of pharmaceutical chemical leads: cytotoxicity correlations to exploratory toxicity studies★. *Toxicol. Lett.* **197**: 175-182.

44 Crouch, S. P., Kozlowski, R., Slater, K. J., and Fletcher, J. (1993). The use of ATP bioluminescence as a measure of cell proliferation and cytotoxicity. *J. Immunol. Methods* **160**: 81-88.

45 Mosmann, T. (1983). Rapid colorimetric assay for cellular growth and survival: application to proliferation and cytotoxicity assays. *J. Immunol. Methods* **65**: 55-63.

46 Eastman, A. (2017). Improving anticancer drug development begins with cell culture: misinformation perpetrated by the misuse of cytotoxicity assays. *Oncotarget* **8**: 8854-8866.

47 Sjogren, A. -K. M., Liljevald, M., Glinghammar, B. et al. (2014). Critical differences in toxicity mechanisms in induced pluripotent stem cell-derived hepatocytes, hepatic cell lines and primary hepatocytes. *Arch. Toxicol.* **88**: 1427-1437.

48 Vander Heiden, M. G., Cantley, L. C., and Thompson, C. B. (2009). Understanding the Warburg effect: the metabolic requirements of cell proliferation. *Science* **324**: 1029-1033.

49 Dykens, J. A. and Will, Y. (2010). Drug-induced mitochondrial dysfunction: an emerging model of idiosyncratic drug toxicity. *Int. Drug Discov.* **5**: 32-36.

50 Will, Y. and Dykens, J. (2014). Mitochondrial toxicity assessment in industry-a decade of technology development and insight. *Expert Opin. Drug Metab. Toxicol.* **10**: 1061-1067.

51 Eakins, J., Bauch, C., Woodhouse, H. et al. (2016). A combined in vitro approach to improve the prediction of mitochondrial toxicants. *Toxicol. In Vitro* **34**: 161-170.

52 Stepan, A. F., Walker, D. P., Bauman, J. et al. (2011). Structural alert/reactive metabolite concept as applied in medicinal chemistry to mitigate the risk of idiosyncratic drug toxicity: a perspective based on the critical examination of trends in the top 200 drugs marketed in the United States. *Chem. Res. Toxicol.* **24**: 1345-1410.

53 Kaplowitz, N., Aw, T. Y., Simon, F. R., and Stolz, A. (1986). Drug-induced hepatotoxicity. *Ann. Intern. Med.* **104**: 826-839.

54 Yuan, L. and Kaplowitz, N. (2013). Mechanisms of drug-induced liver injury. *Clin. Liver Dis.* **17**: 507-518.

55 Thompson, R. A., Isin, E. M., Ogese, M. O. et al. (2016). Reactive metabolites: current and emerging risk and hazard assessments. *Chem. Res. Toxicol.* **29**: 505-533.

56 Waxman, D. J. and Holloway, M. G. (2009). Sex differences in the expression of hepatic drug metabolizing enzymes. *Mol. Pharmacol.* **76**: 215-228.

57 Zanger, U. M. and Schwab, M. (2013). Cytochrome P450 enzymes in drug metabolism: Regulation of gene expression, enzyme activities, and impact of genetic variation. *Pharmacol. Ther.* **138**: 103-141.

58 Mangoni, A. A. and Jackson, S. H. D. (2004). Age-related changes in pharmacokinetics and pharmacodynamics: basic principles and practical applications. *Br. J. Clin. Pharmacol.* **57**: 6-14.

59 Choudhary, D., Jansson, I., Stoilov, I. et al. (2005). Expression patterns of mouse and human CYP orthologs (families 1-4) during development and in different adult tissues. *Arch. Biochem. Biophys.* **436**: 50-61.

60 Martignoni, M., Groothuis, G. M. M., and de Kanter, R. (2006). Species differences between mouse, rat, dog, monkey and human CYP-mediated drug metabolism, inhibition and induction. *Expert Opin. Drug Metab. Toxicol.* **2**: 875-894.

61 Ince, I., Knibbe, C. A. J., Danhof, M., and de Wildt, S. N. (2013). Developmental changes in the expression and function of cytochrome P450 3A isoforms: evidence from in vitro and in vivo investigations. *Clin. Pharmacokinet.* **52**: 333-345.

62 Kirchmair, J., Göller, A. H., Dieter, L. et al. (2015). Predicting drug metabolism: experiment and/or computation? *Nat. Rev. Drug Discov.* **14**: 387-404.

63 Gao, H., Jacobs, A., White, R. E. et al. (2013). Meeting report: metabolites in safety testing (MIST) symposium-safety assessment of human metabolites: what's REALLY necessary to ascertain exposure coverage in safety tests? *AAPS J.* **15**: 970-973.

64 Kalgutkar, A. S. and Dalvie, D. (2015). Predicting toxicities of reactive metabolite - positive drug candidates. *Annu. Rev. Pharmacol. Toxicol.* **55**: 35-54.

65 Stachulski, A. V., Baillie, T. A., Kevin Park, B. et al. (2013). The generation, detection, and effects of reactive drug metabolites. *Med. Res. Rev.* **33**: 985-1080.

66 Gómez-Lechón, M. J., Tolosa, L., and Donato, M. T. (2016). Metabolic activation and drug-induced liver injury: *in vitro* approaches for the safety risk assessment of new drugs. *J. Appl. Toxicol.* **36**: 752-768.

67 Sevior, D. K., Pelkonen, O., and Ahokas, J. T. (2012). Hepatocytes: the powerhouse of biotransformation. *Int. J. Biochem. Cell Biol.* **44**: 257-261.

68 Cox, J. A., Fellows, M. D., Hashizume, T., and White, P. A. (2016). The utility of metabolic activation mixtures containing human hepatic post-mitochondrial supernatant (S9) for *in vitro* genetic toxicity assessment. *Mutagenesis* **31**: 117-130.

69 Thompson, R. A., Isin, E. M., Li, Y. et al. (2012). In vitro approach to assess the potential for risk of idiosyncratic adverse reactions caused by candidate drugs. *Chem. Res. Toxicol.* **25**: 1616-1632.

70 Park, B. K., Boobis, A., Clarke, S. et al. (2011). Managing the challenge of chemically reactive metabolites in drug development. *Nat. Rev. Drug Discov.* **10**: 292-306.

71 Thompson, R. A., Isin, E. M., Li, Y. et al. (2011). Risk assessment and mitigation strategies for reactive metabolites in drug discovery and development. *Chem. Biol. Interact.* **192**: 65-71.

72 Laverty, H., Benson, C., Cartwright, E. J. et al. (2011). How can we improve our understanding of cardiovascular safety liabilities to develop safer medicines? *Br. J. Pharmacol.* **163**: 675-693.

73 Kannankeril, P., Roden, D. M., and Darbar, D. (2010). Drug-induced long QT syndrome. *Pharmacol. Rev.* **62**: 760-781.

74 Jing, Y., Easter, A., Peters, D. et al. (2015). *In silico* prediction of hERG inhibition. *Future Med. Chem.* **7**: 571-586.

75 Thai, K. -M. and Ecker, G. F. (2007). Predictive models for HERG channel blockers: ligand-based and structure-based approaches. *Curr. Med. Chem.* **14**: 3003-3026.

76 Marks, L., Borland, S., Philp, K. et al. (2012). The role of the anaesthetised guinea-pig in the preclinical cardiac safety evaluation of drug candidate compounds. *Toxicol. Appl. Pharmacol.* **263**: 171-183.

77 Bowes, J., Brown, A. J., Hamon, J. et al. (2012). Reducing safety-related drug attrition: the use of in vitro pharmacological profiling. *Nat. Rev. Drug Discov.* **11**: 909-922.

78 OECD (2004). *OECD guideline for testing of chemicals*. Paris: OECD Publishing. doi: 10.

1787/9789264071162-en.

79 Miller, E. C. and Miller, J. A. (1981). Searches for ultimate chemical carcinogens and their reactions with cellular macromolecules. *Cancer* **47**: 2327-2345.

80 Fioravanzo, E., Bassan, A., Pavan, M. et al. (2012). Role of *in silico* genotoxicity tools in the regulatory assessment of pharmaceutical impurities. *SAR QSAR Environ. Res.* **23**: 257-277.

81 Naven, R. T., Greene, N., and Williams, R. V. (2012). Latest advances in computational genotoxicity prediction. *Expert Opin. Drug Metab. Toxicol.* **8**: 1579-1587.

82 Doherty, A. T. (2012). The In Vitro Micronucleus Assay, Methods in molecular biology (Clifton, N. J.), vol. **817**, 121-141. Springer.

83 Sutter, A., Amberg, A., Boyer, S. et al. (2013). Use of in silico systems and expert knowledge for structure-based assessment of potentially mutagenic impurities. *Regul. Toxicol. Pharmacol.* **67**: 39-52.

84 Gatehouse, D., Haworth, S., Cebula, T. et al. (1994). Recommendations for the performance of bacterial mutation assays. *Mutat. Res.* **312**: 217-233.

85 Galloway, S. M., Aardema, M. J., Ishidate, M. et al. (1994). Report from working group on in vitro tests for chromosomal aberrations. *Mutat. Res.* **312**: 241-261.

86 Kirsch-Volders, M., Sofuni, T., Aardema, M. et al. (2003). Report from the in *vitro* micronucleus assay working group. *Mutat. Res.* **540**: 153-163.

87 Moore, M. M., Honma, M., Clements, J. et al. (2000). Mouse lymphoma thymidine kinase locus gene mutation assay: International Workshop on Genotoxicity Test Procedures Workgroup Report. *Environ. Mol. Mutagen.* **35**: 185-190.

88 Tice, R. R., Hayashi, M., MacGregor, J. T. et al. (1994). Report from the working group on the in vivo mammalian bone marrow chromosomal aberration test. *Mutat. Res.* **312**: 305-312.

89 Müller, L. and Kasper, P. (2000). Human biological relevance and the use of threshold-arguments in regulatory genotoxicity assessment: experience with pharmaceuticals. *Mutat. Res.* **464**: 19-34.

90 The Tripartite Harmonised ICH Guideline (2014). Assessment and control of DNA reactive (mutagenic) impurities in pharmaceuticals to limit potential carcinogenic risk - M7. http://www. ich. org (accessed 5 January 2018).

91 The Tripartite Harmonised ICH Guideline (2006). Impurities in new drug substances - Q3A(R2). . http://www. ich. org (accessed 5 January 2018)

92 Amberg, A., Beilke, L., Bercu, J. et al. (2016). Principles and procedures for implementation of ICH M7 recommended (Q)SAR analyses. *Regul. Toxicol. Pharmacol.* **77**: 13-24.

93 Miller, F. J., Schlosser, P. M., and Janszen, D. B. (2000). Haber's rule: a special case in a family of curves relating concentration and duration of exposure to a fixed level of response for a given endpoint. *Toxicology* **149**: 21-34.

94 Nilsson, L. B., Ahnoff, M., and Jonsson, O. (2013). Capillary microsampling in the regulatory environment: validation and use of bioanalytical capillary microsampling methods. *Bioanalysis* **5**: 731-738.

95 Törnqvist, E., Annas, A., Granath, B. et al. (2014). Strategic Focus on 3R principles reveals major reductions in the use of animals in pharmaceutical toxicity testing. *PLoS ONE* **9**: e101638.

96 Bregman, C. L., Adler, R. R., Morton, D. G. et al. (2003). Recommended tissue list for histopathologic examination in repeat-dose toxicity and carcinogenicity studies: a proposal of the Society of Toxicologic Pathology (STP). *Toxicol. Pathol.* **31**: 252-253.

97 U. S. Department of Health and Human Services Food and Drug Administration Center for Drug Evaluation and Research (CDER) (2005). Guidance for industry: estimating the maximum safe starting dose in initial clinical trials for therapeutics in adult healthy volunteers. http://www. fda. gov/downloads/drugs/guidances/ ucm078932. pdf (accessed 5 January 2018).

98 The Tripartite Harmonised ICH Guideline (2016). Organisation of the common technical document for

the registration of pharmaceuticals for human use M4. http://www. ich. org/fileadmin/Public_Web_Site/ICH_Products/CTD/M4_R4_Organisation/M4_R4__Granularity_Document. pdf (accessed 5 January 2018).

99 OECD (2016). *OECD Guidelines for the Testing of Chemicals, section 4*. Paris: OECD Publishing.

100 ICH Harmonised Tripartite Guideline (1995). Guideline on the need for carcinogenicity studies of pharmaceuticals S1A. http://www. ich. org/fileadmin/Public_Web_Site/ICH_Products/Guidelines/Safety/S1A/Step4/S1A_Guideline. pdf (accessed 5 January 2018).

101 ICH Harmonised Tripartite Guideline (1997). Testing for carcinogenicity of pharmaceuticals S1B. http://www. ich. org/fileadmin/Public_Web_Site/ICH_Products/Guidelines/Safety/S1B/Step4/S1B_Guideline. pdf (accessed 5 January 2018).

第 19 章
非临床安全药理学

19.1 引言

医学的基本宗旨之一是"首先要没有伤害"（first，do no harm），而临床研究也遵循同样的原则。在药物研发阶段，应不断进行风险 - 获益（risk-benefit）的反复评估。从实验室到临床研究的转变尤其具有挑战性，因为在进行临床试验之前，获益纯粹是一种假设。因此，在新药研发的早期阶段，风险评估至关重要。除少数特例外，所有的新化学实体（NCE）都需要在人体内进行测试，并且为了符合"没有伤害"的宗旨，必须降低从实验室向人体过渡的一切风险。《纽伦堡法典》（*Nuremberg Code*）[1] 和《赫尔辛基宣言》（*Declaration of Helsinki*）[2] 为临床研究中对包括以人为受试对象的生物医学研究设定了伦理原则和限制条件。

毒理学研究是为了评估 NCE 对生物体病理学和物理 - 结构变化之间的影响（请参阅第 18 章）。早期临床研究中，严重损伤或死亡的风险通常可能涉及心血管（CV）系统、呼吸系统和中枢神经系统（CNS）等主要器官的急性衰竭。安全药理学侧重研究药物对器官的不良影响（通过标准毒性试验不容易检测到的不良影响）。

药理学一般可分为两个领域：与药物的预期目标和适应证有关的主要药理学（primary pharmacology，有时也称为药效学）和与药物的预期适应证无关的二级药理学（secondary pharmacology）。在药物研发中二级药理学的系统整合得到了认可，使得安全药理学（safety pharmacology）形成了一门独特的学科。安全药理学是多学科融合的学科，包括生理学、生物化学、解剖学、病理学、遗传学以及细胞和分子生物学。

安全药理学的定义是研究药物在治疗或治疗剂量以上范围时，潜在的不期望出现的对生理机能的不良作用。安全药理学的研究目的有三个方面：

（1）确定药物可能的关系到人体安全的非期望药理作用。

（2）评价药物在毒理学或临床研究中观察到的药物不良反应（adverse drug reactions，ADR）和病理生理作用。

（3）研究观察到和推测到的药物不良反应机制。

建立安全药理学学科之前，各种药理学研究对安全性的临时评估并不一致，而是根据具体情况进行。安全药理学作为一门独特的科学学科，其正规化有助于建立一个可协调研究方法和数据解释的组织。

19.2　历史背景

安全药理学侧重于预测模型的开发，用以评估候选新药的风险。日本厚生省于 1975 年发布了第一个专门要求对新药进行不良药理学评估的法规文件，即《关于批准生产（进口）新药的申请须知》，其重点是针对主要的器官系统。1995 年，日本正式制定了《日本药物非临床研究指南手册》，将一般药理学研究分为两个清单[3]。清单 A 为"核心"清单，清单 B 为根据清单 A 的结果进行的后续研究清单。一般药理学的研究清单为 2001 年 7 月国际安全药理指南 ICH S7A[《工业指导：人用药品的 S7A 安全药理学研究》（*Guidance for Industry：S7A Safety Pharmacology Studies for Human Pharmaceuticals*）]的正式发布奠定了基础。

20 世纪 90 年代，备受瞩目的药物撤市事件引发了越来越多关于 CV 安全性的讨论。例如，虽然西沙必利（cisapride，Propulsid®）、特非那定（terfenadine，Seldane®）、阿司咪唑（astemizole，Hismanal®）和舍吲哚（sertindole，Serdolect®）等具有不同药理学类别、机制和治疗用途，但都可能导致 QT 间期延长致尖端扭转（torsades de Pointes，TdP）有关的猝死。1996 年，欧洲药品管理局专利药品委员会（Committee for Proprietary Medicinal Products，CPMP）发布了有关 QT 间期延长的"要点考虑"（points to consider）文件草案，并于次年发布了正式文件——"非心血管药物对 QT 间期延长的评估"（The assessment of QT interval prolongation by noncardiovascular medicinal products）CPMP/986/96 建立了测试指南。这些结果集中在制药行业开发、验证和标准化的安全药理学模型，以识别和预测心脏风险。后来进一步演变产生了非临床指导文件 ICH S7B 和临床指南 ICH E14。

安全药理学源于 20 世纪 90 年代的一般药理学（general pharmacology）。最初，从事二级药理学工作的药物发现科学家和研究人员在一般药理学会议上作为专门的讨论小组开展会议（参见参考文献[4]）。2001 年，成立了国际安全药理学会（Safety Pharmacology Society）（www.safetypharmcology.org），其宗旨如下：安全药理学会是一个非营利组织，致力于促进安全药理学的知识、发展、应用和培训，是一个结合药理学、生理学和毒理学的与众不同的学科。安全药理学研究通过鉴定、监测和表征非临床研究中潜在的非期望药理作用，进一步发现、开发和安全使用生物活性化学实体。安全药理学会还通过开展科学研究、教育、会议及其他科学互动来传播科学信息，保障药物和生物制剂的人体安全性。

19.3　监管框架

安全药理学是一门结构化成熟的学科。与大多数药物研发领域中评估安全性一样，许多国际指导文件可作为这些研究的监管框架。重要的是"指导"，而不是对进行临床试验研究的需求清单进行监管审批或药物审批。为了正确并适当评估新候选药物的风险，必须具有扎实的科学知识，且能充分理解相关的机制。

安全药理学的实践受 ICH 制定和发布的指导文件约束。20 世纪 80 年代初，随着欧盟的成立，统一监管要求的必要性显而易见。ICH 于 1990 年 4 月由来自欧洲、日本和美国的代表发起，制定并生成了通过各种指导文件的正式程序（http：//www.ich.org/about/articles-procedures.html）。

查阅规范安全药理学的关键国际指导文件可以访问 http：//www.ich.org/products/guidelines/safety/article/safety-Guidelines.html，具体包括：

（1）ICH S7A。该指南的最终版本于 2000 年 11 月发布。ICH S7A 论述了安全药理学研究的定义、目标和范围，以及在开始 I 期临床试验之前进行此类研究的必要性（http：//www.ich.org/fileadmin/Public_Web_Site/ICH_Products/Guidelines/Safety/S7A/Step4/S7A_Guideline.）。

（2）ICH S7B。人用药物致延迟性心室复极化潜在可能的非临床评价。该指南的最终版本于 2005 年 5 月发布。ICH S7B 描述了评估新型人用药物延迟心室复极化并可能导致致命心律失常（如 Tdf）潜力的非临床试验策略（http：//www.ich.org/fileadmin/Public_Web_Site/ICH_Products/Guidelines/Safety/S7B/Step4/S7B_Guideline.）。

（3）ICH M3（R2）。2009 年发布了进行人体临床试验和药品销售授权的非临床研究指南，为非临床安全性研究提供了国际统一标准，以支持特定范围和持续时间的人体临床试验（http：//www.ich.org/fileadmin/Public_Web_Site/ICH_Products/Guidelines/Multidisciplinary/M3_R2/Step4/M3_R2_Guideline.）。

（4）ICH S6。2011 年 6 月发布了生物技术衍生药物的临床前安全性评估指南，涵盖了生物制剂的临床前测试要求，介绍了在安全性评估中使用疾病动物模型的情况（http：//www.ich.org/fileadmin/Public_Web_Site/ICH_Products/Guidelines/Safety/S6_R1/Step4/S6_R1_Guideline.）。

（5）ICH S9。2009 年 10 月发布了抗癌药物的非临床评价指南，提供了仅用于治疗晚期或进展期癌症患者的药物信息（http：//www.ich.org/fileadmin/Public_Web_Site/ICH_Products/ Guidelines/Safety/S9/Step4/S9_Step4_Guideline.）。

19.4　在药物发现和候选药物选择中的作用

安全药理学对于新药发现与开发是必不可少的。在药物开发过程中，至关重要的是定义化合物的药理特性并选择具有最佳性质的化合物。化合物的治疗和安全性由主要药理学、二级药理学和安全药理学定义。其他因素包括监管限制、预期的患者人群和竞争格局。

候选药物通常通过其与靶受体或酶的结合来发现，这也是该化合物主要药理学的基础。

与靶点结合可导致药理反应的激活、抑制或调节，主要药理反应可在体外或使用基于细胞的测定法进行测试。观察到的反应可能包括第二信使途径的激活、基因转录或细胞代谢变化。主要药理学反应以复杂的顺序传播，从细胞水平的生化变化开始，到器官或组织功能的变化，再到整个生物体的生理或行为变化。重要的是，在药物发现阶段，所需化合物的量也会随着测试的复杂性而增加。受体结合和基于细胞的测试一般需要毫克级的化合物；而原位器官测试，如离体的朗根多夫（Langendorff）心脏模型则需要数百毫克；体内或整个动物研究通常需要克级的化合物。

化合物的选择性对于新药开发至关重要。一旦确定了主要药理学，就可以通过针对各种分子靶点（即受体、离子通道、酶和转运蛋白）筛选假定的配体来评估化合物的脱靶作用。配体置换测定法已在本书其他章节进行了阐述（参见第 18 章）。合同服务提供商，如欧陆集团药物发现服务（Eurofins Pharma Discovery Services，http：//www.eurofins.com/biopharma-services/discovery/），前身为 Panlabs 和 Cerep，提供了针对多种分子靶点的结合测定法，已验证了 1500 多种涵盖广泛靶点的体外药理分析。通常使用这些体外置换分析，1 mg 的化合物就足以筛选 120 个或更多的潜在靶点。苗头化合物最初是通过浓度为 $0.1 \sim 1$ μmol/L 的受试化合物，通过超过 50% 的靶点占据来发现的。通常以测定 IC_{50} 和评估效能的定量精度进一步表征苗头化合物。由于通过结合测定的初始筛选模型无法区分激动剂和拮抗剂，因此需要进行进一步的原位测试或基于细胞的测试。

药物相互作用的选择性可分为靶向性或脱靶作用。脱靶作用是指化合物与非预期靶点的相互作用。尽管化合物旨在激活或抑制特定靶点，但相互作用很少能达到 100% 的选择性。与包括单克隆抗体在内的生物药物相比，小分子往往更缺乏选择性。在安全药理学领域，如果在毒性研究或临床试验中发现先导化合物引起意想不到的药理反应，并且与脱靶活性有关，则很可能会改用具有较少脱靶作用的备选化合物。依法韦仑（efavirenz）是一种非核苷类逆转录酶抑制剂类抗病毒药物，其可与 $5-HT_{2A/C}$ 受体、5-HT 和多巴胺再摄取转运体、单胺转运体和 $GABA_A$ 受体发生脱靶作用。该药物的脱靶特性是造成一些关键副作用［如情绪变化、焦虑、头晕、睡眠障碍（失眠、噩梦），甚至精神病］的主要原因。研发 "me-too" 药物的一种策略是对化合物进行药物化学改造，"设计" 出脱靶活性低的化合物，以最大程度减少相关副作用。改善的安全性可能是重要的区别因素。

不良药理作用的另一个主要来源是靶点间的相互作用（如预期的受体参与），通常发生在非预期的组织或器官中，这些靶点之间的相互作用通常被称为 "正确的靶点，错误的组织"。可以通过设计靶点的部分激动剂 / 拮抗剂或设计某种变构调节剂 [5] 来进行调整。药代动力学（PK）的变化或给药途径的改变（如皮下或肌内给药），可在不牺牲暴露量的情况下避免与浓度相关的不良（反应）事件（adverse event，AE）。直接靶器官的定位给药或具有更好组织选择性的备用化合物的发现也可以使靶向毒性最小化。"正确的靶点，错误的组织" 的一个实例是作用于组胺 H_2 受体的抗组胺药。第一代抗组胺药具有镇静作用，这是因为这些药物可以穿透血脑屏障（BBB），并与 CNS 中的组胺受体发生相互作用，导致嗜睡和镇静副作用。第二代非镇静性抗组胺药经过精心设计，可以 "远离" CNS，因此不再具有相关副作用。这些实例可以在安全药理学研究中得到证实。如果不期望的药理作用对靶点产生不利影响，则必须认真考虑该靶点是否完全适合相关的治疗干预。

19.5　首次人体研究的准备

安全药理学研究是帮助化合物从临床前研究过渡到临床研究的关键。早期临床研究的关键是对风险的管控，需要在首次人体试验之前详细了解不良药理特性及其潜在机理。非临床模型对人体反应的良好转化性和可预测性同样至关重要。根据安全药理学指导文件，利用良好的转化模型，并将测试范式标准化，以便能够对研究结果进行比较。如前所述，这些并非是规定的清单。设计良好的科学实践和实验对假设进行前瞻性测试对于所有研究都非常重要，并且对用于评估人体安全性风险的研究也十分关键。

19.5.1　概述

ICH S7A：人用药物安全药理学研究（Safety Pharmacology Studies for Human Pharmaceutics）于 2000 年 11 月发布，该指南的目的是通过关注 NCE 和生物技术衍生产品对重要器官功能的影响来保护早期临床试验的人体安全（表 19.1）。ICH S7A 的一般原则是采用合理一致的方法来评估药理风险。安全药理学研究集中于关键生理功能潜在的不期望的药理学作用，其范围一直集中在重要的器官系统上，即 CNS、CV 和呼吸系统。尽管该指南的重点是关键器官系统，但如果从药理学角度出发，新药对其他器官系统（如肾脏、胃肠道）的影响也不容忽视。

表 19.1　核心组合试验（ICH S7A）的关键要素

中枢神经系统	心血管系统	呼吸系统
神经肌肉	血压	呼吸频率
自主性	心率	潮气量
行为	心电图	气体交换

核心组合试验专注于以下重要器官的功能：
（1）CNS：运动、行为、协调、感觉、体温。
（2）CV 系统：血压、心率、心电图（electrocardiogram，ECG）。
（3）呼吸系统：呼吸频率、潮气量、血氧饱和度。
ICH S7B：人用药物延迟性心室复极（QT 间隔延长）潜在可能性的非临床评估〔Nonclinical Evaluation of the Potential for Delayed Ventricular Repolarization（QT Interval Prolongation）by Human Pharmaceuticals〕，扩展了 ICH S7A 中描述的 CV 评估，包括评估致命性心律失常潜力的特定策略（表 19.2）。ICH S7B 的重点是电传导变化。然而，重要

的是重申其他因素可能导致延迟的心室复极化，如自主神经系统活动和代谢状态。

表 19.2　心室复极评估（ICH S7B）

非临床测试类别	指导
化学 / 药理类别	考虑该化合物是否属于已被证明具有 QT 延长风险的化学类别或药理学类别
体外 I_{kr} 测定	通常是对调控 I_{kr} 电流的 hERG 钾通道进行化合物的电生理评估
体内 QT 分析	动物心电图波形的评估。可通过体表电极（通过外套）或植入的遥测设备收集 ECG 信息

19.5.2　目的

在安全药理学研究的选择和设计中，重要的是考虑受试化合物的各种特性，包括：

（1）预期的治疗功能。

（2）化学类别。

（3）药理学特性（靶向性和脱靶作用）。

（4）药物特性。

需要仔细选择核心组合试验系统以及安全药理学研究的设计。脱靶受体相互作用有助于指示潜在的药理反应，需要在核心组合试验中对其进行评估。

特定的患者群体可能无法忍受特定器官功能的轻微变化。例如，帕金森病（Parkinson's disease）患者容易跌倒，导致头晕或低血压的潜在疗法在该患者人群中会加剧不稳定性和跌倒副作用。根据预期患者人群的合并症，其他器官系统也可能同样重要。例如，在总体健康的年轻人群中，特定药物可能具有良好的耐受性，但是在患有肾功能不全的糖尿病患者中，肾脏清除的药物减少可能导致药物的超治疗水平。

19.5.3　一般原则

安全药理学研究应按照药物非临床研究质量管理规范（GLP）进行，并且与毒性研究一样，在实施时需要采用和临床给药一致的途径。安全药理学研究的样本量应从分析和生物学的角度考虑指标的可变性。需要有足够的信心对数据进行正确的科学解释。因此，安全药理学研究通常同时包括阳性和阴性对照组。事先对模型系统进行验证也有助于新化合物数据的解释。

安全药理学研究应定义剂量 - 响应关系（dose-response relationship），至少需要测试三个剂量或浓度。通常需要更详细的剂量 - 响应曲线来比较不良（二级）药理学和药效学（主要药理学）特征，剂量和浓度应超过主要药理学反应。在某些情况下，需要使用最大可行剂量并证明其合理性。

19.5.4　中枢神经系统

CNS 作为重要的器官系统，在动物和人体之间存在显著差异。正因如此，从动物观测到人体的转化或预测潜力是不完善的。CNS 评估应包括运动、行为、协调、感觉和运动反射及体温的变化（**表 19.3**）。通常可以通过功能观察组合试验（functional observation battery，FOB）或经过改良的埃尔文测试（Irwin test）来完成[6, 7]。啮齿动物是这些测试的常用物种。与所有体内药理学研究一样，考虑到物种间的药理学差异（包括与人体相比，受试物种中靶点的普遍性），特定物种的合理使用非常重要。所有安全药理学研究的主要目的都是为了帮助评估人体风险。

最近对行业最佳实践进行了调查[8]。对于 CNS 安全药理学，最常在大鼠中进行 FOB/埃尔文测试，而在小鼠、猴和犬中进行的研究数量大致相同。针对小型猪只进行了很小一部分的 FOB 研究。CNS 安全药理学研究中近 3/4 是作为独立研究完成的。然而将 FOB 加入到毒性研究中是相当普遍的。进行 FOB/埃尔文测试的关键因素，包括确保在专门且安静的房间内以及由盲人和训练有素的人员进行动物评估。在 FOB/埃尔文测试收集的参数中，大多包括直肠温度、开放视野评估、握力和瞳孔光响应等。在早期药物开发中需要考察其他 CNS 安全药理学研究，包括癫痫发作缺陷[9] 和药物滥用缺陷[10]。

表 19.3　脑功能评估的测试参数和范围

神经病学	• 刻板行为	• 多动症
• 肌张力	**自主性**	• 情感反应
• 前肢握力	• 流泪	• 反应性捕获
• 张力减退	• 眼球突出	• 反应性处理
• 步态和平衡	• 瞳孔反射	• 行为
• 翻正反射	• 瞳孔大小	• 外观
• 共济失调	• 睑环闭合	• 修饰
• 步态	• 流涎	• 排便
• 姿势	• 立毛	• 排尿
• 中枢兴奋	• 呼吸	• 感官
• 震颤	• 直肠温度	• 惊愕反射
• 抽搐	**行为**	• 视觉刺激
• 阵挛性抽搐	• 自发活动	• 触摸响应
• 强直性抽搐	• 机能减退	• 缩尾反应

由药物引起的常见 CNS 问题包括癫痫发作、震颤、步态协调异常、呕吐、流涎和镇静。有趣的是，在 I 期临床试验中最常见的 CNS 不良事件为头晕、头痛、疲劳和恶心呕吐[11]。在常见的临床不良反应中，头痛、头晕和疲劳并不具有临床前研究相关性，这对未来的临床前 CNS 测试模型是一个挑战。

19.5.5　心血管系统

ICH S7A 中指定的 CV 系统评估应包括对血压、心率和 ECG 的影响。关于心律失常评估的其他指南已包含在 ICH S7B 指南文件中，并且业界的最佳实践并未将满足 ICH S7A 和 ICH S7B 的测试分开。合并的目的是深入了解 CV 和心脏的风险。为了实现这一点，首先要评估受试化合物与主要心脏离子通道的相互作用，这通常是在寻找脱靶作用的药物发现过程中进行的，特别是评估与 hERG 通道的相互作用。然而在药物发现中最常见的情况是，hERG 通道筛查未按照监管提交所需的标准和对照进行（如 GLP 遵从性、对照的使用和药物浓度的测试）。

非临床 CV 安全性测试最好按 CV 系统的各种要素和功能进行分类。心脏功能和血压是 CV 系统中最常见的要素，二者之间有着密切的联系。调节血压的多种生理因素包括血容量、心输出量和外周阻力。药物引起的血压变化可由上述任何一个因素的药理变化引起。例如，通过去除钠和水分而改变肾脏功能的利尿药可降低血压；可改变心率或心博量（心输出量的两个关键参数）的药物会导致血压的变化，包括顺应性或血管弹性在内的外周阻力将改变推动血液通过脉管系统所需的力量，其中阻力的增加将导致血压的增加。

为了将血液泵送至全身，心肌本身必须正常运作。另外，心室的协调收缩 - 舒张尤其重要。这种协调的收缩是由电传导调节的，电传导可通过放置在动物体表或内腔中的电极进行测量。根据时间测得的电导率变化就是 ECG。

体表 ECG 代表心脏电活动的三维合成，对应于心脏动作电位的总和（图 19.1）。心肌细胞的静息膜电位通常为 –70 mV。钠通道的初始开启会触发动作电位。钠离子的流动会导致膜去极化，其中膜电位增加并呈弱正电性。这种钠电流（I_{Na}）引起动作电位特征性上冲（图 19.1A）。钠通道对膜电位敏感，可随之失活或关闭。当膜去极化时（零或弱正电性），钙通道开启并允许钙离子流入细胞内，如心脏动作电位所示，膜电位略有增加。膜去极化也会开启钾通道，并且钾离子将从细胞内部流至外部，导致复极化或将膜电位重置为 –70 mV。

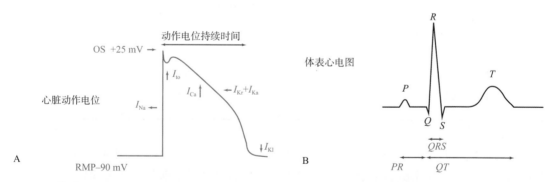

图 19.1 体表心电图和心脏动作电位之间的时间关系。通过抑制 I_{kr} 电流来减少心脏动作电位的复极化，会导致动作电位持续时间（APD）的延长，进而增加了体表心电图 QT 间隔。资料来源：转载自 Kaczorowski 等（2011）[12]。http：//www.dddmag.com/Article-Guarding-the-Heart-060109.aspx

心脏动作电位的起始或上行速度对应于 ECG 中 QRS 复合波的开始。随后，心脏动作电位的复极化代表 ECG 中 T 波的结束。抑制钾的外流会导致复极化的时间延迟，进而延长 QT 间隔。促成极化的内向钾离子通量主要由两个通道介导，即快速延迟整流 I_{kr}（hERG）和缓慢延迟整流 I_{ks}，抑制内向钾电流会导致动作电位持续时间（action potential duration，APD）的延长。阻断 I_{kr} 或 I_{ks} 的药物可以延长 QT 间隔。延迟复极化和潜在的 QT 延长也可由钠或钙介导的内向电流引起，其对 QT 延长的影响也应被考虑。

QT 延长会增加发生室性心律失常的风险。但是，引起心房颤动和心脏骤停还需要其他触发因素。其中一种情况是，当心脏去极化发生在前一搏动的复极化完成之前（"R on T"现象），则可在去极化后的心脏动作电位的早期观察到。

19.5.5.1 化学或药理分类

某些类别的化合物与 QT 延长有关，如大环内酯类［如红霉素（erythromycin）］和喹诺酮类抗生素［如环丙沙星（ciprofloxacin）、莫西沙星（moxifloxacin）］。某些抗精神病药物，如氟哌啶醇（haloperidol）、氯丙嗪（chlorpromazine）和硫代哒嗪（thioridazine），也与 QT 延长和心律失常风险有关。应该仔细评估这些化学或药理学类别的 NCE。QT 风险的潜在药物数据可参见亚利桑那州治疗学教育和研究中心（Arizona Center for Education and Research on Therapeutics，AZCERT）网站（http：//www.crediblemeds.org）。

19.5.5.2 体外 I_{kr}（hERG）抑制评估

尽管复极化延迟和 QT 延长可通过多种机制和离子电流（钠、钾或钙离子）介导，但 I_{kr} 电流主要是由 hERG（人体 Ether-à-go-go）通道介导的复极化和钾流出，也称为 KCNH2 或 $K_v11.1$。hERG 通道是混杂的，允许许多种类的小分子药物结合和抑制，这是由通道的结构所致，其中包括位于中心孔内的芳香族氨基酸[13]。

采用表达克隆 hERG 通道的异源细胞系统，可在体外定量评估 hERG 介导的钾电流抑制。通过电压钳或膜片钳技术进行单细胞电生理记录，测试各种药物对 hERG 通道电流的影响，化合物阻断或抑制电流的能力为 50% 抑制所需的浓度或 IC_{50}。

hERG 通道的抑制不能完全预测临床心律失常的风险。尽管某些药物，如多非利特（dofetilide，3.9 nmol/L）、西沙必利（cisapride，6.5 nmol/L）和阿司咪唑（astemizole，0.9 nmol/L）是有效的 hERG 抑制剂（IC_{50} < 10 nmol/L），且与 TdP 风险有关，但仍有一些与 TdP 相关的药物对 hERG 表现出很高的 IC_{50}，如 D- 索他洛尔（sotalol）为 0.1 ～ 0.6 mmol/L。强效 hERG 抑制剂，如维拉帕米（verapamil），尚未阐明是否会引起 TdP。

针对 100 种药物的回顾性研究发现，hERG 的 IC_{50} 与靶点的效价之间 30 倍的比例关系可能在早期药物开发中规避相关风险[14]。hERG 的 IC_{50} 与靶点浓度 30：1 的比例提供了浓度裕度。当与 hERG 产生脱靶作用时，比例越大，风险越低。

19.5.5.3 心脏动作电位

心脏动作电位的产生是由钠离子、钾离子和钙离子介导的。药物对心脏动作电位潜在作用的评估是一个综合评估。可以在分离的浦肯野纤维（Purkinje fiber，兔或犬）、心室肌细胞或完整的乳头肌中进行研究，对分离的组织或细胞进行电刺激，并记录由此产生的动作电位。在同一模型中，通过灌注或超载测试不同的药物浓度，产生剂量 - 响应曲线。测得的参数包括动作电位达到 50% 复极化（APD_{50}）或 90% 复极化（APD_{90}）所需的时间，因为二者通常与 ECG QT 间隔相关（见图 19.1）。由 I_{kr} 或 I_{ks} 电流介导的复极化抑制将同时增加 APD_{50} 和 APD_{90}。此外，还可以通过 APD_{50} 和 APD_{90} 的变化来检测由钠或钙电流变化引起的延迟复极化。体外 APD 测量的药物作用会受到电刺激频率的影响，大多数延迟复极化的药物在较低的刺激速率下具有更大的作用。

心脏动作电位模型的优点之一是可评估除延迟复极化以外的心脏功能。药物诱导的钠通道抑制将降低初始去极化或上冲程速度（V_{max}），而钙通道阻滞药可缩短 APD_{50}。此外，对静息膜电位的影响及上冲程速度和幅度的变化可减慢心室传导，也有可能导致心律失常。

19.5.5.4 体内评估

多种物种（大鼠、豚鼠、犬、猪、猴）可用于评估候选药物对心率、血压和 ECG 的影响。尽管麻醉动物有许多优点（如能够调节或控制心律），但在安全药理学评估中，带有体表电极或植入遥测发射器的有意识动物才是最常用的。

所有动物模型都有局限性。例如，大鼠缺乏 I_{kr}；猪的浦肯野纤维结构不同于人体结构[15]；犬的心脏约占其体重的 1%，而人体心脏占 0.3% ～ 0.5%。虽然犬的浦肯野纤维结构与人体相似，但犬的 QT 间隔短，容易出现呼吸性窦性心律失常。在解释这些动物模型的结果时，需要考虑物种差异。

许多生理因素会影响 QT 间隔。这些因素（如压力和活动）需要得到很好地控制。使动物对给药和约束产生适应性是常见的做法。对于有意识动物的研究，通常每组评估 3 ～ 4 只。遥测发射器可通过外科手术植入测量血压、心率和 ECG。体表电极也被用于被约束的（吊带）动物，最近还被置入允许动物更大活动性的动物外套上。有趣的是，放松犬的迷走神经张力，通常会影响 QT 间隔[16]，这在吊带约束装置中很常见。

心率是影响 QT 间隔的主要因素。随着心率减慢，QT 间隔会变长。心率与 QT 间隔之间的反比关系并不简单，心率变化一段时间后，QT 间隔需要 1 ～ 2 min 才能达到稳态。因此，应尽可能确保在 QT 间隔分析中测试化合物之前，有一段稳定的心率。

19.5.6 呼吸系统

众所周知，许多药物都会对呼吸系统产生不利影响。药物引起的支气管收缩或呼吸抑制可迅速发作并危及生命。阿司匹林（aspirin）和 β 受体阻断药是引起支气管收缩的两种常见药物。此外，阿片类镇痛药也可降低呼吸频率。因此，对呼吸系统的安全药理学研究应评估呼吸频率和呼吸功能指标，如潮气量和血氧饱和度[17]。毒性研究中，对动物的临床观察通常是不够的。使用体积描记法（plethysmography）（头部或全身）的啮齿动物模型可以捕获许多临床相关的呼吸参数。最近，装有压力诱导器的动物已被用来监测药物对呼吸功能的影响[18]。

药物对呼吸系统的急性影响可分为两个主要方面：①改变泵送机制；②改变气体交换。任何一个不利影响都将导致肺功能受损[19]。

泵送机制负责肺的扩张与收缩，是由隔膜介导的胸膜压力的变化来控制。当横膈膜收缩时，胸腔会增大，从而降低肺内的压力，反过来导致空气进入肺部。当横膈膜松弛时，胸膜压力的变化将空气排出肺部。由于呼吸肌的收缩受脑干呼吸中枢的调节，因此药物可通过影响呼吸中枢或影响呼吸肌本身而对呼吸泵送机制产生不利影响。

肺的主要功能是在环境空气与血液之间交换氧气和二氧化碳。药物不良反应可能会通过减少流入肺的气流而导致气体交换效率降低，两个主要的药物诱因是支气管收缩和肺弹性的降低。药物引起的支气管收缩最常见的是由平滑肌收缩造成的。

体积描记法是用于评估呼吸功能的常用技术。本质上，是由气压计（pneumotach）来测量气流和相应的体积变化。为了在动物模型中进行记录，可以将气动泵连接到面罩（大型动物）或腔室（啮齿动物）上。体积描记器可以直接测量肺容积的体积变化或胸腔运动的变化，所测量的通气参数包括潮气量、呼吸频率和每分钟通气量。

19.5.7　补充安全药理学研究

核心组合试验用于评估主要器官系统。由于哺乳动物（包括人）是所有器官的整合体，因此一个器官系统的功能异常可能会对其他器官产生深远影响。例如，自主神经系统控制动脉肌张力；α-肾上腺素刺激的收缩导致血压升高，进而影响心脏和肾脏功能；肾脏会影响心脏功能，因为会影响到电解质平衡；肾脏和低钾血症（低血钾）可导致心电图改变，即 ST 段下降、T 波倒置、U 波增大和 PR 间隔延长。因此，有必要对所有数据进行认真而严格的评估，以预估风险。

补充安全药理学研究旨在评估未由核心组合试验明确解决的对器官系统功能的潜在不利影响。而"补充"则表明该类别的研究是可选的。补充安全药理学研究可以研究其他非临床研究中无法解释的观察结果，甚至可以对临床研究中观察到的不良药理学提供解释。下文列举了两个补充安全药理研究的实例。但是，这并不意味着要进行广泛或专门的审查，科学探索需要根据具体情况而定。

19.5.7.1　肾脏安全药理学

肾脏是消除药物或代谢产物的主要器官，并且药物开发中的许多重点是围绕肾脏损害对 PK 的影响[20]。肾脏在调节和维持各种生理功能（如体液和电解质平衡、血压控制）中发挥了至关重要的作用。

药物引起肾功能变化的评估可作为一项独立的单剂量安全药理学研究来完成，或者被纳入重复剂量毒性研究中。所测量的肾脏参数包括尿量和尿液特性（如比重、渗透压、pH 值、电解质成分），以及尿液中蛋白或细胞的存在。血液化学指标，如血液中的尿素氮、肌酐和血浆蛋白，也可以指示肾功能。各种动物和体外模型已用于肾功能的评估[21]。

19.5.7.2 消化系统

由严重不良反应和药物不良反应造成的胃肠道损伤很少见，仅占撤市药物不良反应的 2%～3%[22]。然而，胃肠道疾病是早期临床研究中最常见的不良反应之一。胃肠道不良反应包括恶心、腹泻和便秘、溃疡、发炎。已知某些类型药物具有胃肠道副作用，如可导致便秘的阿片类药物和引起胃肠道溃疡的非甾体抗炎药（nonsteroidal anti-inflammatory drug，NSAID）。相关测量的常见参数包括胃分泌物、胆汁分泌物、肠道转运时间和回肠收缩。

19.6 从非临床安全药理学到临床的转化

进行非临床安全药理学研究的关键目标是了解NCE对临床不良反应事件的潜在风险。已有一些将非临床发现与药物不良反应相关联的综述发表[3, 23, 24]。尽管尚不完美，但模型的不断完善提高了可预测性。

日本的相关出版物探讨了通过非临床安全药理学研究预测药物临床不良反应的能力[3]。研究人员有一些直观的发现，如啮齿动物的运动能力降低与人体头昏和嗜睡有关，而人体便秘与动物的肠道运输减少相关。有些其他的发现很难通过表面有效性来解释，如动物的镇痛作用、体温降低和抗惊厥活性与人体口渴相关。

2000 年发表了通过动物研究预测人体药物不良反应能力的研究报告[24]。对 150 种化合物的研究发现，总体一致率为 71%，对非啮齿动物 / 犬的预测率为 63%，而对啮齿动物的预测率为 43%。

近期，对 5 家制药公司中 141 个小分子化合物未发表的数据进行分析，研究了啮齿动物 CNS 安全药理学结果，对 I 期临床研究中的药物不良反应的预测价值[23]。在分析的数据中，最常见的临床不良反应为头痛、恶心、头晕、疲劳 / 嗜睡和疼痛。在进行数据分析之前，研究人员推测，最常见的临床不良反应事件将与特定的非临床参数相关联，称之为"合理的相关性"。例如，恶心与体重增加的减少或动物的食物消耗减少相关联，而人体头晕将反映在动物运动水平的减少以及饲喂后代行为的减少。不幸的是，仍然缺乏相关的合理转化，这可能是由于物种之间生理反应的差异造成的。

非临床 QT 评估的有效性和可预测性是非临床转化的关键。国际生命科学健康与环境科学研究所（the International Life Sciences Institute Health and Environmental Sciences Institute，ILSI-HESI）和日本制药厂商协会（the Japan Pharmaceutical Manufacturers Association，JPMA）采取了两项主要举措，以验证 ICH S7B 指导文件中概述的测定方法。多个实验室使用已知可延长 QT 的药物和阴性对照来重复 hERG、心脏动作电位和 ECG 分析。

JPMA 倡议体内 QT 延长评估由 QT PRODACT（QT 间隔延长：数据库建设项目）进行。研究人员在 APD 分析中测试了 21 个化合物（11 个可延长 QT 间隔的化合物和 10 个 QT 阴性化合物），以研究药物对心脏动作电位的影响。在清醒和麻醉的犬和食蟹猴中也对同样的药物进行了评估[25]。

APD 测定方法以豚鼠乳头肌为实验对象。11 种阳性化合物中有 7 种检测发现 APD_{90} 增加超过 10%。11 种化合物中有 9 种增加了 APD_{30-90}，即 I_k 指数或"三角测量"。三角测量参数 APD_{30-90} 对抑制钾离子介导的复极化具有更好的预测性。ILSI-HESI 研究在犬的浦肯野纤维模型中证实了这一基本观察结果，其中犬 APD_{90} 不能很好地预测延迟复极化，而 ILSI-HESI 研究中的三角测量参数 APD_{90-40} 更为可靠。对于体内研究，在有意识的犬和猴中获得的结果之间观察到良好的相关性（$R^2 = 0.947$），表明这两个物种在相同的血浆暴露下，猴对阿斯咪唑、西沙必利和索他洛尔的室性心律失常的敏感性高于犬。在麻醉的犬中观察到氟哌啶醇诱发的室性心律失常，而在有意识犬中未观察到，两者之间也具有良好的相关性（$R^2 = 0.816$）。

ILSI-HESI 研究是对 QT PRODACT 的补充，并专注于三种非临床检测：hERG 电流抑制、浦肯野纤维复极化和有意识犬的体内 QT 评估[26]。在有意识犬的研究中，所有阳性化合物在高血浆药物浓度期间都会使 QTc 增加约 20 ms，并且当使用 Fredericia 或个别公式进行心率 QT 校正时，没有任何阴性化合物会产生 QT 延长的信号[26]。巴泽特（Bazett）进行的 QT 校正将某些阴性化合物误认为是 QT 延长物质，可能是因为巴泽特在较高心率下过高地校正了 QT[26]。ILSI-HESI 研究的结论是，对犬进行 QT 评估可以很好地预测潜在风险。

ILSI-HESI 和 QT PRODACT 研究证实，ICH S7B 中概述的非临床安全药理学研究足以评估 QT 延长和延迟复极化。为了充分评估人体风险，有必要进行综合的风险评估，因为单一的测试始终不能实现 100% 预测。

19.7 未来方向和当前讨论

随着新型疗法的发展，需要了解主要器官系统的生物学、药理学和生化相互作用。此外，这些非临床研究预测价值的验证将是人体风险转化的关键，而这在安全药理学方面仍将是一个持续的挑战。

安全药理学未来最重要的变化可能涉及如何进行 CV 安全性测试。ICH E14（临床 QT 延长和心律失常指南文件）以最终形式与非临床指南 ICH S7B 同时发布。ICH E14 介绍了"全面 QT（thorough QT，TQT）研究"，并指出无论是否发现非临床不良反应，都需要对 NCE 进行临床测试以发现延长 QT 间隔的可能性。这一监管框架已经实施了十余年，目前正在讨论对测试范式进行重新评估。

最近，FDA 与心脏安全研究联盟（Cardiac Safety Research Consortium，CSRC）之间

多次举行联合会议，讨论有关药物开发中非临床和临床心脏安全性评估的未来[27]。2015年12月发布的 E14 Q&A（R3）文件引发了大量讨论，该文件详细阐述了药代动力学 - 药效学（PK-PD）模型作为专用的 TQT 试验的替代方法[28, 29]在早期临床研究中的作用。

讨论有关 QT 延长临床评估变化的同时，2013 年 FDA 研讨会之后，开始了一项非临床的综合体外致心律失常测定法（comprehensive *in vitro* proarrhythmia assay，CiPA）。CiPA 的目的是开发一种方法以评估具有改进特异性药物致心律失常的潜力，以替代当前 hERG 和 TQT 研究。有关 CiPA 计划的最新进展和出版物的最新信息，请访问 www.cipaproject.org。

CiPA 计划是一种全面的机制方法，用于表征化合物的致心律失常活性，旨在取代目前的 ICH S7B 临床前模型。具体涉及以下几个方面：

（1）探索 7 个离子通道对 QT 间隔的影响，而不仅仅关注 hERG 钾离子通道。

（2）使用计算机模拟确定该化合物在心室组织上致心律失常的可能性。

（3）将人源干细胞心肌细胞加入该化合物的致心律失常性测试中。

（4）整合来自上述研究的数据，并针对具有心律失常风险的 28 种化合物进行基准测试。

19.8 总结

ICH S7A 和 S7B 指导文件中规定的用于安全药理学的核心组合试验，为测试所有 NCE 提供了坚实、可靠且经过验证的范例。目前，研究人员积累了大量数据，并对使用这些测试系统的局限性有了一定的理解和认识。换言之，重要的是要考虑证据主体并了解基本的药理和生化机制，以便进行综合风险评估。

关于安全药理学研究的具体实施已发表许多综述，如威利（Wiley）出版的专注于安全药理学研究方法的《当前药理学规程》（*Current Protocols in Pharmacology*）第 10 卷。此外，最近出版了首本关于安全药理学的教科书[30]。这些资源均可用于开展安全药理学研究[31-40]。

（郭子立　王丽薇 译）

作者信息

布鲁斯·H. 森本（Bruce H. Morimoto）

美国塞莱里昂股份有限公司（Celerion，Inc.）科学事务部

缩略列表

缩写	英文全称	中文全称
AE	adverse event	不良（反应）事件
CiPA	comprehensive *in vitro* proarrhythmia assay	综合体外致心律失常测定法
CNS	central nervous system	中枢神经系统
CSRC	Cardiac Safety Research Consortium	心脏安全研究联盟
CV	cardiovascular system	心血管
FDA	US Food and Drug Administration	美国食品药品管理局
ICH	International Council on Harmonisation	人用药品注册技术要求国际协调会
NCE	new chemical entity	新化学实体
TdP	torsades de pointes	尖端扭转

参考文献

1 Schuster, E. (1998). The Nuremberg Code: Hippocratic ethics and human rights. *Lancet* **351**: 974-977.

2 World Medical Association (1996). Declaration of Helsinki. Recommendations guiding physicians in biomedical research involving human subjects. *JAMA* **277**: 925-926.

3 Igarachi, T., Nakane, S., and Kitagawa, T. (1995). Predictability of clinical adverse reactions of drugs by general pharmacology studies. *J. Toxicol. Sci.* **20**: 77-92.

4 Bass, A., Kinter, L., and Williams, P. (2004). Origins, practices and future of safety pharmacology. *J. Pharmacol. Toxicol. Methods* **49**: 145-151.

5 Li, Y., Bohm, C., Dodd, R. et al. (2014). Structural biology of presenilin 1 complexes. *Mol. Neurodegener.* **9**: 59.

6 Irwin, S. (1968). Comprehensive observational assessment: IA. A systemic, quantitative procedure for assessing the behavioral and physiologic state of the mouse. *Psychopharmacologia (Berlin)* **13**: 222-257.

7 Moser, V. C. (2000). Observational batteries in neurotoxicity testing. *Int. J. Toxicol.* **19**: 407-411.

8 Authier, S., Arezzo, J., Delatte, M. S. et al. (2016). Safety pharmacology investigation on the nervous systems: an industry survey. *J. Pharmacol. Toxicol. Methods* **81**: 37-46.

9 Easter, A., Bell, M. E., Damewood, J. R. Jr., et al. (2009). Approaches to seizure risk assessment in preclinical drug discovery. *Drug Discov. Today* **14**: 876-884.

10 Kallman, M. J. (2015). Preclinical abuse potential assessment. *Handb. Exp. Pharmacol.* **229**: 115-130.

11 Greaves, P., Williams, A., and Eve, M. (2004). First dose of potential new medicines to humans: how animals help. *Nat. Rev. Drug Discov.* **3**: 226-236.

12 Kaczorowski, G. J., Garcia, M. L., Bode, J. et al. (2011). The importance of being profiled: improving drug candidate safety and efficacy using ion channel profiling. *Front Pharmacol.* **2** (78). doi: 10. 3389/fphar. 2011. 00078.

13 Vandenberg, J. I., Perry, M. D., Perrin, M. J. et al. (2012). hERG K$^+$ channels: structure, function, and clinical significance. *Physiol. Rev.* **92**: 1393-1478.

14 Redfern, W. S., Carlsson, L., Davis, A. S. et al. (2003). Relationships between preclinical cardiac

electrophysiology, clinical QT interval prolongation and torsade de pointes for a broad range of drugs: evidence for a provisional safety margin in drug development. *Cardiovasc Res.* **58** (1): 32-45.

15 Lelovas, P. P., Kostomitsopoulos, N. G., and Xanthos, T. T. (2014). A comparative anatomic and physiologic overview of the porcine heart. *J. Am. Assoc. Lab. Anim. Sci.* **53** (5): 432-438.

16 Harada, T., Abe, J., Shiotani, M. et al. (2005). Effect of autonomic nervous function on QT interval in dogs. *J. Toxicol. Sci.* **30**: 229-237.

17 Murphy, D. J. (2002). Assessment of respiratory function in safety pharmacology. *Fundam. Clin. Pharmacol.* **16**: 183-196.

18 Stonerook, M. (2015). Overview of respiratory studies to support ICH S7A. *Handb. Exp. Pharmacol.* **229**: 132-148.

19 Verman, S. and Mahajan, V. (2007). Drug induced pulmonary disease. *Int. J Pulmonary Med.* **9** (2): 1-5.

20 Paglialunga, S., Offman, E., Ichhpurani, N. et al. (2017). Update and trends on pharmacokinetic studies in patients with impaired renal function: practical insight into application of the FDA and EMA guidelines. *Expert. Rev. Clin. Pharmacol.* **10** (3): 273-283.

21 Benjamin, A., Nogueira da Costa, A., Delaunois, A. et al. (2015). Renal safety pharmacology in drug discovery and development. *Handb. Exp. Pharmacol.* **229**: 325-352.

22 Redfern, W. S., Ewart, L., Hammond, T. G. et al. (2010). Impact and frequency of different toxicities throughout the pharmaceutical life cycle. *Toxicologist* **114** (S1): 1081.

23 Mead, A. N., Amouzadeh, H. R., Chapman, K. et al. (2016). Assessing the predictive value of the rodent neurofunctional assessment for commonly reported adverse events in Phase I clinical trials. *Regul. Toxicol. Pharmacol.* **80**: 348-357.

24 Olson, H., Betton, G., Robinson, D. et al. (2000). Concordance of the toxicity of pharmaceuticals in humans and in animals. *Regul. Toxicol. Pharmacol.* **32**: 56-67.

25 Omata, T., Kasai, C., Hashimoto, M. et al. (2005). QT PRODACT: comparison of non-clinical studies for drug-induced delay in ventricular repolarization and their role in safety evaluation in humans. *J. Pharmacol. Sci.* **99**: 531-541.

26 Hanson, L. A., Bass, A. S., Gintant, G. et al. (2006). ILSI-HESI cardiovascular safety subcommittee initiative: evaluation of three non-clinical models of QT prolongation. *J. Pharmacol. Toxicol. Methods* **54**: 116-129.

27 Gintant, G., Sager, P. T., and Stockbridge, N. (2016). Evolution of strategies to improve preclinical cardiac safety testing. *Nat. Rev. Drug Discov.* **15**: 457-471.

28 Darpo, B., Nebout, T., and Sager, P. T. (2006). Clinical evaluation of QT/QTc prolongation and proarrhythmic potential for nonantiarrhythmic drugs: the International Conference on Harmonization of Technical Requirements for Registration of Pharmaceuticals for Human Use E14 Guideline. *J. Clin. Pharmacol.* **46**: 498-507.

29 Piccini, J. P., Whellan, D. J., Berridge, B. R. et al. (2009). Current challenges in the evaluation of cardiac safety during drug development: translational medicine meets the critical path initiative. *Am. Heart J.* **158**: 317-326.

30 Pugsley, M. K. and Curtis, M. J. ed. (2015). Principles of Safety Pharmacology, Handbook of Experiment Pharmacology, vol. **229**. Springer.

31 Redfren, W. S., Wakefield, I. D., Prior, H. et al. (2002). Safety pharmacology - a progressive approach. *Fundam. Clin. Pharmacol.* **16**: 161-173.

32 Al-Saffar, A., Nogueira da Costa, A., Delaunois, A. et al. (2015). Gastrointestinal safety pharmacology in drug discovery and development. *Handb. Exp. Pharmacol.* **229**: 293-324.

33 Goineau, S., Lemaire, M., and Froget, G. (2013). Overview of safety pharmacology. *Curr. Protoc. Pharmacol.* **63**: 10. 1. 1-10. 1. 8.

34 Guillaume, P., Goineau, S., and Froget, G. (2013). An overview of QT interval assessment in safety

pharmacology. *Curr. Protoc. Pharmacol.* **61**: 10. 7. 1-10. 7. 14.

35 Murphy, D. J. (2003). Respiratory function assessment in safety pharmacology. *Curr. Protoc. Pharmacol.* **63**: 10. 9. 1-10. 9. 11.

36 Roux, S., Sable, E., and Porsolt, R. D. (2004). Primary observation (Irwin) test in rodents for assessing acute toxicity of a test agent and its effects on behavior and physiology function. *Curr. Protoc. Pharmacol.* **63**: 10. 10. 1-10. 10. 23.

37 Boucard, A., Betat, A. -M., Forster, R. et al. (2010). Evaluation of neurotoxicity potential in rats: the functional observational battery. *Curr. Protoc. Pharmacol.* **51**: 10. 12. 1-10. 12. 9.

38 Goineau, S., Legrand, C., and Froget, G. (2012). Whole-cell configuration of the patch-clamp technique in the hERG channel assay to predict the ability of a compound to prolong QT interval. *Curr. Protoc. Pharmacol.* **57**: 10. 15. 1-10. 15. 14.

39 Townsend, C. and Brown, B. S. (2013). Predicting drug-induced QT prolongation and Torsades de Pointes: a review of preclinical endpoint measures. *Curr. Protoc. Pharmacol.* **61**: 10. 16. 1-10. 16. 19.

40 Joshi, A., Dimino, T., Vohra, Y. et al. (2004). Preclinical strategies to assess QT liability and torsadogenic potential of new drugs: the role of experimental models. *J. Electrophys.* **37** (Suppl): 7-14.

第 20 章
计算预测毒理学

20.1 引言

用于识别和预测药物毒性的技术方法和实验设计正蓬勃发展。在过去十年间，计算毒理学（computational toxicology）研究出现了爆炸式增长，尤其是预测工具的开发，如毒理基因组学应用程序，但近年来特别关注化学信息学（chemical informatics 或 cheminformatics）方法[1,2]。化学信息学方法通常旨在通过计算分析来辅助评估药物和化学物质。在药物开发方面，化学信息学的价值超出了针对特定靶点进行化合物库筛选先导化合物的价值，经常被用来提供信息的证据基础。化学信息学与人体专家知识结合，可以对最终成药化合物的潜在安全性提供科学证据。此外，计算毒理学的化学信息学技术可用于危害识别筛查、发现脱靶毒性效应的作用机理、化合物分类和暴露评估，与毒理基因组结合使用有助于定义遗传易感性。从道德和经济角度而言，任何计算预测毒理学（predictive computational toxicology）方法都是为了减少使用动物模型为基础的实验测试[3,4]。

美国食品药品管理局（FDA）和药物评估研究中心（Center for Drug Evaluation and Research，CDER），药物安全评估人员可通过计算预测毒理学方法获得预测数据，尤其是通过化学信息学分析产生预测数据。药物分子结构的电子数据库包含公共和私人来源的相关数据集[5]。FDA 已启动具有里程碑意义的监管科学计划和战略，其中包括计算预测毒理学模型的开发，目的是促进毒理学研究的现代化并进行风险评估，以便就受管制产品的安全性做出更明智的决定[5,6]。计算预测毒理学通过实施国际统一的指南而在全球范围内获得认可。比如，在缺乏致突变测试数据的情况下，建议进行基于结构的计算预测毒理学评估鉴定人用药品中杂质的安全性[7]。最近出版的几本监管科学白皮书，描述了计算预测毒理学方法在化学安全性评估中的应用和地位[8-13]。

计算预测毒理学方法在应用毒理学中获得了广泛的研究和一定的科学地位，描述启用这些方法的机会、实用性和局限性引起了人们极大的兴趣且很有必要。计算预测毒理学方法可有效增强信息的证据基础，并有助于将非临床数据转化为基于科学的安全性和风险评估实用信息。与所有技术方法一样，计算预测毒理学方法也在不断发展，但在应用时应充分考虑。本章将为读者提供有关计算预测毒理学机遇和挑战的有价值信息，通过案例和调查研究证明计算预测毒理学方法在早期药物开发中的作用。

20.2　预测毒理学

预测毒理学旨在识别危害人体和环境的物质。在此情况下，计算模型的作用非常突出，这一点在下文中也得到了很好的体现。1969 年颁布的美国《国家环境政策法》（*National Environmental Policy Act*，NEPA）要求联邦政府评估所有机构，以确定其是否会对人类环境产生重大影响（如干扰水生物种的内分泌）。根据该法律，FDA 必须考虑将批准相关药物申请的环境影响视为其监管流程的组成部分。如果没有绝对排除"适用 10"（applies 10），包括动物药品在内的药品生产商需要向 FDA 提交一份环境评估或环境影响声明。环境评估包括水生动物毒性和代谢归宿（metabolic fate）测试，来预测拟议新药对水生环境的潜在影响[10, 11, 13]。目前，已使用计算机模型[药物评估和运输评估（pharmaceutical assessment and transport evaluation，PhATE）和欧洲河流地理参考的区域暴露评估工具（geography-referenced regional exposure assessment tool for European rivers，GREAT-ER）]估计地表水中药物的暴露水平。近期一直关注雌激素药物的监测，如乙炔基雌二醇（ethinyl estradiol）[14, 15]。这些计算模型已被很好地应用，并受到监管机构的注意[10]。因此，药物开发中的预测毒理学和计算模型不仅仅局限于人体研究。

从广义上而言，预测毒理学评估使用经典的毒理学方法。经典毒理学通常依赖于从体外模型开始调查性毒性测试，以开发出一种测试策略，用于将来开展动物的体内研究（其中最常见的是啮齿动物）。体外测试有助于确定药物的毒性靶器官或表征生物化学相互作用，如抑制参与代谢的关键酶（如 CYP4503A4 或 CYP2B1）。此外，在规划毒理学测试策略时应考虑到代谢归宿的注意事项。因此，可通过各种方法和模型来评估物质的吸收、酶促代谢、分布和消除[14-16]。从逻辑上而言，暴露驱动毒性的关键概念得到认可后，暴露模型便可用于阐明特定毒性终点的剂量响应[17]。剂量响应的阐明对于危险性表征至关重要，可探索通过预测毒理学中的风险评估实践。例如，为具有毒性阈值的物质建立未观察到最大无毒性反应剂量（NOAEL）。基准剂量法（benchmark dose，BMD）通过完整的剂量-响应数据集对响应进行建模。BMD 方法通过拟合一组剂量-响应模型，估算每个模型的置信区间，并对模型求平均值得出效应的单个置信区间，从而估算与特定效应相关的剂量。最低基准剂量水平（lowest benchmark dose level，BMDL）可能是响应变化很小（如 5%）的剂量，并且是得出暴露极限的出发点。BMD 建模方法是透明的、由计算机辅助的，并且由于 NOAEL 在使用上的局限性而受到风险评估从业者的欢迎[17]。BMD 建模软件已经上市，并继续为将 BMD 应用于评估危害人类和动物健康风险的物质毒理学数据提供宝贵的信息[1, 18, 19]。

在计算预测毒理学的背景下，开发了许多方法进行药物研发中的数据挖掘，以发现非临床和临床不良反应[20, 21]，并通过定性和定量建模及电子知识库的构建来预测毒性[22-28]。此外，基因组技术在指导毒理学风险评估中的应用也是一种现代方法，可通过药物和化学暴露响应模式来丰富经典毒理学数据[2]。使用计算工具背后的概念是采用生物统计学、计算机科学、毒理学、药理学、化学和临床科学中基本接受的技术产生科学证据。计算预测毒理学的首要目的是为风险评估生成有科学依据的数据。为实现这一目标，计算科学家往往对利用计算机维护高级数据体系结构的效率、强大的数据存储和组织能力，以及在精心设计策略下执行数学过程和分析的速度感兴趣。显然，预测科学并不是什么新鲜事物，并且计算机功能的这些特征已在许多行业中应用多年。数十年来，金融部门和工程领域一直使用以数学模型作为关键科学的计算驱动预测[29, 30]。主要问题是如何最好地将这些技术应用于早期药物开发阶段，将实验数据快速转化为医疗产品开发的实用证据。尽早应用预测模型还有助于减少后期成本，并有助于发现治疗上的突破[12]。

20.3 预测建模

在进行预测建模时，需要考虑许多重要因素。第一步需要了解建模的情况和数据，以及需要哪种建模方法。例如，可能需要通过适当的学习算法自动选择参数，将良好的模型定义拟合为大数据集，以免模型过度拟合。另一个应用案例需要一个较小的透明模型尽可能准确地预测因变量，但可自动识别数据的结构、交互作用和关系。在这种情况下，诸如随机森林（random forest，RF）之类的决策树（decision tree）可能比广义简单线性回归模型更好。在早期药物开发中，了解新化合物的遗传毒性作用是有利的，因为如果发现该物质对细菌具有致突变性，则出于监管目的，其将被管制为遗传毒性物质。这样的监管决定会在药物标签中注释，进行有可能损害该药物的临床和市场营销。因此，遗传毒性的预测模型为潜在药物的开发提供了重要信息。适用于遗传毒性的模型各不相同。如果遗传毒性试验（如埃姆斯试验）[7]仅有四种可能的结果（即阴性、阳性、模棱两可或研究不足），分类二元模型可能适用于这种预测评估。目前，已有许多基于化学信息学的模型用于预测遗传毒性[1, 8, 11, 12, 23, 31-38]。对这些计算预测毒理学模型的检查表明，大多数模型依靠机器学习（machine learning）算法，而其他模型则使用计算机知识库。

20.3.1 机器学习算法

相关技术的发展使得系统数据分析技术在计算预测中变得非常重要。这些被称为机器学习算法的技术既有趣又复杂，既有效又准确。计算机驱动的计算预测模型经常利用机器学习算法[39]。机器学习算法促进了计算毒理学领域经典方法的发展，成为提供化学风险和毒性证据的重要组成部分。

目前已开发几种有效的机器学习算法，最常见的是决策树、集成（ensembles）、k-近邻法（k-nearest neighbors，k-NN）、朴素贝叶斯分类算法（naïve Bayes classifiers）、人工神经网络（artificial neural networks，ANN）和支持向量机（support vector machines，SVM）。下文将简要介绍这些算法的基本结构及其在预测毒理学中的应用。

20.3.1.1　决策树

决策树有两种常规类型：分类树（classification trees）和回归树（regression trees）。分类树使用定量和分类（即二进制）数据模拟分类结果，如将化合物的毒性分为有毒（阳性）或无毒（阴性）。目前已构建分类决策树模型用于预测化合物集的致突变性[18, 40]。回归树使用定量和分类数据对定量结果进行建模。例如，已经开发一种回归决策树分类器算法，并将其用于内分泌和非内分泌干扰物毒性的定量预测[41]。决策树的优缺点总结如下：首先，决策树非常灵活，适用于大型数据集，仅需最少的准备工作就可以处理各种类型的数据集；其次，决策树易于解释，一方面其结构的理解不需要专家来解读，另一方面很容易转化成规则，尤其适用于需要预测数据来指导关键决策，如基于监管科学目的（帮助做出监管决策）进行决策。决策树通常依赖于启发式算法和局部最优算法，从而导致数据的过拟合。因此，人体相关的专业知识和决策对于决策树的正确应用至关重要。

20.3.1.2　模型集成

将一系列模型组合以提供估算或预测时，所得的机器学习技术称为模型集成。模型集成非常普遍，在日常生活中也很常见。例如，我们观看的天气预报实际上就是一组模型集成的结果。集成建模是许多特定结果估计值的平均值。为了进行药物开发安全性评估，可以将集成模型应用于包括 DNA 反应性突变体在内的遗传毒性结果[40]。这种方法遵循的理论是，每种技术都有其自身的缺点，所以技术的联合估算比任何一种方法都更为准确。可以使用三种主要方法来合并各个估算结果，分别是自助聚合法、提升法和堆叠法。

自助聚合法也称为增强聚合。自助聚合法生成随机绘制的数据集，并基于这些数据集构建模型进行预测，通过投票过程将每个模型的预测合并。最广泛报道的自助聚合法之一是 RF，由加州大学伯克利分校的里奥·布雷曼（Leo Breiman）博士开发[42]。RF 是一种使用决策树预测器的集成方法，每棵树都取决于随机采样的向量值。在毒理学预测科学中使用 RF 的最新实例包括对药物载体关系的建模研究，选择对特定药物可能具有最低毒性的载体[43]。在这项研究中，使用 RF 和决策树对大量药物载体数据集进行建模，其中包括来自美国国立卫生研究院（National Institute of Health，NIH）发展性药物治疗计划（Developmental Terapeutics Program，DTP）的 270 万条记录，涉及超过 225 000 种潜在的抗肿瘤候选药物。研究人员将 RF 方法与最初由昆兰·谢弗（Quinlan Schafer）开发的决策树分类器算法 C4.5（C = classifier，ver.4.5）[44]进行了比较，C4.5 决策树分类器使用分而治之算法和启发式标准对可能的测试进行排名，同时最大化信息增益并最小化总熵。尽管 C4.5 已被 C5.0 所取代，但由于其速度更快、性能输出相似、决策树更小、内存更少、效率更高，仍然是一种实用的研究算法[45]。在药物数据挖掘研究中[43]，RF 模型中的"树数"为 100，该研究采用 10 倍交叉验证进行评估预测。作者指出，与精确度在 70% 范围内的决策树模型相比，RF 模型的预测精度可达到 80%。另一项研究使用两套分别为 339 种和 110 种化学物质的外部测试集，将 RF 应用于 644 种化学物质对四膜虫水生毒性测试的 QSAR 分析。与偏最小二乘（partial least squares，PLS）和 k-NN 模型相比，该方法具有更好的统计特性[46]。如前所述，由于对环境评估的监管要求，水生生物毒性在药物开发中很重要，拥有一个能够针对适当物种预测这一毒性的早期筛选工具非常关键。为鉴定药物杂质对化学物质的诱变潜力而进行建模，一直是毒理学家应用机器学习算法最活跃的领域之一，并且在这一关键终点上使用 RF。最近的一项研究使用了两个不同的致突变性基准数据集（每个数据集包含 4000 多个化合物），并使用带有 PowerMV（6122）描述符的 RF、朴素贝叶斯、J48 和 SMO 分类方法评估模型。根据使用两个不同的外部验证数据集进行的测试，发现 RF 以 90% 的精度明显优于其他分类方法[18]。

在提升法中，模型在给定步骤上的训练依赖于前一步骤中拟合的模型。序列中每个模型的拟合过程，会更加重视序列中前一模型处理的不好的观测数据。这种整体学习方法已在化学毒理学中进行了描述，但仅限于一定范围。例如，研究采用决策树来实施随机梯度增强，以预测对藻类（假单胞菌次生孢子）、水蚤和细菌的毒性[47]。据报道，该模型预测了对藻类的毒性，分类精度很高（> 95%）。

在堆叠法中，使用二阶模型来组合一阶模型的结果。迄今为止，尚未报道使用这种整合方法进行预测毒理学研究。

前文提及使用共同集成模型的研究表明，对预测因子的许多估算结果（在这种情况下为毒性）通常优于仅对一个模型的估算结果。此外，从随机选择的数据中得出的数据多样性会导致模型更加多样化，且此属性还会产生更准确的估算值。因此，决定采用哪种预测毒理学模型时，数据选择和模型生成中的随机性是一个重要的属性。

20.3.1.3　k-NN

k-NN 是预测毒理学中一种常用的机器学习技术。k 代表"邻居"的数量，其中"邻居"代表围绕某一特定情况的实例数量，因此，k-NN 学习方法是基于实例的。由于学习概念的简单性，有时被称为惰性学习（lazy learner）算法。执行该技术的首要因素是确定"邻居"之间的距离（即实例之间的距离）。如果用于预测的变量是定量的，如连续变量（IC_{50} 值），那么可用来测量"邻居"之间的距离，如欧几里得距离（Euclidean distance）。但如果建模者使用分类变量进行预测，则更合适的距离度量是汉明距离（Hamming distance）[48]。如果存在大量变量（如可能源自大量遗传毒性数据集的变量），则可以在执行 k-NN 之前使用主成分分析来减少维数。要关注的问题是，在分析数据集时要与多少个"邻居"一起工作。逻辑可能表明，"邻居"数量（k）越高，模型的可预测性越高。但是，较高的 k 值会增加对随机噪声的建模，并因此导致分类错误的风险。为了降低噪声拟合的风险，应选择 k-NN 变化权重最接近该案例的"邻居"，而精简的 k-NN 降低了"邻居"的权重。k-NN 技术被称为非参数分类方法，因为其不使用案例周围最接近"邻居"以外的其他任何参数作为数据。k-NN 的优势在于其易于实现，并且可以"减小尺寸"从而有效地识别"邻居"的数据集。最近报道了在预测毒理学中使用 k-NN 的例子，该模型被设计并构建用于预测药物杂质的细菌诱变性[23]。该计算模型使用了 Symmetry 软件平台（西班牙 Prous 生物医学研究所）。大量的描述符用于分析超过 7300 个不同化学结构的数据集。对于模型验证，使用四个数据集进行了外部测试，包括适用性域测试（适用于药物分子空间）和代表随机生成的 10% 保持集的测试集。根据外部验证测试的预测准确性范围为 80% ～ 83%。敏感性和阴性预测值也处于相似的高置信度范围内，分别为 83% 和 84%。正如将在随后部分中讨论的那样，出于保护公众健康的监管目标，理想的模型应该对药物杂质的安全性鉴定具有高灵敏度和高阴性预测值。基于大量描述符数据集的 k-NN 学习，以及在验证测试中表现出色的计算毒理学预测模型，清楚地证明了该技术的价值。

20.3.1.4　朴素贝叶斯分类算法

朴素贝叶斯分类是一种对属性集和类变量的概率关系建模的方法，是一种把某一特定类或组的先验知识和从数据中收集的新证据相结合的统计原理。在执行数据准备步骤时很有效，如平衡训练集数据（即类别大小）。其他数据准备技术也可以与朴素贝叶斯结合应用，如对数据进行转换以模拟幂律分布。朴素贝叶斯能用于定量预测，也能用于分类预测，其结果不像其他机器学习技术那么复杂。最近为 8300 种化合物的埃姆斯测试建立了一个朴素贝叶斯计算预测模型[49]，使用其 2D 结构指纹作为描述符[50]。外部验证测试集虽然规模有限（731 种化合物，约占训练集的 10%），但却为预测性能提供了合理的判断。尽管朴素贝叶斯分类算法不是该研究建立的顶级模型之一，但却提供了可接受的 75% 的特异性，这对于早期药物开发而言是理想的性能属性，因为在特异性方面表现良好的模型可提高在阳性预测中的置信度。这对于早期药物开发而言是一个好兆头，因为可以节省先导化合物消耗的资源和时间。药物开发计划希望确信该化合物具有预测性阳性，因为具有遗传毒性的活性药物成分（API）会产生若干监管后果。当然，所有模型都依赖于与模型所处理数据的相关背景，但可以得出的结论是，朴素贝叶斯是主要的机器学习分类技术之一，并且已在调查设置和应用意义上用作毒理学的预测方法。

20.3.1.5　人工神经网络

人工神经网络（ANN）作为一种建模方法，通过模拟大脑神经网络处理、记忆信息的方式进行信息处理。ANN 建立模型网络，并可在具有输入和输出的层中构建许多模型。此外，在输入和输出层之间还包含一些隐藏的层。最终的体系结构取决于输入的属性参数和需要预测的数据（即输出）。该模型对数据点分配了权重，一旦建立模型网络便可有效地发挥作用。ANN 是一种基于知识和简单的 k-NN 技术无法解析信号的情况下，可应用于非线性函数的技术。ANN 模型可以从经验中学习，也可以推断出复杂的规则。其主要缺点是需要通过整个网络来解释预测，可解释性较低，因此有时将 ANN 模型称为黑匣子模型。在建立 ANN 模型时，必须指定神经元之间的权重及需要建立的模型数量。使用 ANN 建模开发计算软件，帮助解决药物开发安全缺陷问题的最新实例是构建 ANN 模型预测药物引起的磷脂病[51]。药物诱导的磷脂病是一种以药物和磷脂在溶酶体中蓄积为特征的现象，在动物和人体各组织中表现为泡沫状巨噬细胞或细胞质液泡[52]。药物性磷脂病有一个化学特征成分，许多（但不是全部）具有阳离子和两亲性的药物可引起磷脂酰化。然而，其生理后果或诱导机制尚不清楚。由于药物诱导的磷脂中毒可能引起监管问题，因此从预测的角度而言，这一现象至关重要。与低通量透射电子显微镜的黄金标准方法相比，开发了许多体外和计算机模型来预测体内药物诱导的磷脂病的情况，显著提高了预测的通量[53-56]。FDA 基于法规申请和文献中药品的内部数据库建立了计算机模拟的 ANN 模型，以物理化学作为预测的主要描述符，使用更高质量的药物数据和外部验证测试集。考虑灵敏度和一致性，其优于以往使用的涉及结构片段描述符的不同算法技术所构建的其他 FDA 计算机模型，从而证明了 ANN 的预测价值[57]。

20.3.2 基于知识的建模方法

毒理学中基于知识的方法涉及支持学习和人体决策的系统及技术。其实现有多种形式，包括设计、流程和工作流、模型和软件工具。凭借数据驱动的优势，这有助于促进数据探索。

在毒理学的计算模型中，Derek Nexus 是一个标志性的软件程序，是基于化学结构评估现有和未来化学物质的潜在毒性[31, 58]。因涉及人体专家创建的关于毒性构效关系（structure-activity relationships，SAR）的规则，该程序被称为基于专家规则的方法（expert rule based approach）。Derek Nexus 在分析其知识库后，基于查询化合物的分子结构，评估总体毒性。该程序可用于评估的毒性终点包括致癌性、遗传毒性、皮肤致敏性、致畸性、呼吸致敏性、生殖毒性和刺激。该程序的独特功能就是知识编辑器，能够创建独特的知识库。换言之，可以将与研究计划直接相关的特定知识添加到知识库中，将评估的准确性最大化。知识内容可以包括化学结构、规则、警示和带有参考文献的示例化合物。该系统已经过大量严格的测试，可以准确预测细菌诱变性，并得出不同的结果。正如文献[8, 9, 32-35]所述，该系统的价值有助于预测正在开发的新分子的致突变性问题。Derek Nexus 是一个商业系统，具有 Web 服务功能，并且可以与 Pipeline Pilot 集成[59]。其另一个有价值的功能是与 Meteor 的集成，Meteor 也可以从同一开发商（Lhasa Ltd.）购得。与 Derek 一样，Meteor 也是基于知识的系统，但 Meteor 不能预测毒性，其使用 2D 分子结构作为输入来预测化合物的代谢。Meteor 对人用药物代谢的预测能力较强，可以很好地预测 60% 以上已知具有肝毒性药物的主要代谢物[36]。

Toxtree 是由创意咨询有限公司（Idea Consult Ltd.，保加利亚索菲亚）开发的另一款常用的基于化学结构知识的分析工具，可用于毒性的计算预测[37, 38]。Toxtree 拥有强大的基于 SAR 规则的致癌性和遗传毒性知识库，源于贝尼尼（Benigni）及其同事在欧洲委员会联合研究中心报告中公布的基于规则的系统[60]。实际的 SAR 规则来源于几个经过科学审查的结构警示资源[61-65]。Toxtree 的知识库和克莱默（Cramer）决策树包括一套针对非遗传毒性致癌物的规则，该规则可预测 CYP 在其他终点的抑制作用[66]。此外，Toxtree 知识库对致癌性和致突变性的可靠性进行了评估[38, 67]。最近的 Toxtree 预测化学诱变性验证研究，使用了汉森（Hansen）基准数据库中 6489 种化学药品的强大测试集从外部验证诱变模块，结果显示，预测细菌致突变性的敏感性为 80%，特异性为 66%，一致性为 74%，假阴性率为 20%。相关结果非常有前景，因为这些预测是完全基于计算机编码的知识库，该知识库包含来自不同出版物和反映广泛化学空间化学物质（如药物、食品成分、农药、非食品工业化合物）的结构警示。最近还评估了 Toxtree 预测眼部刺激的能力[68]，预测结果表明，其单独运行时性能较差，结合了理化性质和亲电反应机理（如席夫碱的形成和酰化反应）后，其性能得到了明显改善，该报告称 Derek Nexus 无法预测这个高度困难的终点。

20.4　行业观点

计算预测毒理学在行业安全缺陷评估中发挥关键作用，这一作用始于药物的早期发现[12]，同时是药物开发后期决策中不可或缺的组成部分。预测计算工具的开发、应用和数据解释是一门综合科学，需要充分利用这些评估的优势，同时最大程度降低误判的风险。计算预测毒理学工具的功能非常强大，可以进行化学缺陷分析，同时揭示人体启发式数据评估未知的模式。从行业角度看，关键问题是计算评估的价值是什么？化合物开发阶段计算预测毒理学会真正提供关键知识，从安全性和有效性的角度为该化合物的开发提供信息吗？对安全性和有效性而言，答案可能取决于计算评估所使用的数据模型。事实上，高质量的数据可能有助于高质量的预测，但这不是唯一的警告。一个可能具有最高质量的数据，如按照 OECD 452 指南遵循药物非临床研究质量管理规范（GLP）的慢性啮齿动物研究已经通过审查并获得监管部门批准，如果使用不适于数据类型的算法进行了错误的类型分析，那么评估的价值就会降低。实际上，评估可能是完全不合适的，没有任何价值。因此，目标不应只是使用最高质量的数据，还应使用专家知识并应用最适合当前问题的数据分析技术。为了进一步关注用以解决科学问题的，计算评估的价值假设使用了质量最高的数据，并采用了最合适的数据分析技术，人们可能认为，这些结果将有助于有价值的预测性计算评估。但是，评估的可解释性（即计算评估的叙述）仍然是一个不可或缺的关键组成部分。通过最大限度地提高可解释性，评估的价值也得到最大化。因为计算预测模型在制药领域是一个综合性的科学，依赖多种学科（如安全学、计算机学、临床医学、药理学/毒理学、化学和统计学），对建模工作的可解释性也是必不可少的。错误的共识常常困扰着预测毒理学结果的讨论。在此，建模研究人员倾向于不与预期的受众共享模型开发和性能的重要细节（比如如何转换数据分析敏感性和特异性之间的差异）。通常情况下，这些内容清晰易懂，导致对整个方法的可解释性、可靠性和适用性产生混淆，最终用户倾向于将可解释模型视为黑盒方法，从而降低了其接受度和影响力。鼓励用户从计算毒理学模型开发人员那里获得有关给定预测工具总体可用性和局限性的指导。

计算预测毒理学模型的使用很大程度上是建立在科学基础上的，已被视为药物发现的筛选策略[69]；也用于药物开发的后期阶段，包括Ⅳ期，如使用生物信息学技术和数据挖掘对人体不良反应的信号检测[70]。由于某些数据类型的固有局限性（上市后的自发观测数据），建议谨慎行事[71]。

计算预测毒理学工具已在国际准则中正式确定，用于评估和控制药品中的诱变杂质[7]。研究指出，将计算预测毒理学模型应用于遗传毒性评估具有足够的准确性。对预测性能指标和化学适用性领域进行评估时，似乎会质疑所获结果的性能和可靠性。如表 20.1 所示，遗传毒性数据集用于预测细菌诱变性的计算毒理学模型的外部验证，性能指标差异很大。模型版本、软件版本、不平衡的数据集和低采样率是造成这种可变性的众多因素。评估计算模型时，通常考虑灵敏度、正确预测的真阳性百分比、特异性值、正确预测的真阴性百分比与一致性（真阴性和真阳性预测之间的一致性百分比）。灵敏度和特异性分别量化了假阴性和假阳性。理想情况下，既要最大化灵敏度，又要最大化特异性，但是这两个参数之间存在取舍，仅依靠这两个数值来判断预测性能可能会产生误导。

表 20.1　来自计算预测毒理学模型的代表性性能指标摘要，该模型适用于细菌（鼠伤寒沙门氏菌）诱变性数据集，以预测具有 DNA 反应性的化学品和药物

预测模型	外部验证测试集的描述	灵敏度	特异性	阴性预测值	一致性
Derek	224 个阴性、48 个阳性的不平衡测试集 [72]	68%	97%	94%	92%
Derek	95 个阳性，178 个阴性 [73]	82%	47%	83%	59%
Derek Nexus	8541 种公共化学品 [34]	77%	82%	79%	66%
Derek	409 种药品，82 个阳性，327 个阴性 [74]	46%	69%	84%	65%
Derek	使用专有药物合成中间体的数据集的 159 个阳性、495 个阴性的不平衡测试集 [73]	70%	73%	88%	72%
Derek Nexus	801 种化学品，253 个阳性、548 个阴性 [32]	68%	72%	83%	71%
Derek Nexus	3970 种私人化学品 [34]	78%	88%	84%	84%
Derek Nexus	3863 种私人化学品，5-株 Ames[34]	77%	88%	80%	82%
Derek Nexus	438 种私人药品 [34]	68%	79%	90%	77%
Derek Nexus	249 个阳性、93 个阴性的不平衡数据集 [75]	87%	84%	71%	86%
Derek Nexus	197 种与制药相关的专有化学药品，57 个阳性、140 个阴性的不平衡数据集 [8]	65%	50%	78%	54%
Derek Nexus	含 256 种与制药相关的专有化学药品，72 个阳性、184 个阴性的不平衡数据集 [8]	85%	81%	93%	82%

续表

预测模型	外部验证测试集的描述	灵敏度	特异性	阴性预测值	一致性
Derek	4971 种化学品，2300 个阳性，2671 个阴性 [76]	67%	79%	74%	74%
Derek	688 种化学品，357 个阳性，331 个阴性 [77]	82%	80%	79%	81%
Derek	355 种香料化学品，24 个阳性、331 个阴性的不平衡数据集 [78]	39%	93%	96%	88%
Derek	206 种化学品，40 个阳性、166 个阴性的不平衡数据集 [77]	73%	88%	88%	66%
Sarah Nexus	235 个阳性，523 个阴性 [32]	51%	79%	78%	71%
Derek	608 种与制药相关的专有化学药品，153 个阳性、455 个阴性的不平衡数据集 [8]	44%	78%	80%	69%
Derek	269 种与制药相关的专有化学药品，39 个阳性、230 个阴性的不平衡数据集 [8]	72%	70%	94%	70%
Derek	119 种与制药相关的专有化学药品，37 个阳性，82 个阴性 [8]	97%	6%	83%	34%
Derek	394 种上市药物，27 个阳性、275 个阴性的不平衡数据集 [79]	52%	75%	95%	74%
Derek	480 种上市药物，38 个阳性、442 个阴性的不平衡数据集 [80]	62%	88%	96%	86%
Derek	400 种化学品和药物，239 个阳性，161 个阴性 [40]	93%	83%	88%	82%
Derek	4633 种化学品，2038 个阳性，2595 个阴性 [33]	75%	78%	80%	75%
Derek	2630 种化学品，1350 个阳性，1350 个阴性 [33]	81%	59%	76%	74%
Derek	2327 专利药品，232 个阳性，2095 个阴性 [33]	43%	92%	94%	86%
$n = 26$	$\bar{x}$	69%±3.0%	75%±3.6%	85%±1.5%	74%±2.4%
MC4PC	95 个阳性，178 个阴性 [73]	48%	48%	48%	66%
MC4PC	984 种化学品 [81]	84%	84%	84%	79%
MCASE	522 种化学品，241 个阳性，281 个阴性 [77]	88%	88%	88%	74%
CASE Ultra	207 个阳性，498 个阴性 [32]	48%	48%	48%	68%
MCASE	357 种上市药品，27 个阳性、330 个阴性的不平衡数据集 [79]	48%	48%	48%	90%

续表

预测模型	外部验证测试集的描述	灵敏度	特异性	阴性预测值	一致性
MCASE	355 种香料化学品，24 个阳性、331 个阴性的不平衡数据集 [78]	25%	25%	25%	88%
MCASE	166 种化学品，26 个阳性、140 个阴性的不平衡数据集 [77]	51%	79%	78%	71%
MCASE	429 种上市药品，38 个阳性、391 个阴性的不平衡数据集 [80]	65%	65%	65%	65%
MC4PC	2018 种化学品，888 个阳性，1130 个阴性 [33]	45%	45%	45%	45%
MC4PC	1099 种化学品，736 个阳性，363 个阴性 [33]	65%	65%	65%	65%
MC4PC	1444 种化学品，633 个阳性，770 个阴性 [82]	75%	75%	75%	75%
MC4PC	2284 种专利药品，228 个阳性，2056 个阴性 [33]	70%	70%	70%	70%
$n = 12$	$\bar{x}$	58%±5.8%	85%±2.9%	85%±3.8%	79%±2.6%
ADMEWorks	249 个阳性、93 个阴性的不平衡数据集 [75]	93%	93%	93%	93%
ADMEWorks	692 种化学品，416 个阳性，276 个阴性 [77]	75%	75%	75%	75%
ADMEWorks	355 种香料化学品，24 个阳性、331 个阴性的不平衡数据集 [78]	14%	14%	14%	14%
ADMEWorks	204 种化学品，73 个阳性、131 个阴性的不平衡数据集 [77]	73%	73%	73%	73%
$n = 4$	$\bar{x}$	64%±17.1%	75%±7.6%	75%±7.9%	78%±5.6%
SVM	438 种药品 [34]	61%	61%	61%	61%
SVM	3970 种私人化学品 [34]	92%	92%	92%	92%
SVM	8541 种公共化学品 [34]	79%	79%	79%	79%
SVM	3863 种私人化学品，5-应变 Ames[34]	77%	77%	77%	77%
SVM	731 种化学品，614 个阳性、117 个阴性的不平衡数据集 [50]	99%	99%	99%	99%
SVM	837 种化学品，403 个阳性、88 个阴性的不平衡数据集 [83]	84%	84%	84%	84%
$n = 6$	$\bar{x}$	82% SEM13.1	85% SEM3.6	82% SEM6.5	88% SEM6.6
Symmetry	730 种化学品 [23]	83%	83%	78%	80%
Symmetry	361 种活性药物成分，361 个阴性 [23]	N/A	N/A	N/A	81%
Symmetry	1535 种化学品，568 个阳性，967 个阴性 [23]	73%	73%	84%	81%

续表

预测模型	外部验证测试集的描述	灵敏度	特异性	阴性预测值	一致性
n = 3	x̄	78%±7.0%	81%±2.6%	81%±4.2%	81%±0.3%
Toxtree	4971 种化学品，2300 个阳性，2671 个阴性 [76]	76%	70%	77%	73%
Toxtree	6391 种化学品，3454 个阳性，2937 个阴性 [38]	80%	66%	74%	74%
Toxtree	4698 种化学品，3147 个阳性，1551 个阴性 [33]	78%	70%	61%	74%
Toxtree	2647 种化学品，1773 个阳性，874 个阴性 [33]	85%	53%	64%	75%
Toxtree	2335 种专利药品，233 个阳性，2102 个阴性 [33]	43%	78%	93%	73%
Toxtree	731 种化学品，614 个阳性、117 个阴性的不平衡数据集 [50]	94%	68%	68%	84%
n = 6	x̄	76%±7.1%	68%±3.3%	73%±4.7%	76%±1.7%
k-NN	4971 种化学品，2300 个阳性，2671 个阴性 [76]	87%	87%	87%	87%
k-NN	400 种化学品和药品，239 个阳性，161 个阴性 [40]	92%	92%	92%	84%
k-NN	731 种化学品，614 个阳性、117 个阴性的不平衡数据集 [50]	99%	99%	99%	98%
n = 3	x̄	93%±3.5%	90%±1.3%	91%±2.0%	90%±4.2%
ANN	400 种化学品和药品，239 个阳性，161 个阴性 [40]	89%	95%	85%	84%
Naïve Bayesian	4971 种化学品，2300 个阳性，2671 个阴性 [76]	87%	91%	89%	90%

目前，得出了一系列评估模型预测价值和不确定性的统计指标，其中部分在表 20.2 中列出。在药物发现和开发，以及通过计算毒理学评估药物遗传毒性杂质（genotoxicity impurity，GTI）的情况下，灵敏度、阴性预测值、一致性和假阴性率的性能指标变得尤为重要。以下混淆矩阵（表 20.3）通常用于评估预测值和观察值之间的关系。

表 20.2 计算预测毒理学分类模型性能的常用统计量度

统计参数	方程	定义
一致性（准确性）	$= \dfrac{(TP+TN)}{(TP+TN+FP+FN)}$	模型的训练集中被模型正确预测的化学物质的百分比
灵敏度	$= \dfrac{(TP)}{(TP+FN)}$	已知阳性预测的正确百分比
特异性	$= \dfrac{(TN)}{(TN+FP)}$	已知阴性预测的正确百分比

续表

统计参数	方程	定义
假阳性率	$=1-特异性=\dfrac{(FP)}{(TN+FP)}$	已知阴性结果被误认为是阳性的百分比
假阴性率	$=1-灵敏度=\dfrac{(FN)}{(TP+FN)}$	已知阳性结果被误认为是阴性的百分比
阳性预测值	$=\dfrac{(TP)}{(TP+FP)}$	阳性化合物预测结果是阳性（阳性预测正确的概率）
阴性预测值	$=\dfrac{(TN)}{(TN+FN)}$	阴性化合物预测结果是阴性（阴性预测正确的概率）
马修斯相关系数（Matthews correlation coefficient，MCC）	$=\dfrac{(TP*TN-FP*FN)}{\sqrt{(TP+FN)*(TP+FP)*(TN+FN)*(TN+FP)}}$	观察到的和预测的二进制分类之间的相关性。范围介于 –1 和 +1 之间。+1 表示完美预测，0 表示随机预测，而 –1 表示完全不一致
科恩（Cohen）k	$=\dfrac{p_{\mathrm{o}}-p_{\mathrm{c}}}{1-p_{\mathrm{c}}}$	分类中的一致性度量。补偿由于偶然而产生的分类。范围从 –1（完全不一致）到 0（随机分类）再到 1（完全一致）[a]

a）κ 值的解释。TN, true negative, 真阴性; FN, false negative, 假阴性; FP, false positive, 假阳性; TP, true positive, 真阳性; p_{o}, observed agreement probability, 观察到一致的概率; p_{c}, hypothetical probability of chance agreement, 一致性的假设概率。

表 20.3　描述分类模型性能的简单混淆矩阵

	预测为阴性	预测为阴性	总计
真阴性（无毒）	TN = 50	FP = 20	70
真阳性（有毒）	FN = 7	TP = 75	82
总计	57	95	152

　　表 20.1 中的性能调查描述了最常用的商业软件和非商业模型的预测性能。其并非旨在对所有可用软件进行基准测试，而是重点介绍制药行业和化学风险评估中最突出的计算毒理学软件。基于化学结构预测的最常用商业软件是以人体专家系统为基础的 Derek，也称为基于知识的方法[58]。根据表 20.1 中的数据，Derek 显示出极佳的平均阴性预测值（85%），对阴性预测具有很高的置信度。就特异性和阴性预测值而言，MC4PC（MultiCASE，Inc.）在多项验证研究中均显示 85% 的平均值，该值可直接与埃姆斯试验的实验室重现性相媲美[84, 85]。值得注意的是，在外部验证研究中，ADME Works[86] 软件显示出非常好的一致性（78%），可用于预测诱变和非诱变化学物质。此外，普鲁斯生物医学研究所（Prous Institute for Biomedical Research）基于统计 QSAR 的系统 Symmetry 具有很高的平均特异性、阴性预测值和一致性（81%），显示出非常好的灵敏度（78%）。通过比较非商业模型的性能特征，大量 Toxtree 的验证研究报告指出 Toxtree 具有非常好的灵敏度和一致性（76%）。开放源代码软件（如 R）中实现的机器建模已由不同实验室进行了报道，并明确了示例的灵敏度、特异性、阴性预测值和一致性[76, 83]。实际上，Toxtree 显示出比商用系统更好的性能，

从而提供了一种有效且具有成本效益的选择。但验证测试的范围并不像某些商业软件那么广泛，且可能代表了进一步研究的有趣途径。值得注意的是，大型制药公司拥有自己的内部计算毒理学软件[8]，由于其专有性，很少在文献中记载，直接将其与公共模型进行比较具有挑战性。

显然，在不同的研究中判断预测性能（如表 20.1 所示）有其自身缺陷。首先要考虑的是，每个软件都有不同的训练和外部验证集。在此，给定数据集的大小（如观察值的数量）和背景（如所覆盖的化学空间）对于最终的统计性能评估至关重要。对于少于 100 个数据点的数据集，要特别注意预测的灵敏度，因为此类评估的统计性能非常低。与 500 种化合物中只有 1～2 种化合物的错误预测相比，对 50 种化合物中有 1～2 种化合物的错误预测影响更大。此外，许多外部验证测试集文献中报道的不平衡是因为其所包含的负面记录比正面记录要多得多，这一发现对药品尤其如此。据报道，由于对药品标签的监管影响，以及基于患者安全性的考虑，药物开发通常会有非诱变药物，因而阳性埃姆斯（Ames）测试分子的案例较少。由于尚无通用的训练和外部验证集标准来进行更客观的性能评估，因此随着时间的推移，评估平均模型性能似乎是一种可行的方法。

最近，研究人员对预测指标进行了评估，以判断模型单独的预测价值，并结合人体专家干预。研究发现，将人体专家判断与计算评估结合可以显著提高预测性能。例如，多博（Dobo）等的研究[31]，为了评估人类专家判断与计算评估结合可以显著提高明确非诱变药物杂质的信心，对 8 家制药公司进行了调查，在评估中加入了对计算机预测的人体专家解释后，负面预测值从 94% 增加到了 99%，这说明人体专家解释计算机模型所生成的预测数据的重要性。ICH M7 指南建议使用计算机化的预测数据，人体专家的判断被称为专家知识。尽管整合专家的解释和知识至关重要，但也应谨慎行事，因为专家的意见取决于个人的经验和技能，而这些因素可能会发生巨大变化[87]。一些作者描述了一种"最佳实践"方法来解决对预测模型专家解释的实际应用[9]，尽管这是一个很好的概念，但人体知识及其解释的标准化是一项具有挑战性的任务。

需要在更广泛的实验毒理学分析中考虑预测毒理学模型（第 18 章和第 19 章已详细介绍）。大多数制药公司在药物开发早期开展了遗传毒性筛选预测。在这一阶段，重点是要过滤掉尽可能多的遗传毒性物质，同时确保较低的假阳性率。常用的体外筛选类型包括 BiolumAmes 分析和 mini-Ames 分析[88]。实际上，这些测试是对潜在候选药物进行的首次遗传毒性评估，阳性测试结果将严重影响药物分子的后续开发[89]。目前，已经开发了更新的替代诱变性测试，如 GADD45a-Gluc Blue Screen 分析法，并将其用于筛选这一缺陷[90]。因此，在体外遗传毒性筛选的后期阶段，很可能从计算诱变性模型中发现假阴性。通过计算机评估诱变性是选择候选药物之前进行的，对于许多制药公司而言，使用基于 SAR/QSAR 方法的计算机模拟诱变预测作为补充数据可加强在继续开发药物之前进行 mini-Ames 筛选的证据。尽管最早的研发重点是 API，但在后续研发阶段，研究重点已转向评估 API 和药品中的遗传毒性杂质。在 ICH M7 的指导下，可使用计算毒理学软件对遗传毒性杂质进行评估。因此，可以合理预测，在不同预期应用程序的基础上需要不同类型的计算模型。

20.5 监管观点

在监管环境中使用计算预测毒理学评估药品中物质的潜在毒性具有重要作用[5]。2010年，美国FDA发布了具有里程碑意义的"推进监管科学计划"（Advancing Regulatory Science Initiative）报告，该报告建立在现有机构项目的基础上，如通过开创性的努力提供公共创新医疗产品，以转变产品开发的"关键路径倡议"（Critical Path Initiative）[6]。FDA的"推进监管科学计划"使该机构能够通过应用研究和新颖方法测试来促进创新。优先领域之一是通过使用和发展计算方法及计算机模拟来使毒理学预测现代化。具体而言，该机构的报告确定开发细胞、器官和系统的计算机模型可以更好地预测产品安全性和功效。此外，优先考虑知识开发系统和数据可视化工具，服务于计算机模型开发、临床风险预测和监管决策。FDA已经明确表示其对开发和使用计算毒理学方法及模型的兴趣，以提高产品安全性。这些目标的实现将有助于确保患者安全并减少撤回批准药品的可能性。

同样，美国FDA"关键路径倡议"的建立是为了通过开发和使用变革性技术来推动创新，从而更有效地推进医疗产品的发展[5]。该监管计划于2004年启动，并且成为一个成功的项目。事实上，FDA在其年度报告中列举了76个具体实例，合作者能够在其中推进包括计算预测方法在内的新方法和新技术。由FDA"关键路径倡议"资助的一些特定实例，包括一组从FDA内部审查中精心挑选的药物，以及已经在人体全面QT（thorough QT，TQT）研究中用于预测潜在致命心律失常的药物[25]。这项创新、真正意义上的转化工作仅使用人体数据的计算机化模型生成预测结果，以帮助监管审查员，该模型的局限性在于包含专利药物，因此无法在FDA范围之外使用。同样的限制也适用于制药行业基于专有知识的计算毒理学模型。尽管计算机技术取得了进步，但至少从监管科学的角度来看，在通过信息学系统保护数据共享中的知识产权方面，计算预测毒理学仍然存在挑战。在计算预测工具的背景下，FDA"关键路径倡议"监管科学研究的其他例子，包括预测药物体内性能的建模和仿真方法。为此，主要的建模方法是基于生理学的药代动力学（physiologically based pharmacokinetic，PBPK）模型。由于药物的生物利用度会影响功效，而药效失败的结果是人体疾病和毒性的进展，因此使用计算性PBPK模型非常重要，因为其可以更好地定义制剂策略，以改进药物设计并确保生产更安全有效的药物。FDA已建立了具有基于生理学的启发式吸收、经验分布和清除预测因子相关联的PBPK模型，以支持FDA"仿制药的关键途径倡议"下的制剂开发[91]，这有助于指导监管药物申请人实施质量源于设计（quality by design，QbD）的范式。QbD的目的是通过实施系统的方法和过程，通过理解和控制生产变量，有意地将预定义的质量纳入最终药物产品中[92]。QbD不仅可以用于小分子药物，还能用于生物药品[93]。鉴于最近有报道称药品短缺与生产变量的产品质量有关，因此了解生产变量更加重要。产品质量问题包括最近因药物复配问题引起的严重发病率，这对公共卫生至关重要[94, 95]。一些质量生产问题包括毒理学问题，如有毒的重金属杂质或降解产物的出现，从而导致药物产品的有效性降低[96]。尽管QbD并非旨在作为毒理学的直接预测系统，但缺乏适当的质量控制可能会导致医学毒理学问题。此外，值得指出的是，一些计算软件有助于满足 FDA QbD 的要求[97]。然而，更直接的影响是计算机 PBPK 模型在定义相关的毒性暴露，并确保更高质量药品以保护公众健康方面的作用[98, 99]。在对动物进行广泛的体内毒性动力学研究之前，通过计算机 PBPK 模型估算 ADME 参数对于药物发现也同样重要。

通过计算公式预测来支持药物发现已被应用于越来越多的药物发现研究。借助此类工具，快速识别溶解度特征可以预测药物吸收并选择合适的载体来递送药物[100]。使用计算模型来制定制剂，可以预测治疗靶点和 API 之间必需的辅料和分子动力学，这些有意义的预测为毒理学考虑因素（如潜在的靶器官）和药物开发后期的决策提供了支持。

许多监管计划的核心方法是使用定量构效关系和定量构效关系系统［quantitative structure-activity relationship and structure-activity relationship systems，(Q)SAR］技术来预测药物杂质的诱变潜力[101]。监管研究人员已就将知识数据库用于重要的关键终点（如内分泌干扰）进行了大量调查[102]。监管研究人员在模拟药物引起的心脏安全性终点方面取得了重大进展，如可能致命的尖端扭转及其替代标志物、药物诱导的 QT 延长[25]。转化技术可以提高对药物安全性关键终点的认识，如肝毒性[103]。计算预测毒理学建模是推进药物安全领域监管科学的重要组成部分。反过来，这将使毒理学评估现代化，以减少药物消耗并保护公众健康。

如前一部分所述，被广泛认为成功的建模策略是建模策略是指那些应用预测技术评估药物杂质的诱变潜力以达到 ICH M7 指南安全认证的目的，即最常见的是使用二进制分类模型输出的全局化学训练集[8]。根据经济合作与发展组织（Organisation for Economic Co-operation and Development，OECD）规范（Q）SAR 模型使用的原则，明确的算法应该是计算模型的特征[104]。然而，大多数商业和专有软件都没有遵守这一原则，至于其他类型的预测计算技术，实际上没有适用的使用监管标准，几乎没有经过监管"验收"。对于许多类型的监管药物批准，确证科学证据的提交是自愿的，这使得对计算毒理学数据的实际监管成为可能，且相对而言是未知的。

可以从监管部门和当局保护公众健康的义务中了解预测物质毒性的监管观点。出于监管方面的考虑，计算模型的预测性能被认为是不完善的，在发生预测错误的情况下，人们希望站在保护公众健康的一边。因此，从监管的角度而言，首选高灵敏度模型，因为它们可以最大限度地减少假阴性（例如预测为无毒的有毒化合物），从而减少患者接触有毒物质的机会。

监管机构通常在药品申请审核过程中无法使用超级计算机或大量的 IT 基础架构，因此计算预测模型应尽可能透明，并应完整描述预测和模型的构建方式。解释预测是否具有毒性，以及是否可产生减轻有关物质疑虑的能力，这对计算模型预测的监管考虑至关重要。对于基于结构的预测，评估预测置信度的能力也非常关键。例如，分子中是否存在不相关的结构警示，应作为评估的一部分予以忽略；分子结构中是否存在可能导致失活的减轻特征（即失活基团），或者是否存在强激活特征，可以增强阳性的预测结果？此外，对与物质相似的训练集分子的数量、特征和毒性特征进行分析有助于完善预测结果。这些问题说明了深入研究预测结果的重要性，而不是仅仅依靠计算机输出，因为监管机构将在各个方面对数据进行审查。

20.6 总结

计算预测毒理学涉及综合的系统和专业，用于预测相关物质的毒性、代谢、体内药物处置和理化特性的可能影响，可以通过计算机数据库和分析来实现。计算预测毒理学的发展源于各专业领域的多学科共同努力，包括：

（1）计算模型开发和验证测试。

（2）机器学习技术的应用。

（3）软件评估。

（4）转化科学。

（5）大数据科学。

（6）离散和非离散毒性终点预测。

（7）满足数据差异分析需求的跨读方法。

（8）机理通路预测。

（9）ADME——毒物预测。

（10）基于结构的 PBPK，体外 - 体内外推模型。

（11）基于知识的系统。

（12）系统毒理学通路分析。

（13）毒理学科学数据管理和分析。

诱变的遗传毒理学终点的预测性能已提高到可接受的质量、可靠性和可解释的水平，这对早期药物开发有着直接的实用价值。总体而言，这些结果为计算预测毒理学系统的使用和应用建立了信心。在预测致癌性和生殖毒理学终点时仍然面临科学挑战，而靶器官毒性（如肺和其他主要器官）预测仍需要通过计算机预测技术进行研究开发。在这些情况下，需要对基于生理学的模型开展进一步的开发和整合。

监管科学计划已经认识到预测毒理学领域的机遇，并资助相关计算科学的研究与开发。随着新型预测模型的发展，应特别强调要尽可能易于访问且透明，预测应具有可理解的叙述的支持。这将有助于在科学界进行更广泛的传播推广，并促进监管机构的审查。技术开发人员、药物开发计划和监管科学家之间的非竞争性合作研究可以帮助解决与模型开发相关的知识产权保护问题。由于 I 期临床试验药物进入市场的成功率仅为 8%，预测毒理学方法面临的巨大挑战在于准确识别特异性的药物不良反应，如药物诱导的肝损伤和尖端扭转。鉴于人体专家意见和方法中无意和有意偏见的多样性，这些领域的人体专家知识的正规化仍是一个重大挑战。因此，未来将在适当的选择和先进的机器学习技术指导下，在人体专家的决策下，对最合适的数据建模进行预测，这将促进计算毒理学有效地"降低"早期药物开发计划的相关风险。

（郭子立　王丽薇 译）

作者信息

小路易斯·G. 瓦莱里奥（Luis G. Valerio Jr.）

美国消费对策有限责任公司（Verto Solutions LLC）

缩略列表

缩写	英文全称	中文全称
CYP	Cytochrome P450	细胞色素 P450
FDA	Food and Drug Administration	美国食品药品管理局
GLP	good laboratory practice	药物非临床研究质量管理规范
OECD	Organization for Economic Co-operation and Development	经济合作与发展组织
QbD	quality by design	质量源于设计
QSAR	quantitative structure-activity relationship	定量构效关系
SAR	structure-activity relationship	构效关系
(Q)SAR	quantitative structure-activity relationship and structure-activity relationship systems	定量构效关系和定量构效关系系统

参考文献

1　Valerio, L. G. and Choudhuri, S. (2012). Chemoinformatics and chemical genomics: potential utility of *in silico* methods. *J. Appl. Toxicol.* **32**: 880-889.

2　NRC. National Research Council (US) Committee on Applications of Toxicogenomic Technologies to Predictive Toxicology (2007). *Applications of Toxicogenomic Technologies to Predictive Toxicology and Risk Assessment*. Washington, DC: National Academies Press.

3　Bottini, A. A. and Hartung, T. (2009). Food for thought…on the economics of animal testing. *Altex Altern. Tierexp.* **26**: 3-16.

4　Anadón, A., Martínez, M. A., Castellano, V., and Martínez-Larrañaga, M. R. (2014). The role of in vitro methods as alternatives to animals in toxicity testing. *Expert Opin. Drug Metab. Toxicol.* **10**: 67-79.

5　Valerio, L. G. Jr. (2011). *In silico* toxicology models and databases as FDA critical path initiative toolkits. *Hum. Genomics* **5**: 200-207.

6 FDA U. S. Department of Health and Human Services (2010). Advancing Regulatory Science at the FDA: A Strategic Plan (August 2011) U. S. Food and Drug Administration: Silver Spring, MD, pp. 1-37.

7 ICH (2014). ICH M7 - Assessment and control of DNA reactive (mutagenic) impurities in pharmaceuticals to limit potential carcinogenic risk. *ICH Harmonized Tripartite Guideline.*

8 Sutter, A., Amberg, A., Boyer, S. et al. (2013). Use of in silico systems and expert knowledge for structure-based assessment of potentially mutagenic impurities. *Regul. Toxicol. Pharmacol.* **67**: 39-52.

9 Barber, C., Amberg, A., Custer, L. et al. (2015). Establishing best practise in the application of expert review of mutagenicity under ICH M7. *Regul. Toxicol. Pharmacol.* **73**: 367-377.

10 Demchuk, E., Ruiz, P., Wilson, J. D. et al. (2008). Computational toxicology methods in public health practice. *Toxicol. Mech. Methods* **18**: 119-135.

11 El-Masri, H. A., Mumtaz, M. M., Choudhary, G. et al. (2002). Applications of computational toxicology methods at the agency for toxic substances and disease registry. *Int. J. Hyg. Environ. Health.* **205**: 63-69.

12 Merlot, C. (2010). Computational toxicology-a tool for early safety evaluation. *Drug Discov. Today* **15**: 16-22.

13 Rusyn, I. and Daston, G. P. (2010). Computational toxicology: realizing the promise of the toxicity testing in the twenty-first century. *Environ. Health Perspect.* **118**: 1047-1050.

14 Ekins, S., Andreyev, S., Ryabov, A. et al. (2005). Computational prediction of human drug metabolism. *Expert Opin. Drug Metab. Toxicol.* **1**: 303-324.

15 Jamei, M., Marciniak, S., Feng, K. et al. (2009). The Simcyp® population-based ADME simulator. *Expert Opin. Drug Metab. Toxicol.* **5**: 211-223.

16 Zhang, L., Zhang, Y., Zhao, P., and Huang, S. -M. (2009). Predicting drug-drug interactions: an FDA perspective. *AAPS J.* **11**: 300-306.

17 Bogen, K. T., Cullen, A. C., Frey, H. C., and Price, P. S. (2009). Probabilistic exposure analysis for chemical risk characterization. *Toxicol. Sci.* **109**: 4-17.

18 Seal, A., Passi, A., Jaleel, U. A., and Wild, D. J. (2012). In-silico predictive mutagenicity model generation using supervised learning approaches. *J. Cheminformatics* **4**: 1-11.

19 Ioffe, B. V. (1983). *Chemistry Refractometric Methods*, 350. Leningrad: Khimia.

20 Duggirala, H. J., Tonning, J. M., Smith, E. et al. (2016). Use of data mining at the food and drug administration. *J. Am. Med. Inf. Assoc.* **23**: 428-434.

21 Helma, C., Cramer, T., Kramer, S., and De Raedt, L. (2004). Data mining and machine learning techniques for the identification of mutagenicity inducing substructures and structure activity relationships of noncongeneric compounds. *J. Chem. Inf. Comput. Sci.* **44**: 1402-1411.

22 Valerio, L. G. Jr. (2009). *In silico* toxicology for the pharmaceutical sciences. *Toxicol. Appl. Pharmacol.* **241**: 356-370.

23 Valencia, A., Prous, J., Mora, O. et al. (2013). A novel QSAR model of Salmonella mutagenicity and its application in the safety assessment of drug impurities. *Toxicol. Appl. Pharmacol.* **273**: 427-434.

24 Valerio, L. G. (2013). Predictive computational toxicology to support drug safety assessment. In: *Computational Toxicology*, vol. **II** (ed. B. Reisfeld and N. A. Mayeno), 341-354. Totowa, NJ: Humana Press.

25 Valerio, L. G., Balakrishnan, S., Fiszman, M. L. et al. (2013). Development of cardiac safety translational tools for QT prolongation and torsade de pointes. *Expert Opin. Drug Metab. Toxicol.* **9**: 801-815.

26 Lindgren, F., Geladi, P., Rannar, S., and Wold, S. (1994). Interactive variable selection (IVS) for PLS. Part 1: Theory and algorithms. *J. Chemometr.* **8**: 349-363.

27 Rannar, S., Lindgren, F., Geladi, P., and Wold, S. (1994). A PLS kernel algorithm for data sets with many variables and fewer objects. Part 1: Teory and algorithm. *J. Chemometr.* **8**: 111-125.

28 Hasegawa, K., Miyashita, Y., and Funatsu, K. (1997). GA strategy for variable selection in QSAR studies: GA-based PLS analysis of calcium channel antagonists. *J. Chem. Inf. Comput. Sci.* **37**: 306-310.

29 Carhart, R. E., Smith, D. H., and Venkataraghavan, R. (1985). Atom pairs as molecular features in structure-activity studies: definition and applications. *J. Chem. Inf. Comput. Sci.* **25**: 64-73.

30　Kuz'min, V. E., Artemenko, A. G., Kovdienko, N. A. et al. (2000). Lattice model for QSAR studies. *J. Mol. Model.* **6**: 517-526.

31　Dobo, K. L., Greene, N., Fred, C. et al. (2012). *In silico* methods combined with expert knowledge rule out mutagenic potential of pharmaceutical impurities: an industry survey. *Regul. Toxicol. Pharmacol.* **62**: 449-455.

32　Greene, N., Dobo, K. L., Kenyon, M. O. et al. (2015). A practical application of two *in silico* systems for identification of potentially mutagenic impurities. *Regul. Toxicol. Pharmacol.* **72**: 335-349.

33　Hillebrecht, A., Muster, W., Brigo, A. et al. (2011). Comparative evaluation of *in silico* systems for Ames test mutagenicity prediction: scope and limitations. *Chem. Res. Toxicol.* **24**: 843-854.

34　Jolly, R., Ahmed, K. B., Zwickl, C. et al. (2015). An evaluation of in-house and off-the-shelf in silico models: implications on guidance for mutagenicity assessment. *Regul. Toxicol. Pharmacol.* **71**: 388-397.

35　Greene, N., Judson, P. N., Langowski, J. J., and Marchant, C. A. (1999). Knowledge-based expert systems for toxicity and metabolism prediction: DEREK, StAR and METEOR. *SAR QSAR Environ. Res.* **10**: 299-314.

36　Valerio, L. G. Jr. and Long, A. (2010). The *in silico* prediction of human-specific metabolites from hepatotoxic drugs. *Curr. Drug Discov. Technol.* **7**: 170-187.

37　Jeliazkova, N., Jaworska, J., and Worth, A. P. (2011). Open source tools for read-across and category formation. In: *In Silico Toxicology: Principals and Applications* (ed. M. Cronin and J. Madden). London: Royal Society of Chemistry.

38　Contrera, J. F. (2013). Validation of Toxtree and SciQSAR in silico predictive software using a publicly available benchmark mutagenicity database and their applicability for the qualification of impurities in pharmaceuticals. *Regul. Toxicol. Pharmacol.* **67**: 285-293.

39　Vitiuk, N. V. and Kuz'min, V. E. (1994). Mechanistic models in chemometrics for the analysis of multidimensional data of researches. Analogue of dipole-moments method in the structure(composition)-property relationships analysis. *ZhAnalKhimii* **49**: 165.

40　Votano, J. R., Parham, M., Hall, L. H. et al. (2004). Tree new consensus QSAR models for the prediction of Ames genotoxicity. *Mutagenesis* **19**: 365-377.

41　Renjith, P., Jegatheesan, K., and Gopal, S. B. (2016). Decision tree learning and regression models to predict endocrine disruptor chemicals - a big data analytics approach with Haddoop and apache spark. *International J. Machine Intelligence* **7**: 469-472.

42　Breiman, L. (2001). Random forests. *Mach. Learn.* **45**: 5-32.

43　Mistry, P., Neagu, D., Trundle, P. R., and Vessey, J. D. (2016). Using random forest and decision tree models for a new vehicle prediction approach in computational toxicology. *Soft Comput.* **20**: 2967-2979.

44　Quinlan, J. R. (1993). *C4. 5: Programs for Machine Learning*. San Mateo, CA: Morgan Kaufmann Publishers.

45　Wu, X., Kumar, V., Quinlan, J. R. et al. (2008). Top 10 algorithms in data mining. *Knowl. Inf. Syst.* **14**: 1-37.

46　Polishchuk, P. G., Muratov, E. N., Artemenko, A. G. et al. (2009). Application of random forest approach to QSAR prediction of aquatic toxicity. *J. Chem Inf. Model.* **49**: 2481-2488.

47　Singh, K. P., Gupta, S., Kumar, A., and Mohan, D. (2014). Multispecies QSAR modeling for predicting the aquatic toxicity of diverse organic chemicals for regulatory toxicology. *Chem. Res. Toxicol.* **27**: 741-753.

48　Maggiora, G. M. and Shanmugasundaram, V. (2004). Molecular similarity measures. In: *Methods in Molecular Biology. Chemoinformatics. Concepts, Methods, and Tools for Drug Discovery* (ed. J. Bajorath). Totowa, NJ: Human Press.

49　Ames, B. N., Lee, F. D., and Durston, W. E. (1973). An improved bacterial test system for the detection and classification of mutagens and carcinogens. *Proc. Natl. Acad. Sci. U. S. A.* **70**: 782-786.

50　Xu, C., Cheng, F., Chen, L. et al. (2012). In silico prediction of chemical Ames mutagenicity. *J. Chem Inf. Model.* **52**: 2840-2847.

51 Choi, S. S., Kim, J. S., Valerio, L. G. Jr., and Sadrieh, N. (2013). *In silico* modeling to predict drug-induced phospholipidosis. *Toxicol. Appl. Pharmacol.* **269**: 195-204.

52 Reasor, M. J., Hastings, K. L., and Ulrich, R. G. (2006). Drug-induced phospholipidosis: issues and future directions. *Expert Opin. Drug Saf.* **5**: 567-583.

53 Bauch, C., Bevan, S., Woodhouse, H. et al. (2015). Predicting in vivo phospholipidosis-inducing potential of drugs by a combined high content screening and in silico modelling approach. *Toxicol. Vitro* **29**: 621-630.

54 Haranosono, Y., Nemoto, S., Kurata, M., and Sakaki, H. (2016). Establishment of an in silico phospholipidosis prediction method using descriptors related to molecular interactions causing phospholipid-compound complex formation. *J. Toxicol. Sci.* **41**: 321-328.

55 Brigo, A. and Muster, W. (2016). The use of in silico models within a large pharmaceutical company. In: *In Silico Methods for Predicting Drug Toxicity* (ed. E. Benfenati), 475-510. New York: Springer.

56 Goracci, L., Buratta, S., Urbanelli, L. et al. (2015). Evaluating the risk of phospholipidosis using a new multidisciplinary pipeline approach. *Eur. J. Med. Chem.* **92**: 49-63.

57 Kruhlak, N. L., Choi, S. S., Contrera, J. F. et al. (2008). Development of a phospholipidosis database and predictive quantitative structure-activity relationship (QSAR) models. *Toxicol. Mech. Methods* **18**: 217-227.

58 Marchant, C. A., Briggs, K. A., and Long, A. (2008). In silico tools for sharing data and knowledge on toxicity and metabolism: Derek for Windows, Meteor, and Vitic. *Toxicol. Mech. Methods* **18**: 177-187.

59 Hassan, M., Brown, R. D., O'Brien-Varma, S., and Rogers, D. (2006). Cheminformatics analysis and learning in a data pipelining environment. *Mol. Divers.* **10**: 283-299.

60 Benigni, R., Bossa, C., Jeliazkova, N. et al. (2008). *The Benigni/Bossa Rule-base for Mutagenicity and Carcinogenicity- A Module of Toxtree*, 1-75. Luxembourg, Vol. EUR 23241 EN: European Commission, J. R. C., Institute for Health and Consumer Protection.

61 Ashby, J., Lefevre, P. A., Styles, J. A. et al. (1982). Comparisons between carcinogenic potency and mutagenic potency to Salmonella in a series of derivatives of 4-dimethylaminozobenzene (DAB). *Mutat. Res. -Fundam. Mol. Mech. Mutagen.* **93**: 67-81.

62 Tennant, R. W. and Ashby, J. (1991). Classification according to chemical structure, mutagenicity to Salmonella and level of carcinogenicity of a further 39 chemicals tested for carcinogenicity by the U. S. National Toxicology Program. *Mutation Research/Reviews in Genetic Toxicology* **257**: 209-227.

63 Bailey, A. B., Chanderbhan, R., Collazo-Braier, N. et al. (2005). The use of structure-activity relationship analysis in the food contact notification program. *Regul. Toxicol. Pharmacol.* **42**: 225-235.

64 Kazius, J., McGuire, R., and Bursi, R. (2005). Derivation and validation of toxicophores for mutagenicity prediction. *J. Med. Chem.* **48**: 312-320.

65 Benigni, R. and Bossa, C. (2008). Structure alerts for carcinogenicity, and the Salmonella assay system: a novel insight through the chemical relational databases technology. *Mutat. Res. -Rev. Mutat. Res.* **659**: 248-261.

66 Benigni, R., Bossa, C., Tcheremenskaia, O., and Giuliani, A. (2010). Alternatives to the carcinogenicity bioassay: in silico methods, and the in vitro and in vivo mutagenicity assays. *Expert Opin. Drug Metab. Toxicol.* **6**: 809-819.

67 Benigni, R. and Bossa, C. (2008). Predictivity and reliability of QSAR models: the case of mutagens and carcinogens. *Toxicol. Mech. Methods* **18**: 137-147.

68 Bhhatarai, B., Wilson, D. M., Parks, A. K. et al. (2016). Evaluation of TOPKAT, Toxtree, and Derek nexus *in silico* models for ocular irritation and development of a knowledge-based framework to improve the prediction of severe irritation. *Chem. Res. Toxicol.* **29**: 810-822.

69 Naven, R. T., Greene, N., and Williams, R. V. (2012). Latest advances in computational genotoxicity prediction. *Expert Opin. Drug Metab. Toxicol.* **8**: 1579-1587.

70 Muster, W., Breidenbach, A., Fischer, H. et al. (2008). Computational toxicology in drug development. *Drug*

Discov. Today **13**: 303-310.

71　Stephenson, W. P. and Hauben, M. (2007). Data mining for signals in spontaneous reporting databases: proceed with caution. *Pharmacoepidemiol. Drug Saf.* **16**: 359-365.

72　Dobo, K. L., Greene, N., Cyr, M. O. et al. (2006). The application of structure-based assessment to support safety and chemistry diligence to manage genotoxic impurities in active pharmaceutical ingredients during drug development. *Regul. Toxicol. Pharmacol.* **44**: 282-293.

73　Glowienke, S. and Hasselgren, C. (2011). Use of structure activity relationship (SAR) evaluation as a critical tool in the evaluation of the Genotoxic potential of impurities. In: *Genotoxic Impurities*, 97-120. Wiley.

74　Cariello, N. F. (2002). Comparison of the computer programs DEREK and TOPKAT to predict bacterial mutagenicity. *Mutagenesis* **17**: 321-329.

75　Aiba nee Kaneko, M., Hirota, M., Kouzuki, H., and Mori, M. (2015). Prediction of genotoxic potential of cosmetic ingredients by an in silico battery system consisting of a combination of an expert rule-based system and a statistics-based system. *J. Toxicol. Sci.* **40**: 77-98.

76　Modi, S., Li, J., Malcomber, S. et al. (2012). Integrated in silico approaches for the prediction of Ames test mutagenicity. *J. Comput. -Aided Mol. Des.* doi: 10. 1007/s10822-012-9595-5.

77　Hayashi, M., Kamata, E., Hirose, A. et al. (2005). *In silico* assessment of chemical mutagenesis in comparison with results of Salmonella microsome assay on 909 chemicals. *Mutat. Res. Genet. Toxicol. Environ. Mutagen.* **588**: 129-135.

78　Ono, A., Takahashi, M., Hirose, A. et al. (2012). Validation of the (Q)SAR combination approach for mutagenicity prediction of flavor chemicals. *Food Chem. Toxicol.* **50**: 1538-1546.

79　Snyder, R. D., Pearl, G. S., Mandakas, G. et al. (2004). Assessment of the sensitivity of the computational programs DEREK, TOPKAT, and MCASE in the prediction of the genotoxicity of pharmaceutical molecules. *Environ. Mol. Mutagen.* **43**: 143-158.

80　Snyder, R. D. (2009). An update on the genotoxicity and carcinogenicity of marketed pharmaceuticals with reference to in silico predictivity. *Environ. Mol. Mutagen.* **50**: 435-450.

81　Saiakhov, R. D. and Klopman, G. (2010). Benchmark performance of MultiCASE Inc. software in Ames mutagenicity set. *J. Chem Inf. Model.* **50**: 1521-1521.

82　Matthews, E. J., Kruhlak, N. L., Cimino, M. C. et al. (2006). An analysis of genetic toxicity, reproductive and developmental toxicity, and carcinogenicity data: II. Identification of genotoxicants, reprotoxicants, and carcinogens using *in silico* methods. *Regul. Toxicol. Pharmacol.* **44**: 97-110.

83　Ferrari, T. and Gini, G. (2010). An open source multistep model to predict mutagenicity from statistical analysis and relevant structural alerts. *Chem. Cent. J.* **4**: S2.

84　Zeiger, E. (1998). Identification of rodent carcinogens and noncarcinogens using genetic toxicity tests: premises, promises, and performance. *Regul. Toxicol. Pharmacol.* **28**: 85-95.

85　Zeiger, E., Anderson, B., Haworth, S. et al. (1987). Salmonella mutagenicity tests: III. Results from the testing of 255 chemicals. *Environ. Mutagen.* **9**: 61-109.

86　Kohtarou, Y. (2014). Sample class prediction method, prediction program, and prediction apparatus. US Patent No. 8682813. 25 March 2014.

87　Valerio, L. (2008). Tools for evidence-based toxicology: computational-based strategies as a viable modality for decision support in chemical safety evaluation and risk assessment. *Hum. Exp. Toxicol.* **27**: 757-760.

88　Naven, R. T., Louise-May, S., and Greene, N. (2010). The computational prediction of genotoxicity. *Expert Opin. Drug Metab. Toxicol.* **6**: 797-807.

89　Escobar, P. A., Kemper, R. A., Tarca, J. et al. (2013). Bacterial mutagenicity screening in the pharmaceutical industry. *Mutat. Res. -Rev. Mutat. Res.* **752**: 99-118.

90　Etter, S., Birrell, L., Cahill, P. et al. (2015). The 'BlueScreen HC' assay as a decision making test in the genotoxicity assessment of flavour and fragrance materials. *Toxicol. Vitro* **29**: 1425-1435.

91 Jiang, W., Kim, S., Zhang, X. et al. (2011). The role of predictive biopharmaceutical modeling and simulation in drug development and regulatory evaluation. *Int. J. Pharm.* **418**: 151-160.

92 Yu, L. X., Amidon, G., Khan, M. A. et al. (2014). Understanding pharmaceutical quality by design. *AAPS J.* **16**: 771-783.

93 Rathore, A. S. and Winkle, H. (2009). Quality by design for biopharmaceuticals. *Nat. Biotechnol.* **27**: 26-34.

94 CDC (2012). Multistate outbreak of fungal infection associated with injection of methylprednisolone acetate solution from a single compounding pharmacy - United States, 2012. *MMWR-Morb. Mortal. Wkly. Rep.* **61**: 839-842.

95 FDA. Drug Shortages. http://www. fda. gov/Drugs/DrugSafety/DrugShortages/default. htm (accessed 01 April 2016).

96 Johnston, A. and Holt, D. W. (2014). Substandard drugs: a potential crisis for public health. *Br. J. Clin. Pharmacol.* **78**: 218-243.

97 Brodbeck, P. E. B. and Singh, R. (2015). Informatics systems. Continuous plant software suite. 15th AIChE Annual Meeting, P, B., Ed. QbD Process Technologies, Salt Lake City, UT.

98 Lipscomb, J. C., Haddad, S., Poet, T., and Krishnan, K. (2012). Physiologically-based pharmacokinetic (PBPK) models in toxicity testing and risk assessment. In: *Adv. Exp. Med. Biol.* (ed. M. Balls, R. D. Combes and N. Bhogal), 76-95. New York: Springer US.

99 Teil, F. -P., Guentert, T. W., Haddad, S., and Poulin, P. (2003). Utility of physiologically based pharmacokinetic models to drug development and rational drug discovery candidate selection. *Toxicol. Lett.* **138**: 29-49.

100 Bergström, C. A. S., Charman, W. N., and Porter, C. J. H. (2016). Computational prediction of formulation strategies for beyond-rule-of-5 compounds. *Adv. Drug Deliv. Rev.* **101**: 6-21.

101 Valerio, L. G. Jr., (2013). Predictive computational toxicology to support drug safety assessment. *Methods Mol. Biol.* **930**: 341-354.

102 Shen, J., Xu, L., Fang, H. et al. (2013). EADB: an estrogenic activity database for assessing potential endocrine activity. *Toxicol. Sci.* **135**: 277-291.

103 Liu, Z., Shi, Q., Ding, D. et al. (2011). Translating clinical findings into knowledge in drug safety evaluation - drug induced liver injury prediction system (DILIps). *PLoS Comput. Biol.* **7**: e1002310.

104 OECD ed. (2004). *Guidance Document on the Validation of (Quantitative) Structure-Activity Relationships [(Q)SAR] Models*, vol. **69**, 1-154. Paris, France: Development, OECD., Ed. Environment Directorate OECD.

第 21 章

先导优化中的基因毒性风险应对：PDE10A 抑制剂案例研究

21.1　引言

在制药行业中，药物的有效性和安全性始终是一项持续的挑战，这是一个漫长且艰巨的过程。据估计，一个新药从研发到推向市场的成本高达 26 亿美元[1]。约翰·阿罗史密斯（John Arrowsmith）和菲利普·米勒（Philip Miller）研究了 2011 ～ 2012 年 II 期和 III 期临床研究高失败率的原因，得出的结论是，即使在开发的后期，除药效外，安全性问题仍然是成功最大的障碍[2]。为了改善这一难题，研究人员提出了各种方法，主要集中于建立更优的毒性预测试验及改进预测模型，特别是在药物发现过程中的先导化合物优化阶段[3]。

近年来，使用体外方法评估化学风险的毒性试验正日趋成熟。首先，采用高通量筛选（high-throughput screening，HTS）确定化合物的优先级。然后，从优先级转移到预测，旨在以基于人体生物学的安全评估替代基于动物的风险评估。目前，已将定量高通量筛选（quantitative high-throughput screening，qHTS）技术与计算方法结合使用，以探索化合物如何与生物系统发生相互作用。目前，在深入理解由化学物质或化学类别所诱导的基因和通路的响应模式方面正在取得积极的进展，这些化学物质或化学类别可能预示着人体的有害结局通路（adverse outcome pathway，AOP）。

"21 世纪毒理学"（toxicology in the twenty-first century，Tox21）运动旨在鉴定通过体外测试获得化学结构的活性特征，而这些特征可作为体内毒性预测的替代物[4]。使用相关的细胞分析方法将有助于识别与毒性相关的关键通路和蛋白，此类方法最终将有助于更好地理解毒性的潜在机制[5]。对现有的 Tox21 数据进行综合分析，通过结构相似性和活性剖面相似性进行化合物聚类，揭示其构效关系（structure-activity relationship，SAR），将有助于提出毒性机制的假设[6]。使用基于聚类的方法可以建立体内毒性终点的预测模型。结果表明，基于体外试验数据的模型在预测人体毒性方面比预测动物毒性表现得更好，而结合结构和活性数据得出的模型比单独使用结构或活性数据的模型更好。这些结果表明，体外活性谱可作为毒性复合机制的特征，并可用于更深入的毒理学试验。

为了寻找化学物质、基因和不良事件之间的联系，连通性映射[7]作为一种有效方法，在制药行业可用于改善毒理学预测，并允许根据其作用方式对化学物质进行分组[8]。在基因毒性试验领域，正在开发新型的试验平台。ToxTracker测定法是一种基于哺乳动物报告干细胞基因毒性的测试方法。该方法使用6种绿色荧光蛋白报告剂来区分化学物质主要反应性的差异，如与DNA反应、阻断DNA复制、诱导氧化应激、激活未折叠蛋白反应，以及引起P53依赖性细胞应激反应等[9]。布莱斯（Bryce）及其同事报道了另一个数据整合的实例[10]，相关分析表明遗传毒性作用方式可以通过多重流式细胞技术和机器学习方法来预测。单变量分析可以确定可将受试化合物分类为致染色体断裂（clastogenic）、非整倍体（aneugenic）或非遗传毒性（nongenotoxic）物质的生物标志物和实验中关键时间点。一般而言，理解相关毒性风险的潜在机制可以更为有效地评估人体风险。

综合测试策略（integrated testing strategy）的发展将发现技术和专有技术与临床前安全性评估联系在一起，以提供创新和优化的候选药物选择程序。由于候选药物的分子特性是在药物发现和药物开发之间的"交界处"最终确定的，这意味着此时导致的机制（靶点）相关毒性［mechanism（target）-related toxicity］、脱靶副作用（off-target side effect），以及化合物化学相关毒性（compound-chemistry-related toxicity）等特性均已无法改变。

在杨森（Janssen）和几家学术机构的大型合作项目中，研究人员探索了在先导化合物优化过程中使用转录谱分析来确定化合物的优先级。相关探索的一个主要目的是，研究化合物的基因表达特征可在多大程度上获取化合物的药理作用范围。此外，研究人员还评估了该技术可在多大程度上监测先导化合物优化带来的影响，并探索了相关数据是否可用于判断哪种化合物亚结构可引起给定作用，以支持药物化学研究人员进行新分子结构的合理设计。该项目名为定量结构-转录分析关系（quantitative structure-transcription assay relationship，QSTAR）研究，共探索了8个药物研发项目，涉及多个治疗领域、生物靶点和化学结构骨架[11]。该项目在先导化合物优化阶段整合了高通量基因表达谱数据、化学信息和生物测试数据。基于相关发现，以PDE10A抑制剂的发现项目为例，相关研究可获得抑制剂类似物的化合物库，而这些类似物通常可以在细胞环境中下调多个微管蛋白基因，提示可能存在纺锤体毒性作用[12]。通过体外微核试验（micronucleus test，MNT）的阳性反应和探索性高内涵成像（high content imaging）试验验证了这些初步发现。本章描述的案例研究也说明了利用探索性实验数据识别毒性问题的潜力，这些数据通常是在先导化合物优化过程中出于靶点评估目的获得的。

21.2 先导化合物优化项目：寻找 PDE10A 抑制剂

本章介绍的案例研究是杨森神经科学疾病领域的一项药物研发项目。该项目团队的目标是发现并优化一种针对磷酸二酯酶（phosphodiesterase）PDE10A的小分子抑制剂[13, 14]。这种蛋白的特点是其几乎只在大脑纹状体的一个特定区域表达，这就保证了相关抑制剂在身体其他部位的副作用较少。磷酸二酯酶的活性调节可能成为精神分裂症的一种新型治疗方法。抑制磷酸二酯酶可导致 cAMP/cGMP 水平增加，这对信号转导过程至关重要。研究人员合成了一系列新型 3- 烷氧基吡咯烷（3-alkoxy pyrrolidine）衍生物（图 21.1）。在优化过程中，与锥体外系症状相关的副作用成为关注的焦点。因此，对 58 个目标化合物中的一部分进行了转录分析，研究其潜在的多重药理作用。

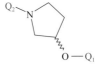

图 21.1　1，3- 烷氧基吡咯烷被替换为不同的芳杂环系统。Q₁ 取代基为苯并呋喃、苯基、喹喔啉、吡啶、喹啉或吡嗪；Q₂ 取代基为喹唑啉、喹啉、咪唑并哒嗪或三唑并吡啶

21.3　基于转录分析的多重药理作用捕获

研究人员分析了该系列中部分化合物在 PDE10A 小鼠同源转染的人源胚胎肾细胞（HEK293、ATCC CRL-1573）上诱导的基因表达。将浓度为 10 μmol/L 的化合物在 0.1% 二甲基亚砜（DMSO）中作用于细胞 8 h，然后探索性分析过滤后的信息基因（informative genes）所诱导的转录效应[15]。研究发现，其中两个亚组的化合物与其他化合物不同（图 21.2A）[16]。Y 轴上显示了基于一组微管蛋白基因识别出的 4 个化合物（8148、4782、5035 和 7912）。对所有化合物微管蛋白基因信息个体表达水平的调查显示，这 4 个化合物下调了微管蛋白基因（图 21.2B）。图底部显示了微管蛋白基因的汇总评分，结果显示随机变异明显减少并清楚显示出这 4 个化合物[17]。微管蛋白基因的下调表明化合物对微管染色体分离可能存在基因毒性作用。在此过程中，细胞的复制染色体被分离成两组相同的染色体，然后分裂成两个子细胞。干扰微管动力学可导致不同肿瘤细胞的有丝分裂停止和细胞死亡[18]。

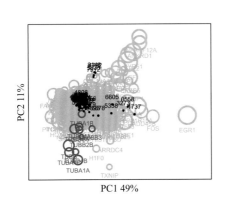

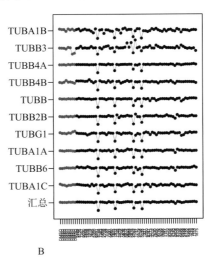

图 21.2　探索性分析由 58 个化合物诱导的所有高质量过滤的信息基因的转录作用。A. 光谱图分析图，Y 轴上显示了基于红色的微管蛋白基因子集的 4 个化合物。B. 微管蛋白基因的基因图谱及底部微管蛋白基因的汇总。汇总部分减少了随机噪声，并清楚显示了下调微管蛋白基因的 4 个化合物。DMSO 样品以红色表示

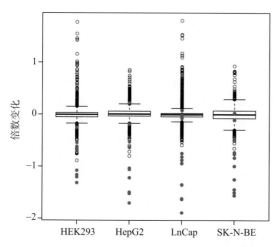

图 21.3　化合物 8148 在 4 个细胞系中经质量过滤后的信息基因的倍数变化箱线图。微管蛋白基因是常见的下调基因，以红色表示

随后在其他 3 种人源细胞，即 LNCaP（人源前列腺癌细胞）、HepG2（人源肝癌细胞）和 SK-N-BE（人源神经母细胞瘤细胞）中测试了化合物 8148 的活性，以探索微管蛋白特征的生物学再现性。图 21.3 显示了化合物 8148 的所有信息基因在 4 个细胞背景中倍数变化的分布，其中微管蛋白基因以红色标记。通常情况下，微管蛋白基因是下调最多的基因之一，这表明所观察到的作用在很大程度上是独立于细胞系的。

因此，研究人员在对具有潜在基因毒性效应的先导化合物优化过程中，借助高通量技术从最初的化学结构系列中进一步确定了 4 个化合物的子集。

21.4　基于高内涵成像的独立确认

高内涵成像结合自动显微镜技术和图像分析方法，可以同时量化生物系统的多种表型和功能参数。该技术已成为安全性研究和药物发现领域的重要工具，可用于作用模式识别、有害效能确定，以及毒性靶点和生物标志物的发现。该技术可识别潜在的细胞防御、适应、毒性和死亡的信号通路。因此，高内涵成像被认为是一种有前途的解决毒性测试挑战的技术[19]。

在当前背景下，高内涵成像技术被用于进一步探索先导系列中一部分化合物的可能遗传毒性作用。研究人员选择了 11 个化合物，包括与微管蛋白下调相关的阳性和阴性化合物，以及一些已知的基因毒性化合物，以不同剂量（1 ～ 25 nmol/L）添加至可表达内源性绿色荧光微管蛋白（green fluorescent tubulin，TUBA1B）的骨肉瘤细胞（U2OS）中，并在 24 h 内对细胞进行监测，每小时进行成像，对微管蛋白进行追踪分析（图 21.4）。

诺考达唑（nocodazole）是一种基因毒性对照化合物，与 DMSO 对照（图 21.4B）相比，诺考达唑表现出一种特殊的表型，微管聚集在细胞边缘和细胞核周围（图 21.4A）。四个下调微管蛋白基因的化合物在一定浓度和时间点上显示出与对照化合物相似的特征，其中一个如图 21.4C 所示。有趣的是，在不同浓度和时间点，相同化学类型中未显示微管蛋白下调的结构类似物显示出与 DMSO 对照相似的表型（图 21.4D）。因此，特定表型的存在似乎与基因毒性和微管蛋白下调有关。

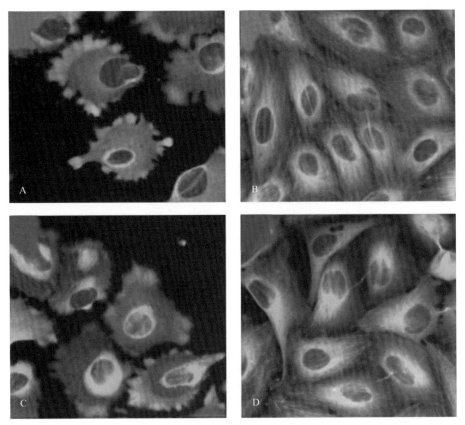

图 21.4　U2OS 细胞在 8 h 内表达内源性绿色荧光 TUBA1B 的高内涵成像。A. 诺考达唑，一种非整倍体 MNT 阳性对照化合物，在浓度为 25 μmol/L 时显示出微管聚集体的形成。B. DMSO 对照未显示出微管聚集体。C. 化合物 8148 显示出微管蛋白下调，在浓度为 10 μmol/L 时显示出聚集体的形成。D. 与 8148 属相同化学类型的化合物 0558，在任何浓度下均未显示出微管蛋白下调或聚集体形成现象（此图为 30 nmol/L 浓度下）

　　为了量化该表型，研究人员从图像中提取了与细胞密度、形状、纹理、几何形状等有关的 661 个特征。遵循典型的特征选择程序，保留了 3 个可区分显示微管聚集体的图像和显示其他表型的图像特征。这 3 个纹理特征都是从微管蛋白 GFP 通路的细胞区域衍生的，因此直接代表了微管蛋白的特征。通过线性判别分析总结了这 3 个特征的微管聚集体分数。正分数对应于所关注的表型。将微管聚集体分数计算为在 8 h 内不同浓度下观察到的最大分数。仅使用 8 h 的时间点来确保与基因表达倍数变化的一致性，同时测试了 8 h 时间点的倍数变化。图 21.5 比较了微管蛋白基因的最大微管聚集体评分与微管蛋白基因倍数变化的汇总评分[17]。对照化合物在与原始 PDE10 系列相似的情况下进行转录谱分析（HEK293 细胞以 10 μmol/L 的小鼠同源物 PDE10A 转染 8 h）。通过转录谱分析鉴定，具有潜在遗传毒性的所有四个化合物，以及对照化合物诺考达唑的微管聚集体得分均为正值（阳性）。对于图 21.5 左上角的化合物，两个高通量谱也一致，未显示任何潜在的基因毒性。另一方面，长春碱（vinblastine）、秋水仙碱（colchicine）和化合物 4735 在 8 h 浓度范围内的微管聚集体评分均为正值，但微管蛋白没有下调。然而，与高内涵成像相比，仅对单一浓度（10 μmol/L）进行表达谱分析。

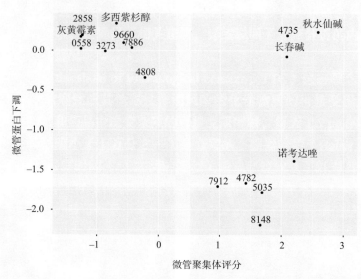

图 21.5　最大微管聚集体评分的散点图。仅使用化合物的一个子集（在高内涵成像中描述的化合物）来计算微管蛋白基因的总分。阳性微管聚集体评分与微管聚集体的形成相对应。下调微管蛋白的 4 个化合物也显示出微管聚集体的形成

　　研究人员更详细地研究了 8 h 时间点的微管聚集体评分，该分数是 3 个化合物浓度的函数，也与 2 个阳性对照和 1 个阴性对照有关（图 21.6）。阴性对照、化合物 0558 在整个浓度范围内没有显示出微管聚集体的形成。除化合物 4735 外，其他化合物都从一定浓度开始显示出微管聚集体的形成，而化合物 4735 只在 1 个浓度（10 μmol/L）下表现出微管聚集。因此，这要么是技术问题导致的（如只有 1 个板孔生成聚集体），要么是由于化合物具有一个狭小的基因毒性窗口。

　　长春碱则表现出钟形曲线（bell-shaped curve）：微管聚集体从 0.1 μmol/L 开始形成，但在 10 μmol/L 左右消失，图像研究表明其形成了另一种表型，即微管蛋白的次晶体，这在文献中也得到了证实[20]。因此，在基因表达中所描绘的浓度下，不存在微管聚集体，这可能对应于微管蛋白下调的缺乏。

　　根据微管聚集体总评分的浓度谱图，秋水仙碱会下调微管蛋白基因，转录筛选中的再次测试显示，微管蛋白的表达下调为原来的 50%（诺考达唑可下调 42%）。

　　通过转录数据和高内涵成像数据均能够识别潜在的毒性问题。但是检测不到相关信号并不表示该化合物就一定是安全的。不存在任何信号的原因之一可能是受试化合物的暴露量太低。因此，通过量化细胞计数在 24 h 内的相对增长，成像数据可用于评估细胞是否充分暴露于化合物（图 21.7）。结果显示，与 DMSO 对照相比，灰黄霉素（griseofulvin）、化合物 2858 和 7886 表现出类似的细胞计数增加，证明这些化合物的剂量不足以引起毒性。

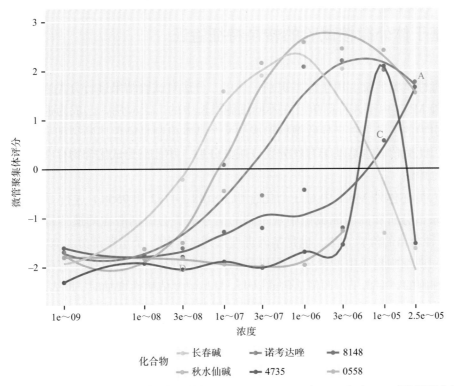

图 21.6　6 个化合物（长春碱、秋水仙碱、诺考达唑、4735、8148 和 0558）在 8 h 时微管聚集体分数的浓度曲线图。图 21.4 中显示的图像浓度以相应的字母表示

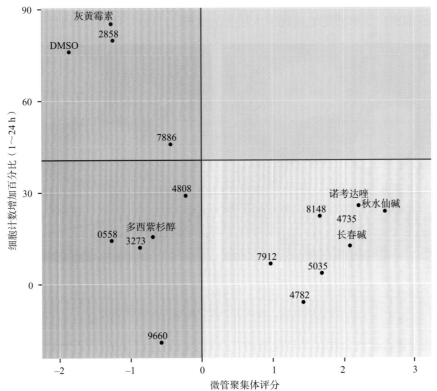

图 21.7　在 8 h 时间点及不同浓度下观察到的最大微管聚集体分数的散点图，以及在相应浓度下 23 h 内细胞计数增加的百分比

21.5 基于体外微核试验的转录特征验证

遗传毒性试验传统上用于危害识别，采用二分法对试验结果进行分类来鉴定基因毒性物质。体外 MNT 由于评分简单且在不同细胞类型中的广泛应用，已成为遗传毒性测试中一种有吸引力的工具。由于导致微核形成的两个基本机制是染色体断裂和染色体分离机制的紊乱，因此微核表达是基于有丝分裂或减数分裂，并且在受试化合物存在的情况下对细胞分裂进行评估[21]。

研究人员在体外 MNT 中对 3 个化合物（8148、4782 和 0558）进行了测试分析，以确认在转录谱分析和高内涵成像中观察到的信号确实会识别潜在的遗传毒性作用。体外 MNT 是一种合格的检验方法，也是基因毒性系列试验的一个重要部分（参见第 18 章），用于检测间期细胞胞质中的微核。在基于 TK6 细胞进行的剂量反应测定中，当该化合物诱导微核细胞的频率高于对照值 2 倍或以上，且呈浓度依赖性增加时，即表现为阳性反应。对于受试化合物 8148 和 4782，显示出明显的微管蛋白下调，且观察到微核细胞的频率增加了 10 倍以上。另一方面，阴性对照化合物 0558 没有显示出微核的形成。

MNT 可以识别可能导致染色体断裂（染色体断裂剂）或影响有丝分裂纺锤体或微管形成（非整倍体毒剂）的化合物。对于具有纺锤体毒性的受试化合物，通常会观察到较大微核、双核和多核细胞数量的增加，这也表明它们是非整倍性的[22, 23]。图 21.8 显示了以丝裂霉素 C（mitomycin C，一种染色体断裂剂）（21.8A）和化合物 8148（21.8B）处理的微核 TK6 细胞，图中清楚地出现了大尺寸的微核。

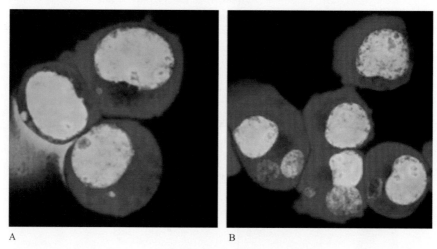

图 21.8 染色体断裂剂丝裂霉素 C（A）和化合物 8148 诱导的微核 TK6 细胞（B）清楚地显示出大尺寸微核的形成，表现出一种非整倍体的作用模式

对于纺锤体毒性化合物，其与微管的几个结合区域是已知的[24]。紫杉醇（paclitaxel）和灰黄霉素（griseofulvin）等紫杉类药物（taxane）通过促进微管蛋白的稳定来干扰微管动力学。长春碱，一种长春花生物碱，通过在两个 αβ-微管蛋白异二聚体的界面发生相互

作用，阻止微管蛋白的自结合，促进微管的解聚。第三类具有秋水仙碱样结合位点的纺锤体毒性化合物，通过在秋水仙碱和 α-微管蛋白之间引入空间冲突来抑制微管装配。因此，微管蛋白单体的细胞内池增加，引发了微管蛋白 mRNA 的降解[25]。

研究人员采用高通量技术对代表 3 种不同作用方式的对照化合物进行了分析，但并非所有化合物都表现出微管蛋白 mRNA 下调或微管聚集体的形成。长春碱未显示出微管蛋白 mRNA 的下调，可能是在转录时的浓度下形成了次晶体。然而，克利夫兰（Cleveland）等[26]的研究也没有发现长春碱会使微管蛋白的合成减少，这可能表明该微管解聚化合物存在另一种作用机制。此外，紫杉烷也未表现出微管蛋白 mRNA 的下调和微管聚集，但秋水仙碱和诺考达唑则表现出两种表型。这表明 PDE10A 抑制剂可表现出微管蛋白 mRNA 的下调和微管聚集体的形成，其作用机制与秋水仙碱类似[26]。

鉴别此类化合物的非整倍体作用模式是非常重要的。其允许应用基于阈值的风险评估来定义安全窗口，从而降低被识别的候选药物的风险[27]。最近，由于剂量 - 响应分析和出发点确定的应用，基因毒性数据的效用得到有利增强。通过拟合剂量 - 响应模型的"插值"，基准剂量（benchmark dose，BMD）方法表明效价排名可用于支持作用机制的评估，以加快化学评估和监管决策的制定[28]。

21.6　数据的整合

在高通量技术中，非整倍体对照化合物中只有一种与 PDE10 抑制剂的活性可比，说明这些化合物可能表现出一种特定的作用机制。但是，为了进一步增加对这一发现的信心，研究人员探索了对公共数据的整合。研究人员研究了联系图（connectivity map，CMAP）数据[7]，以获取对照化合物更多的基因表达谱。研究人员对 5 种对照化合物中的 3 种（包括长春碱、秋水仙碱和诺考达唑）在 CMAP 中以不同浓度和不同细胞背景进行了表征分析，相关化合物表现出两种不同的非整倍体作用机理。

首先，研究人员使用张氏（Zhang）和 Gant（格兰特）的方法[29]，以微管蛋白下调作为特征来筛查整个 CMAP 数据库，以发现具有相似微管蛋白基因排序的化合物（图 21.9）。该筛查主要是基于化合物 8148 的微管蛋白基因等级排序。CMAP 中得分最高的化合物是长春碱，0.98 的高分表明该化合物具有非常相似的微管蛋白转录效应。转录相似性最高的 3

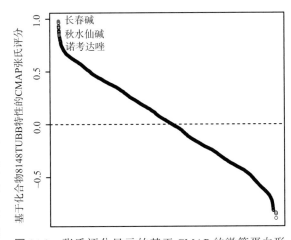

图 21.9　张氏评分显示的基于 CMAP 的微管蛋白形成特征。正值表示微管蛋白基因的相似排名。顶端 CMAP 中 3 个对照化合物（长春碱、诺考达唑和秋水仙碱）以红点表示并加注

个化合物分别是芬苯达唑(fenbendazole)(评分 0.97、0.96)、(+)- 白屈菜碱 [(+)-chelidonine]（评分 0.93 ）和甲苯达唑（mebendazole ）（ 评分 0.93、0.92 ）。图 21.9 显示了所有的张氏评分数据，同时注释了在高通量实验和 CMAP 中对照化合物的最高评分。事实上，微管蛋白特征能够识别出已知的对照化合物，这表明微管蛋白下调和微管聚集体与纺锤体毒性物质有关，但研究人员未能区分长春碱和秋水仙碱的作用机制。

21.7 潜在的构效关系假说

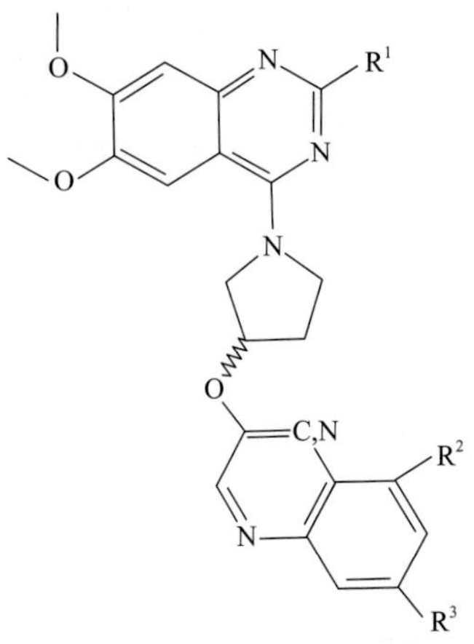

图 21.10 基于喹唑啉骨架的新型化合物的设计与合成。在 R^2 和 R^3 位点无取代基，在 R^1 位点连有小体积或吸电子基团

由于只有少数相同化学类型的化合物表现出强烈的微管蛋白下调作用，即 Q_2 为喹唑啉（quinazoline）的化合物和 Q_1 为喹唑啉或喹喔啉（quinoxaline）的化合物，其构效关系如图 21.1 和 21.10 所示。研究发现，只有杂芳环系统上的特定取代模式与微管蛋白下调有关。R^1 为给电子基团，且 R^2 和 R^3 未被取代的化合物则不会显示出微管蛋白下调。

在这一发现的基础上，研究人员继续对 13 个具有不同 R^1 取代基的新合成化合物进行了转录分析，其中 R^1 均为小体积基团或吸电子取代基。据经验推测，这些化合物极有可能下调微管蛋白，可能具有基因毒性。在相似的条件下（HEK293 细胞株在 10 μmol/L 化合物浓度下作用 8 h）进行基因表达谱分析，同时也纳入了一些早期基因谱分析实验的阳性对照、阴性对照及对照化合物。

实验证实了之前的发现（图 21.11）。相当数量新合成的化合物可将微管蛋白下调至与对照化合物相似的水平，甚至更低。因此，研究人员希望在更高级的模型中再次验证相关的遗传毒性迹象。

随后在 MNT 中测试了 3 个在微管蛋白下调实验中具有一定优先级的化合物（7324、7236 和 4291，在图 21.11 中以灰色条带显示）。化合物 7324 无微管蛋白下调作用，而化合物 4291 对微管蛋白下调的作用最强。这 3 个化合物均引起了微核的形成，包括化合物 7324，但是这 3 个化合物引起 50% 相对细胞倍增数（relative population doubling，RPD）的浓度差异很大。化合物 4291、7236 和 7324 的 RPD 分别为 2.71、4.17 和 16.0。由于基因表达谱分析是在 10 μmol/L 下进行的，所以 7324 的暴露水平很可能仍然太低，无法观察到显著的微管蛋白表达变化。因此，这表明相关研究能够鉴定出导致基因毒性作用的化学结构，有助于候选药物的优化。

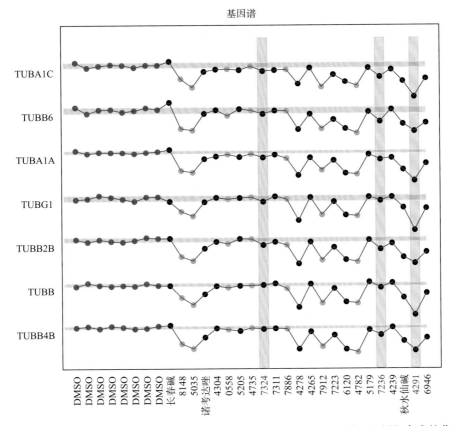

图 21.11　用于新转录试验的所有经质量过滤的信息微管蛋白基因的表达谱。包括新合成的化合物、对照化合物，以及较早分析实验中的一些阳性（绿色）和阴性（橙色）化合物。DMSO 样品以红色表示，其变化以灰色条带表示。以灰色竖条带标识的 3 个化合物在 MNT 测试中显示出不同水平的微管蛋白下调

21.8　总结

21.8.1　现状

尽管在药物发现和药物开发的所有阶段都投入了大量的精力来测试潜在的毒性作用，但化合物仍然经常因为存在缺陷而被终止研发[2, 30]。高失败率，尤其是在药物开发后期，造成了大量的资源浪费。

杨森在药物研发的早期阶段集中于识别和理解相关化合物的生物活性。正是在这种情况下，其进行了许多性质分析实验，如转录谱分析和高内涵成像。另一方面，大多数探索不良性质的毒性试验都是在临床开发之前进行的。

本章通过对早期发现数据的探究，证明了对先导化合物多重药理活性提出假设的可行

性，获得这些数据的目的在于及时了解所期望的作用机制，而不单单是指出潜在的毒性问题。

通过对 PDE10A 抑制剂先导系列的研究，研究人员发现了一个由微管蛋白基因组成的转录特征，这些微管蛋白基因在一系列化学类似物的作用下表达下调。通过将这些转录组学发现与基于高内涵成像的特征及已建立的毒性测定（临床前基因毒性测试系列的一部分）结果相结合，研究人员证明了所观察到的结果确实与化合物暴露后的微核形成有关[31]。

此外，研究人员将其发现与 CMAP 数据联系起来[7]，将所有不同方法结合，整合可用的数据，并提出有关潜在遗传毒性机制的假设，即鉴定化合物对微管蛋白的作用。

此外，由于研究人员能够在不同的细胞系中复制转录特性，因此有可能在整个生物学背景下识别潜在基因毒性的早期迹象。其相关经验证实了转录谱鉴定未知化合物毒性的价值。

21.8.2　改进建议

过去几年间，已经开发出许多新颖的筛选技术，如高内涵成像，以及各种组学技术，如全基因组转录组谱分析。近年来，使用机器学习技术（化学基因组学）有效分析大量可用数据的计算能力也已变得可行。此外，借助于更多的人体转化模型（3D 模型、细胞共培养、器官 - 芯片等）及免费的公共数据源（生物、机械、毒理学和化学），研究人员整合了早期筛选的生物学活性、药代动力学和药效学数据，以便在药物研发的早期阶段进行毒性标记。

在药物发现过程的早期阶段，基于生物分析技术（如高内涵成像或转录分析）获得的数据可以提供新的生物学见解，而不仅仅是通过毒性试验（如微核试验）的发现。特别是当这些独立方法之间的数据一致时，数据的互补性有助于提出关于毒性潜在机制的假设。

此外，化合物诱导的生物学效应可能在不同细胞系中均能被检测到（微管蛋白下调）。因此，利用组学技术（如转录谱）进行的以研究化合物单一生物活性为目的的筛选实验，可用于获得有关化学结构的多重药理特性信息。换言之，用一种假设的方法分析相关数据，有可能识别那些只能通过毒性检测获得的信息。在药物发现初期就采用这一方法进行毒性筛选，并通过证据权重方法[33 35]，将有可能更快地将体外风险转化为对人体风险的评估，从而促进活性更专一、更安全化学结构的进一步开发。

此外，有必要加强分子毒理学家、计算科学家、生物学团队负责人、生物信息学家、生物统计学家和药物化学家之间的沟通，以便就如何进行结构修饰做出决策，在优化先导化合物所需活性和特性的同时，摆脱潜在的毒性风险[36]。然而，这需要在选择苗头化合物和先导化合物时，更早地开展所有相关学科的研究，并在最终确定临床前开发之前定期进行相关评估[3]。

在探索 PDE10A 抑制剂的可用分析数据时，一个具体挑战是，相关数据是在研究化合物所需特性时获得的。因此，由于所选的测试浓度通常不够高，实验设计通常不会获得与毒性有关的结论。研究人员应与机制毒理学家共同进行早期研究的实验设计，以最大程度地排除可能具有潜在毒性的化合物。因此，德・阿布鲁（De Abrew）等提出的"尽可能包含多个测试浓度"的观点很关键，因为浓度的选择对转录谱有着至关重要的影响，如通过非特异性通路的激活[8]。虽然开展高内涵成像研究时通常会这样做，但由于经济和实验室方面的限制，在转录谱分析时并非总是这样操作。诸如 L1000 分析之类的方法可提供一种折中的解决方案，使得能够通过经济有效的方式对更多样品进行分析。但由于测得的转录数量减少，也会增大误差[37]。

21.8.3　预期结果

本章重点介绍了一项概念验证研究，该研究展示了如何利用筛选数据来改进药物研发过程中先导化合物优化阶段的风险和安全性评估方法，如探索性组学技术（全基因组转录谱）、其他筛选技术（高内涵成像）、毒性测定（体外 MNT）和公开可用数据（CMAP 分析）的计算方法[11, 12]。

展望未来，研究人员需要尽可能集中精力开发各种毒性早期识别方法。本章介绍的研究发现证明了创建标志物的可行性，该标志物将微管蛋白基因的转录下调与聚集体形成关联起来，但这也可能是错误的微管形成指示物，最终可能导致非整倍性。转录变化可与化合物多重药理学性质触发的各种主要作用和次要作用相关联，可以基于早期药物性质数据（如高内涵成像或转录谱）进行测试和例行检查。例如，开发一种指示化合物产生活性氧簇（reactive oxygen species，ROS）潜在能力的标志物，可以识别可能触发氧化应激反应的化学结构[38]，部分化合物被称为肝毒物。因此，此类标志物有助于鉴定可能引起药物性肝损伤（drug-induced liver injuriy，DILI）的化合物，而 DILI 仍然是晚期药物开发失败的主要原因之一[39]。通过这种方式，可以预见潜在的风险，实现从"晚失败"到"早失败"的方法转变。此外，可将数据用于多种目的，从而节省时间和资源。所选择的毒性试验应尽早进行，以评估潜在标志物的正确性。

虽然在确保最小假阴性数量方面存在挑战，但研究人员的特定候选标志物在所有观察到的情况下都是适用的。当同时观察到微管聚集体形成和微管蛋白基因表达下调时，可鉴定出基因遗传毒性。因此，对早期发现实验中的分析数据进行协作评估对于发现潜在的毒性问题具有重要价值，即便该数据可能无法识别受试化合物的所有不良性质。

此外，正如本章所述，探索发现标志物的生物学基础应提供机制上的关键见解，以为药物发现过程中更早开展更多毒性研究的缓解策略提供基础。

对所测试转录谱相关基因的注释可使研究人员能够预测微管蛋白识别的遗传毒性假说。尽管如此，还需要进一步的研究来改进可用的基因注释，由于对各个基因编码蛋白功能的了解有限，转录标记的数据驱动成分通常由无法直接解释的基因组成。

查看高内涵成像数据时，研究人员意识到解释图像特征时所面临的挑战。但是，可以假定对照化合物与未知化合物具有相似的作用方式，并利用已知作用机制的对照化合物的内关联方法。

尽管如此，即使早期药物发现分析技术定义的潜在标志物有望识别出不良性质，但其也不太可能在短期内取代标准的检测方法。相反，这些标志物有助于尽早发现可能的问题，使得临床前药物化学优化过程可以更具体地监测结构修饰的影响。此外，研究人员还预计，可能没有一种单一的技术，甚至在一段时间内，早期分析技术的组合都不能识别出所有的毒性问题。此外，与整个器官甚至整个生物体相比，细胞的复杂性还非常有限，这可能会限制这些方法的应用范围。

21.8.4　未来机遇

虽然已经能够通过高内涵成像技术探索化合物诱导对细胞系转录组学或细胞表型的影响，但技术和科学的进步仍将继续，并将为研究人员提供捕捉化合物暴露引发更多信息的新机会。前文已经提及了 L1000 技术 [37]，其是美国国立卫生研究院（National Institutes of Health，NIH）正在进行的网络集成式细胞内特征公共数据库（Library of Integrated Network-based Cellular Signatures，LINCS）项目的关键组成部分 [40]。该项目旨在研究生物网络，以及遗传或环境压力如何对其产生影响进而导致疾病。为此目的，生成了成千上万的 L1000 数据库，涵盖一系列的细胞背景、不同的干扰、不同浓度的相关应激源，以及扰乱网络不同部分的基因修饰。

单细胞分析领域的进展（包括单细胞转录组学和单细胞高内涵成像分析）也提高了测试所获得的粒径。与此同时，计算科学和机器学习技术的进步提供了分析大量可用数据的工具。例如，通过深度学习等技术，可获得识别不同数据类型中相关特征的方法，这将为我们提供一种预测能力，使我们能够专注于那些具有最佳综合药物特征的化合物，从而推进研发的进展。

研究人员已在杨森开展了一项具体应用来丰富化合物的筛选库。在这个化合物库内，这些被预先选择的化合物虽然显示出所需活性，但没有经过毒性验证。通过这种方式，研究人员的目标是从生物学的简单高通量分析转变为更具转移性的分析，而这些分析往往通量较低，且耗时长，成本高。随着具有患者所需特性化合物被发现的可能性不断提高，药物的研发过程也将变得更加高效。

（吴　波　叶向阳　译）

作者信息

比耶·M. P. 韦尔比斯特（Bie M. P. Verbist）
　　比利时杨森研发，统计与决策科学部
玛乔琳·克拉布（Marjolein Crabbe）
　　比利时杨森研发，统计与决策科学部

弗雷迪·范·戈瑟姆（Freddy Van Goethem）

比利时杨森研发，机械和研究毒理学部

辛里奇·W. H. 戈尔曼（Hinrich W. H. Göhlmann）

比利时杨森研发，计算科学部

缩略语表

缩写	英文全称	中文全称
AOP	adverse outcome pathway	有害结局通路
CMAP	connectivity map	联系图
DMSO	dimethyl sulfoxide	二甲基亚砜
HEK293	human embryonic kidney 293 cells	人源胚胎肾 293 细胞
HepG2	human hepatocarcinoma cell	人源肝癌细胞
LINCS	Library of Integrated Network-based Cellular Signatures	网络集成式细胞内特征公共数据库
LNCaP	human prostate cancer cells	人源前列腺癌细胞
MNT	micronucleus test	微核试验
PDE10A	cAMP and cAMP-inhibited cGMP 3′, 5′-cyclic phosphodiesterase 10A	cAMP 和 cAMP 抑制的 cGMP 3′, 5′- 环磷酸二酯酶 10A
qHTS	quantitative high-throughput screening	定量高通量筛选
QSTAR	quantitative structure-transcription assay relationships	定量结构 - 转录分析关系
ROS	reactive oxygen species	活性氧簇
SK-N-BE	human neuroblastoma cells	人源神经母细胞瘤细胞
TK6	human lymphoblastoid cells	人源淋巴母细胞
U2OS	osteosarcoma cells	骨肉瘤细胞

参考文献

1 Mullard, A. (2014). New drugs cost US2. 6 billion to develop. *Nat. Rev. Drug Discovery* **13** (12): 877-877.

2 Arrowsmith, J. and Miller, P. (2013). Trial watch: phase II and phase III attrition rates 20112012. *Nat. Rev. Drug Discovery* **12** (8): 569-569.

3 Hornberg, J. J., Laursen, M., Brenden, N. et al. (2014). Exploratory toxicology as an integrated part of drug discovery. Part II: screening strategies. *Drug Discovery Today* **19** (8): 1137-1144.

4 Tice, R. R., Austin, C. P., Kavlock, R. J., and Bucher, J. R. (2013). Improving the human hazard characterization of chemicals: a Tox21 update. *Environ. Health Perspect.* **121**: 756-765.

5 Rovida, C., Asakura, S., Daneshian, M. et al. (2015). Toxicity testing in the 21st century beyond environmental chemicals. *ALTEX* **32**: 171-181.

6 Huang, R., Xia, M., Sakamuru, S. et al. (2016). Modelling the Tox21 10 K chemical profiles for in vivo toxicity prediction and mechanism characterization. *Nat. Commun.* **7**: 10425.

7　Lamb, J. (2006). The connectivity map: using gene-expression signatures to connect small molecules genes, and disease. *Science* **313** (5795): 1929-1935.

8　De Abrew, K. N., Kainkaryam, R. M., Shan, Y. K. et al. (2016). Grouping 34 chemicals based on mode of action using connectivity mapping. *Toxicol. Sci.* **151** (2): 447-461.

9　Hendriks, G., Derr, R. S., Misovic, B. et al. (2015). The extended ToxTracker assay discriminates between induction of DNA damage oxidative stress, and protein misfolding. *Toxicol. Sci.* **150** (1): 190-203.

10　Bryce, S. M., Bernacki, D. T., Bemis, J. C., and Dertinger, S. D. (2016). Genotoxic mode of action predictions from a multiplexed flow cytometric assay and a machine learning approach. *Environ. Mol. Mutagen.* **57**: 171-189.

11　Verbist, B., Klambauer, G., Vervoort, L. et al. (2015). Using transcriptomics to guide lead optimization in drug discovery projects: lessons learned from the QSTAR project. *Drug Discovery Today* **20**: 505-513.

12　Verbist, B. M. P., Verheyen, G. R., Vervoort, L. et al. (2015). Integrating high-dimensional transcriptomics and image analysis tools into early safety screening: proof of concept for a new early drug development strategy. *Chem. Res. Toxicol.* **28** (10): 1914-1925.

13　Torremans, A., Ahnaou, A., Van, H. A. et al. (2010). Effects of phosphodiesterase 10 inhibition on striatal cyclic AMP and peripheral physiology in rats. *Acta Neurobiol. Exp. (Wars)* **70**: 13-19.

14　Megens, A. A. H. P., Hendrickx, H. M. R., Mahieu, M. M. A. et al. (2014). PDE10A inhibitors stimulate or suppress motor behavior dependent on the relative activation state of the direct and indirect striatal output pathways. *Pharmacol. Res. Perspect.* **2** (4): e00057.

15　Talloen, W., Clevert, D. -A., Hochreiter, S. et al. (2007). I/NI-calls for the exclusion of non-informative genes: a highly effective filtering tool for microarray data. *Bioinformatics* **23** (21): 2897-2902.

16　Bijnens, L., Verbeeck, R., Göhlmann, H. W. et al. (2009). Spectral map analysis of microarray data. In: *Comprehensive Chemometrics*, 197-219. Elsevier BV.

17　Hochreiter, S., Clevert, D. -A., and Obermayer, K. (2006). A new summarization method for affymetrix probe level data. *Bioinformatics* **22** (8): 943-949.

18　Kavallaris, M. (2010). Microtubules and resistance to tubulin-binding agents. *Nat. Rev. Cancer* .

19　Van, V. E., Daneshian, M., Beilmann, M. et al. (2014). Current approaches and future role of high content imaging in safety sciences and drug discovery. *ALTEX* **31**: 479-493.

20　Wolff, J. (1996). Localization of the vinblastine-binding site on Beta-tubulin. *J. Biol. Chem.* **271** (25): 14707-14711.

21　Decordier, I. and Kirsch-Volders, M. (2006). The in vitro micronucleus test: from past to future. *Mutat. Res. Genet. Toxicol. Environ. Mutagen.* **607** (1): 2-4.

22　Hashimoto, K., Nakajima, Y., Matsumura, S., and Chatani, F. (2010). An in vitro micronucleus assay with size-classified micronucleus counting to discriminate Aneugens from Clastogens. *Toxicol. In Vitro* **24** (1): 208-216.

23　Matsuoka, A. (1999). A proposal for a simple way to distinguish Aneugens from Clastogens in the in vitro micronucleus test. *Mutagenesis* **14** (4): 385-389.

24　Lu, Y., Chen, J., Xiao, M. et al. (2012). An overview of tubulin inhibitors that interact with the colchicine binding site. *Pharm. Res.* **29** (11): 2943-2971.

25　Gay, D. A., Sisodia, S. S., and Cleveland, D. W. (1989). Autoregulatory control of Beta-tubulin MRNA stability is linked to translation elongation. *Proc. Natl. Acad. Sci.* **86** (15): 5763-5767.

26　Cleveland, D. W. (1983). Is apparent autoregulatory control of tubulin synthesis nontranscriptionally regulated? *J. Cell Biol.* **97** (3): 919-924.

27　Elhajouji, A., Lukamowicz, M., Cammerer, Z., and Kirsch-Volders, M. (2010). Potential thresholds for Genotoxic effects by micronucleus scoring. *Mutagenesis* **26** (1): 199-204.

28 Wills, J. W., Long, A. S., Johnson, G. E. et al. (2016). Empirical analysis of BMD metrics in genetic toxicology part II: in vivo potency comparisons to promote reductions in the use of experimental animals for genetic toxicity assessment. *Mutagenesis* **31**: 265-275.

29 Zhang, S. -D. and Gant, T. W. (2008). A simple and robust method for connecting small-molecule drugs using gene-expression signatures. *BMC Bioinf.* **9** (1): 258.

30 McKim, J. Jr. (2010). Building a tiered approach to in vitro predictive toxicity screening: a focus on assays with in vivo relevance. *Comb. Chem. High Throughput Screening* **13** (2): 188-206.

31 ICH(2012). Guidance on genotoxicity testing and data interpretation for pharmaceuticals intended for human use. *International Conference on Harmonisation of Technical Requirements for Registration of Pharmaceuticals for Human Use.* S2(R1), June 2012.

32 Thybaud, V., Fevre, A. -C. L., and Boitier, E. (2007). Application of toxicogenomics to genetic toxicology risk assessment. *Environ. Mol. Mutagen.* **48** (5): 369-379.

33 Doktorova, T. Y., Ellinger-Ziegelbauer, H. et al. (2012). Comparison of genotoxicant-modified transcriptomic responses in conventional and epigenetically stabilized primary rat hepatocytes with in vivo rat liver data. *Arch. Toxicol.* **86** (11): 1703-1715.

34 Doktorova, T. Y., Ates, G., Vinken, M. et al. (2014). Way forward in case of a false positive in vitro Genotoxicity result for a cosmetic substance? *Toxicol. In Vitro* **28** (1): 54-59.

35 Magkoufopoulou, C., Claessen, S. M. H., Tsamou, M. et al. (2012). A transcriptomics-based in vitro assay for predicting chemical genotoxicity in vivo. *Carcinogenesis* **33** (7): 1421-1429.

36 Chadwick, A. T. and Segall, M. D. (2010). Overcoming psychological barriers to good discovery decisions. *Drug Discovery Today* **15** (13-14): 561-569.

37 Peck, D., Crawford, E. D., Ross, K. N. et al. (2006). A method for high-throughput gene expression signature analysis. *Genome Biol.* **7**: R61.

38 Leone, A., Nie, A., Parker, J. B. et al. (2014). Oxidative stress/reactive metabolite gene expression signature in rat liver detects idiosyncratic hepatotoxicants. *Toxicol. Appl. Pharmacol.* **275**: 189-197.

39 Cheng, F., Theodorescu, D., Schulman, I. G., and Lee, J. K. (2011). In vitro transcriptomic prediction of hepatotoxicity for early drug discovery. *J. Theor. Biol.* **290**: 27-36.

40 Subramanian, A., Narayan, R., Corsello, S. M. et al. (2017). A next generation connectivity map: L1000 platform and the first 1,000,000 profiles. *Cell* **171**(6): 1437-1452.

第 22 章
药物临床前开发的安全性和 DMPK 特性的综合优化：S1P₁ 激动剂的研发历程

22.1 S1P₁ 激动剂先导化合物的优化方案简介

22.1.1 目标和挑战

在 20 世纪后半叶至 21 世纪的前十年间，研究人员对 1- 磷酸鞘氨醇（sphingosine-1-phosphate，S1P）受体的生物学研究达到了很高的水平，许多制药公司希望以此为靶点来研发新药[1-3]。S1P 是 5 个 S1P G 蛋白偶联受体（S1P₁₋₅）家族的内源性配体和活性调节因子。众所周知，这些受体调节一系列的生物学过程，包括细胞生存、黏附、迁移和内吞等作用，进而引发诸如内皮屏障增强、血管张力调节、心率变化和淋巴细胞运输等生理效应[4]，特别是后两种在本例的药物研发中尤为重要。

淋巴细胞持续在全身循环中"监视"入侵的病原体，并返回次级淋巴器官。淋巴细胞会感知存在于淋巴和血液之间的 S1P 浓度梯度，进而离开这些次级淋巴器官。S1P₁ 受体存在于淋巴细胞表面，其激动会导致受体内化，并使淋巴细胞失去感知梯度的能力，最终导致淋巴细胞在次级淋巴组织中被隔离。激动剂通过 S1P₁ 受体干扰淋巴细胞的输送，可用于靶向治疗自身免疫性疾病，如复发 - 缓解型多发性硬化症（relapsing-remitting multiple sclerosis，RRMS）、炎症性肠病（inflammatory bowel disease，IBD）、狼疮（lupus）和银屑病（psoriasis）等[5]。然而，在动物研究中发现，S1P₃ 受体的激动会导致支气管、血管收缩，以及心率下降等生理效应，因此激动 S1P₃ 受体是不可取的[6-8]。

在本例中先导化合物的优化阶段，非选择性 S1P₁ 受体激动剂芬戈莫德（fingolimod，FTY-720，Gilenya®）（化合物 **1a**，图 22.1），作为一种治疗 RRMS 的新型口服药物，已显示出较好临床疗效，并于 2010 年成为第一个获 FDA 批准的 S1P₁ 受体激动剂。芬戈莫德是一种前药，在体内经过磷酸化转化为化合物 **1b**（图 22.1）并发挥药理作用。芬戈莫德也是一种能够穿透血脑屏障（BBB）的亲脂性药物，这将有助于其在中枢神经系统（CNS）疾病中发挥作用[9]，但其穿透 BBB 的特性并不适合治疗银屑病和 IBD 等外周疾病。芬戈莫德的药代动力学（PK）特征是具有延长的口服吸收相和较长的消除半衰期（100～200 h），这主要是由于其在体内分布较为广泛[10, 11]。这一特点也使得人体和啮齿动物在给予芬戈莫德后，会产生淋巴细胞减少的持久药效学（PD）效应[12]。研究发现，首次给药后，患者和啮齿动物会出现短暂性心动过缓，而对于啮齿动物而言，此情况主要由 S1P₃ 受体的激动所致。在早期临床研究中还观察到了芬戈莫德的其他不良反应，包括黄斑水肿、中度高血压和一些对肺部的影响等。目前认为，这主要是由于芬戈莫德磷酸酯对 S1P₃₋₅ 受体的非选择性作用所引起[9]。

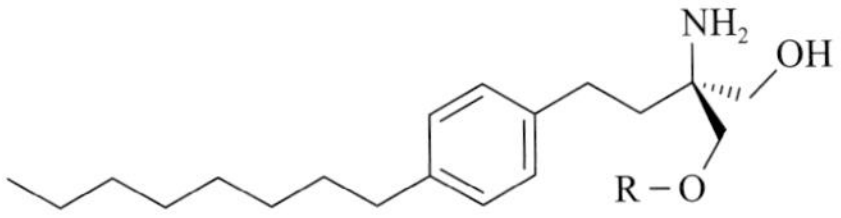

R = H   **1a**（FTY720，芬戈莫德）
R = PO(OH)₂ **1b**（FTY720-P）

图 22.1　芬戈莫德（FTY-720）及其磷酸酯的结构

但芬戈莫德在临床上的疗效明确可靠，因此现在急需发现具有改良特征的新型药物分子。

22.1.2　研究策略和筛选级联概述

先导化合物优化的目标是在具有"类药性"（"drug-like" properties）的化学空间内发现非前药的、具有疗效和选择性的 S1P₁ 激动剂[13-15]，并且在芬戈莫德的基础上，明显改善其性质。良好的抗炎活性非常适用于中枢和外周疾病适应证的治疗，并且药物化学的起始点更为可控。由于无需芬戈莫德体内磷酸化这一过程，理想的化合物性质是直接作用于受体，理论上与靶点结合得更加契合，且不属于前药。在药物的安全性和临床研究中，药效及每日 1 次给药后的 PK 特征，对于降低人体剂量、降低消耗风险和降低机体负担至关重要。较短的 PK 半衰期可使淋巴细胞减少的副作用更为可控，从而减轻与免疫功能低下相关的任何潜在风险。因此，研发比芬戈莫德半衰期更短的药物是可行的。S1P₁ 的受体选择性，特别是对 S1P₃ 的选择性，对于减少临床上心动过缓副作用至关重要。

本方案最初采用的筛选策略如图 **22.2** 所示。与传统的插图不同，本部分采用"倒置"的方式进行描述，用以强调对患者和所期望临床表现的关注。反之，这也决定了临床前的需求和分子特性。所有动物研究都经过伦理审查，并严格按照 1986 年《动物（科学程序）法》[Animals（Scientific Procedures）Act] 和葛兰素史克（GSK）的动物护理、福利和治疗政策进行。

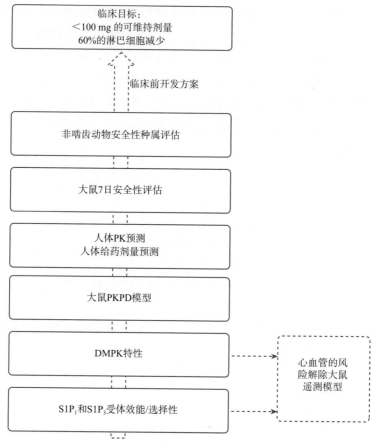

图 22.2　设计和选择 S1P$_1$ 激动剂筛选级联的核心要素

22.2　尽早关注临床前安全性

集中的药物化学研究和筛选策略的实施，发现了大量适用于啮齿动物安全性初步评价的分子。进行此类研究的化合物实例包括化合物 **2 ～ 4**[16, 17]，其关键参数见**表 22.1**。这些化合物处于基于理化性质的类药空间内，具有较高的药效和受体选择性。临床前 PK 研究表明，其适合于口服给药，不易发生药物 - 药物相互作用（drug-drug interaction，DDI），且人体给药剂量较低。通过对这些分子的啮齿动物安全性研究，评价了其一般毒理学特性和进一步开发的潜力，并进行了治疗指数的早期预估。由于这类化学模板此前未被表征，因此几个化合物的实验是平行进行的。将化合物以 3 种不同剂量水平对大鼠进行口服给药，每日 1 次，连续 7 天，并且为了确保合适的治疗指数，所选择的给药剂量是与人体全身暴露量的估算结果成倍数关系的。

表 22.1　进入早期安全性研究的化合物实例的总体特性

化合物	2	3	4
结构			
MW，Log$D_{7.4}$，PSA	427，2.3，103	472，2.4，98	460，1.8，112
S1P$_1$/S1P$_3$ EC$_{50}$（μmol/L）	0.020/ > 31（ > 1500 倍）	0.040/ > 31（800 倍）	0.008/8（1000 倍）
人肝细胞 CL$_i$（μL/ min 10^6/ 细胞）	< 7.1	11	< 7.1
CYP450 抑制活性（IC$_{90}$ μmol/L）	2C9：7；其他 > 25	> 27	> 40
PK 大鼠 [a]			
CL$_b$[mL/（min·kg）]	2.0	7.0	7.0
V_{ss}（L/kg）	1.0	1.2	1.5
$T_{1/2}$（h）	7.5	3.0	2.6
F_{po}（%）	96	83	62
PK 犬 [b]			
CL$_b$[mL/（min·kg）]	4.0	26	3.0
V_{ss}（L/kg）	1.0	1.0	1.6
$T_{1/2}$（h）	3.9	0.4	8.0
F_{po}（%）	94	57	69
人体口服剂量预估	≤ 50 mg，每日 2 次	≤ 100 mg，每日 1 次	≤ 50 mg，每日 1 次

注：CL$_i$，intrinsic clearance，内在清除率；CL$_b$，blood clearance，血液清除率；V_{ss}，volume of distribution at steady state，稳态分布容积；F_{po}，oral bioavailability，口服生物利用度；MW，相对分子质量；PSA. 极性表面积。

a）大鼠 PK：静注 1 mg/kg，口服 3 mg/kg。

b）犬 PK：静注 1 mg/kg，口服 2 mg/kg。

资料来源：Skidmore 等（2014）[17]。

22.2.1　毒理基因组学在早期啮齿动物安全性研究中的应用

除了从这些安全性研究中收集组织病理和组织病理学检测终点外，还获得了相关的毒理基因组数据。根据这些数据结果可以确定受试化合物所影响的通路和过程，进而预测长期药物暴露后的不良反应（有关使用毒理基因组学的其他案例研究，参见第 21 章）。毒理基因组学数据还可提示产生毒性和"脱靶"的药理机制，为临床病理学和组织病理学的评价结果进行补充。例如，肝脏中转录物的变化可以预测肝毒性或与肝功能失调相关的安全风险。与已知的肝毒物相比，如果基因表达受到影响，则代表处于肝毒性（hepatotaq）状态下。这些基因组合（gene panel）包含编码药物代谢酶表达的基因，如孕烷 X 受体（pregnane X receptor，PXR）、组成型雄烷受体（constitutive androstane receptor，CAR）

和芳香烃受体（aryl hydrocarbon receptor，AhR），其分别参与细胞色素 CYP450（cytochrome P450）酶 3A、2C 和 1A 的调节[18]。

22.3 大鼠芳香烃受体激活情况的观察

在研究开始和结尾阶段收集的毒物动力学（toxicokinetic）数据表明，化合物的暴露量随剂量的增加而增加，在重复给药时未观察到暴露量的变化。然而，毒理基因组学研究揭示了一个意想不到的发现。化合物 **2 ～ 4** 均导致 CYP1A1、CYP1A2、NAD（P）H醌氧化还原酶［NAD（P）H quinone oxidoreductase，NQO1］和环氧化物水解酶（epoxide hydrolase，Ephx）的基因表达量显著增加，该基因组提示 AhR 被激活（图 **22.3**）。当每个基因的上调超过其自身的阈值（CYP1A2 为 3 倍，CYP1A1 和 NQO1 为 2 倍，Ephx 为 1.5倍时），则该基因组合呈阳性反应。

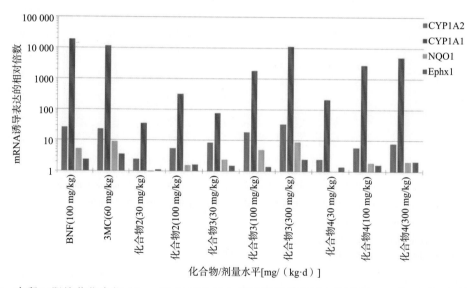

图 22.3　大鼠口服给药化合物（2 ～ 4）7 天后 AhR 基因组合的基因上调情况。以典型诱导剂萘黄酮和3- 甲基胆蒽给药 4 天后的效应作为对照。资料来源：Taylor 等（2015）[16]

尤其是 CYP1A1 mRNA 的水平增加得非常高，达到对照值的 10 000 倍，并且是 GSK数据集中的最高值。该组合中的其他基因（*CYP1A2*、*NQO1* 和 *Ephx*）表达也都上调，进一步证实了与 AhR 的相互作用。值得注意的是，基因上调水平与典型的 CYP1A 诱导剂β- 萘黄酮（β-naphthoflavone，BNF）和 3-甲基胆蒽（3-methylcholanthrene，3MC）的作用水平相当，进一步证明了这一发现的重要性。类似观察结果也出现在这些结构高度相关的化合物中，表明其作用机制可能相同。从 CYP1A1 mRNA 的水平变化可以很明显地发现，其增加的幅度与全身暴露量和剂量有关。但在早期阶段还观察到了一个有趣的现象

（图 22.4），当 CYP1A1 mRNA 的增加水平与游离药物暴露量而不是总暴露量相比较时，所有化合物之间都观察到了密切的关联，在未来的安全性研究中将会对这一观察结果展开探索和应用。

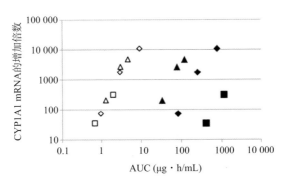

图 22.4　大鼠经口服给药化合物 **2**（正方形）、**3**（菱形）和 **4**（三角形）7 天后，全身暴露量（AUC）与肝脏 CYP1A1 mRNA 诱导情况的关系。化合物 **2** 的每日剂量为 30 mg/kg 和 100 mg/kg，化合物 **3** 和 **4** 的每日剂量为 30 mg/kg、100 mg/kg 和 300 mg/kg。当调整 AUC 以将游离药物暴露量（空心）与总暴露量（实心）相比较时呈现出一致性的关系。资料来源：Taylor 等（2015）[16]

22.4　非啮齿动物中的 CYP1A 自身诱导

针对化合物 **2** 的下一步研究是通过非啮齿动物进行的安全性评价。当对犬多次口服给药时，其耐受性下降，并且体重减轻。因此，需要寻找替代种属动物。而后选择猕猴进行了为期 7 天的多次口服给药研究（30 mg/kg），评估该种属是否能够实现合适的全身暴露量，以进行进一步的安全性评价。毒物动力学数据分析表明，在整个给药期间，该化合物全身暴露量大幅度减少。图 22.5 表明重复给药时 C_{max} 和 AUC 会降低。在大鼠中也发现了同样的研究结果。肝脏样本的基因表达分析证实，CYP1A1 和 CYP1A2 mRNA 显著增加，高达对照值的 9 倍（图 22.6）。暴露量的减少加上 CYP1A1 和 CYP1A2 mRNA 的上调提示存在自身诱导（auto-induction）的情况，而自身诱导是一种分子诱导自身新陈代谢的作用。这一点也通过肝微粒体实验进一步得到证实。研究人员采用实验动物肝脏制备的微粒体来评价诱导组和对照组中化合物 **2** 的内在清除率。在对照组微粒体中，化合物 **2** 代谢稳定，在孵育期内没有明显消失，而在由给药组动物制备的微粒体 [11 mL/（min·g）] 中，化合物 **2** 则表现出较高的内在清除率。由于在长期服药过程中很难实现在足够的暴露量条件下达到较好的治疗指数，因此这种自身诱导效应最终阻碍了化合物 **2** 在猕猴中的进一步安全性研究。

大鼠中 CYP1A1 mRNA 上调的幅度很大（高达对照值的 10 000 倍），这在 GSK 是前所未有的，这一现象及在猕猴中的类似发现，促使研究人员重新审视 AhR 激动剂进一步开发的意义。

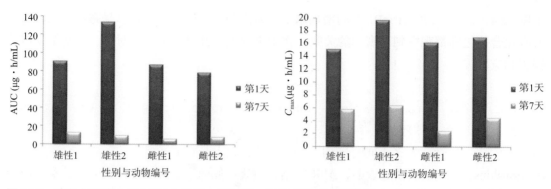

图 22.5　猕猴在给药（化合物 **2**）后第 1 天和第 7 天的毒物动力学数据（AUC 和 C_{max}）。化合物 **2** 是猕猴体内的一种自身诱导剂，口服给药剂量每日为 30 mg/kg。资料来源：Taylor 等（2015）[16]

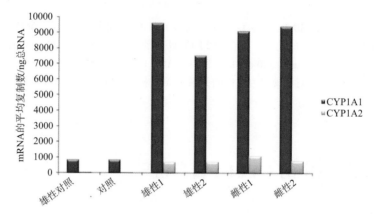

图 22.6　化合物 **2** 以 30 mg/kg 的剂量口服给药 7 天后，食蟹猴肝脏中 CYP1A1 和 CYP1A2 mRNA 的表达显著增加。资料来源：Taylor 等（2015）[16]

22.5　芳香烃受体的生物学特性及其功能简介

　　为了充分理解在此案例研究中所采取的策略和方法，下文对 AhR 的生物学特性和功能进行简要介绍。有关 AhR 生物学特性、功能和影响的更多详细信息，可参阅相关综述文章[19-25]。

22.5.1　AhR 介导的 CYP1A 诱导

　　AhR 是一种配体依赖性激活的转录因子，负责调节多个组织和不同种属的基因表达[19]。AhR 被多种内源性和外源性底物激活后，介导多种生物和毒理学效应[26]。配体与细胞液中的 AhR 结合后，蛋白复合体移位至细胞核，并与 AhR 核转录因子结合形成二聚体。这种高亲和力的复合物结合到特异的 DNA 识别位点后，会促使相关基因转录，包括

CYP1A 和其他先前描述的 AhR 应答基因。

目前，AhR 的激活被认为是由具有高亲和力的配体所致，而这些配体大多为环境污染物。其中包括高效和高亲和力卤代芳烃(halogenated aromatic hydrocarbon，HAH)，如 2，3，7，8- 四氯代苯并二噁英（2，3，7，8-tetrachlorodibenzo-p-dioxin，TCDD）[也称为二噁英（dioxin）]，以及低亲和力多环芳烃（polycyclic aromatic hydrocarbon，PAH），如 3MC 和苯并（a）芘等。多环芳烃存在于废气、香烟烟雾和烧焦的食品中。当然，也存在 AhR 的天然配体。尽管有更多不同的结构被报道，但对这类化合物构效关系（structure-activity relationships，SAR）的研究表明，AhR 的结合口袋更倾向于平面疏水性配体。长期暴露于 TCDD 的环境下，会引起一系列种属和组织特异性的生物学效应和毒性反应，包括促进肿瘤生长、致畸、调节细胞生长、分化、增殖、损耗和免疫、肝毒性和皮肤毒性等。后几种毒性通常需要几周才能显现，并且只有在正常动物系统中才能观察到，这表明细胞中的基因表达是持续和不断变化的[19]。

22.5.2　CYP1A 酶家族

CYP1A 酶的上调是一种 AhR 依赖性反应，在不同物种中均可观察到，被认为是最敏感的 AhR 激活端点之一[19, 27]。

CYP1A 酶亚家族由 CYP1A1 和 CYP1A2 组成，其在大鼠、小鼠、犬、猴和人体中都具有高度的氨基酸序列保守性，但这些酶在不同物种和组织中的组成和诱导特性存在差异。这些特性将影响 AhR 激动剂响应的位置和程度、相关 CYP1A 酶上调的测试时机，以及在药物开发中跨种属的研究结果。

CYP1A1 的基态表达可以忽略不计。CYP1A1 主要是一种肝外酶，在肝脏中的表达水平非常低，可在几乎所有机体组织中诱导，尤其是在小肠和肺部。CYP1A1 的表达量也受饮食的影响，尤其是吸烟者和食用烤肉的人群，其 CYP1A1 表达水平更高。

相比之下，CYP1A2 主要是一种肝脏酶，在肝外组织中不存在或仅弱表达。在人体中，CYP1A2 约占肝脏细胞色素 P450 总含量的 13%[28]，并参与高达 20% 上市药物及许多环境中芳香胺的代谢[22]。因此，CYP1A2 的功能，以及表达或活性水平的任何变化所引发的后果，都应被视为药物研发项目的重要部分。CYP1A2 可在肺和肠等组织中诱导。据报道[29]，CYP1A2 的表达存在较大的个体差异（大于 60 倍），这是由遗传因素、后天因素和如吸烟之类的环境因素所造成的。

通过 AhR 介导的途径来实现 CYP1A1/1A2 的诱导，通常被认为是维持细胞内稳态的反馈机制。许多酶的底物也是 AhR 的配体，如 PAH 3MC 和苯并（a）芘。随着这些酶底物对细胞暴露量的增加，酶诱导随之增强以提高解毒的能力。随着底物的去除，诱导的程度下降。

体外研究表明，CYP1A 酶的底物，如苯并（a）芘，在代谢过程中易形成反应中间体，而该中间体是形成 DNA 加合物的最终致癌物。体外酶学研究表明，CYP1A 是造成这些毒性的元凶之一，在其中扮演着重要的角色。但矛盾的是，在体内实验中，所观察到的

CYP1A 诱导在口服促癌剂后具有总的保护作用[24]。正如乌诺（Uno）等[30] 所解释的，最终的效应取决于这些过程的平衡，而这种相互作用显然是复杂的。

除了上述环境污染物，作为 CYP1A2 诱导剂的药物实例中，最著名的还包括被广泛应用的抗溃疡药物奥美拉唑（omeprazole）。奥美拉唑属于人体肝脏 CYP1A2 的诱导剂，而不是啮齿动物的诱导剂，因此其是种属特异性诱导剂的一个典型例子。奥美拉唑已被安全使用超过 25 年，对于接受长期奥美拉唑治疗的患者，建议尽量减少与香烟和含有 PAH 饮食的接触，但奥美拉唑的使用与癌症发病率之间的联系尚不清晰。更多的细节可参见具体文献报道[24]。

22.6 AhR 结合和 CYP1A 诱导在药物研发中的注意事项

在药物研发的背景下，需要充分考虑继续开发 AhR 激动剂分子的可能后果。药物开发中的一些判断常常是有问题的。终止开发的影响鲜为人知，但过于保守会使有效的药物无法到达患者手中。然而，开发一个已知风险的分子，会导致非常高的后期费用，因此应始终谨慎考虑一些影响因素诸如患者数量、适应证和竞争环境等。在这个特殊的项目中，这些分子并非首创机制的新药，因此为了避免引入比·芬戈莫德更多的风险因素，在开发早期就应该注重这些分子的安全性。

与 AhR 激动和 CYP1A 诱导相关的讨论大致可分为以下几个方面：①某些个体和特定组织致癌风险增加；② CYP1A 酶活性增加的功能性后果；③具有对 AhR 其他新型生理作用的强效 AhR 激动剂带来的影响。

在多环芳烃诱发的小鼠致癌性实验中，很难证明 CYP1A 扮演的是致病因子还是解毒剂的角色，情况较为复杂，但是对于整体而言，其具有保护作用。尽管奥美拉唑诱导的机制尚不完全清楚，可能不涉及 AhR 结合[31]，但公认的观点是 CYP1A2 诱导剂奥美拉唑与致癌性之间没有联系。然而，S1P$_1$ 化合物上调 CYP1A1 mRNA 的程度是令人担忧的，而且，如果转换为人体，如同内伯特（Nebert）等[29] 讨论的那样，直接暴露的组织，如在吸烟者的肺部，致癌性增加的风险仍然存在。通过临床前试验减轻这些风险的可能性也很低，不太可能有明确的结果。最坏的情况是，在药物后期试验或上市后，在人体中出现这一不利情况。此外，人群中 CYP1A2 表达的个体差异较大，可能使一些患者面临更大的风险，而且其风险在很大程度上是不可预测的。

细胞色素 P450 酶的诱导和抑制作用在临床上已被证明是导致大量 DDI 的元凶。这种相互作用可能会限制药物在临床和商业上的应用，因此最好在先导化合物优化的早期即解决这一潜在问题[32]。药物的 P450 诱导作用可增加自身诱导或联合给药的清除率。自身诱导有可能导致治疗药物的疗效降低或丧失，或代谢产物性质的改变。通常关注的焦点是 CYP3A，其在许多治疗药物代谢中发挥重要作用[20]，但 CYP1A2 也对大约 20% 治疗药物的代谢有影响[22]，有几种已知的 DDI 都是 CYP1A 代谢改变引起的[23]。因此，临床实践中需要考量 CYP1A2 酶水平的变化。

部分案例证实了临床上联合用药时，CYP1A 诱导发生 DDI 的可能性。暴露于香烟中的 PAH 已被证明可诱发 CYP1A2 并会增加药物清除率，从而降低药物的血浆浓度，包括咖啡因（caffeine）、茶碱（theophylline）、褪黑素（melatonin）、氯氮平（clozapine）、利多卡因（lidocaine）、维拉帕米（verapamil）、厄洛替尼（erlotinib）和氟伏沙明（fluvoxamine）等 [22, 33, 34]。咖啡因自身也被证明能在某些人群中诱导 CYP1A2 [35]。据报道，服用氯氮平的精神分裂症患者，再服用卡马西平（carbamazepine）后，会导致 DDI [36]。上述 CYP1A2 的相互作用很重要，通常临床上通过剂量调整、治疗监测和联合用药控制进行用药管理。对于吸烟者而言，这一点尤为重要，因为 CYP1A2 水平可通过改变吸烟习惯而突然发生改变。S1P₁ 化合物引起 DDI 的风险已得到确认，但最终认为这是临床上可控的问题。此外，预期的临床剂量较低可降低临床上发生显著 DDI 的可能性 [37]。如果有必要，明确的 DDI 研究可作为药物早期临床开发计划的一部分，即使结果不令人满意，但毕竟更为可控。

猕猴研究表明，这些 S1P₁ 激动剂在临床上可能是 CYP1A 的自身诱导剂。如前所述，自身诱导对临床疗效的潜在影响可能最终导致研发终止。而这种情况往往在对临床前开发进行大量投入之后，直至 I 期临床研究中的多剂量递增给药时才会出现。因此，新药开发时应尽量避免具有自身诱导性质的化合物。

除了酶调节外，在 S1P₁ 激动剂的开发过程中，AhR 介导的许多其他生理功能也被表现出来，主要包括 AhR 受体在发育、调节细胞分化和循环、激素和营养平衡、协调细胞应激反应（包括炎症和凋亡）、免疫反应、衰老和癌症促进中的作用 [38]。尽管当时也有文献表明 AhR 激动剂的治疗潜力 [39]，但强效 AhR 激动剂对新出现生物功能的影响并不明确。由于药物开发后期的资金消耗非常高，在慢性毒性研究和临床中，这种激动剂对长期给药的非特征效应也被认为是高风险的。

在本药物开发项目中，研究人员将这些考虑因素与所需的产品性质相关联，决定继续进行 3 ~ 28 天的安全性研究，同时修改筛选策略，以期获得没有任何潜在诱导风险且具有改善性质的候选化合物。

分子的性质只能在先导化合物优化过程中进行改变，因此这一决定更符合实际需求，也更为谨慎。研究小组也承认了这一点，且认为很合理，尤其是该化合物不是首创的机制，在竞争激烈的领域，一个成功的药物分子更需要一个"干净"的作用性质。

22.7　数据反馈：先导化合物优化中的战略调整

研究人员在大鼠体内观察到 AhR 基因组合的激活，以及猕猴体内大量的 CYP1A 酶诱导作用，表明该系列 S1P₁ 激动剂也是这些种属的 AhR 激动剂。然而，其对人体的影响才是最终的重要内容。现将解决这一问题的策略与筛选级联的优化一起叙述，为此需要了解激动 AhR 的分子结构特征，从而改进药物化学研究方法。

22.7.1　人体中 CYP1A 诱导的评价

在这一时期，GSK 还没有可用的人体 AhR 结合实验数据，因此研究人员将人肝细胞作为一个具有良好表征的实验体系用于体外酶诱导研究。然而，人体肝脏中 CYP1A1 的表达水平较低（CYP1A1 在人体中主要是一种肝外酶），这意味着研究的主要终点是 CYP1A2 的上调。由于在大鼠肝脏中观察到大量的 CYP1A1 mRNA 诱导，研究人员认识到这些化合物的真实诱导潜能并不能以人肝细胞来代表。而在高度诱导的肝外组织中，研究 CYP1A1 的上调，并不直接且缺乏特征。例如，从肺组织获得具有代谢活性的细胞较为复杂。权衡之下，最终决定立即将可用的人肝细胞实验纳入 $S1P_1$ 项目中，并假定任何观察到的 CYP1A2 诱导也是 CYP1A1 在其他组织中具有诱导潜能的指标。此外，还决定引入 AhR 结合实验，以便将来与这个项目和其他项目共同使用。

22.7.2　人肝细胞中诱导作用的评价

简而言之，本实验在一定浓度范围内将受试化合物与解冻的冻存肝细胞共同孵育 48 h。以 CYP1A2 mRNA 水平和催化酶活性的双重方法评价其诱导能力。以 CYP1A 介导的荧光探针底物 7-乙氧基试卤灵的脱乙基化速率测定催化酶的活性。与对照相比，诱导的去乙基化增加。

研究人员随后对化合物 **2** 和 **3** 在人肝细胞中的情况进行分析。虽然这两个化合物都是大鼠 AhR 的激动剂，但只有化合物 **2** 在人肝细胞中显示 CYP1A2 的上调作用，使 CYP1A2 mRNA 的水平增加了 45 倍，酶催化活性增加了 8 倍（表 22.2）。尽管这些数据强调了化合物 **3** 在肝细胞中的潜在种属差异，但其在其他组织中的诱导潜力并未完全释放。

表 22.2　在多种体内和体外检测形式中观察到的 CYP1A1、CYP1A2（大鼠）或 CYP1A2（人）的诱导作用对比

化合物	[a] 大鼠，体外		[b] 大鼠，体内		[c] 人体，体外	
	CYP1A1 mRNA	CYP1A2 mRNA	CYP1A1 mRNA	CYP1A2 mRNA	CYP1A2 mRNA	催化活性（EROD）
2	< 1	< 1	35	2	45	7.7
3	5	3	75	8	0.6	1.1
4	3	2	210	2	–	–
5	< 1	< 1	3	1	0.2	1.1
6	43	19	2	2	–	–
7	32	8	1	1	–	–

注：所有的数据均以倍数变化的形式表示，以便对比。

a）大鼠体外试验所用的药物浓度为 10 μmol/L。

b）大鼠体内试验，化合物 **2～5**：7 天，剂量为 30 mg/kg。化合物 **6**、**7**：4 天，剂量为 20 mg/kg。

c）人体 mRNA 实验所用药物浓度为 10 μmol/L，EROD 实验所用药物浓度为 5 μmol/L。EROD，7-ethoxyresorufin *O*-deethylase activity，7-乙氧基异吩恶唑 *O*-脱乙基酶活性。

资料来源：Taylor 等（2015）[16]。

最终，由于存在 AhR 诱导潜能，化合物 **2** 的研发被终止。主要原因是先前所述的猕猴自身诱导作用和大幅度暴露量减少，无法达到足够的治疗指数。初步安全性研究后，非啮齿动物的替代物种也被认为是不适当的。化合物 **3** 和 **4** 的研发最终也由于各种成药性问题而被终止，并不仅仅是因为其 AhR 激动作用。

进一步的药物化学研究发现了化合物 **5**[40]。基于其改善的成药性，包括临床前 PK 和预测的人体剂量（**表 22.3**），该化合物用大鼠进行了 7 天的安全性评价研究，还被迅速推进至人肝细胞诱导实验。尽管与先前化合物的结构相似，但其人肝细胞实验未显示出 CYP1A2 诱导潜能（**表 22.2**）。大鼠安全性研究的毒理基因组数据显示，在相同的游离 AUC 范围内，没有出现 AhR 基因组合的激活（**图 22.7**）。这些数据使化合物 **5** 成为最有希望进一步开发的候选药物分子。

表 22.3　化合物 5 的总体特性。其具有最佳的效能、受体选择性、PK、人体剂量、可开发性和 CYP1A 性质，适合进一步临床前开发

结构		
	5	

MW，Log $D_{7.4}$，PSA	446，1.7，112	
S1P$_1$/S1P$_3$ EC$_{50}$（μmol/L）	0.032/ > 40	
人肝细胞 CL$_i$（μL/min 10^6/ 细胞）	< 7.1	
CYP IC$_{50}$（μmol/L）	5 个主要亚型测试 > 30 μmol/L	
PK	大鼠 a)	犬 b)
CL$_b$[mL/（min·kg）]	5	10
V_{ss}（L/kg）	1.1	2.2
$T_{1/2}$（h）	3.0	4.8
F_{po}（%）	98	53
在大鼠体内试验中 CYP1A1/1A2 mRNA 的增量	100 mg/kg 剂量以内 < 10 倍	
在人体外试验中 CYP1A2 的上调情况	未检测出	
大鼠心动过缓	100 mg/kg 剂量以内无作用	
人体口服剂量预估（mg，每日）	6 mg	

a）大鼠 PK：静脉注射 1 mg/kg，口服 3 mg/kg。

b）犬 PK：静脉注射 1 mg/kg，口服 2 mg/kg。

资料来源：Demont（2011）[40]，Taylor（2012）[41]。

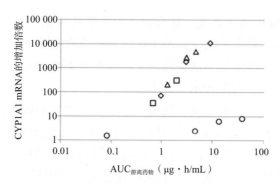

图 22.7 诱导剂 **2**（方形）、**3**（菱形）、**4**（三角形）和非诱导剂 **5**（圆形）在大鼠给药 7 天后，游离药物的全身暴露量（AUC）与肝脏 CYP1A1 mRNA 的关系。化合物 **5** 的每日口服剂量为 1 mg/kg、30 mg/kg、100 mg/kg 和 300 mg/kg，化合物 **2** ～ **4** 的给药剂量如前所述。资料来源：Taylor 等（2015）[16]

在对一个靶点大量投入后，通常的策略是确保有多个高质量的候选分子可用。同时，研究人员继续寻找更多适合临床前开发的分子，以避免后期终止化合物 **5** 研究的潜在风险。例如，对于到目前为止发现的两性离子化合物（**2** ～ **5**），其体内分布有限，因此药效作用主要在外周。具有 CNS 渗透性的 FTY720 的最新数据表明，药效也可能是通过 CNS 中 S1P 受体信号通路的某一成分来发挥作用的[42, 43]，这促使研究人员进一步探索含有胺基特征的结构，利用碱度来实现 BBB 渗透。应注意的是，将二醇基团引入胺结构（**图 22.8**）中是为了降低 pK_a、总体亲脂性和消除半衰期，而不是为了设计类似于 FTY720 的磷酸化前药。

苯并氧氮杂䓬类

6（异构体1）
7（异构体2）

21

苯并氮杂䓬类

15 ～ **20**

四氢异喹啉类

8 ～ **11**

13

14

氮杂四氢异喹啉类

12

	X	R		U	V	R₁	R₂
8	CH	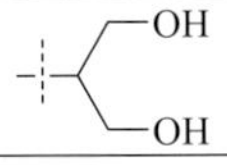 （结构：两个OH）	15	O	CH	CH₃	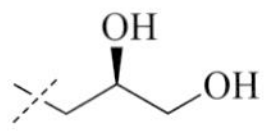 （结构：OH、OH）
9	CH	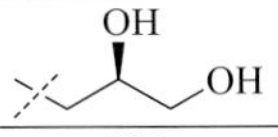 （结构：OH、OH）	16	O	CH	CH₃	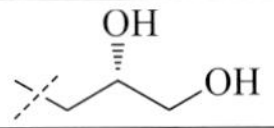 （结构：OH、OH）
10	CH	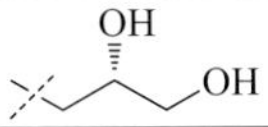 （结构：OH、OH）	17	O	CH	CH₃	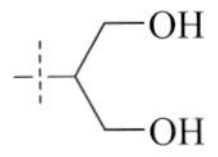 （结构：OH、OH）
11	N	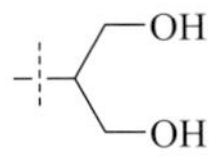 （结构：OH、OH）	18	NH	N	CH₃	
			19	O	CH	H	
			20	NH	N	H	

图 22.8　化合物 **6 ～ 21** 的化学结构。后续将会进行为期 4 天的大鼠体内诱导实验

22.7.3　基于大鼠肝细胞诱导作用的化合物筛选

为了获得一个确保无诱导风险的备用分子，并且考虑到化合物 **3** 的种属差异（表 22.2），研究人员对期望的候选药物特性进行了改进，以排除所有种属和测试系统中的任何诱导迹象。尽管在先导化合物优化期间，使用 3 个剂量水平进行为期 7 天大鼠研究的反复筛选和设计目的是不可行的，但肝细胞诱导实验可适用于人体。因此，体外大鼠肝细胞诱导实验，类似于先前所述的人体实验，已成为一个用于反复筛选和先导物化合物设计优化的实用工具。

首先通过评价几个先前经过体内研究的化合物并比较其结果，来检验大鼠肝细胞实验的有效性。不幸的是，表 22.2 中的数据显示，在大鼠体内观察到的诱导程度没有很好地反映到体外肝细胞试验中。系统浓度与体外浓度的比较并不能一致地解释这种差异，尽管进行了大量的分析方法改进，并尝试了替代的数据分析方法，仍无法进行充分的解释。

22.7.4　大鼠体内诱导测试方案的开发

由于大鼠肝细胞实验无法再现体内数据，因此引入了适合于新药筛选的大鼠体内多次给药方案。方案设计中所考虑的因素包括剂量的持续时间和大小。先前在大鼠[44]中的诱导特征表明，BNF 引发的肝脏 CYP1A 诱导作用发生在每日给药 3 次之后。因此，研究人员设计了一个方案，对 3 只大鼠每日给药 4 次，以确保获得最大效应的数据。选择 30 mg/kg 的口服剂量水平作为未来安全性研究中使用的剂量标准。根据先前化合物的研究经验，这一剂量水平足够高，足以观察到诱导效应，同时也权衡了药物研发团队能否提供足量化合物的可行性（本研究中约为 150 mg）。实际上，由于某些化合物的可用量不足，剂量水平一般在 15 ～ 30 mg/kg 之间。实验中，在第 1 次和第 4 次给药后采集血样，以确定 PK 性质和全身暴露情况。在最后一次给药 24 h 后，处死动物，分离肝脏并切片，用于制备 RNA/ 肝细胞分析。

22.8 反复实验确定候选药物分子

如图 22.8 所示，在大鼠中成功实施了短期 4 天的诱导方案，并用于筛选跨多个子系列的化合物。由于本实验的资源密集型性质，首先基于几种标准对化合物进行筛选，只有那些具有合适理化性质、体外药理学、PK、PD 和人体剂量预测的化合物才会进行相关筛选。在 4 天的大鼠体内研究和人肝细胞体外试验中，那些满足所有标准并被鉴定为非诱导剂的化合物，才是临床前开发的候选药物分子。

如前所述，CYP1A1 比 CYP1A2 更易诱导，这反映在所观察到的诱导程度上。鉴于所分析的化合物数量，研究人员采用了一个标准，即当 CYP1A1 mRNA 水平增加 < 20 倍，CYP1A2 mRNA 水平增加 < 5 倍时，将这一化合物归为非诱导剂。图 22.9 总结了 4 天研究的数据，以 CYP1A1 和 CYP1A2 mRNA 的上调说明诱导的程度。

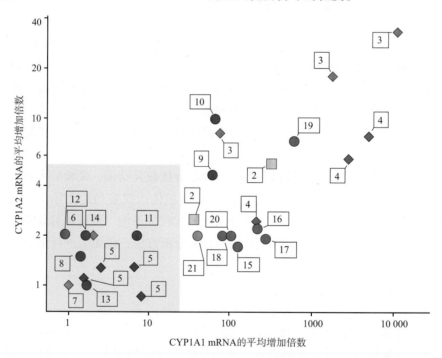

图 22.9 大鼠口服多种 S1P$_1$ 激动剂 4～7 天后 CYP1A1 和 CYP1A2 mRNA 的上调情况示意图。阴影区域表示在给定剂量下非诱导剂的化合物边界。这些化合物根据结构模板进行着色：四氢异喹啉（红色）、氮杂四氢异喹啉（粉红色）、吲哚类（黄色）、苯并氮䓬类（蓝色）和苯并恶嗪类（绿色）；形状分为：酸类（正方形）、胺类（圆形）和两性离子类（菱形）。资料来源：Taylor 等（2015）[16]

在大鼠实验中，全身暴露量（C_{max} 和 AUC）在为期 4 天给药期间基本一致，没有表现出自身诱导的迹象（图 22.10），这与从先前化合物（2～4）中得出的观察结果一致。

对于确定为非诱导剂的化合物，需要尽力去研究其构效关系，以推动化合物的循环设计。文献调研结果表明，经典的 AhR 配体大多是平面的，具有高度的疏水性。图 22.11 所示的实例包含多环芳烃、**22**（TCDD）和 **23**（BNF），但多环芳烃的详细构效关系分析表明，绝对平面性并非靶点结合的必要条件[45]。

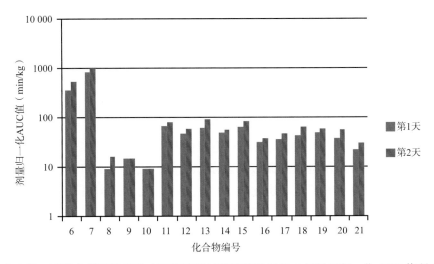

图 22.10　在为期 4 天的大鼠诱导实验中可观察到持续的药物暴露（如剂量归一化 AUC 值所示），表明大鼠未产生自身诱导作用

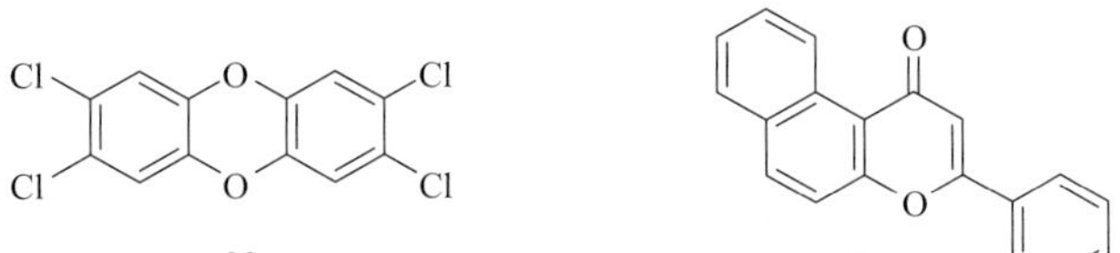

图 22.11　已报道的具有平面疏水性质的 AhR 激动剂举例，2，3，7，8- 四氯二苯并二噁英（**22**）和 β-萘黄酮（**23**）

化合物 **3** 和 **5** 的晶体学数据表明，与化合物 **3**（诱导剂）相比，化合物 **5**（非诱导剂）中的一个芳香环偏离了平面。如图 22.12 所示，噁二唑环与最接近碱性氮的苯基之间的二面角分别为 18° 和 5°。该研究团队提出了一个假设，即化合物 **5** 中这种结构上的"扭曲"

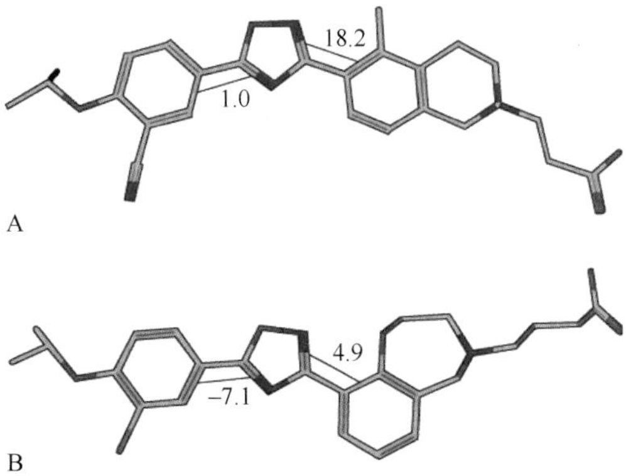

图 22.12　显示二面角角度的化合物 **5**（A）和 **3**（B）的晶体学数据。资料来源：Taylor 等（2015）[16]

使之缺乏平面性，进而避免了与 AhR 的结合。这一点在其他化合物上也得到了印证（如非诱导剂 **6** 和 **7**），这些化合物结构中含有一个羧酸链，也是从主芳香基团平面突出出来。不幸的是，这一假设对于所有化合物而言并不一致，因为随后的化合物（如 **9**）尽管母核结构与 **5** 相同，但仍表现出高水平的诱导作用。此外，研究人员还研究了诱导作用与理化学性质（如 pK_a 值）的关系。例如，碱性较强的苯并氮䓬类（benzazepines）化合物与碱性较弱的四氢异喹啉类（tetrahydroisoquinolines，THIQs）化合物相比具有更强的诱导作用，虽然趋势很明显，但苯并噁嗪类（benzoxazepines）化合物 **21** 则不符合此规律。

正如文献所报道的[16]，研究人员还对系列内和系列外的许多化合物对进行了构效关系的综合分析。分析显示构效关系较为复杂。例如，化合物 **9** 和 **10** 被认为是诱导剂，而结构与之相似的化合物 **8** 则是非诱导剂。相比之下，化学结构明显改变的化合物 **14** 仍为非诱导剂。此外，构效关系也非常微妙。例如，化合物 **17** 和 **21** 分别与 **8** 相差一个碳或氧原子，却显示出诱导作用。总之，只有在"模板"水平上的结论才是明确的：苯并氮䓬类和苯并杂䓬类（benzoxazepines）化合物通常表现出比四氢异喹啉类更强的诱导作用。

这一实例阐明了化合物评价和分析的模式，即通过反复的假设和实验来尝试确定药物化学的 SAR。明确的构效关系总是更具优势的，但在先导化合物优化中，常常是不明确的，需要科研人员谨慎判断。在这种情况下，化合物结构和 AhR 基因组合上调之间的关联是复杂、微妙和多因素的，似乎超出了平面性、亲脂性和碱度等性质范围[16]。

22.9 人体 AhR 激动剂试验

不幸的是，由于开发和验证需要时间，该试验未能及时进行，对 S1P$_1$ 激动剂项目产生了一定的影响。然而，研究人员对所选化合物进行了回顾性分析。本项实验是采用人结肠肠腺癌细胞（LS180）开展的，利用了 CYP1A1 启动子下游的 β-内酰胺酶报告基因。以 3MC 作为阳性对照，如果最大响应大于对照的 40%，则新化合物将被认为是 AhR 的潜在激动剂。

然后，将人体 AhR 的激动潜能和大鼠体内研究中 CYP1A 的诱导作用进行了比较。在大鼠中，只有同时具有 < 20 倍 CYP1A1 和 < 5 倍 CYP1A2 的化合物，才被认为是非诱导剂。图 22.13 所示的有限数据集表明，虽然在使用这些标准时，大鼠似乎是一个更敏感的诱导效应标志，但两种检测方法之间存在某些一致性。令人兴奋的是，在大鼠体内被归类为非诱导剂的所有化合物在人体试验中也是非诱导剂。这些数据证明了研究人员的保守策略是正确的，即在化合物设计时，排除所有种属和检测形式中的诱导作用。

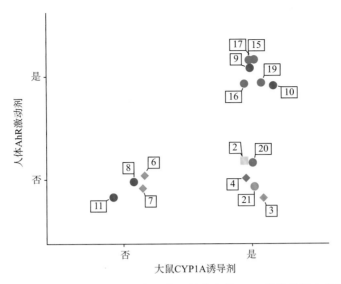

图 22.13 15 个 S1P₁ 激动剂的数据对比图。图中比较了其在人体 AhR 报告基因实验和大鼠体内试验中的激动活性。为使结果清晰明确，这些化合物以结构模板进行着色，并以不同标志分开：四氢异喹啉（红色）、吲哚类（黄色）、苯并氮䓬类（蓝色）和苯并噁嗪类（绿色）；形状分为：酸类（正方形）、胺类（圆形）和两性离子类（菱形）

22.10 通过 S1P 受体选择性将心血管风险降至最低

改善候选药物的临床安全性，使其优于芬戈莫德，是该药物开发计划的一个重要内容。为了确保优化后的一系列化合物不会带来类似的心动过缓风险，在先导化合物优化早期进行了大鼠遥测研究。这种安全性的药理模型需要经外科手术植入一种能够远程监测血流动力学参数的遥测装置。根据体外受体结合试验，基于 THIQ 模板的一系列化合物，对人 S1P₁ 受体的选择性超过对人 S1P₃ 选择性的 1000 倍[40]。这与芬戈莫德（表 22.4）形成了鲜明对比，芬戈莫德对 S1P₁ 和 S1P₃ 表现出同等作用，不具有选择性。使用遥测大鼠模型对先导化合物进行了确认，当 S1P₃ 未被激动时，体内表现出合适的血流动力学特性。图 22.14 显示了化合物 5 单次递增剂量试验曲线。与体外受体选择性曲线一致，其与 1b（FTY720 磷酸）相比，没有观察到心率的变化[40]。

表 22.4 芬戈莫德与先导化合物衍生物 5 的 S1P 受体选择性对比

化合物	5	1b（FTY720 磷酸酯）
S1P₁ EC₅₀（nmol/L）	32	4
S1P₃ EC₅₀（nmol/L）	> 40 000	5
选择性	> 1250 倍	无选择性

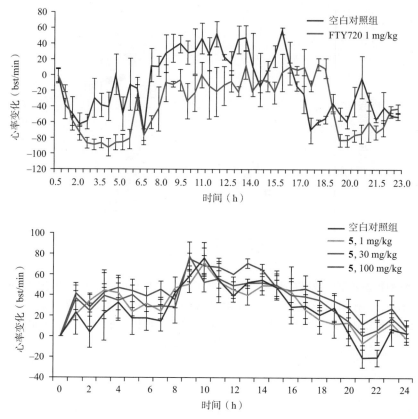

图 22.14 在大鼠遥测模型中，相比于化合物 **1a**（FTY720），给药化合物 **5**（1 mg/kg、30 mg/kg 和 100 mg/kg 三个剂量）后未出现心动过缓现象。资料来源：Demont 等（2011）[40]

22.11 剂量定位是先导化合物优化的重点

药物开发后期的化合物失败对制药企业而言是一个巨大的损失，对后期临床损耗原因的分析显示，安全性和有效性仍然是关键因素[46, 47]。

在安全性方面，心血管安全性和肝毒性仍然是导致研发经费消耗的主要原因。就心血管方面表现而言，QTc 延长和 HERG 通道阻塞之间的机制联系使得能够在新药发现过程中建立有效的筛选机制，以确保尽早淘汰有风险的化合物[48]。其他安全事件（如肝毒性），可能是特异性的[49]，有时仅出现在大规模Ⅲ期临床试验或上市之后，将会对患者造成严重后果，给开发者带来巨大损失。与此类事件相关的一个关键因素就是剂量。剂量越大，身体负担越重。研究表明，剂量越大，出现肝毒性[50]和 DDI[37]等不良反应的风险越高。

关于疗效，了解药物浓度与效应或药代动力学 - 药效学（PKPD）之间的关系是临床预测药物行为的基础，因此也是药物设计和选择的中心。在先导化合物优化的早期，PKPD 模型的开发和部署允许对可能的人体暴露量和剂量进行估算。例如，当与肝毒性和酶抑制作用等其他指标结合在一起时，这些基本参数可用于对安全风险进行全面的综合评估 [32, 50]。

对于 S1P₁ 项目，较为有趣的 PD 响应是淋巴细胞的减少，而 PKPD 评价处于先导化合物优化策略的中心位置 [41]。大鼠淋巴细胞减少的临床前 PKPD 模型被用来推断体内化合物的药效，随后将其与人体 PKPD 模型中预测的人体 PK 一起用于剂量的估算。预测的人体剂量是选择化合物的关键因素，本项目的理想目标是日剂量 < 100 mg。通过在筛选级联中纳入 PKPD，确定几个候选药物分子预测的剂量均在所需的范围内（表 22.1 和表 22.4），这使研究人员有信心将其他不良事件（如肝毒性）的发生率降至最低。

22.12　多个候选药物的开发

虽然最终确定的多个化合物都具有令人满意的性质（表 22.3），但化合物 5 被认为是最有希望的，其在类药性化学空间内具有合适的理化性质，且对 S1P₁ 的选择性比 S1P₃ 高 1000 倍，在遥测大鼠模型中也未观察到心动过缓。化合物 5 在两种临床前动物种属中显示出良好的 PK 曲线，与靶点结合的半数最大效应浓度为纳摩尔级别，且具有较低的预测人体剂量（每日 < 10 mg）。这些特点可以使身体负担最小化，并且降低发生脱靶的风险。此外，化合物 5 在大鼠体内和人体外肝细胞实验中均未观察到 CYP1A 诱导的迹象。

22.13　总结

S1P₁ 激动剂的研究案例突出了一个典型的先导化合物优化策略，在这个过程中，需要对一些分子的性质进行筛查，并通过循环筛选的方式来实现所期望的目标药物特性。针对这一目标，在药物开发过程中进行了大量投资，重点放在候选化合物的早期安全性评价上。毒理学研究结果表明，化合物的毒副作用主要与相关的受体有关，需要对其进行结构优化。心动过缓从一开始就是一个已知的潜在问题，在遥测大鼠研究中，对先导化合物进行了早期评价，以证实受体的选择性，即对 S1P₁ 的活性优于 S1P₃，进而降低了临床前实验的风险。

较低的给药剂量降低了整体的身体负担，进而降低了出现不良反应的风险，如 DDI 和肝毒性。将人体 PK 预测与可转化的 PKPD 模型相结合，可用于有效剂量的早期估算，并且只有具有低剂量（< 100 mg）可能性的化合物才会被考虑开展进一步的开发。

在早期的啮齿动物安全性研究中，观察到明显的 CYP1A 诱导，与 AhR 的激活作用一致。化学结构模板的构效关系也非常微妙，以非诱导剂候选化合物 5 为例，与最初观察到具有 CYP1A 诱导作用的化合物具有显著的结构相似性。这突显了在先导化合物优化工作中，研究人员只有具备细心和坚韧的态度，才能发现最佳的分子结构。该案例还揭示了微小的结构变化如何引起显著的活性改变，以及在整个实验中进行连续分析的必要性。在后期开发和临床试验中，经过仔细考虑 AhR 激活后的潜在影响，继续对第一批有此发现的化合物开展后续研究，但对先导化合物的优化策略进行了修改，以确保后续候选分子不再具有这一不利影响。这种做法可能较为谨慎，可以因地制宜地使用。研究人员的决定是为了最大程度地减少后期的损耗，同时也考虑到芬戈莫德的积极临床数据正在不断涌现，并假设另一个以这种作用机制进入市场的新药分子将需要"干净"的靶点作用特性。从本章不难总结出，AhR 的激动作用将永远是一个值得关注的重要方面。文献也已报道了其作为药物代谢酶调节剂的复杂功能。此外，虽然这种受体的功能十分广泛，但 AhR 仍有可能成为一个药物靶点[39]。

体外试验很难成功预测大鼠体内 CYP1A 的诱导程度，因此采用短期 4 天体内方案结合积极的预分类方法来发现无诱导作用的化合物。通过对筛选策略的改进，成功鉴别了一些小分子 $S1P_1$ 激动剂，目前这些激动剂已推进至临床前阶段。

在本案例的研究过程中，出现的问题涉及药物研发组织内众多专业领域和职能部门。例如，心动过缓的评价需要早期安全性评价，并从科学、操作和战略的角度制定与生物学相结合的策略。为期 4 天的大鼠体内实验方案的设计和实施需要 DMPK 和安全性评价相关专业知识，以及药物化学中工艺放大和在诱导作用构效关系评价方面的集思广益。而体外肝细胞诱导实验需要 DMPK 资源，PKPD 建模和模拟也是如此。本章的案例证明了有效合作的重要性，也只有有效的合作才能快速发现和提供有前景的新药。

致谢

感谢 $S1P_1$ 项目团队、免疫 - 炎症治疗领域的业界同仁，以及 GSK 的商业合作伙伴。在他们专业知识和奉献精神下，此项工作得以圆满完成。特别感谢伊曼纽尔·德蒙特（Emmanuel Demont）、杰森·威瑟灵顿（Jason Witherington）和迈克·凯利（Mike Kelly），感谢他们的战略眼光和领导能力，以及对本项目的卓越贡献。此外，感谢伊曼纽尔（Emmanuel）和彼得·埃德肖（Peter Eddershaw）博士对本章的审阅和评论。

（韩　通　译）

作者信息

西蒙·泰勒（Simon Taylor）

英国葛兰素史克（GlaxoSmithKline，GSK）定量药理学部，免疫 - 炎症治疗领域

缩略语表

缩写	英文全称	中文全称
AhR	aryl hydrocarbon receptor	芳香烃受体
BBB	blood-brain barrier	血脑屏障
BNF	β-naphthoflavone	β-萘黄酮
CAR	constitutive androstane receptor	组成型雄烷受体
CNS	central nervous system	中枢神经系统
DDI	drug–drug interaction	药物 - 药物相互作用
GSK	Glaxosmithkline	葛兰素史克
HAH	halogenated aromatic hydrocarbon	卤代芳烃
IBD	inflammatory bowel disease	炎症性肠病
PAH	polycyclic aromatic hydrocarbon	多环芳烃
PD	pharmacodynamics	药效动力学
PK	pharmacokinetics	药代动力学
PKPD	pharmacokinetics–pharmacodynamics	药代动力学 - 药效学
PXR	pregnane X receptor	孕烷 X 受体
RRMS	relapsing-remitting multiple sclerosis	复发 - 缓解型多发性硬化症
S1P	sphingosine-1-phosphate	1- 磷酸鞘氨醇
SAR	structure–activity relationships	构效关系
TCDD	2, 3, 7, 8-tetrachlorodibenzo-p-dioxin	2, 3, 7, 8- 四氯代苯并二噁英
THIQs	tetrahydroisoquinolines	四氢异喹啉类

参考文献

1　Buzard, D. J., Thatte, J., Lerner, M. et al. (2008). Recent progress in the development of selective S1P1 receptor agonists for the treatment of inflammatory and autoimmune disorders. *Expert Opin. Ther. Pat.* **18**: 1141-1159.

2　Bolli, M. H., Lescop, C., and Nayler, O. (2011). Synthetic sphingosine 1-phosphate receptor modulators--opportunities and potential pitfalls. *Curr. Top. Med. Chem.* **11**: 726-757.

3　Roberts, E., Guerrero, M., Urbano, M., and Rosen, H. (2013). Sphingosine 1-phosphate receptor agonists: a patent review (2010-2012). *Expert Opin. Ther. Pat.* **23**: 817-841.

4　Marsolais, D. and Rosen, H. (2009). Chemical modulators of sphingosine-1-phosphate receptors as barrier-oriented therapeutic molecules. *Nat. Rev. Drug Discov.* **8**: 297-307.

5　Gonzalez-Cabrera, P. J., Brown, S., Studer, S. M., and Rosen, H. (2014). S1P signaling: new therapies and opportunities. *F1000Prime Rep.* **6** (109).

6　Forrest, M., Sun, S. Y., Hajdu, R. et al. (2004). Immune cell regulation and cardiovascular effects of sphingosine 1-phosphate receptor agonists in rodents are mediated via distinct receptor subtypes. *J. Pharmacol. Exp. Ther.* **309**: 758-768.

7　Sanna, M. G., Liao, J., Jo, E. et al. (2004). Sphingosine 1-phosphate (S1P) receptor subtypes S1P1 and S1P3, respectively, regulate lymphocyte recirculation and heart rate. *J. Biol. Chem.* **279**: 13839-13848.

8　Salomone, S., Potts, E. M., Tyndall, S. et al. (2008). Analysis of sphingosine 1-phosphate receptors involved in constriction of isolated cerebral arteries with receptor null mice and pharmacological tools. *Br. J. Pharmacol.*

153: 140-147.

9 Cohen, J. A. and Chun, J. (2011). Mechanisms of fingolimod's efficacy and adverse effects in multiple sclerosis. *Ann. Neurol.* **69**: 759-777.

10 Budde, K., Schutz, M., Glander, P. et al. (2006). FTY720 (fingolimod) in renal transplantation. *Clin. Transpl.* **20** (Suppl. 17): 17-24.

11 Skerjanec, A., Tedesco, H., Neumayer, H. H. et al. (2005). FTY720, a novel immunomodulator in de novo kidney transplant patients: pharmacokinetics and exposure-response relationship. *J. Clin. Pharmacol.* **45**: 1268-1278.

12 Meno-Tetang, G. M. and Lowe, P. J. (2005). On the prediction of the human response: a recycled mechanistic pharmacokinetic/pharmacodynamic approach. *Basic Clin. Pharmacol. Toxicol.* **96**: 182-192.

13 Hann, M. M. and Keseru, G. M. (2012). Finding the sweet spot: the role of nature and nurture in medicinal chemistry. *Nat. Rev. Drug Discovery* **11**: 355-365.

14 Bayliss, M. K., Butler, J., Feldman, P. L. et al. (2016). Quality guidelines for oral drug candidates: dose, solubility and lipophilicity. *Drug Discovery Today* **21**: 1719-1727.

15 Lipinski, C. A. (2004). Lead-and drug-like compounds: the rule-of-five revolution. *Drug Discovery Today Technol.* **1**: 337-341.

16 Taylor, S. J., Demont, E. H., Gray, J. et al. (2015). Navigating CYP1A induction and arylhydrocarbon receptor agonism in drug discovery. A case history with S1P1 agonists. *J. Med. Chem.* **58**: 8236-8256.

17 Skidmore, J., Heer, J., Johnson, C. N. et al. (2014). Optimization of sphingosine-1-phosphate-1 receptor agonists: effects of acidic, basic, and zwitterionic chemotypes on pharmacokinetic and pharmacodynamic profiles. *J. Med. Chem.* **57**: 10424-10442.

18 Weir, P. Integrating liver toxicogenomics with clinical pathology, histopathology and drug metabolism data in preclinical studies http://www. fda. gov/drugs/scienceresearch/researchareas/ucm079222. htm (accessed 1 August 2016).

19 Denison, M. S. and Nagy, S. R. (2003). Activation of the aryl hydrocarbon receptor by structurally diverse exogenous and endogenous chemicals. *Annu. Rev. Pharmacol. Toxicol.* **43**: 309-334.

20 Martignoni, M., Groothuis, G. M., and de, K. R. (2006). Species differences between mouse, rat, dog, monkey and human CYP-mediated drug metabolism, inhibition and induction. *Expert Opin. Drug Metab. Toxicol.* **2**: 875-894.

21 Nebert, D. W., Dalton, T. P., Okey, A. B., and Gonzalez, F. J. (2004). Role of aryl hydrocarbon receptor-mediated induction of the CYP1 enzymes in environmental toxicity and cancer. *J. Biol. Chem.* **279**: 23847-23850.

22 Wang, B. and Zhou, S. F. (2009). Synthetic and natural compounds that interact with human cytochrome P450 1A2 and implications in drug development. *Curr. Med. Chem.* **16**: 4066-4218.

23 Zhou, S. F., Wang, B., Yang, L. P., and Liu, J. P. (2010). Structure, function, regulation and polymorphism and the clinical significance of human cytochrome P450 1A2. *Drug Metab. Rev.* **42**: 268-354.

24 Ma, Q. and Lu, A. Y. (2007). CYP1A induction and human risk assessment: an evolving tale of in vitro and in vivo studies. *Drug Metab. Dispos.* **35**: 1009-1016.

25 Kawajiri, K. and Fujii-Kuriyama, Y. (2007). Cytochrome P450 gene regulation and physiological functions mediated by the aryl hydrocarbon receptor. *Arch. Biochem. Biophys.* **464**: 207-212.

26 Denison, M. S., Soshilov, A. A., He, G. et al. (2011). Exactly the same but different: promiscuity and diversity in the molecular mechanisms of action of the aryl hydrocarbon (dioxin) receptor. *Toxicol. Sci.* **124**: 1-22.

27 Budinsky, R. A., LeCluyse, E. L., Ferguson, S. S. et al. (2010). Human and rat primary hepatocyte CYP1A1 and 1A2 induction with 2,3,7,8-tetrachlorodibenzo-p-dioxin, 2,3,7,8-tetrachlorodibenzofuran, and 2,3,4,7,8-pentachlorodibenzofuran. *Toxicol. Sci.* **118**: 224-235.

28 Michaels, S. and Wang, M. Z. (2014). The revised human liver cytochrome P450 "pie": absolute protein quantification of CYP4F and CYP3A enzymes using targeted quantitative proteomics. *Drug Metab. Dispos.* **42**: 1241-1251.

29 Nebert, D. W., McKinnon, R. A., and Puga, A. (1996). Human drug-metabolizing enzyme polymorphisms: effects on risk of toxicity and cancer. *DNA Cell Biol.* **15**: 273-280.

30 Uno, S., Dalton, T. P., Derkenne, S. et al. (2004). Oral exposure to benzo[a]pyrene in the mouse: detoxication by inducible cytochrome P450 is more important than metabolic activation. *Mol. Pharmacol.* **65**: 1225-1237.

31 Zhu, B. T. (2010). On the general mechanism of selective induction of cytochrome P450 enzymes by chemicals: some theoretical considerations. *Expert Opin. Drug Metab. Toxicol.* **6**: 483-494.

32 Shardlow, C. E., Generaux, G. T., MacLauchlin, C. C. et al. (2011). Utilizing drug-drug interaction prediction tools during drug development: enhanced decision making based on clinical risk. *Drug Metab. Dispos.* **39**: 2076-2084.

33 Kroon, L. A. (2007). Drug interactions with smoking. *Am. J. Health Syst. Pharm.* **64**: 1917-1921.

34 Zevin, S. and Benowitz, N. L. (1999). Drug interactions with tobacco smoking an update. *Clin. Pharmacokinet.* **36**: 425-438.

35 Djordjevic, N., Ghotbi, R., Bertilsson, L. et al. (2008). Induction of CYP1A2 by heavy coffee consumption in serbs and swedes. *Eur. J. Clin. Pharmacol.* **64**: 381-385.

36 Jerling, M., Lindstrom, L., Bondesson, U., and Bertilsson, L. (1994). Fluvoxamine inhibition and carbamazepine induction of the metabolism of clozapine: evidence from a therapeutic drug monitoring service. *Ther Drug Monit* **16**: 368-374.

37 Levy, R. H., Hachad, H., Yao, C., and Ragueneau-Majlessi, I. (2003). Relationship between extent of inhibition and inhibitor dose: literature evaluation based on the metabolism and transport drug interaction database. *Curr. Drug Metab.* **4**: 371-380.

38 Matsumura, F., Puga, A., and Tohyama, C. (2009). Biological functions of the arylhydrocarbon receptor: beyond induction of cytochrome P450s. *Biochem. Pharmacol.* **77**: 473-760.

39 Guyot, E., Chevallier, A., Barouki, R., and Coumoul, X. (2013). The AhR twist: ligand-dependent AhR signaling and pharmaco-toxicological implications. *Drug Discovery Today* **18**: 479-486.

40 Demont, E. H., Andrews, B. I., Bit, R. A. et al. (2011). Discovery of a selective S1P1 receptor agonist efficacious at low oral dose and devoid of effects on heart rate. *ACS Med. Chem. Lett.* **2**: 444-449.

41 Taylor, S., Gray, J. R., Willis, R. et al. (2012). The utility of pharmacokinetic-pharmacodynamic modeling in the discovery and optimization of selective S1P(1) agonists. *Xenobiotica* **42**: 671-686.

42 Brinkmann, V. (2009). FTY720 (fingolimod) in multiple sclerosis: therapeutic effects in the immune and the central nervous system. *Br. J. Pharmacol.* **158**: 1173-1182.

43 Noguchi, K. and Chun, J. (2011). Roles for lysophospholipid S1P receptors in multiple sclerosis. *Crit. Rev. Biochem. Mol. Biol.* **46**: 2-10.

44 Baldwin, S. J., Bramhall, J. L., Ashby, C. A. et al. (2006). Cytochrome P450 gene induction in rats ex vivo assessed by quantitative real-time reverse transcriptase-polymerase chain reaction (TaqMan). *Drug Metab. Dispos.* **34**: 1063-1069.

45 Nguyen, L. P. and Bradfield, C. A. (2008). The search for endogenous activators of the aryl hydrocarbon receptor. *Chem. Res. Toxicol.* **21**: 102-116.

46 Kola, I. and Landis, J. (2004). Can the pharmaceutical industry reduce attrition rates? *Nat. Rev. Drug Discov.* **3**: 711-715.

47 Arrowsmith, J. and Miller, P. (2013). Trial watch: phase II and phase III attrition rates 2011-2012. *Nat. Rev. Drug Discov.* **12**: 569.

48 Redfern, W. S., Carlsson, L., Davis, A. S. et al. (2003). Relationships between preclinical cardiac electrophysiology, clinical QT interval prolongation and torsade de pointes for a broad range of drugs: evidence for a provisional safety margin in drug development. *Cardiovasc. Res.* **58**: 32-45.

49 Uetrecht, J. (2008). Idiosyncratic drug reactions: past, present, and future. *Chem. Res. Toxicol.* **21**: 84-92.

50 Sakatis, M. Z., Reese, M. J., Harrell, A. W. et al. (2012). Preclinical strategy to reduce clinical hepatotoxicity using in vitro bioactivation data for >200 compounds. *Chem. Res. Toxicol.* **25**: 2067-2082.

第 23 章
从 TRAIL 到 ONC201：癌症选择性相关通路靶向药物开发中安全性获益的案例研究

23.1　引言：毒性是临床试验失败的原因之一

大多数化疗药物都是细胞毒性药物，对正常细胞和肿瘤细胞都会产生作用。此类药物利用肿瘤细胞高增殖的特点，作用于对细胞增殖至关重要的 DNA 合成通路。但是，肠上皮细胞、淋巴细胞和骨髓细胞等正常细胞的增殖速度也较快，所以化疗药物对此类正常细胞也会发挥作用。因此，抗肿瘤药物的毒性始终是一个重要问题。目前主要是以肿瘤细胞和正常细胞之间存在显著差异的信号通路为靶点来开发新型抗肿瘤药物[1]。

23.2　在研究伊始即解决安全性问题：针对肿瘤特异性通路

23.2.1　以激活 TRAIL 通路作为肿瘤治疗策略

肿瘤坏死因子相关凋亡诱导配体（tumor necrosis factor-related apoptosis-inducing ligand，TRAIL）是一个分子量为 21 kDa 的蛋白[2]，与肿瘤坏死因子相关蛋白家族的其他成员相似，可诱导细胞凋亡（图 23.1）[3]。TRAIL 以跨膜蛋白的形式表达，但其细胞外部分可被蛋白水解为可溶型或分泌型形式[4]［其中一种是被组织蛋白酶 E（cathepsin E）切断[5]］。膜结合 TRAIL 和细胞表面 TRAIL 均可诱导程序性细胞死亡[3, 4]。TRAIL 可被多种细胞表面受体识别，如死亡受体 4（death receptor 4，DR4/TRAIL-R1）、死亡受体 5（death receptor 5，DR5）、诱骗受体 1（decoy receptor 1，DcR1 或 TRAIL-R3）[6] 和诱骗受体 2（decoy receptor 2，DcR2 或 TRAIL-R4）[7, 8]。此外，一种名为护骨素（osteoprotegerin）的可溶性蛋白也可与 TRAIL 相互作用[9]。TRAIL 与其受体的结合促进了受体的三聚化，导致其构象改变，从而使受体的细胞内死亡结构域得以暴露[10]。通过死亡结构域之间的同型相互作用，信号接头蛋白 Fas 相关死亡结构域（Fas-associated death domain，FADD）蛋白被招募至相应的受体并与之结合[11]。类似地，FADD 和酶原 -8（proaspase-8）或酶原 -10（procaspase-10）中各个死亡结构域之间的同型相互作用促进了这些启动子细胞凋亡蛋白酶与受体的活化。由受体三聚体、FADD 和酶原 -8 或酶原 -10 形成的复合物称为死亡诱导信号复合物（death-inducing signaling complex，DISC）。酶原 -8 和酶原 -10 在 DISC 上的定位促进了半胱天冬酶（caspase）的二聚化，随后半胱天冬酶被激活[12]，并自催化切割成大片段（分别为 18 kDa 或 20 kDa）和小片段（10 kDa）[13, 14]。然后，产生的大片段和小片段结合成一个四聚体，形成活性的蛋白酶（protease）[15]。半胱天冬酶 -8（CC8）和半胱天冬酶 -10 激活的结果与细胞类型有关。在Ⅰ型细胞（如淋巴细胞和胸腺细胞）中[16]，半胱天冬酶 -8 的激活导致效应因子半胱天冬酶、半胱天冬酶 -3 和半胱天冬酶 -7 的裂解。另一方面，在Ⅱ型细胞（如肝细胞）中，半胱天冬酶 -8 的激活程度不足以诱导细胞凋亡[17]。在这些细胞中，半胱天冬酶 -8 切割促凋亡蛋白 Bid，截短的 Bid 与线粒体结合，进而促发凋亡[18]。凋亡引起的细胞死亡在所有细胞中都很常见，所以对 TRAIL 通路关注的重点在于其能够选择性地诱导恶性肿瘤细胞的凋亡。

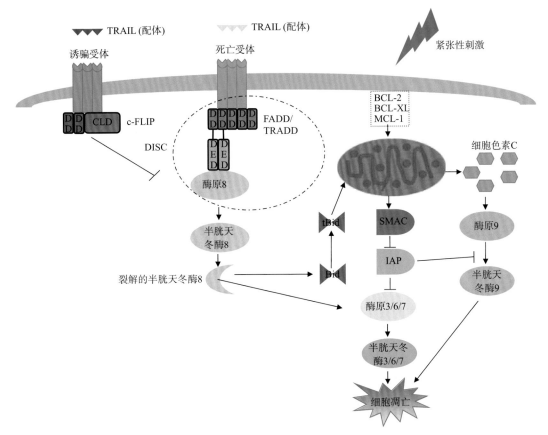

图 23.1　导致细胞凋亡的 TRAIL 信号通路示意图。TRAIL 受体三聚化促进了半胱天冬酶的激活。该图描述了细胞死亡外在和内在途径之间的关系，以及抗凋亡分子对细胞死亡负调控的信号放大潜力

23.2.2 肿瘤选择性背后的机制

TRAIL 的治疗潜力主要基于令人兴奋的观察结果，与肿瘤坏死家族的其他成员不同[19]，其具有良好的治疗指数[20-22]。正常细胞对 TRAIL 有相应的抵抗机制，使其免受 TRAIL 促凋亡效应的影响[23]。现已发现成纤维细胞（fibroblasts）具有较低水平的半胱天冬酶 -8[24]。而正常细胞缺少半胱天冬酶 -8 泛素化的先决条件，但其对保持半胱天冬酶 -8 的活性至关重要。细胞本身也会表达某些凋亡抑制因子，如 FLICE 抑制蛋白（FLICE-inhibitory protein，c-FLIP）和凋亡抑制蛋白（inhibitor of apoptosis protein，IAP）。c-FLIP 类似于半胱天冬酶 -8，具有促进 c-FLIP 与 DISC 中 FADD 相互作用的死亡结构域。然而，与半胱天冬酶 -8 不同的是，c-FLIP 不具有蛋白酶活性[25]。而且，至少在某种程度上通过抑制酶原 -8 招募到 DSIC 上，可阻断在 DSIC 上激活酶原 -8[26, 27]。原代角质细胞（primary keratinocyte）比转化的角质细胞具有更高的 c-FLIP 水平[28]。自然杀伤细胞（natural killer cell）和 CD8（＋）T 细胞对 TRAIL 的耐受性归因于更高的 c-FLIP 表达水平[29]。IAP X 连锁凋亡蛋白抑制剂（X-linked inhibitor of apoptosis protein，XIAP）是另一种对 TRAIL 具有保护作用的内源性蛋白。XIAP 通过结合和抑制半胱天冬酶 -3 和半胱天冬酶 -7 以阻断细胞凋亡[30]。综上，肿瘤细胞和正常细胞之间 TRAIL 作用的差异为肿瘤治疗开辟了另一条途径。

23.2.3 基于 TRAIL 通路的治疗策略

23.2.3.1 TRAIL 的利用

TRAIL 癌症选择性促凋亡作用的发现促进了一系列关于 TRAIL 的临床应用研究。当 TRAIL 分子形成低聚体时，其细胞毒性增强[4]。当 TRAIL 与亮氨酸拉链（leucine zipper，LZ）结构基序相融合后，成为一种 TRAIL 的变体，被称为 LZ-TRAIL[31]。但研究表明，TRAIL 本身作为一种单一活性物质或与化疗药物联用，均可在体内显示出生物活性[20]。随后以 Apo2L.0 或 AMG-951/ 度拉纳明（dulanermin，一种可溶性重组人肿瘤坏死因子相关凋亡诱导配体药物）的形式被批准进入临床试验。尽管其在临床上是安全的，但 TRAIL 并未显示出理想的效果[32]。这可能部分归因于其不良的药代动力学（PK）性质，其扩展分布半衰期仅为 3 ～ 5 min，消除半衰期为 20 min[33]。相比之下，LZ-TRAIL 具有更好的 PK 特性，扩展分布半衰期为 1.3 h，消除半衰期为 4.8 h[34]。另一种改善 TRAIL PK 曲线的策略包括将 TRAIL 共价连接至聚乙二醇（PEG）上[35, 36]。然而，诸如 TRAIL 标记等其他的制剂方法，对包括肝细胞在内的正常细胞显示了更大的毒性。

为了增加 TRAIL 的局部循环，靶向递送 TRAIL 至肿瘤的策略已被提出，这也可以减少循环中 TRAIL 的代谢。以此思路为指引，TRAIL 要么被包裹于纳米颗粒中，然后从颗粒中释放出来[37]，要么附着在纳米颗粒的表面[38]。基于细胞的 TRAIL 递送，尤其是通过干细胞递送 TRAIL 的研究也已开展。由于间充质干细胞（mesenchymal stem cell，

MSC）可以向胶质瘤迁移[39]（至少部分是对胶质瘤所分泌因子的反应[40]），因此通过对 MSC 开展基因工程设计可产生 TRAIL[41]。

23.2.3.2　基于 TRAIL 受体的抗体应用

度拉纳明是临床上使用的 TRAIL，对 DR4 和 DR5 的激动活性相对较弱。此外，度拉纳明还可与非凋亡受体 DcR1 和 DcR2 结合，这也潜在地降低了度控纳明的疗效。另外一方面，针对 TRAIL 受体 DR4[42, 43] 和 DR5[44-47] 的激动剂抗体（agonist antibody）也已被开发出来。第一代开发的抗体需要交联，所以其在体内的作用取决于免疫效应细胞的补体 C1q 和 Fc 受体[48]。不过这些蛋白在免疫细胞上的活性可能会受到免疫抑制疗法或 Fc 基因多态性的影响[48, 49]。因此，已经研出不需要交联即能诱导细胞凋亡的抗体[50]。使用死亡受体激动剂抗体的显著优势是其具有较长的半衰期——可能是几天[43] 到几周[51, 52]，不需要重复或连续给药。不幸的是，在过去 20 年间，这些激动剂抗体在临床试验中并没有表现出明确的治疗效果，因此至今也没有一种获得 FDA 批准的相关癌症治疗药物[21]。

23.2.3.3　通过小分子激活 TRAIL 通路

鉴于 TRAIL 或 TRAIL 受体抗体在临床并没有获得成功，有必要针对 TRAIL 通路的癌症特异性促凋亡作用开发新的治疗策略。本章作者实验室开发了一种基于细胞的生物荧光应答系统，用以筛选和确定可诱导细胞产生 TRAIL 的小分子化合物[53]。具体涉及 TRAIL 基因启动子的前 504 个碱基对在下游表达荧光素酶基因。因为肿瘤细胞中没有野生型 p53，所以排除 TRAIL 启动子的 p53 反应元件至关重要。为了确保诱导的 TRAIL 不会杀死携带该载体的细胞，实验中使用 HCT116 $Bax^{-/-}$ 细胞进行筛选。这些细胞缺少 Bax，进而使其对 TRAIL 诱导的凋亡具有耐受性[54]。在 1 μmol/L 浓度下，对来自美国国家癌症研究所（National Cancer Institute，NCI）多样性集 II 的小分子进行了筛选。其中 29 种化合物的诱导应答活性大于 1.4 倍。此外，通过对不同剂量的小分子（最高剂量为 1 μmol/L）进行不同时间间隔（12 h、24 h、36 h 和 48 h）的应答分析来验证筛查的结果。在至少两种实验条件下，29 种化合物中有 10 种可将活性提高 2 倍以上[53]。

23.3　最大限度提高疗效并降低毒性

23.3.1　决策制定：选择合适的化合物（不同 TIC 比较）平衡疗效和安全性

在上述筛选获得的 10 种 TRAIL 诱导化合物（TRAIL-inducing compound，TIC）中，已证实其中 4 种化合物，即 TIC4、TIC8、TIC9 和 TIC10（后来被称为 ONC201）（图 23.2）

是以 p53 不依赖的方式诱导 TRAIL 转录。其中 2 种化合物（TIC9 和 ONC201），可引起细胞表面 TRAIL 的表达增加。TIC9 和 ONC201 不仅能上调 TRAIL 的表达，还能诱导 TRAIL 受体 DR5 的表达。给药 72 h 后，TIC9 和 ONC201 可明显诱导 HCT116 $p53^{-/-}$ 细胞凋亡。不过 TIC9 也能诱导正常人成纤维细胞凋亡。相比之下，即使在 40 μmol/L 下，ONC201 仍表现出肿瘤特异性细胞毒性（图 **23.3**）。而且，在 ONC201 作用的正常细胞中没有观察到遗传毒性或细胞形态的改变。考虑到 ONC201 的优势，决定对其进一步开发[53]。

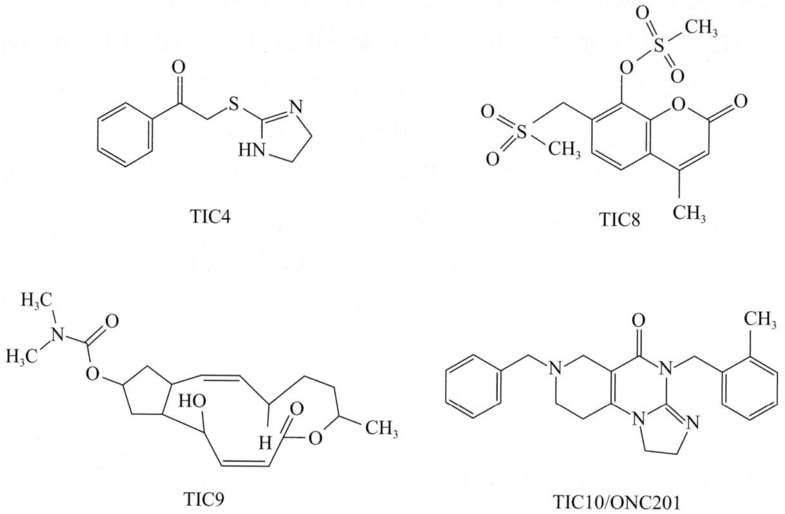

图 **23.2**　表型筛选确定的具有诱导 TRAIL 活性化合物的化学结构

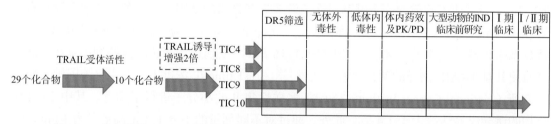

图 **23.3**　具有诱导 TRAIL 活性化合物的早期开发经验及深入开发 ONC201 的方法和途径

23.3.2　对疗效和安全性的扩展体外评估

ONC201 已被证明在体外对多种肿瘤细胞（包括实体和血液恶性肿瘤）有效[55-59]，包括对肿瘤干细胞的作用[57, 60]。虽然有些细胞类型对 ONC201 诱导的凋亡不太敏感，但 ONC201 仍然具有细胞毒性，部分是通过 ONC201 下调细胞增殖和诱导细胞周期阻滞的能力来实现的。研究证实，ONC201 可选择性地杀灭包括恶性干细胞在内的恶性肿瘤细胞，而不是正常细胞（包括正常骨髓干细胞）[57, 61]。ONC201 还可下调 Akt、ERK 和 FOXO3A 的磷酸化[55, 56, 59]，并诱导 TRAIL 在多种肿瘤细胞中的表达[55, 58, 59]。除了激活 TRAIL，对早期信号的研究显示，整合的应激反应被激活，最终导致肿瘤细胞表面 TRAIL 死亡受体

DR5 的上调[56]。ONC201 似乎触发了依赖于 PERK、PKR 和 HRI 的综合应激反应，通过 eIF2-α 信号传递 ATF4 和 CHOP 的上调来激活 DR5。ONC201 对于肿瘤细胞表面 TRAIL 及其受体 DR5 的激活为此类分子的抗肿瘤作用提供了新的思路。

因此，研究人员对由 ONC201 激活而引起的 TRAIL 表达和癌症选择性细胞死亡的通路机制有了更为深入的认识。基于对肿瘤进展生物学和细胞死亡机制的理解，进行了筛选策略的合理设计，最终推进了 ONC201 的临床前发现和开发研究。

目前正在进一步探索 ONC201 对多巴胺受体（dopamine receptor）亚型的作用。在第一次人体临床试验中，在接受 ONC201 治疗的患者中检测到了脑垂体分泌的催乳素。由于以往的肿瘤治疗中 GPCR 未受到关注，所以将多巴胺受体确定为 ONC201 的结合靶点可能具有重要意义。目前的研究正进一步确定多巴胺受体在 ONC201 抗肿瘤作用中的贡献。和激酶活性口袋的高亲和力或可能阻止蛋白 - 蛋白相互作用（protein-protein interaction）的小分子不同，通过表型筛选获得的药物的作用机制通常非常复杂。尽管如此，ONC201 仍然是一个有效的抗肿瘤候选药物，并且已经在临床上显示良好的活性[53]。

23.3.3　通过体内研究探索治疗潜力

患者肿瘤细胞的可获得性促进了 ONC201 的临床前测试。源自结肠癌和胶质母细胞瘤患者新切除组织的肿瘤细胞对 ONC201 显示了敏感性[55]。患者来源的肿瘤细胞也被移植到小鼠大脑内，而 ONC201 同样显示出了抗肿瘤作用。8 例原发性套细胞淋巴瘤和 18 例原发性急性髓系白血病患者的标本也对 ONC201 显示出了敏感性[57]。此外，5 例塞扎里综合征（Sezary syndrome，皮肤 T 细胞淋巴瘤的一种）患者的外周血单核细胞对 ONC201 诱导的凋亡也较为敏感[62]。

23.4　利用临床前动物研究预测临床表现

23.4.1　确定敏感的肿瘤类型

鉴于 TIC9 和 ONC201 具有良好的体外生物活性，随后对其开展了体内活性评价。除了与溶剂组比较外，还与 TIC4 和 TIC9 进行了比较研究。裸鼠皮下移植 HCT116 $p53^{-/-}$ 细胞造模后，单次腹腔注射 25 mg/kg 的 DMSO、TIC4、TIC9 或 ONC201，并检测 TRAIL 基因和蛋白的表达。体外试验结果证实只有 TIC9 和 ONC201 可诱导 TRAIL 上调。然而，包括 TIC4 在内的 3 个 TIC 均可诱导细胞凋亡，这表明 TIC4 在体内具有 TRAIL 非依赖性的促凋亡作用。然而，由于 ONC201 在体外对正常细胞没有作用，所以研究人员选择 ONC201 进行了成功的体内试验。

研究表明，ONC201 对 HCT116 细胞的抗肿瘤作用与 TRAIL 相当。为了充分探究

ONC201 的治疗潜力，对不同肿瘤类型的异种移植瘤（结直肠癌、乳腺癌、非小细胞肺癌和胶质母细胞瘤）进行了体内药效研究[55]。结果表明，ONC201 显著抑制了肿瘤的生长。此外，ONC201 还能延长早期 B 细胞自发性淋巴瘤和白血病高发小鼠模型 *Eμ-myc* 转基因小鼠的存活时间[63]。这一免疫活性模型将 ONC201 的临床前疗效扩展至造血肿瘤类型。

23.4.2　对正常组织影响的评估

23.4.2.1　经典毒性指标

单次注射 25 mg/kg，连续给药 ONC201 2 周能有效抑制肿瘤的生长。4 倍剂量（即 100 mg/kg）腹腔注射或每周 25 mg/kg 剂量连续给药 4 周对小鼠体重和肝脏组织学无明显影响。为进一步研究 ONC201 的安全性，对免疫活性小鼠每周给予 25 mg/kg 的 ONC201，连续 4 周，并进行血清学分析。结果表明，ONC201 对非荷瘤小鼠的血清学无明显影响。

23.4.2.2　药效学分析

通过末端脱氧核苷酸转移酶介导的脱氧尿嘧啶核苷三磷酸标记（terminal deoxynuc-leotidyl transferase-mediated deoxyuridine triphosphate labeling，TUNEL），以及对移植瘤组织中的半胱天冬酶 -8 的染色和免疫组化分析，确定 ONC201 在体内诱导了凋亡。半胱天冬酶 -8 是 TRAIL 通路的生物标志物，可以确定体内外源性凋亡通路的激活。定量 RT-PCR 和 TRAIL 免疫组化分析显示，ONC201 可诱导 TRAIL 的表达。静脉注射 25 mg/kg ONC201 48 h 后，TRAIL mRNA 的表达达到峰值。除 TRAIL 蛋白在癌变组织中表达外，TRAIL 还存在于与肿瘤细胞相邻的间质成纤维细胞中，这说明 ONC201 也可诱导正常细胞的 TRAIL 表达，并介导肿瘤细胞杀伤的旁系效应。为了证实正常细胞中 TRAIL 的产生，对非荷瘤小鼠注射 ONC201 并进行了相关研究。正常组织的免疫组化分析显示，TRAIL 在脑、肾和脾中的表达均发生上调。然而，在组织学评估中未显示出毒性。这些体内结果反映了正常细胞对 TRAIL 的耐受性。脑内 TRAIL 的检测表明 ONC201 能够通过血脑屏障（BBB）。这一药效学结果揭示了 ONC201 在治疗顽固性脑瘤方面的前景。在 GBM 异种移植研究中也证实了 ONC201 的这一作用。

23.4.3　GLP 毒理学研究

为了确认 ONC201 的安全性，进行了符合药物非临床研究质量管理规范（GLP）标准的毒理学研究[64]。雄性和雌性斯普拉格 - 杜勒鼠（Sprague-Dawley，SD）大鼠分别以 0 mg/kg、12.5 mg/kg、125 mg/kg 和 225 mg/kg 剂量 ONC201 进行口服灌胃给药[61]。大鼠的最低剂量（不包括 0 mg/kg）相当于小鼠剂量的 25 mg/kg（此剂量在小鼠体内已被证明是有效的）[55]。除了评估血液化学、肿瘤组织学和体重外，还监测了以下参数：摄食量、血压、尿液分析和神经行为评估[61]（通过功能观察组[65]）。给药 18 天后，在接受高达 125 mg/kg ONC201 的大鼠中，没有观察到任何实验室或临床毒性迹象。在最高剂量（225 mg/kg）下，观察到短暂的活动减少和步态异常。在雄性大鼠中观察到体重增加和进食量下降，而在雌性大鼠中未发生这一情况。

随后对比格犬（beagle dog）进行了符合 GLP 标准的平行安全性研究，单次口服 0 mg/kg、4.2 mg/kg、42 mg/kg 或 120 mg/kg。同样，其最低剂量（不包括 0 mg/kg）相当于小鼠试验中的 25 mg/kg。在此剂量下，未观察到临床毒性迹象。给予较大剂量（42 mg/kg）可引起短暂活动减少、呕吐、流涎、软便、稀便或黏液大便，以及粪便排泄的改变。在最高剂量（120 mg/kg）下，也观察到摄食量的减少。在大鼠和比格犬的研究中，按标准异速生长比例计算，口服 ONC201 的未观察到最大无毒性反应剂量（NOAEL）约相当于人体 1.25 g 的剂量[66]。结果表明，相关毒性研究不仅证实了 ONC201 的安全性，还为首次人体临床试验提供了起始剂量，而这一剂量仅为 NOAEL 的 1/10，即 125 mg。

23.5　将体内、体外研究经验应用于临床试验

鉴于 ONC201 在体外和体内的广谱疗效，其于 2014 年进入临床试验，目前正在进行针对实体瘤和血液恶性肿瘤的 Ⅰ / Ⅱ 期临床试验[67]。在人体 Ⅰ 期临床试验中，招募的患者被分配到剂量递增队列中[68, 69]。由于 ONC201 具有良好的安全性，因此采用了加速剂量递增设计。测试剂量分别为 125 mg、250 mg、375 mg、500 mg 和 625 mg。PK 分析表明，ONC201 在 375 mg 剂量下达到饱和吸收，说明 ONC201 单次给药不需要超过 625 mg。未观察到 1 级以上不良反应。因此，建议将 Ⅱ 期临床试验中的剂量设定为 625 mg[70]。患者血清中 TRAIL 和细胞角蛋白 18（cytokeratin 18）的半胱天冬酶裂解片段水平升高，这证实了 ONC201 具有 TRAIL 诱导活性。此外，半胱天冬酶裂解细胞角蛋白 18 片段的检测表明，ONC201 治疗导致了肿瘤细胞的凋亡增加[71, 72]。

23.6　总结

药物进入临床开发的历程是一个严格的过程，旨在有效和安全地生产有效的化合物，以及比临床应用药物更具疗效且显示出低毒性和理想 PK/PD 曲线的化合物。到目前为止，ONC201 正处于有条不紊的开发中，旨在成功研发出一种肿瘤特异性靶向药物。通过对 TRAIL 活性化合物的体外筛选，获得了最初的一组化合物并进行了深入探索。其中，ONC201 可上调死亡受体和配体，增强了潜在的疗效，同时对正常成纤维细胞不具有毒性，可用于体内研究。ONC201 具有诱导 TRAIL 活性、高效、低毒等特点，成为了最具前景

的候选化合物，其研究也得到了进一步的推进。与所有药物开发一样，先导化合物的选择只是一个开始，研究人员随后通过一系列精心设计的体内研究，在药物的口服生物利用度、对肿瘤生长的影响、生物标志物，以及对非肿瘤组织毒性等方面收集了更多有价值的信息。随后，在最大耐受剂量阈值下评估了ONC201的潜在毒性，并在临床前研究中确定了PD和PK参数，这些参数将在患者体内进一步检测。对ONC201的详细临床前观察和其他IND-ending研究促进了Ⅰ/Ⅱ期临床加速试验设计的实施。截至目前，临床试验未产生>1级毒性的结果，而这对于没有经过体外、体内及临床前严格安全性和毒性测试的化合物而言是不太可能的。虽然临床前研究是一个漫长的过程，但研究人员已经证明了开展适当、详细实验的好处，这些实验认真考虑了有效化合物的毒性、生物利用度和PK/PD，最终将安全的药物推进至临床。随着药物安全性和有效性的确证，对不同肿瘤类型联合治疗研究的临床开发正在有条不紊地进行中。虽然已对新型抗肿瘤候选药物ONC201的作用机制有了更多的认识，但关于TRAIL通路的激活，还需要更多地了解其对靶点的直接结合，以及其如何发挥抗肿瘤疗效。从表型筛选中获得的药物，虽然设计清晰合理，但往往具有复杂的作用机制。对ONC201分子机制的进一步探究，需要在临床上进行更全面的生物标志物分析，这将可能优化患者的选择并提高患者的受益。

（袁　雷　白仁仁 译）

作者信息

克里斯蒂娜·利亚·B. 克莱恩（Christina Leah B. Kline）

美国宾夕法尼亚转化肿瘤学和实验性癌症治疗学实验室，福克斯·蔡斯（Fox Chase）癌症中心，血液学/肿瘤学部，分子疗法项目组

杰西卡·瓦格纳（Jessica Wagner）

美国宾夕法尼亚转化肿瘤学和实验性癌症治疗学实验室，福克斯·蔡斯癌症中心，血液学/肿瘤学部，分子疗法项目组

阿姆里蒂·拉拉（Amriti Lulla）

美国宾夕法尼亚转化肿瘤学和实验性癌症治疗学实验室，福克斯·蔡斯癌症中心，血液学/肿瘤学部，分子疗法项目组

玛丽·D. 拉尔夫（Marie D. Ralff）

美国宾夕法尼亚转化肿瘤学和实验性癌症治疗学实验室，福克斯·蔡斯癌症中心，血液学/肿瘤学部，分子疗法项目组

利弗·列夫（Avital Lev）

美国宾夕法尼亚转化肿瘤学和实验性癌症治疗学实验室，福克斯·蔡斯癌症中心，血液学/肿瘤学部，分子疗法项目组

周兰兰（Lanlan Zhou）

美国宾夕法尼亚转化肿瘤学和实验性癌症治疗学实验室，福克斯·蔡斯癌症中心，血液学／肿瘤学部，
　分子疗法项目组

瓦伦·V. 普拉布（Varun V. Prabhu）
　美国宾夕法尼亚大学城科学中心

马丁·史戴纽（Martin Stogniew）
　美国宾夕法尼亚大学城科学中心

李·沙洛普（Lee Schalop）
　美国宾夕法尼亚大学城科学中心

沃尔夫冈·奥斯特（Wolfgang Oster）
　美国宾夕法尼亚大学城科学中心

约书亚·E. 艾伦（Joshua E. Allen）
　美国宾夕法尼亚大学城科学中心

瓦菲克·S. 德迪（Wafik S. El-Deiry）
　美国宾夕法尼亚转化肿瘤学和实验性癌症治疗学实验室，福克斯·蔡斯（Fox Chase）癌症中心，血液
　学／肿瘤学部，分子疗法项目组

缩略语表

缩写	英文全称	中文全称
BBB	blood-brain barrier	血脑屏障
c-FLIP	FLICE-inhibitory protein	FLICE 抑制蛋白
DcR1/TRAIL-R3	decoy receptor 1	诱骗受体 1
DcR2	decoy receptor 2	诱骗受体 2
DISC	death-inducing signaling complex	死亡诱导信号复合物
DR4/TRAIL-R1	death receptor 4	死亡受体 4
DR5	death receptor 5	死亡受体 5
FADD	Fas-associated death domain	Fas 相关死亡结构域
GLP	good laboratory practices	药物非临床研究质量管理规范
MSC	mesenchymal stem cell	间充质干细胞
NOAEL	no observed adverse effect level	最大无毒性反应剂量
TIC	TRAIL-inducing compound	TRAIL 诱导化合物
TRAIL	tumor necrosis factor-related apoptosis-inducing ligand	肿瘤坏死因子相关凋亡诱导配体
TUNEL	terminal deoxynucleotidyl transferase-mediated deoxyuridine triphosphate labeling	末端脱氧核苷酸转移酶介导的脱氧尿嘧啶核苷三磷酸标记
XIAP	X-linked inhibitor of apoptosis protein	IAP X 连锁凋亡蛋白抑制剂

参考文献

1 Masui, K., Gini, B., Wykosky, J. et al. (2013). A tale of two approaches: complementary mechanisms of cytotoxic and targeted therapy resistance may inform next-generation cancer treatments. *Carcinogenesis* **34**: 725-738.

2 Jeremias, I., Herr, I., Boehler, T., and Debatin, K. M. (1998). TRAIL/Apo-2-ligand-induced apoptosis in human T cells. *Eur. J. Immunol.* **28**: 143-152.

3 Pitti, R. M., Marsters, S. A., Ruppert, S. et al. (1996). Induction of apoptosis by Apo-2 ligand, a new member of the tumor necrosis factor cytokine family. *J. Biol. Chem.* **271**: 12687-12690.

4 Wiley, S. R., Schooley, K., Smolak, P. J. et al. (1995). Identification and characterization of a new member of the TNF family that induces apoptosis. *Immunity* **3**: 673-682.

5 Kawakubo, T., Okamoto, K., Iwata, J. et al. (2007). Cathepsin E prevents tumor growth and metastasis by catalyzing the proteolytic release of soluble TRAIL from tumor cell surface. *Cancer Res.* **67**: 10869-10878.

6 Degli-Esposti, M. A., Smolak, P. J., Walczak, H. et al. (1997). Cloning and characterization of TRAIL-R3, a novel member of the emerging TRAIL receptor family. *J. Exp. Med.* **186**: 1165-1170.

7 Marsters, S. A., Sheridan, J. P., Pitti, R. M. et al. (1997). A novel receptor for Apo2L/TRAIL contains a truncated death domain. *Curr. Biol.* **7**: 1003-1006.

8 Degli-Esposti, M. A., Dougall, W. C., Smolak, P. J. et al. (1997). The novel receptor TRAIL-R4 induces NF-κB and protects against TRAIL-mediated apoptosis, yet retains an incomplete death domain. *Immunity* **7**: 813-820.

9 LeBlanc, H. N. and Ashkenazi, A. (2003). Apo2L/TRAIL and its death and decoy receptors. *Cell Death Differ.* **10**: 66-75.

10 Thomas, L. R., Johnson, R. L., Reed, J. C., and Thorburn, A. (2004). The C-terminal tails of tumor necrosis factor-related apoptosis-inducing ligand (TRAIL) and Fas receptors have opposing functions in Fas-associated death domain (FADD) recruitment and can regulate agonist-specific mechanisms of receptor activation. *J. Biol. Chem.* **279**: 52479-52486.

11 Thomas, L. R., Henson, A., Reed, J. C. et al. (2004). Direct binding of Fas-associated death domain (FADD) to the tumor necrosis factor-related apoptosis-inducing ligand receptor DR5 is regulated by the death effector domain of FADD. *J. Biol. Chem.* **279**: 32780-32785.

12 Kischkel, F. C., Lawrence, D. A., Chuntharapai, A. et al. (2000). Apo2L/TRAIL-dependent recruitment of endogenous FADD and caspase-8 to death receptors 4 and 5. *Immunity* **12**: 611-620.

13 Medema, J. P., Scaffidi, C., Kischkel, F. C. et al. (1997). FLICE is activated by association with the CD95 death-inducing signaling complex (DISC). *EMBO J.* **16**: 2794-2804.

14 Sprick, M. R., Rieser, E., Stahl, H. et al. (2002). Caspase-10 is recruited to and activated at the native TRAIL and CD95 death-inducing signalling complexes in a FADD-dependent manner but can not functionally substitute caspase-8. *EMBO J.* **21**: 4520-4530.

15 Wilson, K. P., Black, J. A., Thomson, J. A. et al. (1994). Structure and mechanism of interleukin-1 beta converting enzyme. *Nature* **370**: 270-275.

16 Jost, P. J., Grabow, S., Gray, D. et al. (2009). XIAP discriminates between type I and type II FAS-induced apoptosis. *Nature* **460**: 1035-1039.

17 Scaffidi, C., Fulda, S., Srinivasan, A. et al. (1998). Two CD95 (APO-1/Fas) signaling pathways. *EMBO J.* **17**: 1675-1687.

18 Li, H., Zhu, H., Xu, C. -j., and Yuan, J. (1998). Cleavage of BID by caspase 8 mediates the mitochondrial damage in the Fas pathway of apoptosis. *Cell* **94**: 491-501.

19 Nagata, S. (1997). Apoptosis by death factor. *Cell* **88**: 355-365.

20 Ashkenazi, A., Pai, R. C., Fong, S. et al. (1999). Safety and antitumor activity of recombinant soluble Apo2

ligand. *J. Clin. Invest.* **104**: 155-162.

21　Lemke, J., von Karstedt, S., Zinngrebe, J., and Walczak, H. (2014). Getting TRAIL back on track for cancer therapy. *Cell Death Differ.* **21**: 1350-1364.

22　Ganten, T. M., Koschny, R., Sykora, J. et al. (2006). Preclinical differentiation between apparently safe and potentially hepatotoxic applications of TRAIL either alone or in combination with chemotherapeutic drugs. *Clin. Cancer Res.* **12**: 2640-2646.

23　van Dijk, M., Halpin-McCormick, A., Sessler, T. et al. (2013). Resistance to TRAIL in non-transformed cells is due to multiple redundant pathways. *Cell Death Dis.* **4**: e702.

24　Crowder, R. N., Dicker, D. T., and El-Deiry, W. S. (2016). The deubiquitinase Inhibitor PR-619 sensitizes normal human fibroblasts to tumor necrosis factor-related apoptosis-inducing ligand (TRAIL)-mediated cell death. *J. Biol. Chem.* **291**: 5960-5970.

25　Irmler, M., Thome, M., Hahne, M. et al. (1997). Inhibition of death receptor signals by cellular FLIP. *Nature* **388**: 190-195.

26　Krueger, A., Schmitz, I., Baumann, S. et al. (2001). Cellular FLICE-inhibitory protein splice variants inhibit different steps of caspase-8 activation at the CD95 death-inducing signaling complex. *J. Biol. Chem.* **276**: 20633-20640.

27　Scaffidi, C., Schmitz, I., Krammer, P. H., and Peter, M. E. (1999). The role of c-FLIP in modulation of CD95-induced apoptosis. *J. Biol. Chem.* **274**: 1541-1548.

28　Leverkus, M., Neumann, M., Mengling, T. et al. (2000). Regulation of tumor necrosis factor-related apoptosis-inducing ligand sensitivity in primary and transformed human keratinocytes. *Cancer Res.* **60**: 553-559.

29　Mirandola, P., Ponti, C., Gobbi, G. et al. (2004). Activated human NK and CD8+ T cells express both TNF-related apoptosis-inducing ligand (TRAIL) and TRAIL receptors but are resistant to TRAIL-mediated cytotoxicity. *Blood* **104**: 2418-2424.

30　Deveraux, Q. L., Takahashi, R., Salvesen, G. S., and Reed, J. C. (1997). X-linked IAP is a direct inhibitor of cell-death proteases. *Nature* **388**: 300-304.

31　Walczak, H., Miller, R. E., Ariail, K. et al. (1999). Tumoricidal activity of tumor necrosis factor-related apoptosis-inducing ligand in vivo. *Nat. Med.* **5**: 157-163.

32　de Miguel, D., Lemke, J., Anel, A. et al. (2016). Onto better TRAILs for cancer treatment. *Cell Death Differ.* **23**: 733-747.

33　Kelley, S. K., Harris, L. A., Xie, D. et al. (2001). Preclinical studies to predict the disposition of Apo2L/tumor necrosis factor-related apoptosis-inducing ligand in humans: characterization of in vivo efficacy, pharmacokinetics, and safety. *J. Pharmacol. Exp. Ther.* **299**: 31-38.

34　Rozanov, D. V., Savinov, A. Y., Golubkov, V. S. et al. (2009). Engineering a leucine zipper-TRAIL homotrimer with improved cytotoxicity in tumor cells. *Mol. Cancer Ther.* **8**: 1515-1525.

35　Kim, T. H., Youn, Y. S., Jiang, H. H. et al. (2011). PEGylated TNF-related apoptosis-inducing ligand (TRAIL) analogues: pharmacokinetics and antitumor effects. *Bioconjug. Chem.* **22**: 1631-1637.

36　Pan, L. Q., Wang, H. B., Lai, J. et al. (2013). Site-specific PEGylation of a mutated-cysteine residue and its effect on tumor necrosis factor (TNF)-related apoptosis-inducing ligand (TRAIL). *Biomaterials* **34**: 9115-9123.

37　Kim, T. H., Jiang, H. H., Youn, Y. S. et al. (2011). Preparation and characterization of Apo2L/TNF-related apoptosis-inducing ligand-loaded human serum albumin nanoparticles with improved stability and tumor distribution. *J. Pharm. Sci.* **100**: 482-491.

38　Perlstein, B., Finniss, S. A., Miller, C. et al. (2013). TRAIL conjugated to nanoparticles exhibits increased anti-tumor activities in glioma cells and glioma stem cells in vitro and in vivo. *Neuro-Oncology* **15**: 29-40.

39　Nakamizo, A., Marini, F., Amano, T. et al. (2005). Human bone marrow-derived mesenchymal stem cells in the treatment of gliomas. *Cancer Res.* **65**: 3307-3318.

40 Birnbaum, T., Roider, J., Schankin, C. J. et al. (2007). Malignant gliomas actively recruit bone marrow stromal cells by secreting angiogenic cytokines. *J. Neuro-Oncol.* **83**: 241-247.

41 Menon, L. G., Kelly, K., Yang, H. W. et al. (2009). Human bone marrow-derived mesenchymal stromal cells expressing S-TRAIL as a cellular delivery vehicle for human glioma therapy. *Stem Cells* **27**: 2320-2330.

42 Chuntharapai, A., Dodge, K., Grimmer, K. et al. (2001). Isotype-dependent inhibition of tumor growth in vivo by monoclonal antibodies to death receptor 4. *J. Immunol.* **166** (8): 4891.

43 Pukac, L., Kanakaraj, P., Humphreys, R. et al. (2005). HGS-ETR1, a fully human TRAIL-receptor 1 monoclonal antibody, induces cell death in multiple tumour types in vitro and in vivo. *Br. J. Cancer* **92**: 1430-1441.

44 Ichikawa, K., Liu, W., Zhao, L. et al. (2001). Tumoricidal activity of a novel anti-human DR5 monoclonal antibody without hepatocyte cytotoxicity. *Nat. Med.* **7**: 954-960.

45 Georgakis, G. V., Li, Y., Humphreys, R. et al. (2005). Activity of selective fully human agonistic antibodies to the TRAIL death receptors TRAIL-R1 and TRAIL-R2 in primary and cultured lymphoma cells: induction of apoptosis and enhancement of doxorubicin- and bortezomib-induced cell death. *Br. J. Haematol.* **130**: 501-510.

46 Guo, Y., Chen, C., Zheng, Y. et al. (2005). A novel anti-human DR5 monoclonal antibody with tumoricidal activity induces caspase-dependent and caspase-independent cell death. *J. Biol. Chem.* **280**: 41940-41952.

47 Adams, C., Totpal, K., Lawrence, D. et al. (2008). Structural and functional analysis of the interaction between the agonistic monoclonal antibody Apomab and the proapoptotic receptor DR5. *Cell Death Differ.* **15**: 751-761.

48 Wilson, N. S., Yang, B., Yang, A. et al. (2011). An Fcγ receptor-dependent mechanism drives antibody-mediated target-receptor signaling in cancer cells. *Cancer Cell* **19**: 101-113.

49 Cartron, G., Dacheux, L., Salles, G. et al. (2002). Therapeutic activity of humanized anti-CD20 monoclonal antibody and polymorphism in IgG Fc receptor FcgammaRIIIa gene. *Blood* **99**: 754-758.

50 Motoki, K., Mori, E., Matsumoto, A. et al. (2005). Enhanced apoptosis and tumor regression induced by a direct agonist antibody to tumor necrosis factor-related apoptosis-inducing ligand receptor 2. *Clin. Cancer Res.* **11**: 3126-3135.

51 Tolcher, A. W., Mita, M., Meropol, N. J. et al. (2007). Phase I pharmacokinetic and biologic correlative study of mapatumumab, a fully human monoclonal antibody with agonist activity to tumor necrosis factor-related apoptosis-inducing ligand receptor-1. *J. Clin. Oncol.* **25**: 1390-1395.

52 Plummer, R., Attard, G., Pacey, S. et al. (2007). Phase 1 and pharmacokinetic study of lexatumumab in patients with advanced cancers. *Clin. Cancer Res.* **13**: 6187-6194.

53 Allen, J. E., Krigsfeld, G., Patel, L. et al. (2015). Identification of TRAIL-inducing compounds highlights small molecule ONC201/TIC10 as a unique anti-cancer agent that activates the TRAIL pathway. *Mol. Cancer* **14** (99).

54 Burns, T. F. and El-Deiry, W. S. (2001). Identification of inhibitors of TRAIL-induced death (ITIDs) in the TRAIL-sensitive colon carcinoma cell line SW480 using a genetic approach. *J. Biol. Chem.* **276**: 37879-37886.

55 Allen, J. E., Krigsfeld, G., Mayes, P. A. et al. (2013). Dual inactivation of Akt and ERK by TIC10 signals Foxo3a nuclear translocation, TRAIL gene induction and potent antitumor effects. *Sci. Transl. Med.* **5**: 1-13.

56 Kline, C. L., Van den Heuvel, A. P., Allen, J. E. et al. (2016). ONC201 kills solid tumor cells by triggering an integrated stress response dependent on ATF4 activation by specific eIF2α kinases. *Sci. Signal.* **9**: ra18.

57 Ishizawa, J., Kojima, K., Chachad, D. et al. (2016). ATF4 induction through an atypical integrated stress response to ONC201 triggers p53-independent apoptosis in hematological malignancies. *Sci. Signal.* **9**: ra17.

58 Talekar, M. K., Allen, J. E., Dicker, D. T., and El-Deiry, W. S. (2015). ONC201 induces cell death in pediatric non-Hodgkin's lymphoma cells. *Cell Cycle* **14**: 2422-2428.

59　Wagner, J., Kline, C. L., Pottorf, R. S. et al. (2014). The angular structure of ONC201, a TRAIL pathway-inducing compound, determines its potent anti-cancer activity. *Oncotarget* **5**: 12728-12737.

60　Prabhu, V. V., Allen, J. E., Dicker, D. T., and El-Deiry, W. S. (2015). Small-molecule ONC201/TIC10 targets chemotherapy-resistant colorectal cancer stem-like cells in an Akt/Foxo3a/TRAIL-dependent manner. *Cancer Res.* **75**: 1423-1432.

61　Allen, J. E., Crowder, R. N., and El-Deiry, W. S. (2015). First-in-class small molecule ONC201 induces DR5 and cell death in tumor but not normal cells to provide a wide therapeutic index as an anti-cancer agent. *PLoS ONE* **10**: e0143082.

62　Duvic, M., Zhang, X., Ni, X. et al. (2015). ONC201 induces apoptosis in cutaneous T-cell lymphoma through a mechanism that involves the integrated stress response and inactivation of Jak/Stat signaling. *Blood* **126**: 401.

63　Harris, A. W., Pinkert, C. A., Crawford, M. et al. (1988). The E mu-myc transgenic mouse. A model for high-incidence spontaneous lymphoma and leukemia of early B cells. *J. Exp. Med.* **167**: 353-371.

64　Food and Drug Administration (2015). Code of Federal Regulations In 21, Administration.

65　Moser, V. C., McCormick, J. P., Creason, J. P., and MacPhail, R. C. (1988). Comparison of chlordimeform and carbaryl using a functional observational battery. *Fundam. Appl. Toxicol.* **11**: 189-206.

66　Office of Training and Communications (2005, 2005). *Guidance for Industry. Estimating the Maximum Safe Starting Dose in Initial Clinical Trials for Therapeutics in Adult Healthy Volunteers.* Rockville, MD: Food and Drug Administration.

67　(a)Continuation of OralONC201 in Treating Patients With Advanced Solid Tumors (2018). Retrieved from https://clinicaltrials. gov/ct2 (Identification No. NCT02324621); "Phase 2 Study of ONC201 in Neuroendocrine Tumors" Retrieved from http://clinicaltrials. gov/ct2 (Identification No. NCT03034200); (b) OralONC201 in Relapsed/Refractory Multiple Myeloma (2018). Retrieved from https://clinicaltrials. gov/ct2 (Identification No. NCT02863991).

68　Simon, R., Freidlin, B., Rubinstein, L. et al. (1997). Accelerated titration designs for phase I clinical trials in oncology. *J. Natl. Cancer Inst.* **89**: 1138-1147.

69　Dancey, J., Friedlin, B., and Rubinstein, L. (2006). Accelerated titration designs. In: *Statistical Methods for Dose-finding experiments* (ed. S. Chevret). Indiana University: Wiley.

70　Stein, M. N., Chan, N., Silk, A. W. et al. (2016). First-in-human trial of ONC201 in patients with refractory solid tumors. *J. Clin. Oncol.* **34** (Suppl): abstr 2514.

71　Linder, S., Havelka, A. M., Ueno, T., and Shoshan, M. C. (2004). Determining tumor apoptosis and necrosis in patient serum using cytokeratin 18 as a biomarker. *Cancer Lett.* **214**: 1-9.

72　Kramer, G., Erdal, H., Mertens, H. J. et al. (2004). Differentiation between cell death modes using measurements of different soluble forms of extracellular cytokeratin 18. *Cancer Res.* **64**: 1751-1756.

第五部分 知识产权

第 24 章
早期药物开发相关的专利法

24.1 引言

对美国专利制度和药物开发过程的基本认知可使我们更好地理解专利法及其对药物开发的影响。本章简要介绍了美国专利制度及其基本概念，并对药物开发过程进行了简要概述，同时涵盖了可能影响这一过程的相关专利法内容。本章将为解释后面章节中所讨论的主题内容奠定基础。

24.2 专利保护概述

24.2.1 什么是专利

专利是由美国专利和商标局（US Patent and Trademark Office，USPTO）授予发明人的财产所有权，是公司保护自身技术最常见的方式。专利所有人被授予的是一种排他性权利，其他人不得在美国制造、使用、提供出售或出售该发明，也不得将该发明进口到美国。可以将专利权比作围绕房屋修建的"篱笆"，这有助于理解它的含义。专利界定了专利权人的权利范围，这一范围的术语称为权利要求（claim），后文将对此进行更详细的讨论。需要注意的是，专利只是排除了他人实施或制造其发明内容的权利，而并不赋予专利权人实施或制造其发明内容的权利，这意味着可能还会有其他专利或监管障碍阻止专利所有人制造或使用该产品。

所有专利申请均由 USPTO 审查员审查。专利审查员将依据后文讨论的具体标准对专利进行审查，以决定该发明是否有资格获得专利保护。审查人员还将检索所有专利和非专利文献（如期刊出版物和在线参考资料）以判定提出申请的发明是否落入公众的已知范围。专利申请提出后，申请内容将保密 18 个月。18 个月期满后，专利申请内容将于网络公开。

24.2.2 专利的目的是什么

专利是联邦政府授予发明人的专有权。美国宪法第 1 条第 8 节第 8 款授予国会如下的权力："在一定期限内保障作者和发明人对其作品和发明享有独占权，以发展科学和实用技术"[1]。在分析专利如何促进科学进步时，法院强调了两种机制：①获得专利垄断的前景能够激励人们投资创新研究；②专利制度可促进新发明的披露，从而扩大了公识技术范围。

"激励派"认为，如果不能获得专利，科学家不会有动力进行发明创造。创新研究需要投入成本，如果没有对发明的保护，竞争对手可以轻易模仿发明，而不必分担开发成本。在制药行业尤其如此，大型制药公司每年对上千种不同药物的研发投入可达数十亿美元，然而最终只有少数可投入商业化。如果这些公司不能保护他们的研究成果，最终商业化的药物会被轻易复制，制药公司将不能从他们的研究中获取利润。

"披露派"认为，在没有专利保护的情况下，发明者会对自己的发明保密以防止竞争对手抄袭。这样一来，公众无法充分获得新知识带来的益处，并且还会导致重复研究的浪费。专利制度通过只对公开的发明创造提供权利保护这一方式，来促进研究和技术的公开。

24.2.3 专利的分类

根据美国专利法，专利包括三种不同类型。最常见的专利类型是实用专利（utility patent），大多数发明都属于这一类。实用专利是任何新且有用的机器、方法、制造或物质的组成，或在此基础上做出的任何有益改进。欧洲专利公约（European Patent Convention，EPC）中只包含这一种专利类型。

另外两种专利类型是外观设计专利（design patent）和植物专利（plant patent）。为一件物品或一种产品创造新的、原创性和装饰性的设计可被授予外观设计专利。例如，苹果手机和可口可乐原装瓶等产品被授予了外观设计专利。这种专利通常用于寿命较短的技术，如计算机（常被更新款取代）。植物专利可以授予任何发明、发现和无性繁殖的独特植物新品种。

24.2.4 专利的期限和范围

因为专利权的本质是垄断，这种权利只能存在于固定年限。实用专利的有效期为20年，自最早申请日起计算；外观设计和植物专利的有效期为15年，自发布日起计算。然而，专利期限在某些情况下可以延长，从而提供除20年期限之外的额外保护。专利延期通常是为弥补由专利申请、专利审查或美国食品药品管理局（FDA）批准造成的时间延误。例如，

---

1 U.S. Constitution，Article 1，Section 8.

如果在提交一项非临时申请案或实用专利申请后 18 个月内仍未收到 USPTO 的回复，专利所有人有权获得专利有效期的补偿，补偿期限为 USPTO 的实际回复时长减 18 个月。非临时申请（non-provisional application）是指确定了一项发明的申请日期（除非其要求较早申请的优先权），并与 USPTO 进入正式审查程序以确定该发明是否可获得专利权。与之相对，临时专利申请（provisional application）的作用则相当于非临时专利申请的占位符，自提交临时专利申请之日起，申请人有 12 个月的时间提交非临时专利申请或实用专利申请。

专利权仅限于其申请的所在国。专利在本质上是地域性的，一项发明的专利权只在已授权此专利的国家受到保护，这在一定程度上是由于可专利性（patentability）在各国的标准不同。因此，竞争对手仅通过跳出原专利申请所在国就可轻松避免侵权诉讼。在决定向哪些国家申请专利保护时，必须考虑产品可能在哪些国家销售。

24.3　专利保护的要求

一项发明要获得专利保护，必须首先满足几个要素。在美国，一项专利发明要有符合条件的保护主题，具有新颖性（novelty）、非显而易见性（nonobviousness）和实用性（utility），且使该技术领域中的熟练技术人员能够实践该发明[2]。在欧盟，一项专利发明同样要有符合条件的保护主题，具有新颖性、创造性（inventive step），且容易在工业中应用[3]。

24.3.1　可获专利的主题

美国专利法第 101 条规定了可获专利的定义："任何人发明或发现任何新的和有用的工序、机器、产品或物质组分，或对其任何新的和有用的改进，都可以因此而获得专利，只要其符合授权的条件和要求"[4]。第 101 条内容界定了一项发明必须是一种工序、机器、产品、物质组分或对其的改进才能获得专利保护。尽管这个分类已经比较广泛，法院依然提出了三种可获专利的例外情形，包括自然法则、物理现象和抽象概念。近年来，出现了一些与药品和其他生物相关发明的可专利性案例。例如，最高法院在审理"梅奥合作服务诉普罗米修斯实验室案（Mayo Collaborative Services v. Prometheus Laboratories，Inc.）"[5]中认为：根据第 101 条，在观察病人对药物的反应后调整药物剂量的方法是不符合专利条件的。同样，在"分子病理学协会诉麦利亚德遗传学公司案（Association for Molecular

---

2　35 U.S.C. 101，102，103，112.

3　EPC Articles 52（2），54（1），56，57.

4　35 U.S.C. 101.

5　Mayo Collaborative Services v. Prometheus Labs. Inc.，132 S. Ct. 1289（2012）.

Pathology v. Myriad Genetics，Inc.）"[6]中，最高法院裁定，根据第 101 条，单独的人类基因不符合申请专利的资格。

与美国形成对比的是，欧洲专利法并没有界定什么属于"发明"[7]。然而，它提供了一份不属于"发明"的清单，包括发现、科学理论、数学方法、美学创造、方案、规则、计算机程序、信息展示，以及进行智力活动、游戏或做生意的方法。欧洲专利法中被排除在可专利性主题外的"发现"与美国专利法中的"自然产品"具有一定可比性。

24.3.2 实用性

一项发明要获得专利保护需满足的第二个条件是该发明具有实用性。根据第 101 条，实用性要求一项发明是有用的或具有可证明的益处。只要能证明一项发明具有目的性，一般都能满足这一要求。例如，在通常情况下，医药市场中的任何开发成果都具有一定实用性。需要注意的是，为获得专利，一种化学制品必须有实际用途，而不仅仅是实验室用途。这意味着在实验室中合成的、不属于最终化学品或药物一部分的中间体不能获得专利。中间体不能获得专利是因为独占中间体可能会严重阻碍科学研究。

相比之下，欧洲专利法对证明有用性不作要求。其要求是一项发明具有工业适用性，这样该发明就可以"制造或用于任何种类的工业中，包括农业"[8]。这一要求已得到广泛解读并适用于大部分发明，通常只排除那些纯粹出于审美目的或因与自然法则矛盾而无法工作的发明。

24.3.3 新颖性

根据美国专利法第 102 条，一项发明要获得专利保护需具备的下一个条件是新颖性[9]，换言之，这项发明必须与已存在于公知领域中的(已发表或通过其他方式被公众所知)其他发明不同。如果一项发明已经为公众所知，则不能获得专利，因为其无法促进创新和进步。为确定一项发明是否具有新颖性，审查员将围绕给定发明审查所有的"现有技术"（prior art）。一般而言，任何在该专利申请日期之前披露的与发明内容相关的现有技术都可能阻碍申请人获得专利保护，包括全球范围内的印刷出版物和任何公开披露，如公开展示或公开报价出售。

欧洲专利法第 54 条[10]也有类似的新颖性要求。第 54 条阐述，"一项发明只有是新的才能获得专利。"与美国的专利要求相似，如果一项发明不构成现有技术的一部分，即可被认为是新发明。欧洲专利公约中的"现有技术"是绝对的。即使是向一个没有保密义务

6　Association for Molecular Pathology v. Myriad Genetics，Inc.，133 S. Ct. 2107.

7　EPC Art. 52（2）.

8　EPC Art. 57.

9　35 U.S.C. § 102（a-b）.

10　EPC 54（1）.

的人披露，也足以构成披露并被认为是现有技术的一部分。

24.3.4　非显而易见性

美国专利法第 103 条[11]要求一项可授予专利的发明必须具有非显而易见性。显而易见这一概念有些难以判断，因为对某些人而言显而易见的事物对另一些人而言可能并非如此。USPTO 和美国法院对显而易见性的判定参照该领域中一般技术人员（在某一特定技术领域中具有普通的技能和知识）的标准，由这种具有普通技能的一般技术人员确定或评估一项发明是否为非显而易见的（美国专利法）或是否包含创造性步骤（欧洲专利法）。

2007 年，美国最高法院在处理"泰利福诉凯斯乐案"（KSR International Co. v. Teleflex Inc.）[12]时改变了显而易见性的判断标准。在这一案件中，泰利福（Teleflex）认为凯斯乐（KSR）公司的可调节油门踏板装置对其专利构成侵权，该装置由可调节油门踏板和电子油门控制。凯斯乐以该发明具有显而易见性为由提出无效抗辩。地方法院认定凯斯乐不存在侵权行为，因为任何在该行业具备一定知识或经验的人都会认为踏板和油门控制两个部件的结合是显而易见的。随后，泰利福上诉至联邦巡回上诉法院，后者裁定地方法院在判断权利要求是否具有显而易见性时，不正确地运用了"教导 - 启示 - 动机"审查标准，撤销原判，发回重审。根据"教导 - 启示 - 动机"检验法，要求地方法院确定能够使本领域技术人员将先前两种成分组合的具体教导、启示或动机。凯斯乐不服，上诉到最高法院，最高法院驳回了上诉法院的裁决，认为"教导 - 启示 - 动机"检验法不能作为强制性规则应用，要确定本领域熟练技术人员发现两者的组合是否具有显而易见性需要做更全面的考虑。

这一案例很好地说明了判断一项发明是否显而易见的困难性。该案中，两个法院采用相似的标准，却得出不同的判决结果。目前，"教导 - 启示 - 动机"检验法仍用于判断发明的显而易见性；然而，现在的判断标准更为广泛，且被指控的侵权人更容易基于显而易见性使该专利无效。

欧洲专利法也有类似的非显而易见性要求，称为"创造性"（inventiveness）[13]。创造性步骤的目的是避免授予仅对现有发明作简单修改的发明专利。因此，创造性步骤有助于确定一项特定发明是否具有足够的创造性（或非显而易见性）以获得专利。

24.3.5　可实施性

在美国获得专利的最后一项要求是该发明必须在专利申请中得到充分的描述。专利公开的目的是教导和启发相关领域具有熟练技能的人员，使其能够在该想法的基础上继续推进，从而推动整个科学界的发展。为达到这一目标，专利中所述的发明必须足够清楚，以便该领域具有普通技能的人员能够制造和实践该发明。专利申请还要求描述实施该发明的

11　35 U.S.C. 103.

12　KSR International Co. v. Teleflex Inc. 550 U.S. 398（2007）.

13　Article 52（1）EPC and Article 56 EPC.

最佳方式。然而，欧洲专利法没有类似的可实施性要求。

24.4 专利侵权

专利侵权（patent infringement）是指未经专利权人许可，制造、使用、出售或提供出售一项专利发明，或向美国进口涉及专利主张的产品的行为。专利权人可以向联邦法院起诉被指控的侵权者侵犯其专利。

美国专利法第271条[14]中规定了几种专利侵权的情形。根据第271条a款，在专利期限内，任何人在美国境内未经许可而制造、使用、提供出售、出售或向美国进口已取得专利权的发明时，即构成直接侵权[15]。直接侵权不需表现侵犯专利的意图，甚至无需知道该专利的存在，唯一的要求是该专利确实被侵犯。只要有至少一个要素不在专利的权利要求范围内，即可避免侵权。

根据美国专利法第271条b款[16]，诱导他人侵权的第三方也构成专利侵权。法令规定"任何人积极地诱导对专利的侵权，都应承担侵权责任。"专利权人要在诱导侵权（和辅助侵权同属间接侵权）案件中胜诉，必须证明直接侵权已经发生。以及存在诱导侵权的意图。因此，诱导侵权是指侵权人"在知情的条件下帮助和教唆他人构成对专利的直接侵权"[17]。但仅知道存在侵权的可能性并不等于诱导。

除了直接侵权和间接侵权，美国专利法第271条c款还规定了第三方参与侵权的情形[18]。该法令规定，"任何人在美国提供出售、出售或向美国进口已获得专利权的机器组件、制造品、物品组合或合成物，或者出售用于实施一项已获得专利权的工艺（该项发明的重要部分）中的材料或设备，而且明知上述物品是为用于侵害专利权而特别制造或特别改造的，也明知上述物品并非用于基本不构成侵权的生活必需物品或商品的，应负辅助侵权的责任。"

根据第271条c款，辅助侵权认定了在美国销售专利产品组件的侵权行为，即使组件本身并不侵犯该专利的权利要求。为确认存在辅助侵权行为，专利权人必须证明被告具有该专利的知识，清楚其售卖的组件是用于专利产品的生产及该产品将被侵权，且被告的组件没有实质性非侵权用途[19]。这类侵权仅限于美国境内。

确定专利是否被侵权的第一步是确定被侵犯的权利要求的意义或范围。这一过程称为权利要求解释。在此过程中，法院将考虑内在和外在证据来确定权利要求的范围。内在证据包括权利要求描述语言、专利说明书和专利诉讼史。如果权利要求的语言从字面上看是

14　35 U.S.C. § 271.

15　35 U.S.C. § 271（a）.

16　35 USC § 271（b）.

17　Warner-Lambert Co. v. Apotex Corp., 394 F.3d 1348（Fed. Cir. 2003）.

18　35 USC § 271（c）.

19　Fujitsu Ltd. v. NETGEAR Inc., 620 F.3d 1321, 1326（Fed. Cir. 2010）.

表达清晰的，法院可以根据说明书和诉讼历史来判断是否存在与权利要求语言表达内容的偏差。如果权利要求的语言描述不清楚，法院可以参考说明书和诉讼历史来解决模糊不清的问题。申请人在专利诉讼过程中提出的论点可以用来解释权利要求的含义或范围。如果考虑内在证据后对权利要求的含义和范围仍然不清楚，法院可以考虑外在证据。外在证据是指能够对权利要求的解释提供指导的专家证词、辞典释义、技术论文和文章。

在解释了权利要求的语言，从而确定权利要求范围后，法院将审查被指控产品是否造成侵权。被指控的产品可以造成相同侵权或等同侵权。在相同侵权的案例中，被指控的产品必须包含权利要求记载的全部技术特征。该产品中任何一项不符合权利要求的技术要素都足以使相同侵权诉讼无效。

在相同侵权不成立的情况下，一项权利要求也可能被等同侵权。即使某一方侵权产品或方法并没有正好落入某专利的权利要求的字面范围内，但却等同于权利要求所保护的发明时，等同原则允许法院判决该方侵犯他人专利。最高法院在"希尔顿诉华纳公司案"（Warner-Jenkinson Co. v. Hilton Davis Chemical Co.）[20] 中表示，为证明在此原则下被告构成侵权，专利权人必须证明权利要求中的技术要素与被指控产品的任何差异对于该领域的普通技术人员而言都是"非实质性的"。这种非实质性差异可通过展示被指控产品实质上执行相同的功能、以相同的方式获得与所分析的权利要求要素相同的结果来证明[21]。

如果被指控的产品确实侵犯了一件有效专利，侵权产品的所有人将有两种选择。第一，可以对侵权产品进行修改或变更，以避免侵犯第三方专利。这一过程被称为"回避设计"，其要求通过替代性的方法从功能上实现所期望产品的目标。然而，这并不总是最好的解决方式。在没有可行的回避设计时，可以选择获得原专利权人的许可。这种许可将允许侵权产品的所有者继续制造、使用和销售该产品，只要所有者向第三方专利权人支付一定的许可费即可。

24.5　药物研发概况

获得美国监管批准的程序由美国《联邦食品、药品和化妆品法案》（Federal Food, Drug, and Cosmetic Act，FDCA）管理。1938 年美国国会通过了一系列法案，授权美国 FDA 监管食品、药品和化妆品的安全。1962 年，该法案的修正案——《药效修正案》出台，在原法案基础上提出了更多要求。例如，要求药品制造商在获得批准前除证明其药品的安全性之外，还需证明其有效性，要求药品广告披露药品不良反应和疗效的准确信息。通过要求进行更广泛的检验以获得监管部门的批准，《药效修正案》意图消除或降低因药物使用而引发悲剧的可能性。

新药的监管过程一般分为四个阶段：发现阶段、临床前阶段、临床阶段和新药申请

20　Warner Jenkinson Co. v. Hilton Davis Chemical Co.，520 U.S. 17（1997）.

21　Graver Tank & Mfg. Co. v. LindeAir Prods. Co.，339 U.S. 605，608（1950）.

（new drug application，NDA）阶段。发现阶段是指科学家寻找一种可能最终成为候选药物的先导化合物的过程，通常涉及一个新化合物的发明或选择一个现有分子并优化其结构。结构的改变会导致分子性质的改变，从而影响其有效性和安全性。数以千计的分子结构衍生物会被用于活性测试，但只有少数分子具有可能成药的特征。这些分子通常是专利申请的主题。

一旦确定了候选药物，必须在开始临床试验之前进行广泛的临床前研究。临床前阶段包括在动物模型和人体进行的基础研究试验，目的是获得初步疗效、毒性和药代动力学信息。这些研究有助于制药公司判断候选药物作为新药研究（investigational new drug，IND）是否具有进一步开发的科学价值。

从临床前阶段筛选出最有前途的候选药物后，可进入临床开发阶段。在临床试验开始前，进行临床试验的公司必须向 FDA 提交 IND 申请。申请必须包括临床前研究结果、候选药物的化学结构、药物在体内的作用机制、所有副作用清单，以及与该药物相关的生产信息。申请还须提供详细的临床试验计划，概述临床试验将如何、何时、何地开展。FDA认为临床试验的参与者不会受到不合理风险的情况下将批准试验进行。

在发现阶段确定的数千个化合物中通常只有1～5个化合物有希望继续进行临床试验。这一过程可能需要3～6年，其持续时间对专利战略的考虑具有深远影响，详见第25章。值得注意的是，审批过程通常需要数年才能完成，这会显著缩短药物的专利期限。因此，公司往往会寻求机制来弥补由于临床试验而损失的时间。以下是制药公司可用于在市场上延长其独占期的两种机制。

24.6　延长药品的生命周期

企业可通过专利或非专利独占延长对市场的独占期。专利独占由 USPTO 授予，依赖于专利期限。而非专利独占则是在药物批准后由政府授予，不考虑专利期限。

24.6.1　哈奇‐瓦克斯曼法案

《哈奇‐瓦克斯曼法案》（*Hatch-Waxman Act*），又称为《药品价格竞争和专利期限恢复法案》（*Drug Price Competition and Patent Term Restoration Act*），于1984年颁布，为仿制药的批准建立了路径。该法案有 2 个目的：①减少仿制药制造商上市所面临的障碍，以确保公众能够获得较低成本的仿制药；②确保原研药制造商能够获得合适的激励以继续开发创新药物。

《哈奇‐瓦克斯曼法案》是对原研药和仿制药制造商努力开发各自产品的回应。当原研药制造商在缩短的市场独占期内努力收回药品开发成本时，仿制药制造商还在为进入市场而努力。这一问题由 3 方面的因素所导致：①原研药制造商在 FDA 批准其产品后有一段有限的市场独占期；②在相应药物专利到期之前无法启动仿制药开发工作；③获得仿制药批准的过程漫长且昂贵。

在《哈奇 - 瓦克斯曼法案》颁布前，原研药制造商一直在与 FDA 的审查时间如何侵蚀其专利保护独占期的问题作斗争。由于专利保护期所剩无几，制造商在获得有限的市场独占期之后即将面临仿制药的竞争。原研药制造商认为，这会阻碍公司收回药品研发成本，从而阻碍创新。另一方面，仿制药制造商还在为能否上市的问题苦苦挣扎。他们面临的挑战是，在保护原研药的专利期满后，仿制药的市场准入被推迟。而这种延迟的出现是因为仿制药制造商无法在不承担专利侵权责任的情况下使用专利药物进行临床试验。仿制药生产企业在相应的原研药专利期满前不能开发和测试其药品，这导致在漫长的开发和临床试验过程中，推迟了仿制药的上市。其结果是，市场上几乎没有可用的仿制药。在颁布《哈奇 - 瓦克斯曼法案》前，尽管缺乏专利保护，也只有 19% 的仿制药处方，超过 150 个原研药没有相应的仿制药品种。

仿制药制造商面临困境的另一原因是仿制药的批准没有简化的途径。他们必须准备并提交自己产品的 NDA，并在获准上市前满足相关批准要求。由于仿制药与原研药制造商都要经过同样昂贵和费时的审批程序，而仿制药制造商在进入市场方面又付出了巨大的费用和延误，这使原研药的地位难以撼动，并推迟了公众获得低成本药物的时间。

为鼓励原研药和仿制药共同创新，美国国会颁布了《哈奇 - 瓦克斯曼法案》，以在"促进创新"和"改善可负担的仿制药获取"之间取得平衡。《哈奇 - 瓦克斯曼法案》中包括了若干条款以缓解原研药和仿制药制造商面临的困境。本章接下来介绍了该法案做出的各种改变及其对市场药品独占期的影响。

24.6.2　专利独占

如前所述，使用专利独占是延长产品独占期的一种常见方法。最初 20 年的专利期限是专利独占的最基本形式。额外的专利独占允许 USPTO 延长 20 年期限，以弥补在专利申请和药物审批过程中损失的时间。延长专利期限有两种不同类型：由 USPTO 批准造成的期限延长和由监管批准造成的期限延长。

24.6.2.1　USPTO 批准造成的延长

在 USPTO 内提交的任何专利都可能面临审查员的拖延。这未必是审查员的过错，可能是由于申请文件数量过多，以及无法聘请能够胜任的审查员来弥补相应的工作量。根据《哈奇 - 瓦克斯曼法案》，USPTO 允许每逾期 1 天则延长 1 天专利期。由专利持有人造成的延迟，如未能在规定时间内对专利局审查意见作出回应，或未能在延长上诉过程内作出反应，在这种机制下将不作调整。因为专利持有人在专利申请期间不能获得排他权，上述政策的主要目的是确保专利持有人至少拥有 17 年的独占期。

如美国专利法第 154 条[22] 所述，USPTO 对申请人的答复时间遵循"14-4-4-4"规则。审查员从申请日起 14 个月内签发第一份审查意见，获得对第一份审查意见的答复后 4 个月内进行回复，对申请人的上诉通知书在 4 个月内作出回应，在申请人支付制证费后 4 个月内签发专利。审查员所花的时间都包括在这个专利期限补偿体系内，这种延迟被称为"A 类延迟"。"B 类延迟"是指自专利申请日起至核准的时间超过 3 年，每超过 1 天给予 1 天的专利期限补偿。根据第 154 条"授予的任何调整时间不得超过专利被延迟发布的实际天数"，"A 类延迟"和"B 类延迟"如有重叠期间将会扣除。

24.6.2.2 监管批准造成的延长

延长专利期限的另一机制是弥补监管批准过程中出现的延迟。《哈奇 - 瓦克斯曼法案》根据美国专利法第 156 条[23] 的规定，对于主题为"一种产品、一种产品的使用方法或一种产品的制造方法"的权利要求，由 FDA 上市前批准程序导致的监管批准延迟，可以延长专利期限。符合这种专利期限补偿机制的产品包括人用药品、抗生素、生物制品、兽用药品和兽医生物制品、医疗设备、食品添加剂和色素添加剂。

根据第 156 条，药物研发者可以重新获得由于监管批准而导致的所有延迟以及由于临床前研究而损失的一半时间，但延长期限不得超过 5 年，且自 FDA 批准之日起，实际保护期不得超过 14 年。每个产品可以延期一项专利，被延期的专利必须是有效的且不过期。

24.6.3 非专利独占

产品的独占期延长也可通过非专利独占实现。只要独占期有效，这类独占权将通过阻止仿制药竞争者进入市场，给予 FDA 批准的合格药物额外的、无竞争的期限[24]。然而，如果一个仿制药产品没有侵犯受保护的变更，这类独占权并不妨碍 FDA 批准仿制药上市。

24.6.3.1 新化学实体

市场上的新化学实体（NCE）如果不包含于 FDA 已批准药物中的"活性成分"，则具有独占权[25]。"活性成分"被定义为一种"分子或离子，不包括那些附加在分子上使药物成为酯、盐（包括有氢键或配位键的盐）或其他非共价衍生物（如分子络合物、螯合物或包合物）的部分，是发挥药物生理或药理作用的主要部分"[26]。

这种独占权为公司提供了 5 年的市场独占期，即禁止 FDA 在 5 年期满之前审查任

22　35 USC § 154.

23　35 USC § 156.

24　https://www.fda.gov/Drugs/DevelopmentApprovalProcess/SmallBusinessAssistance/ucm069962.htm.

25　21 C.F.R. 314.108（b）.

26　21 C.F.R. 314.108（b）.

何仿制药产品的简略新药申请（abbreviated new drug application，ANDA）。5 年期限自
FDA 首次批准该药物时开始计算。由于药物审批不以专利期限为基础，NCE 独占期不一
定与专利期限同时。因此，无论专利期限何时到期，NCE 独占的主要目的是为开发该药
物的公司提供至少 5 年的市场独占期。

实际上，NCE 独占不仅禁止 FDA 在 5 年期间审查 ANDA，也禁止申请者在此期间提
交 ANDA。ANDA 提交后，FDA 大约需要 19.2 个月的时间批准该仿制药上市[27]。因此，
实际的市场独占期约为六年半。

24.6.3.2　新临床研究独占期

NCE 独占只适用于全新的药物，另一种独占期，称为新临床研究独占期（new clinical
study，NCS）或补充独占期，是根据《哈奇 - 瓦克斯曼法案》对已获批药物提供的。先前
已被批准的药品如果发生重大变更，为获得该药品变更之后的上市许可，制药公司需要开
展新的临床研究。对于这种类型的申请可以授予 3 年独占期。可能符合该独占申请的变更
包括新剂量、新剂型、新给药途径、新适应证或新患者群体。

为获得 NCS 独占，公司需要提交一份针对原 NDA 申请内容变更的补充申请。这种独
占权仅适用于补充申请中提交的具体变更内容，不阻止竞争对手使用 ANDA 销售之前批
准的产品。虽然 FDA 可能不会在这 3 年内批准 ANDA 的相同变更，但其可能会接收申请
并授予临时批准，该临时批准可在 3 年独占期结束后生效。

与 NCE 独占不同的是，NCS 独占在新变更的补充申请获得批准后开始，而 NCE 独
占则在药物首次获得批准后开始。因此，公司通常在产品接近其专利期或其他独占期末尾
时开始申请 NCS 独占。尤其是当一种药物改变给药途径，从先前的处方药变为非处方药时，
该策略十分有效。如果原研药无需处方就可购买，而仿制药只能凭处方购买，消费者更有
可能选择购买非处方的原研药，而不是到医生那开具处方。

秋水仙碱是 NCS 独占期发挥重要作用的一个案例[28]。秋水仙碱可用于治疗痛风，而痛
风是一种通常以急性炎症性关节炎反复发作为特征的疾病。秋水仙碱片剂从 19 世纪以来
一直作为非专利处方药在美国出售，但并未获得 FDA 正式批准，因为市场上现有药物不
符合 1938 年 FDCA 规定，该规定只对新药进行安全审查和批准。2007 年，URL 制药公司
进行了一项随机对照试验，研究在痛风患者中使用秋水仙碱的新剂量方案[29]。这项研究表
明，减少剂量的方案是有效的，在产生良好药效的同时还降低了副作用。2009 年，FDA
批准了这一商品名为 Colcrys® 的新版本秋水仙碱，并授予 URL 制药公司 3 年的市场独占
期。由此，URL 公司将该药物的价格从每片 0.09 美元提高到 4.85 美元[30]。2010 年 10 月，

27　Food & Drug Administration 2007.

28　Yael Waknine，"FDA Approves Colchicine with Drug Interaction and Dose Warnings." July 2009.

29　FDA Orange Book；search for colchicine.

30　Kurt R. Karst（2009-2010-2021）．"California Court Denies Preliminary Injunction in Lanham Act Case Concerning Un-
approved Colchicine Drugs"；Harris Meyer（2009-2012-2029）．"The High Price of FDA Approval". Kaiser Health News and the
Philadelphia Inquirer；Colcrys vs Unapproved Colchicine Statement from URL Pharma.

30 个较老和未获批版本的秋水仙碱药物随后撤市[31]。这个例子说明，一家公司可以通过简单地改变药物的某一种特性（如剂量要求）获得额外的 3 年市场独占期。

24.6.3.3 仿制药

对仿制药制造商而言，《哈奇 - 瓦克斯曼法案》提供了激励措施，以确保在原研药专利到期时消费者可以立即获得相应的仿制药。这是通过允许仿制药制造商在专利侵权豁免的条件下［安全港条款（safe harbor provision）］使用专利药品研究，以及为仿制药获得 FDA 批准提供一个简短的批准途径来实现的。

"安全港条款"起源于美国专利法第 271 条 a 款[32]规定的一般规则，即在专利到期前，第三方制造、使用或销售受专利保护的技术需要承担专利侵权责任。在"罗氏诉博拉案"（Roche v. Bolar）[33]中，联邦巡回法院重申了这一规则，认为仿制药制造商在专利到期前使用专利药物来收集 NDA 申报所需要的数据造成了专利侵权。在本案中，原研药制造商起诉仿制药制造商在药品专利到期前 6 个月使用专利药物收集的审批数据。仿制药制造商在回应中辩称，其对专利药物的使用适用于试验性使用豁免原则，不造成侵权。联邦巡回法院驳回了这一论点，并认定仿制药制造商应承担侵权责任。由于面临侵权指控的风险，除非药品所有相关专利到期，否则仿制药制造商无法启动对其产品的研究工作。

为防止针对仿制药制造商的侵权诉讼，美国国会批准了对此项规则的豁免。这项新的豁免规定被写入美国专利法第 271 条 e 款第 1 项，旨在确保消费者能够在专利到期时立即获得仿制药，而不是在专利到期时才允许仿制药开始试验。第 271 条 e 款第 1 项内容为：

"在美国本土制造、使用、许诺销售或销售专利药品或将专利药品进口至美国……如果仅仅为满足联邦法律（监管药品或兽医生物制品的生产、使用或销售）对提交相关研发数据的规定而进行的相关行为，不构成侵权。"

《哈奇 - 瓦克斯曼法案》为仿制药提供了另一种独占权，并通过消除仿制药进行临床试验的必要性来鼓励仿制药创新。仿制药制造商只需进行研究，证明他们的药物与市场上的原研药具有生物等效性，即可提交 ANDA。ANDA 申请中包含仿制药与原研药具有生物等效性的数据。此外，《哈奇 - 瓦克斯曼法案》还允许仿制药制造商在专利到期前进行研究和提交申请，同时不承担侵权风险，这给仿制药在相关专利或排他期满后尽快进入市场提供了很好的条件。

《哈奇 - 瓦克斯曼法案》还给予挑战原研药专利的仿制药制造商 180 天的市场独占期。这种专利挑战［第四段挑战（Paragraph IV challenge）］出现在仿制药制造商声称没有侵犯原研药的专利或原研药的专利无效时。原研公司可以提出异议，这通常会引发诉讼来评估仿制药制造商的主张是否合理，并判定原研药公司的市场独占期是否可以继续。一旦专利

31　Questions and Answers for Patients and Healthcare Providers Regarding Single-ingredient Oral Colchicine Products, FDA.gov.

32　35 U.S.C. § 271（a）.

33　Roche Prods., Inc. v. Bolar Pharm. Co., Inc., 733 F.2d 858, 863（Fed. Cir. 1984）.

挑战成功，仿制药制造商将获得 180 天的市场独占期，在此期间可以与原研药共享市场，并可以在仿制药市场建立主导地位。

《哈奇 - 瓦克斯曼法案》在刺激仿制药制造商创新方面取得了很大的成功。总体而言，仿制药制造商在进入市场时面临的障碍大大减少。该法案对仿制药竞争和其他方面的影响将在第 26 章中详细说明。

24.6.3.4　孤儿药独占

孤儿药（orphan drug）独占是 1982 年《孤儿药法案》（*Orphan Drug Act*）内容的一部分，该法案对开发罕见病治疗药物的公司给予 7 年的独占期，并为每一种孤儿药提供税收减免和研究资助。孤儿药独占的起源可以追溯到《凯福佛 - 哈里斯修正案》（*Kefauver-Harris Amendments*）[34]，该修正案在提高药物安全性的同时也增加了新药上市的相关成本。由此，制药公司更专注于开发有望带来更大利润的新药。在美国，认定患者数量小于 20 万的疾病为孤儿病，由于利润前景不佳导致其在很大程度上被忽视。

为鼓励针对罕见病治疗药物的开发，美国国会制定了相应的激励政策，主要有以下三点：①联邦政府补贴资助孤儿药的临床试验；②对临床试验成本进行 50% 的税收减免；③授予孤儿药 7 年的市场独占期，自批准使用之日起计算。这一独占权并不妨碍 FDA 批准另一种药物用于相同疾病或病症的治疗，也不影响 FDA 批准同一药物用于另一种疾病或病症的治疗[35]。这种独占给予申请人较为狭窄的排他范围，仅限于特定的药物和特定的疾病。

总体而言，《孤儿药法案》在鼓励开发针对有限人群疾病的治疗药物方面是较为成功的。尽管如此，批评人士仍然质疑该法案对于鼓励公司开发孤儿药的必要性，因为孤儿药无论如何都是有利可图的。尽管孤儿药针对的患者数量相对较少，但其售价往往非常高，这就产生了巨大的利润。《药物经济学》（*Pharmaco Economics*）发表的一项于 1995 年进行的研究表明，在上市的 5 年内，11 种最畅销的孤儿药中每一种都可盈利 2 亿美元以上[1]。2008 年《罕见病杂志》（*Journal of Rare Disease*）发表的另一项研究发现，孤儿药面临的仿制药竞争总体要少于非孤儿药[2]。这些结果可能说明，孤儿药的潜在盈利能力足以鼓励公司在不依赖政府激励的情况下开展一些孤儿药研发工作。

24.6.3.5　儿科用药独占

儿科用药（pediatric drug）独占是 1997 年 FDA《现代化法案》（*Modernization Act*）的一部分，其鼓励在儿科人群中进行药物临床试验。1997 年以前，专门针对儿科人群开发或研究的药物很少。在某种程度上，这是由于儿童市场规模较小。因此，儿童接受的治

34　21 C.F.R. 316.31.

35　Genentech, Inc. v. Bowen, 676 F. Supp. 301（D.D.C. 1987）；Sigma-Tau Pharms. v. Schwetz, 288 F.3d 141（4th Cir. 2002）.

疗通常是没有在儿科人群中测试过的。因为儿童与成年人有着重要的生理差异，儿童接受的一些药物往往无效且具有潜在的危险性。

为鼓励针对儿童的药物开发和研究，FDA《现代化法案》规定授予完成儿科研究的申请者6个月的独占期，该研究应满足FDA的"书面要求"，目的是评估药物在儿童群体中的有效性和安全性。这种独占期并不取决于该药物是否在儿童群体中获批，也不要求潜在的儿科研究一定要成功。准确而言，申请人只需向FDA证明确实进行了儿科研究。此外，这种独占权并不局限于特定的药物，而是针对申请人申请的含有相同活性成分的具有市场独占期或专利期药物的所有剂量、制剂及适应证[36]。因此，获得儿科独占的资格意味着其专利期、NCE独占期、临床研究独占期或孤儿药独占期可能也会相应延长6个月。

随着儿科用药独占制度的实施，制药公司开始在儿科患者中开展临床试验。2007年，有300多项涉及药物安全性、有效性和药代动力学[3]的儿科研究开展。与此同时，FDA批准了超过115种药品的儿科用药标签变更[4]。

尽管这种独占激励增加了对儿童用药的测试，但仍有一些批评人士对儿童获得的健康受益提出质疑。特别是一些研究者质疑儿科研究的整体质量，因为其不需接受同行评议[5]。另一项研究发现，在儿科独占研究中最常出现的药物是那些在成人中既受欢迎又有利可图的药物，而经常被儿童使用的药物反而代表性不足[6]。例如，辉瑞公司曾申请并获得了对伟哥的活性成分西地那非（sildenafil，Viagra®）的儿科推广。西地那非不仅用于治疗勃起功能障碍，还用于治疗肺动脉高压（pulmonary arterial hypertension，PAH），但这种疾病在美国只影响500～600名儿童。西地那非用于治疗PAH的药品商品名为Revatio®。通过申请和获得儿科独占，西地那非的专利期从2012年3月延长到2012年9月，辉瑞因此获得了超过10亿美元的额外收入。正如辉瑞的案例所示，6个月的儿科独占期对制药公司而言是非常有利可图的。尽管在儿科人群中进行试验的成本中位数约为1200万美元，制造商因此获得的净经济效益中位数则约为1.34亿美元，比率可超过10∶1[7]。这些研究表明制药公司追求儿科独占权可能只是为了因此带来的额外收益，而不是为了进行有意义的儿科临床试验。

24.7　总结

本章对知识产权进行了基本概述，特别针对专利和专利背后的基本原则，以及多年来围绕专利的法规是如何随着情况变化而形成的。理解专利法的基本原则是有必要的，这有助于我们进一步理解药物开发中更为复杂的主题。

本章还介绍了几种非专利独占类型及其对药物开发的影响，这些市场独占权的规定对美国的药物开发产生了重要影响。例如，《哈奇-瓦克斯曼法案》中规定的独占权大量增加了市场上的仿制药，这反过来又降低了药品的成本。其他如孤儿药独占和儿科用药独占，

36　https：//www.fda.gov/cder/Pediatric/faqs.htm.

同样促进了针对人数不足的地区和患者群体的药物开发。尽管这些政策成功地激励了药物开发，但它们是鼓励了真正的创新药物开发，还是仅仅奖励了对现有药物的使用，仍然存在争议。为满足公众的医疗需求，专利和非专利激励措施需要共同作用以确保从业人员有动力继续开发新的药物。

（侯　卫　苏　琳　译）

作者信息

乔安娜·T. 布劳尔（Joanna T. Brougher）

　　美国纽约州生物制药法律团组成员（BioPharma Law Group）

奥古恰克·奥黛丽（Audrey Ogurchak）

　　美国纽约锡拉丘兹法学院（Syracuse College of Law）2018 年级法学博士

参考文献

1　Peabody, J. W., Ruby, A., and Cannon, P. (1995). The economics of orphan drug policy in the U. S. : can the legislation be improved? *Pharmacoeconomics* **8**: 374-384.

2　Seoane-Vazquez, E., Rodriguez-Monguio, R., Szeinbach, S. L., and Visaria, J. (2008). Incentives for orphan drug research and development in the United States. *Orphanet* **3**: 33.

3　Milne, C. -P. (2002). FDAMA's pediatric studies incentive. *Food Drug Law J.* **57**: 491-516.

4　Rodriguez, W., Selen, A., Avant, D. et al. (2008). Improving pediatric dosing through pediatric initiatives: what we have learned. *Pediatrics* **121** (3): 530-539.

5　Kesselheim, A. (2011). An empirical review of major legislation affecting drug development: past experiences, effects, and unintended consequences. *Milbank Quarterly* **89** (3): 450-502.

6　Boots, I., Sukhai, R. N., Klein, R. H. et al. (2007). Stimulation programs for pediatric drug research-do children really benefit. *Eur. J. Pediatr.* **166** (8): 849-855.

7　Li, J. S., Eisenstein, E. L., Grabowski, H. G. et al. (2007). Economic return of clinical trials performed under the pediatric exclusivity program. *JAMA* **297** (5): 480-488.

第 25 章
专利保护策略

药物开发是一个昂贵且耗时的过程，从活性成分的鉴定到药物批准上市需要长达数年的时间。这在一定程度上是由于各国对药品的严格监管，要求研发单位开展大量的实验和临床研究。同时，为了保证药物的销量，还需要不断开拓药物的市场，这也需要耗费大量的成本。如果竞争对手只需要很少的投资就可以自由地仿制药物，那么相对于原研药公司所投入的研发和营销成本而言，这是不公平的。因此，有必要为药品提供知识产权保护，并尽可能在一定时间内限制其他药物进入市场。

本章主要讨论新药开发时需要考虑的知识产权问题，并介绍提升专利价值的高级策略。本章不作为在任何特定国家审查或执行专利的详细指南，在准备和提交任何专利申请时，应咨询特定司法管辖区内具有专业知识的律师。

25.1　专利保护的效益

专利是保护发明的法律工具，赋予专利权人在一定时间内实施发明的专有权利（如第24章所述，通常从最初申请专利之日起20年，但可延长时间以抵消监管问题和政府授权专利方面的延迟）。作为回报，发明人需要公开披露其发明及实施方法。这种协定是为了促进独创性并鼓励创新技术的开发，同时丰富了相关专业知识，并促使他人能够进一步改进此项技术。专利可以涵盖丰富多样的主题形式，包括新型和实用的产品、组分、设备、治疗、系统、产品的制造方法和产品的使用方法。而在某些情况下，以商业机密的形式来保护发明似乎更可取，因为这避免了发明的公开披露，可以无限期地对信息进行保护。

专利实质上是在特定政府控制的地理区域内授予其所有者合法的垄断权。从理论上而言，专利提供的竞争障碍可允许专利所有者收回其在发明开发上的投资，并获得合理的利润。专利所有者也可利用专利权来阻止竞争对手制造、使用或销售该发明，也会因专利被侵权而获得经济赔偿。专利也具有防御性，比如防止他人之后获得与其相同的专利，或在受到另一方专利的威胁时提出反诉。

但值得注意的是，获得专利不一定会使专利所有人有权实行专利。某一特定领域广泛的早期专利可能会禁止后续更具体的创新性开发，一些早期的专利可能以一种高水准的方式描述过后续的某些改进而禁止某些改进的实行。因此，即使新技术已经获得了专利，但仍有必要深入调查新技术的风险性。

25.2　可专利性的要求

25.2.1　符合专利保护条件的主题形式

　　对专利的要求因国而异，但其核心目的是保护源自人类智慧的发明。专利并不是为了让个人享有某项发现、自然法则或自然现象的专有权。例如，在美国，法律上规定的符合专利条件的主题形式为"任何新的有用的工艺、机器、产品或物质组分，或任何新的有用的改进"[1]。但是，即使主题形式属于这四种类别中的一种，如果是属于法律规定主题中的几个公认的"司法例外"之一，则该主题形式仍将无权获得专利保护：①自然规律（描述确定的物理现象和数学关系，如引力常数或爱因斯坦相对论）；②自然现象（如自然界中的矿物、植物或化学物质）；③抽象概念（如数学算法或心理过程）[2]。这些被认为是创新的基石，所有人均可从中受益，而专利旨在保护可应用的发明。

　　美国法院一直关注可专利的主题形式，特别是与制药行业相关的主题。最近，法院分析了源自自然界的发现或产品经过充分的改进或改造是否可获得专利的保护。例如，美国最高法院裁定，自然界中存在的基因序列是不可申请专利的（即使是从遗传物质中分离而来的）。然而，基于这些序列的 cDNA 的新用途或应用，以及这些序列的修改可能有资格获得专利的保护，这将取决于具体情况，因为其在自然界中不存在，是人为操纵的结果[3]。最高法院还认为，鉴定某些代谢产物水平与药物疗效之间的相关性是一种不可专利的"自然法则"[4]，这阻止了研究人员为诊断方法申请专利，因为这些诊断方法仅仅利用众所周知的技术或方法来检测或表征代谢产物水平或其他自然发生的情况。因此，如果一种产品或方法的关键方面是发现一种自然现象，美国法院目前一般不会认为其具有可专利性，除非其比传统技术更多地应用于这一现象[5]。因此，要为诊断方法申请专利尤为困难，因为这些诊断方法使用的是新版本的已知技术，而这些技术适用于识别新发现的关系或现象。法院的这些判决一直备受争议，美国联邦巡回上诉法院（最高法院以下的上诉法院，

1　35 U.S.C. § 101.

2　*See Alice Corp. Pty. Ltd. v. CLS Bank Int'l*，134 S. Ct. 2347，2354，110 USPQ2d 1976，1980（2014）；*Association for Molecular Pathology v. Myriad Genetics*，*Inc.*，133 S. Ct. 2107，2116，106 USPQ2d 1972，1979（2013）；*Bilski v. Kappos*，561 U.S.593，601，130 S. Ct. 3218，3225，95 USPQ2d 1001，1005-06（2010）；*Diamond v. Chakrabarty*，447 U.S. 303，309，100 S. Ct. 2204，2208，206 USPQ 193，197（1980）。

3　*Association for Molecular Pathology v. Myriad Genetics*，*Inc.*，133 S.Ct. 2107（2013）。

4　*Mayo Collaborative Services v. Prometheus Laboratories*，*Inc.*，132 S. Ct. 1289（2012）。

5　*See Ariosa Diagnostics*，*Inc. v. Sequenom*，*Inc.*，788 F.3d 1371（Fed. Cir. 2015）。

负责审理所有来自地方法院的直接专利上诉）注意到这些最高法院裁决的宽泛语言可能会产生意想不到的后果，导致一些有价值的发明专利被否定或无效[6]。随着时间的推移，法院将继续在药物和生物技术领域界定可申请专利的主题形式的范围，计划进行专利布局的相关人员必须做出相应的调整。

25.2.2 可专利性的进一步要求：发明的定义

专利申请的主题形式除了需要符合上述的一般资格要求，也必须满足所适用专利法规中规定的其他要求。虽然具体要求因国而异，但这些要求一般包括新颖性（novelty）[7]（即该发明未被申请专利或未以其他方式为公众所知或获得）、非显而易见性（nonobviousness）[8]或创造性（inventive step）[9]（具有某一特定技能的人员不可能通过公开信息和日常技能的结合轻易地获得这项发明）、充分的书面描述[10]（即专利申请中对发明全面、清晰、简洁的描述）、明确或清晰的权利要求范围（即技术人员能够理解专利所涵盖的内容）和可实施性（enablement）[11]（即专利申请提供足够的信息，使具有一般技术水平的人员可以制造或使用该发明）。

各国对新颖性和非显而易见性/创造性的要求各不相同，并根据"现有技术"（prior art，也称为先前技术）（即在专利申请日之前相关公众已经知晓或可获得的信息）进行判断。例如，世界上许多国家都要求专利具有绝对的新颖性，因此任何一项发明的发布都会"破坏"后续申请的新颖性。例如，在专利申请提交日期之前，以任何方式向世界任何地点的公众提供的所有信息（包括书面或口头描述或实际使用），欧洲专利局（European Patent Office，EPO）将考虑引用这一披露来拒绝该专利的申请，除非它属于一种极少数的例外情况[12]。无论是否由申请人或他人作出披露，都将当作事实依据[13]。而在美国，若属于以下任何一种情况，专利申请都将被拒绝，如所申请的发明在申请日之前已经申请了专利，或在印刷出版物中已有刊载，以及在公众中使用、销售或以其他方式向公众提供，专利申请都将被拒绝。但是，如果在申请日期前一年或更短的时间内，由申请中某一发明人（或从发明人处获得相关内容的其他人）作出了披露，则可以作为特定的例外情况[14]。因此，在专利申请人自己的信息披露方面，美国专利局要比欧洲专利局宽容很多。然而，这两项规定都比2013年之前美国实施的先发明（first-to-invent）专利制度严格。在之前的先发明制度下，只要专利申请是在发明者或其他人第一次公开披露的1年内提出，第一个构思发明的个人通常有权获得专利。

6　See Sequenom，788 F.3d at 1380.

7　In the United States，see 35 U.S.C. § 102；For the European Patent Office，see EPC Art. 54 and 55.

8　In the United States，see 35 U.S.C. § 103.

9　For the European Patent Office，see EPC Art. 56.

10　In the United States，see 35 U.S.C. § 112.

11　In the United States，see 35 U.S.C. § 112；for the European Patent Office see EPC Art. 83.

12　EPC Art. 54，55.

13　EPC Art. 55.

14　35 U.S.C. § 102.

决定非显而易见性或创造性的因素甚至比新颖性要求更加多样。通常情况下，需要分析确定可公开获得的信息，是否对本发明所属领域的普通技术人员显而易见。在决定所谓的发明是否需要一个"不明显的"解决方案或"发明"步骤，来超越该领域的普通技术人员会使用的常规技术时，法院需要决定要考虑哪些因素。专利申请人不需要且在大多数情况下也无法解释其可能有兴趣申请的所有国家的专利性规则的所有差异，因此不管采用何种分析方法都应该专注于以一种看似有创造性的方式定义发明。因此，由于任何接近于描述发明的事先披露都可能对可专利性产生影响，申请人应在切实可行的情况下尽快提交申请，以降低现有技术阻止申请人获得专利的可能性。

专利申请中书面披露要求的确切性质也因国而异。然而，一般而言，专利申请必须清楚地描述发明，以使相关领域的普通技术人员可以实施该发明。专利披露还必须以一系列明确界定受保护发明范围的权利要求结束。当专利审查员应用现有技术来辨别发明是否具有新颖性和非显而易见性时，这些权利要求将被仔细审查。

25.3　专利组合的重要性

为了保护同一普通发明或多个相关发明的多个不同方面，可以提出多项专利申请。多组相关的专利或共同拥有的专利通常被称为专利组合（patent portfolio），强大的专利组合对任何制药企业都非常重要，因为其可保护研发投资，通过提供独家的早期商业化来提高品牌知名度，并通过阻止其他公司在专利权到期前进入市场来提高利润。专利可以包含多种多样的药物特征，包括药物本身、药物组成成分，以及与药品生产或应用有关的方法。这不仅从多个角度保护了发明，增加了至少部分被侵权专利的申诉机会，还赋予了专利所有者在不危及专利组合情况下主张某些专利要求。

专利也可以作为一种资产，吸引投资者对专利所有者公司进行投资，从而为进一步的药物开发提供资金，有助于获得许可证，增加销售收入，也可作为获得融资的担保。专利还可以通过交叉授权安排等方式，在与其他组织机构进行知识产权谈判时发挥杠杆作用。

然而，专利权的获得往往代价高昂，特别是在不仅仅将保护局限于少数几个关键地理区域时。因此，从一开始就决定如何及在哪里申请专利是非常重要的。

25.3.1　商品和专有权的保护

在收集和测试可能具有药用活性化合物的过程中，研究人员将发现具有明显治疗效果的化合物的结构、物理形式、制剂、分析技术、化学中间体、合成方法和使用方法，这些方面可生成围绕一项发明的多方面知识产权。保护一种药物生产和应用的方式越多，竞争对手就越不可能突破相关专利组合。

在药物开发的早期阶段，通常不知道什么形式的药物最有可能实现商业化。此外，尚不清楚新药最有价值的方面是其化学结构、给药方法还是生产方法。因此，通常最好是在开发的早期尽可能多地以不同的方式描述药物，以确保能在专利申请后期对药物的某些方面提出权利要求。

药品研发公司和发明人应当尽早确定谁拥有知识产权。在大多数情况下，即使当地法律规定了这种权利的所有权，公司也应该在一开始即确保所有的合同都明文规定发明人有义务将所有的专利权转让给公司。对于独立的合同方，其可帮助发现和开发药物，在进行任何可能的创造性工作之前，应该建立关于所有权的基本规则。一旦一种可能有价值的新药被发现或研制出来，再与发明人谈判以获得专利权转让将会变得更加困难。

规划保护未来商业产品的另一个重要考量因素是其保护的地理范围。专利在特定国家的价值至少部分取决于在该国发生的活动，以及专利权在该司法管辖区的可执行性。例如，如果一项专利只涵盖一种治疗方法，那么在生产这种药物但很少使用的国家，这项专利可能没有实际价值。如果竞争对手可以简单地将药品生产转移到另一个国家，专利的价值将更低，特别是如果另一国家一般不允许追回重大经济损失，并将补救措施限于禁令救济时。确定发明将被使用以及可以有效执行专利的主要市场非常重要，因为每个国家都申请专利是不可行的，这样做的代价非常高昂。

在构建强大的专利组合时要考量的另一个因素是专利申请的时间。一项发明被他人事先公开披露可能会对一项专利产生致命的影响，甚至某一申请人个人的披露也可能会对在许多国家获得专利的可能性产生直接的影响。因此，通常最佳策略是在合理的情况下尽快提交申请，以便在提交申请之前将发明被披露的可能性降至最低。随着发明的改进或完善，可能会有更多的专利申请覆盖以后的版本。

25.3.2 专利的货币化

专利可以通过多种方式为公司创造价值。例如，为换取版税或其他价值，专利所有人可将专利授权他人，以扩展某些特定权利。然而，在许多情况下，阻止其他人使用这项技术比潜在的专利许可收入更具价值。在其他情况下，竞争者可能不是自愿授权专利，而是为了获得经济损失赔偿或阻止竞争对手进一步使用该技术，必须提起侵权诉讼。诉讼可以在专利授权时提供很好的杠杆作用，但必须清楚的是，如果竞争对手拒绝对要求做出让步，专利所有人可能不容易在专利完整的情况下随意撤诉。

由于政府对药物制剂的严格管制，制药行业的专利往往比其他领域的专利提供了更多的保护。例如，在美国制药行业，《哈奇-瓦克斯曼法案》为某些药物提供了额外的保护时间，延长专利期限以抵消在临床试验中消耗的时间。专利权人可基于监管批准申请起诉仿制药制造商，并使任何可能面临专利诉讼的仿制药监管批准延滞 30 个月。这些条款排除或延迟了竞争者进入市场，而且比其他行业要容易得多。此外，市场中排他性的价值通常显著高于发明使用费。因此，制药行业在专利货币化方面一直落后于其他科技行业。然而，对于那些最终未能在专利保护下销售药物或没有能力服务所有市场的公司而言，授权许可可以带来可观的额外收入。在某些情况下，通过将专利出售给另一个对执行专利或进一步开发、制造或营销专利产品或方法感兴趣的团队，来肃清某一专利组合甚至是有意义的。

专利在吸引投资者方面也可发挥重要作用。一项专利，以及由此产生的将他人排除在专利涵盖的发明实施之外的权利，是一项宝贵的财富，在获得投资资本方面可能极为重要。在某些情况下，由于预期利润的大幅增长，关键知识产权的保护将大幅提升公司的价值。在其他情况下，专利总数或专利组合可能被潜在投资者用作一种衡量标准，而很少考虑到专利所提供的保护范围。

25.4 专利组合的规划

在研发伊始即应该注意构建专利战略。专利申请应在公开披露发明之前提出，以确保权利不受损害。还应该考虑专利保护的地理范围，以及怎样通过一项或多项专利申请达到保护发明的目的。专利申请的成本可能会存在很大差异，这取决于描述发明的细节、专利权利要求所涵盖的专利数量及技术特点。为了制定最适合公司预算和目标的战略，应该咨询专利律师或代理人。

与特定药物发明有关的其他注意事项将在下文中予以讨论。

25.4.1 第一代和第二代药物

当一种新的药物成分首次被开发出来，或一种分子的药物用途被确定之后，第一代专利通常会尽可能广泛地覆盖这种分子的特性、制造或应用。例如，第一代专利通常专注于新型分子的结构或化学层面，或涉及该分子的治疗用途。专利权人希望能阻止竞争者在专利期的整个周期内制造任何类似的药物。

一旦一种活性药物成分（API，也称为原料药）被发现，通常也会提出第二代专利申请，以涵盖某些制剂或更具体的应用或制造方法。因为第二代专利应该比第一代更具创造性，不需要声称对第一代专利拥有优先权（这将使其与第一代专利的有效期相同）。因此，这些第二代和后续专利可以帮助延长药品或药物家族受保护的时间。第二代专利通常侧重于具体的形式、制剂或第一代专利中制剂、剂型或活性物质合成方法的改进，旨在涵盖具有优越的疗效或稳定性、优化的剂量、更有效的治疗方法、与其他药物的联合，以及其他改进的产品和方法。虽然第二代专利比第一代专利更为局限，但其常常有助于将保护扩展到最受欢迎和最新的商业模式。

25.4.2 活性药物成分

API 是一种分子、物质或物质混合物，是药品中的活性成分。API 是第一代专利的一个重要焦点，因为如果不使用 API 本身，仿制药公司通常不可能从 API 的监管批准中获益。筛选具有治疗效果的未知物质并进行必要的测试以确定其在人体中的安全性和有效性，是非常昂贵和耗时的。因此，通常是大型的、资金充足的公司持有针对特定治疗分子或一类分子的专利。

专利申请人应考虑 API 潜在的实用性变化，以避免过度缩小专利保护的范围。例如，如果确定一种物质的治疗特性可归因于一个或多个官能团，申请人应尝试为这一类化合物申请专利，而不是为被研究的特定物质申请专利，以防止竞争对手轻易地绕过该专利。通过申请一大类物质而不是一个特定的分子、物质或混合物，可以大大扩大专利所提供的保护范围。另一方面，更广泛的专利申请更容易面临无效性的可能，而且因为披露的内容只确定了小部分成分的有效性，所以更可能不被支持或者授权。

专利申请人最好提出几个不同的权利要求范围，以便最好地进行保护以应对不同的竞争对手。针对某一治疗物质的个别品种提出的较窄要求通常更能有效地震慑仿制药竞争者，因为其可保护将要提交监管批准的物质，同时也可能相对容易地获得专利并经受住有效性的挑战。涵盖治疗物质的更广泛的权利要求，更适合于阻止来自同一创新药物开发领域其他公司的竞争，因为其可保护具有类似结构或作用模式的某些药物。在多个专利申请中可以提出不同的要求，以增加快速获得专利授权的机会。对特定物质的权利要求也可以进行单独的专利申请，但这些申请所要求的优先权日期会晚于涵盖该类物质的专利。可以预料的是，鉴于先前描述的种类，后续的申请将会被拒绝，迫使申请人证明该物质在更广的种类范围内不具有显而易见性 [15]。

特定的形式（如盐或结晶形式）、对映体和多晶型物，若能引起优势变化，也有利于进行单独的专利申请。该形式的优势若在最初披露的形式中不明显，甚至可以在第二代或后续的专利中呈现。

25.4.3　制剂

即便 API 是已知的或属于另一项专利的主体，含有 API 的制剂仍可申请专利，只要在发明制剂时该制剂本身对具有一般技术的人员而言不具有显而易见性。基本制剂通常也会在第一代专利中公开。包装、给药形式和剂量也是影响某一特定制剂有效性或需求的重要因素，这些方面可以纳入制剂的权利要求书中。除了为申请具体实例提供基础外，公开专利申请中的特定制剂还可以带来额外的益处，即防止他人以后为这些特定的制剂申请专利。

如果该制剂只是添加了已知成分的混合物，以获得可预测的结果，那么为该制剂申请专利的尝试通常会失败。例如，如果一个新的专利申请试图涉及一个现有的与已知赋形剂、稳定剂或已知强化剂结合的 API，以增加其已知的益处，申请也可能会被拒绝。另一方面，如果专利申请集中在已知药物成分的特定组合上，以获得一种在常规实验中无法发现的独特或意想不到的结果，那么就有充分的理由申请专利。

15　*See*，*e.g. Atofina v. Great Lakes Chem. Corp.*，441 F.3d 991，999（Fed. Cir. 2006）.

API 的组合也可以申请专利。然而，如果每个 API 都是已知的，通常必须证明某种协同作用或未预期的结果，才能为组合物申请专利。专利保护也可能出现在预期组合有问题的情况下。例如，两类药物被认为以潜在有害或拮抗的方式相互作用，或者需要特殊的步骤使两个 API 相互兼容。如果每个 API 只执行其已知功能，则专利保护可能会被拒绝。

在申请药物制剂专利时，应考虑稳定性、吸收速度、有效性和无副作用等特点。此外，也可以关注新型制剂的特性，或关注新型制剂的成分组合。这些特性也可用来支持制剂的专利性，证明该制剂改善了其他包含相同 API 制剂的性能。然而，对众所周知的制剂的潜在或固有特性的鉴定不会得到专利保护。

25.4.4　剂量、给药方式和治疗方法

即使一种 API 或含有 API 的制剂众所周知，也有可能获得特定剂量或给药方案、给药形式（包括载体）、其他医疗用途或含有该 API 的治疗方法方面的专利保护。这可能包括用于治疗新疾病或病症的新适应证。在最初申请 API 专利时，展望未来并考虑药物的转运机制也是有利的，这样既可以保护 API 的预期用途，又可以阻止他人获得此类用途的专利。

涉及已知 API 的特定给药方案、给药形式或治疗方法，如果具有独特或显著的优势或改善结果，如提高疗效、缩短治疗时间及消除或减少副作用，则应该进行专利申请。如果需要采取特定的非标准步骤来使剂量、给药形式或治疗方法显示出一定的改善，则可专利性也将会增加。如果剂量、给药形式或治疗方法的优化仅仅是为了提供更好的同类型已知的结果，而与现有技术仅在量级上有所不同，那么获得专利的可能性将很小。例如，在将特定的 API 调整为缓释气溶胶或固体形式时，可能会遇到独特的挑战。因此，即使液体形式已经被描述和众所周知，这些形式仍可申请专利。然而，当其他化合物以同样适用于 API 的技术制备时，特别是当已知化合物的化学性质与新 API 相似时，为不同的化合物申请专利可能会很困难。

针对特定的剂量或给药形式的专利权提交至监管部门审批，可以非常有效地阻止不愿进行独立临床试验的仿制药制造商的竞争，但在防止制造商独立测试剂量和给药形式并获得单独的监管机构批准方面可能不太有效。应当注意的是，可以根据所取得结果的有效性或特征来申报剂量、给药形式或治疗方法，而不是简单地申报治疗步骤或成分特征。

当为剂量方案和治疗方法申请专利时，申请人应避免将方案或治疗定义为需要两个或多个组织机构执行的不同步骤。这种对多方的关注不仅使侵权分析复杂化，还可能使专利要求完全无法执行。例如，根据美国法律，如果某一专利方法的步骤不是由单一方执行或在单一方的指导下进行，则不存在对该专利方法的侵权[16]。因此，如果一项专利要求制药厂提供制剂，医生开具剂量，同时病人服用该制剂，那么该专利基本上是没有价值的。然而，这个问题可以通过单独申请该方法的特定部分的专利，以及关注单个参与者所采取的

16　*Akamai Techs.，Inc. v. Limelight Networks，Inc.*，797 F.3d 1020（Fed. Cir. 2015）（en banc）.

步骤加以解决。

25.4.5　生产方法

　　生产药物组分的相关步骤是有可能获得专利的。例如，合成 API 的工艺或在特定条件下混合药物成分以建立稳定药物制剂的方法。这可能很简单，就像把多种成分组合起来形成一个特定制剂的步骤，也可能十分复杂，就像把前体分子和反应条件结合起来生成一个新的分子或化合物。获得特定形式 API 的制备方法也可以申请专利。获得与生产方法有关的专利可使药品制造商有能力去与生产该药品的竞争对手相抗衡，无论该药品是否在该国实际销售。另一方面，在执行这些专利的过程中可能会出现复杂的情况。例如，当某一方执行某些步骤，而完全独立的另一方执行其他步骤时，维护这样的专利可能很困难，甚至是不可能的。此外，专利的不同部分在不同国家执行的情况可能会使侵权分析和执行问题复杂化。验证侵权人是否明确采用了这一专利方法实际上也是较为困难的，因为同样的最终产品可以通过多种替代工艺进行生产。

25.4.6　进一步开发和变换的预期

　　在提交专利申请时，通常建议不要过于狭隘地关注预期的商业实施例或特定物质。发明的具体要素不应被认为是"关键的"，除非其对任何商业上可行的药物确实是必要的，这样的陈述可以为竞争对手打开一扇门，让他们争辩说其并没有侵权，因为缺少所谓的"关键"特征。

　　如果可能的话，当发明涉及一个特定的分子或物质，专利申请人应当考虑是否某些官能团、结构或其他特征对于药物的功能也是重要的，是否有可能确定一类更广泛的具有相似性质的不同化合物。如上所述，通过将专利权利要求集中在共有的结构特征或药物特性上，而不是集中在某一特定物质的特性上，有可能广泛地保护某一类化合物。也可以将专利权利要求集中在分离物或纯化形式上，这也是未来研究和开发的重点。然而，在没有有效性证明的情况下，对一类药物的变体进行专利申请也可能行不通，当然这取决于具体案例事实。即使没有进行专利保护，这种公开的发明的可变性可能会通过阻碍他人公开的改进专利来进行知识产权的保护。

25.4.7　围绕现有技术的设计

　　通过检查现有技术药物的特征，专利申请人可以确定如何以不包括现有技术的最佳方式申请新药。这可能涉及 API 的结构、制剂中独立元素的组合，或现有技术未展示的独特性能。在专利申请伊始即了解现有技术，有助于撰写专利申请时阐释其优越性。

　　在提出专利申请之前，申请人可检索现有技术，以了解哪些相关药物和技术已被公开披露并可能阻碍申请专利的可行性。这种检索的结果可能会提醒申请人，鉴于现有技术，有些发明不太可能被授予专利。在这种情况下，申请人可以避免将大量资源投入到专利申请而徒劳无功地保护药物。另一方面，如果检索发现该发明没有在专利或其他出版物中报道，则申请人可能会决定积极寻求专利保护。检索结果对于专利代理人也是有价值的，可使专利代理人在撰写专利申请时识别最近的已知专利，并以最能区别现有技术的方式描述这一发明。

25.5　专利申请的时间安排

由于公开披露一项发明可能会使专利申请被拒绝，因此研究人员有必要了解，在非正式场合发表期刊文章、发表演讲，甚至展示一系列幻灯片，都可能使发明者无法在一个或多个国家获得专利权。专利申请一般应在关于新药如何制造的任何有争议的信息公开发布之前提出，即便药物的调研和开发仍正在进行中。

25.5.1　临时和非临时专利申请

"临时专利申请"（provisional patent application）是一种为了提前申请日期而申请的专利，但如果没有采取其他步骤，并在临时申请日起 1 年内将临时申请转换为标准［非临时（nonprovisional）］专利申请，则不能成为正式专利。虽然临时申请比非临时专利申请的正式要求要少，但如果最终的专利申请没有充分遵守临时规范，专利将无权享有临时申请的提交日期。因此，应仔细起草临时申请书，并尽可能将其视为非临时申请书来对待。

如果一项发明已准备好商业化，而且研究人员预计在不久的将来也几乎不会有什么变化，那么就有必要简单地提交一份非临时专利申请，而不是临时申请。相对较早地提出非临时申请的好处之一是，审查过程将会更早地开始，从而可能更早地授权专利并获得专利项下的专有权。如果一项发明很容易实施，侵权行为很可能马上就会出现，那么尽快提出非临时申请将会特别有利。

另一方面，当开发正在进行，药品背后的概念、制造方法、治疗方法等仍在不断开发，通常最好申请临时专利，这比正式专利申请提前争取了多达 1 年的时间。有时，临时专利申请的另一个优点往往会被忽略，即由此带来的专利申请日期是非临时专利申请的日期，而不是早期提出的临时专利的日期，这意味着虽然专利的发布将滞后，但是由此产生的专利有效期会比非临时专利要延后 1 年。当一项发明在其生命周期的后期最有价值时，这一点尤为重要。由于开发时间较长且监管审批流程较长，临时申请提供的较晚到期时间点在制药行业尤其有利。由于最低限度的正式要求，临时申请也往往在即将公布专利的地点提出。

25.5.2　专利合作条约的申请和国际备案

一旦第一个临时或非临时专利申请被提交，申请人有 1 年的时间在国外提交相应的非临时专利申请。然而，可以根据"专利合作条约"（Patent Cooperation Treaty，PCT）提出一项国际申请，而不是在多个国家提出申请。申请人也可以最初即选择进行 PCT 申请。PCT 申请不同于向个别国家专利局提交的申请那样得到充分的审查，而是经过初步的审查，使申请人优先获得国际申请日期。此外，PCT 申请允许申请人自优先权日起 30 个月内向欲获得专利的国家提交申请。换言之，某个国家的申请人必须在提交最初申请的 1 年内向其他国家提交相关申请，而 PCT 申请为申请人提供了额外的时间来决定向哪些 PCT 成员国提交国家级申请。如果正在对药物的可行性和市场价值进行调查，或者未来的发展将会决定哪些地区最具市场价值，那么这一额外的时间是特别宝贵的。尽管提出 PCT 申请有明显的益处，但也涉及大量的申请费，这将增加在国际上申请专利的成本。

需要注意的是，某些国家并不是 PCT 的成员国，因此要求无论是否提交 PCT 申请，均应在最早提交 PCT 申请的 1 年内提交申请。作为不同协议缔约方的其他国家可能要求 PCT 申请根据这些协议进入国家审查阶段。例如，PCT 申请只能根据区域条约进入某些国家并在该国授权专利，而放弃 PCT 程序的申请人则可以直接提出申请。因此，提前确定目标国家对制定申请策略很有帮助。

与 PCT 类似，EPO 允许提交一项专利申请，而该专利申请可在以后扩展至其他国家。当申请人希望在几个欧洲国家保护一项发明时，这可能是特别有利的。EPO 将审查申请，并允许在一个或多个成员国进行验证来授权专利，从而避免在多个国家同时提起审查。然而，如果申请者只专注于市场选择，那么直接向特定国家提交申请最终可能更具成本效益或战略意义。

25.5.3　药物制剂可持续开发中的因素

如上所述，在通常情况下，最好尽早提交专利申请，以最大限度地减少可能存在妨碍可专利性的公开披露的可能性。然而，随着药物开发过程的继续，通常会出现意料之外的改进。因此，建议继续提交额外的申请来涵盖这些改进。一种特定药物的专利保护期限可以有效延长，方法是在开发过程的早期提出相对广泛的申请，然后在晚期提出范围较窄的改进申请，而不要求较早申请的优先权。必须在专利早期最大限度地披露和允许相关改进之间寻求一个平衡点，因为较早的专利申请可以构成现有技术，该技术可能使申请人和第三方都无法通过改进来获得后续的专利。

25.5.4　研究成果的发表或公开

研究成果的及时发表通常对发明者获得资金和认可至关重要，但可能不利于保持领先于竞争对手及专利组合的构建。研究成果必须发表或者以其他方式公开披露，则应当事先提出专利申请。应注意在专利申请中包含足够的细节，以使那些具有一般技术水平的人员能够实施这项发明，否则申请人可能无法从申请的早期提交日期中获得任何益处。

发明者和专利申请人还应该铭记，研究成果的正式发表（如在期刊上发表论文），并不是专利权受到损害的唯一原因。任何时候，只要相关研究被提交给感兴趣的部分公众，特别是在不考虑隐私的情况下，就有可能出现这样的情况，从而限制了发明专利的申请。因此，相关发明的重要细节不能在研讨会上、研究博客上，甚至在与其他公司或学术机构人员的闲谈中透露。

25.6　专利申请的开展

25.6.1　根据现有技术对发明进行定义

一旦向某个国家的专利局提出专利申请，该专利局审查员将会检索相关的现有技术（专利申请日之前公众已知的信息）。这通常涉及搜索早期专利或应用中描述的类似发明，有时还涉及行业出版物或其他可用资源（如网络上的文件）。在根据现有技术对申请进行分析后，如果审查员认为现有技术已从具备该技术的普通技能人员的角度描述了所申请的发明，将驳回该专利申请。审查员也可以以各种其他实质性和形式上的理由驳回专利申请，包括申请未充分描述这一发明、所要求的主题具有不确定性或模糊性，或不是法规要求所允许的发明类型。如果鉴于已知的现有技术，所要求的主题是创造性的，并且申请满足所有其他要求，将批准该申请并授权专利。

当专利申请被驳回时，专利申请人有机会修改申请的权利要求书，以使现有技术不再属于权利要求书的范围。申请人可能仅通过论证讨论就能使审查员相信现有技术不在专利的权利要求书范围内，而在这种情况下，可能不需要修改。一旦申请人对审查员做出回应，审查员就会再次从现有技术的角度对专利申请进行分析，要么批准申请并授权专利，要么再次拒绝。这一程序可在必要时继续进行，直至批准或放弃申请，但不同国家的具体规则可能会限制申请的次数，申请人可在终止申请前做出回应。

25.6.2　权利要求的含义：主动构建权利要求书

一项专利权利要求是否基于现有技术，取决于权利要求相关内容如何被解读。确定权利要求术语含义和范围的过程被称为"权利要求的构建"。在美国，审查员需要对权利要求进行最广泛的合理解释，而在专利诉讼中，法院决定普通技术人员如何理解这些术语，通常导致较窄的权利要求范围。有一种方法可以使专利审查员将要求解释得更为狭窄，那就是在专利说明书中明确定义该术语。在专利审查过程中所提出的争辩，亦可有助于规定申请人的权利要求范围。申请人迫使专利审查员更狭义地解释权利要求术语的一种方式是在专利说明书中明确定义该术语。

然而，明确定义权利要求术语的一个缺点是，申请人虽能坚决认定权利要求的范围和意义，却无法充分了解竞争对手的未来产品。等到诉讼时才正式确定权利要求的含义也是很有益处的，因为专利所有人可以避免做出在某些情况下可能产生意外影响的声明，并考虑到被指控的侵权人的立场。

25.6.3　专利说明书的重要性

发明的书面描述必须满足一定的要求，对发明的描述必须足够具体，以使相关技术人员能进行实践。虽然说明书必须充分描述发明，但发明不应过于狭隘。权利要求说明书界定了一系列权利要求的范围，但也可以作为解释这些权利要求的指南，因此不应将任意方面不必要地描述为"关键"或明确定义为"发明"。

说明书还可以在专利审查过程中为修正或争论提供支持，或者可以在提交专利申请时表明发明人拥有某项具体的发明。如果有必要退回到更窄的权利要求，则在说明书中包括各种实例将会更有帮助。如上所述，这些公开内容会成为现有技术，有时可能妨碍申请人在申请公开披露后进一步改进技术细节并获得新的权利要求。因此，申请人必须平衡披露的益处和进一步开发的潜力，因为如果一个实例没有得到很好的阐述，则可能没有足够的能力获得专利，反而成为影响后期技术开发的现有技术。

如果说明书狭义地定义了本发明或表明某些主题最初不被认为是本发明的一部分，则说明书可以限制权利要求的范围。在一些国家，要求保护的主题必须限于说明书中明确公开的元素的组合，而在另一些国家，对权利要求和权利要求修改的支持可以来自说明书的各种不同部分。因此，申请人应确保对最重要的实例进行详细说明，而不是依赖于来自不同公开实例各个方面的糅合和匹配。

25.6.4　修正和辩论

申请人在对专利审查的拒绝信进行答复时，可能有必要进行辩论，以论证所要求主题事项的范围没有涵盖使权利要求无效的现有技术。这些辩论可能会对专利权人产生约束作用，使其无法在以后审查中所主张的专利权比申请期间所陈述的更广泛。基于这个原因，辩论应该仔细区分权利要求书和现有技术，而不应做出过于宽泛或笼统的限制权利要求书的陈述。对权利要求书的修正可以进一步强化禁止反言的概念，故应谨慎行事。

25.6.5　侵权和有效性的预见挑战

在提出专利申请之前，一般不要求对现有技术进行广泛地检索。然而，考虑到药物或疗法的开发、商业化和专利申请费用，在进行重大资金投资之前，通常建议对其可专利性进行调查。在一些国家，所有已知的现有技术资料都必须提交给专利局，因此这种额外的检索可能会增加专利审查员找到拒绝专利申请理由的可能性。但是，从长远来看，这种风险并不大，因为如果一项专利最终被授权并给竞争对手造成影响，那么可以预料到竞争对手会不遗余力地使这项专利失效。最初的现有技术检索可以帮助避免在追求不能申请专利的主题上浪费资源，并将重点集中在新的发明。

在专利申请的早期，拿出时间考量一下第三方会如何回应侵权指控，将对完善和加强专利申请大有帮助。例如，如果一份专利申请列出了一种药物制剂的所有成分，那么竞争对手可能会剔除一些不必要的添加剂，从而为不侵权的论点提供依据。这样的话，如果产生的权利要求不影响专利申请，则应在最宽泛的权利要求书中省略该要素。

在专利申请中使用某些词语来描述特定的化合物，可能会使得竞争对手提出类似的化合物不属于该术语的论点。如果发明涉及一种特定的化学结构，竞争对手可以使用稍微不同的或经过修饰的化合物，却仍然获得同样的受益。因此，最好关注一类化学物质或官能团，而不是特定的分子。为一种药物或治疗申请专利需要平衡不同方面的利益，从而构建足够广泛的权利主张，以防止被围绕专利进行简单设计的、与专利中相似但又不完全相同的产品或工艺所侵权。但是，为了避免足够狭窄的权利要求，专利所有者可能拥有增加至少一项权利要求的机会。通过提出不同范围的权利要求，专利所有者可能增加至少一项权利要求的机会，这些权利要求在有效性受到挑战的情况下仍然有效，但涵盖的主题内容足以阻碍竞争。

25.7　通过其他申请扩大专利的覆盖范围

在大多数国家，有机会提出相关的申请来要求从最初申请提交日期开始的权益。在一些国家，这必须在申请过程的早期完成，并在严格的规定期限内采取行动。在另一些国家，相关申请只需要在专利许可或授权之前提出。在美国，只要至少有一项申请处于未决期，相关申请的提交数量几乎没有限制。重要的是要从一开始就了解当地的规则，以便制定适当的战略，获得所期望足够的专利覆盖率。

鉴于能够在执行程序中修改权利要求，以及相对较低的诉讼水平，与美国相比，大量相关申请在其他大多数国家并不常见。下文将主要聚焦于美国的专利申请，同时也包含适用于其他国家的常见模式。

25.7.1　延续申请

延续申请（continuation application）是几乎没有限制的相关申请。在美国，在母专利申请搁置期间（即授权或放弃申请之前）的任何时间都可以提出延续申请，甚至是在授权及缴费之后。此外，对于某一母专利可能提出的延续申请的数量也没有严格的限制[17]。在某些要求被拒绝而另一些要求得到允许的情况下，适当的做法是取消被拒绝的要求，并在延续申请中继续审查。也可以提交延续申请，以提供支持可专利性的证据。此外，随着发明的进一步开发或完善，延续申请通常是为了申请更广泛、更狭窄或其他不同权利要求的专利。在没有上述任何理由的情况下，亦可提出延续申请，只要该延续申请并非过于连续或重复即可。

25.7.2 部分延续申请

在美国，一项申请可以要求获得较早申请的提交日期的权益，但要增加新的内容，这称为部分延续（continuation-in-part，CIP）申请。CIP申请的目的是允许专利申请人能够对一项发明进行持续开发。然而，只有在先前申请中完全支持所要求权利的情况下，CIP申请才有权享受提前申请日期的权益。如所申请的主题包括在提出CIP申请前未说明的元素，该申请将无权获得提前申请日期，而如果在CIP申请日期之前发布，实际上原申请可被认为是现有技术。此外，通过对更早的申请提出优先权要求，任何由此产生的专利的期限都将缩短，因为该期限是从最早的申请日期开始计算的，而不是从授权日期。因此，CIP申请通常用处有限，可能会给专利申请人提供关于优先权日期的错误安全感。在大多数情况下，明智的做法是提交一个新的申请，并确保申请中的新内容相对原始申请而言本身就具有专利权。但是，如果权利要求得到先前申请的充分支持，并且申请人希望保持连续性和维持一个较早的优先日期，那么CIP申请可能是有益的。

25.7.3 分案申请

许多国家允许在首次申请后提交"分案申请"（divisional application），以保护其他相关发明。虽然其使用相同的术语，但这些申请的性质和要求可能因国别而异。例如，根据2010年4月1日至2014年3月31日适用的《欧洲专利公约》（European Patent Convention）的规则，从审查部门第一次拒绝受理申请起的24个月内，都可以提交分案申请[18]。自2014年4月1日起，欧洲专利局取消了这一限制，以便在先前相关申请搁置期间的任何时间提出分案申请[19]。但是，欧洲专利局要求每一后续分案申请需要缴纳额外的费用，以阻止一连串的相关申请，而这些申请可能会在较长时间内对第三方的权利造成不确定性影响[20]。

---

17 U.S. courts have, however, upheld rejections of claims for "prosecution laches," holding that an applicant may forfeit his right to a patent application where there are "multiple examples of repetitive filings that demonstrate a pattern of unjustified delayed prosecution." *Symbol Tech. Inc. v. Lemelson Med., Educ., & Research Found.*, 422 F.3d 1378, 1385, 76 USPQ2d 1354, 1360 (Fed. Cir. 2005). The doctrine of prosecution laches is used sparingly.

18 Rule 36 (1) EPC, April 2010.

19 Rule 36 (1) EPC, April 2014; Decision of the Administrative Council of 16 October 2013 amending Rules 36, 38 and 135 of the Implementing Regulations to the European Patent Convention (CA/D 15/13).

20 Notice from the European Patent Office dated 8 January 2014 concerning European divisional applications – amendment of Rules 36, 38, and 135 EPC and Article 2 (1).

严格而言，在美国，分案申请是一种具有独立或独特要求，但与原申请有相同披露的申请。在许多情况下，美国的分案申请是专利局在原专利申请中发布"限制要求"之后提交的，表明有 2 项及以上不同的发明申请，并要求申请人只选择 1 项发明。其他受限制的权利要求必须撤销，但可进行分案申请。这些分案申请可以在原专利发布之前的任何时间提出，也可能是在限制要求的多年之后。然而，早期的分案申请有实际的优势，因为专利的期限是从第一个非临时申请的申请日起计算。如果申请人等到一项发明被授权，完成另一项发明时才提出申请，那么第二次申请和随后的申请可能会被推迟数年，导致在专利期限开始时损失相当大的一部分。

在澳大利亚，分案申请受理的最后期限是根据第一次审查报告的日期确定的，分案申请必须在受理后的 3 个月内提出，这与第三方要求进行反对诉讼的最后期限相一致。因此，如果申请人在反对程序中提出请求，而不是在较早之前选择提交分案申请，申请人将不能再提交分案申请。因此，最好在截止日期之前提交预防性的分案申请。

在制药领域，专利申请通常描述一类新化合物及其生产方法，有时描述一个或多个治疗用途。这些类型的权利要求通常被美国专利商标局（US Patent and Trademark Office）视为独立的发明，可能会受到限制。这些不同方面可能会作为不同的发明受到限制，一般可以从一开始就计划申请多个专利来覆盖不同方面，以便即使其他申请还在进行中，至少有 1 个申请可以尽快获得授权并执行。

25.8　授权专利的修改

即使没有相关的申请，也可能有机会扩大或缩小权利要求的范围，甚至增加额外的权利要求。在许多国家，特定的专利在授权后仍允许进行修改。在某些情况下，甚至可以在专利诉讼过程中修改专利的范围。

25.8.1　通过重新签发更正已授权的专利

美国专利所有人可以通过一份更正证书来纠正微小的错误，如文书或印刷错误[21]。对于影响专利权人有效主张的专利重大失误，可以通过申请重新授权专利予以纠正。具体而言，美国专利法提供的重新授权申请是基于"专利因为错误，包括因失误性的说明或描述，或因专利权人增加或减少权利要求被认为专利全部或部分失效或无效"[22]。可适用的错误包括专利说明书或图片中的错误、未适当地要求发明权、未完善对早期申请的优先权要求，或未正确署名发明人。一些国家也有类似的程序对已授权的专利权利要求进行修改，但通常不扩大权利要求的范围。此外，一些国家允许专利所有人在其他程序（如诉讼或专利局

---

[21] 35 U.S.C. § 255.

[22] 35 U.S.C. § 251.

的反对）中修改权利要求，但对修改的类型和范围有一定的限制。

为了纠正说明书或图片中的失误或缩小专利权利要求，在美国可以在原专利期限内的任何时间提出重新授权专利申请。但是，专利权人希望通过消除特定权利要求的限制或提出新的权利要求以扩大保护范围，但必须在原专利授权之日起2年内提出重新授权专利申请。因此，可以理所当然地认为专利授权2周年之前考虑重新发布申请的潜在益处是大有裨益的。

一项专利可以作为第一次重新授权专利的延续申请而被多次重新授权，多次重新授权专利可以同时重新授权并全部生效[23]。例如，在第一次重新授权专利申请的过程中，专利所有者可能会意识到其希望纠正的其他错误。如果这些错误与权利要求的范围有关，专利权人可以决定提出延续性重新授权专利申请，以提交新的权利要求。只要旨在扩大权利要求范围的第一次重新申请是在原专利授权后的2年内提出的，那么后续的重新授权申请即使是在2年之后提交的，也可能会被扩大。

尽管存在局限性，但重新授权申请可以成为一个强大的工具，用于扩大覆盖范围或缩小要求范围，以克服现有技术。在提起诉讼之前，明智的做法是考虑是否应该申请重新授权，以增加新的要求，特别是在申请扩大再授权的2年内。但是，专利权人在提交重新授权申请时应特别谨慎，因为重新授权申请允许专利审查员在新的或修改后的权利要求书之外，对所有已发布的权利要求书进行重新审查。

25.8.2　扩大权利要求的限制

美国重新授权的专利申请可能不会完全逆转专利申请或审查过程中的战略决策。例如，美国专利法已制定了一项"再取得规则"，防止专利所有人通过重新授权主题获得原始权利要求申请中所放弃的权利[24]。法院认为这样的修正是一个放弃特定主题的深思熟虑的结果，即使这个决定在随后的市场开发中可能是遗憾的，但其并不被认为是一个错误的专利法规。相反，没有从一开始就充分认识到一项发明的广度，则被认为是可纠正的错误。

法院认为不存在可以通过重新授权来纠正错误的另一种情况是，专利申请人在原专利审查期间未能依据限制要求提交分案申请。

25.8.3　损害赔偿的限制

美国再授权专利的另一个限制，涉及实践该发明的竞争对手在再授权专利之前所实施的新的或修正的再授权专利的权利要求。在权利要求发生重大变化的情况下，美国法律赋予竞争对手所谓的"干预权"。

干预权有两种类型。第一种干预权称为"绝对干预权"，由法律授予并确保了这一点：再授权的专利，不限制或影响再授权前的制造、购买、出售，或在美国境内使用，或进口

23　35 U.S.C. § 251（b）.

24　*See Pannu v. Storz Instruments*，*Inc.*，258 F.3d 1366，1371（Fed. Cir. 2001）（*quoting In re Clement*，131 F.3d 1464，1468（Fed.Cir. 1977）；*Hester Industries*，*Inc. v. Stein*，*Inc.*，142 F.3d 1472，1480（Fed. Cir. 1988）.

到美国，任何由重新授权专利获得的专利，继续使用或出售，或将如此制造、购买、提供销售、使用或进口的特定物品出售给他人供使用、出售。但制造、使用、提供销售或销售该产品侵犯了原专利中重新授权专利的有效权利要求除外[25]。

换言之，专利所有者不能在再授权专利之前寻求损害赔偿，或在再授权专利之前出售和使用该发明，除非权利要求涵盖于最初的专利申请中，以及被某些存在于再发行专利中的产品侵权。无论权利要求范围扩大还是缩小，这都是真实的。理论上，即使权利要求范围只是缩小了，被指控的侵权人也有权声称原始权利要求无效。

第二种干预权称为"公平干预权"。在这种干预权下，法院可以支持再授权专利前为持续的生产、使用或销售产品所做的充分准备。法院认为这样在某种程度上可以公平保护再授权专利前的投资或业务[26]。

干预权可能对专利权人就再授权专利之前和之后的行为损害赔偿产生重大影响，因此在决定是否寻求再授权或主张再授权专利时应予以考虑。由于再取得规则和干预权，通过延续行为来维护一个或多个待处理的申请，以备日后需要更广泛的权利要求，可能会有很大的商业优势。

25.9　总结

在确定新药化合物和制剂的专利保护策略时，必须考虑到多种可变因素。由于每种情况的独特因素和各国法律的差异，很难归纳出一个单一的"最佳"专利策略。在临床前阶段，尤其难以预测化合物、制剂或相关方法的价值。因此，在预算允许的范围内，保留选择权并保护新产品的多个方面是有益的。

在药物开发的早期阶段需要考虑众多因素，包括药物的性质及其递送方法、现有已知的替代品、药物或类似治疗需求的大小和人群分布、费用、其他阻碍生产和商业化的障碍、进一步创新和发展的机会、潜在的许可，以及发明的经济价值等。通过这些因素可以评估新药在不同地理区域的可能市场潜力，相关公司可以在早期就开始制定和使用独特的专利战略，以最大限度地有效保护其在新药开发中的投资。

（尹贻贞　白仁仁 译）

作者信息

马克·A. 波索斯（Mark A. Borsos）
　美国菲奇，埃旺，塔宾 & 弗兰诺雷有限公司（Fitch，Even，Tabin&Flannery LLP）

25　35 U.S.C. § 251.

26　35 U.S.C. § 251.

第 26 章
知识产权：从仿制药和创新药的角度审视专利前景

26.1　引言

仿制药（generic drug）行业在大多数发达国家的医疗体系中发挥着举足轻重的作用。仿制药行业的发展加剧了市场竞争，并且已成为创新药（innovator drug）的一个重要竞争对手。这意味着，尽管创新药公司受到各种法律保护，包括专利制度和监管审批制度，但仿制药的竞争仍然会对药品定价产生很大程度的影响。更重要的是，创新药和仿制药都对产业的有效运作至关重要。事实上，如果没有创新药公司，就不会有新药进入市场，这可能导致一些需求和疾病无法攻克。同时，如果没有仿制药进入市场，许多新药可能会持续高昂的价格，进而无法进入特定的消费市场。

因此，仿制药行业的价值在于，一旦专利和法规保护失效，可为某些老牌药物提供替代来源。许多国家的医疗保健机构都广泛依赖仿制药以实现医疗体系成本的最小化。当然，一个健康的创新药产业对新药未来的发展同样不可或缺。

26.2　保护品牌药物的市场独占权

专利制度和监管审批制度，作为两个独立、不相关的法律制度保护着创新药公司的研究，并为创新药提供市场独占权（exclusivity）。其他知识产权（intellectual property，IP）的相关条款，如设计权、专有技术和商标权也发挥着重要作用，但不在本章的介绍范围之内。虽然本章主要涉及专利制度及其独占性，但也会对监管制度进行简要讨论。尽管专利系统和监管审批系统是独立运作的系统，但这两个系统中事件的相互作用和相对时间安排时常会影响特定仿制药品上市情况下的专利策略。

专利制度创造了一种依法执行的垄断，即阻止销售已被授予专利并在可执行专利范围内的药品，以此来保护创新者的权益。必须注意的是，仅有授权专利并不意味着其权利要求对于正在生产其范围内的产品，或操作某个流程的第三方是有效且可执行的。同样需要认识到，授权专利的权利要求本身，无论是否有效和可执行，都不一定涵盖第三方的活动。因此，对专利权利要求用语的仔细分析对于确定第三方活动是否落入权利要求范围非常关键。如果确定这些活动确实属于已授权专利的权利要求范围，则必须对现有技术进行彻底审查。这对于确定在侵权诉讼中能否有效对第三方强制执行索赔是十分必要的。

监管体系为创新药公司提供专有的临床数据独占期，支持其申请上市许可（marketing authorization，MA）并销售已获批准的药品。这一独占期通常被描述为监管数据独占期。在英国和欧洲其他国家，这一时期从该药物的上市许可之日起持续 10 年，包括 8 年的数据独占期和 2 年的市场独占期。8 年数据独占期从欧洲首次上市之日起计算，在此期间，仿制药公司无法根据创新药的数据提交审批申请。8 年后，仿制药公司可在申请监管机构批准时使用创新药的数据，但在首次上市后的 10 年期满之前，不得销售其产品。在某些情况下，如果创新药公司确定了该药物的另一个重要适应证，则可以再获得 1 年的数据独占期。在美国，作为一个化学实体的新药，其监管独占期为 5 年，现有药物的新适应证为 3 年，生物制品为 12 年。美国还为符合《增益法》（GAIN Act）中合格感染性疾病产品（qualified infectious disease product，QIDP）规定的抗生素提供 5 年的额外独占期。

因此，专利制度旨在为创新药公司提供一段独占期，创造一种合法的垄断，在此期间创新药公司拥有生产和销售获批药品的独占权。监管框架也提供了一个单独的独占期，但这赋予了创新者不同的权利。此独占期用于防止仿制药公司使用原研药公司的临床数据。临床数据可能是公共领域的，也可能不是公共领域的，但无论以哪种方式产生，创新者都在其强制性的药物临床评价过程中花费了巨额资金。临床评价是获得监管机构批准上市所必需的，而且进行临床评价不仅耗时且成本高昂。如果仿制药公司在寻求获批创新药的仿制药中可不受限制地使用这些数据，将为仿制药公司带来不公正的优势。同时，从公共政策的角度来看，既需要保护创新者的公平利益，也需要考虑到市场上仿制药生产者所提供药物的合理获取，以及不必要重复的动物和人体临床试验的合理规避，而专利制度就需要达成两者的平衡。

监管独占期与专利制度规定的独占期可能相同，也可能不同。专利到期后，仿制药公司可以销售仿制药，没有被起诉侵犯专利权的风险。但是，如果监管独占期仍在执行（即如果在专利到期日之后），那么在为自己的仿制药寻求监管批准时，仿制药生产者将无法依赖创新药公司获得的临床数据。相反，仿制药公司将不得不自己生成数据，这将成为仿制药进入市场的一大障碍。

对大多数进入市场的仿制药而言，仿制药生产商通过宣称仿制版本与创新药具有生物等效性（bioequivalent），并以创新药的数据为基础获批自己的药物制剂。实际上，这意味着仿制药进入市场通常会延迟，以便在监管数据独占期到期后生效。另一方面，如果监管数据独占期在专利到期日前已经到期，那么仿制药制造商需要根据保护创新药品专利的力度，决定是等到专利到期后再上市，还是在专利到期前冒着风险上市，或者在专利到期前质疑专利的有效性从而使专利被撤销。这一解释基于以下假设：该仿制药品与创新药品相同，并且如果在专利到期日之前启动，则会侵犯已授权的有效专利。对于仿制药生产者而言，确保其药品不侵犯现有专利的另一种选择是发起一项非侵权声明的诉讼。

这两个独占期使创新者能够收回将新药推向市场的大量投资。这一过程中涉及的创新可能需要数年时间，并花费数百万甚至数千万英镑的投资。

药物研发是一个高风险、高消耗的过程。即使是在拥有发现合适候选药物（包括靶向递送）先进方法的今天，其失败率仍然很高。通常，在合成的大量化合物中，仅有少数化合物表现出预期的活性。同时，必须对潜在活性化合物进行筛选，以确保其除了具有所需的活性外，还不会产生意外的副作用。因此，需要在实验室开展一系列测试和分析，以确定和排除有害副作用。

对于尚未被淘汰，可成为潜在候选药物的活性化合物，必须通过进一步的筛选，获得具有适当溶解度和适当亲脂性水平的化合物。这是为了保证其可配制成方便的剂型，并具有理想的生物利用度，从而在患者服用后发挥疗效。同时需要对代谢降解产物进行分析，观察其是否存在潜在副作用。一旦解决了这些问题，就有必要进行小规模的临床试验，随后进行更广泛的临床试验，以确定候选药物在患者群体中的安全性和有效性。只有相应的监管机构才有权批准用于医疗用途的药品，如欧洲药品管理局（European Medicines Agency）和食品药品管理局（Food and Drug Authority）。

专利制度和法律监管框架共同为创新药公司提供了独占期，旨在补偿创新药公司将药物推进至审批阶段和随后上市所消耗的大量投资和风险。

关于这一情况有一个很好的例子：国家和病人在获取廉价药品方面的利益，与创新药公司在开发新药方面的广泛研究和投资获得公平回报的利益之间产生了冲突，这一点在阿特维斯（Actavis）公司诉讼普瑞巴林（pregabalin）的案例中得到了说明[1]。

在这个特殊的案例中，仿制药生产商阿特维斯销售了一种普瑞巴林的仿制药，用于治疗癫痫和广泛性焦虑症（generalized anxiety disorder，GAD）。然而，发明普瑞巴林的创新药公司华纳-兰伯特（Warner-Lambert）拥有自己的药品乐瑞卡（Lyrica™），这一药品已上市销售并获批用于治疗癫痫、GAD 和神经性疼痛。尽管化合物本身没有专利保护，但用于治疗疼痛的第二医疗用途专利仍然有效。在这种特殊情况下，由于普瑞巴林治疗疼痛的专利保护仍然有效，仿制药生产商阿特维斯试图通过仅针对癫痫和 GAD 进入市场来避免专利纠纷，将其仿制药以莱肯特（Lecaent™）的商品名进行销售。

由于创新药公司和最终使用者（卫生当局和最终的患者）相冲突的需求，使得这一看似直截了当的情况引发了复杂的诉讼。尽管阿特维斯通知药剂师不得将该产品用于治疗 GAD，且产品特性总结（summary of product characteristics，SmPC）和患者使用说明书（patient information leaflet，PIL）仅限于非专利保护的用途，但阿特维斯仍然在专利侵权案中败诉［译者注：SmPC，有时也缩写为 SPC（本章中为与其他缩写相区别，以 SmPC 表示），主要面向专业人士，对药物产品信息的介绍更为详尽，包含大量研究资料；而 PIL 主要是面向病人，旨在为病人解释药物的适应证、使用方法、储存方法和注意事项等］。

在英国，出现这种争议主要是因为 83% 的处方在医生开具时并没有指明特定药物的

1　HGF updates–www.hgf.com/updates/news/2015/02/swiss-claims-skinny-labels-and-subjective-intention；Warner Lambert v Actavis［2015］EWHC 72 Pat；Warner Lambert v Actavis［2015］EWHC 223 Pat。

特定品牌。此外，在审判过程中的调查还显示，医生开具的 95% 的处方中没有提及正在治疗的特定适应证。这意味着给患者用药的药剂师无法知晓正在治疗哪种适应证，或者实际上是否应该使用特定品牌的药物。此外，如果使用国际非专有药物名（International Nonproprietary Names for Pharmaceutical Substances，INN）而不是商品名，国家健康服务（National Health Service，NHS）要求药房提供更便宜的仿制药。鉴于普瑞巴林（Lyrica™）品牌标签版本与仿制药版本之间存在显著的价格差异，药店有强烈的动机使用仿制版来为最终支付账单的 NHS 节省资金。

在撰写本章时，这一争议仍在继续，但这也生动地表明有效的专利保护在维持特定市场独占性方面可能产生的影响。此外，该案例还说明，在推出仿制药之前，仔细分析专利格局和特定管辖区内的法律框架至关重要。在将新的仿制药产品推向市场时，不同的仿制药公司对风险有着不同的处理和态度，本章将探讨仿制者和创新者为实现其商业目标而采用的各种策略。

26.3　专利悬崖

专利悬崖（patent cliff）与现代制药行业紧密相关，因为其代表了该行业面临的最大挑战。可以将其定义为在覆盖该药物的关键专利接近或即将到期之后，基于这一药品的收入将显著减少。专利到期日是仿制药制造商众所周知的，并且迫切希望能够提前数年。人们普遍认为，一旦药品失去专利，药品销售的市场将有很大一部分流向仿制药制造商，而原研药公司仅仅能保留 10% 或 20% 的市场份额。从创新者的角度来看，在面对仿制药竞争时保护其收入并维持品牌药物的销售是一项必须提前数年计划的重要事情。

据研究和咨询公司全球数据（GlobalDat）估计，专利到期给仿制药带来的利润约为 650 亿美元。该公司使用 25 种财务指标分析了 30 家创新药公司的竞争地位，并确定了到 2019 年受冲击最严重的公司，其中包括礼来（Eli Lilly）和阿斯利康（AstraZeneca）[2]。

仅在 2016 年，部分重磅炸弹药物（blockbuster drug）的专利即将到期，因此面临仿制药的竞争。其中包括阿斯利康公司的他汀类药物产品瑞舒伐他汀钙（rosuvastatin calcium），商品名为冠脂妥（Crestor™），该药品于 2007 年获批，用于治疗高胆固醇血症和心脏病。在瑞舒伐他汀化合物专利到期后，仿制药竞争开始前，该药物是使用最多的处方药之一。此外，由于最近用于治疗抑郁症和双相情感障碍的富马酸喹硫平（quetiapine fumarate）缓释片思瑞康（Seroquel XR™）的专利到期，阿斯利康的营收受到进一步的挑战。

在 2016 年，另一项著名药物的专利也即将到期，即默克（Merck）公司研发的药物依折麦布（ezetimibe），商品名艾泽庭（Zetia™）。该药同样用于治疗高胆固醇血症，尤其适用于那些采用常规他汀类药物无法控制胆固醇水平的患者。每一项专利的到期都可能代

2　Global data：patent cliff means pharmaceutical companies will lose $65 billion by 2019. PharmaPro News（December 10，2014）。

表着一个价值数十亿英镑的市场突然间开放给生产仿制药的对手。以阿斯利康为例，冠脂妥和思瑞康的年营收超过 70 亿美元，因此这两种药物的流失会给其市场带来重大挑战，并给产品线带来巨大压力。

专利的到期对仿制药生产商而言是一个巨大的机会。因此，为了能第一个推出仿制药，仿制药公司之间存在激烈的竞争。在美国，1984 年的《哈奇 - 瓦克斯曼法案》[3] 为仿制药生产商研发仿制药提供了一定的激励措施。例如，第一家仿制药公司提交了包含第 Ⅳ 段声明（Paragraph Ⅳ）声明的简略新药申请（ANDA），成功发起并进行专利挑战的第 Ⅳ 段辩护 [1984 年专利期限恢复法案，第 505（j）（5）（B）（iv）条]，将获得 180 天的独占权，并成为美国市场上唯一的仿制药供应商。如果不止一家公司在同一天提交了 ANDA，那么这些公司均可获得 180 天的独占权。这 180 天"半独占性"时期对于仿制药公司有着巨大的价值，并成为生产市面上第一个仿制药的巨大动机。因此，在专利到期时，原研药公司经常会面临大量仿制药公司的挑战。

由于专利到期时间从一开始就为人所知，因此仿制药公司能够在专利到期之前提前数年计划其仿制药生产策略。仿制药公司还在分析市场、专利布局，以及法案研究上投入了大量精力，因为这些问题对于决定仿制药的上市时间尤为重要。有时，药物的发布需要延迟至专利到期之后，而在其他情况下，药物的发布可能在专利到期之前进行。由于《哈奇 - 瓦克斯曼法案》规定了仿制药制造商挑战创新药专利的程序，并提供了挑战这些专利的机会，因此在美国出现了不寻常的审批和诉讼环境。基于该法规，ANDA 申请通常被称为第四段申请（参见脚注 3）。

在专利到期前，创新药公司通常会采取强调品牌药物产品优点的策略，说服医生继续使用其创新药。在美国等一些地区，直接向患者投放广告是缓解迫在眉睫的专利悬崖影响的有效方法之一。

另一方面，创新药公司可能会试图推广自己开发的下一代产品，以减少专利悬崖的影响。例如，阿斯利康以奥美拉唑（omeprazole）的 *S*-对映异构体取代早期的外消旋奥美拉唑；辉瑞在专利到期前大量销售立普妥 [Lipitor™，阿托伐他汀（atorvastatin），一种降胆固醇药物]。辉瑞立普妥专利的到期，严重损害了其继续从该药物获得的丰厚收入，进而影响其股价。在立普妥专利到期的财政季度中，辉瑞股价下跌了 19%[4]。

新药的仿制版不仅会对创新药公司的收益来源构成威胁，而且来自竞争对手的替代新疗法有时可能会取代现有疗法。例如，礼来公司治疗勃起功能障碍的药物西力士（Cialis™）与辉瑞公司的万艾可（Viagra™）共同争夺市场份额。创新药公司面临的另一个挑战来自更有效或更安全的疗法，这些方法也可以替代现有专利保护的疗法。

3　Drug Price Competition and Patent Term Restoration Act 1984（Public Law 98-417），known informally as Hatch Waxman Act。

　　译者注：仿制药专利挑战主要分为 4 种情况，其中第 Ⅳ 段声明主要是指在仿制药申请时，申请人承诺与所申请仿制药相关的专利是无效的，或仿制药不侵权。此外，其他类型的申明还包括：第 Ⅰ 段声明为该药品无专利；第 Ⅱ 段声明为该药品有专利，但该专利已经失效；第 Ⅲ 段声明为在相关专利失效前，不要求 FDA 批准该仿制药。

4　Pfizer races to reinvent itself. The New York Times（May 1，2012）。

但是，由于制药行业格局的演变，创新药公司的情况并不像最初设想的那样糟糕。随着生物制剂越来越受到重视，仿制生物药的出现，改变了市场上的财务平衡。从历史上看，专利的到期是基于相对容易合成和制剂的小分子。因此，仿制药公司可以迅速开发小分子药物的仿制品并进入市场。通常成本问题，即经济地生产仿制药的能力是获得商业机会和成功的关键指标。如果可以证明仿制药的生物等效性，且审批过程不需要对产品进行完整的重新评估，那么批准过程是相对直接的。相反，对于复杂活性物质（如生物制剂）的情况就困难得多。仿制药公司可能难以制造出等效的生物分子，或者在证明等效性方面存在问题，这比试图生产小分子仿制药时的技术挑战障碍艰巨得多。

近年来，一些生物药陆续获批，其中一些生物药的专利即将到期。仿制药制造商在将类似版本药物推向市场时面临的挑战要大得多，因为需要证明仿制生物药与原研药是等效的。对于小分子药物，仿制药可容易取代创新药，但生物仿制药并不总是可以取代原研生物药。此外，根据现行法规，由于生物仿制药并不像小分子仿制药那样完全等同于原研药，因此不得以相同的药品名称进行销售。综上，与生物仿制药相比，生物创新药在产品认可度方面具有更大的市场优势。

26.4　专利挑战（第Ⅳ段）问题

专利挑战制度是美国独有的，但其他部分国家也实施了类似的规定。例如，加拿大和韩国引入了专利链接程序，由原研方列出覆盖获批产品的专利。在美国，根据美国食品药品管理局（FDA）批准程序的要求，创新药公司必须列出所涉及物质成分的权利要求（即化合物权利要求）、配方权利要求和使用方法权利要求（如针对使用特定活性成分治疗指定适应证的权利要求）。这些专利必须列入 FDA 发布的经过治疗等效性评价获批的药品（Approved Drug Products with Therapeutic Equivalence Evaluations）清单中，即所谓的"橙皮书"。

将新型仿制药带向市场的申请人随后可申请 ANDA，但必须证明与该药物相关的所有专利均在橙皮书中列出。对于该申请药物，会包含以下两种情况：① FDA 应在最后一项专利到期后批准该仿制药；②仿制药没有侵犯橙皮书中列举的任何专利，或者与该产品有关的橙皮书中列出的专利对仿制药制造商不具有强制性。

创新者需花费大量精力确定哪些专利应在橙皮书中被列出，而哪些专利不应在橙皮书中列出。这一领域本身就是大量诉讼的主体。

在大多数情况下，ANDA 是通过第Ⅳ段声明申请的。创新药公司会收到该申请的通知，将有 45 天的时间针对仿制药生产商提起专利侵权诉讼。如果创新药公司未就专利侵权提起诉讼，则 FDA 将继续批准该 ANDA。更常见的情况是，创新药公司积极辩护并发起诉讼，通常称为第Ⅳ段诉讼。法律要求 FDA 必须在 30 个月期限届满或仿制药生产商成功辩护其专利无效或不侵权之后（以较早者未准）批准 ANDA。

如果仿制药生产者最终在无效或非侵权诉讼中取得胜利，将会被授予180天的市场独占权。这意味着该仿制药公司是在此期间可以销售该药物仿制版的唯一公司（如果同一天有多个公司填写ANDA，则为一组公司）。这是对仿制药公司发起第Ⅳ段诉讼的一个巨大激励，因为其可使仿制药公司获得先动优势。此外，在此独占期内，创新药是市场上唯一的类似产品，因此该仿制药公司只需要调整其仿制药价格低于创新药价格即可提高销量。而该仿制药公司在180天独占期内的定价水平会远远高于最终仿制药的价格水平，直至市场对所有仿制药厂商开放。因此，仿制药公司可以在最初的独占期获得额外的利润，这也是其他公司所没有的。就数十亿美元的药品而言，由此产生的额外利润相当可观，远远超出第Ⅳ段诉讼的风险和花费。

同样重要的是，该公司可以在独占期内建立品牌影响力，并为今后的相关仿制药提供动力。一旦180天期满后，市场将对其他仿制药开放，则该仿制药的价格可能会大幅下跌，但各种仿制药仍可以在新的较低价格水平上获利，只不过更多的回报是在成功完成第Ⅳ段诉讼时的仿制药独占期内获得的。

26.5　禁令

仿制药公司在考虑上市仿制药时，最关注的问题之一是被禁止上市或将新近上市的药品撤回。之所以会出现这种情况，是因为法院颁发了初步禁令。通常在对专利侵权进行全面审判之前会颁发初步禁令。但是，在某些情况下，该事项最终没有进入全面审判，初步禁令成为最终裁决。

如果竞争性仿制药的推出可能会给创新药市场带来重大损害，可以根据创新药公司的申请向其颁发禁令。这种损害通常表现为创新药的价格下跌；换言之，创新药不能再以原价出售，而必须在仿制药上市后以较低的价格出售。其风险在于，如果仿制药被允许上市，或者已经上市的仿制药被允许留在市场上，那么之前较高的价格就无法恢复，从而导致创新药公司的损失。

通常某仿制药公司计划提交仿制药上市许可申请，创新药公司就会立即申请禁令。

重要的是，专利侵权是根据各国法律规定由各国处理的。这意味着，在某一地区对已授权欧洲专利的药品的侵权行为是由该特定管辖区的国家法院予以处理。尽管欧洲各地不同司法管辖区之间在程序上仍存在差异，但有关国家法院在颁发禁令时所依据的许多原则在不同司法管辖区是相同的。关于欧盟各司法管辖区在处理专利侵权问题上的法律差异，不在本章的讨论范围。下文列举了英国法院在评估是否颁发禁令时考量的一些因素，其中许多原则在欧洲其他法院，如荷兰或德国法院，也同样适用。

此外，一旦提议的统一专利法院（Unified Patent Court，UPC）成立，就有可能在该法院集中进行专利侵权和专利撤销诉讼。UPC的决定，一旦确立，将对所有的签署国产生影响。这意味着，创新药公司不必在可能发生专利侵权的每个地区分别进行专利侵权诉讼，或者一个仿制药公司也不必为了出售其仿制药而在每个地区寻求专利撤销诉讼。

在撰写本章前不久，人们预计 UPC 将于 2017 年初正式成立，它将提供一个与各国处理专利诉讼的系统共同运行的集中系统，而这一系统将为专利诉讼提供便利的平台。与此同时，预计这可能会导致原研者起诉和维护其关键药物专利的策略发生变化。同样，也可能会导致仿制药公司为应对原研者的行动而对某些药物的上市策略进行调整。

UPC 刚开始运作，专利界就对不同策略进行了广泛辩论。由于英国退出欧盟，该集中化制度的实施预计至少将延迟数年，因此人们认为这些讨论已变得毫无意义。英国是实施 UPC 所需的三个强制性签署国之一，英国的脱欧对 UPC 体系的实施产生了重大影响，对 UPC 成立的时间和结构带来了重大不确定性。这是因为人们认为英国将不再是这次谈判的参加方（除非与其余成员国达成了政治协议，允许英国继续作为该体系的一部分）。

有趣的是，到 2017 年初，政治格局再次发生了变化。出乎意料的是，英国仍在 2017 年 4 月前后批准了 UPC，这引发了许多有趣的政治和法律问题，而在知识产权这一有限领域，英国的法律决策会遵照欧盟当局。同样有趣的是，为实施 UPC 所需的第三个强制性签署国德国，很可能在英国批准该公约之后也这样做。但是，一些与作者交谈过的德国知识产权领域的专家私下表示，德国可能选择不批准。历史将决定最终的走向。目前，人们的期望是 UPC 将在未来一到两年内生效。这将对专利申请和专利诉讼策略产生如下所述的重大影响。

新 UPC 的出现，很可能会显著改变欧洲的专利诉讼格局，因为其将立即允许第三方挑战者以接近泛欧效应的方式宣布一项专利的失效。在那些已经签署了 UPC 的欧洲国家，通过一次诉讼即可撤销专利。同样，专利所有人有可能通过单一诉讼就专利侵权和针对 UPC 签署的禁令提起诉讼。当然，仍然有必要在 UPC 以外的国家进行诉讼。因此，专利所有者将开始制定策略，以考虑其专利组合中关键专利“选择加入”或“选择退出”的必要性。可以预期，各个原研药公司处理专利申报战略的方式不同，他们对专利加入或退出系统的选择，可能会为仿制药公司挑战授权专利提供额外的机会。此外，预计个别专利的有效性可能会受到质疑，这与欧盟药品补充保护证书（supplementary protection certificate，SPC）的有效性受到质疑的方式大致相同。SPC 提供了一种机制，可以将欧洲所批准药品的特定专利寿命延长最多 5 年，其重要性将在后文中进行讨论。

关于 UPC 对专利诉讼前景的预期影响，还应指出的是，不仅 SPC 自身的情况尚待阐明，而且它也没有与 UPC 一同起草的新法规。然而，新的 UPC 系统将适用于 SPC。这也产生了两个非常重要的问题，第一个问题涉及如何根据现有和未来的经典欧洲专利来应对 SPC，第二个问题涉及基于新的统一专利的 SPC。

在第一种情况下，SPC 将新授权的经典欧洲专利作为基本专利，根据 UPC 协议的条款，将全部受 UPC 的专属管辖，除非其选择退出。这种选择性退出将在有限的 7 年内有效，与新授予的欧洲专利和现有的欧洲专利可能在 UPC 系统的前 7 年内选择退出类似。

在第二种情况下，基于统一专利 SPC 的领域范围必须与已获得上市许可新药的领域范围相匹配。

在寻求监管部门批准时，可以通过一个集中的程序获得覆盖整个欧盟的单一上市许可，也可以在各个国家获得单独的上市许可。目前，通过集中程序获得全欧盟专利的监管途径与通过单一专利获得全欧洲（签署国）专利覆盖的法律机制之间没有联系。因此，一个统一的 SPC 并不存在，并且目前也未被考虑。

如果要建立统一的 SPC，无论原研药公司是如何获得 SPC，其要么必须在欧盟上市许可的基础上授权，要么必须基于一个统一的上市许可或所有签署国的上市许可。如果采用前一种方法，意味着对法律要求的放宽；如果采用后一种方法，则意味着对 SPC 更高的要求。

我们也将会看到来自行业双方的大量政治游说，而作者认为这一问题并不能得到迅速解决。预计在英国脱欧谈判完成后，当前的 SPC 系统将至少在 7 年的选择退出期内与 UPC 共存，届时政治注意力可转向统一的 SPC 监管。毫无疑问，在这两种制度协调一致之前，围绕这两种制度之间的相互影响将会产生大量的诉讼。

基于上述原因，预计 UPC 的出现将对欧洲专利申请的方式产生重大影响，因为申请期间采用的策略可能会对后续诉讼的最终管辖权产生影响。

现在回到有关领域的法院在全国范围内处理禁令的现行制度上，原研药公司通常会在意识到现存或潜在威胁后立即向法院申请禁令。在药品即将上市的情况下，可以单方面紧急申请禁令。在这种情况下，只有禁令的申请人（原研药公司）在法庭上提出他们的论点，而仿制药公司则没有机会。原研药公司有义务陈述己方申请禁令的依据。在其他情况下，双方当事人可以参加禁令听证会，并就其争论的相对优势向法院提出申述。

法院在评估是否颁发禁令时，必须平衡各方面的利益。法院评估的第一步是确定是否存在必须审理的严重问题，这意味着必须有一个初步认定的有效专利，而且在法院未进行不当调查或不需要专家作证的情况下，可以合理清楚地表明专利侵权正在发生。当事人必须提出简短的论据，说明为什么在现有事实的基础上，可以非常清楚地表明侵权正在发生或没有发生。

法院还需要考虑双方当事人之间的便利性平衡。这意味着如果仿制药公司被允许将产品投放市场（或继续销售已经上市的产品），并最终被认定对专利侵权负有责任，则需要考虑赔偿金是否足以赔偿原研药公司。法院必须考量，如果不批准禁令，原研药市场是否会受到无法弥补的损害。另一方面，法院也必须评估仿制药公司是否会因对其的禁令而受到无法弥补的损害，而不是简单地交叉承担赔偿，以补偿其在上市撤回禁令期的利润损失。

例如，法院必须考量首先进入市场的仿制药公司是否失去了相对于其他仿制药公司的优势。作为首个仿制药公司的优势是收益和声誉，这些也许并不总能被准确量化。如果颁发禁令，在某些情况下，交叉承担损失的裁定额可能无法补偿仿制药公司在被颁发禁令情况下药物无法发布而遭受的损失。同样，如果发布禁止令阻止已上市仿制药的进一步销售，交叉赔偿也可能无法提供足够的赔偿。

除了试图确定两种相互竞争情况下的损失赔偿额，只要有可能，法院还需要研究每一方当事人在不利于其裁决下支付损害赔偿金的能力。如果其中一方的财务状况不是特别理想，则可能必须向法院支付保证金。

最后，法院也会研究当事人的相对贡献，并考量当事人的行为。这意味着，如果某一方当事人积极努力地行动，但最终仍进入诉讼程序，则其不太可能受到不利的对待；同样，如果法院认为该当事人行事鲁莽或无视法律，并且没有采取使相关专利权无效的适当措施来避免专利侵权，那么法院更有可能批准禁令。

英国法院最近的一些判决强调了排除障碍的重要性，以及不这样做将对法院发出禁令意愿所产生的影响。在默克（Merck）诉讼梯瓦（Teva）制药的案例中[5]，梯瓦制药因没有采取行动排除障碍而被禁止销售依非韦仑（efavirenz）的仿制药。事实上，该公司已经获得了上市许可，但拒绝向默克公司说明何时上市。此外，梯瓦制药此前在专利到期前推出了其他仿制药，而没有通过撤销或谈判协议解决相关专利问题。在这一特定案件中，决定对梯瓦制药发出禁令的一个重要因素，是其没有努力克服或规避相关专利权。类似的问题也出现在华纳 - 兰伯特（Warner-Lambert）诉桑多兹（Sandoz）的案例中[6]，法院批准了一项针对桑多兹的临时禁令，以阻止其销售普瑞巴林的仿制药，因其未向华纳 - 兰伯特发出关于拟推出仿制药的真实通知。

如果上述所有问题都得到了很好的平衡，那么法院一般将以维持现状为基础作出裁决。这意味着要么批准一项禁令，阻止尚未上市的仿制药上市，要么允许该仿制药公司已上市的仿制药继续销售。

26.6　仿制药公司的目标

仿制药公司的目标可以很简单地表述为：希望以足够低的成本生产一种已获批药品的仿制药，以从原研药公司分得市场份额。

尽管仿制药公司不必为发现新的化学结构或证明其安全性和有效性而承担研发费用，但要推进仿制药第二次进入市场，仍需消耗相当大的成本。除非仿制药公司也选择生产获批剂型，否则就需要开发自己的新剂型。在这种情况下，毫无疑问，该剂型将不能侵犯任何相关的有效专利。仿制药公司要么等到制剂专利到期，要么通过无效程序来质疑专利的有效性。除以上所述，仿制药公司还必须创建自己的包装和品牌，然后为其仿制药产品寻求批准。审批通常基于原研药在其最初审批过程中所使用的数据，但必须在数据独占期到期后进行。在某些情况下，数据独占期本身的有效性可能会受到诉讼的质疑，但不在本章讨论范围内。

在一种已获批药物的专利到期前，仿制药公司通常会审查专利前景，并评估专利组合的优缺点。是等待专利到期，进行规避设计，还是挑战目前有效的相关专利，将取决于专利保护的力度，也取决于公司对风险的态度。此外，可能还有一些商业因素，如仿制药竞争对手的情况可能会促使采取某种特定的方法。

仿制药公司还将评估一系列不同药物的总体商业前景和专利前景，确定专利覆盖可能较弱或根本不存在的"低挂果"（low hanging fruit）机会。在这些情况下，可能存在或可

5　Mark v Teva [2013] EWHC 1958（Pat）。

6　Warner Lambert v Sandoz [2013] EWHC 3153（Pat）。

能仍然没有有效的数据监管保护。

仿制药公司的风险偏好和诉讼经验在最终战略部署中起着重要作用。许多仿制药制造商拥有非常复杂的上市策略，并在欧洲和美国拥有丰富的专利诉讼经验。一般而言，这些公司完全能够通过各种国家法院、国家专利局和专利系统［如欧洲专利局（EPO）或欧亚专利局］了解专利前景以挑战未到期专利权所面临的风险和机遇。

26.7   创新药公司采用的策略

创新药公司在将新药推向市场的过程中自然希望保护自己在研发上的投资。一旦一种新型活性化合物的结构、生产路线和剂型被公开，在不需要过多研究的情况下便很容易生产出该药物的仿制药。因此，专利制度的目的是让创新药公司有一段市场独占期，以便收回研发投资。一方面，需要公平地回报创新者以促进创新；另一方面，需要让大多数患者能够以合理的费用获得药品，这就产生了问题。后一个目标是通过与创新药公司并肩建立一个健康、激烈竞争的仿制药市场来实现的。但建立这种平衡是一个政治雷区，也是各利益相关方之间广泛持续辩论的主题。

在药品上市前后和专利期满前的一段时间内，创新药公司需要保持其在市场上的独占性，并使其回报最大化。涵盖新药各个方面的专利申请和诉讼策略在保持其独占性方面发挥着至关重要的作用。最终，药物对创新药公司的大部分价值是由药物本身物质专利的主要内容所保护的。围绕药物的开发可以获得各种"后续"或"次级"专利，这些专利的价值在很大程度上取决于物质专利本身的内容强度，也取决于物质专利内容和任何后续次级专利的相对有效期。如果可以获得一个强有力的次级专利，那么药品的特许经营权可以在基本专利权之外将专利有效期延长若干年。从财务角度而言，这对创新药公司可能价值数亿英镑，甚至数十亿英镑。能够被一项或多项次级专利保护的主题内容包括中间体、工艺、制剂、医学用途、药物的异构体形式、盐型、多晶型和溶剂化物等。下文将依次详细讨论这些问题。

在理想情况下，创新药公司除了保护活性药物本身的物质成分外，还将获得或正在获得围绕药物的各种延伸保护。一个必然的事实是，在研发过程的不同阶段会出现不同类型的创新，最早的创新是确定药物化合物，而随后的创新则与产品介绍和使用有关。随着对该化合物及其使用方法了解的深入，创新者将有更多机会获得提交新专利申请的持续时间线。

从先导化合物优化和候选药物确定，一直到临床试验阶段和批准过程，研发一直在持续进行。事实上，药品的开发是一个持续的过程，根据临床和市场需求而发生，并在获批药物投放市场后持续。因此，创新药公司有机会在药物研发过程的各个阶段按照相对延长的时间线申请专利，以便把握住创新的机会。

不同的创新药公司追求和利用这些进一步机会的程度各异，这取决于其企业内部的战略。一些创新药公司对此类"后续"专利的最终价值相当务实，并有选择性地选择专利覆盖的后续开发，而其他一些创新药公司则采取更激进和投机的立场，试图覆盖尽可能多的新增开发。当然，在后一种情况下，并不是所有的新增开发都能够获得批准，或者即便获得批准，也可能随后被法院宣布无效。

专利制度使围绕药品的各种创新得到保护。在制备活性化合物过程中所得到的新中间体可能会被直接针对活性化合物本身的专利权利要求所覆盖，并且一个用于制备新化合物的工艺流程，甚至用于制备已知化合物的工艺流程都可能被授予专利。新中间体专利权利要求的存在，提供了强有力的专利保护，能够从活性化合物的生产过程方面来阻止竞争对手的仿制。当然，中间体必须是新化合物才能获得专利保护。

活性成分的特定剂型也可以获得专利保护。例如，药物以片剂、胶囊剂、粉剂等剂型可提供一些临床上的益处，这意味着特定剂型随后可获得专利保护。当以特定剂型呈现时，专利要求将有效涵盖与各种药用赋形剂组合的活性药物产品。

在其他情况下，药物本身的性质可能导致病人使用药物制剂时遇到技术上的挑战。当药物的溶解性大于或小于制剂的理想值时，将会导致给药时生物利用度出现问题，因此需要使用特定的辅料来解决这一问题。当药物相对稳定或一旦接触胃中溶媒就变得不稳定时，还会出现其他问题。剂型可以设计用于摄入后立即释放，也可在到达胃肠道下部时延迟释放，或者制成缓释制剂使活性药物持续稳定发挥作用。由于所治疗的特殊适应证和待制剂药品自身性质的不同，适合的制剂也有所不同。然而，所有这些因素也为原研者提供了一个机会，以保护创新的药物剂型。

异构体形式、不同的盐型、溶剂化物和多晶型物都代表了可授予专利权的主题内容，可为创新药公司所用。因此，可能提高溶解性或生物利用度或其他临床或制剂优势的不同盐型、溶剂化物或多晶型物原则上都是可以申请专利的。其中一个著名的例子是质子泵抑制剂奥美拉唑（omeprazole）。该药最初以外消旋形式上市，随后被开发为单一异构体（S- 对映体）上市。围绕单一异构体本身和制剂申请了一系列专利，这些专利较晚的申请日期意味着 S-奥美拉唑专利的有效期大大超过了奥美拉唑外消旋体的原始有效期。

专利制度也允许在药物中使用一种新的或已知化合物。涉及这类主题内容的专利权利要求通常称为"医疗用途"权利要求。对于以前未知的新药化合物，可以获得该药物一般用途的权利要求，以及该药物用于治疗特定疾病用途的权利要求。就已知的化合物而言，用于治疗一种新型疾病及随后进一步新发现的疾病，也有可能获得专利覆盖。对这类主题内容的权利要求称为第二医疗用途权利要求。

近年来最著名的案例之一是失败的心绞痛药物西地那非［sildenafil，商品名为万艾可或伟哥（Viagra™）］，后来被批准用于治疗男性勃起功能障碍。由于该化合物本身在相当长的时间内未被批准用于心脏病用途，因此其专利期已被大量使用。然而，随着化合物第二种极有价值医疗用途的发现，意味着专利对于保护西地那非的独占性至关重要。在这个特定案例中，关键的专利是用于治疗男性勃起功能障碍的西地那非的第二种医疗用途。当然，专利独占权和监管数据独占权是并行的。在这种情况下，数据独占性也是保护特定药物的一个重要组成部分，因为专利地位的各种问题后来也都暴露了出来[7]。

在欧洲，医疗用途权利要求用语通常是"使用 X 药物治疗 Y 疾病"，而在美国，这类权利要求用语通常是"治疗 Y 疾病的方法是使用 X 药物"。世界各地不同的司法管辖区对如何提出这类权利要求有不同的规定，有些采用美国的格式，有些则采用欧洲的格式。一些司法管辖区，如阿根廷、乌拉圭、委内瑞拉、哥伦比亚、印度、巴基斯坦和印度尼西亚，不允许任何医疗用途的权利要求。在特定管辖区内是否有医疗使用权利要求，与创新药公司保护新药的总体战略密切相关。

在一些国家也可以获得给药方案相关的专利权利要求。例如，如果某一特定药物 X 被用于治疗某一疾病 Y，在某一剂量下，每日给药 3 次，而后获得一种合适的制剂每日只需给药 1 次即可治疗同一疾病，那么就可能获得专利的保护。申请这种专利的理由是新剂型具有更好的患者依从性、更好的临床疗效或较少的副作用。这再次为原研药公司提供了一个机会，以保护围绕药物及其治疗用途的进一步创新。

合成工艺必须包含一些新颖和创造性的技术特征，以使新工艺或现有工艺获得工艺权利要求。工艺的发展可能包括改变路线本身，使用不同的起始原料和试剂，或者使用不同的条件、溶剂或催化剂的现有路线。在任何一种情况下，只要新路线或现有路线的改进版本提供了一些技术优势，那么该过程就可能成为专利的主题。如果通向特定最终产品的路线只有一条，这种保护就更为重要了。

通常情况下，最终产品存在几种不同的路线。可申请专利的改进在于优化特定路线的工艺条件，以增加最终药品的产量，从而降低原料药成本，进而使药物生产成本降低。在其他情况下，某一特定路线可能比竞争路线产量更高或步骤更少，因此较其他路线具有很大的成本优势。结构复杂，可能有多个立体异构体（即手性原子数大于一）的药物尤其如此。辉瑞的舍曲林（sertraline）就是一个典型的例子。由于该化合物具有两个手性中心，因此在化学合成中可能产生 4 种异构体。在这种情况下，生成"错误"的异构体即是资源的浪费。因此，有必要设计一种立体选择性的合成方法来制备"正确"的异构体，或进行冗长而奢侈的分离过程来获得所需的单一异构体。

药物以对映体或非对映体的形式存在，为原研者围绕正在开发的药物提出额外的专利申请提供了机会。这类专利申请可能是针对特定的异构体本身作为活性成分，改进同分异构体相对比例或以单一同分异构体形式获得相关工艺，或分离同分异构体的方法。针对此类改进而申请二级专利的策略在行业内很常见。

图 26.1 展示了创新药公司在启动药物研究计划时可能获得的不同类型的专利权利要求。

二级专利普遍较难获得，通常需要有关所谓改进的良好证据才能获得授权。此外，此类专利更难执行，也不如原始组成物质的专利那样有力，因为在其提交时，通常有大量关于药物产品及其治疗的信息。因此，一个专利的现有技术领域通常比围绕原始药物的现有技术领域更加"拥挤"。

7　Lilly Icos v Pfizer［2002］EWCA Cir 1。

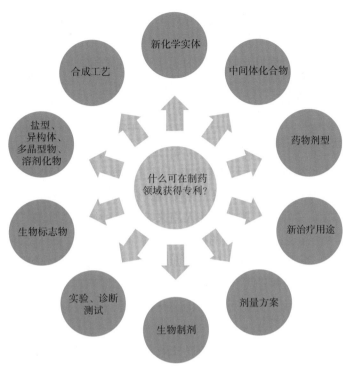

图 26.1　新药品组合中可进行专利保护的对象

二级专利的范围不可避免地要比先前提出药物的物质专利的范围更窄。与此同时，只要商业产品得到充分的保护，其便可有效扩大创新药公司的垄断地位。新药专利的申请时间与要求范围之间的关系如**图 26.2** 所示。

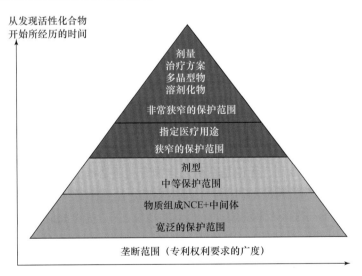

图 26.2　新药专利申请时间与专利权利要求范围之间的关系

围绕一种特定药物扩大专利垄断的策略被称为"常青化（evergreening）"。事实上，创新药公司采取了一系列方法来保护临床前和批准阶段研究的创新开发。对于原研者而言，应该合法保护涉及广泛且代价昂贵的研究课题的合理拓展。与此同时，也存在滥用专利制度的例子。在这些实例中，专利申请对被授予专利的主体来说，可能是次要、甚至是毫无价值的行为。或许他们进行专利申请只是为了实现"常青化"目标。在某些情况下，由于可能对患者产生最终影响，过度使用专利来阻止竞争对手可能会被转介至欧洲竞争主管机构或美国反垄断主管机构。

因此，对该术语含义的解释在很大程度上取决于行业内的个人立场。这可以从仿制者和原研者的不同角度呈现。从仿制者的立场看，欧洲药品行业协会（前欧洲仿制药品协会）认为"常青化"是不可接受的，因为其代表了通过对同一产品的多个属性分别获得 20 年专利而积累的专利保护。相比之下，葛兰素史克（GSK）的公共政策立场认为"常青化"一词是"一个固有的贬义词"。其被一些人用来表达一种错误的印象，即以研究为基础的制药公司滥用专利制度，在现有药物的微小改进上获得专利[8]。维基百科似乎采取了一种更为中立的立场，将其定义为"拥有专利或即将到期产品的技术生产者通过获取新专利来回收成本的各种法律和商业策略"[9]。

与本节开头的观点一致，创新药公司将因此在整个开发过程的不同阶段采用申请次级专利的策略。在某些情况下，本来计划在较早阶段设想进行的开发过程可能会推迟到稍后阶段，以便将可能被授权的任何专利的最终失效日期推后。这一战略需要平衡现有技术不断增加的风险，以及外部实体在药物和治疗领域的竞争性研究。这可能对该特定开发研究未来的可专利性产生不利影响。

例如，大学和临床研究机构等外部组织可能正在进行独立的研究，因此不承担任何保密义务。此外，仿制药公司也有可能正在积极地对该主题内容进行研究，并期待着未来几年可以顺利上市，而更积极主动的仿制药公司很可能会为这些开发研究寻求自己的专利保护。与某一特定开发有关的任何次级专利申请的提交时间，也将取决于已就该药物提出的任何先前专利申请的性质。先前尚未公开的有关药物创新的尚在审理中的专利申请的现有技术状况，与先前已提交申请但尚未公开的专利的现有技术状况有所不同。

因此，后续二次专利申请的提交时间可由先前专利申请的公布时间决定。创新者会考虑现有技术前景、未来可能发表的出版物（内部和外部）和相关研发项目申请日期提前的可能性，与通过延迟提交次级专利申请从而实现更晚专利到期日的平衡。根据药物开发项目的特殊商业环境，以及现有技术现状，需要投入大量的努力来优化这一战略。

基本的事实是，任何专利，无论是新药化合物专利还是基于有关药物生产或使用方法补充信息的次级专利，都需要满足专利保护的基本标准。从这个意义上而言，物质专利的原始构成在效力和执行方面与次级专利有着完全相同的地位，并以完全相同的法律标准进行判断。

已获批药物及农用化学品的专利，在不同的司法管辖区都有其有效期延长的相关规定。在欧洲，借助于允许延长最多 5 年的 SPC 和允许进一步延期 6 个月的特殊延长，可以将药品专利延长最多五年半。美国的相应规定则允许将药品专利延长最多 5 年（这与专利延长是不同的，美国任何专利都可以申请专利延长，以补偿美国专利商标局的延迟发布）。

8　Glaxo–https：//www.gsk.com/media/2949/evergreening-policy.pdf。

9　Wikipedia–https：//en.wikipedia.org/wiki/evergreening。

在这两种情况下，延期在法规中是一项公共决策，以补偿创新药公司在获得销售药品许可时遇到的重大延误。例如，在欧洲，公共决策允许最长 15 年的专利周期，这也是 SPC 最长期限为 5 年的基础。这一期限的计算方法是，计算专利申请日期和药物批准日期之间的时间减去 5 年，然后将得出的时间与正常专利有效期 20 年相加。对于在其专利有效期内被批准的药物，附加期要么是不存在的，要么是非常短的，但对于在专利有效期较晚时被批准的药物，添加到专利中的 SPC 期限可能是有价值的。实际上，SPC 原则上适用于任何涵盖获批药物的专利，但要超过专利申请日期 10 年才会批准。专利延长可用于延长涵盖药物本身、药物联用、制药工艺，以及在特定适应证中应用药物的专利。

因此，创新药公司投入大量资源以获得有效的专利延长，并开发可用于支持专利延长的次级专利。在欧洲，专利延长的法律存在一般限制［第 3（C）条，第 469/2009 号条例］。该法律规定，即使创新药公司有多个可作为 SPC 基础的专利，也只能得到一个获批产品的 SPC。因此，重要的是评估可用于支持 SPC 的每项专利的优点和缺点，以便确定哪一项最有可能执行。这不是简单的选择刚刚到期的专利进行延长，因为该专利在新颖性、创造性、实用性上可能不如较早到期的其他专利，因此更容易受到质疑。

专利期延长的专利也可与其他专利一样，基于现有技术或由于内部有效性的缺乏而受到质疑并失效。专利可能缺乏内部有效性的原因有很多，如缺乏充分性（发明没有得到适当的描述），发明没有提供任何技术优势，或者超出最初申请范围的主题内容已经提交了申请但尚未授权。除了可能涉及 SPC 申请的合法性或其他专利期延长的法律挑战之外，延长的专利也会以完全相同的方式受到挑战。这些法律挑战总是基于对法条的解释［第 3（C）条，第 469/2009 号条例］，并涉及药品是否符合相关法规对医药产品的定义，以及上市许可是否有效等问题。

能否获得次级专利及实施次级专利的难易程度是由现有技术前景和包含在专利内的支撑数据决定的。用支撑数据来证明特定的技术优势是必不可少的。同样，在许多情况下，法律可能在某一特定方面并不明确，因此申请专利期延长的情况也有很多。在其中一些案例中，已经批准的专利期延长后来被发现是无效的，因为其是基于对法律的错误解释。这意味着，在某些情况下，任何已授权的专利，无论是与物质的初始组成有关，还是与某一工艺或某些其他进展的次级专利有关，都是可以撤销的。这也意味着，为补偿监管审批延误而延长的已授权专利也可能受到挑战。

授权专利或专利延长并不是专利局对专利有效性的保证。这一点与仿制药公司的战略讨论有关，因为并不是所有授权专利都是有效和可执行的。这意味着，警觉的、积极主动的仿制药公司有机会在专利期正常到期或延长的专利期到期之前推出仿制药产品。在推出之前，对商业和法律前景进行的部分评估涉及仿制药公司对药物专利权和监管独占性的全面评估。与此同时，创新药公司也一直在进行完全相同的分析，以评估其独占期何时可能到期。这些信息还将被用于创新药公司正在进行的专利发起和授权战略，以及为未来诉讼做准备的战略。

26.8　仿制药公司的策略

一旦确定了一种新型活性化合物及其在公共领域的生产路线和制剂，就可以在不进行过多研究的情况下，相对容易地生产出其仿制药。因此，专利制度旨在允许原研药公司拥有一段市场独占期，以在此期间收回投资。然而，仿制药公司将对目前市场上获批的且专利即将到期的药物进行广泛的研究。

在这方面，仿制药公司已经提前多年关注专利到期日和监管数据独占权的到期日。仿制药公司的目标是尽可能迅速和廉价地将他们的仿制药推向市场，以便最大限度地提高其生产仿制药投资的回报。仿制药的价格通常大大低于在独占期内原研药的价格。此外，随着更多的仿制药公司推出自己的竞争仿制药产品，市场逐渐饱和，可能会出现进一步的价格降低。在某些情况下，仿制药公司有一个策略，即追求可能存在较少仿制药竞争性的利基领域（niche area）。然而，对于专利即将到期的重要重磅炸弹药物，一般都存在大量的仿制药竞争，而且每个仿制药公司都希望成为第一个推出仿制药的公司。

仿制药公司可能已经付出了相当大的努力来调研获批药物及其商业生产工艺的各个方面。许多公司还将研究该药物的不同合成路线或对现有路线进行优化，以避免专利侵权的风险。类似地，还将进行商业药物制剂分析，并且仿制药公司可以选择推出相同的制剂，或者略微变化药物辅料成分，或者使用一些不同辅料的生物等效制剂。假设工艺或药物制剂的次级专利保护仍然有效，那么是否遵循获批的工业化生产工艺并使用获批的商品化制剂将取决于具体的专利状况。

一些仿制药公司会选择冒险上市。但是，考虑到法院的态度，特别是在英国，需要"排除障碍"并确保没有专利侵权，这通常不如专利分析、挑战选定专利或等待专利到期的策略常见。在评估相关未决专利的推动情况时，颁布针对仿制药禁令的可能性也是一个重要的考虑因素。

在仿制药公司的仿制药申请上市获许可后，创新药公司可能会意识到竞争对手的仿制药，这通常发生在监管数据独占期到期之后，但在专利独占期到期之前。仿制药公司将依靠创新药公司获批药物所使用的数据来获得上市许可。这意味着，如果仿制药能够使用原研药的监管数据进行报批，那么很可能与原研药相同或非常相似。也就是说，对当时仍然有效的任何专利都有很高的专利侵权可能性。当然，仿制药可能只是为了准备好在专利独占期到期后上市而寻求获得上市许可。但仿制药也可能计划在专利独占期到期之前上市。这将是"有风险"的上市，这种上市将是对原研药公司的专利有效性发起的挑战。在任何一种情况下，创新药公司都在时刻关注其药物经销权所面临的风险。

一旦向仿制药公司颁发了上市许可，创新药公司通常会联系仿制药公司以询问其销售意向，但仿制药公司没有义务提供此信息。在这一阶段，如果有必要在短时间内申请初步禁令，创新药公司将进行大量的诉讼准备。如果未从仿制药公司收到任何答复，在某些情况下，创新药公司有可能寻求初步禁令以阻止其上市。每个案件都是根据具体事实和案情实质进行判断的。仿制药公司的行为将影响法院考虑的便利性平衡。因此，对于仿制药公司而言，在仿制药上市前尽可能多地撤消（使专利失效）相关专利是非常重要的。这将使仿制药公司能够向法院证明其已采取了合理的行动，以降低被发布禁令的风险。同样，如果仿制药公司通过彻底的现有技术检索或实验证据表明特定的专利权明显无效，那么相关证据就可以说服法院取消禁令。

如果可以确定对市场造成实质性损害，则可能对原研药实施禁令，该仿制药公司必须能够在初步听证会中向法院证明，有明确的专利失效情况，或清楚地表明没有发生专利侵权。这意味着仿制药公司在任何仿制药上市之前必须完整、准确地了解专利情况。在理想情况下，此类工作应在授予仿制药上市许可之前做好准备，因为上市许可的授予很可能是创新药公司开始采取行动的信号。

对于仿制药公司而言，最简单、最安全的措施是等待专利独占期到期。但是，仿制药公司通常希望早于此时间上市，或者至少希望在专利到期后尽快上市。在某些情况下，仿制药公司可能会选择挑战专利的有效性。通常，这是通过相关司法管辖区的国家法院完成的，因为原研药的批准时间通常是专利授权之后的若干年。这意味着，如果仿制药公司提出对已授权专利的合理反对，就可能会使最近授权的专利无效以获得更长的专利过期时间。这可能是一种强有力和相对经济的方式，即从一开始就撤销相关专利。

但正常的情况是，有效性存疑的专利通常在国家专利局提出反对或质疑窗口期满多年后，才受到审查和质疑。这意味着与专利侵权有关的问题，以及仿制药公司提出对专利有效性的质疑都将留给国家法院来处理。在专利未决期，可在国家专利局的多个司法管辖区质疑专利的有效性，但由于问题利害关系的复杂性和诉讼主题内容的高昂价值，此方法从未被使用过。即使由国家专利局采取这种行动，专利局也很有可能会做出将其移交给国家法院的决定。

因此，计划在专利到期之前上市的仿制药，要么必须确保对专利侵权不承担任何责任，要么确信专利可以通过撤销程序而失效。仿制产品需要通过合理的设计来避免侵犯相关专利，包括次级专利（剂型、盐形或工艺专利）。药物产品很可能完全包含在相关专利的范围之内，此时仿制药公司只能寻找证据要求专利撤销。

在这种情况下，准备充分的仿制药公司采用的一个较好策略是对创新药公司进行强烈的专利失效攻击，并在批准该药品的仿制药之前与创新药公司取得联系，以询问是否可以通过协商解决。假设仿制药公司不怀疑有关专利的有效性，那么一旦获得营销批准，仿制药公司就可以为药物的上市进行有效的准备，但并未实际推出该药物。在这一点上，为了避免一切颁布禁令的风险，仿制药公司可以证明，虽然准备推出仿制药，但会坚定地保证不会将此产品上市，以作为交叉承担损失的赔偿。如果仿制药公司最终成功撤销了专利，由于相关承诺使其本能够上市的药物不能按期上市，那么仿制药公司可以要求赔偿这一时间段的损失。法院将评估仿制药的市场规模和分销网络，以及仿制药的影响范围，并评估仿制药可能占据总销售额的比例。然后对预期的销售价格进行评估，但显然会低于原研药独占期的价格，最终基于该数据计算损失，仿制药获得赔偿。在这种情况下，仿制药将有效获得收入，而不必推出和销售任何产品。

GSK 诉格伦马克（Glenmark）的案例就属于这一情况[10]，在该案例中格伦马克寻求撤

10　GSK–Glaxo Smith Kline v Glenmark［2013］EWHC 148 Pat。

销 GSK 的马拉隆（Malarone™，一种抗疟药）专利，试图在专利到期之前推出自己的仿制药。在这种特殊情况下，针对专利撤销的诉讼是在专利期满之前开始的，但是直到专利期满之后才真正得出结论。GSK 提出了一项侵犯专利权的反诉，格伦马克同意在该专利最终被认定无效的情况下，不向市场上投放该药物，以换取交叉损害赔偿。在审判及随后的上诉听证会上，该专利被认定是无效的，并且格伦马克在未启动其仿制药的情况下获得了一笔未公开的损害赔偿。

这种策略对仿制药公司可能非常有利，因为如果成功，仿制药公司不必发售任何产品，即可弥补其销售损失。如果已经仔细选择了特定的目标药物，并且在解决纠纷之前不太可能出现大量的进一步仿制药竞争，那么这种方法可能对仿制药公司主动挑战专利很有帮助。作为第一个获得专利权撤销的仿制药公司，所要面对的一个问题是，这也为其他仿制药竞争对手打开了整个领域的大门。因此，如果某种药物可能成为许多仿制药公司的目标药物，则这种方法可能适用，也可能不合适。关于这种策略是否适合任何特殊情况的最终决定，将完全取决于对市场的商业评估。然而，如果第一家仿制药公司已经做好在诉讼之前上市的准备，那么仍然可以从先动优势中受益。

由于仿制药旨在与原研药尽可能地相似，因此仿制药产品专利侵权的情况时有发生。这一方面是为了确保市场渗透，另一方面是要确定仿制药与原研药的生物等效性，从而获得监管部门的批准。生物等效性的需求对仿制药制造商而言很重要，因为其避免了仿制药为获得监管部门批准而重复进行广泛的研究。相反，该仿制药可以简单地基于原研药在监管审批过程中提供的临床数据进行申报，前提是数据独占期已过。因此，通常可以很好地平衡专利侵权是否发生的问题，因为仿制药与原研药相同或非常相似。

作为仿制药上市准备工作的一部分，仿制药公司将进行广泛的现有技术检索，并从外部法律顾问获得有关专利有效性的意见。然后，根据这些调查结果，仿制药公司可以选择在国家法院对专利的有效性发起先发制人的挑战，很可能发生撤销专利的情况。这样做的一个优势是，诉讼的开始可能会导致在创新药公司与仿制药公司之间达成协定，同时允许仿制药进入市场以获取未公开的许可。在许多情况下，只要仿制药公司终止对专利有效性的挑战，这一许可很可能是免费的。在此基础上达成的协议必须仔细检查，因为这些类型的协议可能被视为具有反竞争性，并可能会受到竞争者和反垄断机构的挑战。

对现有技术前景的全面评估将涉及广泛的专利检查，以了解原研药的知识产权情况。这将涉及常规的专利文献检索，以确定原研药的哪些专利（如果有的话）与仿制药公司的产品相关。在仿制药公司研究合适的剂型时，将评估计划的剂型是否可能侵犯任何原研药专利。分析还将涉及对第三方专利权的评估，以确保没有其他相关的第三方专利，避免引起不必要的诉讼。

详细了解原研药的知识产权情况也可能会给仿制药公司带来机会，以获得有关该药物特定开发的专利保护。这可能包括诸如新的药物剂型、新的生产工艺，以及新的盐型和多晶型物。仿制药公司可以针对这些开发提交自己的专利申请，从而有效防止创新药公司和其他仿制药公司销售这些专利所涵盖的产品。此类专利甚至在交叉许可的情况下也具有价值，并使仿制药公司在与创新药公司进行谈判中拥有更多的筹码。

　　一家仿制药公司不仅会在专利文献中搜索现有技术，还会在科学文献中进行检索。通常情况是，在当事人进行专利无效诉讼期间，专利局未确认的有用现有技术文件会被曝光。这并不能反映专利审查过程的质量。大多数国家的专利局通常都在搜索和检查专利申请方面做得很透彻，并且拥有大量的馆藏资料和数据库。但是，专利局不可能对每一个可能导致专利撤销的潜在文献进行比对研究。专利审查和最终的专利授权只是基于专利局对专利文献和一些有限科学文献的彻底搜索。

　　这是一种非常实用的方法，尽可能确定授权专利很可能是有效的或者至少没有理由认为它们无效。根据公共政策，可以认为，有动机使专利无效的第三方（如仿制药公司）将进行必要的搜索，以确定在专利授权过程中，是否存在比专利局确认的更相关的文献。然后，在对专利的有效性提出任何质疑时，第三方挑战者都可以以此现有技术引起国家法院注意。人们普遍认为，国家专利局不可能投入大量的资源来确定授权的每项专利都是有效的。在发布前，仿制药公司有机会进行广泛的搜索，并可以对专利的主体物质进行实验测试，作为提出专利有效性质疑的部分准备工作。

　　在替代策略中，如果仿制药公司确信其制剂没有侵犯任何相关专利权，则可以选择向法院寻求不侵权声明。首先，仿制药公司将与原研药公司联系以提供其产品及预期上市的详细信息，并要求创新药公司确认这不会构成专利侵权。如果创新药公司未提供所要求的确认，则仿制药公司可随后就此向法院申请正式判决。

　　相关类型的程序涉及宣布无效声明。如果仿制药公司认为原研药的专利无效，可以向法院申请无效宣告。这种申请的出发点通常不利于维护相关的现有技术专利。

　　仿制药公司经常在正常专利期限即将结束或专利期延长期间最终确定其上市策略。对专利强度的部分分析还将涉及对已获批的任何专利期延长的强度和有效性的分析。在国家法院，最近的判例法中有很多实例，如关于授予药品 SPC 的有效性问题，也有很多向欧洲联盟法院（Court of Justice of the European Union，CJEU）提交的案例。许多撤销专利的请求都得到了支持，但是这一事实仅反映了潜在的 SPC 可以为申请人提供巨大价值，因此即使成功的机会是很小，也会尽可能寻求 SPC。

26.9　总结

　　专利制度为原研者和仿制者提供了同等的机遇和挑战。

　　重要的是，要认识到可以通过谈判或诉讼来挑战相关的第三方专利。面对花费大量资源来研究现有技术和技术前景的挑战者，许多获批药品的专利可能经不起审查。

　　创新药公司需要在通过次级专利保护其创新发展与避免滥用专利制度的潜在指控之间取得平衡。保护新药的重要进展是合理且适当的，并且专利制度也是为此目的而设计的。原研药寻求保护临床前评价也是合法的，而这只是问题之一。回到基本原理上，如果在开发阶段出现了真正的技术影响，如剂型或盐型的改进可使患者明显获益，那么在知识产权方面对其进行保护是明智的。这也使得在药物发现和临床前阶段大量投入的创新药公司能够获得合理的回报。

同样，当仿制药产品进入市场时，仿制药公司有义务彻底调研专利情况。如果发现任何相关的专利权问题，那么仿制药公司有责任予以解决，无论是通过谈判、专利规避设计，还是对专利权的有效性提出质疑。仿制药公司期望发现所有围绕开发候选产品或对已获批准药物改进的二级专利，但在有价值专利和没有价值专利的区分上往往会遇到困难。

由于创新药公司和仿制药公司都将他们感兴趣的领域扩展到了对方的领域，造成整个制药行业正在发生变化。创新药公司和仿制药公司之间的界线正变得越来越模糊，并且许多创新药公司在仿制药市场中也获得了巨大的商业利益。同样，许多仿制药公司也都在研究自己的创新药。此外，许多仿制药公司也都在追求复杂的专利申请策略，其中一些旨在保护自己的创新，而另一些则作为阻止竞争或谈判的工具。因此，随着市场上创新的日益复杂，专利法领域也将得到不断发展和完善。

（李达翃　白仁仁 译）

作者信息

乔纳森·D. M.（Jonathan D. M.）
  英国 HGF 专利和商标代理人
阿特金森·D. 菲尔（Atkinson D. Phil）
  英国 HGF 专利和商标代理人

缩略语表

缩写	英文全称	中文全称
ANDA	abbreviated new drug application	简略新药申请
CJEU	Court of Justice of the European Union	欧洲联盟法院
EPO	European Patent Office	欧洲专利局
GAD	generalized anxiety disorder	广泛性焦虑症
IP	intellectual property	知识产权
MA	marketing authorization	上市许可
PIL	patient information leaflet	患者使用说明书
SmPC	summary of product characteristics	产品特性总结
SPC	supplementary protection certificate	补充保护证书
UPC	Unified Patent Court	统一专利法院

第 27 章
药物合作开发中的专利注意事项

27.1　引言

知识产权（intellectual property，IP）包括多种类型，其中在合作研究中可能存在争议的方面包括专利权、商标权、版权和商业机密等。本章将着重讨论与专利权和商业机密相关的内容。虽然商标和版权方面的问题也会出现，但这些问题在很大程度上与其他研究和出版过程中遇到的问题相似，而且读者很可能已经充分意识到这些。例如，必须尊重期刊文章和论文的版权保护。尽管在药物合作开发期间，关于知识产权方面确实存在需要回避的陷阱，但通常没有所谓的"正确答案"（下文将进行探讨）。事实上，参与药物开发的双方都应该考虑到可能存在的各种问题和风险，然后根据业务优先级别做出恰当的决定，并权衡这些风险，采取相对最好的措施以减轻可能产生的负面后果。

在合作研究过程中可能会出现许多问题，这些问题甚至可能会引发昂贵的诉讼，以及损害知识产权或合作方之间的友好关系和商誉。某些专利侵权方面的问题，往往发生于一方对另一方专有技术的使用许可范围没有明确了解的情况下。有的问题涉及信息的保护，一般可能发生在大学实验室与公司研究机构合作时。大学实验室通常希望尽快公布其新发现以获得更多的认可，从而申请更多的基金。然而，公司通常希望对新发现予以保密，至少直至该发现足以获得专利保护和商业可行性。因此，在合作研究中通常需要签署保密协议，这可以阻止一方对发明内容的公开。除以上两点之外，合作研究中经常出现的第三个问题是新发明的所有权。如果研究协议没有明确界定新发明的所有权，则会出现这一问题。此外，如下文所述，必须仔细考量协议的措辞，以确保协议在法律上支持起草方的预期目标。本章将对以上内容展开详细讨论，并介绍降低上述风险的一些可行策略。

知识产权在合作研究中处于重要位置的原因有很多。首先，对任何合作开发研究进行适当的保护都是十分重要的。如上所述，专利保护是药物开发过程中的一个关键部分。而在制药领域，知识产权是吸引和开展合作研究的重要资产。因此，需要采取适当的措施来保护知识产权，如为新开发的技术申请专利保护，或对合作过程中共享的商业机密信息予以保护。必须承认的一个现实是，如果在合作研究中所开发的新技术未能获得充分的专利保护，那么制药公司参与合作的意愿将会大大降低。从另一个角度而言，在进入任何新的研究领域之前，了解该领域已经存在哪些专利也十分重要，因为没有任何一家制药公司愿意投资可能会侵犯其他公司专利的研究工作。

27.2 什么是知识产权

27.2.1 专利

专利制度在美国宪法第 1 条第 8 款第 8 项中的规定为："为促进科学和实用艺术进步，在一定期限内保障作者和发明人对其各自著作和发现的独占权。"美国法律第 35 篇将有关专利的法规编成法典用于专利管理，定义"专利适格"（patent eligible）的主题、专利申请的要求、如何专利执行、对专利侵权的防御等诸多方面。专利常常被错误地贴上"垄断"的标签，这在某种程度上属于用词不当。专利（无论是在美国还是其他国家）仅仅为专利所有人提供了一种排他权，可以在一定期限内阻止他人在授予该专利的国家或地区制造或使用所要求保护的发明。一般而言，大多数国家的专利期限为自申请日起 20 年。作为这种有限排他权的交换，发明者必须以专利说明书的形式向公众披露如何制造和使用该发明。通过披露，第三方可以对发明进行改进，从而促进技术的进步。专利赋予的这种有限排他权是为了激励发明人向公众披露其发明，从而使他人了解和改进该技术，而不是将该技术作为商业机密。

专利保护被认为是制药工业的重要组成部分。尽管美国 FDA 会授予新药申请（NDA）主体部分的市场排他权，但专利的保护通常具有更大的价值，因为其保护时间更长（自提交专利申请起 20 年），保护范围也更广（超出 NDA 中一些特定活性化合物的范围）。正如第 24 章所述，目前已经制定了一套完整的、专门针对专利在制药工业中作用的法律。专利在药物合作开发中的两个方面尤其重要，即在新药开发过程中对新开发产品进行保护，以及防止侵犯第三方专利的可能。

几乎每个国家都存在某种形式的专利保护。许多国家也都是世界知识产权组织（World Intellectual Property Organization，WIPO）的成员，该组织提供与知识产权相关的全球标准和服务。尽管大多数国家都有各自的专利制度，且这些制度中存在相似的关键条款，如授予一项专利从专利申请日起 20 年的专利期限等。然而，不同国家的专利制度又存在一些重要的差别，特别是在医药领域。例如，在印度，如果专利所有人在专利授予后的 3 年内没有实施这项发明，即可向第三方授予实施该发明的强制许可。根据强制许可的规定，2012 年 3 月，印度专利局向印度仿制药制造商纳科制药（Natco Pharma）授予了拜耳公司（Bayer）的抗癌专利药物多吉美（Nexavar）的强制许可。该许可于 2013 年 3 月被知识产权上诉委员会（Intellectual Property Appellate Board，IPAB）确认[1]。许多国家（如巴西和泰国）也对艾滋病药物实行强制许可 1。

1　Bridges，published by the International Centre for Trade and Sustainable Development. Vol. 11，No. 3（2007）。

另一个不同国家之间有关药物专利的根本区别在于，为人类或动物疾病的治疗方法申请专利的可能性。在美国，允许为这种治疗方法申请专利。然而在许多其他国家，治疗方法可能不会获得专利。在这些国家，一个新的化合物或配方可以申请专利，但治疗方法本身不可以申请专利。

诸如强制许可和各国专利保护范围差异等问题是开展合作研究项目需要考虑的重要因素。例如，一方可能希望在几乎每个国家都能够获得发明专利，以最大化专利组合的潜在价值；而另一方可能认为，把这笔经费花在获得广泛的全球保护上没有任何价值，尤其是在那些发展中国家的专利保护。如下所述，协议双方必须就任何已开发技术将在何处获得专利保护达成一致。

27.2.2　商业机密

有些技术无法受到专利保护，制造或生产技术往往属于这一情况，并且证明产品的制造过程是否造成专利侵权通常是非常困难的。与此同时，该过程可能非常专业和具体，以至于很难逆推并加以复制。如果将该技术作为商业机密进行维护则可以获得更大程度和更长时间的保护。商业机密可以永久地保护一项技术，除非这一技术是由第三方独立开发的，或者该商业机密没有得到充分的保护，导致第三方能够使用该技术。例如，激素替代疗法普雷马林（premarin）的案例就彰显了商业机密的价值。2005 年，惠氏（Wyeth）根据明尼苏达《统一商业机密法》[2] 起诉天然生物制剂有限公司（Natural Biologics，Inc.）滥用商业机密。惠氏拥有一种大量生产普雷马林天然共轭雌激素的方法，而该方法自 1942 年以来一直被惠氏公司所使用，并作为商业机密受到保护。1994 年，天然生物制剂有限公司与之前在惠氏工作的一位化学家进行沟通，并在 1 年之内就"开发"出一种与普雷马林相同的合成共轭雌激素的方法。法院认为，惠氏已经采取了合理的手段来保护这一机密，该方法已作为商业秘密被保护 50 余年，可作为有力的证明，而天然生物制剂有限公司只是通过挪用而获得了这一工艺。法院最终认定天然生物制剂有限公司滥用商业机密且已造成无法弥补的损害，因此对其实施永久禁令。

27.2.3　商标和版权

商标和版权在医药行业中也扮演着重要的角色，但本节只作简要讨论，因为这些问题在药物合作开发中通常不存在争议。"商标一般是一个词、短语、标志、图案或其组合，用以区分商品来源。服务标志与商标相同，只是它标识和区分的是服务的来源，而不是商品"[3]。商标在制药行业扮演着重要角色，最重要的是为新药创建药物标识。国际商标协会（International Trademark Association）发布了一个简要的概述以介绍商标在药品中

2　395 F.3d 897（8th Cir. 2005）。

3　From the USPTO "Protecting Your Trademark，Enhancing Your Rights Through Federal Registration" https：//www.uspto.gov/sites/default/files/documents/BasicFacts.pdf。

的重要性，读者可以通过以下网站下载和阅读相关内容：http：//www.inta.org/Advocacy/Documents/INTAPharmaceuticalTrademarksPublicHealth2007.pdf。

版权一般保护艺术和文学作品，尽管其作用没有商标那么重要，但在制药行业同样发挥作用。版权通常出现在与药品相关的广告媒体中，其在制药行业中发挥重要作用的其中一个方面与药品标签相关。FDA 要求仿制药在处方信息中需要复制原研药的药品标签。然而，药品标签作为创新药物研发公司的原创书面作品，仿制药公司的这一行为是否会造成版权侵权呢？这一问题在 2000 年得以解决，美国法院认定，某一仿制药公司不能因复制药品的参照标签而被追究版权侵权责任，而这也正是 FDA 和《哈奇 - 瓦克斯曼法案》对简略新药申请（ANDA）的要求 [4]。

27.3　合作研究开展之前

在任何合作研究开展之前，合作双方均需拟定一份明确的书面研究协议。一份经过深思熟虑的研究协议对于保护双方的利益（无论从合作角度还是各自角度），以及降低出现分歧时造成的成本而言十分重要。以下对于研究协议中应说明的几个关键问题进行了详细介绍。然而，在起草和签署一份联合开发或联合研究协议之前，还需要考虑一些早期的问题。

在开始研究之前就准备一份书面合作协议对于最大限度地保护发明也非常重要，否则可能会危及该发明的可专利性。在此方面，《美国专利法》第 102 条 c 款规定：

"美国专利法 102（c）：可专利性的条件——新颖性。

（c）合作研究协议下的共同拥有，如果满足以下条件，在适用（b）（2）（C）条款时，披露内容和发明应被视为属于同一主体，或有义务转让给同一主体：

（1）公开披露的内容和美国专利申请的发明内容是由合作研究协议的一方或多方完成，且该合作研究协议在美国专利申请的有效申请日当日或之前已生效；

（2）美国专利申请的发明内容是在合作研究协议范围内进行研究活动的结果；

（3）美国专利申请必须披露该合作研究协议参与方的名字（强调重点）。"

专利审查程序指南（Manual of Patent Examining Procedure，MPEP）在第 2156 条中对此解释为："根据《美国专利法》第 102 条 c 款，为援引合作研究协议使一项披露内容不作为该申请的现有技术，申请人（或申请人的代表）必须提供一份声明，表示该公开内容与主张的专利申请被合作研究协议各方共同拥有。声明中还必须表明该协议在主张发明的有效申请日当日或之前已生效，并要求该发明是在合作研究协议范围内进行研究活动的结果"。

如果甲方和乙方正在就可能合作的项目进行谈判，明确双方研究范围的合作研发协议

4　SmithKline Beecham Consumer Healthcare，L.P. v. Watson Pharmaceuticals，Inc.，211 F.3d 21（2nd Cir. 2000）。

还未准备就绪，但甲方在此之前已经开始了相关研究，那么甲方早期的工作可能被视为最终发明的现有技术。以"奥德宗产品有限公司（Oddzon Products，Inc.）与只是玩具有限公司（Just Toys，Inc.）案件"为例[5]，该案例中联邦巡回上诉法院裁定，保密的现有技术可以用于确定一项发明是否具有非显而易见性，如果发明是显而易见的，则不具有可专利性。在这一案例中，具有如下形状的一种带鳍的玩具足球设计被秘密披露给一个发明者（图 27.1）。该发明者受到这个想法的"启发"，继续开发出修改后的设计，随后获得了新的专利（图 27.2）。

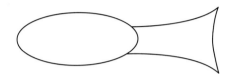

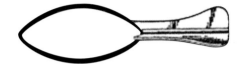

图 27.1　现有技术：原始的玩具设计　　　图 27.2　该发明的改良玩具设计

法院认为，该秘密披露属于接收信息一方关于专利设计的现有技术。在解释如何在显而易见性分析中考虑这种现有技术时，法院阐述道："这一结果并非不合逻辑。也就是说，对于一项发明 A′，如果从主题 A 的角度来看是显而易见的，即便是衍生自其他来源，也是不可专利的。而显而易见的发明 A′，对 A 的发明者而言可能并非不能申请专利，对没有接收 A 披露的第三方而言也可能并非不能申请专利，但收到披露的一方是不能申请专利的。"

根据《美国专利法》102 条 f 款，对于真正了解该发明的人而言，"机密"信息可能属于现有技术范畴。同样，在"杜邦（E.I. du Pont de Nemours）和菲利普斯石油公司（Phillips Petroleum Co.）案件"[6] 中，法院认为，菲利普斯石油公司的某些秘密性实验室工作（在实验室中秘密合成某些聚合物），就鉴定杜邦公司发明的新颖性和显而易见性而言，属于现有技术。因此，如果一方的研究在合作开发协议签署前已经开始，即使相关研究工作不向任何第三方披露，在合作开发协议前的工作对后面的合作工作而言也可能属于现有技术。

27.3.1　保密协议

与商业机密有关的是保密协议（nondisclosure agreement，NDA）。如果双方不能首先分享各自的知识和专业技能以确定合作关系是否可取和有益，就不可能建立合作关系。然而，在没有研究协议的情况下，双方如何进行这样的讨论呢？在任何讨论开始之前，双方都需要签署一份保密协议，在网络上可以找到各种保密协议的样本。当然，保密协议是为了保护双方之间共享的任何机密信息。然而，保密协议的规定可能超出了共享可能被视为商业机密信息的范围。协议的一方或双方可能不希望公开他们正在讨论的可能合作。研究领域对于双方中的某一方可能是一个全新的药物领域，而该方可能希望对其竞争对手尽可

5　Oddzon Products，Inc. v. Just Toys，Inc.，122 F.3d 1396（Fed. Cir. 1997）。

6　E.I. du Pont deNemours & Co. v. Phillips PetroleumCo.，7 U.S.P.Q.2d 1129（Fed. Cir. 1988）。

能长时间地保密。一份简短的相互保密协议将允许双方坐到谈判桌前讨论可能的合作，而不必担心这些初步讨论的主题和内容会被外部获知。

27.3.2　自由实施分析是否必要

在新药开发过程中，除了保护创新工作外，各方还必须了解第三方可能拥有的专利。当新药属于一种新制剂或一种已知药物的新用途时，通常需要考虑第三方的专利。在这种情况下，原研药厂家可能仍然享有 API 的专利保护权。

在着手开始后续药物研发之前，首先进行自由实施（freedom to operate，FTO）分析非常重要。因此，在讨论潜在的合作关系时，首先应该思考的问题之一就是是否获得了FTO 意见。与 FTO 相关的工作主要是，对于在相同领域中潜在的第三方参与者予以识别和风险评估。例如，在药物开发领域工作的美国国立卫生研究院（NIH）的研究人员承担的风险水平与竞争对手并不相同。即使已确定的第三方愿意授权其可能会阻止合作开发的专利，接受这样的授权将引发额外的成本，而合作协议中需要阐明由谁来承担这部分费用。

最初的FTO通常由一方或双方公司中参与后续药物合作开发的相关人员在内部完成。然而，一旦确定了所关注的专利，由专利律师在法律上对任何可能的侵权问题进行评估是非常重要的。

27.3.3　合作范围

研究协议应尽可能界定合作的范围。双方计划开展哪些合作研究？由谁负责相关研究的哪个方面？在合作研究中是否有界限或限制？在研究协议中应考虑并尽可能解决上述问题，其目的是为了：①防止后续产生分歧；②更好地理解一方是否超出了研究协议的允许范围；③最大限度地保护知识产权。

在任何合作研究中，双方都会贡献各自的专有技能和知识体系，从而使这些贡献协同创造出新的研究进展。在合作之前，需要理解双方将要贡献哪些技能、专长和知识。在此基础上，各方提供可能以商业机密或专有技术形式存在的专有知识。为保护双方的贡献，研究协议中应明确研究项目。

在协议中预先明确研究项目是非常重要的，因为研究目标可能会随着时间的推移而发生变化。例如，A 公司和 B 公司签订合作协议，计划开发一种针对 X 疾病的药物。而在协作过程中，B 公司发现了一种针对 Y 疾病非常具有潜力的联合开发的化合物。此时，新观察到的活性化合物可能会引起一些问题。其中一方能否独立开展针对 Y 疾病的化合物活性研究？如果只有 B 公司观察到针对 Y 疾病的活性化合物，但又只有通过 A 公司提供的专有知识才能实现，那又该怎么办呢？如果研究协议中明确定义了研究范围为研发针对 X 疾病的化合物，一方不得将另一方提供的专有知识用于定义范围以外的研究，此时 B 公司在未经 A 公司允许的条件下就不能针对 Y 疾病进行相关研究。值得注意的是，研究协议也可以根据需要进行修改。因此，如果双方都同意针对 Y 疾病进行研究，则可以对协议进行补充或修改。

　　确定研究范围对于保护合作中产生的可申请专利的发明同样十分重要。根据《美国专利法》，合作双方在协议之前的某些工作不能被用于拒绝根据该研究协议创造发明的专利性[7]。然而，能够使用《美国专利法》这一条款的要求是："所要求的发明是在合作研究协议范围内开展活动的结果"[8]。因此，在上述场景中，如果只有 B 公司针对 Y 疾病继续研发药物，或者研究协议不能修改为包括针对 Y 疾病的药物研发，化合物将很难获得用于治疗 Y 疾病的专利保护。因为合作方在协议之前的研究工作可以作为现有技术，以判定对 Y 疾病的治疗用途是否具有可专利性。

27.3.4　商业机密

　　如前所述，在合作进程中，每一方都需要贡献各自的专业知识和技能，这其中通常包含专有信息和商业机密。因此，在协议中事先规定保护相关信息的要求十分重要。此类协议常犯的一个错误是仅简单陈述了一些类似于"双方必须采取应有和适当的举措来保护源自合作方的任何专有信息"的内容。然而，什么是"应有和适当的举措"？一方认为已经做到"应有和适当的举措"，但另一方却可能会认为远远不够。当协议中合作双方属于不同的实体时，便会出现这一观点的差异。例如，当一个大公司和一所大学合作或某一小规模的初创型公司和一个大公司合作时。

　　任何合作协议都应定义应该采取什么措施来保护合作者之间共享的专有商业机密。这些措施应包括以下内容：

　　（1）信息的物理性安全：法院在确定信息是否值得作为商业机密保护时，总是会关注对这些商业机密采取了哪些保护措施。在违反商业机密和发布专有信息的情况下，首先要考虑的事情之一是是否采取了切实的措施来进行信息保护。因此，合作协议中应规定需提供何种物理安全保障来保护专有信息。合作协议应解决如下一些问题，如实验室对外来人员的一般准入问题（访客是否必须一直有陪同人员），物料在不使用时是否需要保存在某种安全锁定的容器内，电子复件是否必须存放在安全的服务器，是否可复制文件（电子版或纸张复印），机密信息是否必须明确标注为"机密"，各方之间的信息传输是否必须以安全加密的方式进行等。以上强调了出于物理性安全方面的一些考量，当然这并非详尽无遗。然而，双方在如何处理物理性安全问题方面仍可能存在重大分歧。制药公司的标准程序要求所有来访者在接待处签到，在访问过程中有专人全程陪同，同时佩戴清晰的"访客"标识；设施通常是上锁的，需要刷卡或钥匙密码解锁；信息不能复制到笔记本电脑或优盘等便携式设备上，必须保存在安全服务器内。然而大学和一些小型公司则很少有这样的物理性安全措施。在大多数大学里，包括访客在内的人员可以在教学楼内自由走动，只有当其进入特定的实验室时才会被询问。信息也经常被复制到便携式设备上，以便相关人

7　35 U.S.C. § 102（c）。

8　35 U.S.C. § 102（c）（2）。

员可在异地进行项目工作。因此，就物理性安全是否做到充分的信息保护这一方面，双方之间可能存在显著的差异。

（2）谁有权限获得相关信息：协议中应明确哪些人员有权限接触到此类专有信息。最安全的做法是将专有信息限制在"需要知道"的人群范围内。按常理而言，能够接触信息的人员越多，对信息的控制就越困难。此外，如果无需了解信息的人员被允许访问这些信息，那么在信息被不适当发布的情况下，想证明这些信息实际上是商业机密就变得更加困难。然而，即使在"需要知道"的基础上定义允许访问信息的人群，对于哪些人"需要知道"，以及访问权限的扩展范围也可能存在争议。例如，如果其中一方与合同研究机构（CRO）合作进行某部分研究，会发生什么？这些专有信息可以与 CRO 共享吗？

（3）在研究项目结束时，如何处理专有信息？通常合作协议要求归还所有专有信息，并销毁所有副本。

（4）CRO：当今的药物研究进程中经常涉及 CRO。在本章中，CRO 可能是研究的合作伙伴，也可能作为第三方为研究协议的双方之一进行某些方面的工作。对于 CRO 和机密信息，还需要考虑一些额外的因素。研究协议应包括一些条款，要求一方在与 CRO 合作执行研究项目的某些工作之前，必须事先获得另一方的批准。如果研究协议中的一方希望由 CRO 进行一些工作，应审查 CRO 公司对机密信息的处理方式。此外，CRO 还可能为其中一方的竞争对手工作，在这种情况下，该方自然不希望将机密信息发送给 CRO。

27.3.5 公告发布和论文发表

在合作研究项目中，特别是在医药领域，向公众宣传项目开发期间所取得的研究进展是一个常见的重要问题。然而，这一关键问题往往没有在研究协议中明确。在发布公告时，协议各方可能有不同的利益。例如，大学内有一种老生常谈的惯例："要么发表，要么灭亡。"在大多数学术环境中，人们认为任何合理的进展都应该尽快公布，这可以丰富主要研究者的履历，给予研究实验室更多的公信力，并有望吸收更多的资金来支持其研究。对于中小型公司而言，发布产品开发新闻公告的压力主要来自于满足股东或吸引投资资金的需要。因此，许多较小的公司可能倾向于尽量将研发进展向好的方向解释，并发布新闻公告。

然而，无论是通过研究拨款还是投资，大型制药公司在吸引资金方面并没有这种压力。因此，大型制药公司往往可以等到该技术得到更充分的开发及专利申请提交后再发布新闻公告。一般做法是将所有信息保密，直至提交所需的专利申请。

过早发布新药开发的相关信息可能会引起一些问题。在"健赞制药公司（Genzyme Therapeutics Prods. LP）起诉拜玛林制药公司（Biomarin Pharm. Inc.）"一案中 [9]，健赞公司拥有的专利被判决无效，其部分原因是该发明者在杜克大学发布了一份新闻稿，内容涉及 FDA 批准该药物成为孤儿药及该药物将用于临床试验及患者的治疗。这份新闻公告在

9　Genzyme Therapeutics Prods. LP v. Biomarin Pharm. Inc.，119 U.S.P.Q.2d 1022（Fed. Cir. 2016）。

专利申请提出之前就已经发布，因此被认为是针对该发明的现有技术。

合作研究协议应明确规定项目相关的任何信息的公开传播事项，无论是期刊论文的发表、会议上的口头报告，还是新闻发布。一个合理的建议是在适当的专利申请提交之前，不要公开发布任何有关该项目的信息。即使在专利申请提交后，公开发布信息也应得到协议双方的一致同意，以避免本应保密或应再保留一段时间的信息被无意发布。建议在有关公开发布信息的规定中应有适当的、切实可行的规定。当研究协议的一方是大学实验室时，这种情况最为常见。关于公开披露的通知条款允许双方有足够的时间评估披露的实质内容，并在必要时在披露之前准备和提交专利申请。很多情况下，往往是在公开披露迫在眉睫时才通知另一方。例如，通知对方将有研究人员在 1 周后于某研讨会议上发言，内容涉及合作研发项目的进展。然后，各方开始争相拼凑专利申请，以保护被披露的发明。然而，在这种仓促的情况下，专利申请的披露往往不像预期的那样广泛，或不能充分保护发明的全部范围。因此，建议合作研究协议应要求在任何公开披露之前至少提前 60 天通知合作方，且计划披露的一方应向另一方提供一份拟披露内容的完整副本以供对方审查。

27.3.6　所有权

根据协议开发的技术所有权是合作研究协议中的一个关键性条款。技术所有权的重要性部分应基于《美国专利法》。根据该法律，除非另有协议，否则每个发明者都被推定为该发明的 100% 所有者。《美国专利法》第 262 条规定，"除有相反的约定外，专利权的每一个共同所有人都可以在美国制造、使用、要约出售、出售其取得专利权的发明，而不必取得其他所有人的同意，且无需向其他所有人说明。"这是指每个发明人可以单独开发、出售、许可该发明，包括将该发明许可或出售给研究协议另一方的竞争对手。不明确开发技术所有权的风险可以从"爱惜康公司（Ethicon）起诉美国外科手术公司（US Surgical）"[10] 的案例中看出。

在爱惜康公司的案例中，医生和发明家尹（Yoon）发明了内窥镜手术设备。1980 年，尹邀请当时是电子技术人员的崔（Choi）帮助他完成一些工作，但崔没有获得任何报酬，也没有任何合同约定将他的专利权转让给尹。同样，他们之间也没有任何书面的研究或合作协议。1982 年，合作结束后，尹在美国申请了一项"安全穿刺针"（医疗设备）的专利。在这项专利申请中，尹称自己是唯一的发明者。1985 年，这项专利获得批准，尹授予爱惜康公司此专利的独家许可，并进行发明的生产和销售。

1989 年，作为该专利的独家授权商，爱惜康公司起诉 US Surgical 专利侵权。在这一过程中，US Surgical 了解到尹与崔在开发这项发明时的关系，随后与崔会面并从崔处获得使用安全穿刺针的许可，而这也是崔在合作中的贡献。随后，US Surgical 向法院提交了一份动议，要求将崔列为该专利的共同发明者。法院同意这份意见，并将崔作为安全穿刺针

10　Ethicon v. U.S. Surgical，135 F.3d 1456（Fed. Cir. 1998）。

的共同发明人添加至尹的专利。如上所述，根据美国法律，除非另有协议，否则每个发明者都被推定为该发明的 100% 所有人。尹与崔之间并没有研究协议或合同约束，因此崔作为共同发明人，可以自由授权他的专利，包括授权给爱惜康公司（通过尹获得授权）的直接竞争对手 US Surgical。基于从崔获得的专利许可，US Surgical 得以驳回侵权诉讼，理由是崔为该专利的共同所有人，已经授予 US Surgical 使用该发明的许可。作为该专利的许可方，US Surgical 不造成专利侵权。

此外，"利兰·斯坦福初级大学董事会（Board of Trustees of the Leland Stanford Junior University）起诉罗氏分子系统公司（Roche Molecular Systems Inc.）"[11] 一案表明，除了在研究协议中规定开发成果的所有权之外，这些条款的措辞也同样重要。在此案中，争论的焦点是一项极其重要且有经济前景的技术，该技术采用 PCR 方法定量 HIV 病毒，以评估艾滋病药物的治疗效果。本案涉及的三项专利具有相同的名称，均为"聚合酶链式反应测定法用于监测抗病毒治疗及指导获得性免疫缺陷综合征的治疗"。该项技术主要由斯坦福大学（Stanford University）和塞图斯公司 [Cetus，后来成为凯龙（Chiron）的一部分] 的研究人员开发。1988 年，霍洛德尼（Holodniy）博士以研究员的身份加入斯坦福大学。作为研究人员员工协议的一部分，霍洛德尼博士签署了一份版权和专利协议（copyright and patent agreement，CPA），要求他将自己对任何发明的权利转让给斯坦福大学。当霍洛德尼博士加入斯坦福实验室时，他对 PCR 技术没有任何经验。因此，自 1989 年 2 月起，霍洛德尼博士开始在几个月的时间内定期访问塞图斯公司学习 PCR 技术，并开发了一种基于 PCR 的艾滋病病毒检测模型。访问过程中，霍洛德尼博士被要求与塞图斯公司签署一份访客保密协议（visitor's confidentiality agreement，VCA）。VCA 中声明，霍洛德尼博士"将把在此工作所产生的每个想法、发明和改进中的权利、头衔和利益转让给塞图斯公司"。最终，霍洛德尼博士和塞图斯公司研究开发了一种模型，该模型能够使用 PCR 定量检测感染者血浆中的 HIV-RNA。在与罗氏公司的纠纷中，这种新的 PCR 检测方法是专利争议的基础。

1991 年 12 月，罗氏公司收购了塞图斯公司的 PCR 资产，包括斯坦福大学与塞图斯公司签订的协议，其中含有霍洛德尼博士签署的 VCA。随后，罗氏公司开始生产使用了专利技术的 HIV 病毒检测试剂盒。斯坦福大学宣称，作为涉及该方法的专利受让方，斯坦福大学对该技术拥有所有权，并应由斯坦福大学向罗氏公司提供该专利的独家许可。最终，斯坦福大学在加州北部起诉了罗氏公司，指控罗氏公司的 HIV 病毒检测试剂盒侵犯了其专利权。罗氏公司答复并进行了反诉，称罗氏公司通过收购塞图斯公司的 PCR 资产，实际上拥有这些专利的所有权、许可证和销售权。最有争议的是霍洛德尼博士签署的具有"竞争"性质的协议，第一份协议是在斯坦福大学工作时作为员工协议的一部分签署的，第二份协议在访问塞图斯公司期间签署。在解决斯坦福还是罗氏拥有该专利所有权的问题时，法院考察了由霍洛德尼博士签署的两份协议的语言表述。

其在与斯坦福大学签署的协议中写道："**我同意**按照合同或拨款的要求，向斯坦福大

---

11 Board of Trustees of the Leland Stanford Junior University v. Roche Molecular Systems Inc., 583 F.3d 832, 842（ Fed. Cir. 2009）。

学或赞助商**转让或书面确认**对……发明的权利、头衔和利益。"另一方面，霍洛德尼博士与塞图斯公司签订的 VCA 协议表明："**我将并在此将我**对每一个想法、发明和改进的权利、头衔和利益**转让给塞图斯**。"（加粗处表示强调）。这两份协议的语言差异看上去似乎不太明显，然而法院却发现两种语言表达有着根本不同的解释。法院认为，在与斯坦福大学的协议中，霍洛德尼博士"同意转让"的合同语言仅仅反映了对未来权利转让的承诺，而不是预期利益的立即转让。斯坦福大学的《发明、专利和许可管理指南》（*Administrative Guide to Inventions, Patents, and Licensing*）也是法院决定的考量因素之一。该指南称："与工业界和其他许多大学不同，斯坦福大学的发明权利政策允许发明人保留所有权利。"法院认为，该指南表达了斯坦福大学方面的明确意图，即如果可能，发明者的所有权仍应属于发明者。与斯坦福大学协议形成对比的是，塞图斯公司的 VCA 称："我将并在此将我对每个想法、发明和改进的权利、头衔和利益转让给塞图斯公司"，这被法院视为对未来发明的直接转让。因此，当霍洛德尼博士与塞图斯公司签订 VCA 协议时，他实际上是将他在塞图斯公司工作中所开发的任何发明的权利转让给了塞图斯公司。因此，塞图斯公司对所涉及的 PCR 检测方法拥有所有权，而罗氏公司通过收购塞图斯公司的 PCR 资产获得了专利的所有权。

　　这两个案例表明，在合作研究开始之前，明确规定合作研究协议中阐明的任何已开发技术的所有权是多么重要。没有明确界定所有权问题的缺点是，研究协议一方的竞争对手可能获得该技术的权利。在实际操作中，其实并没有处理所有权问题的所谓"正确"方法。通常而言，通过合作研究协议开发的专利所有权可能受到研究协议一方总体管理政策的约束。例如，一些大学的政策是不完全转让或出售专利。然而，他们可能愿意授予独家许可。另一方面，制药公司不太可能对这项技术感兴趣，除非他们对专利拥有完全控制权，并有权对侵权提起诉讼，这要求他们获得专利的所有权或独占许可。尽管仍无处理合作研究协议中发明的所有权问题的唯一"正确"方法，但在研究开始之前必须明确相关问题如何处理。如同斯坦福大学的案例，在一个研究项目上友好合作的双方最终可能会分道扬镳。笔者也经常看到，当发明被证明具有重大价值且一方希望能够利用这一价值，但方式却可能与另一方发生冲突时，合作关系就会轰然崩塌。如果研究协议明确规定谁拥有这项技术，这些问题可能会迎刃而解。

　　与所有权相关的问题是发明人身份和员工协议。正如爱惜康公司的案例，在没有合同约束发明者行为的情况下，发明者可以根据自己的选择出售或许可其专利。因此，应采取以下两步措施以避免爱惜康公司这样的情况。首先，应该有明确的员工协议并要求员工签署。员工协议应明确规定，在受雇期间所开发的任何发明都属于雇主的资产。在签署任何合作研究协议之前，一方应确认另一方具有员工协议且常年签署。也应检查员工协议的语言措辞，以确保该语言不类似于斯坦福大学协议中的表达，确保该协议不是对未来转让的承诺。此外，在开发任何发明时，各方应与参与该项目的所有人员一起正式审查发明人的身份。在确定应指定的发明人后，理想情况下，项目中其他人员还应审查并签署相关报告。让非发明人在发明人身份确认报告上签字有助于防止心怀不满的员工离开公司之后宣称他们也应该被指定为发明人，并可能拥有该发明的权利。一旦起草了专利申请，建议还应该要求发明者签署一份正式的转让文件，该文件将发明的所有权在全球范围内转让给指定的受让人。

所有权的另一个相关问题是所开发技术的许可问题，对于这一问题需要在合作开发协议中进行规定。无论是双方同意共同拥有该研究产生的任何专利，还是一方拥有专利，都应在协议中明确对技术许可的约束。例如，如果有特定的第三方，协议的一方不希望向其授予许可，或者在专利涉及的特定领域中，一方不希望第三方通过许可涉足该领域，都应在协议中明确提出。

27.3.7　问题的处理

遗憾的是，无论一份研究协议撰写得多么完美，对于协议条款理解的分歧或一方直接违反协议的情况仍时有发生。此外，公司倒闭、兼并，以及收购另一家公司或资产在商界也同样司空见惯。在斯坦福大学和罗氏的案例中，斯坦福大学与塞图斯公司有着良好的关系，在双方申请 PCR 检测方法专利的过程中，塞图斯公司对斯坦福大学作为专利所有者似乎也并无异议。然而，收购了塞图斯公司 PCR 资产的罗氏却有截然不同的立场，他们并没有兴趣从斯坦福大学获得此项技术的许可，而是通过由斯坦福大学研究人员与塞图斯公司签署的 VCA 来主张所有权。

因此，在任何研究协议中都应该包括一个重要的部分以解决双方之间的任何争议。如果有明确的争议解决条款，任何争议都有望更快地得到解决，且双方的整体成本也会降低。与研究协议的许多考虑一样，并没有绝对的"正确答案"，对某一方可行的方法对另一方也许难以实施。然而，在研究协议中确实需要考虑和提出一些关于争议解决的因素。

例如，争议解决条款应界定争议是否可以通过诉讼、仲裁或调解来解决。大多数协议倾向于使用约束性仲裁（可能在调解之后）。在调解过程中，一个中立的调解员与双方一起努力，以使双方达到相互满意的程度，从而解决争议。调解员并不"作出判断"支持或反对任何一方，而主要是倾听双方的意见，权衡双方提供的证据，并试图引导达成一个双方都同意的解决方案。在仲裁过程中，一名中立的仲裁员将听取证词，考虑双方提交的证据，并作出有利于一方的决定。因此，仲裁员充当的是审判者的角色。由于提交的证据比法律审判要少得多，所以仲裁进展也比诉讼快得多。采用仲裁的另一个优势是仲裁员具有技术专长。美国民事法庭中几乎没有具备相关技术背景的法官，即便有也很少。陪审团同样没有相关的技术背景。而制药领域的发明在本质上涉及非常复杂的科学知识，因此通过民事法庭解决纠纷的一个缺点是裁决机构缺乏专业技术知识背景。而由争议双方选择和认可的仲裁员的仲裁则可避免这一缺点。技术专长和法律专长都是选择仲裁员的重要依据，涉及药物联合开发或合作研究协议的纠纷仲裁人既是有经验的专利律师，又具有药物化学或生物技术的专业背景。对于仲裁，研究协议还应规定将支配仲裁的规则来源，即国际商会或美国仲裁协会。

在研究协议中同意具有约束力的仲裁意味着双方同意仲裁员的裁定是"具有约束力"的最终裁决。因此，在仲裁中败诉的一方不得就同一问题向地区法院提起诉讼。如上所述，仲裁获得大多数研究协议推崇的原因是其比民事诉讼更加便宜和快速，当然协议内容的技术性也使其更受青睐。

另一个需要考量的解决争议的因素是地点。如果纠纷需要在法庭上解决，案件将在哪里听证？一种普遍的看法是，法院的判决可能更有利于在其管辖范围内的当事人，特别是当事人为某一大型公司，能够为该地区带来可观的收入时。此外，某些司法管辖区非常重视专利保护。如果合作协议双方是不同国家的实体，建议将听证地点选在第三方的中立国家。话虽如此，同意在某一特定地点进行案件听证之前，双方应了解该国（或该州，当争议在美国州法院解决时）的适用法律会如何影响其各自的权利。

27.3.8 成本

研究协议需要明确的最重要问题之一是成本。对于大多数人而言，这似乎是最基本的。然而，当提及研究协议中有关成本的条款时，许多缔约方想到的是资助研究。例如，一所大学或某一小公司之所以有动机与一家大型制药公司签订合作协议，主要是因为该大型制药公司能够为其研究提供资金支持。然而，合作药物开发相关的成本远远超出了资助研究的范围。

27.3.8.1 专利申请成本

与制药技术开发相关的一项重大成本是保护研究中产生发明的成本。在澳大利亚、加拿大、欧盟（专利在德国、法国、英国、意大利、荷兰和瑞典认证）、日本、墨西哥、美国获得一项专利的成本大约为 22 万美元 [12]，这一估算建立在一件具有 20 项权利要求、复杂程度属于平均水平的发明的基础之上。药物专利通常是最复杂的，具有超过 20 项的权利要求，通常需要比平均时间更长的审查时间。此外，这一数字还不包括可能需要进行的 FTO 检索和可专利性调查的相关费用，也不包括起草专利申请的成本。如果加上这些额外的费用，即使是在有限的全球范围内，获得专利的成本也会高得多。

这一成本估算仅基于在 6 个主要专利局申请专利，并在 6 个欧洲国家进行认证。专利合作条约（PCT）目前有 151 个缔约国，包括委内瑞拉、阿根廷和约旦在内的许多非 PCT 成员需要单独提交专利申请。如果研究协议的一方计划获得"全球专利"保护，那么双方需要明确"全球专利"保护的含义。需要考虑的问题可能包括：主要市场是哪些国家？重要的产品生产基地在哪里？临床试验可能在哪里进行？侵权药物可能会在哪里生产？相关问题的回答可能有助于确定需要在哪些国家申请专利。

然而，除了共同确定专利申请将在何处提出外，双方还需要在联合开发协议中规定谁将承担与知识产权相关的费用。如果在专利策略上存在较大异议（如在哪些国家申请专利），希望获得更广泛保护的一方可能需要担负更多的专利成本。在成本的问题上，研究协议还

---

12 Estimate obtained using Global IP Estimator from https：//www.quantifyip.com/。

需要规定由谁来主导专利的申请过程。是共同决策还是一方拥有控制权？在许多制药合作研究协议中，通常会由利益主要相关方主导研究成果的商业化过程。例如，研究协议可在制药公司和大学之间达成。大学的利益在于制药公司能够资助其研究，并获得免费许可继续使用该技术进行研究；而制药公司的目标是将产品商业化。在这种情况下，制药公司通常需要承担知识产权相关的费用，并主导专利的申请过程。

此外，如果拥有知识产权主导权的一方决定不提交专利申请，双方可能要考虑对方有哪些选择。另一方可否自费提交专利申请？如果他们自费提交申请，谁拥有专利所有权？例如，双方签订了一份研究协议，声明甲方为合作研究产生的任何知识产权的所有者，当甲方选择不就该技术提出专利申请时，乙方自行提出专利申请，并承担相关费用。专利授予后，甲方主张拥有专利所有权，而支付了专利费用的乙方不同意。但是根据合作研究协议，尽管乙方已经承担了获得专利的费用（根据协议乙方并无义务这样做），专利的所有权仍属于甲方。

与许多研究协议的其他方面一样，谁为知识产权付费和谁来把控知识产权是研究协议各方需要做出的商业决策。但是，这些决定应在签署研究协议之前做出，并应包括在最终协议中。

27.3.8.2 专利执法成本

上文讨论了专利的获得成本，如果寻求全球保护，成本可能非常高。然而，使专利的获得成本相形见绌的是专利的执法成本，尤其是在美国。下文将更详细地讨论这一问题，其中可能支付的重大成本（可能是制药发明中的最大成本）是与执行专利以防止可能的侵权相关的成本。

2013 年，据美国知识产权法协会（American Intellectual Property Law Association）估计，一场涉及金额为 100 万～2500 万美元的专利诉讼平均成本，从发现到结束为止约为 160 万美元，最终成本可达 280 万美元[2]，而与药品专利诉讼相关的费用通常处于这一范围的高端。联合开发协议应指明如何确定与专利实施有关的费用责任。美国专利和商标局（USPTO）对许多联合开发协议的一种监管是授权后如何解决成本问题。当讨论授权后的成本时，大多数人会立即联想到诉讼和与诉讼相关的费用。但是，第三方也可向 USPTO 质疑专利的有效性。

大多数专利诉讼还可能会进行由侵权人指控的无效程序。授权后的审查程序虽然只是诉讼费用的一小部分，但仍然需要一笔高昂的支出（根据专利的复杂程度费用在 30 万～100 万美元不等），因此应该包括在合作协议中。

27.3.9 赔偿条款

当一方与另一方在药物合作开发项目中共享专业知识和技能时，双方通常希望在协议中加入一项赔偿条款。如上所述，在开展合作研发项目之前进行 FTO 分析是非常重要的。

然而，很少有一方愿意花费时间和金钱就另一方的技术进行 FTO 检索。相反，他们将依赖另一方内部对自身技术的 FTO 检索和分析。这种信赖就有可能要求制定赔偿条款。赔偿条款一般规定，经过尽职调查并就其所知，使用赔偿方的技术不会侵犯任何第三方的专利。此外，如协议中乙方因使用甲方的技术而侵犯第三方的专利，则甲方应赔偿乙方因该侵权行为所遭受的任何损害。

例如，A 公司在将难以做成液体剂型的原料药制备成液体制剂方面具有专长，而 B 公司有一种新型原料药（药物 X），且其液体制剂是比较理想的剂型，因为药物 X 是为儿科患者设计的，此类患者通常很难吞咽固体制剂。B 公司与 A 公司进行接洽，希望共同开发药物 X 的稳定液体制剂。此时，B 公司可能提出要求，使用 A 公司的工艺和制剂配方获得液体剂型不会侵犯任何第三方专利，否则 A 公司要给予赔偿。类似地，A 公司可能要求使用 B 公司的原料药不会侵犯任何第三方专利。也就是说，虽然 B 公司的特定原料药可能是新化合物，但第三方可能拥有涵盖该原料药的某一化合物类别的专利。由于 A 公司和 B 公司分别在制剂和原料药方面最了解哪些第三方专利可能受到关注，所以他们将依赖彼此的尽职调查和 FTO 分析，以及相关的赔偿条款。

27.3.10 共享技术

可能产生知识产权问题并应予以考量的一个特殊领域是从诸如美国标准菌库（American type culture collection，ATCC）等实体获得生物材料。在药物开发过程中，来自 ATCC 的生物材料用途很多。例如，与传统小分子相关的细胞系可用于临床前药物开发，从疗效或毒性方面筛选潜在化合物。向 ATCC 订购材料时，研究员需要签署一份材料转移协议（material transfer agreement，MTA）。MTA 是一份 4 页的法律文件，遗憾的是，许多研究人员在没有阅读的情况下就匆匆签字，或者阅读后很快忘记了相应条款和义务。然而，ATCC 的 MTA 条款对合作研究具有重要的影响。首先，协议中有一项通用的"商业用途"条款，规定：未经 ATCC 事先书面同意，严禁将生物材料投入任何商业用途。买方承认并同意，买方使用某些生物材料可能需要从此 MTA 签约方以外的人士或实体获得授权，或遵守此 MTA 签约方以外人士或实体施加的限制规定（"第三方条款"）。在 ATCC 发现存在任何此类使用权利或限制条件的情况下，ATCC 将采取合理措施，在 ATCC 的材料目录中或通过 ATCC 的客服代表，说明这些权利或限制条件的存在，但前提是 ATCC 手头具备这些资料。ATCC 应提供有关此类第三方条款的信息，供买方审阅。买方明确表示，如果此 MTA 与第三方条款有冲突，则以第三方条款为准。生物材料的使用可能受限于此 MTA 签约方以外的人士或实体的知识产权，ATCC 目录或网站可能会说明这种权利的存在，也可能不会说明，而 ATCC 对此类权利的存在或有效性不做任何声明或保证。买方应全权负责获取因其管有和使用生物材料而有必要获得的任何知识产权授权（https：//www.atcc.org/en/Documents/Product_Use_Policy/Material_Transfer_Agreement.aspx）。

从 ATCC 购买材料开始，研究者应该清楚：①不允许用于商业用途；②可能需要从原始捐赠者处获得单独的许可。在合作研究中可能会出现有关商业用途的问题争议，如当大学中的研究者正在进行一项由盈利性商业实体(如制药公司)资助的研究时。根据 MTA,"商业用途"在某种程度上被定义为"为了经济利益而使用生物材料向非 MTA 一方的个人或实体提供服务"。如果一个大学研究者在由制药公司(大概率不是 MTA 的一方)资助的研究中使用了从 ATCC 获得的生物材料,这样的使用将违反 MTA 协议和 MTA 授予的许可。ATCC 的 MTA 中也特别指出与合作研究项目相关的以下条款。

非商业用途合作研究项目。除上述规定外,在受制于捐赠者权利和 CAR 限制的条件下,买方只能将修饰物和未改性衍生物转让给买方研究者合作研究项目中的受让人,只要受让人同意像买方一样接受该协议的条款和条件约束即可,且不会进一步转让此类材料。为明确起见,合作研究项目不得包含任何商业用途。未经 ATCC 书面许可,不得再转让此类材料。合作研究项目完成后,买方应要求受让人销毁该材料或将其退还至买方研究者。合作研究项目包括但不限于行业赞助的学术研究,但本协议项下允许的使用范围仅限于买方研究者自身的研究项目或与买方研究者直接合作的项目的基础研究和发现研究。如果从事合作研究项目的各方需获取子代,应直接获取 ATCC 材料,因为 ATCC 材料和子代不得转让。

如果此类材料被转让,则买方同意在此类转让后的合理期限内,按照网址(www.atcc.org/transfer)提供的书面说明向 ATCC 发出书面通知,以便 ATCC 可以保持对此类材料的监管。买方承担与此类材料转移有关的所有风险和责任。除非本节另有明确规定,否则未经 ATCC 事先书面同意,买方不得以任何理由将上述生物材料分发、出售、出借或以其他方式转移给除买方研究者以外的人士或此 MTA 签约方以外的实体。买方承担与接收、操作、贮存、弃置、转移,以及买方和受让方对生物材料使用有关的所有风险和责任,包括但不限于采取一切适当的安全和处理预防措施,以最大程度地降低健康或环境风险。

在合作研究项目的进程中,如果研究者希望分享从 ATCC 获得的生物材料,需附加以下条款:

(1)转移材料不得用于商业用途。

(2)受让方不得进一步转移该材料。

(3)合作研究结束后,受让人必须销毁或归还材料。

(4)原始买方必须将材料的转移通知 ATCC。

(5)买方承担与材料转移有关的所有风险。

可以设想这样一种情形:一名大学科研人员从 ATCC 购买了生物材料(如细胞系)。该研究者与另一大学研究者处于一个合作研究项目中,并在没有告知 ATCC 的情况下与其分享了生物材料。几年后,合作项目已经结束,第二位科研人员决定在研究的基础上成立一家初创公司,并把最初从第一名科研人员获得的细胞系带到了新的公司。那么,在合作项目结束后,该细胞系正用于商业用途。第一名科研人员很可能违反了 MTA 协议的几项规定,包括没有将材料转移通知 ATCC,没有在研究项目结束后监督该生物材料销毁或归还,以及将该生物材料用于商业用途。虽然第一名科研人员并不是将生物材料用于商业用途的实体,但 MTA 也包含了上述规定,其中买方承担与材料转移相关的所有风险和责任。

27.4　合作研究结束后的相关问题及专利问题

27.4.1　诉讼

通常情况下，双方在进行合作研究时，最终目标是全然不同的。这是可以预见的，因为对于协议的每一方而言，利益可能是不同的。尽管目标不同，各方在专利属于合作研究产生的一项重要资产这方面能够达成一致，特别是在制药开发领域。除非发明受到专利保护，否则至少有一方会认为这项研究项目毫无价值。然而，尽管各方都承认专利保护的重要性，并同意就专利保护进行合作，却往往会忽视或没有充分考虑到合作协议未来可能会产生的分歧。

27.4.1.1　专利诉讼的参与者

在美国，专利侵权诉讼只能由专利所有人提起。《美国专利法》第 281 条规定："专利权人应通过民事诉讼获得侵犯其专利的补救。"专利只能由专利权人实施的权利要求对联合开发协议具有重大影响，这取决于协议中产生的专利所有权的结构。例如，一所大学和一家制药公司进行合作研究，最初的大量研究工作由大学完成，那么这所大学将保留专利的所有权，而制药公司可以获得独家的、免版权费的领域使用许可，用于治疗一种特定疾病或某些疾病。必须指出的是，"独占领域使用许可"与专利的完全独占许可是不同的。专利的完全独占许可对被许可方没有任何限制，从法律上而言，在侵权诉讼中被视为等同于专利权人。由于拥有完全独占许可，被许可方有资格实施该专利。但是，独占领域使用许可是指专利仅被许可给一方用于发明的特定用途或某一方面，还可以将该专利许可其他实体用于其他用途。例如，如果合作中的制药公司（A 公司）拥有在神经疾病领域使用该发明的独占领域使用许可，专利所有人不得将该专利许可给另一方用于神经疾病领域。然而，专利所有人可以将该专利授权给其他实体（如 B 或 C 公司）用于非神经领域的癌症领域。

如果第二家制药公司，即 B 公司（或其他公司）开始在神经疾病领域使用该技术，并因此在 A 公司拥有独占领域使用许可的情况下造成专利侵权，会发生什么呢？如上所述，《美国专利法》第 281 条规定："**专利权人**应通过民事诉讼获得侵犯其专利的补救。"但是，A 公司并不是"专利权人"，他们只是专有领域使用的许可方（即在考虑专利的总体性时，非独占许可方）。

在大多数诸如此类的情况下，产生的专利所有权不是共享的，联合研究协议需要包括合作条款。在上述情景下，联合研究协议中应包括要求大学同意成为 A 公司提起侵权诉讼的一方的条款。当然，条款中还应规定，如果 A 公司选择提起侵权诉讼，需承担与诉讼相关的所有成本。这是一个合理而公平的解决方案——大学同意作为当事人，因为没有他们就不能提起侵权诉讼；由于 A 公司会支付所有费用，大学也愿意参与诉讼。然而，除了由 A 公司承担的所有诉讼费用外，还会产生一些其他问题。作为诉讼的当事人，大学工作人员更容易被免职。专利侵权诉讼是非常复杂的诉讼程序，通常每周都会进行电话会议讨论策略和进展，这种程度的参与可能会影响大学正常工作的推进。此外，作为专利所有人，大学在诉讼策略中有自己的利益选择，因为专利的价值往往超出来自 A 公司的许可费。维护专利的权利要求的有效性，以及对于权利要求的解读方式，与大学的利益密切相关，这样可以不损害来自其他方的许可收入。因此，大学很可能会聘请自己的律师作为诉讼顾问监督整个诉讼过程，以保护大学的利益。但是，A 公司不会承担大学单独聘请的律师费用。这样，对大学而言相当于无形中增加了一笔需要承担的与诉讼相关的费用。大学可能并不想有一个"好诉讼"的名声。此外，被控侵权的一方还可能与大学在其他研究领域有关系，而大学成为诉讼方可能会对这种关系产生负面影响。

因此，虽然一方可能出于短期目标（如资助研究）达成合作研究协议，但可能存在远超合作时限的长期影响。

27.4.1.2　专利的实施者

在药物合作开发中可能出现的与诉讼参与相关的第二个问题是专利的实施。药物开发的最终目标通常是获得一种获批的药物，在美国，这种药物被列在橙皮书中。然而，将药物商业化的一方可能不是专利的所有人，或者可能只是专利的共同所有人。协议中应阐明有权实施该专利的主体及对方需要进行哪些配合。即使制药公司是专利所有人，专利中也可能会列出来自合作方（如某大学）的发明人。即使制药公司作为专利所有人可以独自实施专利，仍然需要对方的配合，因为很可能需要来自另一方的发明者在侵权诉讼中作证。因此，在实施条款中必须包含合作条款，表明研究协议双方将合作实施专利，即使只有一方实际拥有专利权。

27.4.2　专利期限延长

制药专利中需要考虑的一个重要问题是可能的专利期限延长，《美国专利法》第 156 条规定了针对已批准的药物 / 医疗器械，以及已批准的关于这些药物 / 医疗器械的使用和制造方法的专利延长期限。专利期限延长申请在药品获得批准后方可提出。通常情况下，在专利获得批准后数年，临床试验已经完成，药物最终获得批准，才符合延长专利期限的条件。然而，延长专利期限的申请窗口开放时间很短，要求在药物批准后的 60 天内提出申请。USPTO 明确表示，不得以任何理由延期。延长专利期限的另一个要求是，延长期限的申请由专利权人提出，但专利权人不一定是新药申请的持有人。因此，专利期限延长的申请需要与专利权人进行沟通与合作（假设专利权人不是 NDA 证书持有人）。这种合作通常是在联合研究项目结束后，因为专利申请和专利期限延长申请之间有一段延迟。因此，合作研究协议中需要包括预期的合作条款，即使这可能发生在研究结束之后。这些规定是非常重要的，因为双方都可能会发生人事变动，这将使合作的沟通更加困难，而时间对于这一阶段而言又往往是一个需要考量的重要因素。另外，一个更大的潜在问题是，先前参与药物合作开发各方之间的关系可能会恶化，这时双方可能不愿提供联合研究协议规定以外的合作。

27.5 合作关系终止（倒闭或关系破裂）

所有的合作关系最终都会终止，不管是在未来某个确定的时间点有计划地终止，还是一方倒闭，或一方提前终止关系（关系破裂）。一份经过深思熟虑的合作研究协议应考虑到协议的预期终止和意外终止两种情况。

如前所述，合作研究协议应规定项目的范围。目标是什么？里程碑是什么？里程碑的时间节点是什么？然而，一旦项目的目标实现，合作关系可能就会结束。协议应解决合作项目的收尾问题。一个重要的方面是归还所有机密信息和专有材料。按计划终止的合作研究通常是直截了当的，因为双方通常在进入合作关系时就已经有了大致的规划。

更令人担忧的是合作关系的意外或提前终止。协议应尽可能列出一方提前终止合同的原因。一方提前终止协议可能是未能达到协议中规定的里程碑。例如，项目根本无法运作。或者，一方可能没有按照协议的要求充分提供所需的资源。在上述两种情况中，均可视为一方违反协议。一般情况下，当一方发现另一方违反合作开发协议时，应将此违约情况通知另一方，并给予另一方合理的期限采取补救措施。

协议还应说明一旦其中一方发生兼并和 / 或收购（merger and/or acquisition，M&A）该如何处理。如果 A 公司被第三方公司收购（或收购第三方公司），B 公司是否有权终止协议？一般而言，并购可能会导致另一方终止协议。如果 A 公司被 B 公司的竞争对手收购，或 A 公司收购了 B 公司的竞争对手，B 公司将希望终止与 A 公司的关系。但是，并购不应意味着协议的自动终止，而是双方有权在并购时结束合作关系。需要考虑的一个问题是，如果终止合作研究协议的一方是参与并购的一方，是否应该受到惩罚。例如，A 公司与 B 公司签订了联合开发协议，B 公司提供生产生物制药产品的专业技术。随后，A 公司收购或兼并了 C 公司，后者也有生产生物制药产品的技术，这使得 B 公司提供的技术变得冗余，因为 A 公司已在内部拥有了相关技术，此时 A 公司想终止与 B 公司的合作关系。B 公司因此在 A/C 公司的并购中蒙受损失，A/C 公司应在提前终止协议的情况下受到惩罚。在此情况下还应关注竞争对手 C 公司可能接触到的 B 公司的专有知识，除非协议中有保护 B 公司专有信息的适当规定。

对于提前终止协议（无论是因违约、并购还是破产等方式）的进一步考虑是对知识产权造成的影响，特别是当协议要求专利所有权归属于违约方、参与并购方或破产方时。该协议可能包括"买断"选项，即一方有权购买知识产权。

此外，应考虑在合作终止后继续使用背景技术的问题。如上所述，通过联合研究协议，双方通常会分享一些专业知识。在协议终止时应考虑双方是否能够获得许可继续使用从另一方取得的背景技术。

27.6 总结

从其他章节可以看出，知识产权是药物开发中一个重要和完整的体系。合作药物开发项目中有其独特和多样化的知识产权考虑因素。一旦双方计划开展联合研究开发项目，就会产生这些需要考虑的问题，涉及合作双方之间的交流，包括共享信息的保护、所有权、共同开发技术的保护、专利实施、协议双方之间争议的解决等方面。除此之外，还包括对协议第三方造成影响的考量，包括第三方专利侵权、在技术开发过程中与第三方的沟通、可能侵犯第三方已获得专利等问题。只有在签订药物合作开发协议之前和起草药物合作开发协议时充分考虑到这些知识产权问题，才能使知识产权和相应药物产品的价值最大化，同时降低风险。

（侯 卫 苏 琳译）

作者信息

玛丽·安妮·阿姆斯特朗（Mary Anne Armstrong）
美国柏奇，斯图尔特，科拉施 & 柏奇有限责任事业组合

缩略语表

缩写	英文全称	中文全称
ANDA	abbreviated new drug application	简略新药申请
API	active pharmaceutical ingredient	活性药物成分 / 原料药
ATCC	American Type Culture Collection	美国标准菌库
CP	Copyright and Patent Agreement	版权和专利协议
CRO	contract research organization	合同研究机构
FDA	Food and Drug Administration	美国食品药品管理局
FTO	freedom to operate	自由实施
IP	intellectual property	知识产权
IPAB	Intellectual Property Appellate Board	知识产权上诉委员会
M&A	merger and/or acquisition	兼并和 / 或收购
MPEP	Manual of Patent Examining Procedure	专利审查程序指南
MTA	material transfer agreement	材料转移协议
NDA	new drug application	新药申请
NIH	National Institutes of Health	美国国立卫生研究院

缩写	英文全称	中文全称
PCT	Patent Cooperation Treaty	专利合作条约
USPTO	US Patent and Trademark Office	美国专利和商标局
VCA	Visitor's Confidentiality Agreement	访客保密协议
WIPO	World Intellectual Property Organization	世界知识产权组织

参考文献

1 Deepak, J. S. (2016). Compulsory patent licensing, *World Trademark Review*. http://www. worldtrade-markreview. com/Intelligence/IP-Lifecycle-India/2015/Articles/Compulsory-patent-licensing (last accessed 30 January 2018).

2 Neumeyer, C. (2013). *Managing Costs of Patent Litigation*. IP Watchdog.